全国高职高专护理类专业"十三五"规划教材

（供护理、助产专业用）

外科护理学

主　编　易淑明　刘　毅

副主编　徐　琳　秦迎新　喻爱芳　曾学燕

编　者　（以姓氏笔画为序）

　　　　刘　毅（红河卫生职业学院）

　　　　安　迪（红河卫生职业学院）

　　　　孙　静（江苏医药职业学院）

　　　　杨　丽（楚雄医药高等专科学校）

　　　　陈　烨（益阳医学高等专科学校）

　　　　陈菲菲（雅安职业技术学院）

　　　　易淑明（益阳医学高等专科学校）

　　　　金　耀（安庆医药高等专科学校）

　　　　赵桂花（青海卫生职业技术学院）

　　　　秦迎新（吉林医药学院）

　　　　徐　琳（漯河医学高等专科学校）

　　　　郭慧东（泰山护理职业学院）

　　　　黄小娥（重庆三峡医药高等专科学校）

　　　　喻爱芳（桂林医学院）

　　　　曾学燕（四川护理职业学院）

中国健康传媒集团

中国医药科技出版社

内 容 提 要

本教材为"全国高职高专护理学类专业'十三五'规划教材"之一,系根据本套教材的编写指导思想和原则要求,结合专业培养目标和本课程的教学目标、内容与任务要求编写而成。本教材具有专业针对性强、紧密结合岗位知识和职业能力要求、理论与临床密切联系、对接国家护士执业资格考试要求、免费搭载与纸质教材融合配套的在线数字化学习平台(含课程教学大纲、课程知识点体系、题库系统以及课件、微课、视频等教学资源)等特点;内容主要包括总论和各论部分。总论部分介绍了体液失衡、营养支持、休克、麻醉、围手术期、感染、损伤、器官移植、肿瘤病人的护理;各论部分介绍了颅脑、颈部、乳房、胸部、腹部、周围血管、泌尿与男性生殖系统、骨与关节、皮肤及性传播疾病病人的护理。

本教材供高职高专护理、助产专业师生使用,也可用作临床护理人员继续教育的教材。

图书在版编目(CIP)数据

外科护理学/易淑明,刘毅主编. —北京:中国医药科技出版社,2018.7

全国高职高专护理类专业"十三五"规划教材

ISBN 978 - 7 - 5214 - 0127 - 1

Ⅰ.①外… Ⅱ.①易… ②刘… Ⅲ.①外科学 - 护理学 - 高等职业教育 - 教材 Ⅳ.①R473.6

中国版本图书馆 CIP 数据核字(2018)第 061490 号

美术编辑 陈君杞
版式设计 南博文化

出版 **中国健康传媒集团** | 中国医药科技出版社
地址 北京市海淀区文慧园北路甲 22 号
邮编 100082
电话 发行:010 - 62227427 邮购:010 - 62236938
网址 www.cmstp.com
规格 889 × 1194mm $\frac{1}{16}$
印张 37
字数 808 千字
版次 2018 年 7 月第 1 版
印次 2022 年 6 月第 5 次印刷
印刷 三河市万龙印装有限公司
经销 全国各地新华书店
书号 ISBN 978 - 7 - 5214 - 0127 - 1
定价 75.00 元

数字化教材编委会

主　编　易淑明　陈　烨
副主编　徐　琳　秦迎新　喻爱芳　曾学燕
编　者　(以姓氏笔画为序)

刘　毅（红河卫生职业学院）

孙　静（江苏医药职业学院）

杨　丽（楚雄医药高等专科学校）

陈　烨（益阳医学高等专科学校）

陈菲菲（雅安职业技术学院）

易淑明（益阳医学高等专科学校）

金　耀（安庆医药高等专科学校）

赵桂花（青海卫生职业技术学院）

秦迎新（吉林医药学院）

徐　琳（漯河医学高等专科学校）

郭慧东（泰山护理职业学院）

黄小娥（重庆三峡医药高等专科学校）

喻爱芳（桂林医学院）

曾学燕（四川护理职业学院）

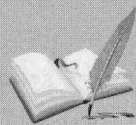

出版说明

为贯彻落实国务院办公厅《关于深化医教协同进一步推进医学教育改革与发展的意见》（〔2017〕63号）等有关文件精神，不断推动职业教育教学改革，推进信息技术与医学教育融合，加强医学人才培养，使职业教育切实对接岗位需求，教材内容与形式及呈现方式更加切合现代职业教育需求，培养具有整体护理观的护理人才，在教育部、国家卫生健康委员会、国家药品监督管理局的支持下，在本套教材建设指导委员会和评审委员会顾问、苏州卫生职业学院吕俊峰教授和主任委员、南方医科大学护理学院史瑞芬教授等专家的指导和顶层设计下，中国健康传媒集团·中国医药科技出版社组织全国100余所以高职高专院校及其附属医疗机构为主体的，近300名专家、教师历时近1年精心编撰了"全国高职高专护理类专业'十三五'规划教材"，该套教材即将付梓出版。

本套教材先期出版包括护理类专业理论课程主干教材共计27门，主要供全国高职高专护理、助产专业教学使用。同时，针对当前老年护理教学实际需要，我社及时组织《老年护理与保健》《老年中医养生》《现代老年护理技术》三本教材的编写工作，预计年内出版，作为本套护理类专业教材的补充品种。

本套教材定位清晰、特色鲜明，主要体现在以下方面。

一、内容精练，专业特色鲜明

本套教材的编写，始终满足高职高专护理类专业的培养目标要求，即：公共基础课、医学基础课、临床护理课、人文社科课紧紧围绕专业培养目标要求，教材内容精练、针对性强，具有鲜明的专业特色和高职教育特色。

二、对接岗位，强化能力培养

本套教材强化以岗位需求为导向的理实教学，注重理论知识与护理岗位需求相结合，对接职业标准和岗位要求。在教材正文适当插入临床案例（如"故事点睛"或"案例导入"），起到边读边想、边读边悟、边读边练，做到理论与临床护理岗位相结合，强化培养学生临床思维能力和护理操作能力。

同时注重护士人文关怀素养的养成，构建"双技能"并重的护理专业教材内容体系；注重吸收临床护理新技术、新方法、新材料，体现教材的先进性。

三、对接护考，满足考试需求

本套教材内容和结构设计，与护士执业资格考试紧密对接，在护士执业资格考试相关课程教材中插入护士执业资格考试"考点提示"，为学生学习和参加护士执业资格考试奠定基础，提升学习效率。

四、书网融合，学习便捷轻松

全套教材为书网融合教材，即纸质教材有机融合数字教材、配套教学资源、题库系统、数字化教学服务。通过"一书一码"的强关联，为读者提供全免费增值服务。按教材封底的提示激活教材后，读者可通过 PC、手机阅读电子教材和配套课程资源（PPT、微课、视频、动画、图片、文本等），并可在线进行同步练习，实时反馈答案和解析。同时，读者也可以直接扫描书中二维码，阅读与教材内容关联的课程资源（"扫码学一学"，轻松学习 PPT 课件；"扫码看一看"，即刻浏览微课、视频等教学资源；"扫码练一练"，随时做题检测学习效果），从而丰富学习体验，使学习更便捷。教师可通过 PC 在线创建课程，与学生互动，开展在线课程内容定制、布置和批改作业、在线组织考试、讨论与答疑等教学活动，学生通过 PC、手机均可实现在线作业、在线考试，提升学习效率，使教与学更轻松。此外，平台尚有数据分析、教学诊断等功能，可为教学研究与管理提供技术和数据支撑。

编写出版本套高质量教材，得到了全国知名专家的精心指导和各有关院校领导与编者的大力支持，在此一并表示衷心感谢。出版发行本套教材，希望受到广大师生欢迎，并在教学中积极使用本套教材和提出宝贵意见，以便修订完善。让我们共同打造精品教材，为促进我国高职高专护理类专业教育教学改革和人才培养做出积极贡献。

中国医药科技出版社

2018 年 5 月

全国高职高专护理类专业"十三五"规划教材

建设指导委员会

张义伟（宁夏医科大学）

张亚光（河南医学高等专科学校）

张向阳（济宁医学院）

张绍异（重庆医药高等专科学校）

张春强（长沙卫生职业学院）

易淑明（益阳医学高等专科学校）

罗仕蓉（遵义医药高等专科学校）

周良燕（雅安职业技术学院）

柳韦华（山东第一医科大学）

贾　平（益阳医学高等专科学校）

晏廷亮（曲靖医学高等专科学校）

高国丽（辽宁医药职业学院）

郭　宏（沈阳医学院）

郭梦安（益阳医学高等专科学校）

谈永进（安庆医药高等专科学校）

常陆林（广东江门中医药职业学院）

黄　萍（四川护理职业学院）

曹　旭（长沙卫生职业学院）

蒋　莉（重庆医药高等专科学校）

韩　慧（郑州大学）

傅学红（益阳医学高等专科学校）

蔡晓红（遵义医药高等专科学校）

谭　严（重庆三峡医药高等专科学校）

谭　毅（山东医学高等专科学校）

本教材是在贯彻落实国务院办公厅印发的《关于深化医教协同进一步推进医学教育改革与发展的意见》（〔2017〕63号）文件等有关教育教学改革文件精神的新形势下，主要根据高职高专护理类专业培养目标和主要就业方向及职业能力要求，按照本套教材编写指导思想和原则要求，结合《外科护理学》课程教学大纲，由全国13所院校从事教学和临床一线教师悉心编写而成。

《外科护理学》系护理学类专业核心课程，学习本课程主要为从事临床外科护理工作和手术室护理岗位的相关护理人员奠定理论知识和临床技能基础，内容涵盖医学基础知识、外科学基础知识及护理学基础理论与技术，并涉及护理心理学、护理伦理学和社会学等人文学科知识。

本教材编写总体思路和原则是以高职高专护理人才培养目标为导向，以职业技能培训为根本，以满足护理岗位需要、教学要求和社会需求为基本原则，遵循"三基""五性""三特定"的基本规律。本教材具有专业针对性强、紧密结合岗位知识和职业能力要求、理论与临床密切联系、对接国家护士执业资格考试要求、免费搭载与纸质教材融合配套的在线数字化学习平台（含课程教学大纲、课程知识点体系、题库系统以及课件、微课、视频等教学资源）等特点。全书共二十七章，包括总论部分（10章）和各论部分（17章）。从护理内容的编排上，结合我国护理教育和临床实践的现状，以整体护理观为指导，以人的健康为中心，护理程序为框架，按照护理评估、护理诊断/问题、护理目标、护理措施、护理评价5个部分进行编写，护理评估采用健康史、身体状况、辅助检查、处理原则、心理和社会支持状况5个方面的评估纲目。为避免重复，部分疾病按护理评估、护理诊断/问题、护理措施3个部分编写。在编写内容的选择上，力求做到突出外科护理学的专业特点，也注重本教材与相关课程的教材之间在内容上的联系与衔接，尽量避免不必要的重复和遗漏；精简了各章解剖、生理及病理生理知识介绍；每章学习目标新增人文目标，"案例导入"模块力求融入人文素养的培育，以体现教材的人文关怀性；教材正文中插入"考点提示"模块，对接国家护士执业资格考试及全国卫生专业技术资格考试，以体现教材的实用性；教材内容参考了疾病最新诊治指南和行业最新指导标准，力求体现教材的先进性与前沿性；免费搭载与纸质教材融合配套的在线数字化学习平台，从而使教材内容生动化、立体化，方便老师教学和学生学习。

本教材可供高职高专护理、助产专业师生使用，也可用作临床护理人员继续教育的教材。

本教材的 15 位编者来自全国 13 所院校，具有广泛的代表性和权威性。编写过程中得到编者所在学校领导的关心和大力支持，书中部分内容及插图参考了其他相关领域教材，在此一并表示诚挚的谢意。

为保证教材的"新、精、准"，主编和编者们尽心竭力地完成了编写任务，并进行了反复斟酌和修改。但由于外科护理学所涉及知识内容广博而浩繁，编写时间仓促而有限，教材中难免存在疏漏和不足，恳请广大师生和读者批评指正，以便修订完善。

编　者
2018 年 6 月

第一章 绪 论

学习目标

1. **掌握** 外科护士应具备的素质；学习外科护理学的基本方法。
2. **熟悉** 外科护理学的范畴。
3. **了解** 外科护理学发展简史。

第一节 外科护理学的范畴

外科疾病（surgical diseases）是指只有通过手术或手法修复处理才能获得最好治疗效果的疾病，包括损伤、感染、肿瘤、畸形、梗阻和功能障碍等多类疾病。外科护理学（surgical nursing）是对外科病人进行整体护理的一门临床护理学科。具有以下特点：①多学科交叉，既包括医学基础理论、外科学基础理论、护理学基础理论及技术，又包括护理心理学、护理伦理学和社会学等人文科学知识。②个体化整体护理，以外科病人为对象，在现代医学模式和护理观的指导下，以人的健康为中心，以护理程序为框架，为病人提供优质的个体化整体护理。③多范畴服务，外科护理社会化趋势越来越明显，从治疗和护理病人到预防疾病和促进康复，从医院扩展到社区和家庭，包括疾病普查、卫生保健知识宣传、健康指导等。

第二节 外科护理学发展简史

中国的外科学有着悠久的历史。早在旧石器时代我们的祖先就已开始用人工制造的器具——砭石治疗伤病，此为古代外科的萌芽时期。据甲骨文记载，夏商时代已有外科病症名称及单列专科，有疾目、疾耳、疾齿、疾身、疾足的区分，且有疾医、食医、兽医的划分。至商周时代，我国已有对人体解剖知识的描述，此后更有扁鹊、华佗用酒或麻沸散施予麻醉进行外科手术的记载。自张仲景描述肠痈（阑尾炎）、阴吹（阴道直肠瘘）起，至清末高文晋著《外科图说》一书，显示我国古代对外科伤病的认识和治疗在不断提高，但期间的发展过程漫长而曲折，而且医学专著中几乎未出现"护理"一词。

19世纪40年代，克里米亚战争爆发，现代护理学创始人弗洛伦斯·南丁格尔在前线看护伤病员过程中成功应用清洁、消毒、换药、包扎伤口、改善修养环境等护理手段，注重伤病员的心理调节、营养补充，使伤病员病死率从42%降至2.2%，充分证实了护理工作在外科疾病病人治疗过程中的独立地位和显著意义，由此建立了护理学，并延伸出外科护理学。同期，麻醉、镇痛、消毒、灭菌、止血、输血技术先后出现，解决了疼痛、感染、出血和休克4大阻碍外科学发展的难题，外科学进入新的发展阶段，现代外科学由此奠基。1958年首例大面积烧伤病人的抢救成功，20世纪60年代初器官移植的实施，1963年世界首例断指再植在上海获得的成功等，既体现了外科学的发展，也是外科护理学发展的结果。

现代外科学在原有基础上拓展了新的领域，如心血管外科、微创技术、机器人手术等。人工替代材料植入与器官移植的应用为外科学的发展提供了新条件，救治了许多以前无法治疗或治愈的病人。腔镜技术、内镜技术、介入技术的使用推动了微创外科的快速发展，大幅度减少了手术给病人带来的创伤和疼痛。手术机器人和机器人护士的运用，提高了手术的可操控性、精确性和稳定性，节省了人力资源，降低了感染风险。

与此同时，外科护理学也紧跟外科学的发展步伐，以现代整体护理观为指导，以护理程序为核心，在深度和广度上不断更新发展。相应领域的专科护士，如手术室专科护士、创伤造口专科护士、疼痛管理专科护士等不断涌现，不仅能促进外科手术病人快速康复，提高医疗护理质量，指导和帮助其他相关领域护士提高专业水平；还能减少术后并发症的发生，增加病人的舒适感与治愈率。

第三节　如何学习外科护理学

随着外科领域的不断拓展、信息技术的广泛应用、生命科学新技术的不断引进以及医学分子生物学和基因研究的不断深入，外科学和外科护理学的发展迎来了新的机遇，也面临新的挑战。外科护理工作的特点是外科急症多，抢救多，应激性强，工作强度大。外科疾病的突发性或病情演变的"急、危、重"常使病人承受巨大的生理痛苦和精神压力，必须予以紧急或尽快的处理。作为外科护士，不仅要热爱护理学专业，秉承全心全意为全人类健康服务的思想，更应努力提高自身素质，顺应本学科的发展趋势，与时俱进，加强国际交流与合作，不断学习先进的技术和理论，承担起时代赋予的重任，为外科护理学的发展做出应有的贡献。

一、树立良好职业思想

学习外科护理学，不仅要掌握外科护理学及相关学科的基本理论、知识与技能，将其学以致用，还必须树立良好的职业思想。职业思想是护士社会价值和理想价值的具体体现，要与护士的护理工作紧密结合。为人类健康服务需要在以人类公众健康为中心的指导思想下，在临床护理实践中运用知识、奉献爱心。只有学习目的明确、有学习欲望和乐于为护理事业无私奉献者，才能心甘情愿地付出精力并学好外科护理学。只有当一个人所学的知识为人所需、为人所用时，才能真正体现并施展其自我价值。

二、应用现代整体护理观指导学习

随着生物－心理－社会医学模式的不断运用，护理的内涵不断丰富，护士的职能不断拓宽。1980 年美国护士协会指出：护理是诊断和处理人类对现存或潜在健康问题的反应，护理的宗旨就是帮助病人适应和改善内、外环境的压力，从而达到最佳的健康状态。护士不仅是护理的提供者、决策者、管理者和沟通者，还是教育者和研究者；不仅要帮助和护理病人，还要提供健康教育和指导服务；不仅为病人提供舒适的医疗护理环境，还要为病人提供轻松的心理环境，与病人建立良好的信任关系，调动病人的依从性与积极性，使之主动参与治疗及护理过程，提高其参与能力。外科护士在护理实践中，应始终以人为本，以现代护理理念为指导，依据以护理程序为框架的整体护理模式，收集和分析资料，评估病人现存和潜在的护理问题，采用有效的护理措施并及时监测与评价其效果，最终达到帮助病人解决健康问题的目的。

三、理论联系实践

医学发展的本身就体现了理论与实践相结合的原则。外科护理学是一门实践性很强的应用性学科，其学习过程必须遵循理论与实践相结合的原则。一方面要认真学习基本理论、知识和技能；另一方面必须积极参加外科护理实训、见习、毕业实习及相关社会服务等实践活动，多学习、多动手、多观察。通过不断实践，提高病情观察能力与临床护理操作能力。结合临床病例，使学习内容生动形象地展示；同时通过独立思考，将书本知识与临床护理实践灵活结合，从而能够进一步印证、强化书本知识，更加牢固地掌握所学内容，提高发现问题、分析问题和解决问题的能力。只有这样，才能不断拓展自己的知识，提升自身业务水平，更好地贯彻整体护理观念。

第四节 外科护士应具备的素质

医学的发展、科学技术的进步、现代护理理念的更新、各学科间的相互渗透和交叉，使外科护理学的内涵得到更广阔的外延和发展。外科急症、危重病人多，同时由于创伤、麻醉及手术又有潜在并发症的危险，病情复杂多变，有突发性或病情演变迅速等特点。因此，对外科护士的综合素养提出了更高的要求。

一、高尚的道德素质

护士是人们心目中的白衣天使，肩负救死扶伤、促进人类健康的神圣职责。这就要求外科护士要充分认识到护理工作的重要性，具备崇高的道德素养和无私的奉献精神，爱岗敬业，不怕苦、不怕累，全心全意为病人服务。同时，外科病情瞬息万变，要求外科护士在工作中应具有强烈的使命感和责任心，严肃认真、一丝不苟，守护病人的生命和健康。

二、扎实的业务素质

外科护士不仅要具备护理工作所需的基本理论、基本知识及基本实践技能，还必须掌握外科护理专业知识，如外科常见疾病的防治知识、护理知识以及外科急、危、重症救护知识等，将所学知识融会贯通，培养细致的观察力和敏锐的判断力。学会运用评判性思维方式和使用护理程序为病人提供个性化的整体护理。善于运用语言及非语言表达方式，与病人及其家属进行有效交流与沟通；通过对病人的正确评估，及时发现病人现存或潜在的护理问题，协同医师进行有效处理。

除了专业素养外，护士的科研能力也是业务素质的一项重要内容。护理学的发展需要护理科研的支撑和推动。护理学理论的构建，护理技术、方法的改进，护理设备的改革，护理管理模式的建立等，都依赖于护士不断探索规律、总结经验，推动外科护理学的发展。因此，外科护士要认真钻研业务，不断开拓创新，善于从实践中发现、思考和解决问题，逐步培养和不断提高科研能力。

三、过硬的专科技能

随着外科学的精细化发展，外科护理学的领域也逐渐细分，外科护士在临床工作中还应培养自己的专科技能，如外科静脉输液治疗护理、外科伤口护理、肠造口护理、疼痛护理等。确定某一个方向后，不断钻研，使自己掌握并精通该领域的基础知识及最新进展，

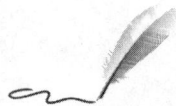

努力成长为资深专科护士，不仅能为病人解除相应的护理问题，也可以指导低年资护士，同时还提升个人的职业成就感。

四、突出的人文素质

随着时代的发展和社会文化的进步，病人对护理服务的要求越来越高，"以人为本、人文关怀"成为现代护理的主题。要全面提高护理质量，就必须在护理工作中坚持"以人为本"的核心理念，尊重病人、关心病人、理解病人。让病人感受到医护人员全心全意为病人服务的善意和诚意。因此，要求外科护士仪表大方、举止端庄，服装整洁美观，待人彬彬有礼，对病人具有爱心、耐心、细心、诚心、责任心与同情心，在护理工作中关注病人在生理、心理、社会等各个方面存在的问题及对护理的需求。真正做到"以人为本"，成为病人心目中名副其实的白衣天使。

五、良好的身心素质

外科护理工作有急诊多、抢救多、工作量大、病人病情变化快、突发事件多等特点，这就需要外科护士具备健全的体魄、过硬的心理素质和应急能力、开朗的性格和饱满的精神状态，否则就难以保证有效、及时地参与抢救和护理工作。外科护士可通过情景模拟训练，锻炼沉着冷静、处变不惊的心理素质，以便在实际工作中能最大限度地服务于病人。

随着现代医学科学的进步，医学模式与护理理念的转变，各种新理论、新技术、新设备不断应用于临床，护理工作的范畴不断扩大，外科护士的职能也不断拓宽。"三分治疗，七分护理"道出了护理工作在外科病人治疗和康复过程中的重要作用。作为一名护理专业的学生，应该努力学习，最大限度地发挥自身的积极性和主动性，夯实基础。今后走上护理岗位，为病人、为社会提供高质量的服务。外科护理学的发展也期待着一代又一代具有良好自身素养和专业素质，具备护理教学和护理科研能力，拥有开拓创新精神和勇于探索精神的护士，前赴后继、锐意进取，成为人类健康的守护者、传播者和管理者。

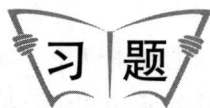

习 题

思考题

1. 随着智能化时代的到来，越来越多的智能机器人进入护理行业，替代护士的工作。如传递手术器械的机器人"护士"，可轻易抱起重达 80kg 病人的护理机器人及替代"护士"进行药物配制的机器人。

请问：

在新技术给外科护士带来便捷的同时，我们有哪些方面的危机感？

2. 随着护理工作范围和服务领域的不断扩大，各专科临床护理门诊应运而生，如伤口造口门诊、疼痛管理门诊等，需要具有丰富工作经验、扎实专业知识和高超临床技能的护士。

请问：

（1）你想成为哪个护理领域的专科护士或专家？

（2）在成长过程中，该如何要求自己？

（喻爱芳）

第二章　水、电解质、酸碱代谢失衡病人的护理

学习目标

1. **掌握**　水和钠代谢失调、钾代谢异常、酸碱代谢失衡的概念；水和钠代谢失调、钾代谢异常、酸碱代谢失衡病人的护理评估、护理措施。
2. **熟悉**　水和钠代谢失调、钾代谢异常、酸碱代谢失衡病人的常见护理诊断/问题。
3. **了解**　水和钠代谢失调、钾代谢异常、酸碱代谢失衡病人的护理目标。
4. 学会判断电解质及酸碱平衡异常，学会缺水病人的补液计算。
5. 具有敏锐的观察能力，能及时发现病人的病情变化。

案例导入

陈某，男，42岁，因上腹疼痛3小时入院。病人3小时前无明显诱因出现上腹疼痛，疼痛剧烈，并伴有恶心、呕吐。在当地诊所行胃肠减压并留置胃管，引出胃内容物，量较多。自诉头晕、四肢乏力，发病以来食欲、精神欠佳。既往有胃、十二指肠溃疡病史5年。吸烟史10年，5支/日。

体格检查：T 39℃，P 112次/分，R 32次/分，BP 90/65mmHg，烦躁不安，呼吸深快，腹膜刺激征明显。辅助检查：血常规提示 RBC 5.5×10^{12}/L，Hb 155g/L，血细胞比容65%，WBC 16.5×10^9/L；血清电解质提示 K^+ 3.2mmol/L；动脉血气分析：pH 7.32，HCO_3^- 12mmol/L，$PaCO_2$ 26mmHg。

请问：

1. 该病人的水、电解质有哪些异常？
2. 病人目前存在的主要护理问题是什么？值班护士应采取哪些护理措施？
3. 针对病人精神欠佳，该如何安慰？

正常的体液容量、渗透压及电解质含量是维持机体正常代谢和各器官系统生理功能的基本保证。人体体液的相对恒定主要是在神经－内分泌系统的调节下实现的。禁食、创伤、手术及其他外科疾病均可导致体内水、电解质和酸碱平衡的失调，若代谢失调程度超过人体的代偿能力，常可产生严重后果，甚至危及生命。体液平衡失调有3种表现，即容量失调、浓度失调和成分失调。①容量失调，是指等渗体液减少或增加，只引起细胞外液量变化，而细胞内液量无明显改变，如等渗性缺水。②浓度失调，是指细胞外液量增加或减少，导致渗透压发生改变，如低钠血症或高钠血症。③成分失调，如低钾血症或高钾血症、酸中毒或碱中毒等。本章主要阐述水、电解质及酸碱平衡失调病人的护理评估及护理措施。

第一节 概 述

一、体液组成及分布

人体体液由水、电解质、低分子有机化合物及蛋白质等组成，广泛分布于组织细胞内、外。其总量因性别、年龄和胖瘦而异，成年男性体液量约占体重的60%；女性因脂肪组织较多，体液量约占体重的55%；小儿脂肪较少，故体液量占体重比例较高，婴幼儿可高达70%～80%，随着年龄增长和体内脂肪组织增多，体液量有所下降，14 岁以后青少年的体液量占体重的比例已接近成人。

> **考点提示**
> 细胞内液及细胞外液占体重的比例。

体液可分为细胞内液（intracellular fluid，ICF）和细胞外液（extracellular fluid，ECF），细胞外液又可分为血浆和组织间液两部分。细胞内液大部分位于骨骼肌内，约占男性体重的40%，约占女性体重的35%。男性、女性的细胞外液均约占体重的20%，其中血浆量约占体重的5%，组织间液量约占体重的15%。

体液分布还可以 3 个间隙的分布划分。第一间隙容纳细胞内液，是细胞进行物质代谢的场所；第二间隙容纳细胞外液的主体部分，即组织间液和血浆，该部分属于功能性细胞外液，具有快速平衡水、电解质的作用；第三间隙指存在于体内密闭腔隙的一小部分组织间液，如胸腔液、心包液、腹腔液、脑脊液、关节液、滑膜液、消化液和前房水等，虽有其各自特定的生理功能，但仅有缓慢地交换和取得平衡的能力，在维持体液平衡方面的作用甚少，故称为无功能性细胞外液，仅占体重的1%～2%。

体液的主要成分是水和电解质。细胞外液中的主要阳离子为 Na^+，主要阴离子为 Cl^-、HCO_3^- 和蛋白质。细胞内液中的主要阳离子为 K^+ 和 Mg^{2+}，主要阴离子为 HPO_4^{2-} 和蛋白质。细胞内、外液渗透压基本相等，正常为 290～310mmol/L。

二、水与电解质平衡及调节

1. 水平衡 人体内环境的稳态有赖于体内水分的恒定，正常人每日出入水量处于动态平衡。每日需水量约 2500ml（表 2-1）。

表 2-1 正常人体每日水分摄入量和排出量的平衡

摄入量（ml）		排出量（ml）	
饮水	1600	尿	1500
食物含水	700	粪便	200
代谢氧化生水	200	皮肤蒸发	500
		呼吸蒸发	300
合计	2500	合计	2500

2. 电解质平衡 正常情况下，随饮食摄入的电解质经消化道吸收并参与体内代谢。维持体液电解质平衡的主要电解质为 Na^+ 和 K^+。

（1）钠的平衡 钠是细胞外液最重要的阳离子，主要来自食盐，通过小肠吸收，主要经尿液排出，小部分可经汗液排出。正常血清钠浓度为 135～145mmol/L。钠的主要生理功能是维持细胞外液的渗透压及神经－肌肉的兴奋性。

（2）钾的平衡　钾是人体重要的无机阳离子之一，主要存在于细胞内。细胞内钾离子占体内总量的98%，2% 在细胞外液。血清中钾的浓度为 $3.5 \sim 5.5 mmol/L$。钾主要来自于含钾的食物，经消化道吸收，80% 经肾排出。钾的主要生理功能是维持细胞的正常代谢、维持细胞内液的渗透压和酸碱平衡、增加神经 - 肌肉应激性、抑制心肌收缩能力。

3. 水与电解质平衡调节　体液容量及渗透压的稳定由神经 - 内分泌系统调节。通过肾素 - 血管紧张素 - 醛固酮系统来恢复和维持血容量，通过下丘脑 - 神经垂体 - 抗利尿激素系统来恢复和维持体液的正常渗透压。这两个系统共同作用于肾脏，调节水与电解质的吸收和排泄，从而达到维持体液平衡，保持内环境稳态的目的。

体内丧失水分时，细胞外液渗透压增高，刺激下丘脑 - 神经垂体 - 抗利尿激素系统，产生口渴感而增加主动饮水；同时，抗利尿激素（antidiuretic hormone，ADH）分泌增加，ADH 作用于肾远曲小管和集合管上皮细胞，加强水分的重吸收、减少尿量，使水分保留于体内而达到降低细胞外液渗透压的作用。反之体内水分过多时，尿量排出增加以维持渗透压。ADH 对体内水分变化反应十分敏感，当血浆渗透压较正常值增减约 2% 时，其分泌就出现相应变化，以维持人体水分的动态平衡。

当细胞外液减少，尤其是循环血容量减少时，肾小球滤过率相应下降，肾素分泌增加，进而刺激肾上腺皮质分泌醛固酮，促进远曲小管和集合管对 Na^+ 的重吸收和 K^+、H^+ 的排泄。随着 Na^+ 重吸收的增加，肾小管对水的重吸收也增多、尿量减少，从而使细胞外液量增加。

三、酸碱平衡及调节

人体需要一个酸碱度适宜的体液环境。通常人类体液的 H^+ 浓度保持在一定范围内，使动脉血浆 pH 保持在 7.40 ± 0.05，以维持正常的生理活动和代谢过程。人体通过体液中的缓冲系统和具有调节作用的脏器维持酸碱平衡。

1. 缓冲系统　调节作用迅速，但调节范围小。

2. 脏器调节

（1）肺　主要通过调节二氧化碳（CO_2）排出量调节酸碱平衡。在缺氧状态下，延髓中枢化学感受器受抑制，而位于颈动脉体和主动脉体的周围化学感受器兴奋，促进肺排出 CO_2，从而降低动脉血二氧化碳分压（$PaCO_2$），并调节血浆的 H_2CO_3 浓度。

（2）肾　肾在酸碱平衡的调节系统中起重要作用。其主要机制可概括为：①通过 Na^+ - H^+ 交换而排 H^+。②通过 HCO_3^- 重吸收而增加碱储备。③通过产生 NH_3 并与 H^+ 结合生成 NH_4^+ 后排出而排 H^+。④通过尿的酸化过程而排 H^+。

第二节　水和钠代谢失调病人的护理

水和钠的关系极为密切，一旦发生代谢紊乱，失水和失钠常同时存在，但不同病因所导致失水和失钠的程度会有所不同。临床将水、钠代谢紊乱分为 4 种类型：等渗性缺水、低渗性缺水、高渗性缺水和水中毒。

一、等渗性缺水病人的护理

等渗性缺水（isotonic dehydration）是指水和钠等比例丧失，血清钠浓度和细胞外液渗透压维持在正常范围，但细胞外液量（包括循环血量）迅速减少，又称急性缺水或混合性缺水。是外科病人最易发生的缺水类型。

【护理评估】

（一）健康史

引起等渗性缺水的常见病因：消化液的急性丧失，如大量呕吐、腹泻、肠瘘等；体液丧失于第三腔隙，如肠梗阻、烧伤、腹腔内或腹膜后感染等。

（二）身体状况

症状与体征：①生命体征：评估有无心率加快、脉搏细速、血压不稳或降低、肢端湿冷等血容量不足的表现。②神经系统症状：评估病人的意识状况、有无乏力表现。③皮肤弹性：轻捏手背或前臂皮肤后再松开，若持续20～30秒后才恢复原状，常提示严重体液不足。④口腔黏膜或齿龈线区出现干燥、吞咽困难，提示体液不足。⑤静脉充盈程度：颈静脉在去枕平卧时若不充盈则提示细胞外液量不足；手背静脉在手下垂5秒钟内不见充盈，提示细胞外液量明显减少。

（三）辅助检查

1. 血常规　若红细胞计数、血红蛋白、血细胞比容均增高，提示有血液浓缩现象。

2. 血清电解质　了解血清K^+、Na^+、Cl^-等电解质成分及渗透压是否正常。

3. 中心静脉压（central venous pressure，CVP）　正常值为$5～12cmH_2O$，低于正常值则提示血容量不足。

4. 尿比重　评估尿比重，尿少且尿比重高提示病人肾脏无严重损害，尿少系由于体液不足所致。

（四）处理原则

1. 治疗原发病，消除病因

2. 积极补充水和钠　静脉补液可选用等渗盐水或平衡盐溶液（如乳酸钠复方氯化钠溶液），平衡盐溶液内电解质的含量与血浆相似。而等渗盐水的Cl^-含量高于血清Cl^-含量，大量补充有导致高氯性酸中毒的危险，因此大量输液时选用平衡盐溶液更为合理和安全。补充水分的同时注意补钠和补钾，以免发生低钠和低钾血症。

（五）心理和社会支持状况

评估病人和家属的经济状况，对疾病及其伴随症状的认知程度和心理反应，对疾病的承受能力以及对治疗和护理的配合程度等。

【常见护理诊断/问题】

1. 体液不足　与高热、呕吐、腹泻、胃肠减压、肠梗阻、大面积烧伤等导致的体液大量丢失有关。

2. 有受伤的危险　与意识障碍、低血压有关。

【护理目标】

1. 病人体液量恢复平衡，等渗性缺水的症状和体征得到改善。

2. 病人对受伤危险的认知程度增加，能采取有效措施预防，未出现受伤现象。

【护理措施】

（一）维持正常的体液量

1. 去除病因　采取有效预防或治疗措施，积极处理原发疾病。

2. 补充液体　对已出现体液不足的病人，根据其生理状况

> **考点提示**
> 补液量的计算。

和各项实验室检查结果，遵医嘱及时补充液体。补液时应严格遵循定量、定性、定时的原则。

（1）定量　包括生理需要量、已经损失量和继续损失量3部分。①生理需要量：每日生理需要量的简易计算方法：体重的第1个10kg×100ml/（kg·d）＋体重的第2个10kg×50ml/（kg·d）＋其余体重×20ml/（kg·d）。65岁以上的老年人或心脏病病人，实际补液量应少于计算所得量。小儿每日生理需要量平均为100ml/（kg·d），可根据年龄、体重进行适当增加或减少。②已经损失量：又称累积失衡量，指在制定补液计划前已经丢失的体液量，按缺水程度补充，以每丧失体重的1%补液400～500ml进行计算。由于机体自身具有一定的调节能力，故通常第1个24小时只需补充1/2量，第2日再根据病情及辅助检查结果补充其余的1/2。③继续损失量：又称额外损失量，包括外在性和内在性失液。外在性失液按所丢失液体的不同特点，尽可能等量、等质地补充。内在性失液，如腹（胸）腔内积液、胃肠道积液等需根据病情变化来估计补液量。此外，体温每升高1℃，应按3～5ml/kg体重增补；中度出汗者，丢失的体液量可估算为500～1000ml（含钠1.25～2.5g）；大量出汗者，估计丢失体液1000～1500ml；湿透1套衬衣裤，按丢失1000ml体液计算；气管切开者从呼吸道蒸发的水分在24小时可达800～1200ml。

（2）定性　原则是缺什么补什么。①生理需要量：成人对盐、糖的日需要量为：氯化钠4～6g，相当于生理盐水500ml；氯化钾3～4g，相当于10%氯化钾30～40ml；以及5%～10%葡萄糖溶液1500～2000ml。②已经损失量：等渗性缺水以补充平衡盐溶液为主。③继续损失量：根据实际丧失体液的成分进行补充。

（3）定时　根据体液丧失的量、速度及重要脏器的功能状态合理安排补液的速度。若各重要脏器功能良好，应遵循"先快后慢"的原则进行分配，即第1个8小时补充总量的1/2，剩余1/2在后16个小时内均匀输入。

3. 准确记录24小时出入水量　入水量包括经胃肠道和非胃肠道摄入的液体，如饮食、饮水、管饲和静脉输液量等；出水量包括大小便量、呕吐物、汗液、引流液以及从呼吸道、创面蒸发的液体量等。其中尿量是反映微循环灌注的重要指标。

4. 疗效观察　补液过程中严密观察补液效果，注意不良反应。①生命体征：如血压、脉搏、体温的改善情况。②精神状态：如萎靡、嗜睡等症状的改善情况。③缺水征象：如皮肤弹性下降、眼窝内陷等表现的恢复程度。④辅助检查：如尿常规、血常规、血清电解质及中心静脉压等指标的变化趋势。

（二）减少受伤的危险

1. 监测血压　定时监测血压，告知血压偏低或不稳定者在改变体位时动作宜慢，以免因直立性低血压或眩晕而跌倒受伤。

2. 建立安全的活动模式　与病人及家属共同制定活动的时间、量及形式，病人除在床上主动运动外，也可由他人协助在床上进行被动运动。根据病人肌张力的改善程度，逐步

调整活动内容、时间、形式和幅度，以免长期卧床致失用性肌萎缩。

3. 加强安全防护 ①移去环境中的危险物品，减少意外受伤的可能。②建立安全保护措施，对定向力差及意识障碍者，加床栏保护、适当约束及加强监护等，以免发生意外。

（三）健康教育

指导病人在日常生活中应注意均衡饮食，每日保证足够饮水。有高热、呕吐、腹泻等情况时应及早就医治疗。

【护理评价】

1. 病人体液量是否恢复平衡，等渗性缺水的症状和体征改善。

2. 病人是否受伤、是否熟悉预防受伤的措施及有无受伤的危险。

二、低渗性缺水病人的护理

低渗性缺水（hypotonic dehydration）是水和钠同时丢失，但失水少于失钠，血清钠浓度低于 135mmol/L，细胞外液呈低渗状态，又称慢性或继发性缺水。

【护理评估】

（一）健康史

常由慢性体液丧失引起，评估病人有无引起低渗性缺水的各种因素：①胃肠道消化液持续丢失，如长期胃肠减压、反复呕吐或慢性肠瘘、肠梗阻。②大面积创面的慢性渗液。③治疗性原因，如使用排钠利尿药时未注意补充适量的钠盐，治疗等渗性缺水时过多补水而忽略补钠。

（二）身体状况

主要表现为细胞外液减少导致的血容量不足，一般无口渴感。可分为 3 度。

1. 轻度缺钠 130mmol/L≤血清钠＜135mmol/L。病人自觉疲乏、头晕、软弱无力，尿量增多。

2. 中度缺钠 120mmol/L≤血清钠＜130mmol/L。病人除上述表现外，还伴有恶心、呕吐、脉搏细速、血压不稳或下降、脉压变小、浅静脉瘪陷、站立性晕倒等表现，尿量减少。

3. 重度缺钠 血清钠＜120mmol/L。病人神志不清、四肢发凉、腱反射减弱或消失，常发生休克。

（三）辅助检查

血清钠＜135mmol/L，红细胞计数、血红蛋白、血细胞比容及血尿素氮增高，尿比重＜1.010，尿 Na^+、Cl^- 含量明显减少。

（四）处理原则

1. 治疗原发病，消除病因

2. 静脉补液 静脉输注含盐溶液或高渗盐水，以纠正细胞外液的低渗状态及补充血容量。

【常见护理诊断/问题】

1. 体液不足 与长期大量呕吐、胃肠减压等原因导致的慢性体液丢失有关。

2. 有受伤的危险 与意识障碍、低血压等有关。

【护理措施】

1. 静脉补液 以维持体液量，纠正细胞外液的低渗状态及血容量不足。

考点提示

补液种类的选择。

（1）输液种类　①轻、中度缺钠者：一般补充5%葡萄糖氯化钠溶液或0.9%氯化钠溶液。②重度缺钠者：为了迅速提高细胞外液的渗透压并避免输入过多液体，可静脉输注浓氯化钠溶液（3%～5%NaCl）。③重度缺钠并出现休克者：可先输晶体溶液（如复方乳酸氯化钠溶液、等渗盐水等），再输胶体溶液（如右旋糖酐、血浆等）以补足血容量，最后输入高渗盐水以恢复细胞外液的渗透压。

（2）输液速度　输注高渗盐水时应严格控制输液速度，每小时不超过100～150ml。

（3）补钠量　低渗性缺水的补钠量可按下列公式计算：需补钠量（mmol）=〔正常血钠值（mmol/L）–测得血钠值（mmol/L）〕×体重（kg）×0.6（女性为0.5），17mmol Na$^+$相当于1g钠盐。此公式仅作为补钠安全剂量的估算，一般当日先补充缺钠量的1/2以解除急性症状，其余1/2量在第2日补充。如将计算的补钠总量全部快速输入，可能会造成血容量过多，对心功能不全者将非常危险。此外，仍需补给氯化钠正常生理需要量每日4.5g。

2. 其他护理措施　参见本节"等渗性缺水病人的护理"。

三、高渗性缺水病人的护理

高渗性缺水（hypertonic dehydration）是指水和钠同时丢失，但失水多于失钠，血清钠浓度高于正常范围，细胞外液呈高渗状态，又称原发性缺水。

【护理评估】

（一）健康史

评估有无引起高渗性缺水的各种因素：①水分摄入不足：如吞咽困难、禁食、过分控制病人的入水量、鼻饲高浓度的肠内营养液或静脉注射大量高渗液体等。②水分丧失过多：如糖尿病病人因血糖未控制导致的高渗性利尿、大面积烧伤暴露疗法、高热病人大量出汗等。

（二）身体状况

根据缺水程度，高渗性缺水一般可分为3度，其临床表现也不同。

1. 轻度缺水　缺水量占体重的2%～4%。病人除口渴外，无其他临床表现。

2. 中度缺水　缺水量占体重的4%～6%。病人极度口渴、乏力、烦躁，口舌干燥、皮肤弹性差、眼窝凹陷，尿量减少。

3. 重度缺水　缺水量大于体重的6%。病人除上述症状外，还出现脑功能障碍的表现，如躁狂、幻觉、谵妄甚至昏迷。

（三）辅助检查

血清钠>150mmol/L；红细胞计数、血红蛋白、血细胞比容轻度升高；尿比重增高。

（四）处理原则

尽早去除原发疾病，防止体液继续丢失，鼓励病人饮水或静脉补液。

【常见护理诊断/问题】

1. 体液不足　与高热、大量出汗有关。

2. 有受伤的危险　与意识障碍有关。

【护理措施】

1. 一般护理　鼓励病人多饮水；对不能饮水者，鼓励病人漱口。做好口腔护理。

2. 静脉补液 遵医嘱静脉输注 5% 葡萄糖溶液或 0.45% 氯化钠溶液补充已丧失液体。补液量的估算方法有 2 种：①根据临床表现估计失水量占体重的百分比，按每丧失体重的 1%，补液量为 400~500ml 计算。②根据血清钠浓度计算，补水量（ml）=［血清钠测定值（mmol/L）－血清钠正常值（mmol/L）］×体重（kg）×4。计算所得的补液量不宜在当日全部输入，一般可于 2 日内补完。此外，还需补充每日正常生理需要量 2000ml。应注意高渗性缺水病人体内实际的总钠量是减少的，因此在补液过程中，应注意监测血清钠浓度的动态变化，必要时适量补钠。

3. 其他护理措施 参见本节"等渗性缺水病人的护理"。

知 识 拓 展

为什么会发生运动后猝死？

运动后猝死的原因，除了心血管疾病等因素外，高强度、长时间运动导致的电解质流失也是一个重要诱因。因为汗液中含有一定量的电解质，运动出汗不仅使机体失水而且也同时丢失了电解质。剧烈运动后如果只喝纯净水或一般的矿泉水，有可能造成钠盐及身体必需的电解质无法补充，导致低钠血症或电解质失衡，严重时有可能诱发猝死。所以运动后补液不可只喝白开水，而应补充盐水或其他含电解质的运动饮料。

四、水中毒病人的护理

水中毒（water intoxication）又称稀释性低钠血症，是由于机体水分摄入量超过排出量，水分潴留体内致血浆渗透压下降和循环血量增多。临床较为少见。

【护理评估】

（一）健康史

评估有无引起水中毒的各种因素：①肾功能不全，不能有效排出多余水分。②各种原因导致的 ADH 分泌过多。③机体摄入水分过多或静脉补液过多。

（二）身体状况

按起病急缓，水中毒分为急性和慢性 2 类。

1. 急性水中毒 发病急骤，因脑细胞肿胀和脑组织水肿而引起一系列神经、精神症状，如头痛、躁动、谵妄、惊厥甚至昏迷。严重者可发生脑疝。

2. 慢性水中毒 发病缓慢，其临床表现常被原发疾病所掩盖。主要表现为逐渐出现的体重增加。

（三）辅助检查

红细胞计数、血红蛋白、血细胞比容、血浆蛋白量及血浆渗透压均降低；平均红细胞容积增加。

（四）处理原则

1. 立即停止水分摄入 轻者在机体排出多余水分后，水中毒即可解除。

2. 脱水治疗 病情严重者可酌情使用渗透性利尿药，如快速（20 分钟内）静脉输注 20% 甘露醇；静脉输注高渗盐水可缓解细胞外液的低渗状态并减轻细胞肿胀；肾衰竭所引起的水中毒，可应用透析治疗。

【常见护理诊断/问题】

1. 体液过多 与水分摄入过多、排出不足有关。

2. 有受伤的危险 与意识障碍有关。

【护理措施】

1. 去除病因及诱因 ①停止可能继续增加体液量的各种治疗，如应用大量低渗液体或清水洗胃、灌肠等。②对易引起 ADH 分泌过多的高危病人，如疼痛、失血、休克、创伤、大手术或急性肾功能不全者，应严格按照治疗计划补充液体，切忌过量、过速。③肾衰竭者应严格控制入液量，量出为入。

2. 纠正体液过多 ①严格控制水的摄入量。②对重症水中毒者，遵医嘱给予高渗溶液和利尿药等，治疗期间应动态观察病情变化和尿量。③对需行透析治疗者予以透析护理，具体内容参见《内科护理学》相关章节。

3. 病情观察 注意观察病人有无肺水肿或脑水肿的表现，及时评估其进展程度。

第三节 钾代谢异常病人的护理

细胞内钾离子占体内总量的98%，2%在细胞外液。血清中钾的浓度为3.5～5.5mmol/L。钾主要来自于含钾的食物，经消化道吸收，80%经肾排出。钾的代谢异常有低钾血症和高钾血症，以低钾血症多见。

一、低钾血症病人的护理

低钾血症是指血清钾浓度低于3.5mmol/L。

【护理评估】

(一) 健康史

评估病人低钾的因素，常见病因如下。①钾摄入不足：如长期禁食或进食不足而未及时补充钾盐。②钾丧失过多：如应用排钾利尿药、急性肾衰竭多尿期、肾小管性酸中毒等，以及因呕吐、腹泻、胃肠道引流、肠瘘等造成钾的肾外丢失。③体内钾分布异常：如大量输入葡萄糖和胰岛素造成合成代谢增加，或代谢性碱中毒时 K^+ 向细胞内转移。

(二) 身体状况

1. 肌无力 是低钾血症最早的临床表现，一般先出现四肢软弱无力，后累及躯干和呼吸肌。一旦累及呼吸肌，可出现呼吸困难甚至窒息。有时可有腱反射减弱或消失、肢体弛缓性瘫痪。

2. 消化道功能障碍 出现厌食、恶心、呕吐、腹胀、肠蠕动消失等肠麻痹表现。

3. 心脏功能异常 主要表现为心脏节律异常和传导阻滞，严重缺钾者可导致收缩期心脏停搏。

4. 代谢性碱中毒 血清钾过低时，K^+ 从细胞内移出，与 Na^+ 和 H^+ 交换（每移出 3 个 K^+，即有 2 个 Na^+ 和 1 个 H^+ 移入细胞），使细胞外液的 H^+ 浓度下降；另一方面，肾远曲小管 $Na^+ - K^+$ 交换减少，$Na^+ - H^+$ 交换增加，排 H^+ 增多，尿液呈酸性（反常性酸性尿）。这两方面的作用使病人发生低钾性碱中毒，可出现头晕、躁动、口周及手足麻木、面部及四肢抽动、手足抽搐等表现。

（三）辅助检查

血清钾 < 3.5mmol/L。心电图检查可作为辅助性诊断手段，典型的心电图改变为早期出现 T 波降低、增宽、双相或倒置，随后出现 ST 段降低、Q-T 间期延长，如出现 U 波则更有诊断价值。并非每个病人都会出现典型的心电图改变，所以诊断低钾血症时不能单凭心电图。

（四）处理原则

1. 病因治疗 寻找和去除引起低钾血症的原因，如术后鼓励病人尽早恢复饮食，积极治疗造成呕吐、腹泻的原发疾病，食用含钾丰富的饮食等。

2. 合理补钾 对严重低钾血症或出现明显并发症者，及时补钾。常用的补钾药物为 10% 氯化钾。细胞内缺钾恢复较慢，纠正低钾血症时不宜操之过急，通常采用分次补钾、边治疗边观察的方法。

（五）心理和社会支持状况

评估病人对疾病及其伴随症状的认知程度和心理反应。

【常见护理诊断/问题】

1. 活动无耐力 与低钾血症所致肌无力有关。

2. 有受伤的危险 与四肢软弱无力和意识障碍有关。

【护理目标】

1. 病人肌无力改善，活动耐力增加，活动后无不适反应。

2. 病人未出现受伤情况。

【护理措施】

（一）恢复血清钾浓度

1. 减少钾丢失 遵医嘱给予止吐、止泻等治疗，以减少钾的继续丢失。

2. 遵医嘱补钾 应注意遵循以下原则。

（1）尽量口服补钾 常选用 10% 氯化钾或枸橼酸钾溶液口服。同时鼓励病人多进食含钾丰富的食物，如肉类、牛奶、香蕉、新鲜蔬菜、橘子汁等。不能口服（如昏迷或术后禁食 2 天以上者）或病情较重者，则考虑 10% 氯化钾溶液稀释后静脉滴注。

（2）尿畅补钾 每小时尿量 >40ml 或每日尿量 >500ml 时方可补钾，以免钾蓄积在体内而引起高钾血症。

（3）控制浓度 静脉补钾时浓度不宜超过 0.3%，即 1000ml 溶液中最多加入 10% 氯化钾 30ml（相当于氯化钾 3g）。

（4）速度勿快 成人静脉补钾的速度不宜超过 60 滴/分，严禁直接静脉注射氯化钾溶液，以免血钾突然升高导致心搏骤停。

（5）限制总量 可依据血清钾降低程度，每日补钾 40~80mmol（以每克氯化钾等于 13.4mmol 钾计算，每日需补充氯化钾 3~6g）。

3. 病情观察 补钾过程中需密切观察病人心率、心律、心电图及意识状态等变化，动态监测血清钾浓度。必要时应行心电监护，以保证病人的安全。

（二）减少受伤的危险

参见本章第二节"等渗性缺水病人的护理"相关内容。

（三）健康教育

长时间禁食或者控制饮食摄入者以及近期有呕吐、腹泻、胃肠道引流者，注意定期监测血清钾浓度并及时补钾，以避免发生低钾血症。

【护理评价】

1. 病人活动耐力有无增加，活动后有无不适反应。

2. 病人受伤情况是否得以预防或改善。

二、高钾血症病人的护理

高钾血症是指血清钾浓度高于 5.5mmol/L。

【护理评估】

（一）健康史

评估病人导致高钾的因素，常见病因如下。①钾摄入过多：如口服或静脉补钾过多、大量使用含钾药物、大量输入库存血等。②钾排出减少：如急、慢性肾衰竭，长期应用留钾利尿药（如螺内酯、氨苯蝶啶），盐皮质激素分泌不足等。③体内钾分布异常：如严重挤压伤、大面积烧伤、溶血反应及代谢性酸中毒时，K^+ 向细胞外转移。

（二）身体状况

1. 神经 - 肌肉应激性改变 病人很快由兴奋转为抑制状态，表现为神情淡漠、感觉异常、乏力、四肢弛缓性瘫痪、腹泻、腹胀等。

2. 微循环障碍 常见于病情较重者，表现为皮肤苍白、湿冷、青紫，低血压等。

3. 心血管系统症状 表现为心动过缓或心律不齐，严重时可引起致死性的舒张期心搏骤停。血清钾 >7mmol/L 者，几乎都有异常心电图的表现。

（三）辅助检查

血清钾 >5.5mmol/L，有辅助诊断价值。典型的心电图改变为早期 T 波高尖，Q - T 间期延长，随后出现 QRS 波增宽。

（四）处理原则

因高钾血症有导致心搏骤停的危险，一经确诊应予积极治疗。

1. 病因治疗 积极治疗原发疾病，改善肾功能。

2. 禁钾 立即停用所有含有钾盐的药物，避免进食含钾量高的食物。

3. 降低血清钾浓度

（1）促使 K^+ 转入细胞内 ①碱化细胞外液：静脉给予5%碳酸氢钠溶液，促使 K^+ 移入细胞内或由尿排出。②促进糖原合成：予25%葡萄糖溶液 100~200ml，以每5g 糖加入胰岛素 1U 静脉滴注，必要时每 3~4 小时重复给予。

（2）促使 K^+ 排泄 ①呋塞米（速尿）40mg 静脉推注。②阳离子交换树脂口服或保留灌肠。③肾功能不全或上述治疗无效时，可采取腹膜透析或血液透析。

4. 对抗心律失常 钙与钾有拮抗作用，能缓解 K^+ 对心肌的毒性作用。常用 10% 葡萄糖酸钙 20ml 加等量 25% 葡萄糖溶液缓慢静脉推注，必要时可重复。

【常见护理诊断/问题】

1. 活动无耐力 与高钾血症所致肌无力有关。

2. 潜在并发症 心律失常、心搏骤停。

【护理措施】

（一）恢复血清钾浓度

1. 指导病人停用含钾药物，避免进食含钾量高的食物。

2. 遵医嘱用药以对抗心律失常及降低血钾水平。

3. 透析病人做好透析护理，参见《内科护理学》相关章节。

（二）并发症的护理

1. 严密监测病人的生命体征、血清钾及心电图改变。

2. 一旦发生心律失常应立即通知医师，积极协助治疗。如发生心搏骤停，立即实施心肺复苏。

（三）健康教育

告知肾功能减退或长期使用留钾利尿药的病人，应限制含钾食物或药物的摄入，定期监测血清钾浓度，以免发生高钾血症。

第四节　酸碱平衡失调病人的护理

pH、HCO_3^- 和 $PaCO_2$ 是反映酸碱平衡的三大基本因素，其中 HCO_3^- 反映代谢性因素，HCO_3^- 原发性减少或增加，可引起代谢性酸中毒或碱中毒；$PaCO_2$ 反映呼吸性因素，$PaCO_2$ 原发性增加或减少，可引起呼吸性酸中毒或碱中毒；在疾病的发展过程中，往往出现多种混合型的酸碱失调而使病情变得复杂。

一、代谢性酸中毒病人的护理

代谢性酸中毒是由于体内酸性物质积聚或产生过多，或 HCO_3^- 丢失过多所致，是外科临床中酸碱平衡失调最常见的类型。

【护理评估】

（一）健康史

了解是否有引起代谢性酸中毒的疾病或诱因存在。

1. 酸性物质产生过多 是代谢性酸中毒最主要的原因。常见的有 2 种情况：①乳酸性酸中毒：见于各种原因引起的缺血、缺氧或组织低灌注时，因无氧酵解增强而引起乳酸产生增加而在机体内蓄积，常见于严重的损伤、感染、高热或休克等。②酮症酸中毒：糖尿病或严重饥饿状态下，因脂肪分解代谢加速，形成过多的酮体而引起。

2. 碱性物质丢失过多 见于腹泻、胆瘘、肠瘘或胰瘘等导致大量碱性消化液丧失，造成 HCO_3^- 排出过多。

3. 肾功能不全 见于急、慢性肾功能不全，肾小管性酸中毒或应用肾毒性药物（如碳酸酐酶抑制剂）而影响 H^+ 的排出或 HCO_3^- 的重吸收。

（二）身体状况

轻者症状常被原发疾病掩盖，重者症状明显。

1. 呼吸代偿表现 典型的症状为代偿性呼吸加深、加快，呼吸频率高达 40~50 次/分。

酮症酸中毒时呼出的气体有酮味。

2. 中枢神经系统表现 中枢神经系统呈抑制状态，表现为疲乏、嗜睡、感觉迟钝或烦躁不安。严重者可神志不清、昏迷，伴对称性肌张力减弱、腱反射减弱或消失。

3. 心血管系统表现 病人面色潮红，心率加快、血压偏低。由于代谢性酸中毒可影响心肌收缩力和周围血管对儿茶酚胺的敏感性，故病人易发生休克、心律不齐和急性肾功能不全。

（三）辅助检查

1. 代偿期 血液 pH 在正常范围，HCO_3^- 剩余碱（BE）和 $PaCO_2$ 有一定程度降低。

2. 失代偿期 血液 pH < 7.35，HCO_3^- 明显下降，$PaCO_2$ 正常或代偿性降低。

3. 血清钾浓度升高

（四）处理原则

积极处理原发疾病，消除病因；再补充液体纠正代谢性酸中毒。血浆 HCO_3^- 16~18mmol/L 者，经消除病因和适当补液后可自行纠正，常无需碱剂治疗。血浆 HCO_3^- < 16mmol/L 者，在补液的同时需应用碱剂治疗，常用的碱性药物是 5% $NaHCO_3$ 溶液。此外，还应注意维持 Na^+、K^+、Ca^{2+} 平衡。

（五）心理和社会支持状况

评估病人对疾病及其伴随症状的认知程度和心理反应。

【常见护理诊断/问题】

1. 低效性呼吸型态 与代谢性酸中毒所致呼吸深快有关。

2. 潜在并发症 高钾血症、代谢性碱中毒。

【护理目标】

1. 病人呼吸频率及节律恢复正常。

2. 病人未发生并发症，或并发症得到及时发现和控制。

【护理措施】

1. 病情观察 加强对病人生命体征、动脉血气分析、血清电解质等指标的监测，及时发现高钾血症、代谢性碱中毒等并发症，及时通知医师并配合治疗。

2. 用药护理

（1）补充碱剂 ①种类：常用 5% 碳酸氢钠溶液，乳酸钠也可用于治疗代谢性酸中毒。②用量：在监测动脉血气分析的前提下根据病人的 HCO_3^- 分次补碱，补碱量宜小。③速度：5% 碳酸氢钠溶液为高渗性液体，静脉输注速度不宜过快，以免导致高钠血症和血浆渗透压升高。④防止药液渗漏：周围静脉输注时若药液渗漏，局部出现疼痛、肿胀，应立即更换注射部位，局部用 50% 硫酸镁溶液进行湿热敷。

（2）如出现低钾血症或低钙血症相关症状，遵医嘱补钙和补钾。

3. 口腔护理 指导病人养成良好的卫生习惯，用漱口液清洁口腔，避免口腔黏膜干燥、损伤。

【护理评价】

1. 病人呼吸频率及节律是否恢复正常。

2. 病人是否发生并发症，并发症是否得到及时发现和控制。

二、代谢性碱中毒病人的护理

代谢性碱中毒是由于体内 H^+ 丢失或 HCO_3^- 增多所致。

【护理评估】

（一）健康史

了解是否有引起代谢性碱中毒的疾病或诱因存在。

1. H^+ 丢失过多 ①经胃丢失：如幽门梗阻或高位肠梗阻引起的剧烈呕吐，长时间胃肠减压等可使大量的 H^+、Cl^- 丢失，是外科病人发生代谢性碱中毒最常见的原因。②经肾丢失：如长期应用利尿药（如呋塞米）可抑制肾近曲小管对 Na^+、Cl^- 的重吸收，引起低氯性碱中毒。

2. 碱性物质摄入过多 如长期服用碱性药物、治疗代谢性酸中毒时静脉注射过多碳酸氢钠及大量输注库存血时。

3. 低钾性碱中毒 低钾血症时细胞内液中的 K^+ 向细胞外液转移，而细胞外液中的 H^+ 向细胞内转移。

（二）身体状况

轻者常无明显表现，有时可有呼吸变浅、变慢或精神方面的异常，如谵妄、精神错乱或嗜睡等，严重者可发生昏迷。部分病人可伴有低钾血症和缺水的表现。

（三）辅助检查

1. 代偿期 血液 pH 在正常范围，HCO_3^-、BE 有一定程度增高。

2. 失代偿期 血液 pH > 7.45，HCO_3^- 明显增高，$PaCO_2$ 正常或代偿性增高。

3. 其他 可伴有血清钾、氯降低。

（四）处理原则

1. 治疗原发疾病 代谢性碱中毒的治疗关键在于治疗原发疾病，解除病因。对胃液丢失所造成的代谢性碱中毒，可输入等渗盐水或葡萄糖盐水。

2. 纠正低钾血症 代谢性碱中毒几乎都伴有低钾血症，故需同时补钾。

3. 应用酸性药物 严重代谢性碱中毒者（pH > 7.65，血浆 HCO_3^- 为 45～50mmol/L），可应用稀释的盐酸溶液。

【常见护理诊断/问题】

1. 有受伤的危险 与病人手足抽搐、意识障碍等有关。

2. 潜在并发症 低钾血症、低钙血症。

【护理措施】

1. 病情观察 定期监测病人的生命体征、意识状况、动脉血气分析及血清电解质等。及时发现低钾血症、低钙血症等并发症，遵医嘱正确补充钾或钙。

2. 用药护理 盐酸只能通过中心静脉滴入，将 1mol/L 盐酸 150ml 溶入 1000ml 生理盐水或 5% 葡萄糖溶液中，配置成稀释盐酸溶液（浓度 0.15mol/L），输注速度不宜过快。

三、呼吸性酸中毒病人的护理

呼吸性酸中毒系指因肺泡通气及换气功能减弱，不能充分排出机体内生成的 CO_2，致

血液中 $PaCO_2$ 增高引起的高碳酸血症。

【护理评估】

（一）健康史

常见病因如下。

1. 呼吸中枢抑制或呼吸肌麻痹 如全身麻醉过深、镇静剂过量、颅脑损伤、重症肌无力、重度低血钾等。

2. 呼吸道阻塞或肺部疾病 如喉头痉挛和水肿、支气管异物、急性肺水肿、慢性阻塞性肺部疾病、肺炎等。

3. 胸部活动受限 如严重胸壁损伤、严重气胸、胸腔积液等。

4. 其他 呼吸机管理不当。

（二）身体状况

病人表现为胸闷、气促、呼吸困难、发绀等。严重者可伴血压下降、谵妄、昏迷等。因 CO_2 潴留引起脑血管扩张、颅内压增高，病人可出现持续性头痛。严重脑缺氧可致脑水肿、脑疝，甚至呼吸骤停。严重呼吸性酸中毒所致高钾血症可引发心搏骤停。慢性呼吸性酸中毒的临床表现常被原发疾病所掩盖，只有严重的 CO_2 潴留时才出现上述症状。

（三）辅助检查

动脉血气分析显示血液 pH 降低、$PaCO_2$ 明显增高、HCO_3^- 正常或代偿性增高。

（四）处理原则

积极治疗原发疾病，改善通气功能，解除呼吸道梗阻，必要时行气管插管或气管切开并使用呼吸机辅助呼吸。

【常见护理诊断/问题】

低效性呼吸型态 与呼吸中枢受抑制、呼吸道梗阻、呼吸机管理不当有关。

【护理措施】

1. 病情观察 持续监测呼吸频率、深度和呼吸肌运动情况以评估呼吸困难的程度，定期监测生命体征、动脉血气分析、血清电解质等。

2. 改善通气 解除呼吸道梗阻，促进排痰，控制感染，扩张小支气管；协助医师进行气管插管或气管切开，并做好相应护理；呼吸机辅助通气者，注意调节呼吸机的各项参数，严格执行呼吸机使用的护理常规。

3. 持续给氧 给予低流量持续给氧，注意浓度不宜过高，以免减弱呼吸中枢对缺氧的敏感性而导致呼吸抑制。

四、呼吸性碱中毒病人的护理

呼吸性碱中毒系指因肺泡通气过度、体内 CO_2 排出过多，致 $PaCO_2$ 降低而引起的低碳酸血症。

【护理评估】

（一）健康史

常见的病因有癔症、高热、中枢神经系统疾病、疼痛、创伤、感染、呼吸机辅助通气过度等。

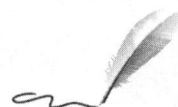

（二）身体状况

多数病人有呼吸急促的表现，还可出现眩晕、手足和口周麻木及针刺感、肌肉震颤、手足抽搐，常伴心率加快。危重病人发生急性呼吸性碱中毒常提示预后不良。

（三）辅助检查

动脉血气分析结果显示血液 pH 增高、$PaCO_2$ 降低、HCO_3^- 代偿性降低。

（四）处理原则

1. 积极治疗原发疾病 如调节呼吸机参数、癔症病人适当给予镇静药物等。

2. 对症处理 可用纸袋罩住口鼻呼吸，通过增加呼吸道无效腔以减少 CO_2 的呼出。病情严重者可吸入含 5% CO_2 的氧气，从而增加血液 $PaCO_2$。

【常见护理诊断/问题】

1. 低效性呼吸型态 与呼吸过快、过深有关。

2. 有受伤的危险 与神经系统功能异常及神经 – 肌肉应激性增加有关。

【护理措施】

1. 病情观察 定期监测生命体征、意识状况、动脉血气分析、血清电解质等。若出现手足抽搐，应及时补钙。

2. 维持正常的气体交换型态 指导病人深呼吸，教会病人使用纸袋呼吸的方法。如因呼吸机使用不当造成，应立即调整呼吸机参数。

本章小结

本章主要讲述了水钠代谢失调、钾代谢异常、酸碱代谢失衡病人的护理。

水钠代谢失调分为 4 种类型：等渗性缺水、低渗性缺水、高渗性缺水和水中毒。①等渗性缺水是指水和钠等比例丧失，是外科病人最易发生的缺水类型。主要有血容量不足的表现、神经系统症状及皮肤弹性差等表现。应积极治疗原发病，及时静脉补充等渗盐水或平衡盐溶液。②低渗性缺水是水和钠同时丢失，但失水少于失钠，血清钠浓度低于135mmol/L。主要表现为细胞外液减少所致血容量不足。应积极治疗原发病，及时静脉补充含盐溶液或高渗盐水以纠正细胞外液的低渗状态。③高渗性缺水是指水和钠同时丢失，但失水多于失钠。病人表现为极度口渴、乏力、烦躁，口舌干燥、皮肤弹性差、眼窝凹陷，尿量减少。严重者会出现不同程度的意识障碍。应尽早去除原发疾病，防止体液继续丢失，鼓励病人饮水或静脉补液。④水中毒又称稀释性低钠血症，是由于机体水分摄入量超过排出量，水分潴留体内致血浆渗透压下降和循环血量增多，临床较为少见。

钾代谢异常分为 2 种类型：低钾血症和高钾血症。①低钾血症是指血清钾浓度低于3.5mmol/L。主要表现为肌无力、消化道功能障碍、心脏功能异常、代谢性碱中毒。应寻找和去除引起低钾血症的原因并合理补钾，静脉补钾时应注意病人的安全。②高钾血症是指血清钾浓度高于5.5mmol/L。主要表现为神经 – 肌肉应激性改变、微循环障碍、心血管系统症状。因高钾血症有导致心搏骤停的危险，一经确诊应予积极治疗。包括病因治疗、禁钾、降低血清钾浓度、对抗心律失常。

酸碱代谢失衡分为4种类型：代谢性酸中毒、代谢性碱中毒和呼吸性酸中毒、呼吸性碱中毒。①代谢性酸中毒是由于体内酸性物质积聚或产生过多，或 HCO_3^- 丢失过多所致，是外科临床中酸碱代谢失衡最常见的类型。积极处理原发疾病，消除病因；再补充液体纠正代谢性酸中毒。②代谢性碱中毒是由于体内 H^+ 丢失或 HCO_3^- 增多所致。治疗关键在于治疗原发疾病，纠正低钾血症和碱中毒。③呼吸性酸中毒系指因肺泡通气及换气功能减弱，不能充分排出机体内生成的 CO_2，致血液中 $PaCO_2$ 增高引起的高碳酸血症。应积极治疗原发疾病，改善通气功能，解除呼吸道梗阻。④呼吸性碱中毒是指因肺泡通气过度、体内 CO_2 排出过多，致 $PaCO_2$ 降低而引起的低碳酸血症。应积极治疗原发疾病，如调节呼吸机参数、癔症病人适当给予镇静药物并对症支持处理。

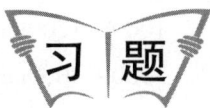

习 题

一、选择题

【A1/A2 型题】

1. 正常人每日无形失水量为

    A. 200ml   B. 500ml   C. 800ml

    D. 1000ml   E. 1200ml

2. 关于正常体液含量的叙述，下列哪项是错误的

    A. 男性成人体液总量占体重之60%

    B. 男性多于女性

    C. 成人多于老年人

    D. 婴儿多于成人

    E. 肥胖者多于肌肉发达者

3. 细胞外液中最主要的阳离子是

    A. Ca^+ B. K^+ C. Na^+

    D. Mg^{2+} E. Fe^{2+}

4. 禁食多长时间不补钾，可发生低血钾

    A. 1 天   B. 2 天   C. 3 天

    D. 4 天   E. 5 天

5. 机体调节酸碱平衡最迅速的一条途径是

    A. 肾脏的调节   B. 血液缓冲系统   C. 肺的调节

    D. 神经-内分泌调节   E. 细胞内、外离子交换

6. 下列哪项是高渗性缺水的病因

    A. 大量呕吐   B. 高热   C. 肠梗阻

    D. 大面积烧伤   E. 消化道瘘

7. 下列哪项是等渗性缺水的病因

    A. 频繁呕吐   B. 高热   C. 慢性腹泻

    D. 长期胃肠减压   E. 消化道瘘

8. 关于低钾血症的病因，下列哪项是错误的
    A. 频繁呕吐   B. 长期胃肠减压   C. 急性肾功能衰竭
    D. 碱中毒   E. 注射大量葡萄糖和胰岛素

9. 当病人输入大量库存血后容易出现
    A. 低血钾   B. 低血钙   C. 低血钠
    D. 高血钠   E. 高血钾

10. 调节酸碱平衡最重要的器官是
    A. 肾   B. 肺   C. 肝
    D. 肠道   E. 胰腺

11. 正常人24小时液体出入量平衡在
    A. 500~1000ml   B. 1000~1500ml   C. 1500~2000ml
    D. 2000~2500ml   E. 3000~4000ml

12. 高钾血症是指血钾超过
    A. 3.5mmol/L   B. 4mmol/L   C. 4.5mmol/L
    D. 5mmol/L   E. 5.5mmol/L

13. 代谢性碱中毒的常见病因是
    A. 幽门梗阻   B. 感染性休克   C. 高热
    D. 结肠梗阻   E. 肠瘘

14. 肠瘘引起的酸碱失衡类型是
    A. 低钾低氯性碱中毒   B. 呼吸性碱中毒   C. 呼吸性酸中毒
    D. 代谢性碱中毒   E. 代谢性酸中毒

15. 机体维持体液酸碱平衡的途径是
    A. 肾素–血管紧张素–醛固酮系统
    B. 下丘脑–垂体–肾上腺系统
    C. 血液缓冲系统、肺和肾
    D. 抗利尿激素和醛固酮
    E. 呼吸系统

16. 机体在新陈代谢过程中，物质氧化到最终生成 CO_2 和水约为
    A. 100ml   B. 200ml   C. 300ml
    D. 400ml   E. 500ml

17. 对高渗性缺水病人执行输液治疗时，应首先输入
    A. 等渗盐水   B. 平衡盐溶液   C. 5%葡萄糖溶液
    D. 右旋糖酐   E. 乳酸钠林格液

18. 对低渗性缺水（重度缺钠并出现休克）病人应首先输入
    A. 5%葡萄糖溶液   B. 3%氯化钠溶液   C. 等渗盐水
    D. 右旋糖酐   E. 5%葡萄糖盐水

19. 静脉补钾前，应首先考虑病人的
    A. 血压   B. 呼吸   C. 尿量
    D. 神志   E. 脉率

20. 下列药液中不能直接静脉推注的是
    A. 5%葡萄糖溶液　　　　B. 10%葡萄糖溶液　　　　C. 5%碳酸氢钠溶液
    D. 0.9%氯化钠溶液　　　E. 10%氯化钾溶液

21. 将 10%氯化钾溶液 30ml 稀释于 5%葡萄糖溶液中，下列哪份稀释液量最合适
    A. 200ml　　　　　　　B. 400ml　　　　　　　C. 600ml
    D. 800ml　　　　　　　E. 1000ml

22. 下列哪项对高钾血症病人禁用
    A. 等渗盐水　　　　　　B. 10%葡萄糖溶液　　　　C. 右旋糖酐
    D. 乳酸钠林格液　　　　E. 碳酸氢钠

23. 等渗性缺水伴酸中毒病人，在补充碱性溶液纠正酸中毒后，可能发生
    A. 低钠　　　　　　　　B. 低氯　　　　　　　　C. 低钾
    D. 低镁　　　　　　　　E. 低碳酸氢根

24. 纠正代谢性酸中毒首选
    A. 11.2%乳酸钠溶液　　B. 5%碳酸氢钠溶液　　　C. 乳酸钠林格液
    D. 0.9%氯化钠溶液　　　E. 5%葡萄糖溶液加氯化钾

【A3/A4 型题】

(25～26 题共用题干)

某男性病人，53 岁，体重 65kg。平素身体健康，因反复呕吐 3 天入院。测得血钠 129mmol/L，血钾 3.2mmol/L。

25. 该患者体液失衡类型是
    A. 低钾血症，高渗性缺水　　B. 高钾血症，重度缺钠　　C. 低钾血症，轻度缺钠
    D. 低钾血症，中度缺钠　　　E. 低钾血症，高度缺钠

26. 影响该病人体液失衡类型最重要的因素是
    A. 呕吐间歇时间
    B. 呕吐液体总量
    C. 本病发病以来个人饮水及是否治疗的情况
    D. 血钾
    E. 心脏功能状况及心电图表现

二、思考题

李某，男，54 岁，体重 65kg，建筑工人，小学文化程度，有心功能不全病史。在炎热环境中工作半天后自觉口渴明显，未予重视，半小时后出现头晕、乏力，经急诊入院。入院检查：T 39.5℃，P 104 次/分，R 26 次/分，BP 100/70mmHg，神志清楚，皮肤弹性较差。

请问：

1. 该病人的主要护理问题有哪些?

2. 根据上述所列护理问题，分项列出护理措施。

3. 入院后需要马上进行的检查有哪些?

(喻爱芳)

第三章 外科营养支持病人的护理

学习目标

1. **掌握** 肠内营养、肠外营养病人的护理评估、护理措施。
2. **熟悉** 肠内营养、肠外营养的实施。
3. **了解** 肠内营养、肠外营养制剂的种类；营养评定及营养不良的分类。
4. 能及时发现各种并发症并协助医生处理；能和病人积极沟通，关心并鼓励病人。

案例导入

姚某，女，42 岁，因进行性吞咽困难 2 个月，加重 1 周入院。病人 2 个月前感觉吞咽不适，有梗噎感，偶有胸骨后刺痛，时轻时重，未予重视。近 1 周症状加重，为进行性吞咽困难，伴消瘦明显、乏力，时感头晕，无发热、黄疸。既往身体健康，无药物过敏史。平时生活尚规律，喜食热汤、热粥，不吸烟，不饮酒。

体格检查：T 37.2℃，P 92 次/分，R 20 次/分，BP 90/60mmHg，身高 158cm，体重 45kg。神清，面色苍白，消瘦，发育正常。左锁骨上触及淋巴结 1 枚，约 0.5cm × 0.5cm，质硬、固定，心、肺、腹检查无异常。辅助检查：血常规示 Hb 83g/L，WBC 6.1×10⁹/L；血生化示 TP 60g/L，ALB 32g/L；纤维食管镜检查提示食管癌。

请问：

1. 护士应从哪些方面评估该病人的营养状态？
2. 病人围术期是否需要营养支持？应选择何种营养支持方式？
3. 病人术后经鼻肠管给予肠内营养，应如何观察与护理？
4. 病人经鼻肠管给予肠内营养时，与病人沟通应注意哪些问题？

第一节 概 述

一、外科病人的代谢变化

外科病人往往在经历手术、创伤、感染后，机体通过神经－内分泌系统发生一系列应激反应，表现为交感神经兴奋，使体内营养素处于分解代谢增强、合成代谢降低的状态。外科病人在应激状态下机体代谢变化的特征是：①静息能量消耗增加。②高血糖，伴胰岛素抵抗。③蛋白质分解加速，出现负氮平衡。④脂肪分解明显增加。⑤水、电解质及酸碱平衡失调，微量元素、维生素代谢紊乱。外科营养支持的目的是维持与改善机体器官、组织及细胞的代谢与功能，促进病人康复。

二、营养风险筛查与营养状态的评定

《营养支持指南》推荐的营养管理流程为营养筛查—评定—制定处方—营养支持—监测。营养筛查、评定及干预是营养支持的关键步骤。其中，营养筛查是判断个体是否存在营养不良或营养不良风险，以决定是否进行详细的营养评定。

（一）营养风险筛查

1. 营养风险　营养风险是指现存或潜在的营养和代谢状况对疾病或手术有关不良临床结局的影响。可从两方面理解：①有营养风险的病人由于营养因素导致不良临床结局的可能性更大。②有营养风险的病人从营养支持中受益的机会更多。值得注意的是营养风险概念的内涵与临床结局紧密相关，强调由于营养因素而出现临床并发症的风险，而不仅仅是出现营养不良的风险。

2. 营养风险筛查　临床上使用的多种营养筛查工具分为营养风险筛查工具和营养不良筛查工具两类，各种方法均有其特点和不足。在临床营养筛查时，常用筛查工具有以下4种。

（1）营养风险筛查工具　适用于住院病人的营养风险筛查。由欧洲肠外与肠内营养学会推出，从疾病评分、营养状态和年龄三方面进行评分（表3-1）。总评分≥3分的住院病人具有营养风险，需要结合临床制定营养支持计划；对总评分<3分者，每周进行一次营养风险筛查。

表 3-1　NRS-2002 营养风险筛查工具

疾病评分	1. 评分 1 分：□髋骨骨折　□慢性疾病急性发作或有并发症　□COPD　□血液透析　□肝硬化　□一般恶性肿瘤　□糖尿病 2. 评分 2 分：□腹部大手术　□脑卒中　□重度肺炎　□血液恶性肿瘤 3. 评分 3 分：□颅脑损伤　□骨髓移植　□APACHE 评分 >10 分的 ICU 病人
营养状态	1. BMI（kg/m²）□ <18.5（3 分） 　注：因严重胸水或腹水、水肿而得不到准确 BMI 值时，无严重肝、肾功能异常者，用白蛋白替代（<30g/L，3 分） 2. 体重下降 >5% 是在　□3 个月内（1 分）　□2 个月内（2 分）　□1 个月内（3 分） 3. 一周内进食量较从前减少　□25%~50%（1 分）　□51%~75%（2 分）　□76%~100%（3 分）
年龄	年龄≥70 岁（1 分） 年龄<70 岁（0 分）

注：对于表中没有列出明确诊断的疾病参考以下标准，依照调查者的理解进行评分。

①1 分：慢性疾病病人因出现并发症而住院治疗。病人虚弱但不需卧床。蛋白质需要量略有增加，但可通过口服补充来弥补。

②2 分：病人需要卧床，如腹部大手术后。蛋白质需要量相应增加，但大多数人仍可以通过肠外或肠内营养支持得到恢复。

③3 分：病人在加护病房中依靠机械通气支持。蛋白质需要量增加而且不能被肠外或肠内营养支持所弥补。但是通过肠外或肠内营养支持可使蛋白质分解和氮丢失明显减少。

（2）主观综合评定法　适用于已存在营养不良者，通过近期内体重变化、饮食改变、胃肠道症状、活动能力改变、应激反应、肌肉消耗、肱三头肌皮褶厚度和踝部水肿情况来评估营养不良的严重程度。

（3）营养不良通用筛查工具　适用于社区人群的营养筛查，主要用于评定因功能受损所导致的营养不良。

（4）微型营养评定法　主要用于社区老年病人的营养不良筛查。

（二）营养评定

营养评定是由专业人员对病人的营养代谢、机体功能等进行全面检查和评估。目的是判定机体营养状况，确定营养不良所致后果的危险性，并监测营养支持的疗效。

1. 健康史　通过病史和膳食调查，了解有无慢性消耗性疾病、手术创伤、感染等应激状态，注意摄食量、体重变化，评估是否有呕吐、腹泻等消化道症状。

2. 人体测量

（1）体重　综合反映蛋白质或能量的摄入、利用和储备情况。短期内出现的体重变化可受水钠潴留或脱水影响，故应根据患病前 3~6 个月的体重变化来判断。一般 3 个月内体重下降 >5%，或 6 个月下降 >10%，即存在营养不良。

（2）体质指数（body mass index，BMI）　是衡量人体胖瘦程度以及是否存在蛋白质 – 能量营养不良的可靠指标，$BMI = 体重（kg）/身高的平方（m^2）$。中国肥胖问题工作组提出中国成人 BMI 正常参考值为 $18.5 kg/m^2 \leqslant BMI < 24 kg/m^2$，$< 18.5 kg/m^2$ 为消瘦，$\geqslant 24 kg/m^2$ 为超重。

（3）其他　肱三头肌皮褶厚度是测定体脂储备的指标。

3. 实验室检查

（1）血浆蛋白　血浆蛋白反映机体蛋白质营养状况，是预测疾病严重程度和手术风险的重要指标。血浆蛋白包括血清白蛋白（清蛋白）、转铁蛋白及前白蛋白等。白蛋白浓度降低是营养不良最明显的生化特征。但其半衰期（18 日）比转铁蛋白（8 日）及前白蛋白（2 日）的半衰期长，因此后两者能更好地反映短期营养状态变化，是营养不良早期诊断和营养支持效果评价的敏感指标。

（2）氮平衡试验　氮平衡试验能动态反映体内蛋白质的平衡情况，若氮的摄入量大于排出量为正氮平衡，体内蛋白质合成量大于分解量；反之为负氮平衡，常见于慢性消耗性疾病、创伤或手术。氮平衡 = 摄入氮［静脉输入氮量或口服蛋白质（g）/6.25］ – 排出氮（尿中尿素氮 +4g）。

（3）免疫指标　营养不良时常伴有免疫功能降低。①周围血液总淋巴细胞计数：低于 $1.5 \times 10^9/L$，常提示营养不良。②迟发型皮肤超敏试验：接种 5 种抗原，观察迟发型皮肤超敏反应以了解免疫功能，但因其影响因素较多，特异性较差。

将上述各项指标的检测结果与标准值比较，以综合判断病人的营养状态（表 3 – 2）。

表 3 – 2　营养状态的评定

评价指标	正常范围	轻度营养不良	中度营养不良	重度营养不良
体重下降（%）	<10	10~20	20~40	>40
血清白蛋白（g/L）	>35	30~35	21~30	<21
血清转铁蛋白（g/L）	2.0~2.5	1.8~2.0	1.6~1.8	<1.6
血清前白蛋白（g/L）	0.16~0.45	0.14~0.16	0.10~0.14	<0.10
氮平衡（氮的克数/24 小时）	0±1	−5~−10[①]	−10~−15[②]	<−15[③]
总淋巴细胞计数（×10⁹/L）	1.5	1.2~1.5	0.8~1.2	<0.8
皮肤超敏试验阳性反应（>5mm）	至少对 2 种抗原有反应	只对 1 种抗原有反应	只对 1 种抗原有反应	对抗原无反应

注：①~③分别表示轻度、中度、重度负氮平衡。

（三）营养不良的分类

营养不良是因能量、蛋白质及其他营养物质缺乏过度，导致营养不足或肥胖，影响机体功能甚至临床结局。目前营养不良通常指能量或蛋白质摄入不足或吸收障碍造成的特异性营养缺乏症状，即蛋白质 – 能量营养不良（protein – energy malnutrition，PEM），有 3 种类型。

1. 消瘦型营养不良　由于蛋白质和能量摄入不足，肌肉组织和皮下脂肪被消耗。表现为体重下降，人体测量值较低，但血浆蛋白指标基本正常。

2. 低蛋白型营养不良　因疾病应激状态下分解代谢增加、营养摄入不足所致。表现为血清白蛋白、转铁蛋白测定值降低，总淋巴细胞计数及皮肤超敏试验结果异常。

3. 混合型营养不良　是长期慢性营养不良发展的结果，兼有上述 2 种类型的表现，可致器官功能损害、感染等并发症。

三、营养物质需要量

实施营养支持时，首先要明确人体的正常营养需要量。可选择以下方法估算病人能量需要量。①基础能量消耗（basal energy expenditure，BEE）：健康成年人按 Harris – Benedict（H – B）公式计算（表3 – 3）。因病人能量代谢不同于健康人，故应用 H – B 公式时应进行相应校正。②静息能量消耗（resting energy expenditure，REE）：用代谢仪测得。③实际能量消耗（actual energy expenditure，AEE）：$AEE = BEE \times AF \times IF \times TF$，其中 AF 为活动因素（完全卧床1.1；卧床活动1.2；正常活动1.3），IF 为手术、损伤因素（中等手术1.1；脓毒血症1.3；腹膜炎1.4），TF 为发热因素（正常体温1.0；每升高1℃，系数增加0.1）。④简易估算：根据病人性别、体重、应激情况估算（表3 – 4）。应用中仍需根据病情和个体特点给予调整。

表3 – 3　**Harris – Benedict 公式**

性别	H – B 公式
男性	$BEE（kcal）= 66.5 + 13.7 \times W + 5.0 \times H - 6.8 \times A$
女性	$BEE（kcal）= 65.1 + 9.56 \times W + 1.85 \times H - 4.68 \times A$

注：W 为体重（kg）；H 为身高（cm）；A 为年龄（岁）。

表3 – 4　按病人体重及应激状态估计每日基本能量需要

机体状态	非应激状态	应激状态
男性	25 ~ 30 kcal/kg	30 ~ 35kcal/kg
女性	20 ~ 25kcal/kg	25 ~ 30kcal/kg

营养素中的能源物质是蛋白质、脂肪与碳水化合物，其供能各占总能量的一定比例。正常状态下，碳水化合物（60%）与脂肪（25%）提供主要热量；蛋白质（15%）作为人体合成代谢原料，仅提供少量热量；热氮比为 125 ~ 150kcal：1g。应激状态下，蛋白质（25%）和脂肪（30%）供能增加，碳水化合物（45%）供能减少，因此外科应激状态的病人应增加蛋白质的供给来给予营养支持。

第二节　外科营养支持病人的护理

一、肠内营养病人的护理

肠内营养是指经消化道给予全面营养素的营养支持方式，其优点是：①营养物质经肠道和门静脉吸收，能很好地被机体利用，符合生理过程。②维持肠黏膜细胞的正常结构，保护肠道屏障功能。③严重代谢并发症少、安全、经济。因此，凡具有肠道功能者应首选肠内营养。

（一）肠内营养的条件与时机

临床上，肠内营养的可行性取决于病人胃肠道是否具有吸收各种营养素的能力及是否耐受肠内营养制剂。只要具备上述2个条件，在病人因原发疾病或治疗需要而不能或不愿经口摄食，或摄食量不足以满足机体合成代谢需要时，均可采用肠内营养。在胃肠功能严重障碍时，肠外营养是营养支持的主要途径，有时兼用这2种方式，可达到互补作用，此时肠内营养所提供的药理作用和保护黏膜屏障的治疗作用可能大于其营养支持作用。

对于术后肠内营养的开始时机，强调尽早开始，早期肠内营养能降低应激性高代谢状态、提高免疫功能、改善内脏血液循环，在水与电解质平衡、循环和呼吸功能稳定状态下，一般在术后24~48小时开始肠内营养支持较稳妥。近年来在加速康复外科理念倡导下，早期肠内营养、早期进食得以进一步推广应用。

（二）肠内营养制剂

根据其组成，肠内营养制剂分为要素型、非要素型、组件型及疾病专用型4类。选择时应考虑病人的年龄、疾病种类、消化与吸收功能、喂养途径及耐受力等，必要时调整配方。

1. 非要素型制剂　以整蛋白为主，溶液的渗透压接近等渗（约320mmol/L），口感较好，适用于胃肠道功能正常或基本正常者。某些配方还含有谷氨酰胺、膳食纤维等以维持肠道黏膜正常结构和功能。

2. 要素型制剂　以蛋白水解产物（或氨基酸）为主，溶液的渗透压较高（470~850mmol/L），不含乳糖和膳食纤维，不需要消化即可直接或间接吸收，适用于胃肠道消化、吸收功能部分受损者。

3. 组件型制剂　以某种或某类营养素为主，对完全型肠内营养制剂进行补充或强化，如蛋白质组件、脂肪组件、糖类组件等，以适应病人的特殊需要。

4. 疾病专用型制剂　是根据不同疾病特征设计的特殊治疗用制剂，如糖尿病、肝病、肾病、肿瘤、创伤病人等专用制剂，以满足个性化营养支持的需要。

（三）肠内营养的实施

1. 肠内营养液的给予途径　肠内营养液的输注途径包括口服、管饲2种方法。多数病人因经口摄入受限或不足而采用管饲，有鼻胃/十二指肠置管、鼻空肠置管、胃造口、空肠造口等。具体途径的选择取决于病人疾病情况、喂养时间长短和胃肠道功能等。

（1）鼻胃管或鼻肠管　经鼻置喂养管进行肠内营养简单易行，是临床上使用最多的方法，适用于短期（<2周）营养支持的病人。经胃喂养的容量大，适用于各种完全型制剂配方，但是有反流与误吸的风险。

> **考点提示**
>
> 经鼻置喂养管进行肠内营养是临床上使用最多的方法。

（2）胃及空肠造口　经造瘘口途径进行肠内营养适用于长期营养支持的病人，可采用手术或经皮内镜辅助放置胃/空肠造瘘管。

2. 肠内营养液的给予方式

（1）按时分次给予　适用于喂养管尖端位于胃内和胃肠功能良好者。将配备好的肠内营养液用注射器分次缓慢注入，每次 100 ~ 300ml，在 10 ~ 20 分钟内完成，每次间隔 2 ~ 3 小时，每日 6 ~ 8 次。采用此方式病人有较多自由活动时间，但易引起胃肠道反应如腹胀、腹泻、恶心等。

（2）间隙重力滴注　将营养液置于吊瓶内，经输注管与喂养管相连，借助重力缓慢滴注。每次 250 ~ 500ml，在 2 ~ 3 小时内完成，两次间隔 2 ~ 3 小时，每日 4 ~ 6 次，多数病人可耐受。

（3）连续输注　装置与间隙重力滴注相同，在 12 ~ 24 小时内持续滴注。采用肠内营养输注泵连续输注，可保持恒定滴速，便于监控管理，尤其适用于病情危重、胃肠道功能和耐受性较差、经十二指肠或空肠造口管饲的病人。

【护理评估】

（一）健康史

疾病和相关因素：有无额外体液丢失；是否存在消化道梗阻、出血、严重腹泻或因腹部手术等而不能经胃肠道摄食的疾病或因素；或有无严重感染或慢性消耗性疾病，如结核、癌症等。

（二）身体状况

1. 局部　有无腹部胀痛、恶心、呕吐、腹泻，有无压痛、反跳痛和肌紧张等腹膜炎体征，了解肠鸣音、胃肠蠕动及功能情况。

2. 全身　生命体征是否平稳，有无呛咳、呼吸急促。有无休克、脱水或水肿征象。

（三）辅助检查

了解体重、血浆白蛋白、细胞免疫功能等检查结果，以评估病人的营养状况及对营养支持的耐受性。

（四）心理和社会支持状况

了解病人及家属对营养支持重要性和必要性的认识程度，以及其对营养支持的接受程度和对营养支持费用的承受能力。

【常见护理诊断/问题】

1. 有误吸的危险　与胃排空障碍、喂养管尖端位置、病人的意识和体位等有关。

2. 有胃肠动力失调的危险　与不能经口摄食、管饲、病人不耐受等有关。

3. 有皮肤完整性受损的危险　与长期留置喂养管有关。

4. 潜在并发症　感染。

【护理目标】

1. 病人未发生误吸或发生误吸的危险性降低。

2. 病人接受肠内营养期间能维持正常的排便型态，未出现腹胀或腹泻。

3. 病人未发生黏膜、皮肤的损伤。

4. 病人未发生与肠内营养支持相关的感染，或得到及时发现和处理。

【护理措施】

(一)预防误吸

1. 管道护理 ①选择管径适宜的喂养管,对食管下端括约肌的扩张作用越大,越易发生胃内容物反流。②妥善固定喂养管:经鼻置管者妥善固定于鼻翼及面颊部;置造瘘管者采用缝线固定于腹壁;标记好管道在体外的位置;病人翻身、床上活动时防止压迫、扭曲、拉脱喂养管。③输注前确定喂养管尖端位置是否恰当:首次借助 X 线检查确定管端位置;输注前观察管道在体外的标记有无变化,判断管道是否移位。

2. 安置合适体位 取合适体位进行肠内营养时,取30°～45°半卧位有助于防止营养液反流和误吸。

3. 及时评估胃内残留量 经胃进行肠内营养时,每次输注营养液前及连续输注过程中(每隔4小时)评估胃内残留量,若超过100～150ml,应减慢或暂停输注,适当减少喂养量,必要时遵医嘱使用促胃动力药物,以防胃潴留而引起反流和误吸。

4. 加强观察 若病人突然出现呛咳、呼吸急促或咳出类似营养液的痰液时,疑有误吸可能。鼓励和刺激病人咳嗽,排出吸入物和分泌物,必要时经鼻导管或气管镜清除误吸物。

(二)提高胃肠道耐受性

1. 输注环节的调控 输注时注意营养液的浓度、速度、温度,循序渐进,从低浓度、低剂量、低速度开始,逐渐增加。①经胃管给予:开始即可用全浓度,速度约50ml/h,每日给予500～1000ml,3～4日内逐渐增加滴速至100ml/h,直至达到总需要量2000ml。②经空肠管给予:先用1/4～1/2全浓度(即等渗液),速度宜慢(25～50ml/h),从500～1000ml/d开始,逐日增加滴速、浓度,5～7日达到病人能耐受的总需要量。用肠内营养专用输注泵控制输注速度为佳。输注时保持营养液温度合适(38℃～40℃),室温较低时可使用恒温加热器。

2. 防止营养液污染 营养液宜现配现用,配制时遵守无菌操作原则,一次仅配1日量;暂不用时置于4℃冰箱保存,24小时内用完;每日更换输注管或专用泵管。

3. 加强观察 注意观察病人有无不适,如腹泻、腹胀、恶心、呕吐等胃肠道不耐受症状。若出现上述症状,应查明原因;针对性采取措施如减慢速度、降低浓度或遵医嘱应用促胃动力药物;若对乳糖不耐受,应改用无乳糖配方营养制剂。

> **考点提示**
>
> 营养液宜现配现用,暂不用时置于4℃冰箱保存,24小时内用完。

4. 支持治疗 伴有低蛋白血症者,遵医嘱输注白蛋白或血浆等,以减轻肠黏膜组织水肿导致的腹泻。

(三)避免黏膜和皮肤损伤

经鼻置管常引起病人鼻咽部不适,可采用细软材质的喂养管,用油膏涂拭鼻腔黏膜起润滑作用;防止鼻咽部黏膜长期受压而产生溃疡;经胃、空肠造瘘者,保持造瘘口周围皮肤干燥、清洁,必要时涂擦药膏,防止造瘘口周围皮肤损伤。

(四)感染性并发症的护理

1. 吸入性肺炎 多见于经鼻胃管行肠内营养而发生误吸者。防止胃内容物潴留及反流是预防吸入性肺炎的重要措施,具体措施详见本节、本部分【护理措施】"(一)预防误吸"。

2. 急性腹膜炎 多见于经空肠造口置管行肠内营养者，与导管移位有关。①加强观察：若病人突然出现腹痛、造口周围渗出或腹腔引流管引流出类似营养液的液体，应怀疑喂养管移位致营养液进入游离腹腔。②处理：立即停止输注并报告医师，尽可能协助清除或引流出渗漏的营养液。遵医嘱合理应用抗生素，避免继发性感染或腹腔脓肿。

（五）其他

1. 保持喂养管通畅 ①每次输注前后、连续输注过程中每间隔4小时、特殊注药前后，均以温开水30ml冲洗管道，防止营养液残留堵塞管腔。②喂养管通常只用于营养液的输注，如需管饲药物，务必参考药物说明书，药物经研碎、溶解后再注入，避免与营养液混合而凝结成块附着在管壁或堵塞管腔。③一旦发生堵管，立即用温开水反复脉冲式冲管并回抽，必要时更换喂养管。

2. 代谢及效果监测 ①注意监测血糖或尿糖，以及时发现高血糖和高渗性非酮症性昏迷。②记录液体出入量，监测电解质变化，防止水、电解质失衡。③定期监测肝、肾功能，留尿测氮平衡，动态评价肠内营养支持效果和安全性，必要时调整营养支持方案。

（六）健康教育

1. 告知病人肠内营养的重要性和必要性，提高肠内营养的依从性。

2. 告知病人术后恢复经口饮食是循序渐进的过程，指导病人和家属饮食护理的内容，保持均衡饮食。

3. 指导携带喂养管出院的病人及家属掌握居家喂养和自我护理方法，包括营养液的输注技术、营养状况的自我监测、导管的家庭护理等。

4. 定期随访，监测家庭肠内营养支持的效果。

【护理评价】

1. 病人误吸是否得以预防，或得到及时发现和处理。

2. 病人是否维持正常的排便型态；腹胀或腹泻是否得以预防，或得到及时发现和处理。

3. 病人黏膜、皮肤的损伤是否得以预防。

4. 病人与肠内营养支持相关的感染是否得以预防，或得到及时发现和处理。

二、肠外营养病人的护理

肠外营养是通过静脉给予营养素的营养支持方式。所有营养素完全经肠外获得的营养支持方式称为全肠外营养（total parenteral nutrition，TPN）。凡是需要营养支持但又不能或不宜接受肠内营养的病人，包括预计1周以上不能进食，或因胃肠道功能障碍、不能耐受肠内营养者，或通过肠内营养无法达到机体需要的目标量者均是肠外营养支持的适应证。

（一）肠外营养制剂

1. 葡萄糖 是肠外营养的主要能源物质，供给量3~3.5g/（kg·d），供能约占总热量的50%。临床应用时注意：①高浓度葡萄糖因渗透压高，对静脉壁刺激大，不宜从周围静脉输入。②人体利用葡萄糖的能力有限，应激状态下其利用率降低，过量或过快输入可导致糖代谢紊乱，甚至引起脂肪沉积，造成肝脂肪浸润，故强调糖和脂肪双能量来源。③葡萄糖代谢依赖胰岛素，对糖尿病和手术创伤致应激性高血糖的病人须补充外源性胰岛素，并按血糖监测结果调整使用剂量。

2. 脂肪乳剂 是肠外营养的另一种重要能源，还可提供必需脂肪酸以维持细胞膜结构，剂量为甘油三酯 0.7~1.3g/（kg·d），供给机体总热量的 30%~40%。因其渗透压与血液相似，可经外周静脉输入，但输注速度不宜过快，应先从 1ml/min 开始（<0.2g/min）。临床常用的脂肪乳剂有 2 类：①由长链甘油三酯（long chain triglyceride，LCT）构成。②由等量经物理混合的长链及中链甘油三酯（medium chain triglyceride，MCT）构成。临床上危重病人、肝功能异常者常选用中/长链脂肪乳剂（MCT/LCT）。

3. 复方氨基酸　是肠外营养的唯一氮源，供给机体合成蛋白质及其他生物活性物质的氮源。如氨基酸摄入量为 1.2~1.5g/（kg·d），严重应激、创伤时可增至 1.5~2.0g/（kg·d）。输注时应同时提供足量非蛋白热量以保证氨基酸能被机体有效利用。复方氨基酸溶液有 2 类：①平衡氨基酸溶液：含有 8 种必需氨基酸及 8~12 种非必需氨基酸，组成比例符合正常机体代谢需要，适用于大多数病人。②特殊氨基酸溶液：针对某一疾病的代谢特点设计配方，兼有营养和治疗双重作用。在严重感染、手术、创伤等应激状态下，人体对条件性必需氨基酸谷氨酰胺（glutamine，Gln）的需求远远超过了内源性合成的能力，严重缺乏时可影响多脏器的代谢功能。目前已有谷氨酰胺双肽制剂用于肠外营养，适用于严重分解代谢状况。

4. 电解质　可补充钾、钠、氯、钙、镁及磷，以维持水、电解质与酸碱平衡，保持人体内环境稳定，维护各种酶的活性和神经-肌肉的应激性。

5. 维生素　①水溶性维生素：在体内无储备，肠外营养时应每日给予。②脂溶性维生素：在体内有一定储备，禁食时间超过 2~3 周才需补充。

6. 微量元素　复方微量元素静脉用制剂，含人体所需锌、铜、锰、铁、铬、钼、硒、氟、碘 9 种微量元素。短期禁食者可不予补充，全肠外营养超过 2 周时需给予补充。

（二）肠外营养液的输注

1. 肠外营养液的输注途径　可经周围静脉或中心静脉 2 种途径给予。临床上选择肠外营养途径时，须考虑营养液渗透压、预计输注时间的长短、既往静脉置管史、拟定穿刺部位的血管条件、病人疾病及凝血功能等因素。

（1）经周围静脉肠外营养支持　技术操作较简单、并发症较少，适用于肠外营养时间 <2 周、部分补充营养素的病人。

（2）经中心静脉肠外营养支持　包括经锁骨下静脉或颈内静脉穿刺置管入上腔静脉途径，以及经外周置入中心静脉导管途径，需有严格的技术与物质条件。适用于肠外营养时间 >10 日、营养素需要量较多及营养液渗透压较高（超过 900mmol/L）的病人。

2. 肠外营养液的输注方式

（1）全营养混合液（total nutrients admixture，TNA）输注　系将各种营养素配制于 3L 塑料袋中，又称全合一（all in one，AIO）营养液，其优点是：①多种营养成分搭配更合理，降低代谢并发症的发生率。②混合后降低了高浓度葡萄糖的渗透压和刺激性，可经周围静脉输注。③单位时间内脂肪乳剂输入量少于单瓶输注，可避免因脂肪乳剂输注过快引起的副作用。④使用过程中无需排气及更换输液瓶，简化了输注步骤。⑤全封闭的输注系统减少了污染和空气栓塞的机会。临床已有将全营养混合液制成两腔或三腔袋的产品，腔内分装氨基酸、葡萄糖和脂肪乳剂，有隔膜将各成分分开，临用前用手加压即可撕开隔膜，使各成分立即混合。

（2）单瓶输注　不具备全营养混合液输注条件时，可采用单瓶输注。但由于各种营养素非同步输入，不利于所供营养素的有效利用。

【常见护理诊断/问题】

潜在并发症　气胸、血管损伤、空气栓塞、导管移位、感染、糖代谢紊乱、肝功能异常、血栓性静脉炎等。

【护理措施】

（一）合理输注

合理安排输液顺序和控制输注滴速。

1. 对已有缺水者，先补充部分平衡盐溶液；已有电解质紊乱者，先予纠正。

2. 输注速度不超过 200ml/h，常连续匀速输注，不可突然大幅度改变输液速度。

3. 根据病人 24 小时出入水量，合理补液，维持水、电解质、酸碱平衡。

> **考点提示**
>
> 肠外营养液输注速度不超过 200ml/h，常连续匀速输注。

（二）定期监测和评价

最初 3 日每日监测血清电解质、血糖水平，3 日后视情况每周测 1～2 次。血清白蛋白、转铁蛋白、前白蛋白、淋巴细胞计数等营养指标及肝、肾功能每 1～2 周测定 1 次，每周称体重，有条件时进行氮平衡试验，以动态评价营养支持的效果和安全性。

（三）并发症的护理

1. 置管相关并发症

（1）原因　与静脉插管或导管留置有关。

（2）表现　病人出现气胸、血管损伤、胸导管损伤、空气栓塞、导管移位或堵塞等。

（3）护理　置管并发症重在预防，因此必须做好静脉导管护理：①掌握静脉导管留置技术，遵循静脉治疗临床实践指南规范。②妥善固定静脉导管，防止导管扭曲、移位，每班负责护士均需注意查看体外导管长度，确保输注装置、接头紧密连接。③在静脉穿刺置管、输液、更换输液瓶（袋）、冲管以及导管拔除过程中，应严格遵守操作流程，防止空气进入血液，引发空气栓塞。④在应用不相溶的药物或液体前、后，须采用脉冲式冲管，确保导管畅通，如果导管堵塞不能再通，不可强行推注通管，应拔除或更换导管。⑤停止输注时采用脉冲式正压封管技术，防止回血凝固致导管堵塞。

2. 感染

（1）导管性脓毒症

1）原因　与输入液污染、插管处皮肤感染或其他部位的病原菌经血行种植于导管有关。

2）表现　病人发热、寒战，局部穿刺部位红肿、渗出等。

3）护理　①管道维护：穿刺 24 小时后消毒置管口皮肤，更换透明敷贴并注明时间，以后每周至少更换 1 次，局部有异常时及时消毒和更换敷贴。每日更换输液管道，遵守无菌操作原则。②规范配制和使用全肠外营养混合液：配制过程由专人负责，在层流环境中按无菌技术要求进行，配制过程符合规定的程序，按医嘱将各种营养素均匀混合，添加电解质、微量元素等时注意配伍禁忌，保证混合液中营养素的理化性质保持在正常状态；营养液现配现用，不得加入抗生素、激素、升压药等；全肠外营养混合液在 24 小时内输完，暂时不用者保存于 4℃ 冰箱内，输注前 0.5～1 小时取出置于室温下复温后再输。③处理：怀疑出现导管性脓毒症者，应做营养液细菌培养及血培养；更换输液袋及输液管；观察 8 小时后仍不退热者，拔除静脉导管，导管尖端送培养；24 小时后仍不退热者，遵医嘱用抗生素。

（2）**肠源性感染** 与长期全肠外营养时肠道缺少食物刺激而影响胃肠激素分泌、体内谷氨酰胺缺乏等引起肠黏膜萎缩、肠屏障功能减退、肠内细菌和内毒素移位有关。因此，当病人胃肠功能恢复后应尽早开始肠内营养。

3. 糖代谢紊乱

（1）**高血糖和高渗性非酮症性昏迷** 较常见。当血糖浓度超过 40mmol/L 可致高渗性非酮症性昏迷。

1）原因 与外科应激病人对葡萄糖的耐受力及利用率降低，输入葡萄糖浓度过高、速度过快有关。

2）表现 病人出现血糖异常升高、渗透性利尿、脱水、电解质紊乱和神志改变等。

3）护理 ①预防：葡萄糖的输注速度应小于 5mg/（kg·min）。②处理：一旦血糖异常升高，立即报告医师，停止输注葡萄糖溶液或含大量糖的营养液；静脉输注低渗或等渗盐水以纠正高渗环境，其内加适量胰岛素以降低血糖，但应避免血浆渗透压下降过快引发急性脑水肿。

（2）**低血糖** 因目前临床很少单独输注高浓度葡萄糖溶液，此类并发症已少见。

1）原因 外源性胰岛素用量过大，或高浓度葡萄糖输入促使机体持续释放胰岛素，若突然停止输注葡萄糖后可出现低血糖。

2）表现 病人出现脉搏加速、面色苍白、四肢湿冷和低血糖性休克。

3）护理 一旦发生应协助医师处理，推注或输注葡萄糖溶液。

4. 肝功能异常

（1）原因 主要是葡萄糖超负荷引起肝脂肪变性，其他相关因素包括必需脂肪酸缺乏、长期全肠外营养时肠道缺少食物刺激、体内谷氨酰胺大量消耗，以及肠黏膜屏障功能降低、内毒素移位等。

（2）表现 病人出现氨基转移酶升高、碱性磷酸酶升高、高胆红素血症等。

（3）护理 肠内营养是预防和治疗肝脏损伤最有效的措施，一旦出现肝功能异常和胆汁淤积，应设法改用肠内营养。

5. 血栓性静脉炎 多发生于经周围静脉肠外营养支持。

（1）原因 ①化学性损伤：静脉管径细小时，血流缓慢，输入的高渗营养液不能得到有效稀释，导致血管内皮受损。②机械性损伤：静脉穿刺针或留置的导管对血管壁的摩擦刺激引起损伤。

（2）表现 局部红肿、疼痛，可触及痛性索状硬条或串珠样结节等。

（3）护理 一般经局部湿热敷、更换输液部位或外涂经皮吸收的抗凝消炎软膏后可逐渐消退。

（四）健康教育

1. 相关知识 告知病人及家属合理输注营养液及控制输注速度的重要性，不能自行调节速度；告知保护静脉导管的方法，避免翻身、活动、更衣时将导管脱出。

2. 尽早经口进食或肠内营养 当病人胃肠功能恢复或允许摄食情况下，鼓励病人经口摄食或行肠内营养，以降低和防治肠外营养相关并发症。

3. 出院指导　制定饮食计划，指导均衡营养，定期到医院复诊。

知识拓展

围手术期营养支持的五阶梯模式

规范的围手术期营养支持应遵循五阶梯治疗模式（图3-1）。首先选择营养（饮食）教育；然后依次向上晋级选择口服营养补充（oral nutritional supplement，ONS），完全肠内营养（total enteral nutrition，TEN），部分肠内营养（partial enteral nutrition，PEN），部分肠外营养（partial parenteral nutrition，PPN），完全肠外营养（total parenteral nutrition，TPN）。当下一阶梯不能满足机体的60%目标能量需求达3～5天时，应选择上一阶梯。临床工作中，PEN、PPN是最常用的围手术期营养支持方法。手术前以EN为主，不足部分PN补充，即补充性肠外营养。

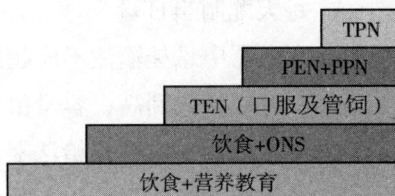

图3-1　营养支持的五阶梯模式

手术后主张早期EN。手术后早期EN的目的是滋养肠道，不一定是能量的主要提供方法。通过EN提供10%～25%的目标能量需要量，即可维护肠道功能的完整性、维护肠道黏膜屏障并维护肠道免疫功能。补充性PN可能是更重要的能量提供方法。当病人进入恢复期，PN仅仅作为EN不足的补充，EN应成为能量的主要提供方法。

本章小结

本章讲述了外科病人的代谢变化、营养状态的评定、营养不良的分类及肠内、外营养病人的护理。重点为肠内营养病人的护理和肠外营养病人的护理。①肠内营养的实施包括给予途径和给予方式的选择。容易出现的并发症有误吸的危险、有胃肠动力失调的危险、有皮肤完整性受损的危险等。护理时应注意管道的选择、固定，安置合适体位，及时评估胃内残留量，输注环节的调控，防止营养液污染等，还应注意防止发生代谢性并发症。②肠外营养液的输注途径包括经周围静脉肠外营养支持和经中心静脉肠外营养支持。潜在并发症有气胸、血管损伤、空气栓塞、导管移位、感染、糖代谢紊乱、肝功能异常、血栓性静脉炎等。护理时应注意合理输注、定期监测和评价、积极预防并发症。

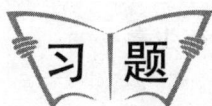

习题

一、选择题

【A1/A2型题】

1. 在无菌条件下配制的要素饮食冷藏的有效期为

A. 2h　　　　　　　　　B. 4h　　　　　　　　　C. 8h

　　　D. 12h　　　　　　　　　　E. 24h

2. 属于肠外营养输注途径的是

　　A. 鼻胃管　　　　　　　B. 胃造瘘　　　　　　　C. 空肠造瘘

　　D. 中心静脉插管　　　　E. 鼻肠管

3. 通过中心静脉途径进行肠外营养支持的病人，估计其接受营养支持的时间至少应为

　　A. 1 周　　　　　　　　B. 2 周　　　　　　　　C. 3 周

　　D. 4 周　　　　　　　　E. 5 周

4. 对胃内营养所用营养液的要求，错误的是

　　A. 每天配制当日量

　　B. 在容器中悬挂输注不应超过 4~6h

　　C. 浓度应从低到高，容量由少到多

　　D. 尽量采用一次性投给法喂养

　　E. 经鼻胃管输注多采用半卧位

5. 胃肠外营养支持的代谢并发症有

　　A. 脓毒症　　　　　　　B. 空气栓塞　　　　　　C. 血栓性静脉炎

　　D. 气胸、血胸　　　　　E. 低血糖

6. 长期输注静脉高价营养液后，出现高渗性非酮症性昏迷的主要原因是

　　A. 深静脉插管感染导致的败血症

　　B. 高价营养液被污染

　　C. 渗透性利尿，水、电解质、酸碱平衡紊乱

　　D. 胰岛素分泌不足

　　E. 中枢神经系统功能失常

7. 男性病人，经鼻胃管进行肠内营养支持，护士的护理措施中正确的是

　　A. 若胃内容物残留量为 200ml，可继续输注营养液

　　B. 输注营养液时应取头部抬高 30°的半卧位

　　C. 若输注过程中病人突然出现呛咳、呼吸急促或咳出类似营养液的痰，应减慢输注速度

　　D. 营养液浓度一般由 25% 开始逐渐增至 50%

　　E. 营养液量逐渐增加，3 天内达到全量

8. 女性病人，患胰腺癌入院，经中心静脉导管接受胃肠外营养支持，护士的导管护理正确的是

　　A. 每周一次消毒穿刺部位

　　B. 可经中心静脉注射途径给予抗生素

　　C. 可经中心静脉注射途径输血

　　D. 可经中心静脉注射导管抽血

　　E. 输液结束后要用肝素稀释液封管

9. 女性病人，65 岁，因结肠癌收入院，可以帮助护士判断其有营养不良的依据是

　　A. 3 个月内体重下降超过 5%

　　B. 1 个月内体重下降超过 5kg

   C. 1个月内体重下降5%

   D. 血清白蛋白40g/L

   E. 体质指数高于正常范围

10. 王某，男性，40岁，颅脑损伤后长期昏迷。如加强营养宜选用的补给途径是

   A. 口服　　　　　　　　B. 管饲　　　　　　　　C. 经周围静脉

   D. 经中心静脉　　　　　E. 经周围小动脉

11. 李某，女性，35岁，急性胰腺炎，经治疗病情好转，准备给予要素饮食加强营养。关于要素饮食，下列说法中错误的是

   A. 是多种营养物质配伍组成的未消化营养制剂

   B. 是不需消化或仅需稍经消化即可吸收利用的营养制剂

   C. 对胃肠刺激小，不引起消化道分泌过多

   D. 无渣、粪少，有利于肠道休息及清洁

   E. 最适宜管饲

12. 张某，男性，50岁，短肠综合征病人，如果给予要素饮食，下列护理措施中错误的是

   A. 要素饮食配制后要在室温下保存

   B. 要素饮食配制后要在24h内用完

   C. 由小量、低浓度、低速度开始输入

   D. 每日冲洗鼻饲导管2次

   E. 观察有无水、电解质紊乱发生

13. 女性，60岁，脑外伤昏迷，长期鼻饲，下列不妥的护理是

   A. 鼻饲间隔时间不少于2h

   B. 所有灌注用品每日消毒一次

   C. 每日口腔护理2~3次

   D. 胃管每日更换

   E. 鼻饲前检查导管位置是否正常

14. 张某，男性，40岁，经鼻胃管进行肠内营养支持，其最常见的胃肠道并发症是

   A. 黑便　　　　　　　　B. 腹泻　　　　　　　　C. 腹胀

   D. 便秘　　　　　　　　E. 恶心、呕吐

【A3/A4型题】

(15~17题共用题干)

李某，男性，40岁，因急性出血坏死型胰腺炎入院，准备给予完全胃肠外营养。

15. 不应列为一般静脉营养制剂的是

   A. 葡萄糖　　　　　　　B. 脂肪乳剂　　　　　　C. 复方氨基酸

   D. 人体白蛋白　　　　　E. 水解蛋白

16. 中心静脉营养不宜经哪条静脉插管

   A. 头静脉　　　　　　　B. 大隐静脉　　　　　　C. 颈外静脉

   D. 颈内静脉　　　　　　E. 锁骨下静脉

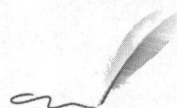

17. 完全胃肠外营养支持病人可能发生的最严重代谢并发症是

A. 高钾血症   B. 低钾血症   C. 肝功能异常

D. 非酮症性高渗性高血糖性昏迷   E. 高血糖

二、思考题

张某，42 岁，食管癌晚期，不能进食，给予脂肪乳、氨基酸等输入。1 周后，病人主诉有疼痛感，注射部位沿静脉走向出现条索状红线，局部组织肿胀、发红。临床考虑静脉炎。

请问：

1. 阐述发生静脉炎的原因。

2. 此病人的正确护理措施是什么？

3. 输液的主要目的是什么？

（喻爱芳）

第四章 外科休克病人的护理

学习目标

1. **掌握** 休克的概念、分类；休克病人的护理评估及护理措施。
2. **熟悉** 低血容量性休克及感染性休克的概念。
3. **了解** 休克的病理生理过程。
4. 学会运用相关知识进行休克病人的抢救。
5. 能运用护理程序对休克病人实施整体护理。

第一节 概 述

案例导入

罗某，男，20岁，12天前上树玩耍，失足由3米高树上坠下，臀部及左季肋部着地，除受伤部位疼痛外，可以行走。伤后曾到医院检查，P 84次/分，BP 108/80mmHg，胸部X线透视未见异常，要求回家，医生同意随诊观察，嘱咐如有不适即返院。1小时前罗某排便时突感心慌、出虚汗，立即来院。查体：P 120次/分，BP 80/60mmHg，神志尚清，面色苍白，四肢发冷，尿量减少，心、肺未见异常，全腹压痛，左上腹最为显著，伴有轻度肌紧张，反跳痛，移动性浊音（+），肠鸣音8次/分。辅助检查：血红蛋白80g/L。

请问：

1. 该病人目前的主要护理诊断/问题有哪些？
2. 针对病人的护理诊断/问题，应该采取哪些护理措施？

休克（shock）是机体受到强烈的致病因素侵袭后，导致有效循环血量锐减、组织血液灌流不足所引起的以微循环障碍、代谢障碍和细胞受损为特征的病理性症候群，是严重的全身性应激反应。

休克发病急骤，进展迅速，并发症严重，若未能及时发现及治疗，则可发展至不可逆阶段而引起死亡。有效循环血容量锐减和组织灌注不足，以及由此引起的微循环障碍、代谢改变及继发性损害是各类休克的共同病理生理基础。

考点提示

休克的病理生理基础。

1. 微循环障碍 根据微循环障碍不同阶段的病理生理特点可分为三期。

（1）微循环收缩期 休克早期，当机体有效血量锐减时，血压下降、组织灌注不足和细胞缺氧，刺激主动脉弓和颈动脉窦压力感受器，引起血管舒缩中枢加压反射，交感－肾上腺轴兴奋，引起大量儿茶酚胺释放及肾素－血管紧张素分泌增加等反应，使心跳加快、心排出量增加，并选择性地导致外周（如骨骼肌、皮肤）小血管和内脏（如肾、肠道）小血管、微血管平滑肌收缩，以保证重要内脏器官的供血。由于毛细血管前括约肌强烈收缩，动静脉短路和直接通道开放，增加了回心血量，血液在体内重新分布，以保证心、脑等重要器官的血液供应。由于此时真毛细血管网内血量减少，毛细血管内静水压降低，血管外液进入血管，可在一定程度上补充循环血量，故称此期为休克早期或休克代偿期，如果能去除病因并采取积极措施，休克较容易纠正。

（2）微循环扩张期　若休克未能及时纠正，病情持续发展，流经毛细血管的血流量继续减少，组织因严重缺氧而处于缺氧代谢状态，大量酸性代谢产物积聚，同时释放舒张血管的组胺、缓激肽等介质。受这些扩血管物质的影响，毛细血管前括约肌松弛，而后括约肌由于敏感性较低而仍处于收缩状态。结果微循环内呈现"只进不出"状态，大量的血液淤滞于毛细血管，引起管内静水压升高及通透性增加，血浆外渗至第三间隙，血液浓缩，血黏稠度增加，回心血量进一步减少，血压下降，心、脑等重要内脏器官灌注不足，进入休克抑制期。

（3）微循环衰竭期　随着病情进一步发展，便可进入不可逆性休克，由于血液浓缩、黏稠度增加，加之酸性环境中的血液高凝状态，红细胞与血小板容易发生凝集而在血管内形成微血栓，甚至发生弥散性血管内凝血（disseminated intravascular coagulation，DIC）。随着各种凝血因子的大量消耗，纤维蛋白溶解系统被激活，可出现严重的出血倾向。由于组织缺少血液灌注、细胞严重缺氧，加之酸性代谢产物和内毒素的作用，使细胞内溶酶体膜破裂，释放多种水解酶，造成组织细胞自溶、死亡，引起广泛的组织损害甚至多器官功能受损。此期称为休克失代偿期。

2. 代谢改变

（1）能量代谢障碍　在组织灌注不足和细胞缺氧的状态下，休克引起的应激状态使儿茶酚胺和肾上腺皮质激素大量释放，引起以下反应：①促进糖异生，抑制糖降解，导致血糖水平升高。②抑制蛋白质合成、促进蛋白质分解，为机体提供能量和合成急性期反应蛋白的原料；当特殊功能的酶类蛋白质被分解消耗后，则影响机体的生理过程。③脂肪分解代谢明显增强，成为机体获取能量的重要来源。

（2）无氧代谢引起的代谢性酸中毒　葡萄糖无氧酵解增强，乳酸生成增多。同时由于肝功能受损，处理乳酸的能力减弱，导致高乳酸血症及代谢性酸中毒。

3. 炎性介质释放和细胞损伤

严重损伤、感染等可刺激机体释放大量炎性介质，包括白介素、肿瘤坏死因子、集落刺激因子、干扰素和一氧化氮等，形成"瀑布样"级联放大反应。活性氧代谢产物可造成脂质过氧化和细胞膜破裂。

休克时无氧代谢引起 ATP 产生不足，致细胞膜的钠－钾泵功能失常。细胞外钾离子无法进入细胞内，而细胞外液却随钠离子进入细胞，造成细胞外液减少及细胞过度肿胀而变性、死亡。细胞膜、线粒体膜、溶酶体膜等细胞器受到破坏时可释放出大量水解酶，引起细胞自溶和组织损伤；其中最重要的是组织蛋白酶，可使组织蛋白分解而生成多种活性肽，对机体造成不利影响，进一步加重休克。

4. 内脏器官的继发损伤　由于持续的缺血、缺氧，细胞可发生变性、坏死，导致内脏器官功能障碍，甚至衰竭。若 2 个或 2 个以上重要器官或系统同时或序贯发生功能衰竭，称为多器官功能障碍综合征（multiple organ dysfunction syndrome，MODS），是休克病人的主要死因。

（1）肺 低灌注和缺氧可损伤肺毛细血管和肺泡上皮细胞。内皮细胞损伤可导致毛细血管通透性增加而引起肺间质水肿；肺泡上皮细胞损伤可使表面活性物质生成减少、肺泡表面张力升高，继发肺泡萎陷而引起肺不张，进而出现氧弥散功能障碍、通气/血流比例失调；病人出现进行性呼吸困难和缺氧，称为急性呼吸窘迫综合征（acute respiratory distress syndrome，ARDS）。高龄病人发生 ARDS 的危险性更大，超过 65 岁的老年病人病死率相应增高。具有全身性感染的 ARDS 病人病死率也明显增加。一旦发生 ARDS，后果极其严重，死亡率高达 40% 左右。

（2）肾 休克时儿茶酚胺、血管升压素和醛固酮分泌增加，引起肾血管收缩、肾血流量减少和肾滤过率降低，致水、钠潴留，尿量减少。此时，肾内血流重新分布并主要转向髓质，致肾皮质血流锐减，肾小管上皮细胞大量坏死，引起急性肾衰竭（acute renal failure，ARF）。

（3）心 除去心源性休克外，其他类型的休克在早期一般无心功能异常。休克加重后，由于代偿作用，心率加快、舒张期缩短或舒张压降低，冠状动脉灌流量减少，心肌因缺血、缺氧而受损。一旦心肌微循环内血栓形成，可引起局灶性心肌坏死和心力衰竭。此外，休克时的缺血与缺氧、酸中毒以及高血钾等均可加重心肌功能的损害。

（4）脑 休克晚期，由于持续性的血压下降，脑灌注压和血流量下降可引起脑缺氧并丧失对脑血流的调节作用。毛细血管周围胶质细胞肿胀、血管通透性升高致血浆外渗，可引起继发性脑水肿和颅内压增高，严重者形成脑疝。

（5）肝 肝灌注障碍使单核 – 吞噬细胞受损，导致肝解毒及代谢功能减弱并加重代谢紊乱及酸中毒。由于肝细胞缺血、缺氧及肝血窦与中央静脉内微血栓形成，肝小叶中心区发生坏死而引起肝功能障碍，病人可出现黄疸、氨基转移酶升高等，严重时出现肝性脑病和肝衰竭。

（6）胃肠道 缺血、缺氧可使胃肠道黏膜上皮细胞的屏障功能受损，并发急性胃黏膜糜烂、应激性溃疡（stress ulcer）或上消化道出血。由于肠的屏障结构和功能受损、肠道内细菌及毒素移位，病人可并发肠源性感染或毒血症。

【护理评估】

（一）健康史

按休克的原因将其分为低血容量性、感染性、心源性、神经源性和过敏性休克。其中低血容量性休克和感染性休克在外科最常见。按休克发生的始动因素分类，可分为低血容量性休克、心源性休克、血管源性休克。按休克时血流动力学特点分类，可分为低排高阻型休克和高排低阻型休克。

失血、失液、创伤可引起低血容量性休克，创伤失血是发生低血容量性休克最常见的原因；严重感染特别是 G⁻ 杆菌感染常可引起感染性休克；大面积急性心肌梗死、急性心肌炎、心包压塞等常可导致心源性休克；给某些有过敏体质的人注射某些药物（如青霉素）、血清制剂或疫苗时可引起过敏性休克；剧烈疼痛、高位脊髓麻醉或损伤等可引起神经源性休克。

（二）身体状况

因休克的发病原因不同，临床表现各异，但其共同的病程演变过程为：休克代偿期和休克抑制期（表4-1）。

1. 休克代偿期 亦称休克早期。由于机体的代偿作用，病人中枢神经系统兴奋性提高，交感-肾上腺轴兴奋。病人表现为精神紧张，烦躁不安；面色苍白，四肢湿冷；脉搏增快，呼吸增快；动脉血压变化不大，但脉压缩小；尿量正常或减少。若此期处理及时、得当，休克可很快得到纠正。否则，病情继续发展，很快进入休克抑制期。

2. 休克抑制期 亦称休克期。病人表情淡漠、反应迟钝，甚至出现意识模糊或昏迷；皮肤黏膜发绀或花斑、四肢冰冷；脉搏细速，呼吸浅促，血压进行性下降，严重者脉搏微弱、血压测不出、呼吸微弱或不规则、尿少或无尿；出现皮肤瘀点、瘀斑，或出现鼻腔、牙龈、内脏出血等，提示并发DIC。若出现进行性呼吸困难、烦躁、发绀，虽给予吸氧仍不能改善时，提示并发急性呼吸窘迫综合征。此期病人常继发多系统器官功能衰竭而死亡。

表4-1 休克不同时期的临床表现要点

分期	程度	神志	外周循环				生命体征		尿量	估计失血量*
			口渴程度	皮肤黏膜色泽	体表温度	体表血管	脉搏	血压		
休克代偿期	轻度	神志清楚，伴有痛苦表情，精神紧张	口渴	开始苍白	正常或发凉	正常	100次/分以下，尚有力	收缩压正常或稍高，舒张压增高，脉压缩小	正常或减少	20%以下（800ml以下）
休克抑制期	中度	神志尚清楚，表情淡漠	很口渴	苍白	发冷	浅表静脉塌陷，毛细血管充盈迟缓	100~120次/分	收缩压为70~90mmHg，脉压缩小	尿少	20%~40%（800~1600ml）
	重度	意识模糊，甚至昏迷	非常口渴，但可能无主诉	显著苍白，肢端青紫	厥冷（肢端更明显）	浅表静脉塌陷，毛细血管充盈非常迟缓	频速而细弱，或摸不清	收缩压在70mmHg以下或测不出	尿少或无尿	40%以上（1600ml以上）

注：*成人低血容量性休克。

（三）辅助检查

血、尿和粪常规，血生化、凝血机制和动脉血气分析检查等可了解病人全身和各脏器功能状况。中心静脉压（central venous pressure，CVP）测定有助判断循环血容量和心功能。

1. 实验室检查

（1）三大常规检查 ①血常规：红细胞计数、血红蛋白含量值降低可提示失血，反之则提示失液；血细胞比容增高提示有血浆丢失。白细胞计数和中性粒细胞比例增高常提示感染的存在。②尿常规：尿比重增高常表明血液浓缩或容量不足。③粪常规：消化系统出血时粪便隐血阳性或呈黑便。

（2）血生化检查 包括肝、肾功能及血糖、血电解质等检查，可了解病人是否合并多系统器官功能衰竭、细胞缺氧及酸碱平衡失调的程度等。

（3）凝血机制 包括血小板、出凝血时间、血浆纤维蛋白原、凝血酶原时间及其他凝血因子。当血小板计数低于 $80 \times 10^9/L$、血浆纤维蛋白原少于 1.5g/L 或呈进行性下降、凝血酶原时间较正常延长 3 秒以上、3P（血浆鱼精蛋白副凝固）试验阳性、血涂片中破碎红细胞超过 2% 时应考虑 DIC 的发生。

（4）动脉血气分析 有助于了解酸碱平衡状况。动脉血氧分压（PaO_2）反映血液携氧状态，正常值为 80 ~ 100mmHg。若 $PaO_2 < 60$mmHg 且吸入纯氧后仍无改善，提示 ARDS。二氧化碳分压（$PaCO_2$）反映通气和换气功能的指标，可作为呼吸性酸中毒或碱中毒的诊断依据，正常值为 36 ~ 44mmHg。过度通气可使 $PaCO_2$ 降低，但也可能是代谢性酸中毒呼吸代偿的结果。

（5）动脉血乳酸盐 正常值为 1 ~ 1.5mmol/L，反映细胞缺氧程度，可用于休克的早期诊断（>2mmol/L），也可用于诊断预后。休克时间越长，细胞缺氧程度越严重，其数值也越高，提示预后越差。

（6）胃肠黏膜 pH 胃肠道对缺血、缺氧较为敏感，测定胃肠黏膜 pH，可反映组织缺血、缺氧的情况，有助于隐匿型代偿性休克的诊断。正常值为 7.35 ~ 7.45。

2. 影像学检查 X 线、超声、CT、MRI 等检查有助于了解脏器损伤、感染等情况，及时发现原发病。

3. 血流动力学监测

（1）中心静脉压 代表右心房或者胸腔段上、下腔静脉内的压力，其变化可反映血容量和右心功能，临床常通过连续动态监测 CVP 以准确反映右心前负荷。正常值为 5 ~ 12cmH₂O。CVP < 5cmH₂O，表示血容量不足；CVP > 12cmH₂O，提示有心功能不全；CVP > 20cmH₂O，提示存在充血性心力衰竭。

（2）肺毛细血管楔压（pulmonary capillary wedge pressure，PCWP） 应用 Swan – Ganz 漂浮导管测量，反映肺静脉、左心房和左心室压力。正常值为 6 ~ 15mmHg，PCWP 低于正常值提示血容量不足（较 CVP 敏感），高于正常值提示肺循环阻力增加。如发现 PCWP 增高，即使 CVP 正常，也应限制输液量，以免发生肺水肿。此外，通过 Swan – Ganz 漂浮导管可获得混合静脉血标本进行血气分析，了解肺内动静脉分流或肺内通气/血流比的变化情况，以判断预后。但必须指出，肺动脉导管技术是一项有创检查，有严重并发症的可能（发生率 3% ~ 5%），故应严格掌握适应证。

（3）心排出量（cardiac output，CO）和心排血指数（cardiac index，CI） CO 是心率和每搏排出量的乘积，通过 Swan – Ganz 漂浮导管并应用热稀释法可测 CO，正常值为 4 ~ 6L/min。单位体表面积的 CO 为 CI，正常值为 2.5 ~ 3.5L/（min · m²）。休克时，CO 及 CI 多见降低，但某些感染性休克者可见增高。

4. 诊断性穿刺 疑有腹腔内损伤者，可行诊断性腹腔穿刺；疑有异位妊娠破裂出血者可行后穹窿穿刺，可抽得不凝血液。

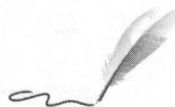

知识拓展

PICCO 血流动力学监测

基本原理：利用经肺热稀释技术和脉搏波型轮廓分析技术，进一步进行血液动力监测和容量管理，并使大多数病人不再需要放置肺动脉导管。该监测仪采用热稀释方法测量单次的心输出量（CO），并通过分析动脉压力波型曲线下面积来获得连续的心输出量（PCCO）。同时可计算胸内血容量（ITBV）和血管外肺水（EV-LW），ITBV 已被许多学者证明是一项可重复、敏感且比肺动脉阻塞压（PAOP）、右心室舒张末期压（RVEDV）、中心静脉压（CVP）更能准确反映心脏前负荷的指标。

优点：①创伤小，只需放置中心静脉和动脉导管，无需肺动脉导管，可用于儿童。②初始设置时间短，可在几分钟内开始使用。③动态、连续测量，每次心脏跳动时测量心输出量、后负荷并进行容量反应性评估。④无需胸部 X 线来确认导管位置。⑤参数更明确，即使对于没有多少经验的医护人员而言，PICCO 参数也非常易于判断和理解。⑥血管外肺水易于监测，床旁定量测量肺水肿。

（四）处理原则

尽早去除病因，迅速恢复有效循环血量，纠正微循环障碍，恢复组织灌注，增强心肌功能，恢复正常代谢和防止多器官功能障碍综合征。

失血性休克的处理原则是补充血容量和积极处理原发病、制止出血。感染性休克应首先进行病因治疗，原则是在抗休克的同时抗感染。

1. 急救 包括积极处理引起休克的原发伤病。

（1）处理原发伤病 包括创伤处包扎、固定、制动和控制大出血。如局部压迫或扎止血带等，必要时可使用抗休克裤。

（2）保持呼吸道通畅 为病人松解领扣等，解除气道压迫；使其头部仰伸，清除呼吸道异物或分泌物，保持气道通畅。早期以鼻导管或面罩给氧，增加动脉血氧含量，改善组织缺氧状态。严重呼吸困难者，可行气管插管或气管切开，予以呼吸机人工辅助通气。

2. 补充血容量 是治疗休克最基本和首要的措施，也是纠正休克引起的组织低灌注和缺氧状态的关键。原则是及时、快速、足量。在连续监测血压、CVP 和尿量的基础上，判断补液量。输液种类主要有两种：晶体液和胶体液。一般先输入扩容作用迅速的晶体液，再输入扩容作用持久的胶体液，必要时进行成分输血或输入新鲜全血。近年来发现，3% ~ 7.5%的高渗盐溶液在抗休克中也有良好的扩容和减轻组织细胞肿胀的作用，可用于休克复苏治疗。

3. 积极处理原发病 由外科疾病引起的休克，多存在需手术处理的原发病变，如内脏大出血、消化道穿孔出血、肠绞窄、急性梗阻性化脓性胆管炎和腹腔脓肿等。对此类病人，应在尽快恢复有效循环血容量后及时手术处理原发病变，才能有效纠正休克。有时甚至需要在积极抗休克的同时施行手术，以赢得抢救时机。故应在抗休克的同时积极做好术前准备。

4. 纠正酸碱平衡 在休克早期，由于过度换气，病人可出现短暂的呼吸性碱中毒，使血红蛋白氧离曲线左移，氧不易从血红蛋白释出，导致组织缺氧加重，酸性代谢产物积聚使病人很快转变为代谢性酸中毒。酸性环境有利于氧与血红蛋白解离，从而增加组织氧供，有利休克复苏。处理酸中毒的根本措施是快速补充血容量，改善组织灌注，适时和适量地给予碱性药物。轻度酸中毒病人，随扩容治疗时输入平衡盐溶液可带入一定量的碱性物质并改善组织灌流，无需应用碱性药物即可得到缓解。但对酸中毒明显、经扩容治疗不能纠正者，仍需应用碱性药物，如5%碳酸氢钠溶液。

5. 应用血管活性药物辅助扩容治疗　理想的血管活性药物既能迅速提升血压，又能改善心脏、脑血管、肾和肠道等内脏器官的组织灌注。

（1）血管收缩剂　常用的有去甲肾上腺素、多巴胺、间羟胺等。该类药物通过使小动脉普遍处于收缩状态，虽可暂时升高血压，但可加重组织缺氧，应慎重选用。多巴胺是最常用的血管活性药物，兼具兴奋 α、β_1 和多巴胺受体的作用，小剂量的多巴胺可增加心肌收缩力和心排血量，并扩张胃肠道和肾等内脏器官的血管；大剂量则使血管收缩，外周阻力升高。去甲肾上腺素也较为常用，主要兴奋 α 受体，具有兴奋心肌、收缩血管、升高血压、增加冠状动脉血流的作用。

（2）血管扩张剂　分为2类。①α 受体阻断剂：解除去甲肾上腺素引起的小血管收缩和微循环淤滞并增强左心室收缩力，如酚妥拉明、酚苄明等。②抗胆碱能药：对抗乙酰胆碱所致平滑肌痉挛，使血管扩张并改善微循环，如阿托品、山莨菪碱等。

（3）强心药　增强心肌收缩力、减慢心率、增加心输出量。常用药物有强心苷类（如毛花苷丙）。

6. 改善微循环休克　发展到 DIC 阶段，需应用肝素抗凝治疗，用量为 1.0mg/kg，每 6 小时 1 次。DIC 晚期，纤维蛋白溶解系统机能亢进，可使用抗纤溶药如氨甲苯酸、氨基己酸以及抗血小板黏附和聚集的阿司匹林、双嘧达莫（潘生丁）和低分子右旋糖酐等。

7. 应用皮质类固醇　对于严重休克及感染性休克的病人可使用皮质类固醇治疗。其主要作用是：①阻断 α 受体兴奋作用，扩张血管，降低外周血管阻力，改善微循环。②保护细胞内溶酶体，防止细胞溶酶体破裂。③增强心肌收缩力，增加心排血量。④增进线粒体功能，防止白细胞凝集。⑤促进糖异生，使乳酸转化为葡萄糖，减轻酸中毒。一般主张大剂量静脉滴注，如地塞米松 1~3mg/kg，一般只用 1~2 次，以防过多应用引起不良反应；但对严重休克者，可考虑适当延长应用时间。

8. 控制感染　包括处理原发感染灶和应用抗菌药。原发感染灶的存在是引起休克的主要原因，应尽早处理才能彻底纠正休克和巩固疗效。对病原菌尚未确定者，可根据临床判断经验性应用抗菌药；对已知致病菌种者，则应针对性选用敏感的抗菌药，以提高抗菌效果和减少耐药性。

（五）心理和社会支持状况

休克病人起病急，病情进展快，并发症多，加之抢救过程中使用的监护仪器较多，易使病人和家属产生病情危重及濒临死亡的感受，出现不同程度的紧张、焦虑或恐惧，护士应注意评估病人及家属的情绪变化、心理承受能力及对治疗和预后的了解程度，并了解引起其不良情绪反应的原因。

【常见护理诊断/问题】

1. 体液不足　与大量失血、失液有关。

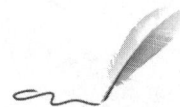

2. 组织灌注量改变 与有效循环血容量减少、微循环障碍有关。

3. 气体交换受损 与微循环障碍、缺氧和呼吸型态改变有关。

4. 有体温失调的危险 与感染或组织灌注不足有关。

5. 有感染的危险 与免疫力降低、抵抗力下降、侵入性治疗有关。

6. 有受伤的危险 与烦躁不安、意识模糊、疲乏无力等有关。

【护理目标】

1. 病人体液维持平衡，表现为生命体征平稳，尿量正常，面色红润、肢体温暖。

2. 病人有效循环血容量恢复，组织灌注不足得到改善。

3. 病人呼吸道通畅，呼吸平稳，血气分析结果维持在正常范围。

4. 病人体温维持正常。

5. 病人未并发感染或感染发生后被及时发现和处理。

6. 病人未发生意外损伤。

【护理措施】

（一）迅速补充血容量，维持体液平衡

1. 迅速建立静脉通路 迅速建立两条以上静脉输液通路，大量快速补液（除心源性休克外）。若周围血管萎陷或肥胖病人静脉穿刺困难时，应立即行中心静脉穿刺插管，并同时监测 CVP。

> **考点提示**
> 休克补液时，首选的晶体液为平衡盐溶液、胶体液为全血。

2. 合理补液

（1）种类 一般先快速输入扩容作用迅速的晶体液，首选平衡盐溶液，也可选用 3% ~ 7.5% 的高渗盐溶液以减轻组织肿胀；后输入扩容作用持久的胶体溶液，如低分子右旋糖酐、血浆、代血浆、全血、人血白蛋白等。低分子右旋糖酐既可扩容，又可降低血液黏稠度、改善微循环；全血是补充血容量的最佳胶体液，急性失血量超过 30% 者应快速输注全血；血细胞比容低于 25% ~ 30% 时，给于浓缩红细胞。

（2）速度和量 根据心肺功能、失血与失液量、血压及 CVP 值调整输液量和速度（表 4-2）。若血压及中心静脉压均降低时，提示血容量严重不足，应予以快速大量补液；若血压降低而中心静脉压升高，提示病人有心功能不全或血容量超负荷，应减慢输注速度，限制补液量，以防肺水肿及心功能衰竭。

> **考点提示**
> 中心静脉压、动脉血压与补液的关系。

表 4-2 中心静脉压、动脉血压与补液的关系

中心静脉压	血压	原因	处理原则
低	低	血容量严重不足	充分补液
低	正常	血容量相对不足	适当补液
高	低	心功能不全或血容量相对过多	给予强心药，纠正酸中毒，舒张血管
高	正常	容量血管过度收缩	舒张血管
正常	低	心功能不全或血容量不足	补液试验*

* 补液试验：取等渗盐水 250ml，于 5 ~ 10 分钟内经静脉滴入。若血压升高而 CVP 不变，提示血容量不足；若血压不变而 CVP 升高 3 ~ 5cmH$_2$O，提示心功能不全。

（3）观察病情变化 定时监测脉搏、呼吸、血压及 CVP 变化，并观察病人的意识、面唇色泽、肢端皮肤颜色、温度及尿量变化。①意识和表情：病人意识变化可反映脑组织灌流情况。病人有无呈现兴奋或烦躁不安状态；有无表情淡漠、意识模糊、反应迟钝，甚至昏迷；对刺激有无反应。若病人从烦躁转为平静，淡漠迟钝转为对答自如，提示病情好转。②生命体征：血压是最常见的检测指标，但并不是反映休克程度最敏感的指标。休克早期血压变化不大，休克晚期血压呈进行性下降。收缩压 <90mmHg、脉压小于 20mmHg，提示休克存在。休克早期脉率增快，且出现在血压变化之前，是休克早期诊断指标。休克加重时脉搏细弱，甚至摸不到。临床常根据脉率/收缩压（mmHg）计算休克指数，0.5 为无休克，≥1.0 表示休克，>2.0 为严重休克。呼吸有无急促、变浅、不规则，呼吸增至 30 次/分以上或 8 次/分以下表示病情危重。监测病人体温是否偏低或高热。多数病人体温偏低，感染性休克病人有高热，若体温突升至 40℃ 以上或骤降至 36℃ 以下，常提示病情危重。③皮肤色泽、温度：可反映体表灌流情况。除少数感染性休克病人外，大多数休克病人表现为皮肤和口唇黏膜苍白、发绀并呈花斑状，四肢湿冷。补充血容量后，若四肢转暖、皮肤干燥而红润，说明休克好转。

（4）准确记录出入量 输液时，尤其在抢救过程中，应有专人准确记录输入液体的种类、数量、时间、速度等，并详细记录 24 小时出入量以作为后续治疗的依据。

（5）动态监测尿量与尿比重 留置尿管，并测定每小时尿量和尿比重。尿量可反映肾灌流情况，也是判断血容量是否补足的简单而有效指标。休克时若病人尿量少于 25ml/h，尿比重增高，提示肾血管收缩或血容量不足；尿量大于 30ml/h 时，表明休克有改善；若血压正常而尿量仍少且尿比重低，应考虑急性肾衰竭。

（二）改善组织灌注

1. 取休克体位 头和躯干抬高 20°~30°、下肢抬高 15°~20°，使膈肌下移，有利于呼吸；同时增加肢体回心血量，改善重要脏器血液供应。

> **考点提示**
> 休克时应采取中凹卧位。

2. 使用抗休克裤 其工作原理为通过充气后对腹部与腿部加压，控制腹部或下肢的出血，同时促使静脉血液回流，改善重要脏器的供血。休克纠正后，应由腹部开始缓慢放气，每 15 分钟测量血压 1 次，以免放气过快引起低血压。若发现血压下降超过 5mmHg，应停止放气并重新注气。

3. 用药护理

（1）用药种类 临床常将血管收缩剂和扩张剂联合应用，以兼顾各重要脏器的血液灌注水平。大剂量多巴胺可使血管收缩、外周阻力升高，抗休克时不宜采用大剂量多巴胺，可将多巴胺与其他血管收缩剂合用。血管扩张剂可使血管容量扩大，造成血容量相对不足而导致血压下降，故应在血容量已基本补足而微循环未见好转时使用。在已充分补液、CVP >15cmH$_2$O 而动脉压仍低时，可考虑使用强心剂。

（2）浓度和速度 使用血管活性药物时应从低浓度、慢速度开始，最好使用输液泵来控制滴速。并用心电监护仪每 5~10 分钟测 1 次血压，血压平稳后每 15~30 分钟测 1 次，根据血压及时调整输注药物的浓度和速度，以防止血压骤升或骤降。

（3）用药观察 对于有心功能不全的病人，遵医嘱给予毛花苷丙（西地兰）等增强心肌收缩功能的药物。用药过程中，注意观察病人心率变化及药物的副作用。

（4）**严防药液外渗**　若发现注射部位红肿、疼痛，应立即更换滴注部位，并用0.25%普鲁卡因封闭穿刺处，以免发生皮下组织坏死。

（5）**药物的停止使用**　血压平稳后，应逐渐降低药物浓度、减慢输注速度后撤除，以防突然停药引起不良反应。

（三）维持有效的气体交换

1. 保持呼吸道通畅　神志淡漠或昏迷者，应将头偏向一侧或置入通气导管，以防舌后坠或呕吐物、气道分泌物等误吸引起窒息。有气道分泌物或呕吐物时应予以及时清除。在病情允许的情况下，鼓励病人定时做深呼吸，协助拍背并鼓励其有效咳嗽、排痰；对气管插管或气管切开者应及时吸痰；定时观察病人的呼吸音变化，若闻及肺部湿啰音或喉头痰鸣音时，应及时清除呼吸道分泌物，保持呼吸道通畅。协助病人定时做双上肢运动，促进肺扩张，改善缺氧状况。

2. 改善缺氧状况　经鼻导管给氧，氧浓度为40%～50%、氧流量为6～8L/min以提高肺静脉血氧浓度。严重呼吸困难者，应协助医生行气管插管或气管切开，尽早使用呼吸机辅助呼吸。

3. 监测呼吸功能　密切观察病人的呼吸频率、节律、深浅度及面唇色泽变化，动态监测动脉血气分析指标，了解缺氧程度及呼吸功能。若发现病人呼吸频率增快或降低，提示病情危重；若病人出现进行性呼吸困难、发绀、氧分压降低且吸氧后无改善，则提示已出现呼吸衰竭或ARDS，应立即报告医师，积极做好抢救准备并协助抢救。

（四）维持正常体温

1. 监测体温　每4小时测1次体温，密切观察其变化。

2. 保暖　休克病人体表温度多有降低，应予以保暖。可采用加盖棉被、毛毯以及调节病室内温度等措施进行保暖。切忌用热水袋、电热毯等方法提升病人体表温度，以避免烫伤及皮肤血管扩张增加局部组织耗氧量而加重组织缺氧及引起重要内脏器官的血流灌注进一步减少。

3. 降温　对高热的休克病人应予以物理降温，必要时按医嘱使用药物降温。此外，应注意病室内定时通风以调节室内温度；及时更换被汗液浸湿的衣、被等，并做好病人的皮肤护理和保持床单清洁、干燥。

4. 库存血的复温　失血性休克病人常需快速大量输血，但若输入低温保存的库存血易使病人体温降低，故输血前（尤其在冬季）应注意将库存血置于常温下复温后再输入。

> **考点提示**
> 　输入库存血时的要点。

（五）观察和防治感染

休克时机体处于应激状态，病人免疫功能下降，抵抗力减弱，容易继发感染，应注意预防。严重感染病人应及时予以控制感染。①严格按照无菌技术原则执行各项护理操作。②按医嘱合理应用有效抗菌药。③预防肺部感染，避免病人误吸，鼓励病人定时深呼吸，定时翻身、拍背并协助病人咳嗽、咳痰，及时清除呼吸道分泌物，必要时每日3次采用α-糜蛋白酶稀释液进行雾化吸入，以利痰液稀释和排出。④按常规加强留置尿管的护理，预防泌尿道感染。⑤有创面或伤口者，注意观察，及时清洁和更换敷料，保持创面或伤口清洁干燥。⑥提供合理的营养支持，增强机体抵抗力。

（六）预防皮肤受损和意外受伤

1. 预防压疮 病情许可时，为病人每 2 小时翻身、拍背 1 次，按摩受压部位的皮肤，预防皮肤压疮的发生。

2. 适当约束 对于烦躁或神志不清的病人，应加床旁护栏以防坠床；输液肢体宜用夹板固定；必要时，四肢以约束带固定于床旁，避免病人将输液管道或引流管等拔出。

（七）监测血糖

部分病人因胰岛素抵抗出现高血糖，从而导致严重的感染、多发性神经损伤、MODS 甚至死亡。应严密监测血糖变化，遵医嘱应用胰岛素控制血糖。

（八）镇静、镇痛

尽量保持病人安静，避免不必要的搬动，必要时给予镇静。疼痛剧烈者适当使用镇痛药物。

（九）健康教育

1. 疾病预防 加强自我保护，避免损伤或其他意外伤害。

2. 疾病知识 向病人及家属讲解各项治疗、护理措施的必要性及疾病的转归过程。向病人及家属宣传意外损伤后的初步处理和自救知识，如伤处加压包扎止血等。

3. 疾病康复 指导病人出院后注意营养和休息。如发生高热或感染时，应及时到医院就诊。

【护理评价】

1. 病人体液是否维持平衡，表现为生命体征平稳、面色红润、四肢温暖、尿量正常。
2. 病人有效循环血容量是否恢复，组织灌注不足是否得到改善。
3. 病人呼吸道是否通畅，呼吸是否平稳，血气分析结果是否维持在正常范围。
4. 病人体温是否维持正常。
5. 病人感染是否得以预防，或得到及时控制。
6. 病人意外损伤是否得以预防，或得到及时发现和处理。

第二节　低血容量性休克病人的护理

低血容量性休克主要因各种原因引起短时间内大量出血、体液丢失或体液聚集在第三间隙，使有效循环血量减少所致。包括失血性休克（hemorrhagic shock）和创伤性休克（traumatic shock）。

一、失血性休克病人的护理

【护理评估】

（一）健康史

多见于上消化道大出血、异位妊娠破裂出血、动脉瘤破裂出血、腹部损伤引起的实质性脏器（如肝、脾）破裂出血、大血管破裂出血等。通常快速失血量超过总血量的 20% 时，即可发生休克。

（二）处理原则

在补充血容量的同时积极控制出血。

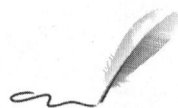

1. 补充血容量 根据血压和脉率变化估计失血量。可先经静脉快速输注平衡盐溶液和人工胶体液。近来有研究发现，对未经有效控制的活动性出血引起的失血性休克，采用限制性液体复苏可提高早期生存率。

知识链接

限制性液体复苏

对于创伤性和失血性休克，传统的临床治疗为：努力尽早、尽快地充分液体复苏，恢复有效血容量和使血压恢复至正常水平，以保证脏器和组织的灌注，阻止休克的进一步发展。近年的研究表明，对于非控制性失血性休克，给病人大量快速液体复苏可增加血液丢失，引起稀释性凝血功能障碍和减少组织氧供，从而引起代谢性酸中毒，同时大量快速输液可影响血管的收缩反应，造成血栓移位，会增加出血量，使并发症的发生率和病死率增高。因此，提出"限制性液体复苏"的概念。限制性液体复苏亦称为低血压性液体复苏或延迟性液体复苏，是指机体有活动性出血的创伤性休克时，通过控制液体输注的速度，使机体血压维持在一个较低水平范围内，直至彻底止血。其目的是通过液体复苏，适当地恢复组织器官的血流灌注，又不至于过多地扰乱机体的代偿机制和内环境，以利于改善休克期组织的灌注和氧供，促进早期康复，减少后期并发症的发生率。

---

2. 止血 若存在活动性出血，应迅速采取措施控制出血。实质性脏器破裂或大血管破裂等导致的大出血，应在快速补充血容量的同时做好术前准备，及早进行手术止血。

【护理措施】

1. 迅速建立 2 条以上静脉通路，合理安排补液的种类、量及速度，若病人血压恢复正常并能保持稳定，表明失血量较小且已不再继续出血。

2. 若病人血红蛋白浓度 >100g/L、血细胞比容 >30%，不必输血；低于以上标准，则可根据病人血压、脉率、中心静脉压及血细胞比容等指标考虑输注血液制品。

3. 严密观察病人的生命体征。

4. 需要手术者协助医师做好术前准备。

5. 其他护理措施参见本章第一节"概述"。

二、创伤性休克病人的护理

【护理评估】

（一）健康史

创伤性休克多由严重外伤引起，如大面积撕脱伤、严重烧伤、全身多发性骨折、挤压伤或大手术等。

创伤性休克病人不仅存在大量血液或血浆的丢失，同时创伤处又有炎性肿胀和体液渗出，受损组织释放的血管活性物质还可导致微血管扩张和通透性增高，使有效循环血量进一步减少。创伤还可刺激神经系统，引起疼痛和神经－内分泌系统反应，影响心血管功能。特殊部位的损伤、颅脑外伤等还可直接影响心血管及呼吸功能。

（二）处理原则

补充血容量及对症处理。

1. 急救处理 对危及生命的情况，如胸部损伤所致连枷胸、开放性或张力性气胸，必须优先紧急处理。骨折处固定并制动，以免加重损伤。

2. 补充血容量 积极快速补液仍是创伤性休克的首要措施，补液量及种类应根据病人的临床表现、血流动力学指标、创伤情况等综合考虑。

3. 镇静与镇痛 创伤后剧烈的疼痛可加重应激反应，可酌情使用镇静或镇痛药。

4. 手术治疗 一般在血压回升或稳定后进行。

5. 预防感染 应尽早使用抗生素。

【护理措施】

1. 急救护理 分清轻重缓急，优先处理危及生命的问题，注意保持呼吸道通畅，迅速控制明显的外出血，妥善固定受伤肢体，采取休克体位以增加回心血量。需急诊手术者，积极做好术前准备。

2. 心理护理 由于创伤性休克发生突然，病人及家属缺乏心理准备，大多处于极度恐慌、焦虑的状态，甚至可能出现情绪休克。护士应理解并鼓励病人表达情绪，做好安慰及解释工作，使病人及家属情绪稳定，能配合各种治疗与护理措施。

3. 疼痛护理 对疼痛剧烈者应及时予以镇痛。存在呼吸障碍者禁用吗啡，以免呼吸抑制。

4. 其他护理措施 参见本章第一节"概述"。

第三节 感染性休克病人的护理

感染性休克（septic shock）是指由于病原体（如细菌、真菌或病毒等）侵入人体，向血液内释放内毒素，导致循环障碍、组织灌注不良而引起的休克。

【护理评估】

（一）健康史

感染性休克是外科多见和治疗较困难的一类休克。本病可继发于以释放内毒素的革兰阴性杆菌为主的感染，如急性腹膜炎、胆道感染、绞窄性肠梗阻及泌尿系统感染等，称为内毒素性休克。内毒素与体内的补体、抗体或其他成分结合后，可刺激交感神经引起血管痉挛并损伤血管内皮细胞。同时，内毒素可促使组胺、激肽、前列腺素及溶酶体酶等炎症介质释放，引起全身性炎症反应，结果导致微循环障碍、代谢紊乱及器官功能不全等。然而，在确诊为感染性休克的病人中，可能未见明显的感染病灶，但具有全身炎症反应综合征（systemic inflammatory response syndrome，SIRS）：体温 >38℃ 或 <36℃；心率 >90 次/分；呼吸急促 >20 次/分或过度通气，$PaCO_2$ <32mmHg；白细胞计数 >12 × 10^9/L 或 <4 × 10^9/L，或未成熟白细胞百分比 >10%。

> **考点提示**
> 全身炎症反应综合征表现。

（二）身体状况

感染性休克的血流动力学有高动力型和低动力型两种。

1. 低动力型休克 又称低排高阻型休克。外周血管收缩，微循环淤滞，大量毛细血管渗出致血容量和心输出量（CO）减少。病人皮肤湿冷，又称冷休克。

2. 高动力型休克 又称高排低阻型休克。外周血管扩张、阻力降低，CO 正常或增高，有血流分布异常和动静脉短路开放增加，细胞代谢障碍和能量生成不足。病人皮肤比较温暖干燥，又称暖休克。

两种类型的感染性休克，其临床表现不同（表 4 - 3）。

表 4 - 3　感染性休克的临床表现

临床表现	冷休克（低动力型）	暖休克（高动力型）
神志	躁动、淡漠或嗜睡	清醒
皮肤色泽	苍白、发绀或花斑样发绀	淡红或潮红
皮肤温度	湿冷或冷汗	比较温暖、干燥
毛细血管充盈时间	延长	1~2 秒
脉搏	细速	缓慢、搏动清楚
脉压（mmHg）	<30	>30
尿量（每小时）	<25ml	>30ml

（三）处理原则

休克纠正前，着重纠正休克，同时控制感染；在休克纠正后，着重控制感染。

1. 补充血容量 首先快速输入平衡盐溶液，再补充适量的胶体液。补液期间密切监测 CVP，以调节输液的种类、量及速度。

2. 控制感染 尽早处理原发病灶，凡有手术指征者，及时引流脓液或清除感染病灶和坏死组织，抗生素治疗绝不能替代手术治疗。早期、足量、联合应用有效抗生素进行治疗，未获得细菌培养和药敏试验结果前，可先根据临床规律及经验选用抗生素，以后再依据药敏试验结果进行调整。

3. 纠正酸碱平衡失调 感染性休克常伴有严重酸中毒，应予以纠正，并复查动脉血气分析结果。

4. 应用心血管活性药物 经补充血容量、纠正酸中毒后，如休克仍未见好转，应考虑使用血管扩张药物。心功能受损者，可给予强心药物。注意观察用药期间的血压变化。

5. 应用糖皮质激素 一般主张早期、大剂量、短程治疗，使用剂量可达正常剂量的 10~20 倍，但连续使用时间不宜超过 48 小时。

6. 其他处理 如营养支持、重要脏器功能障碍的处理等。

【护理措施】

1. 正确采集标本 在抗生素使用前进行细菌学标本的采集，并及时送检。已知局部感染病灶者，可采集局部分泌物或穿刺抽取脓液进行细菌培养。全身脓毒血症者，在寒战、高热发作时采集血标本检出率更高。

2. 给氧 氧疗是感染性休克病人的重要护理措施，可减轻酸中毒、改善组织缺氧。注意监测血氧饱和度、末梢血液循环情况等，维持血氧饱和度≥92%。

3. 其他护理措施 参见本章第一节"概述"。

本章小结

　　休克是机体受到强烈致病因素侵袭后的全身性应激反应，其发病急骤、进展迅速、并发症严重，若未能及时发现及治疗，则可发展至不可逆阶段而引起死亡。低血容量性休克和感染性休克在外科最常见。休克期，病人表情淡漠、反应迟钝，甚至出现意识模糊或昏迷；皮肤黏膜发绀或花斑、四肢冰冷；脉搏细速，呼吸浅促，血压进行性下降，严重者脉搏微弱、血压测不出、呼吸微弱或不规则、尿少或无尿；可并发 DIC、急性呼吸窘迫综合征，常继发多系统器官功能衰竭而死亡。其处理原则为尽早去除病因，迅速恢复有效循环血容量，纠正微循环障碍，恢复正常代谢和防止多器官功能障碍综合征。其中补充血容量是治疗休克最基本和首要的措施。其护理要点为迅速补充血容量，密切观察病情，防止并发症的发生等。

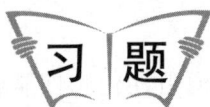

习题

一、选择题

【A1/A2 型题】

1. 各型休克的共同特点是

　　A. 血压下降　　　　　　　B. 中心静脉压下降　　　　C. 脉压下降

　　D. 尿量减少　　　　　　　E. 微循环灌流不足

2. 休克病人应采取的体位是

　　A. 头高足低位　　　　　　B. 侧卧位　　　　　　　　C. 半卧位

　　D. 头低足高位　　　　　　E. 上身及下肢各抬高 10°～30°

3. 休克代偿期的表现是

　　A. 血压稍升高，脉搏、脉压正常

　　B. 血压稍降低，脉搏、脉压正常

　　C. 血压稍升高，脉搏快，脉压无变化

　　D. 血压稍升高，脉搏快，脉压缩小

　　E. 血压稍降低，脉搏快，脉压缩小

4. 反映休克病人器官组织灌流量最简单而有效的指标是

　　A. 血压　　　　　　　　　B. 脉搏　　　　　　　　　C. 尿量

　　D. 神志　　　　　　　　　E. 肢端温度

5. 休克病人血压偏低、中心静脉压正常，行补液试验后示血压不变而中心静脉压升高 4cm H_2O。应给予

　　A. 强心药　　　　　　　　B. 利尿剂　　　　　　　　C. 血管扩张药

　　D. 血管收缩药　　　　　　E. 大量糖皮质激素

6. 为休克病人补充血容量应首选

　　A. 全血　　　　　　　　　B. 血浆　　　　　　　　　C. 低分子右旋糖酐

D. 平衡盐溶液　　　　　　　E. 5%葡萄糖溶液

7. 治疗休克的关键是

　　A. 纠正酸碱失衡　　　　B. 补充血容量　　　　C. 维护重要脏器功能

　　D. 应用血管活性药物　　E. 应用肾上腺皮质激素

8. 在抗休克过程中应用血管扩张剂必须

　　A. 在补足血容量之后　　B. 与血管收缩剂配合使用　　C. 尽早

　　D. 大剂量　　　　　　　E. 持续静脉点滴

9. 休克病人血压和中心静脉压均低，提示

　　A. 血容量严重不足　　　B. 心功能不全　　　　C. 血管过度收缩

　　D. 血容量相对过多　　　E. 血容量相对不足

10. 反映休克病人病情危重的指标是

　　A. 神志淡漠　　　　　　　　　B. 出现高热

　　C. 脉搏细速，脉率 120 次/分　　D. 收缩压低于 10.7kPa（80mmHg）

　　E. 皮肤出现多处瘀点、瘀斑

11. 病人，女，40 岁，因"急性梗阻性化脓性胆管炎"急诊入院，病人寒战、高热，体温41℃，脉搏 112 次/分，血压 85/65mmHg。其休克类型是

　　A. 感染性休克　　　　　B. 低血容量性休克　　　C. 心源性休克

　　D. 神经源性休克　　　　E. 过敏性休克

12. 病人精神紧张、烦躁不安、面色苍白、尿量减少、脉压小。此时治疗上应首先给予

　　A. 血管收缩药　　　　　B. 血管扩张药　　　　C. 全血

　　D. 强效利尿剂　　　　　E. 平衡盐溶液

13. 病人，男，中心静脉压 10cmH$_2$O，血压 80/60mmHg。快速滴注 250ml 生理盐水后，中心静脉压为 15cmH$_2$O，血压仍为 80/60mmHg。提示病人

　　A. 血容量严重不足　　　B. 血容量轻度不足　　　C. 心功能不全

　　D. 容量血管过度收缩　　E. 血容量过多

14. 病人，女，因休克进行扩容疗法快速输液时，中心静脉压 15cmH$_2$O，血压 80/60mmHg。应采取的措施是

　　A. 大量输液，加快速度　　　　　B. 控制速度，减慢输液

　　C. 减慢输液，加用强心药　　　　D. 暂停输液

　　E. 用升压药

【A3/A4 型题】

（15～18 题共用题干）

男，30 岁，2 小时前因车祸致左胸、腹部撞伤，自诉头晕、心慌、口渴。体检：面色苍白、四肢厥冷、额部渗汗，左上腹见皮肤瘀斑，左上腹及中下腹均有压痛、轻度反跳痛，腹肌紧张不敏感，血压 85/60mmHg，心率 132 次/分。

15. 此时最紧急的治疗措施是

　　A. 急送手术室剖腹探查　　B. 立即应用止血药物　　C. 立即应用升压药

　　D. 迅速扩充血容量，尽早手术止血　　　　E. 快速纠正酸中毒

16. 估计此时失血量约占全身血容量百分比为

　　A. 10%　　　　　　　　B. 15%　　　　　　　　C. 20%

D. 30%　　　　　　E. 40%

17. 为明确诊断，首先要做的检查是

　　A. 胸、腹部 X 线摄片　　B. 腹部 B 超　　　　　　C. 胸、腹部 CT

　　D. 腹部穿刺　　　　　　E. 急查血常规

18. 在下列护理措施中，错误的是

　　A. 吸氧、输液　　　　　B. 置热水袋加温　　　　C. 测每小时尿量

　　D. 中凹卧位　　　　　　E. 测中心静脉压

（19 ~ 20 题共用题干）

病人，男性，38 岁，剖胸探查手术后，血压 80/50mmHg，呼吸 30 次/分。经初步诊断为失血性休克。

19. 在补液过程中，反映补充血容量成功最好的临床指标是

　　A. 口渴减轻　　　　　　B. 动脉血氧分压上升　　C. 血红蛋白上升

　　D. 尿量增加　　　　　　E. 呼吸、脉搏减慢

20. 休克时血管扩张剂使用于

　　A. 补液足够，CVP 正常，但 BP、P 仍未改善者

　　B. 血容量已补足，BP 仍低，CVP 不高者

　　C. 治疗休克但不能及时补足血容量者

　　D. 各种药物治疗无效，又有血管舒缩功能不全者

　　E. 在蛛网膜下隙阻滞麻醉下，病人血压明显下降

二、思考题

1. 男性，30 岁，从三楼跌下致左腹部挫伤，左侧第 6、7、8 肋骨骨折，脾破裂、肠破裂。入院时精神紧张，面色苍白，肢端冰冷，脉搏细速。T 38.5℃，P 110 次/分，BP 130/100mmHg，尿量减少。

请问：

（1）目前该病人处于休克的哪一期？

（2）目前主要的护理诊断/问题有哪些？

（3）应采取哪些护理措施？

2. 张先生，23 岁，因持续性腹痛 1 日、加重 2 小时入院。入院诊断：急性化脓性阑尾炎。当日于全麻下行"阑尾切除术"，手术顺利。术后第 5 日，自诉切口处疼痛加重，伴恶心、呕吐，呕吐物为胃内容物。体格检查：T 39.2℃，P 126 次/分，R 28 次/分，BP 80/60mmHg，神志淡漠，面色发绀。切口皮肤红肿，有触痛；肠鸣音减弱。辅助检查：血常规示 WBC 14 × 10^9/L，中性粒细胞比例 86% 。

请问：

（1）该病人为哪种类型的休克？分析出现休克的原因。

（2）目前的主要护理诊断/问题有哪些？

（3）应采取哪些护理措施？

（秦迎新）

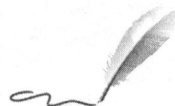

第五章 麻醉病人的护理

学习目标

1. **掌握** 麻醉、全身麻醉、吸入麻醉、静脉麻醉、局部麻醉、椎管内麻醉、蛛网膜下隙阻滞、硬膜外阻滞、基础麻醉、复合麻醉的概念。

2. **熟悉** 麻醉前常用药物的种类及使用目的；麻醉的主要并发症；麻醉期间和麻醉恢复期的主要监测指标及临床意义。

3. **了解** 不同麻醉方式的特点及主要并发症出现的原因。

4. 能运用相关知识，为麻醉前病人提供护理，进行麻醉期间及麻醉恢复期的监护。

5. 具备识别麻醉病人并发症的能力，并协助医师处理。

麻醉（anesthesia）是指用药物或其他方法使病人完全或部分失去感觉，以达到手术时无痛的目的。麻醉对保证良好的手术效果具有十分重要的作用。随着外科手术技术和麻醉学的发展，麻醉的应用范围已经不仅局限于消除手术中的切口疼痛（临床麻醉），同时也包括了镇静与镇痛、重症监测和急救复苏等领域。

故事点睛

旁白：张女士因患胆囊炎，明日拟行胆囊切除术，在医院住院期间，她已经好几天没睡好了，为了明天手术顺利进行，张女士想晚上请假回家住。她向护士请假，但是意外的是，平时和颜悦色的护士并没有理解并同意她的请求，她很不高兴。当班的护士发现了张女士的问题，主动去做了宣教，取得了张女士的理解。

人物：由两名学生分别担任故事人物，进行即兴表演。

提问：

1. 此类手术通常采用哪种麻醉方式？

2. 麻醉前需要做哪些准备？

3. 麻醉过程中可能出现哪些并发症？如何预防和处理？

第一节 概 述

一、麻醉学的工作范畴和内容

麻醉学是临床医学的一个重要学科，现代麻醉学的理论和技术是随着基础医学、临床医学和医学生物工程等现代科学技术综合发展而形成的。麻醉学的理论和技术，包括术前对病情的评估、人工气道的建立、器官功能的监测、心肺复苏和疼痛治疗等，不仅应用于手术中，而且已经广泛应用于手术室以外的诊疗工作中。对于临床医学生来说，无论将来从事何种专业，都可以应用麻醉学的基本理论和操作技术来处理各种临床问题。因此，学好麻醉学不仅能拓宽临床思路，并可在临床工作中提高发现问题、分析问题和解决问题的能力。

临床麻醉是麻醉医师最主要的日常工作。具体工作内容包括：①麻醉前工作：对病情进行评估，制定最适宜的麻醉方案，预计麻醉手术过程中可能出现的问题，做好应对准备。②麻醉期间工作：实施麻醉，使病人在无痛、安静、无记忆、无不良反应的情况下完成手术；为手术创造良好条件，尽可能满足某些手术的特殊要求（如肌肉松弛、低温、低血压等）；做好手术麻醉过程的监测和记录；根据麻醉过程的变化，做出有效处理。③麻醉后工作：将病人送回病房（或麻醉复苏室），做好交接班；做好麻醉后随访和记录。

二、麻醉的分类

根据麻醉作用部位和所用药物的不同，临床麻醉分类如下。

1. 全身麻醉（general anesthesia）　简称全麻，指麻醉药经呼吸道吸入或静脉、肌内注射进入体内，产生中枢神经系统抑制，使病人意识消失、全身痛觉丧失、遗忘、反射抑制等。包括吸入麻醉（inhalation anesthesia）和静脉麻醉（intravenous anesthesia）。

2. 局部麻醉（local anesthesia）　简称局麻，指将局麻药应用于身体局部，使身体某一部位的感觉神经传导功能暂时阻断，运动神经传导保持完好或有不同程度被阻滞，病人局部无痛而意识清醒。它包括表面麻醉（surface anesthesia）、局部浸润麻醉（local infiltration anesthesia）、区域阻滞（field block）、神经阻滞（nerve block）和神经丛阻滞（nerve plexus block）。

3. 椎管内麻醉（intrathecal anesthesia）　是将局部麻醉药物注入椎管内的某一腔隙，使部分脊神经的传导功能发生可逆性阻滞的麻醉方法。它包括蛛网膜下隙阻滞（subarachnoid block）、硬脊膜外隙阻滞（epidural block）。其中硬脊膜外隙阻滞包括骶管阻滞（caudal block）。

4. 复合麻醉（combined anesthesia）　是合并或配合使用不同药物和（或）措施进行麻醉的方法。它包括静－吸复合麻醉、全麻与非全麻复合麻醉等。

5. 基础麻醉（basal anesthesia）　是麻醉前使病人进入类似睡眠状态，以利于麻醉处理的方法。

> **考点提示**
> 根据麻醉的作用部位和所用药物的不同将麻醉分类。

三、麻醉前工作

（一）麻醉前病情评估

美国麻醉医师协会（American society of anesthesiologists，ASA）将手术前的病人情况分为6级，对病情的判断有重要参考价值（表5-1）。Ⅰ～Ⅱ级病人对麻醉和手术的耐受性良好，风险性较小；Ⅲ级病人的器官功能虽在代偿范围内，但对麻醉和手术的耐受能力减弱，风险性较大，如术前准备充分，尚能耐受麻醉；Ⅳ级病人因器官功能代偿不全，麻醉和手术的风险性很大，即使术前准备充分，围手术期的死亡率仍很高；Ⅴ级者为濒死病人，麻醉和手术都非常危险，不宜行择期手术。

表 5 – 1　ASA 病情分级

病情分级	标准
I	体格健康、营养发育良好，各器官功能正常
II	除外科疾病外，有轻度并存疾病，功能代偿健全
III	并存疾病较严重，体力活动受限，但尚能应付日常活动
IV	并存疾病严重，丧失日常活动能力，经常面临生命威胁
V	无论手术与否，生命难以维持 24 小时的濒死病人
VI	确诊为脑死亡，其器官拟用于器官移植手术

注：如系急症手术病人，在每级数字后标"急"或"E"（emergency），表示风险较择期手术增加。

（二）麻醉前准备

1. 病人准备

（1）心理准备　病人于术前难免紧张和焦虑，甚至有恐惧感。这种心理状态对生理可有不同程度的扰乱，并在整个围手术期产生明显影响。因此，在访视病人时，应以关心和鼓励的方法消除其思想顾虑和焦虑心情；耐心听取和解答病人提出的问题，以取得病人的理解、信任和合作。对于过度紧张而难以自控者，应配合药物治疗。有心理障碍者，应请心理学专家协助处理。

（2）胃肠道准备　一般认为，择期手术病人，无论选择何种麻醉方法，术前都应禁食至少 8 小时；如果食物摄入量过多，胃排空时间可延长，应适当延长禁食时间。新生儿、婴幼儿禁母乳至少 4 小时，进易消化固体食物、非人类乳或婴儿配方乳者须禁食至少 6 小时。急症病人也应充分考虑胃排空问题。饱胃而又需立即手术者，无论选择全麻，还是区域阻滞或椎管内麻醉，都有发生呕吐和误吸的危险。选用全麻时，可考虑行清醒气管内插管，有利于避免或减少呕吐和误吸的发生。

2. 麻醉设备、用具及药品的准备　为了使麻醉和手术能安全顺利地进行，防止任何意外事件的发生，麻醉前必须对麻醉和监测设备、麻醉用具及药品进行准备和检查。

3. 知情同意　在手术前，应向病人和（或）其家属说明将采取的麻醉方式、围手术期可能发生的各种意外情况和并发症、手术前后的注意事项等，并签署麻醉知情同意书。

4. 麻醉前用药

（1）目的　①消除病人紧张、焦虑及恐惧的情绪；增强全身麻醉药的效果。②提高病人的痛阈，缓和或解除原发疾病或麻醉前有创操作引起的疼痛。③抑制呼吸道腺体的分泌功能，减少唾液分泌，以防发生误吸。④消除因手术或麻醉引起的不良神经反射，特别是迷走神经反射，抑制交感神经兴奋以维持血流动力学的稳定。

> 📚 **考点提示**
> 麻醉前用药的目的。

（2）常用药物　应根据麻醉方法和病情来选择麻醉前用药的种类、剂量、给药途径和时间。①种类：一般来说，全麻病人以镇静药和抗胆碱药为主，有剧痛者加用麻醉性镇痛药。腰麻病人以镇静药为主，硬膜外麻醉者可酌情给予镇痛药。②剂量：一般状况差或年老体弱者、恶病质及甲状腺功能减退者，对镇静催眠药及镇痛药都较敏感，用药量应减少；而年轻体壮或甲亢病人，用药量应酌增。③给药途径和时间：麻醉

> 📚 **考点提示**
> 麻醉前常用药物种类。

前用药一般在麻醉前 30～60 分钟肌内注射。精神紧张者，可于手术前晚口服催眠药或镇静药，以消除病人的紧张情绪。

第二节　局部麻醉病人的护理

局部麻醉（local anesthesia）简称局麻，又称部位麻醉，是麻醉药只作用于周围神经系统并使某些或某一神经阻滞，病人神志清醒，而身体某一部位的感觉神经传导功能被暂时阻断，但运动神经传导功能保持完好或同时处于程度不等的被阻滞状态的麻醉方法。广义的局部麻醉包括椎管内麻醉。局麻是一种简便易行、安全有效、可保持病人意识清醒且并发症较少的麻醉方法，适用于部位较浅表、局限的手术。

【常用局部麻醉药】
按局部麻醉药的化学结构不同，可分为酯类和酰胺类 2 类。

1. 酯类局麻药　包括普鲁卡因、丁卡因等。酯类局麻药在血浆内被胆碱酯酶分解，胆碱酯酶的量在肝硬化、严重贫血、恶病质和晚期妊娠情况下可减少，所以使用该类药物时需谨慎。

2. 酰胺类局麻药　包括利多卡因、布比卡因和罗哌卡因等。酰胺类局麻药在肝内被肝线粒体酶系水解，肝功能不全者慎用。

【局部麻醉方法】
1. 表面麻醉（topic anesthesia）　是将穿透力强的局麻药用于黏膜表面，使之透过黏膜而阻滞位于黏膜下的神经末梢，使黏膜产生麻醉现象的麻醉方法。常用于眼、鼻、咽喉、气管或尿道等部位的浅表手术或内镜检查。通常根据手术部位不同，选择不同的给药方法。如眼部手术用滴入法；鼻手术用涂敷法；咽喉、气管手术用喷雾法；尿道手术用注入法。涂敷、贴敷或喷雾用药法一般需较高浓度的局麻药，以保证快速而持久的麻醉作用。临床常用药物为 1%～2% 丁卡因或 2%～4% 利多卡因。因眼结合膜和角膜组织柔嫩，滴眼宜用 0.5%～1% 丁卡因。经气管和尿道注入者，由于黏膜吸收较快，应减少剂量，以防吸收过快导致全身毒性反应。

2. 局部浸润麻醉（local infiltration anesthesia）　指将局麻药注射于手术区的组织内，阻滞神经末梢而达到麻醉作用。其基本方法为沿手术切口线，自浅入深进针，分层注射局麻药，逐层阻滞组织中的神经末梢。常用药物为 0.5% 普鲁卡因或 0.25%～0.5% 利多卡因。麻醉过程中应注意：每次注药前应回抽，以防药液注入血管；药液内加用肾上腺素（2.5μg/ml），可减缓药液吸收，延长作用时间。

3. 区域阻滞（regional block）　指在手术区四周和底部注射局麻药，以阻滞支配手术区域的神经纤维而达到麻醉作用。适用于局部肿块切除术，如乳房良性肿瘤切除术、头皮手术等。

4. 神经阻滞（nerve block）　指将局麻药注入神经干、丛、节周围，阻滞其冲动传导而使其支配区域产生麻醉作用。常用的神经阻滞有臂神经丛和颈神经丛阻滞等。

（1）**臂丛阻滞**　指将局麻药注入包裹臂神经丛的鞘膜内，以阻滞其神经冲动传导，达到麻醉作用。适用于上肢手术和肩部手术，其主要并发症包括局麻药毒性反应、膈神经麻痪、喉返神经麻痹、霍纳综合征（Horner syndrome）、气胸和全脊髓麻醉等。霍纳综合征表现为同侧瞳孔缩小、眼睑下垂、眼球轻微凹陷、鼻黏膜充血和面部潮红、少汗等症候群。

（2）颈丛阻滞　指将局麻药注入颈神经丛区域，以阻滞其神经冲动传导，达到麻醉作用。适用于颈部手术，如甲状腺手术、气管切开术等。浅丛阻滞并发症很少见。深丛阻滞常见并发症包括：局麻药毒性反应；药液误入蛛网膜下隙或硬膜外腔；膈神经麻痹、喉返神经麻痹和霍纳综合征。

【常见护理诊断/问题】

潜在并发症：局麻药毒性反应、局麻药过敏反应。

【护理措施】

1. 毒性反应　局麻药吸收入血后，当血药浓度超过一定阈值时，会引起局麻药全身毒性反应。其反应程度取决于血药浓度。使用小剂量局麻药后即出现毒性反应症状者，称为高敏反应（hyper susceptibility）。导致毒性反应的常见原因有：①一次用量超过病人耐受量。②局麻药误注入血管内。③注药部位血供丰富或局麻药液内未加用肾上腺素，致使药物吸收过快。④病人体质衰弱，对局麻药耐受性差等。其临床表现主要为嗜睡、眩晕、惊恐不安、定向障碍和寒战等，严重者出现意识不清、抽搐、惊厥、呼吸困难、血压下降、心率缓慢，甚至心搏和呼吸停止而死亡。其预防、观察和护理措施包括：

（1）避免局麻药注入血管内　注药前必须先回抽以确定无血液，防止药物误注入血管内。

（2）控制药物用量　对体质衰弱者及血液循环丰富的注药部位予以酌减用量；一次用药不超过极限量或予以小剂量分次注射。

（3）给予麻醉前用药　如地西泮或巴比妥类等。

（4）药液内加入适量肾上腺素　局麻药内加入肾上腺素能使局部血管收缩，延缓局麻药的吸收，既能延长其作用时间，又能减轻局麻药的毒性反应，还能消除普鲁卡因和利多卡因等扩张血管的不良药理作用，减少创面渗血。目前此方法已较少使用。

（5）加强观察　密切观察病人的意识、生命体征、血压、心率等变化，注意有无嗜睡、眩晕、惊恐不安、定向障碍、寒战、意识不清、抽搐、惊厥、呼吸困难、血压下降、心率缓慢，甚至心搏和呼吸停止等全身毒性反应表现。

（6）积极处理毒性反应　毒性反应一旦发生，应立即停止注药，予以吸氧。轻者可予以地西泮 0.1mg/kg 静脉注射，以预防和控制抽搐发生；出现抽搐或惊厥者，可静注硫喷妥钠 1 ~ 2mg/kg；惊厥反复发作者，可静注琥珀胆碱 1mg/kg 后，行气管插管及人工呼吸。对出现低血压者，可按医嘱予以升压药及输血、输液等措施维持血压。对心率缓慢者，予以缓慢静注阿托品。一旦呼吸、心搏骤停，应立即行心肺脑复苏术。

> **考点提示**
> 局麻药毒性反应。

2. 过敏反应　即变态反应，临床罕见。多见于酯类局麻药过敏，酰胺类极为罕见。病人表现为在使用很少量局麻药后即出现荨麻疹、咽喉水肿、支气管痉挛、低血压和血管神经性水肿等，严重者可危及生命。其预防、观察和护理措施包括：

（1）选用不过敏的局麻药　局麻药过敏反应主要的预防措施不在于局麻药的敏感试验（因其作用不确切），而在于对有酯类局麻药过敏史者宜选用酰胺类局麻药，对两类药物皆过敏者极其罕见。

（2）加强观察　麻醉过程中注意病人的呼吸、血压及皮肤改变等，注意有无呼吸困难、低血压和荨麻疹等过敏反应的表现。

（3）积极处理过敏反应　病人一旦发生过敏反应，应首先终止用药，保持呼吸道通畅并予以吸氧。低血压者应适当补充血容量，紧急情况下可应用血管活性药物，同时应用皮质激素和抗组胺药物治疗。

第三节　椎管内麻醉病人的护理

一、蛛网膜下隙阻滞病人的护理

蛛网膜下隙阻滞是将局麻药注入蛛网膜下隙，阻断部分脊神经传导功能而引起相应支配区域麻醉作用的麻醉方法，又称脊椎麻醉（spinal anesthesia）或腰麻。

【适应证和禁忌证】

1. 适应证　腰麻适用于持续 2～3 小时以内的下腹部、盆腔、下肢和肛门－会阴部手术，如阑尾切除术、疝修补术、痔切除术、肛瘘切除术及半月板摘除术等。

2. 禁忌证　①中枢神经系统疾病，如脑脊髓膜炎、颅内压增高等。②败血症、穿刺部位皮肤感染或全身脓毒症。③休克、脊柱外伤或脊椎严重畸形者。④严重腰背痛史、凝血机制障碍、明显腹内压增高。⑤精神病或小儿等不合作病人。

【分类】

按给药方式和麻醉平面，腰麻有不同的分类。

1. 按给药方式分类　可分为单次蛛网膜下隙阻滞和连续蛛网膜下隙阻滞。

2. 按麻醉平面分类

（1）低平面蛛网膜下隙阻滞　脊神经阻滞平面达到或低于 T_{10}，对呼吸和循环无影响，适用于盆腔及下肢手术。

（2）中平面蛛网膜下隙阻滞　脊神经阻滞平面高于 T_{10}，但低于 T_4。适用于脐区（中腹部）和下腹部手术，对呼吸和循环影响轻，且易于纠正。

（3）高平面蛛网膜下隙阻滞　脊神经阻滞平面达到或高于 T_4，适用于腹部手术，但可对呼吸和循环产生抑制作用，目前已罕用。

3. 按麻醉药比重分类　药液比重高于、等于或低于脑脊液比重者分别称为重比重、等比重或轻比重腰麻。

【常用麻醉药】

包括普鲁卡因、丁卡因和布比卡因等。可根据手术种类和持续时间加以选择。

1. 普鲁卡因　常用于简单、短时手术，如刮宫术、环扎术等。

2. 布比卡因和丁卡因　常用于长时间手术，如膝关节、髋关节置换术或下肢血管手术等。

【影响麻醉平面的因素】

麻醉平面是麻醉操作中最重要的关键环节。麻醉平面的调节不仅关系到麻醉成败，而且与病人的安危密切相关。麻醉药注入蛛网膜下隙后，可在短时间内调节和控制麻醉平面以达到手术所需的范围。腰麻的麻醉平面是皮肤感觉消失的分界线，临床常用针刺或指捏皮肤判断痛觉、触觉消失情况以进行判断。麻醉平面过低会导致麻醉失败，过高则对病人生理功能影响较大，甚至危及病人生命安全。对老年人、心脏病、高血压等病人应严格控制用药量和麻醉平面。

影响腰麻麻醉平面的因素很多，如穿刺间隙高低、病人体位、身高、腹内压、脊柱生理弯曲状态、局麻药性质、比重、剂量、浓度、容积、注药速度以及针尖斜面方向等；但药物剂量是影响腰麻平面的主要因素，剂量越大，麻醉平面越高。穿刺间隙高低、病人体位和注药速度等是调节麻醉平面的重要因素。

1. 穿刺间隙 由于脊柱生理弯曲，病人仰卧时其 T_5 和 S_4 位置最低，L_3 最高；故在 $L_{4\sim5}$ 间隙穿刺注药且使病人仰卧后，大部分药液将向骶段流动，麻醉平面容易偏低；在 $L_{2\sim3}$ 间隙穿刺并注入重比重麻醉药，病人转为仰卧后，药液在脑脊液中沿脊柱的坡度向胸段流动，麻醉平面容易偏高。

2. 病人体位 对麻醉平面调节十分重要。在给病人注药并使其取仰卧位后，须随时测定麻醉平面，并根据手术部位对麻醉平面的要求，改变病人体位以及时进行调节。调节麻醉平面一般应在 5~10 分钟内完成，否则药物已与脊神经组织充分结合，再调节体位将无效。

3. 注药速度 速度越快，麻醉范围越广；反之，麻醉范围越局限。一般注药速度应控制在每 5 分钟滴入 1ml。

【常见护理诊断/问题】

潜在并发症：血压下降及心率减慢、呼吸抑制、恶心、呕吐、腰麻后头痛、尿潴留等。

【护理措施】

（一）常规监测及护理

严密监测病情变化，着重观察生命体征、手术情况、术中出血量等，常规监测皮肤和黏膜色泽、血氧饱和度，听诊肺部呼吸音等；同时还要观察尿量、体温、肢体的感觉和运动情况，各种引流液的颜色、性状和量。如有异常及时报告医师。

（二）并发症的预防、观察和护理

1. 术中并发症

（1）血压下降或心率减慢　血压下降是由于脊神经阻滞后麻醉区域血管扩张，引起回心血量减少、心排出量减少所致。其发生率和严重程度与麻醉平面密切相关；平面越高，阻滞范围越广，发生血管扩张的范围也越大，故而血压下降越明显。一般低平面腰麻较少发生血压下降。合并高血压或血容量不足者，其自身代偿能力差，更易发生低血压。若麻醉平面超过 T_4，因交感神经阻滞平面过高而迷走神经功能相对亢进，易导致心动过缓。其预防和处理措施包括：①完善病人的术前准备：对术前已存在高血压抑或低血压及血容量不足的病人，应完善其术前准备，有效控制血压，补足血容量。②加强观察：术中密切观察病人血压和心率变化，注意有无低血压和心动过缓出现。③调整麻醉深度，补充血容量：一旦发现病人低血压，应根据手术范围调整麻醉平面，对血压下降明显者，可先予以快速静脉补液以扩充血容量。④其他药物的应用：经上述处理无效者，可按医嘱静脉注射麻黄碱收缩血管、提升血压；对心动过缓者，可按医嘱静注阿托品。

（2）呼吸抑制　常见于胸段脊神经阻滞者。由于肋间肌麻痹，病人常感到胸闷气短、吸气无力、说话费力、胸式呼吸减弱，甚至发绀。若全脊髓神经均被阻滞，则可发生全脊髓麻醉，病人出现呼吸停止、血压下降，甚至心脏停搏。此外，麻醉平面过高也可导致呼吸中枢缺氧、缺血而引起呼吸抑制。其观察和处理措施包括：①密切观察病人的呼吸、心率、血压和面色的变化等，注意有无呼吸抑制的表现。②若发现病人呼吸功能不全，应立即予以吸氧，同时采用面罩辅助呼吸。③一旦病人发生呼吸停止，应立即施行气管内插管并人工呼吸。若出现呼吸、心搏骤停，则应立即进行心肺脑复苏术。

（3）恶心、呕吐　主要原因包括：①麻醉平面过高，引起低血压和呼吸抑制，导致脑缺氧、缺血而兴奋呕吐中枢。②迷走神经功能亢进，使胃肠蠕动增强。③手术牵拉腹腔内脏，反射性引起恶心、呕吐。④病人对术中辅助用药较敏感。其预防和护理措施包括：①麻醉前应用阿托品，以降低迷走神经兴奋性。②麻醉过程中密切观察病人有无恶心、呕吐反应。③若发生呕吐，应积极寻找原因，并采取针对性治疗措施，如提升血压、吸氧、暂停腹腔内脏的手术牵拉等。也可按照医嘱予以氟哌利多或昂丹司琼（枢复宁）等药物进行预防和治疗。

2. 术后并发症

（1）腰麻后头痛　发生率为3%～30%，常发生于麻醉后2～7天，多见于年轻女性病人。主要因硬脊膜和蛛网膜血供较差，穿刺孔不易愈合，脑脊液漏出导致颅内压降低和颅内血管

扩张而引起血管性疼痛。腰麻后头痛的特点是抬头或坐起时头痛加重，平卧后减轻或消失。约半数病人在4天内症状消失，多数不超过1周，但个别病人的病程可长达半年以上。头痛是否发生与穿刺针粗细和穿刺次数有关，穿刺针较粗或反复穿刺者发生率较高。其预防和护理措施包括：①麻醉时采用细针穿刺。②提高穿刺技术，避免反复多次穿刺。③围手术期足量补液并预防脱水。④腰麻术后常规采取去枕平卧6～8小时，以预防腰麻后头痛的发生。⑤对发生头痛者，予以平卧休息，可按医嘱给予镇痛剂或镇静类药物，或采取针灸或腹带捆绑腹部。严重者可于硬脊膜外隙注入生理盐水或5%葡萄糖溶液。

（2）尿潴留　临床较常见。主要因支配膀胱的$S_{2\sim4}$副交感神经纤维很细，且对局麻药很敏感，被阻滞后恢复较迟；以及下腹部、肛门或会阴部手术后切口疼痛和病人不习惯卧床排尿等所致。其预防和护理措施包括：①术前准备：解释术后易出现尿潴留的原因，指导病人练习床上排尿，并嘱术后一旦有尿意，应及时排尿。②促进排尿：鼓励术后病人及时在床上排尿；若无禁忌，可协助其下床排尿，以避免膀胱过度充盈，导致尿潴留。若排尿困难，可先予以热敷膀胱区或针刺足三里、三阴交、阳陵泉等穴位，也可按医嘱肌注副交感神经兴奋药（如卡巴胆碱）促进排尿。③留置导尿管：若上述措施无效，应予以留置导尿管，解除尿潴留。

二、硬脊膜外隙阻滞病人的护理

硬脊膜外隙阻滞（epidural block）是将局麻药注入硬脊膜外隙，阻滞脊神经传导功能，使其所支配区域的感觉和（或）运动功能丧失的麻醉方法，又称为硬脊膜外腔阻滞或硬膜外麻醉。

【适应证和禁忌证】

1. 适应证　适用于除头部以外任何部位的手术，最常用于横膈以下的各种腹部、腰部

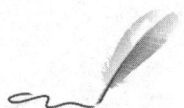

和下肢手术。

2. 禁忌证 硬膜外麻醉禁忌证与腰麻相似。包括穿刺部位皮肤感染、凝血机制障碍、休克、脊柱结核或严重畸形、中枢神经系统疾病等。

【分类】

根据神经阻滞部位不同分类。

1. 高位硬膜外阻滞 穿刺部位在 $C_5 \sim T_6$，阻滞颈部及上段胸神经。适用于甲状腺、上肢或胸壁手术，目前已极少使用。

2. 中位硬膜外阻滞 穿刺部位在 $T_6 \sim T_{12}$，阻滞中、下段胸神经。常用于腹壁手术。

3. 低位硬膜外阻滞 穿刺部位在腰部各棘突间隙，阻滞腰神经。适用于下肢及盆腔手术。

4. 骶管阻滞 经骶裂孔进行穿刺，阻滞骶神经，适用于肛门及会阴部手术。

【常用局麻药】

1. 利多卡因 常用浓度为 1.5% ~2%，起效时间 5~8 分钟，作用维持时间约 1 小时左右；成年人一次最大用量为 400mg。反复用药后易出现快速耐药性。

2. 丁卡因 常用浓度为 0.25% ~0.33%，起效时间 10~20 分钟，作用维持时间 1.5~2 小时；成人一次最大用量为 60mg。

3. 布比卡因 常用浓度为 0.5% ~0.75%，起效时间 7~10 分钟，作用维持时间 2~3 小时。近年来也用罗哌卡因，常用浓度为 0.75%。

【影响麻醉平面的因素】

硬膜外阻滞的麻醉平面与腰麻不同。影响其麻醉平面的因素很多，主要包括局麻药容积、穿刺间隙、导管位置和方向、注药方式等。

1. 局麻药容积 硬膜外隙无脑脊液，药液的扩散取决于其容积大小。注入药液容积越大，扩散范围越广，麻醉平面也越宽。

2. 穿刺间隙 麻醉平面高低取决于穿刺间隙的高低。若穿刺间隙选择不当，则可因其上、下平面不符合手术要求而致麻醉失败，或因麻醉平面过高而致呼吸、循环功能抑制。

3. 导管位置和方向 导管向头端插入时，药液易向胸、颈段扩散；向尾端插入时，则多向腰、骶段扩散；导管偏于一侧，可出现单侧麻醉。但最终决定药液扩散方向的仍是导管口所在位置。

4. 注药方式 在药量不变的情况下，一次集中注药，麻醉范围较广；分次注入则范围缩小。

5. 病人情况 老年、动脉硬化、妊娠、脱水、恶病质等病人，注药后的麻醉范围较一般病人广，应减少用药量。此外，病人体位、药液浓度和注药速度等也可影响硬膜外麻醉平面。对老年、妊娠、高血压、心脏病、贫血及低血容量等病人，其应用需十分慎重，应减少药物用量，并加强病情观察。

【常见护理诊断/问题】

潜在并发症 全脊髓麻醉、局麻药毒性反应、血压下降、呼吸抑制、恶心、呕吐、神经损伤、硬膜外血肿、硬膜外脓肿等。

【护理措施】

(一) 常规监测及护理

1. 病情观察　严密监测病情变化，着重观察生命体征、手术情况、术中出血量等，常规监测皮肤和黏膜色泽、血氧饱和度，听诊肺部呼吸音等。同时还要观察尿量、体温、肢体的感觉和运动情况，各种引流液的颜色、性状和量。如有异常及时报告医师。

2. 体位　硬膜外阻滞病人术后不会引起头痛，但交感神经阻滞后，血压多受影响，所以平卧（可不去枕）观察 4~6 小时，生命体征平稳后即可采取半卧位。

(二) 并发症的观察、预防和护理

1. 术中并发症

(1) 全脊髓麻醉　是硬膜外麻醉最危险的并发症。①原因：穿刺针或导管误入蛛网膜下隙，将全部或大部分局麻药误注入蛛网膜下隙而引起的全脊髓神经阻滞现象。②表现：病人可在注药后数分钟内出现呼吸困难、血压下降、意识模糊或神志不清，继而呼吸停止，若处理不及时，可迅速出现心搏骤停。③预防：严格按照操作规程施行硬膜外阻滞，穿刺时细致谨慎；导管置入硬膜外隙后回吸应无脑脊液；先采用试验剂量用药，确定未误入蛛网膜下隙后方能继续给药。④处理：立即停药；立即行面罩加压给氧，必要时行气管插管维持通气与呼吸；积极配合医师紧急行心肺脑复苏术，同时加快输液速度，按医嘱给予升压药，维持循环功能。

(2) 局麻药毒性反应　硬膜外隙内丰富的静脉丛对局麻药吸收很快，若穿刺针或导管误入血管，将局麻药直接注入血管，或导管损伤血管，均可加快局麻药的吸收速度而引起不同程度的局麻药毒性反应。一次用药剂量超过极限量，也可导致毒性反应的发生。主要表现参见本章第二节"局部麻醉病人的护理"相关内容。其预防、观察和护理措施包括：①避免局麻药注入血管内：参见本章第二节"局部麻醉病人的护理"相关内容。②控制药物用量：一次用药不超过极限量或予以小剂量分次注射。其余参见本章第二节"局部麻醉病人的护理"相关内容。③加强观察和积极处理毒性反应：参见本章第二节"局部麻醉病人的护理"相关内容。

(3) 血压下降　主要因交感神经阻滞使阻力血管和容量血管扩张而致。尤其上腹部手术时，由于胸腰段交感神经阻滞范围较广，且可阻滞心交感神经引起心动过缓，更易发生低血压。其特点是血压下降出现较晚，幅度较小。其观察、处理和护理参见本节"蛛网膜下隙阻滞病人的护理"相关内容。

(4) 呼吸抑制　硬膜外阻滞可影响肋间肌和膈肌运动而致呼吸储备功能降低。当阻滞平面低于 T_8 时，呼吸功能可基本维持正常；但若达 T_2 以上时，则通气功能明显降低。通过降低用药浓度，减轻对呼吸肌运动支配神经的阻滞，可以减轻局麻药对呼吸的抑制作用。其临床表现、观察和护理措施参见本节"蛛网膜下隙阻滞病人的护理"相关内容。

(5) 恶心、呕吐　参见本节"蛛网膜下隙阻滞病人的护理"相关内容。

2. 术后并发症

(1) 脊神经损伤　①原因：穿刺针直接损伤神经；导管质硬而损伤脊神经根或脊髓；局麻药神经毒性作用。②表现：在穿刺或置管时，如病人有电击样异常感并向肢体放射，说明已触及神经。病人出现局部感觉和（或）运动障碍，并与神经分布有关。③处理：立即停止进针，调整进针方向，以免加重损伤。异常感持续时间长者，说明损伤严重，应立即放弃阻滞麻醉。脊神经根损伤者，一般予以对症治疗，数周或数月后可自愈。

（2）硬膜外血肿　其发生率为2%～6%。①原因：硬膜外穿刺和置管时损伤血管而致硬膜外出血，血肿压迫脊髓可致截瘫；多见于凝血功能障碍或应用抗凝药物者。②表现：病人出现剧烈背痛，进行性脊髓压迫症状，伴肌无力、尿潴留、括约肌功能障碍，血肿压迫脊髓可并发截瘫。③处理：一旦发现血肿压迫征兆，应及时报告医师并做好手术准备，争取在血肿形成后8小时内进行椎板切开减压术以及早清除血肿、解除压迫。若超过24小时，一般很难恢复。

（3）导管拔出困难或折断　①原因：椎板、韧带及椎旁肌群强直或置管技术不当、导管质地不良、拔管操作不当等。②表现：导管难以拔出或者拔出过程中折断。③处理：如遇到拔管困难，切忌使用暴力，可将病人置于原穿刺体位，热敷或在导管周围注射局麻药后再行拔出。若已发生导管折断，无感染或神经刺激症状者，可暂不取出，但应密切观察。

第四节　全身麻醉病人的护理

全身麻醉（general anesthesia）是麻醉药作用于中枢神经系统并抑制其功能，以使病人全身疼痛消失的麻醉方法。全身麻醉是目前临床麻醉最常用的方法，因麻醉药物对中枢神经的控制可控、可逆并无时间限制，病人清醒后不留任何后遗症，且较局部和阻滞麻醉更舒适和安全，故适用于身体各部位手术。

【全身麻醉的分类】

1. 吸入麻醉　是将气体或挥发性液体麻醉药物经呼吸道吸入而起到全身麻醉作用的方法。由于麻醉药经肺通气进入体内和排出，故麻醉深度的调节较其他麻醉方法更为容易。

2. 静脉麻醉　是一种将麻醉药物注入静脉，通过血液循环作用于中枢神经系统而产生全身麻醉作用的方法。优点是诱导迅速，无诱导期兴奋，对呼吸道无刺激，无环境污染，麻醉苏醒期较平稳；缺点是麻醉深度不易调节，容易产生快速耐药性，无肌松作用，长时间用药后可产生体内药物蓄积和苏醒延迟。

【全身麻醉的用药】

（一）吸入麻醉药

吸入麻醉药是指经呼吸道吸入体内产生全身麻醉作用的药物。一般用于全身麻醉的维持，有时也用于麻醉诱导。吸入麻醉药的强度以"最低肺泡有效浓度"（minimal alveolar concentration，MAC）衡量。MAC是指某种吸入麻醉药在一个大气压下和纯氧同时吸入时，能使50%病人对手术刺激不发生摇头、四肢运动等反应的最低肺泡浓度。MAC越小，麻醉效能越强。常用的吸入麻醉药如下。

1. 氧化亚氮（nitrous oxide，N_2O）　又称笑气。为麻醉效能较弱的气体类吸入麻醉药，MAC为105%，常与其他全麻药物复合应用于全身麻醉的维持；对呼吸有轻度抑制作用，可使潮气量降低、呼吸频率加快。

2. 恩氟烷（enflurane）　又称安氟醚。麻醉效能较强，MAC为1.7%。麻醉诱导速度较快，可用于麻醉诱导和维持。

3. 异氟烷（isoflurane）　又称异氟醚，是恩氟烷的异构体。麻醉效能强，MAC 为 1.15%。可用于麻醉诱导和维持。

4. 七氟烷（sevoflurane）　又称七氟醚。麻醉效能较强，MAC 为 2.0%。可用于麻醉诱导和维持。麻醉苏醒迅速，苏醒过程平稳。

5. 地氟烷（desflurane）　又称地氟醚。麻醉效果较弱，MAC 为 6.0%。可用于麻醉诱导和维持。其麻醉诱导和苏醒均非常迅速，恶心、呕吐发生率明显低于其他吸入麻醉药，但需采用特殊蒸发器。

（二）静脉麻醉药

1. 硫喷妥钠（thiopental sodium）　是一种超短效的巴比妥类静脉全麻药。小剂量注射有镇静催眠作用，剂量稍大时，注药后 20 秒内即可使病人入睡，作用时间约 15～20 分钟。临床主要用于全麻诱导、短小手术麻醉、控制惊厥和小儿基础麻醉。由于其有抑制呼吸、刺激喉头引起喉痉挛及支气管痉挛、直接抑制心肌及扩张血管等不良反应，故禁用于哮喘、心肺功能障碍及严重低血压病人。

2. 氯胺酮（ketamine）　为一种强效镇痛静脉麻醉药。临床主要用于全麻诱导和小儿基础麻醉。静脉注射后 30～60 秒起效，维持时间 15～20 分钟。肌内注射后 5 分钟起效，15 分钟时作用最强。停用药物后，苏醒较慢。主要不良反应有一过性呼吸暂停、幻觉、噩梦及精神症状，可使眼压和颅内压增高。使用较大剂量时，应注意其对循环和呼吸的影响。癫痫、颅内压增高及缺血性心脏病病人应慎用。

3. 丙泊酚（异丙酚，普鲁泊福）　为超短效静脉麻醉药，具有镇静、催眠和轻微镇痛作用。主要用于全麻诱导与麻醉维持、门诊小手术和检查的麻醉及阻滞麻醉辅助药。起效快，静注后 30～40 秒病人即入睡，维持作用时间仅 3～10 分钟，停药后苏醒迅速而完全，醒后无明显后遗症。对心血管系统和呼吸的抑制作用明显，可致严重低血压或呼吸暂停。老年人和术前循环功能不全者应减量。

（三）麻醉性镇痛（辅助）药

1. 哌替啶（pethidine）　具有镇痛、催眠和解除平滑肌痉挛的作用。常作为麻醉前用药，可与异丙嗪等合用作为麻醉辅助用药。

2. 吗啡　为麻醉性镇痛剂，具有良好的镇静和镇痛作用，常作为麻醉前用药和麻醉辅助药，也可与催眠药和肌松药配伍进行全静脉麻醉。

3. 芬太尼　为人工合成的强效镇痛药，作用强度为吗啡的 75～125 倍。大剂量用药后可出现呼吸抑制。常用于心血管手术者的麻醉。

【全身麻醉的实施】

（一）吸入麻醉的实施

1. 吸入麻醉的诱导　①开放点滴诱导法：将金属丝网麻醉面罩绷以纱布扣于病人口鼻部，将挥发性麻醉药液滴于纱布上，通过病人的自主呼吸吸入而使之逐渐进入麻醉状态。②面罩吸入诱导法：将麻醉面罩扣于病人口鼻部，开启麻醉药蒸发器并逐渐增加吸入浓度，待病人意识丧失并进入麻醉第三期时，静注肌松药后行气管内插管。

2. 吸入麻醉的维持　指经呼吸道吸入一定浓度的麻醉药，以维持适当的麻醉深度。目前多采取联合应用气体类麻醉药、氧气和挥发性麻醉药以维持麻醉。

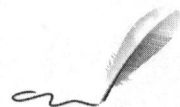

（二）静脉麻醉的实施

1. 静脉麻醉的诱导　先以面罩吸入纯氧 2~3 分钟，再根据病情选择适当的静脉麻醉药和剂量，自静脉缓慢注入，待病人意识丧失后注入肌松药，直至其全身骨骼肌及下颌逐渐松弛，呼吸由浅慢到完全停止后采用麻醉面罩进行人工呼吸，然后进行气管插管，成功后立即与麻醉机连接并行人工呼吸或呼吸机机械通气。

2. 静脉麻醉的维持　在完成麻醉诱导后，采用单次、分次或连续注入的方法，经静脉给药以维持麻醉深度并达到稳定的麻醉状态。

（三）复合全身麻醉的实施

目前已基本不用单一的静脉全麻（仅用于全麻诱导或短小手术），对复杂或较长时间的手术，临床常将静脉麻醉药、镇痛药及肌松药联合使用，称为复合全身麻醉。根据给药途径的不同，复合麻醉大致分为全静脉麻醉和静 – 吸复合麻醉两种。

1. 全静脉麻醉（total intravenous anesthesia，TIVA）　指在静脉麻醉诱导后，采用多种短效静脉麻醉药复合应用，以间断或连续静注法维持麻醉稳定。

2. 静 – 吸复合麻醉　是在全静脉麻醉基础上，于麻醉深度渐浅时予以间断吸入挥发性麻醉药，以维持麻醉稳定，减少静脉麻醉药的用量，有利于病人麻醉后迅速苏醒。

【护理评估】

（一）麻醉前和麻醉中的护理评估

1. 健康史　①一般情况：包括年龄、性别、职业等。②既往史：了解既往手术、麻醉史；近期有无呼吸道或肺部感染；有无影响完成气管内插管的因素；有无中枢、循环、呼吸系统疾病史等。③生活史：包括特殊嗜好（如烟、酒）和药物成瘾史等。④用药史：了解用药后情况及不良反应；有无药物过敏史等。⑤其他：包括婚育史、家族史等。

2. 身体状况　评估意识和精神状态、生命体征；有无营养不良、发热、脱水及体重降低；有无皮肤、黏膜出血及水肿等征象。有无牙齿缺少或松动、是否有义齿。

3. 辅助检查　了解血、尿、粪常规与血生化检查、血气分析、心电图及影像学等检查结果，以评估有无重要脏器功能不全、凝血机制障碍及贫血、低蛋白血症等异常。

4. 心理和社会支持状况　病人及家属对麻醉方式、麻醉前准备、麻醉中护理配合和麻醉后康复知识的了解和认识程度；是否存在焦虑或恐惧等不良情绪反应；其所担心的问题、家庭和单位对病人的身心支持程度等。

（二）麻醉后的评估

1. 术中情况　麻醉方式，麻醉药种类和用量；术中失血量、输血量和补液量；术中有无局麻药的全身中毒反应或呼吸、心搏骤停等异常情况发生。

2. 术后情况

（1）**身体状况**　病人的意识状态、血压、心率和体温；心电图及血氧饱和度是否正常；基本神经生理反射是否存在；感觉是否恢复；有无麻醉后并发症征象等。

（2）**辅助检查**　血、尿常规与血生化检查、血气分析、重要脏器功能评估等检查结果有无异常改变。

3. 心理和社会支持状况　病人对麻醉和术后不适（如恶心、呕吐、切口疼痛等）的认识程度、对术后不适的情绪反应，其家庭和单位对病人麻醉后的身心支持程度等。

【常见护理诊断/问题】

1. 潜在并发症　反流与误吸、呼吸道梗阻（上呼吸道梗阻和下呼吸道梗阻）、通气量不足、低氧血症、低血压、高血压、心律失常等。

2. 有受伤的危险　与病人麻醉后未完全清醒或感觉未完全恢复有关。

3. 疼痛　与手术、创伤和麻醉药物作用消失有关。

【护理目标】

1. 病人未发生并发症或发生的并发症被及时发现和处理。

2. 病人未发生意外伤害。

3. 病人疼痛缓解或减轻，舒适感增加。

【护理措施】

（一）并发症的观察、预防和处理

1. 反流与误吸　①原因：由于病人的意识、咽反射消失，一旦有反流即可发生误吸，引起急性呼吸道梗阻。②表现：误吸胃液可引起肺损伤、支气管痉挛和毛细血管通透性增加，导致肺水肿和肺不张。③处理：减少胃内容物滞留，促进胃排空，降低胃液 pH，降低胃内压力，加强呼吸道保护。

> **考点提示**
> 全身麻醉并发症的观察、预防和处理。

2. 呼吸道梗阻　以声门为界，呼吸道梗阻分为上呼吸道梗阻和下呼吸道梗阻。

（1）上呼吸道梗阻　①原因：常为因舌后坠、口腔分泌物或异物、喉头水肿等引起的机械性梗阻。②表现：不全梗阻者表现为呼吸困难及鼾声；完全梗阻者则有鼻翼扇动和三凹征。③处理：应迅速托起其下颌并将其头后仰，置入口咽或鼻咽通气管，清除咽喉部分泌物，喉头水肿者可静脉注射皮质激素，严重者立即行气管切开。

（2）下呼吸道梗阻　①原因：气管导管扭折或导管斜面过长致其紧贴于气管壁、分泌物或呕吐物误吸、支气管痉挛等。②表现：轻者出现肺部啰音，重者出现呼吸困难、潮气量降低、气道阻力增高、缺氧性发绀、心率增快和血压降低。③处理：一旦发现，立即报告医生并协助处理。

3. 通气量不足　①原因：在麻醉期间或麻醉后，由麻醉药、麻醉性镇痛药和肌松药产生的中枢性或外周性呼吸抑制所致。②表现：CO_2 潴留和（或）低氧血症，血气分析 $PaCO_2$ >50mmHg、pH<7.30。③处理：给予机械通气维持呼吸直至呼吸功能完全恢复；必要时遵医嘱给予针对麻醉药或肌松药的特效拮抗药物解救。

4. 低氧血症（hypoxemia）　①原因：氧气供应不足；呼吸道梗阻；弥散性缺氧；误吸、肺不张、肺水肿等。②表现：当病人吸入空气时，其 SpO_2<90%、PaO_2<60mmHg 或吸入纯氧时 PaO_2<90mmHg 即为低氧血症。病人表现为呼吸急促、发绀、烦躁不安、心动过速、心律失常和血压升高等。③处理：密切观察，及时供氧，必要时配合医师行机械通气治疗和护理。

5. 低血压　①原因：麻醉过深引起血管扩张、术中脏器牵拉引起迷走神经反射、术中失血过多以及术中长时间容量补充不足或不及时等。②表现：当麻醉病人的收缩压下降超过基础值的 30% 或绝对值<80mmHg 时，即为低血压。③处理：加强观察，调整麻醉深度，补充血容量；一旦发现病人低血压，应根据手术刺激的强度立即调整麻醉深度，并根据失

血量快速补充血容量。

6. 高血压 ①原因：除原发性高血压外，多与手术操作刺激引起的应激反应、麻醉过浅、镇痛药用量不足有关。②表现：麻醉期间出现收缩压高于 160mmHg 或收缩压高于基础值的 30%。③处理：对术前已存在高血压的病人，应完善其术前准备并有效控制高血压；手术中根据刺激程度调整麻醉深度和镇痛剂的用量，必要时行控制性降压。

7. 心律失常 ①原因：麻醉过浅，麻醉药对心脏起搏系统的抑制，麻醉和手术造成的全身缺氧、心肌缺血等诱发。②表现：窦性心动过速、心动过缓、房性期前收缩等。③处理：控制适当的麻醉深度；维持血流动力学稳定，维持心肌氧供平衡，处理相关诱因。

（二）防止意外伤害

病人苏醒过程中常可出现躁动不安或幻觉等，容易发生意外伤害。应注意适当防护，必要时加以约束，防止病人发生坠床、碰撞及不自觉地拔出输液管或引流管等意外伤害。

（三）明确麻醉苏醒进展情况

1. 采用麻醉后评分法评定病人苏醒进展 ①活动：四肢均能活动计 2 分；能活动 2 个肢体计 1 分；不能活动计 0 分。②呼吸：能深呼吸并咳嗽计 2 分；呼吸困难或间断计 1 分；无自主呼吸计 0 分。③循环：与麻醉前基础血压相比，收缩压变化率（升高或降低）在 20% 内记 2 分；20% ~ 50% 计 1 分；>50% 计 0 分。④意识：清醒、回答问题正确计 2 分；呼其名时睁眼计 1 分；呼唤无反应计 0 分。⑤色泽：面、口唇、指端色泽正常计 2 分；苍白、灰暗计 1 分；明显青紫计 0 分。总分 >7 分，提示可离开麻醉后监测复苏室（post anesthesia care unit，PACU）。

2. 不用评分者，达到以下标准，可转回病房 ①神志清醒，有定向力，回答问题正确。②呼吸平稳，能深呼吸及咳嗽，SpO_2 >95%。③血压及脉搏稳定在 30 分钟以上，心电图无严重的心律失常和心肌缺血改变。

> **知识拓展**
>
> **Steward 苏醒评分表**
>
> | 病人状况 | 0 分 | 1 分 | 2 分 |
> | --- | --- | --- | --- |
> | 清醒程度 | 对刺激无反应 | 对刺激有反应 | 完全清醒 |
> | 呼吸通畅程度 | 呼吸道需予以支持 | 可自主维持呼吸道通畅 | 可按医师吩咐咳嗽 |
> | 肢体活动程度 | 肢体无活动 | 肢体无意识活动 | 肢体能做有意识的活动 |
>
> 注：上述三项总分为 6 分，当病人评分 >4 分时，可考虑转出 PACU。
>
> **Aldrete 苏醒评分表**
>
> | 病人状况 | 0 分 | 1 分 | 2 分 |
> | --- | --- | --- | --- |
> | 活动力 | 无法按指令移动肢体 | 按指令移动两个肢体 | 按指令移动四肢 |
> | 呼吸 | 呼吸暂停 | 呼吸困难 | 能深呼吸和随意咳嗽 |
> | 循环 | 全身血压波动幅度超过麻醉前水平的 50% | 全身血压波动幅度超过麻醉前水平的 20% ~ 50% | 全身血压波动幅度超过麻醉前水平的 20% |
> | 意识 | 无反应 | 可唤醒 | 完全清醒 |
> | SpO_2 | 即使辅助给氧仍 <90% | 辅助给氧状态下维持 >90% | 呼吸室内空气状态下 >92% |
>
> 注：上述三项总分为 10 分，当病人评分 >9 分时，可考虑转出 PACU。

（四）气管内插管的拔管条件

手术结束后，除意识障碍病人需带气管插管回病房外，一般应待病人意识恢复、拔除导管后送回病房。此部分工作可在手术室或在 PACU 完成。某些术后情况危重者则需直接送入 ICU。

1. 意识及肌力恢复 病人可根据指令正确进行睁眼、张口、舌外伸、握手等动作，上肢抬高时间达到 10 秒以上。

2. 自主呼吸状态良好 病人无呼吸困难征象，每分钟呼吸频率维持在 15 次左右；潮气量 >5ml/kg；肺活量 > 15ml/kg；$PaCO_2 < 6kPa$（45mmHg）；呼吸室内空气状态下 $PaO_2 > 8kPa$（60mmHg）；吸纯氧状态下 $PaO_2 > 40kPa$（300mmHg）。

3. 吞咽、呛咳反射恢复

4. 鼻腔、口腔及气管内无分泌物

（五）缓解疼痛

麻醉后切口疼痛是机体对疾病和手术创伤的一种保护性反应，病人往往会经历一种不愉快的情感体验，并产生一系列生理和心理反应。传统观念认为切口疼痛是一种术后不可避免的经历，即使病人遭受着持续、剧烈的疼痛，也往往不予以积极处理，此种不及时和不充分的处理或镇痛，将造成一系列不良的临床后果，如切口疼痛可影响病人休息、睡眠、早期活动和饮食状况等，从而导致创口愈合延迟、康复过程减慢等。故有效的麻醉后镇痛对促进病人手术后身心康复十分重要。

术后镇痛的目的在于减轻病人手术后的痛苦，预防术后并发症。镇痛方法的选择应根据术前评估结果，综合考虑病人的年龄、体重、精神状态、体质、重要脏器功能（尤其是肝、肾功能）、手术部位和范围等，因人而异，力求以最小剂量达到有效镇痛效果。术后镇痛方法包括传统方法和病人自控镇痛。

1. 传统方法 护士按医嘱在病人需要时给予解热镇痛剂（如非甾体抗炎药）（小手术后）或肌注阿片类镇痛剂（如吗啡或哌替啶等）（中、大型手术后）。此种方法往往未考虑病人个体、手术类型和手术时间差异等因素，且常不够及时，病人需要等待开医嘱、注射直至起效的漫长过程，其镇痛效果也不充分，大多数病人仍然存在不同程度的疼痛体验。

2. 病人自控镇痛（patient controlled analgesia，PCA） 是目前临床较普遍采用的一种经硬膜外或静脉途径、由病人自控的镇痛方法。由麻醉医生根据病人情况和对疼痛的耐受力，预先配置好镇痛药液后，通过镇痛泵持续小剂量输入；允许病人根据自身对疼痛的感受，在需要时即可自行按压 PCA 装置键追加一定剂量的镇痛剂，从而达到有效的镇痛效果。该方法使用灵活、及时，电子镇痛泵系统能在预先设定的时间内对病人的第二次要求不做出反应，可防止药物过量。

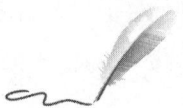

知识拓展

病人自控镇痛的类型及护理

一、PCA 的四种类型

1. 病人自控静脉镇痛（PCIA） 以阿片类药物为主。

2. 病人自控硬膜外镇痛（PCEA） 以局麻药为主。

3. 病人自控皮下镇痛（PCSA） 镇痛药物注入皮下。

4. 病人自控神经干旁阻滞镇痛（PCNA） 以局麻药为主。

二、PCA 的护理措施

1. 观察并记录镇痛效果 注意观察并记录应用镇痛药物后的效果，为有效调整镇痛方案和镇痛效果提供依据。

2. 提供相关知识 ①告知病人及家属镇痛药物的使用时间及剂量要求、镇痛泵应用及自我管理方法，教会其正确使用并保护镇痛装置。②告知病人翻身、活动时避免管道折叠、扭曲；妥善固定，防止脱管。

3. 异常情况的观察和处理 若镇痛效果不佳或病人需要做镇痛剂剂量的调整，应及时与麻醉科医师联系；若遇脱管、断管等异常情况，应立即停用镇痛剂，同时请麻醉科医师会诊处理。

4. 并发症的观察、处理和护理 阿片类，尤其是吗啡有抑制呼吸的作用；对应用此类药物的病人，应加强对生命体征的监测，尤其是呼吸的频率和深度以及 SpO_2 的监测，警惕病人出现呼吸频率变浅、变慢。一旦出现呼吸抑制、心搏骤停等紧急情况，应立即报告医师，并积极配合抢救，同时请麻醉科医师会诊参与抢救。

【护理评价】

1. 病人是否发生并发症或已发生的并发症是否被及时发现和处理。

2. 病人是否发生意外伤害。

3. 病人疼痛是否缓解或减轻，舒适感是否增加。

本章小结

麻醉学是临床医学的一个重要学科，其理论和技术包括术前对病情的评估、人工气道的建立、器官功能的监测、心肺复苏和疼痛治疗等，不仅应用于手术中，而且已经广泛应用于手术室以外的诊疗工作中。根据麻醉作用部位和所用药物的不同，临床麻醉分类有全身麻醉、局部麻醉、椎管内麻醉、复合麻醉及基础麻醉。因麻醉药物对心肺功能有不同程度的影响，所以对麻醉病人的监护尤其重要，特别是麻醉并发症的预防和护理是本章的重点内容。

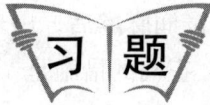

一、选择题

【A1/A2 型题】

1. 麻醉前禁食、水最主要的目的是
    A. 便于术中操作　　　　　B. 防止术后便秘　　　　　C. 防止术后腹胀
    D. 防止术后尿潴留　　　　E. 预防术中呕吐误吸

2. 吸入性麻醉前为了减少呼吸道分泌物，给病人使用的药物是
    A. 地西泮　　　　　　　　B. 异丙嗪　　　　　　　　C. 阿托品
    D. 吗啡　　　　　　　　　E. 苯巴比妥

3. 为预防全麻病人术后发生误吸，主要的术前措施是
    A. 放置胃管　　　　　　　B. 禁食、禁水　　　　　　C. 选择静脉麻醉
    D. 用阿托品　　　　　　　E. 用止吐药

4. 为预防全麻病人术后发生误吸的术后措施是
    A. 留置鼻饲管　　　　　　　　　　　　B. 继续禁食、禁水
    C. 麻醉清醒前去枕平卧，头偏向一侧　　D. 用阿托品
    E. 用止吐药

5. 与静脉麻醉相比，吸入麻醉的优点有
    A. 诱导迅速　　　　　　　B. 操作方便　　　　　　　C. 药物安全且无爆炸性
    D. 对呼吸道无刺激　　　　E. 肌肉松弛效果较好

6. 为了预防腰麻后头痛，应采取的措施是
    A. 保持环境安静　　　　　B. 减少术中输液量　　　　C. 垫枕平卧 4 小时
    D. 去枕平卧 6 小时　　　　E. 做好麻醉前心理准备

7. 全脊髓麻醉的主要危险是
    A. 低血压　　　　　　　　B. 剧烈头痛　　　　　　　C. 麻醉作用持久
    D. 呼吸、心搏骤停　　　　E. 损伤脊髓导致截瘫

8. 使用前必须做皮肤过敏试验的麻醉药是
    A. 普鲁卡因　　　　　　　B. 丁哌卡因　　　　　　　C. 利多卡因
    D. 依替卡因　　　　　　　E. 罗哌卡因

9. 全麻病人发生高血压可能的原因是
    A. 年老
    B. 术中镇痛药用量不足
    C. 手术牵拉或直接刺激迷走神经
    D. 术中长时间容量补充不足
    E. 麻醉过深导致血管扩张

10. 男性，67 岁，因盆腔脓肿需行手术，其麻醉方式应采取
    A. 全身麻醉　　　　　　　B. 椎管内麻醉　　　　　　C. 局部浸润麻醉

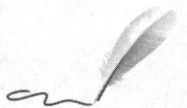

D. 神经阻滞麻醉　　　　　　E. 区域阻滞麻醉

11. 女性，用 1% 普鲁卡因行局部浸润麻醉后，出现躁动不安、呼吸和心率增快、血压升高、肌肉震颤。为了预防此种情况，正确的措施是

　　A. 将药物直接注入血管

　　B. 一次性给予足量麻醉药

　　C. 在普鲁卡因中加少量肾上腺素

　　D. 发生毒性反应时应减少用药量

　　E. 体弱病人应增加药量

12. 男性，50 岁，无吸烟史和肺部疾病史，全麻下行肠道手术。术后麻醉未清醒，呼吸时出现鼾声，此时应采取的措施是

　　A. 观察病情　　　　　B. 气管插管　　　　　C. 环甲膜穿刺

　　D. 托起病人下颌　　　E. 吸痰，注射阿托品

【A3/A4 型题】

（13～16 题共用题干）

女性，45 岁，饱食后出现肠梗阻，因疑诊为绞窄性肠梗阻需行急诊手术。

13. 对该病人首选的麻醉方式是

　　A. 全身麻醉　　　　　　　B. 硬膜外麻醉　　　　　C. 蛛网膜下隙阻滞麻醉

　　D. 颈丛神经阻滞麻醉　　　E. 臂丛神经阻滞麻醉

14. 该病人麻醉后完全清醒的标志是

　　A. 眼球活动　　　　　B. 呼吸加快　　　　　C. 呻吟、转动

　　D. 睫毛反射恢复　　　E. 正确回答问题

15. 麻醉后并发症中最常发生的是

　　A. 呕吐误吸　　　　　B. 肺脂肪栓塞　　　　　C. 低血压

　　D. 苏醒延迟　　　　　E. 急性支气管痉挛

16. 病人可能发生的最严重循环系统并发症是

　　A. 高血压　　　　　　B. 低血压　　　　　　C. 心搏停止

　　D. 心房颤动　　　　　E. 室性心律失常

二、思考题

女性，48 岁，腰麻下行"子宫肌瘤切除术"后 3 天出现头痛，自述抬头或坐起时头痛加重，平卧后减轻或消失。病人意识清醒，T 37.8℃，P 88 次/分，R 20 次/分，BP 132/86mmHg。查体：瞳孔等大、等圆。脑电图检查未发现异常。

请问：

1. 引起该病人头痛最可能的原因是什么？

2. 病人是否发生头痛与哪些因素有关？

3. 应采取什么措施预防其头痛的发生？

4. 应采取什么措施缓解其头痛？

（秦迎新）

第六章　围手术期病人的护理

学习目标

1. **掌握**　手术后病人常见的不适及护理，早期活动的意义，并发症的观察及护理措施。

2. **熟悉**　外科常用器械的名称及使用和传递方法，器械护士、巡回护士的职责和手术中配合。

3. **了解**　手术后病人病情评估内容，手术室的设置布局及手术室的管理。

4. 具备独立完成术前准备能力；具备手术人员无菌准备、手术病人体位安置、器械台的铺置与管理等操作能力。

5. 尊重病人，能与手术病人及家属进行有效沟通。

　　手术是治疗外科疾病的主要手段，手术创伤、麻醉及疾病本身的打击，可导致人体生理功能紊乱、防御能力和手术耐受力下降，直接影响病人的预后，故围手术期护理极为特殊和重要。有效的围手术期护理，可以提高手术的安全性、减少并发症、促进病人康复。

　　围手术期（the perioperative period）包括手术前、手术中、手术后三个阶段：①手术前期：从病人决定手术到送至手术室。②手术期：从病人进入手术室到手术结束后送入恢复室或外科病房。③手术后期：从病人送到恢复室或外科病房至病人出院或继续追踪。

　　手术分类方法有很多。按手术期限分类：①择期手术：施行手术的迟早不影响手术效果，可在充分术前准备后进行的手术。例如，良性肿瘤切除术、腹股沟疝修补术等。②限期手术：手术时间选择有一定的时限，应在较短的时间内做好术前准备。例如，各种恶性肿瘤根治术等。③急症手术：病情危急，需要在尽可能短的时间内实施的手术。例如，脾破裂大出血、外伤性肠破裂等开腹探查术。按手术范围分大、中、小型及微创手术。

第一节　手术前护理

案例导入

　　刘某，女，58岁，胃痛反复发作2年，3个月前再次开始出现上腹不适、疼痛、食欲减退，有反酸、嗳气，服抗酸药后无明显好转，3个月来体重下降3kg。经胃镜检查确诊为胃癌，定于3天后在全身麻醉下行胃癌根治术，既往有高血压、糖尿病病史。

　　请问：

　　1. 刘女士需要做哪些术前准备？

　　2. 刘女士血糖、血压应控制在什么范围才可以做手术？

手术前护理是从病人入院后，自确定手术治疗开始到被送入手术室之前的护理工作。手术前护理的目的是进行充分的术前准备以增加病人对手术的耐受力，使病人以最佳的状态进入手术。

【护理评估】

（一）健康史

1. 现病史 评估本次发病的诱因、入院时间、临床表现、诊断等。

2. 既往史 了解有无基础疾病，如心脏病、高血压、糖尿病、哮喘、慢性支气管炎、结核、肝炎、肝硬化、肾脏疾病、贫血等病史，既往治疗和用药史等；有无麻醉类毒品成瘾史；是否有吸烟、饮酒等不良嗜好；有无手术史及手术的名称、时间等；有无药物过敏史；有无遗传病及传染病史等。

（二）身体状况

1. 营养状态 病人的营养状态与手术的耐受力直接相关。营养不良者对手术、麻醉的耐受力明显降低；蛋白质缺乏者常会出现贫血，术后抗感染能力低下，创口愈合能力差，易发生切口裂开、切口感染。

2. 体液平衡状态 摄入不足、发热、呕吐、腹泻、多尿、肠梗阻、急性胃扩张等会引起体液失衡；评估有无脱水及其程度、类型，有无电解质紊乱和酸碱失衡。

3. 有无感染 询问病人有无发热、咳嗽、咽痛等上呼吸道感染症状；观察皮肤，特别是手术区域的皮肤有无损伤和感染现象。

4. 重要脏器功能

（1）循环系统 近6个月内有无心肌梗死、心律不齐（房室传导阻滞）、心脏瓣膜疾病、急性心肌炎、心力衰竭及先天性心脏病等。手术前应常规做心电图检查。

（2）呼吸系统 呼吸功能不全和长期大量吸烟者术后易发生肺部感染。密切观察病人呼吸情况，如有无咳嗽、咳痰、胸痛、哮喘、杵状指等。

（3）肝功能 长期饮酒、肝炎和肝硬化导致病人肝脏功能低下，影响伤口愈合，增加术后感染机会。询问病人有无酒精中毒史，观察病人有无黄疸、腹水、蜘蛛痣、肝掌等。

（4）肾功能 肾小球肾炎、尿毒症等导致病人肾功能下降，影响病人的手术耐受力，应加强肾功能的监测。需要观察病人的尿液性状及尿量，有无尿频、尿急、尿痛、排尿困难等。

（5）血液功能 凝血功能异常引起术中及术后出血。了解病人有无出血史、是否正在使用抗凝剂，以及有无引起凝血因子缺乏的疾病。观察病人有无牙龈出血、皮肤瘀斑等。

（6）内分泌功能 评估病人饮食、血糖、尿糖情况，因糖尿病病人易发生感染，影响切口的愈合，并发症较多，从而将导致手术的应激性风险增加。

（三）心理和社会支持状况

观察病人是否失眠、多梦、食欲不佳，了解病人对麻醉、手术及术后康复的具体要求和想法，了解病人是否出现沉默寡言、情绪低落等；病人的合作程度等；了解亲属对病人的关心程度，家庭经济状况和医疗费用的承担能力；了解病人的社会支持体系，从而有效地为病人提供心理社会支持。

【常见护理诊断/问题】

1. 疼痛 与外科疾病有关。

2. 体液不足 与所患疾病造成的失血、失液有关。

3. 营养失调：低于机体需要量 与病人恶心、呕吐、不能进食以及消耗性疾病有关。

4. 焦虑/恐惧 与疾病对身体和心理产生的压力、医院环境的陌生有关。

5. 睡眠型态紊乱 与疾病所致生理功能损害、环境改变、噪音、担心手术及疾病的预后有关。

6. 知识缺乏 缺乏手术前、麻醉前的准备及术后适应等方面的知识。

【护理目标】

1. 病人疼痛减轻或缓解。

2. 病人体液平衡。

3. 病人获得足够营养，休重稳定。

4. 病人焦虑/恐惧减轻或缓解。

5. 病人能够得到充足的休息。

6. 病人具备有关术前准备方面的相关知识。

【护理措施】

（一）心理护理

护士应热情地接待病人，根据病人的年龄、性别、职业、文化程度等采取相应的方式，以通俗易懂的语言与之交谈，做好入院介绍，讲明手术的必要性和安全性，恰如其分地解释病情、手术的简要过程、可能达到的效果和术前、术中、术后的注意事项。对病人需进行正面的鼓励和指导，切忌片面强调不利方面，以免增加病人的心理负担。同时要鼓励病人表达内心的想法，要给予足够的时间对病人提出的问题进行耐心、恰当地解答。

（二）一般准备

1. 呼吸道准备 吸烟者要求术前禁烟2周；指导病人学会深呼吸及有效咳嗽排痰；胸部手术的病人要求掌握腹式呼吸方法，腹部手术的病人要求掌握胸式呼吸方法；注意保暖，防止呼吸道感染；有肺部感染或咳脓痰者，按医嘱使用抗生素控制感染；痰液黏稠者雾化吸入祛痰药或黏痰调节剂，以利于炎症消退及痰液咳出。

2. 胃肠道准备

（1）饮食管理 成人择期手术常规在术前8~12小时开始禁食，术前4小时禁饮，以保证胃的排空，防止在麻醉或手术过程中因呕吐误吸而导致窒息或吸入性肺炎。

（2）置胃管或洗胃 胃管一般在术日晨放置，多用于胃肠道手术病人，以增加手术安全性。幽门梗阻病人术前3日每晚用温热生理盐水洗胃，以减轻胃黏膜充血、水肿。急症手术病人可通过胃管抽出胃内容物，防止术中呕吐和误吸。

（3）清洁肠道 胃肠道手术需要清洁肠腔，避免手术污染。全麻和椎管内麻醉的病人，大多于术前晚给予肥皂水灌肠一次，避免术中粪便污染手术台。结肠、直肠手术病人术前2~3日可服缓泻剂，术前2日起每晚灌肠，术日晨清洁灌肠。特殊肠道准备需要口服抗生素。

3. 排便练习 大多数病人术后不习惯在床上大、小便，易发生便秘及尿潴留，因此术前要进行床上排便及排尿练习。

4. 手术区皮肤准备 手术区皮肤准备是预防切口感染的方法，包括剃除毛发、清洁手术区皮肤。常规在手术前24小时内为病人备皮，急症手术病人应立即备皮。详见"附录一"。

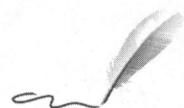

5. 手术日晨护理

（1）常规测量体温、脉搏、呼吸、血压；检查手术野皮肤准备是否符合要求；注意有无感冒或其他病情变化；询问女病人是否有月经来潮。若发现发热、月经来潮或其他病情变化，应报告医师，考虑是否延期手术。

（2）按医嘱准时术前用药。

（3）再次检查并核对病人手腕带相关身份及疾病信息。

（4）进手术室前，让病人排空大、小便。下腹部、盆腔手术及手术时间在 4 小时以上者常规留置导尿管；胃肠道手术及上腹部大手术常规安置胃管。

（5）嘱病人进入手术室前取下眼镜、假牙、发夹、手表，将贵重钱物交家属或护士长保管。

（6）按手术需要将病历、X 线片、CT 片、MRI 片及特殊用品一并带至手术室。

（7）与手术室工作人员交接病人。

（三）特殊准备

对手术耐受性不良者，除做好一般准备外，还应根据具体情况做好特殊准备。

1. 营养不良者 蛋白质缺乏常引起组织水肿，影响愈合，术前应尽可能给予补充。如果血浆白蛋白在 30～35g/L，应补充富含蛋白质饮食予以纠正；如果低于 30g/L，应通过输入血浆、人体白蛋白制剂以争取在短时间内纠正低蛋白血症。

2. 高血压者 高血压病人的危险性主要发生在手术中、手术后，可有心力衰竭、脑出血、心肌梗死和肾功能不全的危险。血压控制在 160/100mmHg 以下可不做特殊准备。血压较高者术前应适当用降血压药物，使血压控制在一定范围，但并不要求降至正常后才手术。

3. 心脏病者 麻醉作用、手术刺激、失血与缺氧等因素都易致心脏病病人心律失常、心力衰竭，甚至心搏骤停。心脏病人术前应积极纠正水、电解质失衡和贫血；急性心肌梗死病人 6 个月以内不做择期手术，6 个月以上若无心绞痛再发，可在监测下手术；急性心衰者在心衰控制 3～4 周后方可手术。

4. 呼吸功能障碍者 手术前并发感染者，必须采取积极措施，控制感染，否则不能施行手术。哮喘的病人，可口服地塞米松，以减轻支气管黏膜水肿。若为急性呼吸系统感染者，如为择期手术则推迟至感染控制 1～2 周后方可手术；如为急症手术，需加用抗生素，并尽量避免使用吸入麻醉。

5. 肝脏疾病者 手术前应进行各项肝功能检查。肝功能损害较严重者，明显营养不良、腹水、黄疸者，一般不宜施行任何手术。急性肝炎病人，除急症抢救外，多不宜施行手术。肝功能异常者，遵医嘱加强内科护肝治疗。

6. 肾脏疾病者 轻、中度肾功能损害病人，经过适当的内科治疗，都能较好地耐受手术；重度损害者，只要在有效的透析疗法处理下，仍然能安全地耐受手术。如需透析，应在术前 24 小时以内进行。

7. 糖尿病者 糖尿病病人手术耐受力差，影响伤口的愈合，且易发生感染。手术前准备：①能以改善饮食控制病情者，手术前无需特殊准备。②口服药物控制病情者，应继续用药至手术的前一天晚上；如用长效降糖药，应在手术前 2～3 日停用。③胰岛素依赖者，静脉输注葡萄糖加胰岛素将血糖稳定于轻度升高状态（5.6～11.2mmol/L），尿糖控制在（＋）～（＋＋）。

（四）疼痛护理

保持安静舒适的环境，耐心听取病人倾诉，给予安慰，减轻病人心理负担，提高痛阈。使病人取舒适的体位，局部轻柔按摩，令其缓慢而有节奏地深呼吸，以减轻疼痛。转移注意力，病人可看小说、漫画等分散注意力。

（五）急症手术的术前准备

以抢救生命为第一要务，手术前应优先抢救心脏骤停、窒息、休克、气胸等。对休克病人，立即建立静脉通道，快速补充血容量，并监测生命体征；对开放性损伤，伤口应用无菌敷料覆盖包扎，以防加重污染。迅速做好备皮、备血、药物过敏试验，协助医生做好各项检查。手术前立即禁食、禁饮，禁服泻药、禁灌肠，未明确诊断前禁用止痛剂。

（六）健康教育

1. 告知病人及家属，稳定的情绪、充足的睡眠及合理的饮食可提高病人的手术耐受力。

2. 讲解术后可能留置的各种引流管及其注意事项和临床意义。介绍戒烟、备皮、备血、灌肠等的必要性。向病人及家属介绍有关疾病和术前用药的相关知识。

3. 指导病人做深呼吸训练、床上排便练习以及床上活动等术后应进行的康复锻炼活动，减少并发症的发生。指导病人做手术体位的适应性训练，如甲状腺手术者，术前要练习头颈部过伸位。

【护理评价】

1. 病人疼痛是否减轻或缓解。

2. 病人的水、电解质、酸碱失衡是否得到纠正。

3. 病人营养状况是否得到改善，体重是否稳定或增加，血清白蛋白水平是否有所升高。

4. 病人是否了解有关自身疾病相关诊疗及预后知识，是否适应医院环境，焦虑或恐惧是否减轻。

5. 病人是否能自然入睡，是否得到充足的休息保证。

6. 病人是否具备有关术前准备方面的相关知识，是否了解拟采取的手术方案和术前应做的准备工作。

附录一：手术区皮肤准备操作技术（表 6-1）

【目的】清除皮肤上的污垢、毛发，利于消毒，预防术后切口感染。

【评估】

1. 病人的病情和手术部位。

2. 皮肤准备范围，皮肤有无破损、感染，是否患皮肤病。

3. 病人的心理状态，对术前准备相关知识的了解及配合程度。

【准备】

1. 操作者准备

（1）护士衣帽整齐、仪表端庄、姿势规范，展示出护理职业良好的风采。

（2）洗手、戴口罩。

2. 病人准备　向病人家属解释备皮的目的和注意事项，使病人愿意合作、有安全感。

3. 用物准备　治疗盘内放置物品：安全剃刀、弯盘、换药碗（20% 肥皂液）、软毛刷、纱布、棉签、绷带、70%乙醇溶液、手电筒、汽油、治疗巾、脸盆（盛温水）、毛巾等。

4. 环境准备 将病人移至换药室，关闭门窗，调节室温，遮挡病人；如需在病房备皮需用屏风遮挡。环境整洁、安静、舒适、安全。

【实施步骤】

表6-1 手术区皮肤准备操作技术

操作流程	操作步骤	要点提示
操作前	①准备 衣帽整齐，洗手、戴口罩，做好用物准备和环境准备 ②查对 床旁查对病人信息，核对手术部位，解释，取得配合	
操作过程	①准备 关闭门窗或屏风遮挡，暴露备皮区 ②铺巾 在备皮区下铺治疗巾 ③涂润滑剂 备皮区域涂肥皂液 ④剃除毛发 小心剃除局部毛发 ⑤清洁皮肤 ⑥检查	a. 注意保暖及照明 b. 保护床单 c. 一手持纱布绷紧皮肤，另一手持剃刀，刀片与皮肤呈45°，分区顺行剃除毛发 d. 用温水毛巾擦净皮肤，腹部手术需先用松节油棉签清除污垢后，再用70%乙醇涂擦脐孔 e. 用手电筒照射，光线与视线平齐，检查是否剃净，皮肤有无刮伤
操作后	①整理 ②洗手、记录	a. 取出治疗巾，整理病人衣服和床单位 b. 取舒适卧位，清理用物

【注意事项】

1. 顺行剃除毛发 顺毛发方向剃除，避免逆行，以免损伤毛囊，避免出现盲区。随时清除刀片内毛发，避免影响刀片的锋利度。

2. 剃发动作轻柔 绷紧皮肤，用力均匀，避免损伤皮肤。

3. 备皮范围 范围是以手术切口为中心，周围20cm范围以内的皮肤需进行清洁准备（表6-2）。

表6-2 备皮范围

手术部位	备皮范围
颅脑手术	剃去整个头部和颈部的头发及毛发，保留眉毛（图6-1）
颈部手术	自唇下至乳头连线，两侧到斜方肌前缘（图6-2）
胸部手术	上自锁骨上窝及肩上，下至脐平面，前过对侧锁骨中线，后过对侧肩胛下角，包括患侧上臂、肩部及腋窝（图6-3）
上腹部手术	自乳头连线至耻骨联合，两侧到腋后线，剃净阴毛，清洁脐孔（图6-4）
下腹部手术	上平剑突，下至股部上1/3前、内侧，包括外阴部，两侧至腋后线，清洁脐孔（图6-5）
肾区手术	自乳头连线至耻骨联合，前、后均过正中线，剃净阴毛，清洁脐孔（图6-6）
腹股沟和阴囊部手术	自脐平面至大腿上1/3，两侧到腋后线，包括外阴部（图6-7）
会阴及肛门部手术	自髂前上棘连线至大腿上1/3的前、内、后侧，包括会阴及臀部（图6-8）
四肢手术	以切口为中心，上、下各超过20cm。一般要超过远、近端关节或为整个肢体，修剪指（趾）甲（图6-9）

4. 特殊部位的备皮要求

（1）颅脑手术 术前3日剪短头发，并每日洗头1次（急症例外）；术前2小时剃净头部及颈部的毛发，保留眉毛，剃后洗头，戴上专用的帽子。

（2）颜面部手术　尽量保留眉毛，多洗面部。

（3）骨、关节、肌腱手术　术前3天开始准备皮肤。术前3天每日用肥皂液洗净，70%乙醇消毒，无菌巾包扎。术前1天剃净毛发并擦净，70%乙醇消毒，无菌巾包扎。手术当日重新消毒包扎。

（4）阴囊、阴茎部手术　入院后每日用温水坐浴，肥皂液洗净。术前1天剃毛发。

（5）小儿手术　一般不剃毛发，只做清洁处理。

【评价】

1. 病人及家属了解术前备皮目的，愿意配合，有安全感。

2. 备皮区域毛发剃净、清洁，无刮伤。

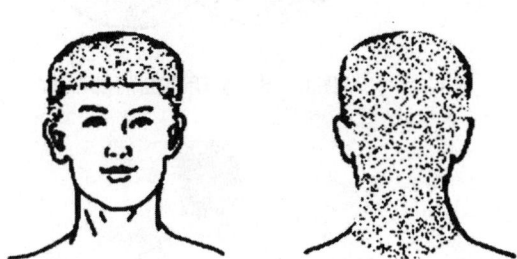

图6-1　颅脑手术

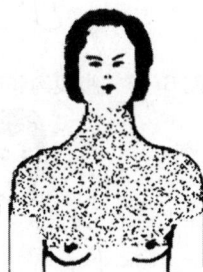

图6-2　颈部手术

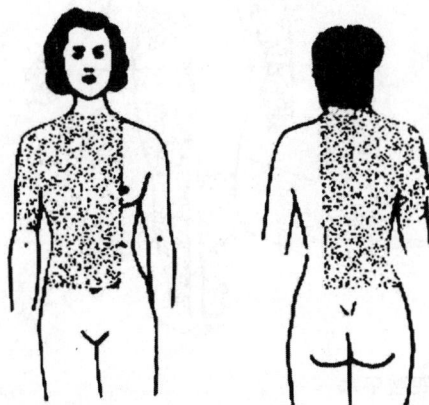

图6-3　胸部手术

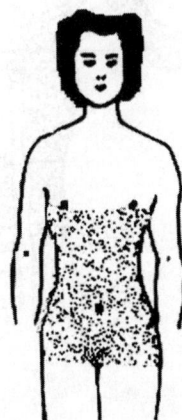

图6-4　上腹部手术

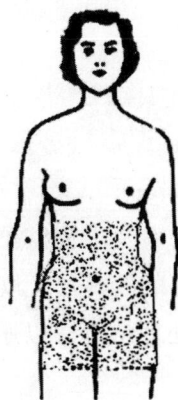

图6-5　下腹部手术

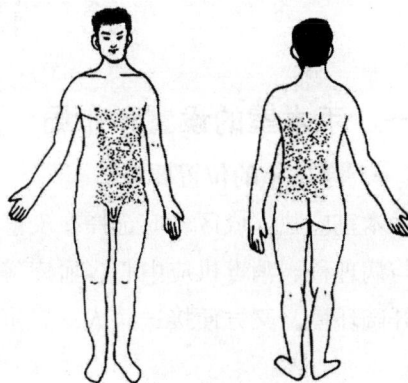

图6-6　肾区手术

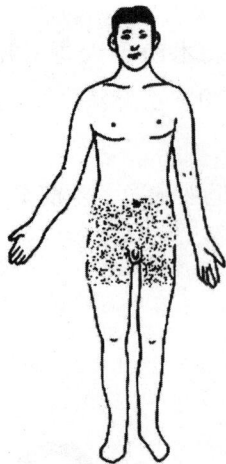

图6-7　腹股沟和阴囊部手术

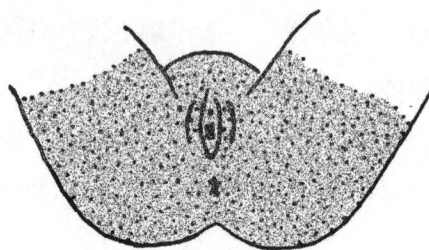

图6-8　会阴及肛门部手术

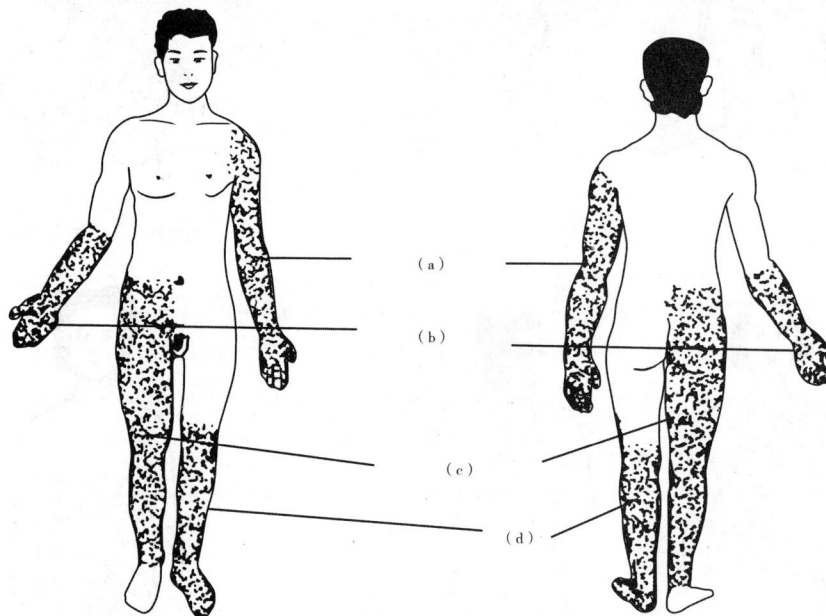

(a)

(b)

(c)

(d)

图6-9　四肢手术

（a）肘部、前臂手术；（b）手部手术；（c）膝、股部手术；（d）足、小腿手术

第二节　手术室护理

一、手术室的设置和布局

（一）手术室的位置要求

手术室应独立成区，应选择在安静、清洁、距临床手术科室及重症监护病房较近的地方，与病理科、消毒供应中心、血库等部门相邻，一般在楼房的较高层，既可以获得较良好的开阔环境，又方便接送病人。宜远离锅炉房、污水污物处理站等，以避免污染，减少噪声。

（二）手术室的建筑要求

手术间的大小按不同用途设计。普通手术间以每间 30～40m² 为宜，心脏手术、器官移植手术需要大手术间（50~60m²），小手术间面积为20~30m²。手术间高度约3m，走廊宽度2.2~2.5m，便于平车运送及来往人员走动。手术室门窗密闭性好，一般为封闭式无窗手术间，门应宽大，最好为感应式自动开启门。手术间内光线要均匀、不耀眼，近乎自然光线。室温一般在22℃~25℃之间，相对湿度为40%~60%。手术室的内装修必须有利于洁净环境，达到耐磨、耐腐蚀、易于擦拭消毒的要求。墙面、吊顶应用光滑、易清洁、易消毒、耐腐蚀、保温、隔声、防火的材料；颜色可采用浅色。墙面安装读片灯及温度、湿度调节开关。地面采用抗静电塑胶地板，地面不应有开放的地漏。墙面与地面、天花板交界处呈弧形，防积尘埃，便于清洁。

（三）手术室内设置和配备要求

手术间的数量根据手术科室的床位数而定，一般比例为1：（20~25）。手术间的基本配备有：万能手术台、大小器械桌、升降台、麻醉桌、吊顶式无影灯、立地聚光灯、药品及敷料柜、读片灯、吸引器、麻醉机、输液天轨、垫脚凳、污物桶、挂钟等。中心供氧、中心吸引、中心空气调节以及高效的层流式空气净化装置等是现代化大型手术室的必备条件，此外应有心电监护、移动式C型臂X光机，还应配备闭路电视设备、电视录像装置、观摩室等设施供教学和参观用。手术室应配备双电源。

（四）其他工作间的设置要求

麻醉准备室应配备有各种麻醉插管用具、导管、呼吸囊、急救箱等，麻醉复苏室应有氧气装置、负压吸引器、监护仪、呼吸机、起搏器等；供复杂、危重手术病人术后呼吸、循环功能的监护。洗手间设备包括感应式水龙头、无菌毛刷、洗手液、无菌毛巾等。其他附属工作间，如接待病人处、更衣室、护士站、卫生间、值班室、沐浴间、污物间等。

（五）洁净手术室

洁净手术室是采用一定的空气洁净措施，使室内达到一定的细菌浓度和空气洁净度级别的手术室。建设洁净手术室是当代医院发展的必然趋势，也是现代化医院的重要标志之一。

1. 洁净手术室的净化标准 手术室空气的洁净程度是以含尘浓度来衡量的，含尘浓度越高，洁净度则越低。按洁净程度分为以下4个等级（表6-3）。

表6-3 洁净手术室的等级标准

等级	名称	静态空气洁净度级别		浮游菌浓度（菌落/m³）	沉降菌浓度（Φ90mm，30min）（菌落/皿）
		级别	≥0.5μm 微粒数（粒/m³）		
Ⅰ	特别洁净手术室	100	≤3500	≤5	≤1
Ⅱ	标准洁净手术室	1000	≤3.5万	≤25	≤1
		1万	≤35万	≤75	≤2
Ⅲ	一般洁净手术室	10万	≤350万	≤150	≤4
Ⅳ	准洁净手术室	30万	≤1050万	≤175	≤5

2. 洁净手术室的净化技术 空气净化技术是通过初、中、高效3级过滤，控制室内尘埃含量，采用不同气流方式和换气次数，使空气达到一定级别标准的净化。

知识链接

空气净化系统主要由空气处理器,初、中、高效3级过滤器,加压风机,空气加温器,回风口,送风口等组成。

净化空气按气流类型可分为三种形式。①乱流型:为流线不平行、流速不均匀、方向不单一,而且有交叉回旋的气流。②层流型:为流线平行、流速均匀、方向单一的气流,又分为垂直层流和水平层流。气流平行于地面者为水平单向流洁净室;气流垂直于地面者为垂直单向流洁净室。③辅流型:气流流线是向一个方向流动,性能接近水平单向流。

3. 洁净手术室的使用范围(表6-4)

表6-4 洁净手术室的使用范围

洁净手术室级别		适用范围
Ⅰ	特别洁净手术室	适用于关节置换手术、器官移植手术及脑外科、心脏外科、眼科等手术中的无菌手术
Ⅱ	标准洁净手术室	适用于整形外科、胸外科、肝胆外科、泌尿外科、骨外科手术和普通外科中Ⅰ类无菌手术
Ⅲ	一般洁净手术室	适用于普通外科(除去Ⅰ类无菌手术)
Ⅳ	准洁净手术室	适用于肛肠外科及污染类手术

(六)手术室环境

1. 手术室分区 按洁净度将手术室分为三个区域:即洁净区(限制区或无菌区)、准洁净区(半限制区或清洁区)和非洁净区(非限制区或污染区)。分区的目的是防止区域之间的相互干扰,保证各区域的空气质量达到卫生部颁布的空气净化标准,防止医院内感染。

考点提示

洁净区包括洗手间、手术间、手术间内走廊、无菌物品间等。

(1)洁净区 洁净度要求最高,设在手术室最靠内的位置,包括洗手间、手术间、手术间内走廊、无菌物品间、储药室、麻醉准备室等。此区内的所有人员及其活动都必须遵守无菌原则。

(2)准洁净区 洁净度要求较高,设在手术室的中间位置,包括敷料室、器械室、洗涤室、消毒室、麻醉恢复室、手术间外走廊、石膏室等。该区为由非洁净区进入洁净区的过渡性区域,凡已完成手臂消毒或穿好无菌手术衣者不得进入,以防污染。

(3)非洁净区 洁净度要求不高,设在手术室最靠外的位置,包括值班室、更衣室、医护人员休息室、办公室、会议室、标本室、实验室、污物室、资料室、电教室、手术病人家属等候室等。交接病人时,应在此区域更换平车。

2. 手术室通道 符合洁污分开、医患分开的原则。手术人员、病人、手术无菌用品(敷料、器械等)进出洁净手术室必须受到严格控制,并采取适宜的隔离程序,即做到洁污分流,从而减少交叉感染。一般采用4条通道:①医护人员通道。②无菌物品通道。③病人通道。④污物通道:是手术后器械、布单、敷料及污物的流出通道。

二、手术室的管理

(一) 手术室的清洁和消毒

每日第一台手术前 1 小时开启空气净化装置,最后一台手术结束空气净化系统应继续运行,待手术室清洁消毒完成后,空气净化系统需继续运行 30 分钟,直到恢复规定的洁净级别为止。每日手术结束后,对台面及周边至少 1~1.5m 范围的所有物体表面和地面用有效氯消毒剂进行湿式清洁消毒。不同区域的清洁消毒用品宜有明确标识、分开使用。连台手术,需按要求清洁消毒,间隔时间不少于 30 分钟。每周至少彻底打扫一次,清洗过滤网一次。每月做空气洁净度和生物微粒监测一次。

地面和物品表面受到特殊污染时,可根据污染程度用 1000~5000mg/L 含氯消毒剂擦拭消毒,消毒后一般手术间通风时间不少于 30 分钟,洁净手术间自净时间不少于 30 分钟。手术结束后,所用器械应送供应室进行集中清洗、消毒和灭菌。

(二) 手术室的安全管理

手术室的安全是手术工作的核心之一,应建立并健全各项安全管理制度。

1. 手术室日常管理制度

(1) 手术室内保持安静,不可大声喧哗和随便走动,禁止吸烟。

(2) 除参加手术的医师、麻醉医师、护士、本室工作人员外,其他人员不得随便进入;患有上呼吸道感染、皮肤感染者,不能进入手术室。

(3) 无菌手术间与有菌手术间应相对固定。无条件固定者,应先安排无菌手术,后安排污染手术,最后安排感染手术。优先安排急症手术。

(4) 进入手术室人员需更换手术室清洁衣裤、鞋帽、口罩。

(5) 手术进行时应减少人员进出,需要外出时必须更换外出衣和外出鞋,工作人员离开时应换下手术室衣裤、鞋帽、口罩等。

(6) 常规手术通知单应在术前一日上午 10 时前填写好并送交手术室。急症手术由值班医生口头或电话通知手术室,同时填写手术通知单。

(7) 手术室设备应有专人保管、维修、保养,使用者必须熟悉各种设备器具的操作规程和注意事项,做到术前定期检查,术后安全存放,发现问题及时报修。

(8) 各种易爆、易燃、毒麻药品,应由专人保管,定期清点。易燃物品应远离火源、电源。

2. 接送病人制度

(1) 常规手术病人一般在术前 30 分钟由手术室护士按手术通知单接入手术室(低温麻醉的病人需提前 1 小时)。急症手术,病房应尽快做好一切术前准备。

(2) 仔细核对手术病人的科室、姓名、床号、住院号、手术部位、手术名称、血型等,并清点带来的物品,核对无误后送到所安排的手术间。

(3) 手术结束后,将病人随同病房带来的物品送回病房,并与病房接班护士当面交代清楚。

3. 手术安全核查制度

(1) 手术安全核查　由具有执业资质的手术医师、麻醉医师和手术室护士三方,分别在麻醉实施前、手术开始前和病人离开手术室前,共同对病人身份和手术部位等相关内容进行逐项核查；并逐项填写《手术安全核查表》；三方确认无误后分别在《手术安全核查表》上签名。住院病人《手术安全核查表》应归入病历中保管，非住院病人的由手术室负责保存一年。

（2）术中用药、输血的核查　由麻醉医师或手术医师根据情况下达医嘱并做好相应记录，由手术室护士与麻醉医师共同核查。

4. 参观制度

（1）参观人员应严格限定人数，一般 $20\sim30m^2$ 的手术间不超过 4 人。有条件的医院，应在有闭路电视的教学参观室观摩手术。

（2）参观人员必须经手术室批准后，在指定的时间和指定的手术间内参观。

（3）参观人员必须严格遵守手术室的管理规则，更换手术室的参观衣、口罩、鞋帽后方可进入。

（4）参观人员应严格遵守无菌原则，不能随意出入和四处走动。不可距手术人员太近，以免造成污染。

知识链接

实施手术安全核查必须在上一步核查无误后方可进行下一步，逐步逐项进行，不得提前填写表格。

内容及流程：①麻醉实施前：三方按《手术安全核查表》依次核对病人身份（科室、床号、姓名、性别、年龄、住院号）、手术方式、知情同意情况、手术部位与标识、麻醉安全检查、皮肤是否完整、术野皮肤准备与静脉通道建立情况、病人过敏史、抗菌药物皮试结果、术前备血情况、有否假体或体内植入物、影像学资料等内容。②手术开始前：三方共同核查病人身份（同上）、手术方式、手术部位与标识，并确认风险预警等内容。手术物品准备情况的核查由手术室护士执行并向手术医师和麻醉医师报告。③病人离开手术室前：三方共同核查病人身份（同上）、实际手术方式，术中用药、输血的核查，清点手术用物，确认手术标本，检查皮肤完整性、动静脉通路、引流管情况，确认病人去向等内容。④三方确认后分别在《手术安全核查表》上签名。

三、手术人员的无菌准备

手术人员在手术前，需要进行无菌准备。先在手术室入口处更换手术室专用鞋；再进入更衣室更换洗手衣、戴好专用手术帽和口罩，方可进入洗手间进行外科手消毒；然后进手术间穿无菌手术衣，戴无菌手套。

附录二：手术人员的无菌准备技术（表 6-5）

【目的】

1. 外科手消毒是清除指甲、手、前臂、上臂下 1/3 的污物和体表暂居菌；减少常住菌，使手部常住菌数不超过 $5cfu/cm^2$；抑制手表面微生物的生长，防止在医务人员和病人之间的传播，有效预防手术部位感染。

2. 穿无菌手术衣、戴无菌手套是防止细菌污染手术切口、避免病人伤口感染、确保手术成功的必要条件之一，同时保障手术人员安全，预防职业暴露。

【评估】

1. 环境整洁、宽敞，符合操作要求。

2. 用物准备适当，方便操作。

3. 熟悉本操作的基本方法与步骤。

4. 手和臂部皮肤无破损和化脓性感染。指甲长度不超过指尖，未涂指甲油并无假指甲。

【准备】

1. 操作者准备

（1）换鞋，换洗手衣、洗手裤，戴帽子、口罩。

（2）护士仪表端庄、姿势规范，展示出护理职业良好的风采。

2. 用物准备

（1）手术室内有多功能手术床、治疗车。

（2）洗手区有非手触式开关的水龙头（洗手用的水质应符合《生活饮用水卫生标准》要求）、消毒肥皂液（盛装肥皂液的容器应为一次性，如需重复使用应每次用完后清洁、消毒）、无菌手刷、无菌毛巾、手消毒液（有氯己定醇复合消毒液、0.5%碘伏消毒液和2%～4%氯己定消毒液等）、灭菌王刷手液、无菌包（无菌手术衣）、无菌手套、计时器等。

3. 环境准备　手术室内温度22℃～25℃，相对湿度40%～60%，宽敞、明亮。

【实施步骤】

表6－5　手术人员的无菌准备技术

操作流程	操作步骤	要点提示
操作前	1. 人员准备　更换手术室专用的鞋、洗手衣扎入洗手裤内面。戴手术室圆帽、戴口罩，修剪指甲 2. 物品准备　用物齐全、包装良好、无污染	注意清洁指甲下的污垢和手部皮肤的皱褶处 图6－10　刷手
操作过程	**手术人员的无菌准备之一：外科手消毒** 1. 普通洗手　取适量的肥皂液按"六部洗手法"认真揉搓双手及前臂和上臂下1/3。沿一个方向用流动水冲洗手和手臂 2. 手消毒　包括"刷手消毒法"和"免刷手消毒法" （1）刷手消毒法 ①刷手：如前所述普通洗手后，取无菌手刷蘸取适量洗手液或外科手消毒液依次、交替刷双手和前臂至上臂下1/3，时间约3分钟。顺序：双手指尖→由拇指桡侧开始刷洗双手各指间→手掌→手背→腕部（环形）→前臂（螺旋形）→肘部→上臂下1/3（肘上10cm）（图6－10） ②冲洗：用流动水自指尖至肘部，保持肘部处于最低位，冲洗双手、前臂和上臂下1/3（图6－11） ③必要时换消毒毛刷，刷洗第2、3遍 ④擦干：取无菌小毛巾，从手至肘上依次擦干，不可再向手部回擦。拿无菌巾的手不要触碰已擦过皮肤的巾面。同法擦干另一手臂（图6－12） ⑤涂抹外科手消毒液：取免冲洗手消毒液于一侧手心，用指尖将消毒液涂开，揉搓一侧手背、手腕，将剩余手消毒液环转揉搓至前臂和上臂下1/3（肘上10cm）。取免冲洗手消毒液于另一侧手心，步骤同上。最后取免冲洗手消毒液，按照"七部洗手法"揉搓双手至手腕部，揉搓至干燥	a. 注意勿漏刷指间、腕部尺侧和肘窝部，这些部位要重点加强刷洗 b. 冲洗时不要在水流中来回移动手臂，保持肘部处于最低位 图6－11　冲洗

操作流程	操作步骤	要点提示
操作过程	（2）免刷手消毒法（临床常用的方法） ①手消毒：如前所述普通洗手后，取适量的手消毒剂按七部洗手法认真均匀揉搓双手手掌、手背、手指、指缝、腕部等，再交替旋转搓揉前臂和上臂下 1/3，直至干燥，时间 3~6 分钟 ②冲洗：同"刷手消毒法" ③擦干：同"刷手消毒法" ④涂抹外科手消毒液：同"刷手消毒法" **手术人员的无菌准备之二：穿无菌手术衣** 1. 穿无菌遮盖式手术衣 （1）巡回护士检查　检查无菌手术衣包灭菌质量，有无破损、潮湿，打开无菌手术衣包，检查包内化学指示卡 （2）器械护士进入手术间　保持拱手的姿势，使肘关节在最低位 （3）取手术衣　从无菌包内拿取无菌手术衣（图6-13），抓住衣服的内面 （4）后退　拿住衣内面、后退一步，避免污染 （5）抖开　手提衣领，内面朝向自己抖开 （6）插入　双手协调找到袖口，轻轻上抛衣服，双手和手臂顺势平行插入袖筒，手不露出袖口 （7）系领带　巡回护士协助系好领口系带及左腋背部与右侧腋下的一对系带 （8）无接触式戴无菌手套 （9）解带　穿衣者戴好手套后，解开腰带结 （10）递带　巡回护士用无菌持物钳夹持腰带绕过穿衣者背后，使手术衣外片遮盖住内片，再递给穿衣者（图6-14） （11）系腰带　穿衣者接过腰带系紧 2. 穿无菌对开式手术衣 （1）~（6）同"穿无菌遮盖式手术衣" （7）系领带　巡回护士协助上拉衣领，使医生露出双手，并协助系好领口及后背带 （8）穿衣者双手交叉，身体略向前倾，用手将腰带递给后方，由巡回护士接住并在穿衣者后背系带 3. 协助穿无菌手术衣方法 （1）洗手护士持手术衣，选择宽敞无菌区域 （2）双手持手术衣衣领，内面朝向医生打开 （3）双手套入手术衣肩部的外面举至与穿衣者肩部平齐 （4）医生将双手同时伸入袖管至上臂中部 （5）巡回护士协助上拉，系衣领及内腰带，医生露出双手 （6）洗手护士协助医生戴无菌手套 （7）洗手护士将腰带协助打开并拽住，医生自转后自己系腰带 **手术人员的无菌准备之三：戴无菌手套** 1. 无接触式戴无菌手套 （1）取手套　隔衣袖取无菌手套放于另一只袖口处，手套的手指端向前、向上并与各手指相对应（图6-15） （2）戴手套　袖口放有手套的手隔着衣袖，将手套的一侧翻折边抓住，另一只隔着衣袖拿另一侧翻折边，将手套翻于袖口上，手迅速伸入手套内 （3）同法戴另一侧手套 2. 协助戴无菌手套方法 协助者为戴无菌手套者，将手套撑开；被戴者手直接插入手套中，双手相互调整手套手指，检查手套完整性	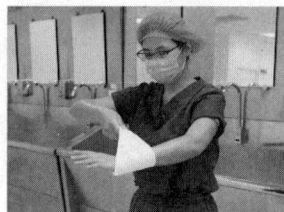 图 6-12　擦干 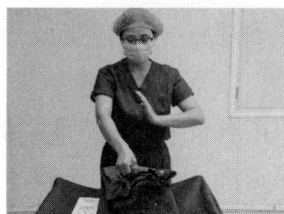 图 6-13　取手术衣 巡回护士不可触及手术衣外面 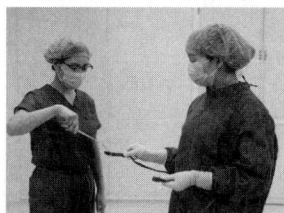 图 6-14　递腰带 a. 巡回护士从背后抓住衣领内面协助将衣服拉好 b. 护士的双手套入手术衣肩部的外面并举至与穿衣者肩部平齐 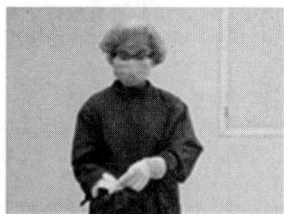 图 6-15　戴无菌手套

续表

操作流程	操作步骤	要点提示
操作过程	3. 脱手术衣、无菌手套 左手抓右肩向下拉，使衣袖翻向外，同法拉下左肩，脱下手术衣，衣里向外，放于污衣袋内。左手抓取右手套外面，使其翻转脱下；右手拇指深入左手手套掌部以下，提起手套使其翻转脱下	a. 术后手术衣外层为污染面 b. 注意保护清洁的手不被手套外表面污染
操作后	1. 整理　巡回护士协助整理手术衣，需注意无菌、平整，使手术衣全部遮盖洗手衣 2. 用物处理　按医疗废弃物规范分类处理垃圾	

【注意事项】

1. 洗手时　双手应保持胸前并高于肘部，指尖朝上冲洗，使水由指尖流向肘部，避免倒流。冲洗双手时避免溅湿衣裤。

2. 穿手术衣后　穿衣者双手需保持置于胸前无菌区，避免污染。双手、前臂、肩以下、腰以上、两侧腋前线之间的胸前区为无菌区。

3. 戴无菌手套时　开放式戴无菌手套法中未戴手套的手不可接触手套外表面，已戴无菌手套的手不可接触手套的内面及皮肤。手套上口应严密套扎在手术衣袖外，不可将腕部裸露。术中无菌手套有破损或污染，应立即更换。

4. 需连台手术时　必须更换手术衣及手套，先脱手术衣，后脱手套。如果无菌手术完毕，手套未破，再需进行另一台手术时，经手消毒后穿无菌手术衣，戴无菌手套。若前一次手术为感染手术，则接连实施手术前应重新外科刷手、手消毒，穿无菌手术衣，戴无菌手套。感染、骨科等手术时手术人员应戴双层手套（手术室穿孔指示系统）。

【评价】

1. 有较强的无菌观念，始终坚持无菌原则。

2. 保持无菌区域、无菌物品未受污染。

3. 操作熟练、准确，配合默契。

四、手术室物品的准备和无菌处理

（一）常用手术器械的识别、用途与传递方法

附录三：常用手术器械的识别与传递技术（表6-6）

【目的】　熟知各种常用手术器械的名称、用途、使用和传递方法。

【准备】

1. 操作者准备

（1）护士衣帽整齐，仪表端庄、大方，姿势规范，态度严谨。

（2）洗手、戴口罩。

2. 用物准备　常用手术器械分五类。

（1）切割类　手术刀、手术剪等。

（2）夹持、钳制类　止血钳、组织钳、持针钳、布巾钳、海绵钳、胃钳、肠钳、有齿镊、无齿镊等。

（3）牵拉类　胸、腹腔牵开器和各种拉钩。

（4）缝合类　圆针、三角针，缝线。

（5）吸引器。

【实施步骤】

表6-6　常用手术器械的识别与传递技术

操作流程	操作步骤	要点提示
操作前	1. 环境准备　手术间洁净、温度与湿度适宜 2. 护士准备　器械护士外科洗手、穿无菌手术衣、戴无菌手套，器械护士与巡回护士核对器械数量、性能并摆放有序 3. 病人准备　核对病人，摆好手术体位，消毒铺巾	
操作过程	**常用手术器械的识别与传递方法** 1. 手术刀 安装刀片时，用持针钳夹取刀片前段背侧，轻轻用力将刀片与刀柄的柄槽相对合； 拆卸刀片时，用持针钳夹住刀片的尾端，并向上轻轻抬起，把刀片推出刀柄的柄槽（图6-16） 作用：用于切割组织 传递方法：无接触式传递方法（图6-17）：采用弯盘进行无接触传递，水平传递给术者，防止职业暴露 2. 手术剪（图6-19） 线剪：术中剪线 组织剪：剪开或分离组织 传递方法：手持手术剪中部，用柄环轻击术者手掌，弯剪弯曲部向上，递给术者（图6-18）（图6-20） 3. 止血钳（图6-21） 直血管钳：用于皮下止血 弯血管钳：用于深部止血 传递方法：手持尖端或轴部，用柄环轻击术者手掌，传递给术者；弯血管钳弯曲部向上，递向术者 4. 组织钳 夹持组织以便牵引 传递方法：同"直血管钳" 5. 海绵钳 有齿纹者夹持敷料，做皮肤消毒 无齿纹者夹持及牵引脏器 传递方法：同"直血管钳" 6. 阑尾钳 用于夹提、固定阑尾或输尿管等组织 传递方法：同"直血管钳" 7. 布巾钳 用于固定手术野的无菌单或肋骨牵引 传递方法：同"弯血管钳" 8. 持针钳 夹持和传递缝针；夹持缝针的中后1/3交界处，缝线卡入持针钳的前1/3（图6-22） 9. 缝针 圆针：缝合肌肉、脏器、血管、神经等软组织 三角针：缝合皮肤、肌腱、软骨等坚韧组织 传递方法：把夹好缝针、缝线的持针钳放在弯盘内，水平传递给医生，进行无接触式传递方法 10. 手术镊（图6-23） 有齿镊：夹持皮肤、筋膜、肌腱等 无齿镊：夹持肠管、血管等较脆弱组织 传递方法：护士右手握住镊子夹端，闭合开口，直立传递给术者；术者拿其镊子中上部（图6-24） 11. 拉钩（图6-25） 用于牵开组织、显露深部手术区 传递方法：护士右手握住拉钩前段，将柄端水平传递给术者 12. 吸引器（图6-26） 用于吸除手术野的积血、积液和空腔脏器切开时漏出的内容物等	安装、拆卸刀片时应注意避开人员，尖端向下，朝向无菌器械台面 图6-16　拆卸刀片 图6-17　无接触式传递手术刀 图6-18　传递手术剪 a. 向对侧或跨越式传递器械，禁止从医生肩后或背后传递 b. 传递器械应做到稳、准、轻、快，用力适度（以达到提醒术者注意力为限） c. 传递锐利器械时，采用无接触式传递，预防职业暴露 d. 传递器械的方式应准确，以术者接过后无需调整方向即可使用为宜 e. 传递拉钩前应用盐水浸湿

续表

操作流程	操作步骤	要点提示
操作后	1. 核对　关闭体腔前、后，器械护士与巡回护士、手术医生共同核对器械及物品 2. 手术结束　巡回护士协助医生包扎伤口。器械护士与巡回护士确认器械和物品无误后，进行初步清洗后送至供应室处理	

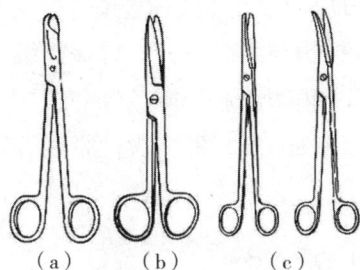

图 6-19　手术剪

（a）拆线剪；（b）线剪；（c）组织剪

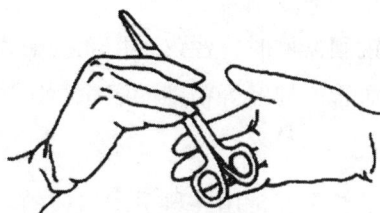

图 6-20　剪刀传递法

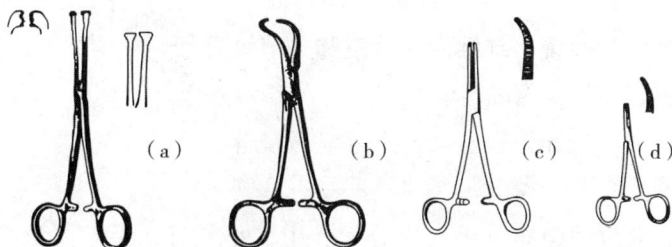

图 6-21　手术钳类

（a）鼠齿钳；（b）布巾钳；（c）止血钳；（d）蚊式钳

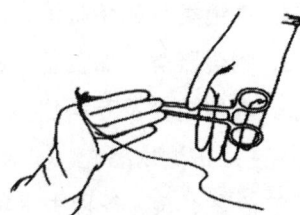

图 6-22　递持针钳法

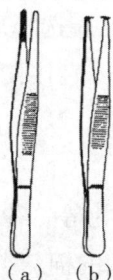

图 6-23　手术镊

（a）无齿镊；（b）有齿镊

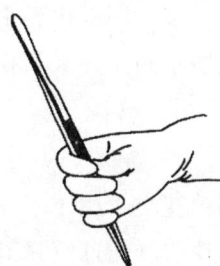

图 6-24　递镊法

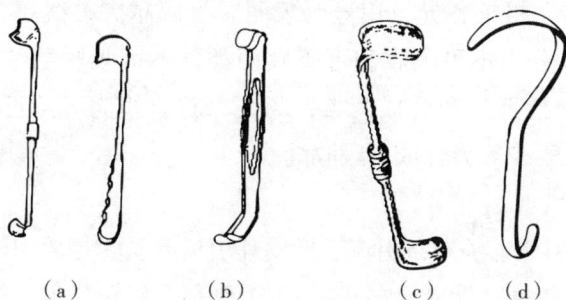

图 6-25　各种拉钩

（a）阑尾拉钩；（b）甲状腺拉钩；（c）腹腔直角拉钩；（d）S 形拉钩

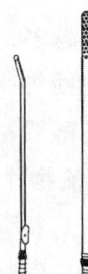

图 6-26　吸引器头

【注意事项】

1. 任何器械的传递都要将柄传递给术者，以术者接过后无需调整方向即可使用为宜。

2. 注意无菌操作，不高于肩、不低于腰平面，切忌在医生背后传递。

3. 钳类的用法是右手拇指、环指分别穿入把环，示指把持关节处固定，中指辅助。

4. 持针钳（持针器）穿针带线时要做到3个"1/3"，即缝线的返回线占总线长的1/3、缝针被夹在针尾的中后1/3处、持针钳开口前端的1/3夹持缝针。

5. 传递拉钩前应用盐水浸湿，应用湿纱垫将拉钩与组织隔开，以保护组织。

6. 传递锐利器械时，建议采用无接触式传递，预防职业暴露。

7. 缝合血管、神经等精细的组织时，选用无损伤缝针，即一次性带线缝针。

【评价】

1. 学生是否掌握常用外科手术器械的名称和传递方法。

2. 学生是否熟悉常用外科手术器械的用途和使用方法。

3. 学生能否正确、熟练、稳准的传递外科手术器械。

（二）特殊器械

1. 内镜类 如膀胱镜、腹腔镜、胸腔镜、纤维支气管镜和关节镜等。

2. 吻合器类 如食管、胃肠道、血管吻合器等。

3. 其他精密及专科仪器 如电刀、激光刀、电钻、手术显微镜等。

（三）布类物品

包括手术衣、各种手术单及手术包的包布。手术衣分大、中、小三号，手术人员穿后起隔离作用。手术衣前襟及腰部为双层，袖口为松紧口，折叠时衣身内面向外，领子在最外侧。手术单包括大单、中单、手术巾、各种部位手术单、洞巾等，均有各自的尺寸及折叠方法。包布多用双层，用以包裹手术用品及敷料。布类物品应选择质地细柔厚实的棉布。目前应用一次性无纺布制作并经灭菌处理的手术衣帽、布单可直接使用，但仍不能完全代替布类物品。

（四）敷料类

包括纱布类和棉花类，用于术中止血、拭血、压迫及包扎等。纱布类敷料包括不同大小的纱布垫、纱布块、纱布球（"花生米"）及纱布条。常用的棉花类敷料，包括棉垫、带线棉片、棉球及棉签。敷料类物品采用吸水性强的脱脂纱布、脱脂棉花制作。

（五）缝线

缝线用于缝合各类组织及脏器，粗细各异，用号码表明。号码越大，线越粗；细线用"0"表示，0越多，线越细。缝线分为不可吸收和可吸收两类，不可吸收缝线包括丝线、金属线、尼龙线等；可吸收缝线包括天然和合成两类，肠线、胶原线为天然可吸收缝线，聚乳酸羟基乙酸线、聚二氯杂环己酮线等为合成可吸收缝线。

（六）引流物

常用的有管状引流、"烟卷"引流、纱布条引流、橡皮片引流等。①橡胶引流管：用于深部组织或胸、腹腔引流。质地宜较硬，管壁前端开2～3个侧孔，以免压�。头端剪成鱼口状，可避免堵塞；T管用于胆总管引流；蕈状引流管用于膀胱手术引流。②"烟卷"引流：用细纱布卷成卷烟状，外用薄乳胶管，用于腹腔或深部组织引流。③纱布条引流：包括干纱布条、盐水纱布条、凡士林纱布条、抗生素纱布条等，用于浅表部位引流。④橡皮片引流：用于表浅部切口和小量渗液的引流。

（七）器械和物品的管理

1. 布类、敷料的管理　手术用敷料包须经高压蒸汽灭菌后方可使用，新领的布类需先洗涤后再使用，灭菌过的敷料包过期或打开后未使用的敷料、手术衣等亦需重新灭菌后再使用。手术污衣送洗之前，检查有无夹杂手术物品；折叠布类时，应清除毛发、线头、纸屑等一切杂物；发现有破损布单，应及时缝补，若布单变薄应立即报废，不应再用。

2. 一般手术器械的管理　手术器械由手术室负责领取，专人负责管理；手术前一天由器械护士根据手术通知单进行准备。手术室护士提供手术器械物品基数卡，每台手术完毕，按包内数目进行交班，避免丢失。

3. 特殊器械的管理　各种特殊和贵重器械均应专人保管，定期检查、保养、维修。

五、手术病人的准备

（一）一般准备

全身麻醉或椎管内麻醉的病人在术前 30 分钟（低温麻醉的病人需提前 1 小时）由巡回护士接入手术室，并与病房护士认真交接班，清点所带物品、认真核对病人信息，完成麻醉及手术前的准备工作。同时，做好手术病人的心理准备。

（二）手术体位

根据病人的手术部位，巡回护士安置合适的手术体位，其要求是：①保证病人的安全与舒适。②充分暴露手术区域。③不影响呼吸及循环功能，避免血管、神经受压。④肢体及关节不能悬空，应支托稳妥。⑤手臂外展不超过 90°，以免造成臂丛神经损伤；膀胱截石位时，应注意腿架高度要与病人大腿长度基本相等；腘窝下要以棉垫保护，避免腓总神经受压，引起下肢麻痹或垂足。⑥摆放小儿体位时，应特别细心；四肢要用纱布垫绷带固定。

附录四：手术病人的体位摆放技术（表 6 - 7）

【目的】 使病人舒适、安全，显露手术野以利于操作，最大限度避免手术体位损伤。

【评估】

1. 病人的手术名称、手术部位、需要摆放的体位。

2. 手术室温度、湿度是否合适。

3. 病人的心理状态，对手术的了解及配合程度。

【准备】

1. 操作者准备

（1）护士更换手术室衣、帽、鞋，展示护士职业良好的风采。

（2）修剪指甲，洗手、戴口罩。

2. 用物准备　多功能手术床（有麻醉架、托手板、支腿架、挡板等）、各种规格的约束带、垫枕、啫喱垫及头圈等。

3. 病人准备

（1）向病人解释操作目的，使病人有信赖感、安全感，愿意配合。

（2）协助病人取舒适体位并暴露手术部位。

4. 环境准备　手术室内温度 22℃ ~25℃，相对湿度 40% ~60%。

【实施步骤】

表6-7　手术病人的体位摆放技术

操作流程	操作步骤	要点提示
操作前	1. 查对病人　接病人于手术室，核对、安定其情绪，说明摆放体位的目的，取得合作 2. 准备　将病人平置于手术床上，根据需要脱衣、戴帽	
操作过程	**常用手术体位摆放** 1. 仰卧位（颈部、乳房、腹部等手术） 　分为水平仰卧位、上肢外展仰卧位、垂头仰卧位 （1）水平仰卧位　适用于腹部、下肢手术。病人仰卧手术台，头下垫薄枕，双上肢放于身体两侧，中单固定；脊柱腰曲、腘窝各垫一软枕；足跟部用软垫保护；膝部用宽约束带固定于手术床上［图6-27（a）］ （2）上肢外展仰卧位　适用于乳房手术。在水平仰卧位基础上，将手臂外展平放于托手板上，掌心向上，用约束带固定前臂于托手板上［图6-27（b）］ （3）垂头仰卧位　适用于颈部手术。在水平仰卧位基础上，抬高肩部20°，头后仰，头两侧垫置沙袋固定［图6-27（c）］ 2. 侧卧位（肺、食管、肾、侧胸手术等） ①侧卧90°，术侧向上，肾部手术者将手术台腰桥对准病人第11～12肋，摆好体位后升高腰桥，使腰部平直舒展。②放头圈，腰下、肋下各垫一软枕。③上腿屈曲，下腿伸直，两下肢接触处置软枕。④下侧手臂固定于托手板上，上侧手臂固定于支架上；背、胸部置软垫后用挡板固定，宽约束带固定髋部、膝部。⑤手术台头、尾部摇低，使腰部抬高（图6-28） 3. 半坐卧位　用于鼻咽部手术 手术台床头抬高75°，床尾摇低45°，整个床后仰15°；双腿屈曲，头与躯干贴靠于手术台上；双手用中单固定于体侧 4. 俯卧位（图6-29） 用于脊柱、背部手术，俯卧，头偏向一侧，头下垫头圈，双手稍屈曲，置于头旁；胸部、耻骨、两侧髋下垫软枕；膝部以宽约束带固定 5. 截石位（图6-30） 病人仰卧，臀部位于手术床中段摇折处，装两侧支腿架于手术床上；两腿穿袜套，分别置于两侧支腿架上；腘窝部垫软枕；约束带固定于小腿处	 图6-27　仰卧位 （a）水平仰卧位；（b）上肢外展仰卧位；（c）垂头仰卧位 约束带松紧以能容纳一指为宜 图6-28　侧卧位 图6-29　俯卧位 图6-30　截石位
操作后	1. 整理 2. 再次核对、记录	

【注意事项】

1. 充分暴露手术区域，避免不必要的裸露。

2. 病人肢体和托垫必须摆放平稳或置棉垫，不能悬空。两腿分开不宜超过 60°，肩关节外展不超过 90°，截石位双下肢外展不超过 90°。

3. 维持正常呼吸、循环功能，避免挤压或固定带过紧而影响血液循环。

4. 妥善固定，避免压迫血管、神经，扭伤肌肉等。

5. 侧卧位者防止健侧眼睛、耳廓及男性病人外生殖器受压。

6. 不影响麻醉医师的观察和监测。

【评价】

1. 手术野暴露充分。

2. 病人体位舒适，肢体固定牢靠、安全。

3. 肌肉、神经无受压，血液循环，呼吸通畅。

（三）手术区皮肤消毒

病人摆好体位后，需对手术区进行消毒以杀灭手术切口及其周围的病原微生物。

1. 选择消毒剂

（1）婴幼儿、面部皮肤、口腔黏膜、会阴部手术消毒一般用 0.5% 安尔碘。

（2）普通外科手术皮肤消毒国内普遍使用 0.5%～1% 络合碘消毒 2 遍。

（3）植皮术对供皮区的皮肤消毒用 75% 乙醇涂擦 2～3 遍。

2. 消毒方法

（1）消毒范围　包括切口四周 15～20cm 的区域，如有延长切口的可能，则应扩大消毒范围。

（2）消毒原则　①无菌切口应以切口为中心向四周涂擦。②感染伤口或肛门、会阴部消毒则应由外向内涂擦。③已接触污染部位的药液纱布，不可再返擦清洁处。

（3）消毒步骤　第一助手手臂消毒后，用无菌持物钳夹持消毒纱布球（敷料）涂擦手术区皮肤，稍用力，涂擦 2 遍，待干燥。均匀涂布，不能留有盲区，每遍范围不超过上一遍的边缘。

3. 注意事项

（1）面部、口唇和会阴部黏膜、阴囊等处，不能用碘酊消毒。

（2）消毒腹部皮肤时，先在脐窝中部滴数滴消毒溶液，待皮肤消毒完毕后再擦净。

（3）纱布球勿蘸取过多消毒液，以免流散。

六、手术室无菌操作技术

（一）手术室的无菌操作原则

在手术过程中，手术人员洗手、消毒、穿无菌手术衣和戴手套，手术区已消毒和铺盖无菌布单，为手术提供一个无菌操作环境。但是，需要所有参加手术的人员必须认真执行一个规章，即称手术室无菌操作原则，才能保持这个无菌操作环境。手术室无菌操作原则包括：

1. 手术人员穿无菌手术衣、戴手套后，手臂不准再接触未经消毒的物品。背部、腰部以下和肩部以上都应视为有菌区，手术台边缘以下的布单亦视为有菌区，均不能接触。

2. 不可在手术人员的背后传递器械及手术用品。坠落到无菌巾或手术台边缘以外的器械物品，不准拾回再用。

3. 手术中如手套破损或接触到有菌区，应立即更换。前臂或肘部碰触有菌区，应更换无菌手术衣。无菌巾、布单等如已被浸润湿透，则失去无菌隔离作用，应加盖干燥无菌巾或重新更换无菌单。

4. 在手术过程中，同侧手术人员如需调换位置时，一人应先退后一步，转过身，背对背地交换位置，以防止污染手术衣。

5. 切口边缘用手术巾遮盖，并用巾钳固定，仅显露手术切口。可用粘贴式的护皮贴膜。

6. 做皮肤切口以及缝合皮肤之前，需再涂擦75%乙醇消毒皮肤一次。

7. 在切开空腔脏器前，先用纱布垫保护周围组织，以防止或减少污染。

8. 参观人员不可太靠近手术人员或站得太高，也不可随意走动，以减少污染。

（二）无菌器械台的铺置、管理与手术铺单法

无菌器械台用于术中放置器械，由巡回护士和器械护士共同准备。

附录五：无菌器械台的建立与手术铺单法（表6-8）

【目的】

1. 使用无菌单建立无菌区域，防止无菌手术器械及敷料再污染，最大限度地减少微生物转移至无菌区域；加强手术器械管理；降低手术部位感染，预防职业暴露。

2. 除显露手术切口所必需的皮肤区以外，遮盖其他部位，使手术周围环境成为一个较大范围的无菌区域，以避免和尽量减少手术中的污染。

【评估】

1. 病人年龄、性别、诊断，手术部位、手术名称、手术方式。

2. 选择的麻醉方式。

3. 病人的心理状态、理解与合作程度。

【准备】

1. 操作者准备

（1）护士衣帽整齐、仪表端庄，姿势规范，态度严谨，展示护士良好素质。

（2）洗手、穿无菌手术衣、戴无菌手套。

2. 病人准备　手术体位安置符合手术要求、病人舒适。手术病人已被麻醉。

3. 用物准备

（1）无菌器械台的准备（图6-35）

手术器械台：要求结构简单、轻便灵活、易于清洁。桌面三方有栏边，栏高4～5cm，以防手术物品滑落。器械托盘：为高低可调之长方形托盘，横置于病人适当部位之上，按手术需要准备1～2个，用于手术时放置需要的器械。

（2）手术包（布类包、器械包）、无菌持物钳、无菌手术衣、无菌手套等。

4. 环境准备　手术室安静、整洁，温度与湿度适宜。操作前30分钟已开启洁净空调系统。

【实施步骤】

表6-8 无菌器械台的建立与手术铺单法

操作流程	操作步骤	要点提示
操作前	1. 病人准备 核对病人信息，摆好手术体位，充分暴露手术部位 2. 护士准备 器械护士将手术包放置在器械台上，检查无菌包，徒手依次打开无菌包外包布，打开顺序依次为对侧、左侧、右侧、近侧；用无菌持物钳打开内包布，先左侧后右侧、先近侧后对侧，检查包内指示卡，将无菌器械台放置在无人走动的地方。器械护士进行外科手消毒，巡回护士协助穿无菌手术衣，戴无菌手套，整理器械台，核对包内器械卡与手术器械品目和数量，按器械类别、使用顺序依次摆放，并与巡回护士共同唱点手术物品	a. 也可以由巡回护士打开外包巾，用无菌持物钳打开内包布，顺序为先左侧后右侧、先近侧后对侧，检查包内灭菌化学指示卡是否合格 b. 无菌器械台的铺巾保证4~6层，四周无菌单垂于台缘下30cm以上，并保证无菌单下缘在手术室回风口以上 c. 必须唱点手术器械品目与数量
操作过程	1. 配合消毒 传递消毒用物（图6-31），医师助手为病人消毒手术区皮肤。消毒范围为切口周围15~20cm的区域，如有延长切口的可能，应扩大消毒范围 2. 协助铺巾 （1）传递无菌巾 器械护士先将无菌巾折边1/3，第1、2、3块折边朝向医生，手持两端传递，第4块折边朝向护士自己（图6-32） （2）铺无菌巾 医生分别铺于手术切口的下方、上方、对侧、近侧或者下方、上方、近侧、对侧。每一块无菌巾边缘距切口3cm以内，铺好的无菌巾如需调整位置，只允许自内向外移动	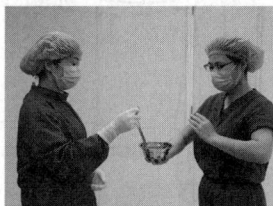 图6-31 传递消毒用品 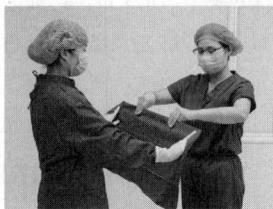 图6-32 传递无菌巾
	（3）固定无菌巾 4把布巾钳一并将柄端递于医生，夹在无菌巾的4个交角处，以防滑脱 （4）协助铺单 将两块无菌中单分别铺于切口上、下方（图6-33） （5）协助铺剖腹单 大单空洞正对手术切口，先向上方展开，再向下方展开；短端向头，长端向下肢，短端要求盖住麻醉架，长端盖住器械托盘；两侧和足端下垂超过手术台边缘30cm（图6-34） 3. 配合手术 将器械按使用顺序、频率、分类进行摆放，根据手术需要传递手术物品（图6-35） 4. 核对 关闭体腔前、关闭体腔后，器械护士与巡回护士、手术医师共同唱点所有手术物品	a. 传递布巾时两者的手不能接触，保护器械护士的手不被污染 b. 铺中、大单时保护双手不被污染 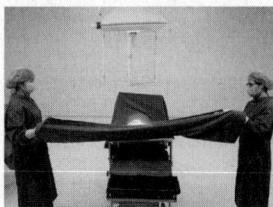 图6-33 协助铺单 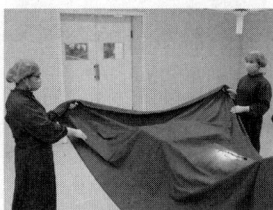 图6-34 协助铺剖腹单

操作流程	操作步骤	要点提示
操作后	1. 病人　手术结束后，巡回护士协助医师包扎伤口，运送病人 2. 器械　器械护士与巡回护士进行初步清洗后送至供应室处理 3. 整理　分类处理用物	

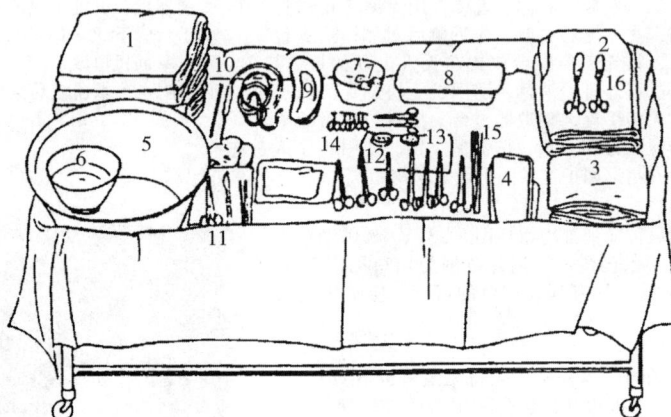

图 6-35　无菌器械台的无菌物品摆放

1. 手术衣；2. 手术单类；3. 手术巾；4. 纱垫、纱布类；5. 大盆；6. 盐水碗；7. 酒精碗；8. 标本盘；9. 弯盘；10. 吸引管及橡皮管；11. 手术刀、剪及镊子；12. 针盒；13. 持针器及血管钳；14. 布巾钳；15. 长镊；16. 皮肤灭菌拭子

【注意事项】

1. 巡回护士打开内层包布的顺序是先左后右，打开近侧后转至对侧打开，保持手臂不跨越无菌区。器械护士打开内层包布的顺序是先左侧后右侧、先近侧后对侧，保持手术衣不被污染。

2. 未穿无菌手术衣及未戴无菌手套者，手不得跨越无菌区及接触无菌器械台内的一切物品。

3. 手术医师外科手消毒后即可铺第一层切口巾，然后需重新消毒手臂、穿无菌手术衣、戴无菌手套后再铺其他无菌单。

4. 器械护士传递手术单时应手持两端，医师应手持中间，避免两人手接触。无菌手术单不能接触工作人员无菌手术衣腰以下或其他部位，已经污染的布单必须立即更换。

5. 铺大单展开时，应把手包裹在手术单内，以免手被污染。

6. 无菌手术单铺盖后不宜移动，如果必须调整位置，则只能由手术区向外移，而不能向内移。

7. 手术台和无菌器械台的台面为无菌区，无菌单应下垂台缘超过 30cm 以上，手术器械等无菌物品不可超出台缘。

8. 一般要求器械台面和手术区周围应有 4~6 层无菌单，外周至少铺置 2 层。

9. 使用无菌器械台的注意事项

（1）铺好备用的无菌器械台超过 4 小时不能再用。

（2）凡坠落于台缘平面以下物品，必须重新更换。

（3）术中污染的器械、用物不能放回原处。

（4）保持无菌器械台及手术区整洁、干燥。如被浸润渗湿即失去无菌隔离作用，应及时更换或重新加盖无菌单。

（5）移动无菌器械台时，器械护士不能接触台缘平面以下区域，巡回护士不可触及下垂的手术布单。

（6）手术开始后，该无菌器械台仅对此手术病人是无菌的，而对其他病人则属于污染的。

【评价】

1. 操作有序、正确，配合默契，无菌观念规范，无污染。

2. 台面平展，器械物品摆放有序。

七、手术人员的职责

手术过程中需要医护人员的密切配合，配合的护士有器械护士（洗手护士）和巡回护士，器械护士参与手术、管理无菌器械台、配合医师施行手术操作；巡回护士不直接参与手术，是在固定手术间内配合器械护士、手术医师、麻醉医师做台下巡视的护理工作。

（一）巡回护士工作职责

1. 术前工作　术前 1 日常规访视病人，查看病历，了解病人相关病情信息，与病人有效沟通，缓解病人的紧张情绪。检查手术间的环境清洁与消毒效果，设备功能完好，备齐用物。根据手术时间，提前 30 分钟到病房，按手术通知单及病历核对病人的姓名、床号、住院号、性别、年龄、手术部位、手术时间及手术方式，核对病人的腕带，并检查术前准备情况，告知病人如有义齿及金属植入物应取下，防止术中使用电刀造成伤害。带好病历、X 线等影像学检查摄片、药物等，将病人送入手术室。在实施麻醉前和手术开始前与麻醉医师及手术医师共同对手术病人进行安全核查；建立静脉通路；协助麻醉医师进行麻醉；安置病人体位；协助器械护士及手术者穿无菌手术衣；与器械护士一起清点器械、敷料等用物，做好记录并签字。

2. 术中工作　术中保持手术间清洁、安静，随时补充手术用物；随时调整灯光；术中关闭体腔前、后及缝合皮肤后和器械护士（没有器械护士时由巡回护士与手术医生负责清点）共同按顺序逐项清点物品的名称、数目及完整性，巡回护士应即刻并逐项将物品的名称和数目准确记录于《物品清点记录单》上，确认清点无误后报告医师，防止器械、敷料遗留在体腔或组织内；保证输血、输液通畅；负责与外部联络，监督手术间各级人员严格执行无菌技术操作。

3. 术后工作　手术完毕，协助术者包扎伤口，妥善固定各种引流管，在病人离开手术室前进行第三次手术病人安全核查，送病人回病房并与病房护士认真交接病人及物品。整理手术间，补充室内的各类物品，用物归回原处。进行空气消毒，切断电源。

（二）器械护士工作职责

1. 术前工作　术前 1 日与巡回护士共同访视病人，了解病情，熟悉手术部位。根据手术方案准备手术所需物品等。术前洗手、穿无菌手术衣、戴无菌手套，准备并整理无菌器械台。与巡回护士一起清点器械、敷料等用物，并协助医师做好皮肤消毒、铺巾。

2. 术中工作　关注手术进展，配合手术操作，传递用物，做到及时、准确、平稳并防止职业损伤；积极配合抢救；随时保持无菌区的整齐、干燥、无菌；妥善保存手术标本；关闭体腔前、后及缝合皮肤后与巡回护士认真清点器械、敷料和其他用品。如有疑问，协助手术者进行认真检查，必要时协助 X 线检查，并记录备案。

3. 术后工作 协助手术医师包扎伤口，固定引流物；初步处理术中所用物品、器械。贵重器械必须严格交班，并对手术间进行整理。

第三节　手术后护理

案例导入

陈某，男性，53 岁，胃溃疡病史 8 年余，自觉症状加重 3 个月。6 小时前病人进食后突感上腹部刀割样剧痛，很快延及全腹，伴恶心、呕吐。体检：T 37.1℃，P 106次/分，R 24 次/分，BP 110/80mmHg。腹式呼吸消失，板状腹，全腹压痛和反跳痛。诊断胃穿孔。立即在全麻下急诊行胃大部切除术。现术毕返回病房，全麻未清醒。

提问：

1. 该病人存在哪些主要护理诊断/问题？

2. 该病人术后重点观察哪些并发症？

病人手术完毕回到病室直至康复出院阶段的护理，称为术后护理。手术后病人的护理重点是防治并发症，减少痛苦与不适，尽快恢复生理功能，促进康复。

【护理评估】

（一）术中情况

1. 了解手术及麻醉类型、手术进展是否顺利、术中失血、补液、用药情况，有无抢救等。

2. 评估病人神志、呼吸和循环功能、肢体运动及感觉功能，判断麻醉苏醒程度。

（二）身体状况

1. 重要脏器功能

（1）**呼吸功能** 观察呼吸道是否通畅，呼吸频率、节律和幅度。呼吸道阻塞的常见原因有麻醉未清醒、肌肉松弛导致舌后坠，表现为鼾声；分泌物与呕吐物聚集咽喉、气管或支气管中，可出现呼吸困难、发绀，喉部、胸部有干湿啰音等；麻醉药刺激及气管插管引发喉痉挛，可出现吸气困难、发绀、喉部发出高调鸡鸣音等。观察有无伤口疼痛或石膏、胸带、腹带包扎过紧使膈肌活动受限等情况。

（2）**循环功能** 监测血压、脉压、脉搏、中心静脉压及皮肤、黏膜的颜色和温度。因术后失血、血容量不足、麻醉药作用等可导致低血压；疼痛和低血容量可引起心动过速，体温过低可引起心动过缓。

（3）**肾功能** 监测尿量、性质、颜色等；注意有无尿潴留，大部分病人术后 6 小时能自行排尿，若未自行排尿，应询问有无尿意，同时检查膀胱是否充盈；监测泌尿系统有无感染。

（4）**消化功能** 询问病人有无肛门排气，听诊有无肠鸣音及其活跃程度；有无恶心、呕吐、便秘、腹泻等情况。

2. 切口状况　观察有无敷料脱落及渗血、渗液，有无发红、肿胀、压痛等征象。

3. 引流管与引流物　观察引流是否通畅，固定是否牢靠，记录引流液的量、颜色、性状等。

（三）辅助检查

血、尿常规检查与血生化检查以及血气分析检查以了解病情，必要时可行胸部 X 线摄片、B 超、CT、MRI 等。

（四）心理和社会支持状况

病人手术后的突出心理变化是：对手术效果的预期较高；手术后病人首先关心自己的手术效果，破坏性手术或器官功能再造术后，易产生形体缺陷所致心理障碍；对术后正常的机体反应认识不足，常有较重的焦虑、抑郁等不良心理反应。

【常见护理诊断/问题】

1. 舒适的改变　与疼痛、腹胀、恶心、尿潴留等因素有关。

2. 有体液不足的危险　与术中失血、术后禁食、摄入不足、引流丢失、呕吐、高热、出汗等有关。

3. 营养失调：低于机体需要量　与禁食、创伤后基础代谢率升高有关。

4. 排尿异常　与麻醉、术后疼痛、不习惯卧床排尿等有关。

5. 潜在并发症　术后出血、切口感染、切口裂开、肺不张与肺部感染、尿路感染、下肢深静脉血栓形成等。

6. 知识缺乏　缺乏术后恢复相关知识。

【护理目标】

1. 病人术后不适程度减轻。

2. 病人术后体液平衡维持，功能稳定。

3. 病人营养状况得以维持或改善。

4. 病人术后排尿正常。

5. 病人术后无并发症发生或及时得到发现和处理。

6. 病人能说出术后恢复相关知识。

【护理措施】

（一）严密观察生命体征

一般中、小型手术可每 2～4 小时观察一次；对施行较大手术、全麻病人及危重病人，每 15～30 分钟监测一次呼吸、脉搏、血压以及瞳孔、神志等，待病情稳定后可改为每小时监测一次，并做好记录。

（二）一般护理

1. 安置病人　搬运病人时动作应轻稳，手术室护士与病房护士就手术部位、手术情况、用药情况、引流管等情况做好交接，保持引流管固定良好。

2. 体位

（1）首先根据麻醉方式安置体位　①全麻未清醒病人去枕平卧，头偏向一侧或侧卧，便于口腔分泌物或呕吐物流出，以防止误吸导致病人窒息或吸入性肺炎。②腰麻术后去枕平卧 6~8 小时，避免颅内压降低引起头痛。③硬膜外麻醉病人一般平卧 4~6 小时。

（2）根据手术部位安置体位　麻醉反应消失，生命体征平稳者，根据手术部位及治疗要求调整体位。①颅脑手术可抬高床头 15°~30°，呈头高足低斜坡卧位，有利于静脉回流，减轻脑水肿。②颈、胸部手术取高半坐卧位，利于呼吸及有效引流。③腹部手术取低半坐卧位或斜坡卧位，利于呼吸；有助腹腔炎性渗出物积聚于盆腔，防止发生膈下脓肿；减轻腹壁切口张力，促进切口愈合。④脊柱手术病人可取俯卧位，利于减轻切口的张力。⑤四肢手术病人抬高患肢。

3. 保证有效的引流

（1）妥善固定　引流管固定床边时，要留有足够长度，以免翻身或活动时将管拽出。

（2）保持通畅　引流管切勿扭曲、压迫、阻塞，必要时以无菌等渗盐水缓慢冲洗。

（3）观察记录　观察并记录引流液的量、性状和颜色，以判断有无术后出血、感染。

（4）预防感染　及时更换引流管及引流瓶，更换时严格无菌操作。

（5）适时拔管　掌握引流管的拔管指征、时间及方法。

4. 促进切口愈合　加强营养，维持切口良好的血液循环，保证手术区敷料的清洁与干燥。注意观察伤口有无渗血、渗液、敷料脱落，伤口有无感染等征象，及时换药。

5. 指导早期活动　术后鼓励病人应早期活动。早期应鼓励在床上活动，如深呼吸、足趾和踝关节伸屈活动及翻身等。术后如病情允许，可试行离床活动；卧床时间较长的病人，应先坐在床沿上，做深呼吸和咳嗽，再在床旁站立，并稍做走动，无不适者逐步增加活动范围、次数和时间。重症病人和极度虚弱的病人不应过早离床活动。早期活动的优点：

（1）增加肺通气量，利于排出呼吸道分泌物，减少肺部并发症。

（2）改善全身血液循环，促进切口的愈合。

（3）促进下肢血液循环，减少深静脉内血栓形成的危险。

（4）利于胃肠道功能恢复，减少腹胀。

（5）利于膀胱功能的恢复，减少尿潴留的发生。

6. 饮食护理

（1）腹部手术　需禁食 2~3 日，待肠蠕动恢复、肛门排气后可开始进少量流质饮食，术后 5~6 日可进半流质饮食，7~9 日可以恢复普通饮食。应避免服用牛奶、豆类、薯类和糖类等易致肠胀气食物。

（2）非腹部手术　全身反应轻，肠蠕动恢复、病情平稳后开始进食，全身反应重者待反应消失后开始进食。

（三）心理护理

给予病人提供个体化的心理支持，给予心理疏导和安慰，以增强其战胜疾病的信心。给予术后健康指导。

（四）手术后常见不适的护理

1. 发热

（1）原因　由于机体对手术创伤的反应，术后病人体温可略升高 0.5℃~1℃，一般不超过 38℃，1~2 天后恢复正常，称外科热或吸收热，是术后常见症状，无需特殊处理。若术后 3~

考点提示

手术后常见不适和术后并发症的护理。

6 日仍发热且超过 39℃，应警惕感染的可能。

（2）护理　术后每半小时测量体温一次，生命体征平稳后改为每 4 小时一次。一般采取物理降温，如乙醇擦浴，也可采用药物降温。小儿高热时不宜应用水杨酸类药物，以免出汗过多引起脱水。对于感染所引起的高热，应采取抗感染措施，做好切口引流，应用抗生素等。

2. 切口疼痛

（1）原因　术后麻醉作用消失，病人开始感觉切口疼痛，以术后 24 小时最剧烈。

（2）护理　协助病人采取舒适的卧位，给病人提供一个安静的环境，分散病人注意力，如听音乐、看报等；使用药物止痛，轻微疼痛可给予弱效镇痛药，如双氯芬酸钠等；剧烈疼痛，给予阿片类镇痛药，如盐酸哌替啶，必要时每隔 4～6 小时重复给药，但不可多次使用，以防成瘾。还可应用自控镇痛（PCA）等方法。

3. 恶心、呕吐

（1）原因　麻醉反应是导致恶心、呕吐的最主要原因，开腹手术也对胃肠道产生影响而致呕吐等。

（2）护理　在麻醉药物作用消失后恶心、呕吐自行停止者，可不做特殊处理。呕吐严重者对症处理，可针刺内关、足三里等穴位，也可用镇静止吐药，如甲氧氯普胺（灭吐灵）、氯丙嗪等。观察呕吐物的颜色、性质、量，保证口腔清洁。呕吐时注意保护切口并避免误吸。

4. 腹胀

（1）原因　麻醉所致肠蠕动抑制，术后腹膜炎所致肠麻痹，肠梗阻等。

（2）护理　在肛门排气后，腹胀自行消退者，可不做特殊处理。在无禁忌的情况下，应鼓励病人早期活动，促使胃肠功能的恢复。如腹胀严重时可给病人放置胃管进行胃肠减压，或进行肛管排气，针刺足三里、天枢等穴位，非胃肠道手术还可用新斯的明肌内注射。对机械性肠梗阻、腹膜炎、低血钾、肠瘘等所致腹胀，需对症处理。

5. 尿潴留

（1）原因　术后 6～8 小时未排尿或虽有尿意但仅排少量尿者。原因主要有麻醉后排尿反射抑制，合并前列腺增生症，不习惯床上排尿等。

（2）护理　如病情许可，可以通过改变体位或协助病人坐起、站立排尿；在下腹部按摩、热敷，给病人听流水声诱导排尿；用止痛剂镇痛，针刺关元、中极、足三里等穴位；均可促进病人自行排尿。以上措施无效或者前列腺增生症病人应进行导尿。

6. 呃逆

（1）原因　膈肌直接受到刺激，多为暂时性。

（2）护理　术后发生呃逆可采用压迫眶上缘、短时间吸入二氧化碳、针刺足三里穴位等方法，也可给予镇静或解痉药物进行治疗。对于胃潴留或胃扩张病人应放置胃管进行胃肠减压。注意警惕膈下脓肿。

（五）术后并发症的护理

1. 出血

（1）原因　①术中止血不彻底，结扎线脱落。②原先痉挛的小动脉于术后舒张出血。③渗血未能完全控制。④凝血功能障碍。

（2）表现　出血常于术后 24~48 小时内发生。切口出血可见敷料被血液湿透，甚至有血液持续流出；有引流管者，可见血性引流液流出。体腔内未放置引流管者，可做体腔穿刺检查等协助诊断。出血严重者可发生低血容量性休克，表现为烦躁不安、心动过速、面色苍白、血压下降、尿量减少等。

（3）护理　严密监测生命体征、红细胞比容、血红蛋白等，观察手术切口出血情况。出血量少者可用止血药物治疗；出血量较大、引流出血性液体持续超过 100ml/h 者，提示有活动性出血，需在补充血容量的同时，及时做好再次手术准备。

2. 切口感染

（1）原因　①手术无菌操作不严格。②术中止血不彻底，局部有血肿、死腔、异物残留。③全身营养状况差。④合并糖尿病、肥胖等。

（2）表现　常发生于术后 3~5 天，若切口疼痛加剧，或减轻后又加重，并伴有体温升高、脉率加速、血白细胞计数增高，即可提示切口感染。切口局部有红、肿、热、痛的典型表现。脓肿形成时可出现波动感或切口局部穿刺有脓液。

（3）护理　①严格无菌操作。②加强营养。③预防和处理腹内压增高。④切口感染早期局部热敷，促进炎症吸收。⑤一旦脓肿形成，应及时拆开缝线，加强引流和换药，应用抗生素。

3. 肺不张与肺部感染

（1）原因　呼吸活动受限，肺通气不足，不能有效地咳出呼吸道分泌物，使其阻塞支气管，造成肺不张和肺部感染。多见于胸、腹部大手术后，特别是老年人、有吸烟嗜好者以及患有急、慢性呼吸道疾病的病人。

（2）表现　咳嗽、胸痛、呼吸急促、心率加快、发绀、发热；肺部叩诊常在肺底部呈浊音或实音，听诊有局限性湿啰音，呼吸音减弱或消失；血常规检查提示白细胞计数及中性粒细胞百分比升高；胸部 X 线检查可明确诊断。

（3）护理　①手术前禁烟 2 周，有上呼吸道感染的病人尽可能在感染控制后再施行手术。②帮助病人翻身、拍背，指导病人深呼吸、有效的咳嗽，促进肺复张。③无力咳嗽者可予气管内吸痰，痰液黏稠者可雾化吸入湿化痰液，必要时行气管切开。④术后胸带勿绑扎过紧。⑤鼓励早期活动。

4. 尿路感染

（1）原因　①长时间留置导尿管或多次导尿。②尿潴留。③残余尿增多。④长期卧床。

（2）表现　尿频、尿急、尿痛，有时排尿困难，一般无全身症状。尿镜检可见较多的红细胞、脓细胞。做中段尿镜检和培养可发现大量白细胞和细菌。

（3）护理　①应用抗生素。②鼓励病人多饮水，可起到内源性尿路冲洗作用。③使用解痉药解除膀胱痉挛。④使用碳酸氢钠碱化尿液。⑤尿潴留量超过 500ml 时，应放置导尿管持续引流。

5. 切口裂开

（1）原因　①病人体质衰弱、慢性贫血、营养不良或过度肥胖，组织愈合能力差。②切口感染。③术后腹内压增高，如剧烈咳嗽、严重腹胀、尿潴留等。

（2）表现　常发生于术后 7 天左右。病人腹部突然用力后，自觉切口疼痛或听到腹壁崩裂声。如为全层裂开，切口处有淡红色液体流出，严重时有网膜或肠管脱出；皮下裂开时，皮肤缝线完整，但皮肤以下深层组织裂开。

（3）护理　①加强营养。②张力大的切口加用减张缝合，避免强行缝合造成组织撕裂。③腹带保护切口，必要时延长术后拆线时间。④及时处理引起腹内压增高的因素。⑤正确处理：腹部切口全层裂开时，立即让病人平卧屈膝以降低腹压，安慰病人，用无菌碗覆盖脱出的内脏，腹带包扎后送手术室处理；切忌将脱出的脏器直接回纳入腹腔，以免造成感染。部分裂口小者可暂不手术，待病情好转后择期行切口修补。

6. 下肢静脉血栓形成及血栓性静脉炎

（1）原因　①术后长期卧床，导致血流缓慢。②外伤、手术、静脉置管引起血管内壁损伤。③血液高凝状态。④大量使用止血、凝血剂。

（2）表现　血栓性静脉炎时出现患肢胀痛，血管走行处有红肿、压痛，可触及条索状物，可伴有体温升高。深静脉血栓形成者则表现为小腿疼痛和紧束感，继之出现凹陷性水肿，血栓脱落后可造成严重后果，如肺栓塞而突然死亡。

（3）护理　一旦发生，患肢制动、抬高、湿敷，禁止局部按摩，防止血栓脱落而发生血管栓塞。按医嘱给予抗凝治疗和应用抗生素。如病情允许，应鼓励病人早期活动，加强下肢关节的运动。

（六）健康教育

1. 注意劳逸结合，适量活动。术后6周内不宜举重物。
2. 合理饮食，增加营养。
3. 遵医嘱按时、按量服药。肿瘤病人，应坚持定期接受化疗和放疗。
4. 告知来院复查或治疗的目的和具体时间。
5. 教会家庭护理的有关知识与注意事项。

【护理评价】

1. 病人术后不适程度是否减轻。
2. 病人体液是否维持平衡。
3. 病人营养状况是否得以维持或改善。
4. 病人是否发生尿潴留。
5. 病人有无发生并发症，是否已得到及时处理。
6. 病人是否具备有关术后饮食、活动、切口护理、导管护理的相关知识。

本章小结

术前准备	具体内容
呼吸系统准备	（1）术前禁烟2周，防止呼吸道分泌物过多 （2）术前训练深呼吸、有效咳嗽、有效排痰 （3）指导病人胸部手术腹式呼吸、腹部手术胸式呼吸练习
心血管系统准备	（1）治疗和控制心血管疾病，血压高者控制在160/100mmHg水平以下，心力衰竭病人稳定控制3~4周后手术 （2）急性心肌梗死病人发病6个月内不宜施行择期手术，6个月后无心绞痛再次发作→在严密监护下手术

续表

术前准备	具体内容
消化道准备	(1) 术前常规12h禁食，4h禁饮 (2) 一般手术　术前晚排便，开塞露、0.1%～0.2%肥皂水灌肠（麻醉→肛门括约肌松弛→粪便排出→污染） (3) 肠道手术术前3天行肠道准备
维持肝、肾功能	(1) 肝、肾功能检查 (2) 轻度肝功能受损可急诊手术，重度肾功能受损→有效透析→手术
改善出、凝血功能	(1) 检查出、凝血时间，凝血酶原时间，血小板及凝血因子测定 (2) 凝血功能严重障碍→输新鲜血、血小板、维生素K→改善凝血功能
饮食准备	营养素丰富，易消化食物；多休息，减少体力消耗
术前适应性训练	床上练习排便、排尿，训练深呼吸、有效咳嗽
皮肤准备	术前2h手术区皮肤消毒，备皮，清除皮肤污垢，备皮>24h者需重新备皮

术后并发症	原因	观察及处理
术后出血	(1) 术中止血不彻底 (2) 结扎线脱落 (3) 凝血机制障碍	(1) 小量出血　加压包扎，更换敷料，止血 (2) 大量出血　输血、输液，补充血容量，做好术前准备，必要时手术止血
术后感染	(1) 肺部切口感染 (2) 胸、腹腔切口感染 (3) 泌尿系统感染	(1) 深呼吸，有效咳嗽、咳痰，超声雾化吸入，必要时体位引流、抗感染 (2) 细菌培养＋药物敏感试验，注意无菌操作 (3) 多饮水，保持排尿通畅，膀胱冲洗
切口裂开	(1) 营养不良，组织愈合能力低下 (2) 切口张力大 (3) 腹内压增高	(1) 增加营养 (2) 无菌生理盐水纱布覆盖切口 (3) 全层腹壁用减张缝线，腹带加压包扎，减轻局部张力，延长拆线时间 (4) 避免腹压增加的因素
深静脉血栓形成或血栓性静脉炎（多见于下肢深静脉）	(1) 术后卧床过久→血流缓慢→血液高凝→血栓形成 (2) 手术，反复穿刺置管→血管壁损伤→血栓形成 (3) 输注高渗液体→血液黏滞度增高→血栓形成	(1) 禁止患肢输液，抬高患肢，局部制动，用50%硫酸镁湿敷 (2) 输注低分子右旋糖酐，降低血黏度，改善微循环 (3) 溶栓治疗，观察有无出血情况 (4) 禁止局部按摩

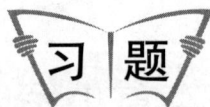

习题

一、选择题

【A1/A2 型题】

1. 巡回护士的职责不包括下列哪项

A. 准备手术前设备及手术需用物品

B. 术毕整理手术台和清洗器械

C. 术中输液、联络

D. 执行口头医嘱，配合抢救

E. 核对病人姓名、床位、施术部位

2. 胃部手术最常用的手术体位是

A. 半卧位   B. 半侧卧位   C. 侧卧位

D. 头低仰卧位   E. 平卧位

3. 手术过程中，巡回护士和器械护士共同清点并核对器械、敷料的时间是

A. 准备缝合皮肤前   B. 手术过程中   C. 手术开始前

D. 手术开始前、准备关闭体腔前、手术完毕后   E. 手术结束后

4. 穿无菌手术衣和戴无菌手套后，可以视为无菌的部位是

A. 整个胸部、腹部、背部和双上肢

B. 腰部以上、肩部以下的胸前及双手、前臂

C. 腰部以上的前胸、侧胸和双上肢

D. 颈肩部、胸部、腹部、背部

E. 腰部以上的前胸、后背和双上肢

5. 手术前准备的根本目的是

A. 防止术后切口感染

B. 减少各种并发症发生

C. 提高病人对手术的耐受力

D. 促进术后伤口康复

E. 增强手术效果

6. 张先生，急性心肌梗死病人，拟行择期手术的时机是心脏发病后的

A. 1 个月后   B. 2 个月后   C. 3 个月后

D. 5 个月后   E. 6 个月后

7. 孙先生，拟接受会阴部手术，给病人应安置的适宜体位是

A. 俯卧位   B. 膀胱截石位   C. 侧卧位

D. 半坐位   E. 平卧位

【A3/A4 型题】

（8～12 题共用题干）

男，30 岁，绞窄性肠梗阻病人，急诊开腹行胃肠道手术。

8. 该病人手术应该安排的洁净手术室级别是

A. 一般手术室   B. Ⅰ级洁净手术室   C. Ⅱ级洁净手术室

D. Ⅲ级洁净手术室   E. Ⅳ级洁净手术室

9. 巡回护士和器械护士的共同职责是

A. 维持输液畅通

B. 随时观察受术者面色变化

C. 协助医生助手消毒铺巾

D. 术中传递和管理手术器械

E. 清点缝针和敷料

10. 手术过程中，在切开胃肠道前应先

A. 用无菌生理盐水纱布垫保护周围组织

    B. 用无菌生理盐水纱布擦拭胃肠道

    C. 用抗生素冲洗胃肠道

    D. 更换手术台无菌巾

    E. 更换手术器械

11. 关于手术进行中的无菌原则，下述错误的是

    A. 器械台无菌巾至少铺置四层，应保持清洁干燥

    B. 如果手套出现破损应立即更换

    C. 接触到手术床边缘以下的敷料、器械，若未污染可放回继续使用

    D. 手术床边缘以下的布单应下垂超过30cm，手不可接触

    E. 同侧手术人员调换位置时，应一人后退一步，背对背地调换

12. 手术结束后，器械的正确处理方法是

    A. 巡回护士于术后及时清洗处理手术器械

    B. 腔镜类器械处理后垂直悬挂

    C. 用于感染手术使用的器械须焚烧处理

    D. 去除血渍、油垢后用灭菌水冲净即可再次使用

    E. 锐利、精细器械都必须首选高压蒸汽灭菌

二、思考题

蔡某，女，52岁，患慢性阑尾炎3年。有右下腹间断性疼痛病史，近日因疼痛加剧来院就诊。查体：右下腹压痛、反跳痛、肌紧张，病人面色苍白，表情痛苦。化验：白细胞计数 $15 \times 10^9/L$。诊断为"阑尾炎急性穿孔并发腹膜炎"，迅速在蛛网膜下隙阻滞麻醉下行急诊手术治疗。3小时后术毕回病房，神志清醒，BP 100/65mmHg，P 88次/分，腹腔引流管引流出血性液体约80ml。术后1小时 BP 80/60mmHg，P 110次/分，腹腔引流管引流出血性液体200ml，病人面色苍白、气促。

请问：

1. 手术前，护士需做哪些术前准备工作？

2. 手术后，病房护士应为病人安置何种体位？

3. 手术后常见的并发症有哪些？如何预防和护理？

（徐　琳）

第七章 外科感染病人的护理

扫码"学一学"

学习目标

1. **掌握** 浅部软组织化脓性感染的好发部位及人群；浅部软组织化脓性感染、手部急性化脓性感染、全身性感染、破伤风病人的护理评估、护理措施的内容和方法。

2. **熟悉** 浅部软组织化脓性感染、手部急性化脓性感染、全身性感染、破伤风病人的常见护理诊断/问题。

3. **了解** 气性坏疽病人的护理评估。

4. 具有敏锐的观察能力、沟通能力以及人文关怀能力。

第一节 概 述

案例导入

病人，男性，24岁，手指刺伤4天。劳动时左手中指末节指腹被刺伤，有少量出血，自行处理。昨日手指肿胀、苍白，搏动性跳痛，夜间尤甚，伴全身乏力。

请问：

1. 该病人是哪种类型的软组织化脓性感染？

2. 针对病人目前情况，护士需做哪些护理工作？

3. 护士应如何进行病人的健康教育？

外科感染（surgical infection）是指需要外科治疗（surgical therapy）的感染性疾病和发生在创伤、手术、器械检查或插管等治疗后的感染。

一、特点

1. 多为几种需氧菌与厌氧菌的混合感染。

2. 以内源性感染为主，病原菌多来自人体的正常菌群。

3. 多数病人有明显的局部症状和体征，病变常集中于局部，常引起组织化脓、坏死，导致组织结构破坏，愈合后形成瘢痕（scar）。

4. 常需手术治疗。

二、分类

1. 按致病菌种类和病变性质分类

（1）非特异性感染 又称化脓性感染，占外科感染的大多数。感染可由单一病原菌引起，也可由数种病原菌共同致病引起。不同病原菌所致者在病理变化、身体状况和治疗、

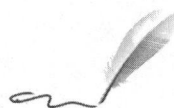

护理方法上有共同之处。常见的有疖、痈、丹毒、急性淋巴结炎、手部感染等，多由金黄色葡萄球菌、溶血性链球菌、大肠埃希菌、变形杆菌和铜绿假单胞菌等非特异性致病菌引起。

（2）特异性感染（specific infection）　是由特异性病原菌引起的感染。一种致病菌仅引起一种特定的感染，其病程演变、防治措施、护理方法各有特点，如结核病、破伤风、气性坏疽等。

2. 按感染病程分类

（1）急性感染　指病程在 3 周以内的感染。

（2）慢性感染　指病程超过 2 个月的感染。部分急性感染迁延不愈可转变为慢性感染。

（3）亚急性感染　病程介于急性与慢性感染之间的感染。

知识拓展

感染的其他分类方法

1. 按病原菌来源分类　①内源性感染：指由原本存在于体内的病原体引起的感染。②外源性感染：指病原体由体表或外环境侵入人体造成的感染。

2. 按病原体入侵时机和途径分类　①原发性感染：指由伤口直接污染引起的感染。②继发性感染：指在伤口愈合过程中发生的感染。

3. 按发生感染的条件分类　①条件性感染：又称机会性感染，指通常条件下非致病菌或致病力低的病原菌，由于数量增多或机体免疫力下降而引起的感染。②医院内感染：在住院期间发生的感染。

三、病程演变

病原菌侵入人体并不都发生感染，感染的发生取决于人体的抵抗力以及细菌种类、数量和毒力等综合因素。当人体抵抗力低、细菌的数量及毒力大时，才能发生感染。外科感染发生后可有三种结局。

1. 感染局限、吸收或形成脓肿　病原菌数量少、毒力小、机体抵抗力强，治疗及时得当，则感染局限、吸收、消散，痊愈或形成脓肿。

2. 转为慢性感染　当机体抵抗力与病原菌的毒力处于平衡状态时，感染虽不扩散，但也未吸收、消散而转为慢性感染。当机体抵抗力转弱时，慢性感染可重新急性发作；当机体抵抗力增强时，慢性感染也可吸收、消散。

3. 感染扩散　当病原菌毒力超过机体抵抗力时，感染向周围组织或远处扩散，引起全身化脓性感染，甚至发生感染性休克。

四、临床表现

1. 局部表现　外科感染的急性期，局部表现为红、肿、热、痛和功能障碍。当感染未局限化时，病变与正常组织之间界限不明显，脓肿形成后界限比较清晰，浅表脓肿有波动感。某些脏器感染时，可出现该脏器功能受损的相应症状。

2. 全身表现　有寒战、发热、头痛、乏力、恶心、呕吐、食欲减退及呼吸、心搏加快。严重感染导致脓毒症时，可并发感染性休克、多器官功能障碍或衰竭。

五、辅助检查

1. 实验室检查

（1）血常规检查　白细胞计数及中性粒细胞比例增加，若白细胞计数高于 $12 \times 10^9/L$ 或低于 $4 \times 10^9/L$，或发现未成熟白细胞，常提示感染严重。

（2）尿液检查　可诊断泌尿系统感染。

（3）血生化检查　有助于明确病人营养状况和各脏器功能状态。

（4）涂片和细菌培养　血、尿、分泌物、渗出液、脓液或穿刺液做涂片、细菌培养及药物敏感试验，可明确致病菌种类，有助于合理选择抗生素。

2. 影像学检查

（1）B 型超声检查　可用于探测肝、胆、胰、肾等脏器的化脓性病灶及胸腔、腹腔和关节内的积液。

（2）放射线检查　X 线透视或摄片有助于诊断胸、腹部或骨、关节等处的病变，也可了解有无膈下游离气体。

（3）其他检查　CT、MRI 有助于病变部位及性质的确定。

六、处理原则

外科感染的治疗原则是去除致病菌、增强机体抵抗力、促进组织修复。

1. 局部治疗

（1）局部制动、休息　避免感染部位受压，适当抬高患肢，局部制动，必要时加以固定，以利炎症局限、消退和减轻疼痛。

（2）物理疗法　炎症早期可局部热敷、超短波或红外线照射等物理疗法，以改善局部血液循环，促进炎症吸收、消退或局限。

（3）局部用药　浅表的急性感染在未形成脓肿时可选用鱼石脂软膏、金黄散等局部涂敷；组织肿胀明显者可用 50% 硫酸镁溶液湿敷，以加速肿胀消退和感染局限。伤口或创面的感染需局部清洁和换药处理。

（4）外科疗法　包括脓肿切开引流或穿刺引流、切除感染坏死的组织或器官等。

2. 全身治疗

（1）应用抗生素　正确、适当地应用抗生素，是治疗外科感染的重要措施之一。抗生素的选择应根据药敏试验和细菌培养结果，在未获得结果前或无条件做细菌培养时，可依据临床表现、脓液性状和细菌涂片检查来估计病原菌的种类并选择适当的抗生素。

（2）支持疗法　保证病人充足的休息和睡眠，给予高营养、易消化的饮食，适当补充维生素 B 和维生素 C，维持水、电解质和酸碱平衡；对不能进食、明显摄入不足或高分解代谢者，酌情提供肠内或肠外营养支持；对严重贫血、低蛋白血症或白细胞减少者，适当输血或成分输血；严重感染者，在应用足量有效抗生素的同时，可酌情应用肾上腺皮质激素。

> **知识拓展**
>
> 　　不可忽略的外科处理原则：①任何抗生素都不能取代或弱化外科处理，如无菌技术、清创术、切开引流术等。②重视全身治疗，如纠正体液失衡、营养支持治疗等，通过提高病人的抵抗力，发挥机体自身的防御能力，以达到事半功倍的效果。

第二节　浅部软组织化脓性感染病人的护理

　　软组织感染是指发生于皮肤、皮下组织、淋巴管和淋巴结、肌间隙及疏松结缔组织等处软组织的外科感染。

一、疖病人的护理

　　疖（furuncle）是单个毛囊及其所属皮脂腺的急性化脓性感染。好发于毛囊与皮脂腺丰富的头、面、颈项、背部等处。身体不同部位同时发生疖，或在一段时间内反复发生的疖，称为疖病，常见于免疫力较低的糖尿病病人或小儿。

> **考点提示**
>
> 　　疖的致病菌多为金黄色葡萄球菌。

【护理评估】

（一）健康史

　　疖易发生于皮肤不洁、摩擦损伤或机体抵抗力降低时。致病菌大多为金黄色葡萄球菌。

（二）身体状况

　　疖初期局部皮肤呈红、肿、痛的小结节，逐渐呈锥形隆起，数日后感染组织坏死、溶解而形成脓肿，中央出现黄白色小脓栓，脓栓多能自行破溃，排出脓液后逐渐消失而愈合。疖一般无明显的全身症状。

（三）辅助检查

1. 血常规检查　血白细胞计数和中性粒细胞比例明显增高。

2. 脓液细菌培养　疖的脓液做细菌培养及药物敏感试验可明确致病菌种类。

3. 血糖和尿糖检查　检测血糖和尿糖可了解是否存在糖尿病。

（四）处理原则

　　局部可采用热敷或超短波、红外线等理疗，也可外敷药物，如金黄散、鱼石脂软膏或玉露散等。当疖有脓栓时，可在顶部涂敷苯酚（石炭酸），或用针头、刀尖将脓栓剔除，但禁忌挤压。有全身症状的疖和疖病，应口服或静脉应用抗生素。

> **知识拓展**
>
> 　　面部"危险三角区"，即上唇、鼻及鼻唇沟范围的疖切忌挤压。因为面部有丰富的淋巴管和血管网，而且面部静脉缺乏静脉瓣，挤压时细菌或脓栓沿内眦静脉和眼静脉进入颅内的海绵状静脉窦，引起化脓性海绵状静脉窦炎。病人表现为头痛，眼部周围红肿、疼痛、压痛，寒战、高热，甚至昏迷，病情危重，死亡率非常高。

【常见护理诊断/问题】

1. 体温过高　与细菌感染有关。

2. 疼痛　与细菌感染有关。

3. 潜在并发症　颅内化脓性海绵状静脉窦炎。

【护理措施】

(一) 控制感染，维持正常体温

1. 密切观察体温变化　每日测量 3~6 次，必要时可随时测量。调节室内温度、湿度，使病人感觉舒适。

2. 维持正常体温　当体温超过 39℃时，给予物理降温，如乙醇擦浴、冰敷等，并观察其反应，半小时后复测体温。遵医嘱合理使用药物降温，并注意病人出汗情况，出汗后予以妥善处理以防虚脱、受凉。

3. 及时应用抗生素　按医嘱及时、合理应用抗生素，并协助采血或抽取脓液行细菌培养和药物敏感试验。

4. 促进创口愈合　保持感染灶周围皮肤清洁、干燥，防止感染扩散。对感染灶已破溃或脓肿切开引流者，在严格无菌操作下，及时更换敷料，清除坏死组织和脓液，促进创口愈合。

5. 注意休息和营养支持　嘱病人注意休息，加强营养，鼓励病人摄入含丰富蛋白质、热能及维生素的饮食。鼓励病人多饮水，以促进毒素排出，也可补充因大量出汗而丧失的水分。必要时遵医嘱行静脉补液，以维持水、电解质的平衡。

(二) 缓解疼痛

1. 休息、制动　注意休息，指导和协助病人抬高患肢并制动，以减轻局部肿胀和疼痛。

2. 促进炎症消退　初期按医嘱给予药物外敷、热敷或理疗，促进炎症消退。遵医嘱正确、及时应用抗菌药物，观察疗效及可能的药物反应。

3. 缓解疼痛　分散病人注意力，如听收音机、聊天、看书报等，以降低机体对疼痛的感受性，必要时遵医嘱合理使用止痛药，并观察药物疗效。

(三) 防治并发症

避免挤压、刺激未成熟的疖，尤其是面部危险三角区的疖，以免感染扩散引起颅内化脓性海绵状静脉窦炎。密切观察病人有无寒战、发热、头痛、呕吐、意识障碍及眼部周围是否有红肿、疼痛、压痛等颅内化脓性感染征象，若发现异常，及时报告医师处理。

(四) 健康指导

1. 注意个人卫生，保持皮肤清洁。常洗澡、勤换衣服，避免皮肤受伤，在夏天和其他炎热环境中生活或工作，应避免汗渍过多和干渴，多饮水、多吃蔬菜和水果等，有条件者在饮水内可加金银花、菊花或地丁草等煎液。

2. 避免使用油性膏剂，以免毛囊孔阻塞。

3. 积极治疗糖尿病。

4. 不应任意挤压感染病灶，以免感染扩散，引起严重后果。

二、痈病人的护理

痈 (carbuncle) 是相邻的多个毛囊及其周围组织的急性化脓性感染，也可由多个疖融合而成。多见于免疫力低下的老年人和糖尿病病人。好发于皮肤较厚的颈部和背部。

【护理评估】

（一）健康史

痈的发生与皮肤不洁、局部擦伤和机体抵抗力下降有关。主要致病菌为金黄色葡萄球菌。感染常从单个毛囊底部开始，沿阻力较小的皮下组织蔓延，再沿深筋膜向外周扩散，并向上传入毛囊群而形成有多个脓头的痈。痈的全身反应较重，甚至发生脓毒症（sepsis）。

（二）身体状况

1. 局部表现　早期呈大片酱红色炎症区，高出体表，坚硬、水肿、边界不清，继之中央皮肤坏死，形成多个脓栓，中央部溶解、塌陷、破溃，状如"蜂窝"，其中有大量脓液及坏死组织，溢出脓血样分泌物。患处疼痛呈搏动性"跳痛"。唇痈可引起颅内化脓性海绵状静脉窦炎。

2. 全身表现　病人常有全身不适、寒战、高热，可有头痛、食欲缺乏、恶心，易发生淋巴管炎、淋巴结炎及静脉炎。严重者可发生脓毒症或全身化脓性感染。

（三）辅助检查

1. 血常规检查　血白细胞计数和中性粒细胞比例明显增高。

2. 脓液细菌培养　痈的脓液做细菌培养及药物敏感试验可明确致病菌种类。

3. 血糖和尿糖检查　检测血糖和尿糖可了解是否存在糖尿病。

（四）处理原则

1. 局部治疗　早期红肿阶段，无破溃者，可用50%硫酸镁湿热敷或用红外线、超短波理疗，亦可外敷鱼石脂软膏、紫花地丁膏、红膏药或金黄散等。当局部已出现多个脓点，皮肤表面呈紫褐色或已破溃流脓时，应及时手术切开引流脓液。可采用"十"字形切口，清除坏死组织，伤口用3%过氧化氢溶液冲洗、湿敷，伤口内可填塞碘仿纱条压迫止血；3日后每日更换敷料，待肉芽组织健康时进行植皮，以加速愈合。唇痈易引起颅内化脓性海绵状静脉窦炎，故一般不宜切开。

2. 全身治疗　及时、足量应用有效的广谱抗生素，控制糖尿病，保证休息，加强营养。

【常见护理诊断/问题】

1. 体温过高　与细菌感染有关。

2. 疼痛　与细菌感染有关。

3. 潜在并发症　脓毒症。

【护理措施】

1. 防治脓毒症的发生　密切观察病情变化，注意病人有无寒战、高热、头痛、头晕、意识障碍、心率与脉搏加快及呼吸急促。注意有无血白细胞计数增加、血液细菌培养阳性等全身化脓性感染现象，如发现异常须及时报告医师并积极配合抢救。

2. 其他护理措施　参见"疖病人的护理"。

三、急性蜂窝织炎病人的护理

急性蜂窝织炎（acute appendicitis）是指发生在皮下、筋膜下、肌间隙或深部疏松结缔组织的急性化脓性感染。

【护理评估】

(一) 健康史

急性蜂窝织炎多因皮肤、黏膜损伤或皮下疏松结缔组织受细菌感染而引起。致病菌主要是溶血性链球菌、金黄色葡萄球菌及厌氧菌等。链球菌能产生溶血素、透明质酸酶和链激酶，使病变不易局限，扩展迅速，易导致明显的毒血症；金黄色葡萄球菌易形成脓肿；厌氧菌可导致皮下积气，可触及捻发音，脓液有恶臭。

(二) 身体状况

1. 一般性皮下蜂窝织炎　浅表者局部红、肿、热、痛较明显，中央部呈暗红色，炎症迅速向四周扩散且边界不清，中央部位常出现缺血、坏死。深部的急性蜂窝织炎，局部红肿多不明显，常只有局部水肿和深部压痛，但病情严重，有寒战、高热、头痛、全身无力等。

2. 产气性皮下蜂窝织炎　产气性皮下蜂窝织炎主要由厌氧菌所引起，常发生在易被大、小便污染的会阴部或下腹部的伤口处。早期表现类似一般性皮下蜂窝织炎，病情加重时表现为进行性的皮肤、皮下组织及深筋膜坏死，脓液恶臭，局部皮下有捻发音，全身状况迅速恶化。

3. 口底、颌下和颈部急性蜂窝织炎　可导致喉头水肿、压迫气管，引起呼吸困难甚至窒息。

4. 新生儿皮下坏疽　新生儿皮下坏疽多见于新生儿背、臀部等经常受压部位。感染后局部皮肤出现红肿、发硬，以后因皮肤受压，局部皮肤由红转白，在数小时内病变迅速向四周扩散，中心部颜色转为暗红。由于皮下组织液化而形成脓液，触诊有皮肤下空虚、漂浮、波动感。皮肤和皮下的血管内形成血栓，皮肤逐渐发生坏死。病儿常有持续性发热、哭闹、拒食，也可发生呕吐、腹泻，严重者可出现精神不振，甚至昏迷。

(三) 辅助检查

1. 血常规检查　血常规示白细胞计数和中性粒细胞比例增高。

2. 脓肿穿刺或脓液涂片检查　穿刺抽取脓液或分泌物做涂片检查或细菌培养及药物敏感试验可明确致病菌种类。

3. 血细菌培养　疑有菌血症 (bacteremia) 时，抽血做细菌培养和药物敏感试验，以明确诊断及治疗。

> **考点提示**
>
> 口底、颌下和颈部急性蜂窝织炎的处理原则。

4. 影像学检查　有助于了解深部组织的感染情况。

(四) 处理原则

1. 局部治疗　患部制动、抬高、休养，一般性皮下蜂窝织炎者，早期可给予中、西药局部湿热敷、理疗等。脓肿形成者，手术切开引流并清除坏死组织。①产气性皮下蜂窝织炎：及早行广泛的切开引流，切除坏死组织，伤口用3%过氧化氢溶液反复冲洗并湿敷。②口底、颌下和颈部急性蜂窝织炎：经短期积极的抗感染治疗无效时，应尽早切开引流减压；防止喉头水肿、压迫气管，引起呼吸困难，甚至窒息而危及生命。③新生儿皮下坏疽：亦应早期多处切开引流，以防广泛性组织坏死。

2. 全身治疗　及时应用有效抗生素，对于厌氧菌感染者应给予甲硝唑。加强营养支持，增强机体抵抗力。

【常见护理诊断/问题】

1. 体温过高 与细菌感染有关。

2. 疼痛 与细菌感染有关。

3. 潜在并发症 窒息。

【护理措施】

1. 控制感染

2. 预防窒息 对口底、颌下和颈部急性蜂窝织炎病人，应密切观察有无呼吸困难、发绀甚至窒息等症状，一旦发现异常，应立即报告医师，并进行气管切开等急救准备。

3. 其他护理措施 参见"疖病人的护理"和"痈病人的护理"。

四、急性淋巴管炎和淋巴结炎病人的护理

急性淋巴管炎指致病菌侵入皮下、黏膜下管状和网状淋巴管，引起淋巴管及其周围组织的急性炎症。急性淋巴管炎波及所属淋巴结时，即为急性淋巴结炎。

【护理评估】

（一）健康史

急性淋巴管炎主要致病菌为乙型溶血性链球菌、金黄色葡萄球菌。致病菌经破损的皮肤、黏膜或从其他感染灶侵入淋巴管，引起淋巴管炎；淋巴液中的细菌累及淋巴结即形成淋巴结炎。浅部急性淋巴结炎好发于颈部、腋窝和腹股沟。

（二）身体状况

1. 急性淋巴管炎 急性淋巴管炎分为网状淋巴管炎和管状淋巴管炎。

（1）网状淋巴管炎 又称丹毒（erysipelas），好发于面部和下肢。起病急，一开始即有明显的全身症状。局部皮肤呈鲜红色片状红疹，炎症区与正常皮肤边界清楚，略隆起。手指轻压发红区时颜色变白，松开后红色很快恢复。当红肿向四周扩散时，中央的红色逐渐消退，表面脱屑，颜色转为棕黄色。在病变部位有时可出现含有浆液的水疱，局部有烧灼样疼痛。病变附近淋巴结肿大，并有疼痛和压痛。足癣或血丝虫所导致的下肢丹毒易反复发作，并可出现淋巴水肿，甚至"象皮肿"。

（2）管状淋巴管炎 常发生于四肢，以下肢多见。可分为浅层和深层两种。皮下浅层急性淋巴管炎常在伤口近侧出现一条或多条"红线"，质硬而有压痛；深层急性淋巴管炎则患肢肿胀，局部有条形触痛区。两种淋巴管炎都可有全身不适、畏寒、发热、头痛、乏力和食欲缺乏等表现。

> **考点提示**
>
> 丹毒会引起接触性传染。

2. 急性淋巴结炎 轻者仅表现为局部淋巴结增大，触之有压痛，并能自愈。较重者局部有红肿、疼痛并伴有全身症状。炎症早期多为单一淋巴结增大；随着炎症继续扩散，可有多个淋巴结增大并逐渐融合成肿块，脓肿形成时有波动感，少数可破溃流脓。

（三）辅助检查

1. 血常规检查 血常规示白细胞计数和中性粒细胞比例增高。

2. 脓液细菌培养检查 严重淋巴结炎形成脓肿时，穿刺抽取脓液做细菌培养及药物敏感试验可明确致病菌种类。

（四）处理原则

1. 丹毒 嘱病人注意休息，抬高患肢，局部用50％硫酸镁溶液湿敷。应用大剂量青霉素，在全身和局部症状消失后，仍应用5～7日，以免复发。有足癣者，应积极治疗。

2. 管状淋巴管炎 伴有红线时，可给予局部外敷金黄散、玉露散或用呋喃西林溶液湿敷。

3. 急性淋巴结炎 如有原发感染灶，应先处理，淋巴结炎可暂不处理。如形成脓肿，应穿刺抽脓或切开引流。

4. 应用抗生素

【常见护理诊断/问题】

参见"疖病人的护理"和"痈病人的护理"。

【护理措施】

参见"疖病人的护理"和"痈病人的护理"。

五、脓肿病人的护理

化脓性感染在组织、器官或体腔出现的脓液积聚，周围有完整的腔壁者称为脓肿（abscess）。

【护理评估】

（一）健康史

致病菌多为金黄色葡萄球菌。脓肿多发生于急性化脓性感染的后期，如急性蜂窝织炎、急性淋巴结炎、疖、痈或损伤后感染；也可从远处感染灶经血行转移而形成。

（二）身体状况

1. 浅表脓肿 浅表脓肿表现为略高于体表的局限性红、肿、热、痛和波动感，与正常组织界限清楚，触之剧痛，全身症状可不明显。

2. 深部脓肿 局部红肿多不明显，一般无波动感，但局部有疼痛和压痛，并在疼痛区的某一部位可出现凹陷性水肿。常伴有明显的全身中毒症状。

（三）辅助检查

1. 血常规检查 血白细胞计数和中性粒细胞比例增高。

2. 脓肿穿刺 可抽得脓液。

3. B超检查 可测得脓腔及脓液。

（四）处理原则

及时行切开引流或穿刺引流。全身症状明显时，应用抗生素治疗。

【常见护理诊断/问题】

参见"疖病人的护理"和"痈病人的护理"。

【护理措施】

参见"疖病人的护理"和"痈病人的护理"。

第三节　手部急性化脓性感染病人的护理

一、甲沟炎病人的护理

甲沟炎是指甲沟或其周围组织的感染。致病菌主要为金黄色葡萄球菌。

【护理评估】

（一）健康史

了解病人受伤史，多因手指微小损伤，如刺伤、剪指甲过深和逆剥倒刺等引起。

（二）身体状况

甲沟炎初起时，表现为一侧甲沟局部红、肿、热、痛，可蔓延至甲根部及对侧甲沟，形成半环形脓肿，若未及时切开引流，感染向深层蔓延可形成甲下脓肿或脓性指头炎。甲下脓肿时可见指甲下灰白色积脓，有剧痛和局部压痛，多无全身症状。

（三）辅助检查

1. 实验室检查　血常规检查示白细胞计数和中性粒细胞比例增高。脓性指头炎者可采集脓液检测致病菌种类。

2. X 线摄片

（四）处理原则

感染初期未形成脓肿者，予以局部热敷、理疗。甲沟已有脓液时，在甲沟处做切开引流；形成甲下脓肿者，可行拔甲术。

【常见护理诊断/问题】

1. 疼痛　与炎症刺激、局部肿胀导致神经纤维受压有关。

2. 体温过高　与组织感染有关

3. 潜在并发症　指骨坏死。

【护理目标】

1. 病人疼痛症状有所减轻。

2. 病人的体温恢复正常。

3. 病人未发生相关并发症。

【护理措施】

1. 配合治疗　抬高患肢，遵医嘱给予理疗、热敷、外用药物、全身应用抗生素等。拔甲或切开引流后，应定时换药。

2. 观察病情　观察手部肿胀、疼痛和肤色。

3. 健康教育

（1）日常保持手部清洁，对于手部的任何微小损伤，应及时正确处理，以防发生感染。手部的轻度感染应及早就诊，以免延误诊治。

（2）手部感染愈合后，指导病人活动患处附近关节，以利于早期恢复手部功能。

（3）密切观察患指的局部状况，注意有无指头剧烈疼痛突然减轻，皮肤由红转白等指骨坏死的征象。脓肿切开者，保持引流通畅，及时更换敷料。对经久不愈的创面，应协助医师采集脓液做细菌培养，并判断是否发生骨髓炎。

【护理评价】

1. 病人疼痛症状是否有所减轻。

2. 病人的体温是否恢复正常。

3. 病人是否发生相关并发症。

二、脓性指头炎病人的护理

脓性指头炎是末节手指掌面皮下组织的化脓性感染。致病菌主要为金黄色葡萄球菌。

【护理评估】

（一）健康史

了解病人受伤史，脓性指头炎可由甲沟炎扩展、蔓延所致，也可发生于指尖或手指末节皮肤受伤后。

（二）身体状况

脓性指头炎早期表现为指尖有针刺样疼痛，随之指头肿胀、发红，疼痛转为搏动样"跳痛"，尤以肢体下垂时为明显。病人多伴有寒战、发热、全身不适等症状。若病变进一步发展，神经末梢因受压和营养障碍而麻痹，疼痛反而减轻，皮肤由红转白。此时如不及时处理，常发生末节指骨缺血、坏死，形成慢性骨髓炎。

> **考点提示**
>
> 脓性指头炎特征性表现为搏动样"跳痛"。

（三）辅助检查

1. 实验室检查 血常规检查示白细胞计数和中性粒细胞比例增高。脓性指头炎者可采集脓液检测致病菌种类。

2. X线摄片 感染手指的X线摄片可明确有无指骨坏死。

（四）处理原则

脓性指头炎出现搏动性"跳痛"时，应及时在末节患指侧面纵行切开以减压引流，合理使用抗生素。

> **考点提示**
>
> 发生脓性指头炎时应及早在末节患指侧面纵行切开。

【常见护理诊断/问题】

参见"甲沟炎病人的护理"。

【护理措施】

1. 缓解疼痛 脓性指头炎疼痛严重者，给予止痛药。

2. 观察病情变化 密切观察有无指骨坏死或骨髓炎等并发症。

3. 心理护理 向病人解释疼痛原因，告知缓解疼痛的方法。理解、关心、体贴病人，消除病人的焦虑。

三、急性化脓性腱鞘炎、滑囊炎和掌深间隙感染病人的护理

化脓性腱鞘炎（suppurative tenosynovitis）、滑囊炎（bursitis）和掌深间隙感染，均为临床上常见的手掌深部急性化脓性感染。致病菌主要是金黄色葡萄球菌。

手的5个屈指肌腱被各自腱鞘所包绕，拇指和小指的腱鞘炎可蔓延到桡侧、尺侧滑囊，而其他3指的腱鞘炎可扩散至掌深间隙。

【护理评估】

（一）健康史

大多数由刺伤或邻近组织感染蔓延引起。

（二）身体状况

1. 化脓性腱鞘炎 患指中、近节呈均匀性肿胀，皮肤极度紧张。沿患指整个腱鞘均有压痛，各个指关节呈轻度弯曲，任何被动伸指运动均能加剧疼痛。腱鞘内感染，如不及时切开引流或减压，可导致患指功能丧失。

2. 滑囊炎 桡侧滑囊感染时，拇指肿胀、微屈曲而不能外展和伸直，大鱼际和拇指腱鞘区有压痛；尺侧滑囊感染时，小指和无名指呈半屈位，小鱼际处和小指腱鞘区压痛。

3. 掌深间隙感染 掌深间隙分为尺侧的掌中间隙和桡侧的鱼际间隙。掌中间隙感染可见掌心隆起，正常凹陷消失；皮肤发白、压痛明显；手背部水肿；中指、环指和小指处于半屈位，被动伸指可引起剧痛。鱼际间隙感染时掌心凹陷仍在；大鱼际和拇指指蹼处肿胀并有压痛；示指半屈，拇指外展、略屈曲而不能对掌。掌深间隙感染均有发热、头痛、脉搏增快、白细胞计数增高等全身症状。

（三）辅助检查

血常规检查可见白细胞计数和中性粒细胞比例增高；采集脓液检测致病菌种类；X 线摄片等。

（四）处理原则

局部外敷鱼石脂软膏、理疗，平置或抬高患侧前臂和手以减轻疼痛，早期使用抗菌药。经治疗仍无好转且局部肿痛明显时，需切开引流减压。

【常见护理诊断/问题】

参见"甲沟炎病人的护理"。

【护理措施】

1. 心理护理 由于疼痛及肿胀影响了手的正常功能，病人常有恐惧和焦虑。护士应主动了解病人的心理状态，讲述相关知识，减轻病人的焦虑和恐惧。

2. 配合治疗 抬高患肢，制动。遵医嘱给予热敷、理疗、抗生素治疗。

3. 饮食护理 指导病人摄取高营养饮食、多饮水。

4. 功能锻炼 切开引流 1 周后，指导病人进行手指功能锻炼，以防发生肌腱粘连。

第四节　全身性感染病人的护理

全身性感染是指致病菌侵入人体血液循环，并在体内生长繁殖或产生毒素而引起的严重全身性感染或中毒，通常指脓毒症和菌血症。脓毒症是有全身炎症反应的外科感染的统称；菌血症是血培养检出病原菌的脓毒症。

全身性感染常继发于严重创伤后的感染和局部化脓性感染的扩散。另外医源性原因亦可引起，如长期留置导管（导尿管、气管导管、静脉内导管、各种引流管）、应用抗生素、激素应用不当等。常见的致病菌是革兰阴性杆菌、金黄色葡萄球菌、无芽孢厌氧菌和真菌，其中大部分由革兰阴性杆菌引起，主要有大肠埃希菌、铜绿假单胞菌、变形杆菌。

病原菌侵入人体后是否发病取决于致病菌的数量、毒力，以及人体的抵抗力。只有当侵入血液循环的细菌数量大、毒力强，在血液中生长繁殖并产生毒素时才会引起全身性感染。容易导致全身性感染的因素有机体抵抗力降低、免疫功能受损和局部病灶处理不当。

【护理评估】

（一）健康史

评估病人有无严重创伤、深静脉营养、浅表软组织感染和慢性消耗性疾病史；有无营养不良、免疫缺陷、长期应用广谱抗生素、免疫抑制剂、皮质激素或抗癌药物等情况。

（二）身体状况

全身性感染起病急，病情重，发展快。病人突发寒战，继以高热，体温可达 $40℃ \sim 41℃$，或低体温；伴头痛、头晕、恶心、呕吐、腹胀、面色苍白或潮红、出冷汗、脉搏细速、呼吸急促，甚至呼吸困难、神志淡漠或烦躁、昏迷；严重者出现感染性休克、多器官功能障碍或衰竭等。

1. 局部 原发感染灶的部位、性质、范围、分泌物或脓液的性状、组织破坏程度等。有无皮肤瘀点、瘀斑，有无肝脾大、黄疸。

2. 全身 评估生命体征、意识状态、面色、尿量等有无异常。有无寒战、高热及其程度，有无代谢性酸中毒、感染性休克及多器官功能障碍等表现。

（三）辅助检查

1. 血液检查 白细胞计数明显增高，可达 $(20 \sim 30) \times 10^9 /L$ 以上或降低，但都有核左移、幼稚型粒细胞增多、出现中毒颗粒等病理表现。可有不同程度的酸中毒、氮质血症、溶血、肝肾功能受损征象等。

2. 尿常规检查 尿中可出现蛋白质、血细胞、酮体等。

3. 血细菌培养和药物敏感试验 在病人寒战、高热时采血行细菌培养，较易发现致病菌。

（四）处理原则

治疗原则为处理原发感染灶、杀灭致病菌及增加病人抵抗力三个方面同时进行。

1. 处理原发感染灶 处理原发感染灶是治疗的重点，根据其性质，采取不同的方法。包括清除坏死组织和异物、消灭无效腔、充分引流脓肿、拔除体内的侵入性导管等；改善易发感染的相关因素，如血液循环障碍、梗阻等；对暂时不能明确原发感染灶者，应全面检查；急性腹膜炎、急性梗阻性化脓性胆管炎、绞窄性肠梗阻等诊断明确后应及时手术治疗。

2. 杀灭致病菌 一般先根据原发病灶的性质来判断致病菌并选用广谱抗生素，或联合用药；再根据治疗效果、病情变化和病原菌培养及药物敏感试验结果调整。对真菌性脓毒症，应尽量停用广谱抗生素，应用抗真菌药物，如两性霉素 B、氟康唑等。

3. 增强病人抵抗力 嘱病人卧床休息，给予高营养、易消化、富含维生素的饮食，必要时提供肠内、外营养支持；高热者给予物理降温及时输液纠正水、电解质紊乱和酸中毒。

（五）心理社会状况

密切观察病人的情绪反应并及时了解导致其情绪变化的原因，评估病人和家属对疾病预后和治疗方法的认知程度。

【常见护理诊断/问题】

1. 焦虑 与发病突然、病情严重有关。

2. 体温过高 与全身感染有关。

3. 体液不足 与高热、进食不足有关。

4. 潜在并发症 感染性休克、多器官功能障碍综合征。

【护理目标】

1. 病人焦虑、紧张情绪有所缓解。

2. 病人体温下降至正常范围。

3. 病人补液充分，体液不足得以缓解。

4. 病人病情控制，未发生严重并发症。

【护理措施】

（一）**心理护理**

关心体贴病人，及时与病人或家属交谈，了解病人产生焦虑、恐惧的原因，根据相关因素采取相应措施解除焦虑和恐惧。

（二）**防治感染，维持正常体温**

1. 密切观察 注意病人体温、脉搏变化。

2. 卧床休息 应限制病人活动，保持安静，避免情绪激动，以降低新陈代谢率，减少产热。降低室内温度，必要时可开窗通风。

3. 维持正常体温 当体温超过38.5℃时，应局部给予冰袋或冰囊外敷、温水或乙醇擦浴等物理降温，必要时遵医嘱应用药物降温。

4. 应用抗生素 遵医嘱及时、正确应用抗生素控制感染。

5. 正确处理伤口 对有脓肿切开者应注意观察伤口，保持引流通畅，经常更换敷料，保持局部清洁、干燥，换药时严格执行无菌操作。

6. 及时做血培养 病人寒战、高热发作时，协助医师采集血液标本做细菌培养或真菌培养，以利于确定致病菌和及时治疗。

（三）**维持体液及酸碱平衡**

协助病人多饮水，增加液体摄入量，必要时静脉补液，纠正代谢性酸中毒。定时监测水、电解质及酸碱平衡水平的变化，发现异常及时报告医师。

（四）**加强营养**

鼓励病人进食高蛋白、高热能、高维生素、低脂饮食，必要时给予营养支持，以满足代谢增加的需要，增强机体抵抗力，促进康复。

（五）**观察和防治并发症**

1. 感染性休克 密切观察病情，注意病人有无意识障碍、体温升高或降低、心率及脉搏加快、呼吸急促、面色苍白或发绀、尿量减少、白细胞计数明显增多等感染性休克的表现，发现问题及时报告医师，并积极配合抢救治疗。

2. 多器官功能障碍综合征 密切观察病人各脏器功能状态，监测病人生命体征、意识、尿量及心电图的变化，监测实验室检查指标，同时密切注意病人的临床表现，如病情有变化时即刻报告医师，及时处理。

（六）健康教育

1. 注意劳动保护，避免损伤。对已有损伤者，要采取措施防止感染。

2. 指导病人发现明显的感染病灶应及时就医，防止感染进一步发展，对于隐匿的病灶应尽早查明并正确处理。

3. 在医师指导下正确应用抗生素。

4. 加强营养、锻炼身体，提高机体抵抗力。

【护理评价】

1. 病人焦虑、紧张情绪是否有所缓解。

2. 病人体温是否降至正常范围。

3. 病人体液不足是否得以缓解。

4. 病人是否发生严重并发症。

第五节　特异性感染病人的护理

一、破伤风病人的护理

破伤风（tetanus）是由破伤风梭菌侵入人体伤口并生长繁殖、产生毒素所引起的一种急性特异性感染。常发生在各种创伤后，也可发生于不洁条件下分娩的产妇和新生儿。

在缺氧的环境中，破伤风梭菌的芽孢发育为增殖体，迅速繁殖产生大量外毒素（痉挛毒素和溶血毒素）。痉挛毒素与神经组织有特殊亲和力，经血液循环作用于脊髓前角细胞和脑干运动神经核，与联络神经细胞的突触相结合，抑制突触释放抑制性神经介质，使运动神经元失去正常的抑制作用而致兴奋性增强，引起随意肌紧张性收缩和阵发性痉挛；同时还可阻断脊髓对交感神经的抑制而导致血压升高、心率加快、大汗等。溶血毒素可引起局部组织坏死和心肌损害。

【护理评估】

（一）健康史

引起破伤风的致病菌是破伤风梭菌，为革兰染色阳性芽孢厌氧菌，其广泛存在于泥土和人畜粪便和尘埃中。破伤风梭菌及其毒素不能侵入正常皮肤和黏膜，故破伤风都发生在受伤后。但伤口内有破伤风梭菌并不一定都发病，破伤风的发生除了和细菌毒力强、数量多或机体缺乏免疫力等情况有关外，局部伤口的缺氧是发病的重要因素。因此，当伤口窄深、缺血、坏死组织多、引流不畅，并混有需氧菌感染时，破伤风便容易发生。

> **知识拓展**
>
> 破伤风梭菌的生物学特性：为革兰染色阳性的厌氧芽孢梭菌，芽孢呈圆形，比菌体粗，位于菌体顶端。破伤风梭菌最适宜的生长温度为37℃。菌体易灭活，但其芽孢在100℃时需1小时，120℃高压蒸汽灭菌需10分钟才能致死，5%苯酚10～15小时方能杀死，在2%过氧化氢中可生存24小时，阳光照射下可生存18日以上，在干燥的土壤和尘埃中可存活数十年。

（二）身体状况

评估病人有无损伤及其类型，明确损伤的部位、范围、深度和有无红肿、污染程度等。评估病人的肌紧张、肌痉挛状况，注意病人有无呼吸困难、窒息或肺部感染等并发症出现。

破伤风的临床经过分为三期：潜伏期、前驱期和发作期。

1. 潜伏期　潜伏期一般为6~12日，但也有短至24小时或长达数月或数年者。新生儿破伤风一般在断脐带后7日左右发病，故俗称"七日风"。潜伏期越短，预后越差。

2. 前驱期　前驱期一般持续12~24小时，表现为乏力、头晕、头痛、咀嚼无力、反射亢进、烦躁不安、局部肌肉发紧，咀嚼肌酸胀、紧张，"打哈欠"时张口受限。

3. 发作期　发作期典型表现为在肌肉紧张性收缩的基础上，呈阵发性强烈痉挛。通常最先受影响的肌群是咀嚼肌，以后顺序依次是面部表情肌、颈项肌、背肌、腹肌、四肢肌，最后是膈肌、肋间肌。病人开始感到咀嚼不便、张口困难，随后出现牙关紧闭；面部表情肌受累出现蹙眉、口角下缩，呈现"苦笑面容"；颈项肌收缩出现颈项强直、头后仰；当背、腹肌紧张性收缩时，表现为"角弓反张"或"侧弓反张"；四肢肌痉挛时出现半握拳、屈肘、屈膝；膈肌及肋间肌痉挛时病人出现面唇青紫、呼吸困难，甚至窒息。病人在肌肉持续紧张性收缩的基础上，任何轻微的刺激，如光线、声响、接触或饮水等，均可诱发全身肌群强烈的阵发性痉挛。发作时，病人口吐白沫、大汗淋漓、呼吸急促、口唇发绀、流涎、牙关紧闭、磨牙、头颈频频后仰、手足抽搐不止。每次发作持续数秒至数分钟不等，间歇时间长短不一。发作时神志清楚，表情痛苦异常。发作越频繁，提示病情越严重。

强烈肌痉挛可导致肌肉断裂，甚至骨折；膀胱括约肌痉挛可引起尿潴留。肌痉挛和大量出汗可导致水、电解质紊乱及酸碱平衡失调，严重者可发生心力衰竭。病人一般无高热，严重病人可并发肺炎、肺不张，呼吸肌和喉肌痉挛可导致窒息，常为病人死亡的主要原因。

破伤风的病程一般为3~4周，自第2周开始，症状一般逐渐缓解，但肌紧张和反射亢进仍可继续一段时间。

（三）辅助检查

实验室检查病人常有水、电解质紊乱及酸碱平衡失调；如合并肺部感染者血白细胞增多，中性粒细胞比例增高；伤口渗出物做涂片检查可发现破伤风梭菌。

（四）处理原则

破伤风的治疗应采取积极的综合措施，治疗原则为清除毒素来源、中和游离毒素、控制和解除痉挛、保持呼吸通畅和防治并发症。

1. 清除毒素来源　正确处理伤口是消除毒素来源的关键。用3%过氧化氢溶液冲洗伤口，清除坏死组织、异物并充分引流。对伤口已愈合者，应仔细检查痂下有无窦道或无效腔。

2. 中和游离毒素　应用抗毒素来中和血中未与神经组织结合的游离毒素，须早期应用。

（1）破伤风抗毒素（TAT）　一般剂量为1万~6万U，肌内注射；或加入5%葡萄糖溶液500~1000ml缓慢静脉滴注。剂量不宜过大，以免引起过敏反应或血清病。

（2）破伤风人体免疫球蛋白 早期应用有效，剂量为 3000～6000U，一般只用一次即可。

3. 控制和解除痉挛 病人应住隔离病室，避免光、声等刺激。可根据病情交替演变进程酌情应用镇静、解痉药物：①10% 水合氯醛：保留灌肠，每次 20～40ml。②苯巴比妥钠：每次 0.1～0.2g，肌内注射；或地西泮 10～20mg，肌内注射或静脉滴注，每日 1 次。③冬眠Ⅰ号合剂：即氯丙嗪 50mg、异丙嗪 50mg、哌替啶 100mg 及 5% 葡萄糖溶液 250ml 缓慢静脉滴注，适用于病情严重者。④2.5% 硫喷妥钠：用于痉挛发作频繁不易控制者，每次 0.25～0.5g，缓慢静注，但要警惕发生喉痉挛和呼吸抑制。⑤肌肉松弛药：如氯化琥珀胆碱等，经静脉给药，应在气管插管和机械通气控制呼吸时应用比较安全。

4. 防治并发症 主要并发症发生在呼吸道，如窒息、肺不张、肺部感染。亦可出现体液代谢失衡、心力衰竭。强烈的肌肉痉挛也可造成肌肉断裂、骨折、舌咬伤、坠床等并发症。

（1）防治呼吸道并发症 保持呼吸道通畅，预防窒息、肺不张、肺部感染等。对于抽搐频繁、药物不易控制的严重病人，应尽早行气管切开，必要时行人工辅助呼吸，以改善通气和有效清理呼吸道分泌物。必要时可用高压氧舱辅助治疗。

（2）防治水、电解质紊乱 由于病人不断痉挛、出汗及不能进食等，每日消耗热能和水分丢失较多，应注意补充营养和调节水、电解质的平衡。

（3）防治感染 青霉素 80 万～100 万 U，肌内注射，每 4～6 小时 1 次，或大剂量静脉滴注，可抑制破伤风梭菌；应同时给予甲硝唑 2.5g，分次口服或静脉滴注，持续 7～10 日；如有其他混合感染，则选用相对应的敏感抗生素。

（五）心理社会状况

隔离治疗可使病人产生孤独和无助感。

【常见护理诊断/问题】

1. 恐惧 与病情危急、反复发作，担心预后有关。

2. 有窒息的危险 与喉头、呼吸肌痉挛、误吸、痰液阻塞气道等有关。

3. 有受伤的危险 与肌肉强直性痉挛有关。

4. 体液不足 与大量出汗及进食受限有关。

5. 营养失调：低于机体需要量 与反复肌痉挛消耗、摄入障碍有关。

【护理目标】

1. 病人恐惧的情绪有所缓解。

2. 病人呼吸道保持通畅，呼吸平稳，未发生窒息。

3. 病人无受伤情况发生。

4. 病人补液充分，体液不足得以缓解。

5. 病人营养能及时有效地得到补充，营养状况良好。

【护理措施】

（一）做好心理护理，缓解病人焦虑、恐惧

病人因张口困难而致难以表达需求，护士应注意观察病人的躯体语言，善于通过其眼神或形体动作等了解病人的情绪反应，及时了解病人的心理活动，进行心理疏导。

（二）严格隔离，预防发作

置病人于单人隔离病室，保持病室内安静，室内遮光，照明灯最好用红灯泡。减少各类干扰，治疗及护理操作要集中进行，尽量在使用镇静剂后30分钟内完成。严格执行消毒隔离制度。室温15℃～20℃，湿度60%左右，备好急救药物和物品。护理人员接触病人时穿隔离衣、戴帽子、口罩和手套，身体有伤口者不能参与护理。接触过伤口的器械先用1%过氧乙酸浸泡10分钟，再高压蒸汽灭菌消毒。换药后的敷料要立即焚烧，病人的用品及排泄物均应严格消毒，防止交叉感染。尽可能使用一次性材料的物品。

（三）保持呼吸道通畅

床旁常规准备气管切开包、氧气吸入及吸痰设备。鼓励并协助病人咳痰，及时清理呼吸道分泌物。对频繁抽搐不易控制者，应尽早行气管切开并供氧，必要时行人工辅助呼吸。

（四）保护病人，防止受伤

专人看护，严密观察病情。使用带护栏的病床，必要时加用约束带固定病人，防止坠床或自我伤害。床上置治疗气垫，在关节处置软垫，防止压疮、肌腱断裂或骨折。抽搐发作时，应用牙垫防止舌咬伤。

（五）保持体液平衡，保证营养

在痉挛发作间歇期应鼓励病人进食高热能、高蛋白、高维生素的流质或半流质饮食，进食应少量多次，以免引起呛咳、误吸。重症不能进食者给予营养支持。在抽搐发作后应及时检查静脉管道，防止因抽搐引起的输液管道堵塞或脱落而影响治疗。

（六）留置导尿

因膀胱括约肌痉挛而诱发尿潴留时应留置尿管持续导尿，应做好会阴护理、膀胱冲洗，防止发生泌尿系统感染。

（七）用药护理

遵医嘱及时、准确应用TAT、破伤风人体免疫球蛋白、镇静解痉药、肌肉松弛药、抗生素等，观察并记录用后的疗效及不良反应。

（八）健康指导

1. 疾病预防　①宣传破伤风的发病和预防知识，指导公众加强自我保护意识。②普及新法接生。③做好预防破伤风的主动免疫注射。

2. 就诊指导　受伤后及早、正确地处理伤口，及时就医。

（九）预防

1. 正确处理伤口　创伤后早期彻底清创，改善局部血液循环是预防的关键。

2. 人工免疫　人工免疫包括主动免疫和被动免疫。

（1）主动免疫　通过注射破伤风类毒素，使机体产生抗体，从而达到免疫目的，是预防破伤风的最有效方法。其方法是一般在婴儿阶段注射"百-白-破"三联疫苗，就含有破伤风类毒素，共注射3次。为使免疫力保持持久，1年后应强化注射1次，以后每隔5年强化注射1次，以后一旦受伤，只需再注射破伤风类毒素0.5～1ml就可起到免疫保护作用。

（2）被动免疫　是对伤前未接受过主动免疫的伤员尽早皮下注射破伤风抗毒素（TAT），或破伤风人体免疫球蛋白（TIG）。①破伤风抗毒素：1500～3000U，皮下或肌内注射，儿童与成人剂量相同。有效期为10日左右，对深部创伤、有潜在厌氧菌感染的病人，应在1周后追加一次剂量。TAT易致过敏反应，注射前必须做皮肤敏感试验，若有过敏反应，应按脱敏法注射。②破伤风人体免疫球蛋白：本品系用乙型肝炎疫苗免疫后再经吸附破伤风疫苗免疫的健康人血浆，经提取、灭活病毒制成，无过敏反应，在人体内存留时间为4~5周。用法为臀部肌内注射，不需做皮试，用量为儿童、成人一次用量250U，创伤严重或创面污染严重者可加倍。

知识拓展

破伤风抗毒素（TAT）脱敏注射法

脱敏注射法是采用小剂量、短时间、连续多次注射，剂量逐渐增加，直至治疗量，使机体逐渐适应，不发生严重过敏反应的给药方法。方法是将TAT 1ml分成0.1ml、0.2ml、0.3ml、0.4ml，用生理盐水分别稀释成1ml，按自小到大的剂量顺序分次肌内注射，每次间隔半小时，直至全量注完。每次注射后观察病人有无面色苍白、皮疹、皮肤瘙痒、打喷嚏、关节疼痛和血压下降等症状。一旦发生，应立即停止注射TAT，同时皮下注射肾上腺素1mg或肌内注射麻黄碱30mg（成人剂量）。如反应轻微，待症状消退好转后，酌情减少剂量，增加注射次数，顺利注射完毕。

【护理评价】

1. 病人恐惧的情绪是否缓解。

2. 病人呼吸道是否通畅，呼吸是否平稳，是否发生窒息。

3. 病人是否受伤。

4. 病人体液不足是否得以缓解。

5. 病人营养是否能及时有效地得到补充，病人营养状况是否良好。

二、气性坏疽病人的护理

气性坏疽（gas gangrene）是由梭状芽孢杆菌引起的一种以肌肉坏死或肌炎为特征的急性特异性感染。多见于肌肉组织广泛损伤的病人，特别是伤口较深、污染严重而处理不及时者。感染发展急剧，预后差，死亡率极高。

梭状芽孢杆菌可产生多种有害的外毒素和酶，可引起溶血，并可损害心、肝和肾等重要器官功能。一部分酶能引起组织的糖和蛋白质分解，糖类分解产生大量气体，使组织膨胀；蛋白质的分解和明胶的液化，产生硫化氢，使伤口产生恶臭味。

【护理评估】

（一）健康史

气性坏疽的病原菌是革兰染色阳性梭状芽孢杆菌，已知的梭状芽孢杆菌有多种，引起气性坏疽的主要有产气荚膜梭菌、水肿梭菌、腐败梭菌和溶组织梭菌等。梭状芽孢杆菌广泛存在于泥土和人畜粪便中，其芽孢抵抗力强。气性坏疽的发生，不仅取决于梭状芽孢杆菌的存在，更主要决定于人体抵抗力和伤口是否处于缺氧环境。如开放性骨折伴有血管损伤、挤压伤、长时间使用止血带或石膏包扎过紧、邻近肛周和会阴部的严重创伤等情况易继发气性坏疽。

（二）身体状况

气性坏疽的临床特点是病情发展迅速，最早在创伤后 8～10 小时即可发病，最迟为 5～6 日，潜伏期一般为 1～4 日。

1. 局部表现 早期病人诉患肢沉重，有包扎过紧或疼痛感，持续加重，伤处出现"胀裂样"剧痛，难以忍受，一般止痛剂不能缓解。局部肿胀明显，呈进行性加剧，有明显压痛。伤口周围皮肤水肿、紧张、苍白、发亮，如"大理石样"斑纹，很快变为紫黑色，并出现大小不等的水疱。轻压伤口有气泡从伤口溢出，可触及"捻发音"。伤口内流出稀薄、恶臭的血性或浆液性液体。肌肉坏死呈暗红色或土灰色，失去弹性。

2. 全身表现 病人极度衰弱，表情淡漠或烦躁不安，可伴有恐惧或欣快感。并有头痛、恶心、呕吐、出冷汗、高热、脉搏快速、呼吸急促，伴有进行性贫血。晚期可出现溶血性黄疸、感染性休克、周围循环障碍和多器官功能障碍。

（三）辅助检查

1. 细菌学检查 伤口内分泌物涂片检查有革兰阳性粗大杆菌。

2. 血常规检查 可见红细胞计数和血红蛋白降低，白细胞计数增高。

3. X 线检查 显示患处软组织间积气。

（四）处理原则

对疑为气性坏疽的伤口，应完全敞开，用大量 3% 过氧化氢或 1∶5000 高锰酸钾溶液冲洗和湿敷。一旦确诊，必须采取综合措施，积极抢救，以挽救病人的生命，减少组织的坏死或截肢率。

1. 紧急手术清创 在全身麻醉下行病变区广泛、多处切开，清创范围达正常组织，切口敞开、不缝合。若整个肢体已广泛感染，应进行截肢以挽救生命，残端不缝合；术后伤口用 3% 过氧化氢溶液冲洗、湿敷，经常更换敷料，必要时再次清创。

2. 应用抗生素 术前、术中、术后静脉滴注大剂量青霉素，每日应在 1000 万 U 以上。大环内酯类和硝基咪唑类也有一定的疗效。

3. 高压氧治疗 可提高组织间的含氧量，方法为第 1 日 3 次，第 2、3 日各 2 次，3 日内共行 7 次，每次 2 小时，间隔 6～8 小时。

4. 全身支持疗法 给予病人高营养、易消化的饮食，补充维生素，维持水、电解质平衡，必要时少量多次输新鲜血。

5. 隔离 为了防止该病传播，应将病人隔离，病人穿过的衣物、用过的敷料或器材等单独收集进行消毒处理，以防止发生交叉感染。

（五）心理和社会支持状况

本病病情急、进展快，伤肢剧痛，病人可能面对截去肢体的残酷现实，故病人常有焦虑、恐惧、悲观等心理反应。应评估病人的情绪反应，及时了解病人及家属的心理状态。对可能截肢者应评估其对截肢的接受程度、截肢后适应性训练的了解程度等方面的心理状态。

【常见护理诊断/问题】

1. 疼痛 与创伤和感染有关。

2. 组织完整性受损 与伤口和组织坏死有关。

3. 体温过高 与细菌感染、坏死组织和毒素吸收有关。

4. 自我形象紊乱 与失去部分组织和肢体有关。

5. 潜在并发症 感染性休克。

【护理目标】

1. 病人疼痛有所缓解。

2. 病人皮肤和组织的完整性逐步恢复。

3. 病人感染症状减轻，体温降至正常范围。

4. 病人能够接受失去部分组织与肢体的事实，适应新生活。

5. 病人伤口处理及时，伤口感染症状好转，未发生感染性休克。

【护理措施】

（一）隔离

病人住单间病室，严格执行消毒隔离制度，详见"破伤风的隔离措施"。

（二）缓解疼痛

观察并详细记录疼痛的性质、程度和特点，特别是突然的伤口剧痛，应高度重视，及时报告医师。对清创或截肢者，应经常协助变换体位，以减轻因肌肉牵拉、外部压力和肢体疲劳引起疼痛。

（三）控制感染，维持正常体温

遵医嘱应用抗生素，密切观察体温变化情况。病人体温超过38.5℃时给予物理降温，必要时按医嘱应用退热药物。

（四）加强伤口护理，促进组织修复

密切观察、记录伤口的变化情况，及时协助对伤口进行清创，伤口完全敞开，应用3%过氧化氢溶液冲洗、湿敷，及时更换敷料。按医嘱做好高压氧疗法的护理，观察每次氧疗后伤处的变化，并做好记录。

（五）感染性休克的观察和预防

对重症病人，密切观察生命体征，或发现病人意识障碍、体温降低或升高、脉搏及心率加快、呼吸急促、尿量减少、血白细胞计数明显增高或低于正常等感染性休克表现时，应及时报告医师，并积极配合抢救和护理。

（六）加强营养，维持水电解质平衡

鼓励病人进高蛋白、高热能、高维生素饮食，纠正水、电解质失衡，不能进食者可给予鼻饲或全胃肠外营养。

（七）健康指导

1. 教育病人加强劳动保护，避免受伤，伤后及时、正确处理伤口并及时就诊。及时彻底清创是预防气性坏疽的根本方法。

2. 协助伤残者制定出院后功能锻炼计划，恢复其自理能力，提高生活质量。

（八）预防

1. 彻底清创 是预防创伤后发生气性坏疽的最可靠方法。在伤后6小时内清创，几乎可完全防止气性坏疽的发生。即使受伤已超过6小时，在大量抗生素的使用下，清创术仍能起到良好的预防作用。故对一切开放性创伤，特别是有严重损伤、泥土污染、无活力肌肉坏死者，都应及时进行彻底的清创。战伤伤口，在清创后，一般应充分敞开引流，不做缝合。对怀疑有气性坏疽的伤口，可用 3% 过氧化氢或 1∶1000 高锰酸钾等溶液冲洗、湿敷；对已缝合的伤口，应将缝线拆去，敞开伤口，待创面情况好转后再行延期缝合处理。

2. 应用抗生素　青霉素和四环素类抗生素在预防气性坏疽方面有较好的作用，可根据创伤情况在清创前、后应用，但不能代替清创术。

【护理评价】

1. 病人疼痛是否有所缓解。

2. 病人皮肤和组织的完整性是否逐步恢复。

3. 病人感染症状是否减轻，体温是否降至正常范围。

4. 病人是否能够接受失去部分组织与肢体的事实，是否能适应新生活。

5. 病人伤口处理是否及时，伤口感染症状是否好转，是否发生感染性休克。

本章小结

外科感染分为非特异性感染和特异性感染。非特异性感染主要疾病有疖、痈、急性淋巴管炎和急性淋巴结炎、急性蜂窝织炎，致病菌主要为金黄色葡萄球菌和链球菌。疖主要以局部表现为主，局部皮肤出现红、肿、热、痛的小硬结，或可见脓栓，危险三角区的疖不能随意挤压，防止出现化脓性海绵状静脉窦炎；痈局部表现为大片紫红色炎性浸润区，随后中央组织坏死，破溃后呈"蜂窝状"；急性蜂窝织炎应注意口底、颌下和颈部急性蜂窝织炎病人，应密切观察有无呼吸困难、发绀甚至窒息等症状；丹毒皮肤出现鲜红色片状红斑，边界清楚，压之退色、放手复色，红肿中央可脱屑呈棕褐色，边缘高凸隆起，可有水疱，烧灼样疼痛，下肢反复发作可引起"象皮肿"，应注意接触性隔离；急性淋巴管炎和淋巴结炎全身症状较其他软组织感染更为突出。破伤风为特异性感染疾病中发生率较高者，破伤风梭菌在缺氧环境中大量增殖，释放痉挛毒素和溶血毒素。发作期典型表现为在肌肉紧张性收缩的基础上，呈阵发性强烈痉挛。破伤风的治疗应采取积极的综合措施，治疗原则为清除毒素来源、中和游离毒素、控制和解除痉挛、保持呼吸通畅和防治并发症。为避免破伤风的发病，尽早做好疾病的主动与被动免疫。

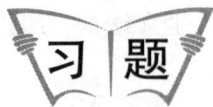

习题

一、选择题

【A1／A2 型题】

1. 外科感染特点的描述，不恰当的是

　　A. 多需手术治疗或发生在创伤和手术后

　　B. 多为混合感染

　　C. 多有明显的局部症状和体征

　　D. 一般为单一细菌感染

E. 愈合后常形成瘢痕组织，导致患部功能障碍

2. 以下软组织发生急性化脓性感染，在出现波动前，需早期切开引流的是

    A. 转移性脓肿　　　　　　B. 脓性指头炎　　　　　　C. 面部疖肿

    D. 急性蜂窝织炎　　　　　E. 痈

3. 治疗破伤风时应用破伤风抗毒素的目的是

    A. 杀死破伤风梭菌　　　　B. 预防注射破伤风类毒素　　C. 伤后彻底清创

    D. 中和游离毒素　　　　　E. 清除毒素来源

4. 软组织化脓性感染时下列哪一种有接触传染性，应给予隔离

    A. 疖　　　　　　　　　　B. 痈　　　　　　　　　　C. 急性蜂窝织炎

    D. 丹毒　　　　　　　　　E. 急性淋巴管炎和急性淋巴结炎

5. 脓性指头炎切开引流的最佳切口是

    A. 侧面横切口　　　　　　B. 侧面纵切口　　　　　　C. 掌面纵切口

    D. 掌面横切口　　　　　　E. 鱼口形切口

6. 开放性损伤后预防破伤风的有效措施是

    A. 清创并注射青霉素

    B. 清创并注射破伤风抗毒素

    C. 注射破伤风类毒素

    D. 清创并注射破伤风类毒素

    E. 注射破伤风人体免疫球蛋白

7. 引起疖、痈的常见致病菌是

    A. 金黄色葡萄球菌　　　　B. 化脓性链球菌 A 群　　　C. 大肠埃希菌

    D. 铜绿假单胞菌　　　　　E. 脆弱拟杆菌

8. 以下对于破伤风的描述，错误的是

    A. 破伤风梭菌在厌氧条件下繁殖

    B. 破伤风最常见的并发症是呼吸系统病变

    C. 破伤风属于菌血症

    D. 潜伏期一般为 6～12 天

    E. 痉挛呈阵发性发作

9. 确诊菌血症最可靠的依据是

    A. 寒战、高热，呈稽留热型　　　　　　B. 皮下出现瘀斑

    C. 肝、脾肿大及黄疸　　　　　　　　　D. 血培养阳性

    E. 出现休克

10. 急性淋巴管炎病人首选的抗生素是

    A. 庆大霉素　　　　　　　B. 青霉素　　　　　　　　C. 头孢氨苄

    D. 卡那霉素　　　　　　　E. 氨苄西林

11. 疖与痈的主要区别是

    A. 致病菌　　　　　　　　B. 感染范围　　　　　　　C. 有无脓栓

    D. 白细胞计数　　　　　　E. 全身症状

12. 与丹毒不相符合的临床表现是

A. 多有寒战、高热

B. 局部烧灼样疼痛

C. 与正常皮肤界限不明显

D. 局部肤色鲜红

E. 一般不化脓

13. 治疗破伤风，首选的抗生素是

    A. 红霉素   B. 青霉素   C. 氯霉素

    D. 庆大霉素   E. 新霉素

14. 脓肿形成后的首选处理措施是

    A. 理疗   B. 热敷   C. 切开引流

    D. 外敷消炎膏   E. 应用抗生素

15. 男性，21岁，鼻部疖受挤压后，出现头痛、高热、昏迷、眼部红肿，首先应考虑的是

    A. 面部蜂窝织炎   B. 菌血症   C. 毒血症

    D. 颅内海绵状静脉窦炎   E. 脓毒症

16. 男性，15岁，破伤风病人，抽搐时引起窒息。急救处理首先应是

    A. 口服水合氯醛   B. 肌注苯巴比妥钠   C. 立即气管切开

    D. 静脉滴注 TAT   E. 气管插管

17. 男性，45岁，患唇痈1周，红肿明显，1天前出现昏迷、高热，眼结膜出现充血、水肿，眼球突出。出现此并发症的原因可能是

    A. 挤压或说话多   B. 睡眠欠佳   C. 应用抗生素

    D. 局部热敷   E. 应用镇静止痛药

18. 男性，59岁，2小时前不慎被刀割伤手指，伤口较深。为预防破伤风的发生，下列哪种处理是最有效的

    A. 给病人注射破伤风类毒素

    B. 给病人注射破伤风抗毒素

    C. 彻底清创

    D. 彻底清创并给病人注射破伤风抗毒素

    E. 给病人注射青霉素

19. 女性，37岁，足底刺伤8天。病人自行包扎处理，未求医。1天前病人出现头痛，烦躁，张口困难，颈项强直。诊断为破伤风。护士向病人家属解释住院期间限制探视的原因是为了

    A. 避免降低病人抵抗力 B. 保证病人充分休息 C. 预防病人继发感染

    D. 减少对病人的刺激   E. 维持病房良好秩序

【A3/A4型题】

(20~21题共用题干)

男，40岁，因足底被铁锈钉刺伤数日后出现全身肌肉强直性收缩伴阵发性痉挛，被诊断为破伤风。

20. 护士应重点注意观察病人下列哪种症状

　　A. 血压降低等休克症状

　　B. 呼吸不畅等窒息症状

　　C. 发热、咳嗽等肺部感染症状

　　D. 心悸、胸痛等心脏损害症状

　　E. 脱水、酸中毒症状

21. 下列护理措施，与控制痉挛无关的是

　　A. 保持病室安静　　　B. 护理措施要集中施行　　C. 按时使用镇静剂

　　D. 鼻饲流质饮食　　　E. 避免强光照射

二、思考题

　　张女士，18 岁，1 个月前下水田插秧时左足被木刺戳伤，伤后未做任何处理，伤口自愈。4 日前感咀嚼不便、张口困难，随后感颈部转动不灵活，背部和腹部肌肉僵硬。1 日前出现阵发性抽搐。病人入院后临床诊断为破伤风。

　　请问：

　　1. 目前需要如何处理？

　　2. 根据病人情况，写出主要护理诊断/问题和相应的护理措施。

（孙　静）

第八章　损伤病人的护理

1. **掌握**　创伤及烧伤病人的护理评估、护理措施。
2. **熟悉**　创伤及烧伤病人的主要护理诊断/问题；蛇咬伤病人的处理原则及护理措施。
3. **了解**　损伤的分类、修复和愈合。
4. 学会伤口护理操作技术。
5. 具有对损伤病人现场急救及整体护理的能力；具备良好的职业道德，保护病人隐私，关爱病人，减轻病人痛苦。

　　广义的损伤（injury）是指各种致伤因素作用于人体所导致的组织结构破坏和生理功能障碍。狭义的损伤是指机械性原因造成的机体损伤，即通常所说的创伤。损伤的致伤因素很多，可分为四类：①机械性损伤：由于钝器撞击、重物挤压、锐器切割、牵拉刺激等因素造成，如撞伤、切割伤、枪弹伤等。是最常见的损伤类型。②物理性损伤：由于高温、寒冷、电击、辐射等因素造成，如烧伤、冻伤、电击伤。③化学性损伤：由于强酸、强碱、毒气等因素造成。④生物性损伤：由于遭受动物侵袭，如蛇、虫、兽等咬伤或蜇伤。

　　本章主要涉及机械性因素导致的创伤、高温热力导致的烧伤、毒蛇咬伤病人的护理，此外还包括伤口护理。

第一节　创伤病人的护理

案例导入

　　今日早晨下着中雨，王先生骑着摩托车匆匆忙忙去上班，不慎摩托车侧翻倒地，压住其腰部，王先生扶着摩托车慢慢起身，皮肤有擦伤，自觉腰腹部疼痛，遂入院检查。

　　请问：

　　1. 病区护士应如何做好入院护理评估工作？评估时应注意哪些礼仪？

　　2. 病人目前存在的主要护理诊断/问题是什么？值班护士应采取哪些护理措施？

　　3. 病人同意手术后，护士需做哪些护理工作？与病人沟通时应注意哪些问题？

　　机械性损伤是指机械性致伤因素作用于机体所造成的组织结构完整性破坏或功能障碍，又称为创伤（trauma），是最常见的损伤类型。

　　1. 创伤的分类

　　（1）按致伤原因分类　损伤原因有多种，常见的有挫伤、挤压伤、冲击伤、切割伤、火器伤等。①挫伤：是指由钝性暴力所致皮下浅表软组织损伤，而皮肤完整无损，伤后皮下组织破裂出血，可出现疼痛、青紫、肿胀、血肿、功能障碍等。②扭伤：是指关节过度屈伸、旋转或牵拉所造成的关节囊、韧带、肌腱等损伤或完全撕裂，局部可出现肿胀、疼痛、青紫、关节活动受限等症状。③擦伤：是指皮肤受到物体机械性摩擦而发生的表皮破损，伤处可有出血、擦痕、液体渗出及表皮脱落。④切割伤：是指皮肤、皮下组织或深层组织受到刀片、玻璃片等锐器的切割而发生破损裂伤，伤口创缘整齐，裂开范围小，出血较多，重者可伤及神经、血管、骨骼等。⑤裂伤：是指因较大的钝性暴力引起的皮肤及深层组织断裂，局部组织损伤严重，容易引起组织坏死。⑥刺伤：是指细小尖锐的物品刺入人体而引起的损伤，伤口小而深，可深入体腔、内脏，容易引起厌氧菌感染。⑦撕脱伤：是指高速旋转的外力作用于人体，造成皮肤、皮下组织，甚至深筋膜、肌肉、肌腱等剥脱分离，往往创面大、出血多，并伴有剧烈疼痛，容易出现休克。⑧冲击伤：又叫震荡伤，多指爆炸产生的冲击波形成高压及高速气流所造成的胸腔、腹腔内脏器官及耳鼓膜的损伤。⑨挤压伤：是指人体肌肉丰富的部位（如四肢、躯干）受重物长时间（>1小时）压迫或挤压所造成的损伤，解除受压后可出现广泛出血、血栓形成、组织坏死和严重的全身炎症反应；若合并休克和以高钾血症与肌红蛋白尿为特征的急性肾衰竭，则称为挤压综合征。⑩火器伤：是指枪弹或弹片造成的创伤，可能造成贯通伤（有入口、有出口），也可能导致非贯通伤（只有入口，没有出口），损伤范围大、易感染，病情复杂。

（2）按致伤部位分类 分为颅脑伤、颈部伤、胸部伤、腹部伤、脊柱脊髓伤、骨盆伤和四肢伤等。如伤及多部位或多器官，则称为多发伤。

> **考点提示**
> 挤压伤病人需预防急性肾衰竭的发生。

（3）按致伤程度分类 分为轻度、中度、重度伤。轻伤指局部软组织损伤，暂时出现功能异常，但无生命危险，如轻微的扭伤、挫伤等。中度伤指需较大手术治疗，但多无生命危险，如四肢长骨骨折、肢体挤压伤等。重度伤指危及生命或治愈后遗留有严重残疾者。

（4）按皮肤完整性分类 分为闭合性损伤和开放性损伤。受伤部位皮肤保持完整，无开放性伤口者为闭合性损伤，如挫伤、扭伤、挤压伤、冲击伤等。受伤部位皮肤或黏膜完整性被破坏，深部组织与外界相通者为开放性损伤，如擦伤、刺伤、裂伤、切割伤、撕脱伤等。

2. 病理生理 机体在致伤因素的作用下，迅速产生局部炎症反应和全身性防御反应而引发一系列病理生理变化。较轻的创伤全身性反应轻微；较重的创伤则有明显的全身性反应，且容易引起并发症。

（1）局部反应 由于伤后局部组织破坏、细胞变性坏死、病原菌侵入及异物存留等，可引起局部炎症反应，表现为局部血管通透性增加，血浆成分外渗，白细胞及其趋化因子聚集于伤处吞噬和清除病原菌或异物，出现局部肿胀、发热、疼痛等炎症表现。局部炎症反应一般在3~5天后逐渐消退，若局部伤情严重、体液渗出过多、组织肿胀明显，则炎症反应持续时间延长，组织修复缓慢。

（2）全身反应 机体受到致伤因素的作用后，可出现一系列非特异性应激反应。①发热反应：创伤后可有大量炎症介质释放，作用于下丘脑体温调节中枢引起发热。②神经-内分泌反应：由于疼痛、精神紧张、失血、失液等原因，下丘脑-垂体-肾上腺皮质轴和交感神经－肾上腺髓质轴可出现应激效应，分泌大量儿茶酚胺、肾上腺皮质激素、生长激素、胰高血糖素等，同时肾素－血管紧张素－醛固酮系统被激活，以调节全身器官功能与物质代谢，减轻致伤因素对机体的损害作用。③代谢反应：在神经－内分泌反应的作用下，基础代谢率增高，分解代谢亢进，机体处于负氮平衡状态；还可引起水、电解质及酸碱代谢紊乱。④免疫反应：严重创伤可使机体的免疫功能下降，增加感染的机会。

3. 创伤的修复

（1）伤口愈合过程　伤口的愈合是通过组织修复、伤口收缩和上皮的再生三方面共同完成的。以清洁伤口为例，说明局部结缔组织的修复过程大体分为三个阶段。①伤口充填及炎症期：损伤后立即发生伤口局部组织创伤性炎症反应，血管扩张，血管通透性增加，血浆中白细胞、吞噬细胞及抗体等多种成分外渗，以吞噬细菌、清除陈旧污染血凝块及坏死组织。同时血浆中纤维蛋白促使新鲜血凝块形成，暂时充填伤口，使伤口粘连闭合，为组织再生和修复奠定基础。一般持续 3~5 天。②增生期：伤后数小时，增生的成纤维细胞、血管内皮细胞和新生毛细血管等共同构成肉芽组织，充填组织裂隙，随着胶原纤维的增多，肉芽组织逐渐转变为瘢痕组织，架接于断裂的组织之间而使伤口愈合。临床愈合一般需 1~2 周，瘢痕愈合需 3 个月左右。除少数浅表的损伤可由上皮细胞再生修复外，大多数软组织损伤需要通过形成肉芽组织完成修复。③塑型期：经过细胞增殖和基质沉积，损伤处组织可达到初步修复，但新生组织如纤维组织，在质量和数量方面并没有达到结构和功能的要求，故需进一步塑型。瘢痕组织需通过各种酶和运动应力的作用，不断调整，过多的瘢痕组织分解、吸收，余下的则软化。同时过度丰富的毛细血管网消退、伤口的黏蛋白及水分减少等修复塑型过程，以适应功能上的需要。持续约 1 年时间。

（2）伤口愈合的类型　①一期愈合：又称原发愈合。是指伤口边缘整齐、对合严密、表面平滑并呈线状，组织的修复以原来细胞为主，仅含少量纤维组织，伤后愈合时间短，愈后功能良好，如无菌手术切口的愈合。②二期愈合：又称瘢痕愈合。是指伤口组织缺损较大、创缘分离较远或继发化脓性感染，组织的修复以纤维组织为主，伤后愈合时间长、瘢痕明显，愈后功能不良，严重者可有瘢痕挛缩或增生，影响美观和功能。

（3）影响伤口愈合的因素

1）全身性因素　①年龄：老年人皮肤萎缩、末梢循环差、巨噬细胞的功能及蛋白质合成能力减弱等因素影响愈合；儿童及青年人合成代谢旺盛，愈合迅速。②慢性疾病：糖尿病、肝硬化、白血病、恶性肿瘤等，使中性粒细胞、单核－巨噬细胞、淋巴细胞的功能降低，影响组织的愈合。③营养状况：低蛋白血症者，维生素及铁、铜、锌等缺乏可使创面愈合不良；肥胖者可因脂肪组织内血流灌注差，愈合较慢。④药物影响：肾上腺皮质激素、细胞毒性药物等可抑制创伤性炎症反应和细胞增生，不利于创伤修复。

2）局部因素　①感染：是影响组织修复的最常见原因。金黄色葡萄球菌、溶血性链球菌等致病菌，可损害组织细胞和基质，并使局部成为化脓性感染病灶。②异物存留及失活组织过多：伤处组织裂隙被此类物质充填，阻隔新生的细胞和基质连接，成为组织修复的不利因素。③局部血液循环障碍：较重的休克或局部血管损伤、受压，都使组织处于低灌注状态，导致修复延迟；血液循环良好的部位愈合快。④局部制动不够：因组织修复需要在一定时间内保持局部稳定，否则新生的组织易再度损伤而影响愈合。

【护理评估】

（一）健康史

导致机械性损伤的常见原因有钝器撞击、重物挤压、锐器切割、牵拉刺激等因素，应询问致伤物、受伤时间及地点、伤后表现、处理经过等情况。详细了解病人既往疾病情况。

（二）身体状况

1. 局部表现 肿胀、淤血、瘀斑、血肿、功能障碍；开放性损伤可见伤口及出血。①疼痛：其程度与创伤部位、范围、轻重、炎症反应强弱有关。伤处活动时疼痛加剧，制动时减轻，一般在伤后 2～3 天逐渐缓解，若疼痛不减轻甚至加重表示可能并发感染；但严重创伤并发休克时病人常不述疼痛，内脏损伤所致疼痛常定位不准确。②局部肿胀：为受伤局部出血、渗出所致，部位表浅者可出现皮下瘀斑、肿胀或血肿；严重肿胀可致局部组织或远端肢体血供障碍，出现远端苍白、皮温降低等。③功能障碍：疼痛、组织结构的破坏可直接造成功能障碍，如骨折或关节脱位的肢体不能正常运动等。④伤口或创面：为开放性创伤所共有，其形状、大小、深度因致伤原因和暴力大小而不一致。伤口分为 3 类：a. 清洁伤口，指未被细菌污染的伤口，通常指"无菌手术"的切口（如甲状腺切除术后切口），也包括经清创术处理后无明显污染的创伤伤口。b. 污染伤口，指有细菌污染，但未发展成感染的伤口，一般认为是伤后 6～8 小时方施行处理的伤口，但时间不是绝对的指标。c. 感染伤口，指伤口已经污染甚至化脓，包括延迟处理的开放性伤口和继发感染的手术切口。

2. 全身表现 轻度创伤病人无明显全身表现。中、重度创伤病人可出现下列全身表现：①发热：创伤出血、组织坏死分解产物吸收或创伤产生的致热因子均可引发吸收热，体温一般在 38℃ 左右。如手术后病人可出现体温升高。②生命体征的改变：伤后大量儿茶酚胺释放、疼痛及精神紧张等因素使心率加快；大出血及休克时血压降低、脉搏细弱；呼吸一般无明显改变，较重创伤时常有呼吸加深、加快。③其他：因失血、失液及激素水平紊乱，出现口渴、尿少、胃肠道症状及疲乏、无力等。

（三）辅助检查

1. 实验室检查 血常规检查可判断失血、血液浓缩情况及有无感染等；尿常规和尿淀粉酶检查，有助于诊断泌尿系统损伤和胰腺损伤；血生化检查，有助于判断肾、胰等损伤，还可了解有无水、电解质、酸碱失衡。

2. 影像学检查 ①X 线透视：可确定有无骨折、脱位、金属异物存留、腹腔内游离气体等。②B 超：可明确有无肝、肾、脾等实质性脏器损伤及腔内积液等。③CT 和 MRI：可判断颅脑、脊髓损伤的部位、性质和程度等。

3. 穿刺和导管检查 如胸、腹腔穿刺，对穿刺物进行分析，可初步判断病情及损伤器官。导尿或膀胱灌洗可协助诊断尿道或膀胱损伤。

（四）处理原则

1. 现场救护 妥善的现场急救是挽救病人生命的关键环节，健全阶梯式救治系统，不断提高抢救技术，做到轻度伤就地抢救、中度伤收入一般医院、重度伤经急救处理后及时送往大医院或创伤中心进行专科处理。整个救护工作应遵循"保全生命第一、恢复功能第二、顾全解剖完整性第三"的原则。

（1）判断伤情　迅速进行全面、简略且有重点的检查，发现危重情况时应先处理再检查，注意有无多个部位联合创伤，重视安静沉默的病人。

（2）现场急救　应根据伤情全力抢救病人生命，确保呼吸、循环功能稳定。①心肺复苏：心搏骤停者应立即实施胸外心脏按压和人工呼吸。②解除窒息：尽快解开病人衣领，清除口咽部异物、血块及分泌物，舌骨附着肌损伤或下颌骨缺损致舌后坠者，须牵引舌体并使其固定于口外；咽喉水肿压迫气管者，应做紧急气管插管或气管切开，如条件不具备，可暂用粗穿刺针经环甲膜插入气管通气。③控制外出血：以指压法，即手指直接压迫伤口或血管最简便迅速，但加压包扎法使用最广，能有效止住绝大多数四肢软组织或中小血管损伤出血；当肱动脉、股动脉出血加压包扎无效或外伤性肢体离断出血时，可靠近伤口近心端运用止血带止血。④改善通气功能：遇多根多处肋骨骨折，宜用胸带加垫压迫包扎以纠正反常呼吸；对开放性气胸，先用厚敷料封闭胸壁伤口；张力性气胸须在患侧锁骨中线第 2 肋间穿刺排气，而严重血气胸则于患侧腋中线第 6 肋间穿刺抽血。⑤固定骨折：骨关节损伤时均必须固定制动，以减轻疼痛，避免运送途中骨折断端损伤血管、神经或其他组织。⑥包扎伤口：能缓解疼痛、减少出血、减轻附加损伤及细菌污染；遇到内脏脱出时，禁止现场复位，需妥善保护，以清洁盆、碗等覆盖架空包扎后送往医院处理。⑦防治休克：主要措施是镇痛、有效止血和扩容，但内出血在急救现场处理较困难，开放静脉通路并紧急扩充血容量、穿抗休克裤有助于抢救。

2. 进一步治疗

（1）局部治疗　闭合性损伤，伤处抬高制动，伤后 24 小时内局部冷敷，以后热敷，可外用抗炎止痛药物，也可采用红外线照射等局部物理治疗。开放性损伤应尽早实施清创术，术后加强换药，应用抗生素，促进伤口愈合。

> **考点提示**
> 损伤在 24 小时内，局部给予冷敷，以减少局部出血和水肿。

（2）全身治疗　积极抗休克、维持体液平衡，保护器官功能，加强营养支持，根据伤情使用抗生素和破伤风抗毒素预防感染；镇静止痛。

3. 防治并发症　根据创伤的部位、性质和严重程度，积极预防和处理相关并发症。

> **考点提示**
> 刺伤易发生厌氧菌感染和异物存留。

（五）心理和社会支持状况

了解病人及家属的心理状态，观察有无因突发创伤而引起的恐惧、焦虑；了解病人和家属对急性事件的应对能力，对创伤可能引起肢体功能障碍、形体改变的承受能力；了解家庭、社会对病人的支持情况。

【常见护理诊断/问题】

1. 急性疼痛　与创伤引起组织损伤有关。

2. 体液不足　与创伤后出血、失液有关。

3. 体温过高　与创伤后炎症反应或并发感染有关。

4. 焦虑/恐惧　与创伤刺激、担心预后等有关。

5. 潜在并发症　休克、感染、多器官功能障碍综合征等。

【护理目标】

1. 病人疼痛逐渐消失。

2. 病人体液得到及时补充，生命体征平稳。

3. 病人体温恢复至正常范围。

4. 病人焦虑、恐惧程度减轻。

5. 病人无并发症发生或并发症得到及时预防和处理。

【护理措施】

（一）现场急救

妥善的现场急救是挽救病人生命的重要保证，与病人预后密切相关。应遵循的急救原则是：保全生命第一，恢复功能第二，顾全解剖完整性第三。现场应优先处理危及生命的紧急情况，如心搏骤停、窒息、大出血、张力性气胸和休克等。

1. 脱离危险环境　迅速脱离致伤的原因，将病人及时转移至相对安全的场所，避免继续或再次受伤。

> **考点提示**
>
> 损伤现场的救治原则：保存生命第一，恢复功能第二。

2. 心肺复苏　心搏、呼吸骤停者，立即行胸外心脏按压和人工呼吸，有条件者可使用人工气道、加压面罩给氧等。

3. 保持呼吸道通畅　应立即清除气道异物和分泌物，舌后坠者可托起下颌，必要时行粗针头环甲膜穿刺、气管插管或气管切开。

4. 迅速有效止血　大出血可导致病人休克，甚至死亡。可用指压法、加压包扎法、填塞法、止血带绑扎法或器械介入法以迅速控制伤口大出血。使用止血带时，要记录绑扎止血带的时间，一般每隔1小时放松止血带1~2分钟，以避免引起局部组织缺血、坏死。

5. 包扎伤口　颅脑、胸部、腹部伤应用无菌敷料或干净布料包扎；开放性胸壁伤口应迅速填塞包扎；有内脏脱出时禁忌现场还纳，可用干净器具覆盖保护内脏后妥善包扎；伤口内异物或血凝块不要随意去除，以免引起大出血。

6. 妥善固定骨折、脱位　可用夹板或代用品，也可用躯体或健肢以中立位固定伤肢，以避免搬运过程中再次损伤，亦可减轻疼痛，便于转运。固定范围应包括骨折处临近两个关节，固定妥善后需注意肢体远端血运情况。

7. 安全转运病人　经现场处理病情稳定后，迅速转运到医院进一步处理。①体位：病人一般取平卧位，昏迷者将头偏向一侧；疑有脊柱骨折者，应以三人平托法或滚动法将病人平卧转移至脊柱板上，若有颈椎骨折者，需专人固定头颈部；胸部损伤者，宜采取伤侧向下的低斜坡卧位，以利健侧肺呼吸。②转运途中应保持平稳，严密观察病情变化，注意止痛、保暖，补充液体，预防休克。③使用止血带止血的病人应注意定时松解，防止肢体缺血、坏死。④转运途中病人应足朝车头、头朝车尾平卧，避免脑缺血而致突然死亡。

（二）院内救护

病人转到救治机构后，应对其伤情进行判断、分类，然后采取针对性的措施进行救治。

1. 判断伤情　有危及生命的创伤如大出血、脾破裂、开放性或张力性气胸等，应在紧急复苏后积极手术治疗。病人生命体征尚平稳，如开放性骨折、火器伤等，可先观察或复苏1~2小时，做好必要的术前检查和准备。未明确的潜在性损伤，应先密切观察病情，完善各项检查以尽早确诊。

2. 救治措施　进行呼吸、循环支持；密切观察病情变化，维持水、电解质平衡，保护重要脏器功能；合理运用抗生素防治感染；在不影响病情的前提下，予以镇静、镇痛药物；给予有效的心理支持。

（1）较重创伤病人卧床休息，其体位应有利于呼吸和促进伤处血液回流，如半卧位时膈肌下降便于呼吸运动，患肢抬高15°~30°有利于静脉、淋巴回流以减轻肿胀和疼痛。伤处制动，骨折、关节脱位时，先行复位，再用绷带、夹板、石膏等固定制动，以缓解疼痛，有利于修复。

（2）遵医嘱合理使用镇静、镇痛药物，缓解疼痛，使病人安静休息，但应避免掩盖病情、延误诊治。关心病人的心理状态，帮助其应对压力，给予心理支持，缓解其紧张、焦虑情绪，配合治疗。

（3）小范围的软组织挫伤后早期局部冷敷，以减少组织内出血和肿胀，24小时后改用热敷和理疗，有利于血肿吸收和炎症消退；血肿较大者，在严格无菌操作下穿刺抽吸并加压包扎；疑有胸、腹腔脏器损伤或颅脑损伤等，给予相应的检查和治疗；病情稳定后，配合应用理疗、按摩和功能锻炼，促进伤肢功能恢复。

（4）开放性损伤做好手术准备，配合医师进行清创术。清洁伤口经过消毒处理可以直接缝合，达到一期愈合；污染伤口应行清创术，将其转变为清洁伤口后再行缝合，争取一期愈合；感染伤口须经引流、换药和肉芽组织形成后，逐渐达到二期愈合。此外，有异物存留时原则上应取出，尤其是感染病灶内的异物。术后注意观察伤口及引流情况，保持伤口敷料清洁干燥；伤肢抬高制动，注意观察末梢循环情况，早期指导病人进行功能锻炼。

（5）在处理伤口同时，根据伤情尽早选用抗生素。伤口感染较轻、引流充分者可不用抗生素；感染较重或全身性感染时必须使用抗生素，同时做细菌培养和药物敏感试验，选择有效抗生素并给予足够剂量；对于伤口深、污染重、异物存留等伤口，应注射破伤风抗毒素。

（6）根据脱水性质和程度及时补液；及时测定血清钾浓度；重视创伤病人的营养供给，不能经口进食者选用肠内或肠外营养支持。

（7）密切监测心、肝、脑、肾等重要器官功能，及时采取相应措施防治休克和多器官功能障碍，这是降低创伤后病死率的关键。

（三）健康教育

1. 宣传安全知识，加强自我防护意识。

2. 一旦受伤，及时就诊；开放性损伤者，尽早进行清创缝合，伤后24小时内注射破伤风抗毒素。

3. 指导恢复期的病人，遵医嘱进行功能锻炼，以预防伤处或伤肢功能障碍。

【护理评价】

1. 病人经治疗后疼痛是否逐渐消失。

2. 病人的体液是否得到及时补充，生命体征是否平稳。

3. 病人的体温是否恢复至正常范围。

4. 病人的焦虑、恐惧程度是否得到减轻。

5. 病人是否发生并发症或并发症是否得到及时预防和处理。

第二节 伤口护理

一、清创术

清创术（debridement）是在无菌操作下，处理污染伤口的一种手术方法。经过清除创口内异物，切除失去活力和污染严重的组织，修整创缘，彻底止血，使之转变成清洁伤口，以减少感染机会，促进伤口一期愈合。

（一）伤口分类

开放性损伤伤口可分为清洁伤口、污染伤口和感染伤口3类。

1. 清洁伤口 通常指"无菌手术"的切口，也包括经清创术处理后的创伤伤口，此类伤口按无菌操作常规处理后可直接缝合。

2. 污染伤口 指伤后6~8小时，细菌仅存在于伤口表面，尚未发展成感染的伤口。

3. 感染伤口 指受伤后时间较长，伤口有脓液、渗出液及坏死组织等，周围组织常有红肿。必须经引流、换药处理，通过肉芽组织修复，达到二期愈合。

（二）清创的目的和时机

1. 清创的目的 通过清创使污染伤口转变成清洁伤口，减少感染机会，促进伤口一期愈合。

2. 清创的时机 伤后6~8小时，细菌仅存在于创口表面，尚未侵入伤口深层，此时是清创的最佳时机，故清创术应及早进行。但时间并非是绝对的，对污染较轻、血循环较好的伤口，如头面部伤口，伤后12~24小时仍可清创缝合。对伤后超过24小时或污染严重的伤口，清创后可暂不缝合，伤口内放置引流物，观察2~3天，如无感染再行延期缝合。

（三）清创、缝合操作步骤

1. 清创前准备 用无菌纱布覆盖伤口，根据损伤部位、程度选择适当的麻醉方法。术者按常规方法洗手、戴手套，更换覆盖伤口的纱布，用软毛刷蘸取消毒肥皂液刷洗皮肤，并用冷开水或生理盐水冲净。然后换另一只毛刷再刷洗一遍，用消毒纱布擦干皮肤。

2. 清洗消毒 先用肥皂液及等渗盐水清洗伤口周围皮肤，再分别用3%过氧化氢溶液和等渗盐水反复冲洗伤口；常规消毒、铺无菌巾；术者穿无菌手术衣、戴无菌手套后开始清理伤口。

3. 清创 详细检查伤口，清除伤口内的异物，切除失去活力和污染严重的组织（皮肤、脂肪、肌肉组织、脱离鼓膜的碎骨片等），修整创缘（切除不整的创缘皮肤0.2~0.5cm），彻底止血。尽量保护重要的血管、神经、肌腱、脏器，必要时争取在清创时给予修复。

4. 缝合与引流 再次冲洗创口、消毒皮肤、铺无菌单，更换器械、手术衣和手套。逐层缝合，对清创彻底的新鲜伤口，可行一期缝合；对伤口污染重、清创不彻底或感染危险大者，可观察1~2天以后考虑延期缝合；伤口较深、伤后时间较长者可放置橡皮片引流。

5. 包扎 清创后覆盖无菌纱布，并妥善包扎固定，从而能够保护伤口、减少污染、固定敷料并有助于止血。

二、包扎

绷带包扎用于保护伤口、敷料固定、加压止血等，骨与关节损伤急救时可暂时固定患肢，绷带的品种有卷轴带、多头带、三角巾等。

（一）卷轴带包扎法

卷轴带有不同种类，可酌情选用：①纱布卷轴带：透气良好、质地轻软，适用于固定敷料、加压止血、悬吊肢体及固定关节等，临床上使用最多。②弹性卷轴带：适用于四肢包扎，可防止肿胀；或用于胸部伤口加压包扎。③石膏卷轴带：适用于固定骨折或矫正畸形，为骨科专用。

卷轴带规格有多种：3cm 宽的用于手指或足趾；5cm 宽的用于头、手、足、前臂；7cm 宽的用于上臂、肩、腿；10～15cm 宽的用于胸、腹、乳房、腹股沟等部位。

1. 包扎注意事项

（1）病人取舒适坐位或卧位，托扶肢体，保持关节于功能位。

（2）肢体骨隆突处或凹陷处，如内外踝、腋窝及腹股沟等处，用衬垫垫好再行包扎。

（3）选择绷带卷的宽度要适宜，干燥而洁净，不宜使用潮湿或污染的绷带。

（4）四肢的包扎应自远心端开始，指（趾）端外露，以便观察末梢血液循环及神经功能。

（5）包扎时应用力均匀，松紧适度，动作轻快。要求牢固、舒适、整齐、美观。

（6）每包扎 1 周应覆压住前 1 周的 1/3～1/2，包扎开始与终末时均需环绕 2 周；须加缠绷带时，可将两端重叠 6cm。包扎完毕用胶布粘贴固定，或撕开绷带末端打结在肢体外侧。

2. 绷带包扎法 有环形法、蛇形法、螺旋形法、螺旋反折法、"8"字形法、回返形法等基本包扎法。全身不同部位的绷带包扎，就是以上六种基本包扎方法的综合运用（图 8-1）。

（1）环形包扎法 在包扎原处环形重叠缠绕，后 1 周完全覆盖前 1 周，第 1 周斜行缠绕，第 2、3 周环形缠绕，并将第 1 周斜出圈外的绷带角折回圈内再绕第 2 周时将其压住，然后再重复缠绕，主要是防止绷带松动滑脱，用于开始及终末包扎时。

（2）蛇形包扎法 斜行环绕包扎，每周互不遮盖重叠，用于临时简单敷料包扎或夹板固定。

（3）螺旋形包扎法 螺旋状缠绕，后周遮盖前周的 1/3～1/2，多用于上臂、大腿、躯干、手指等径围相近的部位。

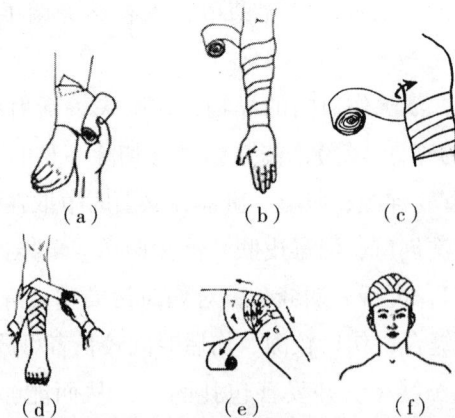

图 8-1 绷带包扎的基本方法

（a）环形包扎法；（b）蛇形包扎法；（c）螺旋形包扎法；（d）螺旋反折包扎法；
（e）"8"字形包扎法；（f）回返形包扎法（头部）

（4）螺旋反折包扎法 在螺旋形的基础上每周反折成等腰三角形，每次反折处均需对齐以保持美观，用于包扎径围不一致的小腿和前臂。

（5）"8"字形包扎法 按"8"字的书写径路包扎，交叉缠绕。用于包扎肘关节、膝关节、腹股沟、肩关节、足跟、足背、手掌、手指等处。

（6）回返形包扎法 自头顶正中开始，来回向两侧回返，直至包覆头顶。用于包扎头顶和截肢残端。

（二）多头带包扎法

多头带的种类有胸带、腹带、四头带、丁字带等。

1. 腹带 其结构中间为包腹布，两侧各有五条带脚相互重叠，常用于腹部手术后包扎。切口在上腹部时应由上向下包扎，切口在下腹部时应由下向上包扎。

2. 胸带 比腹带多两根竖带，常用于胸部手术后包扎。

3. 四头带 将卷轴带的两头剪开成四头，常用于包扎下颌、枕、额等处。

4. 丁字带 形如"T"状，常用于包扎会阴或肛门部位。

（三）三角巾包扎法

三角巾制作简单，应用方便，用法容易掌握，包扎部位广，常用于现场急救，详细包扎方法参见《急危重症护理学》。

三、更换敷料及拆线

更换敷料亦称换药，是外科常用的基本技术，其目的是动态观察伤口生长情况、保持引流通畅、除去坏死组织、控制局部感染、保护肉芽组织和新生上皮，促进伤口愈合。

（一）换药原则

1. 无菌原则 凡接触伤口的器械、敷料及物品均应灭菌，换药操作过程应严格执行无菌操作规程，避免发生医院内感染。

2. 换药环境和时间 换药时要求室内空气清洁，光线明亮，温度适宜。在下列情况下不安排换药：①晨间护理时；②病人进餐时；③病人睡眠时；④家属探视时；⑤手术人员上手术台前。

3. 换药顺序 先换清洁伤口，再换污染伤口，最后换感染伤口。特异性感染伤口应由专人换药。

4. 换药次数 根据伤口情况和分泌物多少而定，过于频繁地换药，可能损伤肉芽组织。一般一期缝合切口术后第三天换药，若无感染或敷料潮湿、脱落等情况，直至拆线时再换药。分泌物不多，肉芽组织生长良好的伤口，可隔日换药；感染严重、分泌物较多的伤口，应每日 1 次或数次换药。

> **考点提示**
> 换药顺序先换清洁伤口，再换污染伤口，最后换感染伤口。

5. 局部用药和引流 对无感染的表浅创面可在其表面用凡士林纱布保护；感染重、脓性分泌物多、继发水肿等创面，可采用药纱湿敷，对脓腔伤口应采用抗生素药液纱条引流。伤口内放置的预防性引流物如橡皮片，一般在手术后 24~48 小时无明显引流液时即可拔除；用于深部的引流管，应根据引流需要，在引流液明显减少或感染基本控制时拔除；用于深部感染的烟卷引流物，在每次换药时应转动并外拨和剪去少许，从而逐渐拔除。

（二）换药前准备

1. 病人准备　向病人做好解释工作，取得配合。帮助病人取舒适体位，充分暴露创面以便于操作，同时注意保暖。严重损伤或大面积烧伤病人，必要时在换药前应用镇静剂或止痛剂。

2. 操作人员准备　换药操作人员应按无菌原则着装整洁，戴口罩和帽子，操作前需洗手。先了解病人伤口情况，准备换药用品。

3. 物品准备　无菌换药碗（盘）、器械、消毒棉球、敷料（将75%乙醇棉球和盐水棉球分置于治疗碗两侧，勿混在一起）、干纱布、绷带、引流物及污物盘等；无菌镊2～3把，一把用于传递无菌物品，一把用于操作、接触伤口和敷料。必要时备探针、刮匙和剪刀等。将另一空治疗碗覆盖在盛有敷料的治疗碗上。特殊伤口需备齐上述所需用物、溶液及药品。

（三）操作步骤

1. 去除伤口敷料　松解外面包裹的绷带，一手扶持粘贴胶布对应处下方的皮肤，另一手轻轻将胶布揭开。用手沿切口方向取下外层敷料，内面朝上放入弯盘内。用无菌镊子沿伤口纵轴方向揭除内层敷料，若内层敷料与创面粘贴紧密，可用生理盐水湿润后，再轻轻揭去，放到揭下的外层敷料之上。

2. 伤口处理　采用双手持镊法操作，右手持镊接触伤口，左手持镊专夹换药碗中无菌物品并递给右手镊，两镊不可相碰。缝合伤口由中心向四周消毒，化脓伤口由四周向中心消毒，消毒范围应稍大于敷料覆盖的范围。缝合伤口用70%乙醇棉球涂擦2遍即可；开放性伤口用乙醇棉球自外向内消毒伤口周围皮肤，避免消毒液渗入伤口内，然后再用盐水棉球拭净创口内分泌物，坏死组织、痂皮等予以剪除，最后视伤口情况酌情安放引流物。

3. 包扎固定　缝合伤口直接覆盖无菌敷料即可；开放性伤口应以70%乙醇再次消毒周围皮肤后，再覆盖无菌敷料。敷料的大小应以超过伤口四周3cm为宜，厚度视渗出情况而定，胶布固定敷料。粘贴胶布的方向应与皮纹平行，必要时外加绷带包扎固定。

（四）不同伤口的处理

1. 伤口异常的处理　①缝线反应：表现为针眼轻度红肿，用70%乙醇湿敷即可。②针眼脓疱：表现为针眼周围暗红、肿胀，针眼处有脓点，可用无菌针头刺破脓点，以干棉球拭去脓液，再用70%乙醇消毒；必要时拆除此处缝线。③伤口感染：表现为伤口疼痛、红肿、硬结、压痛明显，伴体温升高，早期可用红外线照射；如已化脓应拆除缝线，充分敞开伤口引流。

2. 肉芽伤口

（1）健康肉芽　肉芽鲜红，呈致密细小颗粒状，较坚实、触之易出血、无脓苔。以生理盐水棉球擦去分泌物，敷以生理盐水纱布或凡士林纱布即可；若创面过大，应予植皮。

（2）过长肉芽　肉芽高度超出皮缘、高低不平，有时甚至翻出至皮缘外，可有少许分泌物。可将其剪平，以干棉球压迫止血，也可用10%～20%硝酸银溶液烧灼过长肉芽。

（3）水肿肉芽　肉芽苍白或淡红，无明显颗粒或呈大颗粒状，较松软、触之不易出血，可有分泌物。可用5%～10%氯化钠或30%硫酸镁溶液纱条湿敷，并注意纠正机体营养状况。

（4）感染肉芽 肉芽水肿，无颗粒、脓液较多、有异味。若脓液量多而稀薄，可用0.1%依沙吖啶或0.02%呋喃西林溶液纱条湿敷；若脓液稠厚而坏死组织多，应用含氯石灰硼酸溶液纱条湿敷。

3. 脓腔伤口 一般放置有引流物，先以70%乙醇棉球由外向内消毒伤口周围皮肤，拔除引流物，并观察引流物之中脓液情况；再以生理盐水棉球清理脓腔，观察腔内脓液和肉芽生长情况；最后根据脓液和肉芽情况再次放置引流物。当脓腔较深，可插入导尿管用生理盐水、0.5%聚维酮碘或0.1%氯己定溶液冲洗；若脓腔深大而外口狭小致使引流不畅，应及时扩大创口；若换药多日却脓液不减，创口不新鲜，可用刮匙搔刮扩创；若形成瘘管或窦道，可考虑手术切开或切除。

（五）拆线

1. 拆线方法 先以2.5%碘酊、70%乙醇消毒切口及周围皮肤。用镊子夹起缝线结并稍向上提起，用拆线剪在线结下贴近皮肤处剪断缝线，随即向切口方向抽出缝线。再用碘酊、乙醇消毒切口，然后用无菌敷料覆盖，胶布固定。

2. 缝线拆除时间 可根据切口部位、局部血液供应情况以及病人的年龄来决定。一般头、面、颈部术后4～5天，下腹、会阴部术后6～7天，胸、上腹、背部术后7～9天，四肢手术后10～12天，减张缝合术后14天拆线。年老体弱或营养不良者，应适当推迟拆线时间。

（六）换药后整理

协助病人采取舒适体位，整理床单位。换下的敷料倒入医疗垃圾桶内，所用器械清洗后放到指定地点，准备打包、灭菌处理，锐利器械按要求放入消毒盘中浸泡消毒。破伤风、铜绿假单胞菌感染病人所换下敷料应立即焚烧，所用器械先放入1%过氧乙酸溶液浸泡30分钟，清洗后再行高压蒸汽灭菌处理。

第三节 烧伤病人的护理

烧伤（burn）是指由于热力作用于人体所致损伤的总称；包括热力（火焰、热液、蒸汽、热固体），化学腐蚀剂（强酸、强碱、磷化物），激光，放射线，电力（电流、电弧）等所导致的损伤。轻者仅损伤皮肤，重者可引起肌肉、骨骼甚至内脏损害，导致严重的全身性反应，甚至失血性休克、多器官功能障碍综合征等而危及生命。

【护理评估】

（一）健康史

由热力（火焰、热液、蒸汽、热固体），化学腐蚀剂（强酸、强碱、磷化物），激光，放射线，电力（电流、电弧）等所导致的损伤病史。应询问致伤原因，致伤物的性质，受伤经过，现场环境及急救处理经过等。注意影响伤情的因素，如有无呼吸道烧伤，因其可引起喉头水肿、窒息；检查有无合并颅脑或胸、腹腔脏器的损伤；了解病人既往健康状况。

知 识 链 接

烧伤分期

深度、大面积烧伤可引起明显的全身性变化，一般分为三期：①急性渗出期：烧伤后迅速出现毛细血管扩张，血浆样体液渗出；由于渗液量大，可引起急性等渗性脱水，严重者可发生低血容量性休克，又称为休克期。②急性感染期：烧伤后创面皮肤生理屏障被破坏，创面的坏死组织和富含蛋白质的渗出液成为致病菌的培养基，在烧伤休克期即可同时并发局部和全身性感染，感染的危险将持续到创面完全愈合。③修复期：早期炎症反应后烧伤创面即开始修复；深Ⅱ度和Ⅲ度烧伤，小面积可通过瘢痕愈合，大面积需依靠植皮愈合，可形成严重瘢痕遗留，瘢痕挛缩可引起畸形和功能障碍。

（二）身体状况

1. 烧伤面积估计　通常以烧伤面积占体表面积的百分比来估计，但Ⅰ度烧伤不纳入面积计算。常用的估计方法有两种。

（1）新九分法　又称中国九分法，即将人体体表面积划分为11个9%等份，另加1个1%，构成100%（表8-1，图8-2）。适用于大面积烧伤的估计。

考点提示
大量液体渗出是烧伤急性渗出期发生休克的主要原因。

表8-1　中国九分法估计成人及小儿体表面积

部位	成人各部位面积（%）	小儿各部位面积（%）
头颈部	9×1=9（发部3，面部3，颈部3）	9+（12-年龄）
双上肢	9×2=18（双手5，双前臂6，双上臂7）	9×2
躯干	9×3=27（躯干前13，躯干后13，会阴1）	9×3
双下肢	9×5+1=46（双臀5，双大腿21，双小腿13，双足7）	46-（12-年龄）

注：成年女性双臀和双足各占6%。

考点提示
烧伤后48小时内，最大的危险是发生低血容量性休克。

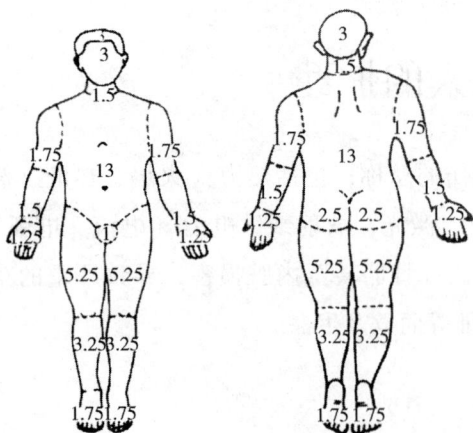

图8-2　成人各部位体表面积的估计（%）

考点提示
烧伤面积快速记忆口诀："3、3、3、5、6、7、13、13、1（会阴），5、7、13、21"。

（2）手掌法　以病人自己的手掌为尺度，病人五指并拢后的手掌面积约为自身体表面积的1%。适用于小面积烧伤的估计。

2. 烧伤深度估计 目前通用三度四分法,即分为Ⅰ度烧伤、Ⅱ度(浅Ⅱ度、深Ⅱ度)烧伤、Ⅲ度烧伤。临床常称Ⅰ度和浅Ⅱ度为浅度烧伤;深Ⅱ度和Ⅲ度为深度烧伤。Ⅰ度烧伤,又称红斑性烧伤;Ⅱ度烧伤,又称水疱性烧伤,分为浅Ⅱ度、深Ⅱ度;Ⅲ度烧伤,又称焦痂性烧伤(表8-2)。

表8-2 烧伤不同深度的临床特征

深度		皮肤损伤层次	临床特征	预后
Ⅰ度		表皮层	干燥、无水疱,轻微红、肿、热、痛	3~7天脱屑痊愈,短期遗留有轻度色素沉着
Ⅱ度	浅Ⅱ度	真皮浅层	创面温度升高,肿胀、潮湿、大小不一水疱、剧烈疼痛	1~2周痊愈,遗留有轻度色素脱失或沉着,无瘢痕
	深Ⅱ度	真皮深层	创面温度略低,肿胀、潮湿、小水疱,脱皮后见基底苍白或红白相间,有网状栓塞小血管和猩红色小出血点,痛觉迟钝	无感染者3~4周愈合,易遗留增生性瘢痕,少数需要自体植皮辅助愈合
Ⅲ度		皮肤全层坏死或含皮肤以下各层附件组织	创面呈蜡白色、炭化、皮革样,可见树枝状栓塞血管网,无痛觉	除小面积烧伤外,需要植皮治疗,遗留严重瘢痕

3. 烧伤严重程度估计 多依据烧伤面积、深度及有无并发症等进行综合估计,以下为成人烧伤严重程度估计的参考标准(用于小儿烧伤时,面积在此标准上减半)。

(1)轻度烧伤 Ⅱ度烧伤面积<10%。

(2)中度烧伤 Ⅱ度烧伤面积为10%~29%,或Ⅲ度烧伤面积<10%。

(3)重度烧伤 总面积为30%~49%,或Ⅲ度烧伤面积10%~19%;或虽然Ⅱ度、Ⅲ度烧伤不足上述面积,但存在下列情况之一:休克、吸入性(呼吸道)烧伤、复合伤。

(4)特重烧伤 总面积超过50%,或Ⅲ度烧伤面积超过20%,或已有严重并发症。

知 识 拓 展

吸入性烧伤

吸入性烧伤又称为呼吸道烧伤,是由于热力及燃烧时产生的有害性烟雾吸入支气管和肺泡后,产生局部腐蚀和全身毒性作用所致。表现为头面部、颈部、口部周围常有深度烧伤创面,鼻毛烧掉,口鼻有黑色分泌物,有呼吸道刺激症状,咳出炭末样黏稠痰,声音嘶哑,呼吸困难,肺部可闻及哮鸣音。严重者可死于窒息。

(三)辅助检查

1. 血常规检查 可发现有无血液浓缩、贫血等。

2. 血生化检查和动脉血气分析 可发现有无电解质及酸碱失衡、急性肾功能衰竭、急性呼吸窘迫综合征等。

(四)处理原则

1. 现场急救 迅速去除致伤原因,脱离现场,迅速抢救危及生命的损伤,保护创面。

2. 防治休克 快速补液是防治大面积烧伤病人休克的主要措施,迅速建立有效的静脉通路,保持输液通畅。

3. 妥善处理创面

（1）初期清创　休克控制后，在良好的麻醉和无菌条件下进行清创。清创顺序：头部—四肢—胸腹部—背部—会阴部。先剃除或剪除创面及周围的毛发，修剪指甲，擦净周围皮肤，再用灭菌水冲洗创面，清除伤口周围及创面的异物，使创面清洁。浅Ⅱ度创面的小水疱可不做特殊处理，大水疱应用无菌注射器抽出积液，破裂的疱皮应剪除。

（2）包扎疗法　适用于四肢浅度烧伤、小面积烧伤或病室条件较差时，清创后用凡士林纱布覆盖创面，再用多层富于吸水性的干纱布包裹，包扎厚度 3~5cm，包扎范围应超过创面边缘 5cm。

（3）暴露疗法　适用于头面、臀、会阴部烧伤及大面积烧伤或创面严重感染时，将病人暴露在清洁、温暖、干燥的空气中，创面涂敷 1% 磺胺嘧啶银乳膏、聚维酮碘等。对躯干环形烧伤的病人，需运用翻身床，防止创面持续受压。

（4）手术疗法　对深度烧伤创面，有条件时应及早实施手术切痂、植皮术。

4. 防治感染　加强无菌管理，早期应用抗菌药物和破伤风抗毒素，加强营养支持，防治局部和全身感染。

5. 防治并发症　保护重要脏器功能，预防急性肾衰竭、急性呼吸窘迫综合征、应激性溃疡等并发症发生，防止多系统器官功能障碍发生。

（五）心理和社会支持情况

了解病人和家属对烧伤的认识，对急性事件的应对能力。观察病人的心理反应，由于烧伤场景的不良刺激、担忧烧伤后毁容或残疾，面临治疗烧伤的高额医疗费用等，病人可能表现出焦虑、恐惧、无助、悲哀等心理反应。了解家属及社会对病人的支持程度。

【常见护理诊断/问题】

1. 急性疼痛　与皮肤感觉神经末梢受到热力刺激及局部炎症反应有关。

2. 营养失调：低于机体需要量　与烧伤后机体处于高分解状态、能量摄入不足有关。

3. 有窒息的危险　与呼吸道烧伤引起黏膜脱落有关。

4. 焦虑/恐惧　与烧伤现场刺激、担忧毁容或致残等有关。

5. 潜在并发症　低血容量性休克、全身性感染、急性肾衰竭、急性呼吸窘迫综合征、应激性溃疡等。

【护理目标】

1. 病人疼痛逐渐消失。

2. 病人能维持较好的营养状况。

3. 病人未发生窒息。

4. 病人焦虑、恐惧程度减轻。

5. 病人的潜在并发症得到预防或得到有效处理。

【护理措施】

（一）现场救护

现场救护原则是尽快脱离、消除致伤原因，对危及生命的急症实施救治措施，及时安全转送病人。

1. 迅速脱离热源 ①火焰烧伤：如有浓烟需用湿布掩盖口鼻以保护呼吸道；不要用手扑打火焰，不能奔跑呼喊；应就地打滚熄灭火焰或跳入附近水池内灭火。②化学烧伤：强酸或强碱烧伤应立即用大量清水反复冲洗。生石灰烧伤应先用干燥的纱布清除石灰粉末，再用清水长时间冲洗。磷及其氧化物烧伤用湿布覆盖，立即将创面浸入水中，以防磷在空气中自燃，禁止创面涂敷油膏，以免磷溶解后被皮肤吸收引起中毒症状；用湿布掩盖口鼻，可防止磷化物吸入呼吸道。沥青烧伤宜迅速用水冲洗冷却。③热液烧伤：用冷水冲淋或置于冷水中浸泡 30～60 分钟。

> **考点提示**
> 火焰烧伤忌奔跑或用双手扑打火焰。

2. 抢救生命 注意有无复合伤，先处理危及生命的危急情况。对头、颈部烧伤或疑有呼吸道烧伤时，应清理口咽部，安置正确的体位，给予氧气吸入，保持呼吸道通畅。

3. 保护创面 衣服切勿强行剥脱，以免撕脱损伤的皮肤，应剪开后取下。创面可用无菌敷料或干净床单覆盖包裹，避免受压，以防再污染或损伤。避免涂抹有色药物，因其将妨碍烧伤深度的判断。

> **考点提示**
> 对于烧伤创面现场不做特殊处理，避免涂敷有色的外用药，以免影响对烧伤深度的判断。

4. 镇静止痛 及时给予镇静止痛药，如口服去痛片（芬必得）或肌内注射哌替啶，合并呼吸道烧伤或颅脑损伤者忌用吗啡，以免抑制呼吸。

5. 补充液体 口服淡盐水或烧伤饮料（100ml 液体中含食盐 0.3g，小苏打 0.15g，苯巴比妥 5mg，糖适量）等补充液体。建立静脉通道，尽早实施补液方案。切忌口服大量白开水或单纯输入大量 5% 葡萄糖溶液，以防形成细胞外液低渗，加重组织水肿。

6. 其他 有合并伤者及时处理合并伤；眼烧伤时应冲洗眼部，涂敷抗生素眼膏；尽早注射破伤风抗毒素 1500U 预防感染，注意保暖。

7. 安全转运 大面积烧伤者就地抗休克，待病情平稳后转送，途中需维持输液、稳定病人情绪。

（二）液体疗法

液体疗法是防治烧伤休克的关键措施。

1. 补液方案

（1）补液量 补液总量包括创面丢失量和生理需要量。伤后第一个 24 小时胶体和晶体液量为每 1% 烧伤面积（Ⅱ度、Ⅲ度烧伤）、每千克体重 1.5ml（儿童 1.8ml，婴儿 2.0ml），即第一个 24 小时补液量 = 体重（kg）× 烧伤面积（%）× 1.5ml + 2000ml（生理需要量；小儿按年龄或体重计算，儿童 60～80ml/kg；婴儿 100ml/kg）。第二个 24 小时胶体和晶体液量为第一个 24 小时的 1/2，生理需要量不变。第三个 24 小时补液量根据病情变化而定。

> **考点提示**
> 补液总量的一半应在伤后 8 小时内输入。

（2）液体种类 电解质溶液和胶体溶液的比例，一般为 2∶1，特重度烧伤应为 1∶1。电解质溶液首选平衡盐溶液、林格溶液，并适当补充碳酸氢钠溶液；胶体溶液首选血浆，也可使用血浆代用品，但总量不超过 1000ml，Ⅲ度烧伤应输注全血。生理需要量选用 5% 或 10% 葡萄糖溶液。补液应遵循"先晶体后胶体、

> **考点提示**
> 胶体溶液首选血浆，电解质溶液首选平衡盐液。

先盐后糖、先快后慢、交替输入"的原则。

（3）补液速度　根据烧伤体液渗出的规律安排补液速度，胶体及晶体溶液总量的1/2应于伤后第一个8小时内输入，其余1/2在第二、第三个8小时内输入；生理日需要量应在24小时内均匀输入。

2. 补液效果　密切观察，根据病人情况，随时调整输液成分和速度。

（1）全身状况　病人安静，无烦躁不安、口渴表现，成人脉搏 < 120 次/分（小儿 < 140 次/分），心音稳健而有力，收缩压 > 90mmHg，脉压 > 20mmHg，呼吸平稳，肢端温暖。若病人仍表现为心率快、烦躁、口渴、皮肤弹性差等，提示液体量不足，应加快补液速度。

（2）尿量　如肾功能正常，尿量是判断血容量是否充足的简便而可靠指标。大面积烧伤病人补液时应常规留置导尿进行观察。成人尿量 > 30ml/h，有血红蛋白尿者 > 50ml/h。

（3）中心静脉压　有助于了解循环血量和右心功能，应维持在 5 ~ 12cmH_2O。

（三）创面护理

1. 包扎疗法护理　指（趾）包扎时要分开包扎，防止愈合后相互粘连。将患肢放置于功能位并适当抬高，以利于静脉回流；包扎松紧度适宜，包扎后注意观察末梢循环，若发现肢端发绀、苍白、感觉异常，考虑包扎过紧，须及时予以松解；保持敷料干燥，浅度烧伤可在伤后1周、深度烧伤在伤后3~4天更换敷料，若敷料被渗液浸湿、污染或有异味，应及时更换；发现创面感染征象时，应该改用暴露疗法，同时积极抗感染治疗。

> **考点提示**
>
> 尿量是判断血容量是否充足的简便而可靠指标。成人尿量 > 30ml/h，有血红蛋白尿者 > 50ml/h。

2. 暴露疗法护理　环境应清洁，有必要的消毒和隔离条件，控制室温于28℃~32℃，湿度40%左右。创面暴露，随时用无菌吸水敷料或棉签吸净创面渗液，尤其是头面部创面。适当约束肢体，防止无意抓伤。焦痂可用2%碘酊涂擦，每日4~6次。定时翻身或使用翻身床，交替暴露受压创面。密切观察创面情况，注意有无痂下感染。

（四）切痂植皮护理

1. 手术前护理　除术前一般准备外，应重点做好供皮区的皮肤准备，若移植异体或异种皮，应备好皮源，必要时交叉配血。

2. 手术后护理　除手术后一般护理措施外，应重点做好受皮区和供皮区护理。局部制动，受皮区与供皮区均应制动，以免受皮区皮瓣移动影响存活；抬高患肢，以促进静脉回流。注意更换敷料，一般受皮区于术后5天打开敷料，观察移植皮瓣有无血运障碍、继发出血或感染征象等；供皮区若无特殊情况2周可自行愈合，期间无需换药。若受皮区渗液较多，应打开敷料用红外线灯烤照，以利于创面干燥；如有感染征象，应加强换药。

（五）特殊部位烧伤护理

1. 呼吸道烧伤　床旁备气管切开包、吸痰器、气管镜等，给予氧气吸入，鼓励深呼吸和有效咳嗽，定时翻身、叩背，必要时雾化吸入、吸痰。若发现呼吸困难，分泌物不能有效排出，应行气管切开，并做好相关护理。伤后5~7日气管壁的坏死组织开始脱落，应密切观察和及时处理，以防引起窒息。

2. 头面颈部烧伤　应安置半卧位，观察有无呼吸道烧伤表现，必要时给予相应处理，保持眼、耳、鼻清洁，及时用棉签拭去分泌物。双眼使用抗生素眼膏或滴眼液，防止角膜干燥而发生溃疡；保护耳廓，避免患侧卧位，防止耳廓受压发生软骨炎；定时清洁口腔，预防口腔黏膜溃疡及感染。

3. 会阴部烧伤　将大腿外展，充分暴露创面，以保持局部干燥，保护创面，防止大、小便污染，定时换药，便后使用温盐水清洗肛门、会阴部。

（六）防治感染

1. 严密观察病情变化　密切观察生命体征、意识变化、胃肠道反应及创面局部情况。如出现寒战、高热或体温不升、脉搏增快、呼吸浅快或呼吸困难、意识改变、重要脏器功能损害，创面水肿、渗出增多、溃烂化脓、散发恶臭味、色泽灰暗、边缘皮肤溶解等局部变化，是烧伤脓毒症的表现，应立即报告医师并协助及时处理。

2. 遵医嘱应用抗生素　用药期间注意药物的不良反应，定期取创面分泌物送细菌培养和药物敏感试验，以便选用有效的抗生素。

3. 增加营养，维持水、电解质平衡　大面积烧伤后人体丢失大量水、电解质及蛋白质，可依据病人具体病情给予口服、鼻饲或经肠内或肠外营养支持，输入适量的血浆、全血或人体血清白蛋白，补液以维持水、电解质平衡，提高人体抗感染能力。

4. 严格无菌操作，做好消毒隔离工作　采取保护性隔离措施，防止交叉感染，严重烧伤病人安排单间隔离病室，并严格执行消毒隔离制度，进入病室的工作人员应穿戴好口罩、帽子、隔离衣、鞋子等，接触病人创面时要戴无菌手套；病人的用物应进行无菌处理，病室内空气、地面、台面、物品等也应定时消毒。

（七）并发症的观察和护理

1. 急性肾衰竭　若发现病人有肌红蛋白尿或血红蛋白尿，应遵医嘱输入5%碳酸氢钠，以碱化尿液，防止肾小管阻塞出现急性肾衰竭。若病人出现少尿、低比重尿，血肌酐、尿素氮、血钾等升高，表示发生了急性肾衰竭，应遵医嘱控制补液量，纠正水、电解质和酸碱平衡失调等。

2. 急性呼吸窘迫综合征　若发现病人呼吸急促、呼吸困难进行性加重、发绀，且不因氧疗而改善，提示并发了急性呼吸窘迫综合征，应做好气管切开和机械通气准备，遵医嘱给予抗菌药物、糖皮质激素等其他处理。

3. 应激性溃疡　对严重烧伤病人，遵医嘱给予西咪替丁静脉滴注，若病人呕吐咖啡样物、呕血、柏油样便、胃肠减压引出咖啡样液体或新鲜血液等，提示发生了应激性溃疡，应遵医嘱给予雷尼替丁、奥美拉唑、生长抑素等静脉滴注，抑制胃酸分泌，保护胃黏膜，给予维生素 K 和氨甲苯酸等止血药物，必要时遵医嘱做好手术治疗准备。

（八）心理护理

经常与病人交谈，观察和了解病人心理状态，鼓励病人说出最关心的问题和对护理的需求。针对病人的具体情况，采取针对性护理措施。对丧失治疗信心者，应列举成功的病例，鼓励病人树立信心和勇气。对面容受损或肢体残损者，应多关心、体贴病人。

（九）健康教育

1. 宣传防火知识，消除居住、工作环境的火灾隐患，杜绝火灾事故的发生。

2. 宣传烧伤现场急救知识，教给人们自救方法。

3. 指导恢复期病人坚持功能锻炼，尤其是作业锻炼，以最大限度恢复机体的生理功能。

4. 对因瘢痕挛缩造成毁容、功能障碍的病人，应指导其在合适的时间接受整形手术。

【护理评价】

1. 病人的疼痛是否逐渐消失。

2. 病人是否维持较好的营养状况，病情进展是否有利于伤口愈合。

3. 病人是否发生窒息。

4. 病人焦虑、恐惧程度是否得以减轻。

5. 病人是否发生潜在并发症，潜在并发症是否得到预防或获得有效处理。

第四节 蛇咬伤病人的护理

我国南方农村和森林地区毒蛇种类繁多，夏、秋两季多发生蛇咬伤，较常见的毒蛇有蝮蛇、金环蛇、银环蛇、眼镜蛇、竹叶青蛇、五步蛇、海蛇等。毒蛇咬人后，毒腺排出的毒液注入皮下或肌肉内，可经淋巴吸收进入血液循环，引起局部和全身中毒症状而危及生命。

【护理评估】

（一）健康史

根据蛇咬伤史、蛇的形态、牙痕形态来判断是否为毒蛇咬伤。一般毒蛇头部多呈三角形，色彩斑纹明显，被咬处皮肤留下一对大而深的牙痕。蛇毒中含有毒性蛋白质、多肽和酶类。按毒性可分为：①神经毒素：对中枢神经和神经-肌肉接头有选择性毒性作用，引起肌肉瘫痪和呼吸肌麻痹而导致死亡，常见金环蛇、银环蛇咬伤。②血液毒素：对血细胞、血管内皮组织有破坏作用，可引起出血、溶血、休克、心力衰竭等，见于竹叶青蛇、五步蛇咬伤。③混合毒素：兼有神经毒素和血液毒素的病理作用，如蝮蛇、眼镜蛇的毒素，其中以蝮蛇咬伤最多见。

（二）身体状况

1. 局部反应　毒蛇咬伤后，伤处出现烧灼痛、肿胀和大量出血，肢体肿胀向近心端迅速蔓延，局部淋巴结肿大伴触痛，皮肤出现瘀斑、血疱，甚至局部组织坏死。

2. 全身反应

（1）神经毒素类毒蛇咬伤　可出现头晕、视物模糊、眼睑下垂、言语不清、肢体软瘫、吞咽困难、胸闷、呼吸困难，严重者出现呼吸、循环衰竭。

（2）溶血毒素类毒蛇咬伤　全身有出血现象，如广泛皮下瘀斑、睑结膜下出血、咯血、呕血、便血、尿血等，严重者因休克、心力衰竭或急性肾衰竭而死亡。伤口局部剧烈肿痛，并迅速向近心端扩散，伤口内有血性液体不断渗出。

（三）辅助检查

主要检查凝血功能与肾功能，可见血小板减少、凝血因子Ⅰ减少、凝血酶原时间延长等，同时出现血肌酐增高、肌酸激酶增加、肌红蛋白尿等异常改变。

（四）处理原则

1. 现场急救　迅速排出毒液，防止吸收与扩散。①减少毒素吸收：蛇咬伤后将肢体制动并置于低位，应避免奔跑，现场立即在伤口近心端5cm处环形缚扎，松紧度以能阻断浅表静脉和淋巴回流为宜，待清创处理和服用有效蛇药30分钟后即可解除缚扎。②排毒：用大量清水、肥皂液冲洗伤口，将残余蛇毒冲去；再用过氧化氢溶液或高锰酸钾溶液反复冲洗，可直接破坏蛇毒；伤口深者，可切开并扩大咬痕处，反复冲洗伤口或用手自上而下缓慢挤压伤肢，也可用拔火罐或吸乳器等抽吸以促使毒液排出。③局部降温：将伤肢浸入4℃ ~ 7℃冷水中3~4小时后用冰袋局部降温，以减轻疼痛、减少毒素吸收，降低毒素中酶的活力与局部代谢。④转运病人：转运途中注意病情变化，伤肢不宜抬高。

2. 伤口进一步处理 ①湿敷：高渗盐水或1∶5000高锰酸钾溶液湿敷伤口，有利于引流毒液和消除肿胀，局部可外敷中草药［新鲜半边莲（蛇疗草）］或南通蛇药。②局部阻滞：用0.05%普鲁卡因20ml加胰蛋白酶2000U做伤口周围封闭，可将蛇毒降解，使其失去毒性。③彻底清创：病情严重者应彻底清创，切除被注入毒液的组织。

> **考点提示**
>
> 各种原因引起的下肢损伤，除骨筋膜室综合征、毒蛇咬伤病人应放低以外，其余均须抬高患肢。

3. 全身治疗 ①利尿排毒：立即输液，静脉注射呋塞米、甘露醇等。②解毒：内服南通蛇药或其他蛇药、中草药等。还可注射抗蛇毒血清，以中和毒素、缓解症状，在注射前必须做过敏试验。③支持疗法：由于大量体液渗入组织间隙，广泛肿胀及毒素作用引起低血压，应及时给予输液或其他抗休克治疗措施；溶血、贫血现象严重时予以输血，禁忌输注库存血。④重症病人应密切观察神志、血压、脉搏、呼吸和尿量变化，注意有无中毒性休克、急性肾衰竭、心力衰竭、呼吸衰竭以及内脏出血等严重并发症的发生。

（五）心理和社会支持情况

了解病人和家属对毒蛇咬伤的认识，对急性事件的应对能力。观察病人的心理反应，由于毒蛇咬伤发生突然、对全身影响严重甚至危及生命等，病人可能表现出焦虑、恐惧、无助、悲哀等心理反应。了解家属及社会对病人的支持程度。

【常见护理诊断/问题】

1. 恐惧 与毒蛇咬伤、生命受到威胁及担心预后有关。

2. 皮肤完整性受损 与毒蛇咬伤、组织结构破坏有关。

3. 潜在并发症 感染、多脏器功能障碍。

【护理目标】

1. 病人恐惧减轻，情绪稳定。

2. 病人局部组织修复，无感染。

3. 病人中毒症状控制，病情缓解，并发症得到有效防治。

【护理措施】

1. 一般护理 稳定病人情绪，嘱病人安静休息，伤后将伤肢制动后放低，严禁走路或跑步，以免加速毒液扩散，诱发全身中毒。伤口湿敷时，纱布要保持一定湿度，出血较多的伤口及时更换敷料，遵医嘱早期应用破伤风抗毒素和抗生素防治感染。

2. 病情观察 密切监测生命体征、神志、尿量改变；随时注意有无中毒性休克、心、肺、肾衰竭，内脏出血等情况发生。病人呼吸困难、缺氧时，遵医嘱给氧、使用呼吸兴奋药等，并做好气管插管准备。

3. 营养支持 每日给予足够热量和维生素B、维生素C，以增强机体抵抗力。因蛇毒对心、肾的毒性较大，补液过程中应注意心、肺情况，以防补液过量而发生心力衰竭和肺水肿。

4. 健康教育　宣传毒蛇咬伤的相关知识，强化自我防范意识。在丛林茂密、人烟稀少的地段步行时，应穿长袖、长裤并扎紧袖口、裤口，穿鞋行走。毒蛇咬伤后切忌慌乱奔跑，掌握就地缚扎、冲洗、排毒等急救方法。

【护理评价】

1. 病人恐惧是否消失，情绪是否稳定。
2. 病人局部组织是否修复，有无感染。
3. 病人中毒症状是否有效控制或并发症是否得到有效防治。

本章小结

损伤是指各种致伤因素作用于人体所导致的组织结构破坏和生理功能障碍。损伤的修复过程包括炎性反应阶段、肉芽形成阶段、组织塑形阶段。损伤的愈合可受到全身性和局部因素的影响，实现一期愈合（原发愈合）或二期愈合（瘢痕愈合）。创伤后可出现疼痛、肿胀等局部表现和发热等全身表现。闭合性损伤者需局部制动休息，伤后24小时内给予冷敷，以后热敷，外用抗炎止痛药物及理疗。开放性损伤者需尽早清创、换药，积极防治并发症，并给予合理的营养支持。

清创术是一种在无菌操作下，彻底清理污染伤口，使之转变为清洁伤口或接近清洁伤口，减少感染，促进伤口一期愈合的方法。开放性伤口分为清洁伤口、污染伤口、感染伤口。一般伤后6~8小时是污染伤口清创的最佳时机。伤口换药时应先换清洁伤口，再换污染伤口，最后换感染伤口；并根据不同伤口选择换药溶液：健康肉芽伤口用生理盐水，过长肉芽伤口用10%~20%硝酸银溶液烧灼，水肿肉芽伤口用5%~10%氯化钠或30%硫酸镁溶液，感染肉芽伤口用0.1%依沙吖啶或0.02%呋喃西林溶液，若伤口脓液稠厚而坏死组织多者则用含氯石灰硼酸溶液。

烧伤是指由于热力作用于人体所致损伤的总称。烧伤后随病程进展可分为急性渗出期、急性感染期、修复期。临床上常采用三度四分法进行烧伤深度判断，Ⅰ度和浅Ⅱ度为浅度烧伤，深Ⅱ度和Ⅲ度为深度烧伤。大面积烧伤可采用中国九分法估算，小面积烧伤可采用手掌法估算。烧伤现场急救需及时清除致热源，保护创面，保持呼吸道通畅，及时开放静脉通路，合理有效扩容以预防休克发生，安全转送后实施进一步治疗，积极防治并发症。

毒蛇咬伤后局部可出现疼痛，肢体肿胀，并向肢体近心端蔓延，伤口周围有大片瘀斑、血疱，甚至局部组织坏死，有淋巴结肿大。应立即在伤口近端环形缚扎伤肢，镇静，尽快局部清创排毒，用3%过氧化氢溶液或1:5000高锰酸钾溶液冲洗伤口，局部降温可减缓毒素吸收速度。全身应用蛇药、抗蛇毒血清等中和蛇毒。转运病人时伤肢不宜抬高。

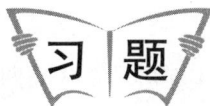

一、选择题

【A1/A2 型题】

1. 现场急救严重损伤病人首先应
   A. 抗休克　　　　　　　　B. 镇静、镇痛　　　　　　C. 解救窒息
   D. 包扎伤口　　　　　　　E. 骨折固定

2. 头面部烧伤，应特别警惕
   A. 眼部烧伤　　　　　　　B. 耳部烧伤　　　　　　　C. 鼻部烧伤
   D. 呼吸道烧伤　　　　　　E. 消化道烧伤

3. 施行烧伤创面包扎疗法时，出现哪种情况应立即改为暴露疗法
   A. 伤口疼痛　　　　　　　B. 体温升高　　　　　　　C. 敷料被渗液湿透
   D. 敷料渗液呈绿色　　　　E. 呼吸加快

4. 大面积烧伤后 48 小时内，威胁病人生命的病理生理变化是
   A. 疼痛　　　　　　　　　B. 急性体液渗出　　　　　C. 应激性溃疡
   D. 脓毒症　　　　　　　　E. 败血症

5. 大面积烧伤病人抗休克治疗常用的晶体液是
   A. 平衡盐溶液　　　　　　B. 碳酸氢钠等渗盐水　　　C. 中分子右旋糖酐
   D. 低分子右旋糖酐　　　　E. 血浆

6. 毒蛇咬伤现场急救首先应
   A. 高锰酸钾冲洗伤口　　　B. 伤口近心端捆扎　　　　C. 普鲁卡因局部封闭
   D. 扩大伤口使毒液外流　　E. 服用蛇药

7. 男性，22 岁，右小腿被钝器击伤，局部肿胀明显，皮下淤血。错误的处理方法是
   A. 局部制动　　　　　　　B. 抬高患肢　　　　　　　C. 血肿加压包扎
   D. 早期局部热敷　　　　　E. 后期局部理疗

8. 男性，30 岁，颜面、胸、腹、两前臂、双手、两小腿、双足Ⅱ度及Ⅲ度烧伤，背部也有散在Ⅱ度烧伤约 3 个手掌大小。该病人烧伤总面积是
   A. 10%　　　　　　　　　B. 20%　　　　　　　　　C. 30%
   D. 40%　　　　　　　　　E. 50%

9. 男性，19 岁，不慎被开水烫伤右前臂，局部疼痛，水疱破裂，基底潮湿，均匀发红。该病人烧伤的深度是
   A. Ⅰ度　　　　　　　　　B. 浅Ⅱ度　　　　　　　　C. 深Ⅱ度
   D. Ⅲ度　　　　　　　　　E. 深Ⅱ度和Ⅲ度

10. 烧伤病人，体重 60kg，Ⅱ度烧伤总面积为 80%，第二个 24 小时应输入的电解质溶液、胶体溶液量估计为
   A. 2000ml　　　　　　　　B. 2500ml　　　　　　　　C. 3000ml
   D. 3600ml　　　　　　　　E. 4000ml

11. 女，25 岁，右小腿有 250mm×125mm 的肉芽组织水肿创面。换药时应选用的湿敷药液是

    A. 等渗盐水   B. 0.02% 呋喃西林溶液   C. 0.1% 依沙吖啶溶液

    D. 含氯石灰硼酸溶液   E. 5% 氯化钠溶液

12. 患儿，女，6 岁，全身大面积开水烫伤送来急诊。四肢、后背大面积烫伤，创面红肿，大水疱，未受伤范围包括头颈部以及前胸、腹部约 8 个手掌大小的皮肤。估计其烧伤面积是

    A. 63%   B. 67%   C. 73%

    D. 77%   E. 83%

13. 男，30 岁，双下肢及胸腹部烧伤 6 小时，血压 70/50mmHg，中心静脉压 3.0cmH_2O，尿量 15ml/h，表示该病人存在

    A. 血容量严重不足   B. 心功能不全   C. 毛细血管收缩过度

    D. 血容量过多   E. 肾功能不全

14. 男，46 岁，体重 60kg，Ⅱ 度烧伤面积 50%，医嘱大量补液，第一天补液总量为

    A. 4500ml   B. 5400ml   C. 6000ml

    D. 6500ml   E. 8000ml

【A3/A4 型题】

(15~16 共用题干)

男性，37 岁，施工中因工程塌方，被压埋在泥土中，救出后见右下肢严重肿胀，组织广泛缺血与坏死。

15. 该病人的损伤多为

    A. 挫伤   B. 扭伤   C. 挤压伤

    D. 冲击伤   E. 爆震伤

16. 对病人的现场急救首先应是

    A. 尽快使病人脱离危险   B. 镇静、镇痛   C. 输液、输血

    D. 骨折及时复位   E. 休克不做处理，立即送医院

(17~19 共用题干)

男性，31 岁，体重 60kg，烧伤后 4 小时送至医院。右上肢水肿明显，剧烈疼痛，有较大水疱；双下肢（不含臀部）无水疱，皮肤焦黄色如皮革样，触之不痛。

17. 该病人的烧伤深度为

    A. 右上肢浅 Ⅱ 度烧伤，双下肢 Ⅲ 度烧伤

    B. 右上肢深 Ⅱ 度烧伤，双下肢 Ⅲ 度烧伤

    C. 右上肢浅 Ⅱ 度烧伤，双下肢深 Ⅱ 度烧伤

    D. 右上肢深 Ⅱ 度烧伤，双下肢浅 Ⅱ 度烧伤

    E. 右上肢与双下肢均为深 Ⅱ 度烧伤

18. 烧伤后第一个 24 小时的补液总量约为

    A. 4500ml   B. 5250ml   C. 6500ml

    D. 7250ml   E. 7500ml

19. 输液过程中简便又可靠的观察指标是

A. 收缩压 ＞90mmHg　　　B. 脉率 ＜120 次／分　　　C. 中心静脉压正常

D. 尿量 ＞30ml／h　　　E. 肢端温暖

（20～22 共用题干）

女，40 岁，在田间劳作时小腿被毒蛇咬伤，局部留下一对大而深的齿痕，伤口出血不止，周围皮肤迅速出现瘀斑、血疱。

20. 应优先采取下列哪项急救措施

A. 首先呼救

B. 立即奔跑到医院

C. 早期绑扎伤口近心端肢体

D. 伤口排毒

E. 制动并下垂伤肢

21. 为减慢毒素吸收，伤肢应

A. 抬高　　　　　　　B. 局部热敷　　　　　　C. 与心脏置于同一高度

D. 局部按摩　　　　　E. 制动并下垂

22. 为降解伤口内蛇毒，可用于伤口外周封闭的是

A. 淀粉酶　　　　　　B. 脂肪酶　　　　　　　C. 地塞米松

D. 胰蛋白酶　　　　　E. 糜蛋白酶

二、思考题

张先生，24 岁，体重 60kg，因被火焰烧伤后 2 小时急诊入院。体格检查：脉搏 114 次／分，血压 106／86mmHg，神志清楚，烦躁，痛苦表情。面部、双上臂、前胸、腹部、双小腿布满大小不等的水疱。右大腿有散在大小不等的水疱，约 3 个手掌面积，局部剧痛，水疱破损处的基底部潮湿并均匀发红，水肿明显。颈部轻度红肿，未起水疱，表面干燥。双手及前臂呈焦黄色皮革样，感觉消失。

请问：

1. 护士评估该病人的烧伤面积是多少？

2. 护士如何对该病人实施液体疗法？

3. 简述护士应如何进行创面护理？

（黄小娥）

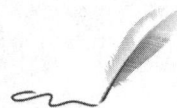

第九章　器官移植病人的护理

案例导入

张女士，38岁，因少尿、胸闷、腹胀伴呕吐2周，呼吸困难2日入院，原有慢性肾小球肾炎病史8年。查体：T 37℃，P 108次/分，R 22次/分，BP 178/98mmHg，口唇发绀，贫血貌，两肺呼吸音增粗，两下肺可闻及少许湿啰音，心浊音界扩大，腹稍膨隆，下肢水肿。拟诊为慢性肾小球肾炎、慢性肾衰竭。

请问：

1. 病区护士应如何做好入院护理评估工作？评估时应注意哪些礼仪？
2. 病人目前存在的主要护理诊断/问题是什么？护士应采取哪些护理措施？
3. 病人同意手术后，护士需做哪些护理工作？与病人沟通时应注意哪些问题？

第一节　概　述

移植（transplantation）是指将某一个具有活力的细胞、组织或器官通过手术或其他方法植入到自体或另一个体的某一部位的技术，这类手术被称为移植术。被移植的细胞、组织或器官统称为移植物，提供移植物的个体称为供体或供者，接受移植物的个体称为受体或受者。

一、分类

1. 按供者和受者的遗传学关系分类

（1）自体移植　指供、受者为同一个体，移植后不引起排斥反应，若将移植物移植到原来解剖位置，称为再植术，如断肢再植；若移植到另一部位，则称异位移植，如自体皮肤移植。

（2）同质移植　指相同基因之不同个体间的移植，移植后不会发生排斥反应，如同卵双生同胞之间的器官移植。

（3）同种异体移植　指供、受者属于同一种族，如人与人之间的器官移植，应用最广泛。按供者情况可分为活体移植和尸体移植。移植后会发生排斥反应。

（4）异种移植　为不同种族之间的组织或器官移植，移植后可引起强烈的排斥反应。

目前尚处于动物实验研究阶段。

2. 按移植物植入的部位分类

（1）原位移植　将移植物植入到受者病变器官的原本解剖位置，原病变器官予以切除。

（2）异位移植或辅助移植　将移植物植入到该器官原本解剖位置以外的远隔部位，原病变器官一般不必切除。

（3）原位旁移植　将移植物植入到该器官原本解剖位置邻旁。

3. 按移植物不同分类

（1）细胞移植　如骨髓造血干细胞移植、肝细胞移植、胰岛细胞移植等。

（2）组织移植　如皮肤、骨、肌腱、血管、神经移植等。

（3）器官移植　如心、肺、肝、肾等器官移植，甚至多器官联合移植。

二、移植前的准备

1. 供体的选择

（1）免疫学监测　①交叉血型配型，ABO 血型必须相配，至少符合输血原则，避免超急性排斥反应的发生。②人类白细胞抗原（HLA）配型，按照国际标准的六抗原相配原则进行配型，包括 MCH - Ⅰ类分子抗原 HLA - A、B、C 及 MCH - Ⅱ类分子抗原 HLA - DR、DP、DQ，临床主要检测 HLA - A、B、DR 3 个位点。③淋巴细胞毒交叉配合试验，该试验必须为阴性或 <10%，以防移植术后可能发生的超急性排斥反应。④混合淋巴液培养，指将供体和受体的淋巴细胞放在一起培养，观察其转化率，如转化率超过 20% ~ 30%，即不能进行移植。

（2）非免疫学方面选择　①身体健康、无恶性肿瘤、血液病、结核病、严重全身性感染和人类免疫缺陷病毒（HIV）感染等疾病。②年龄 >18 岁且 <50 岁，肺、胰供者不超过 55 岁，心、肾、肝供者分别不超过 60 岁、65 岁、70 岁。③活体移植以同卵孪生同胞间最佳，然后依次是同胞兄弟姐妹、父母子女、血缘相关的亲属及无血缘者之间。④器官功能良好。

2. 器官保存　为延长供体器官的存活时间，器官保存应遵循低温、预防细胞肿胀和避免生化损伤的原则。目前，供体器官的处理和保存方法是采用特制的器官灌洗液（0℃ ~4℃）快速灌洗，使被灌洗器官的温度迅速而又均匀地降到10℃以下，并尽可能将其内血液洗净；然后保存于 2℃ ~4℃ 保存液中。目前，国际上应用最广泛的器官保存液是 1988 年美国 Wisconsin 大学 Belzer 研制的 UW 液。临床上供体器官保存时限多定为：心脏 5 小时内，肝 12 小时内，胰腺 20 小时内，肾 24 小时内。

> **考点提示**
>
> 　国际上应用最广泛的器官保存液是 UW 液。

3. 受体的准备

（1）心理准备　在等待供体期间，即应为病人提供术前指导，让病人了解器官移植的相关知识，解除思想顾虑，增强对移植手术的信心。

（2）完善相关检查　除术前常规检查外，还要检查心、肺、肝、肾和神经系统功能等。

（3）免疫抑制药的应用　手术前或手术中即开始遵医嘱用药。

（4）预防感染　遵医嘱预防性应用抗生素。

（5）饮食和肠道准备　术前 1 天进少渣饮食，术前晚生理盐水或肥皂液灌肠。

（6）病室消毒与隔离　①消毒：术前 1 天用 0.5% 过氧乙酸溶液擦拭病室内物品和门

窗，然后用乳酸熏蒸进行空气消毒；手术日再次以消毒液擦拭病室地板及物品，并进行空气消毒。有条件的医院术后可将病人安置在有空气层流设备的洁净病室。②隔离：医护人员或病人家属进入移植隔离病房前应洗手并穿戴隔离衣、口罩、鞋帽等。

三、免疫抑制治疗

免疫抑制治疗是防治移植排斥反应的重要措施，理想的治疗方案是既要使移植物不被排斥，又要对受体免疫系统所产生的影响和不良反应最小。临床上根据各种免疫抑制药的不同作用，多采用联合用药疗法，增加协同作用以提高免疫抑制效果，同时减少各种药物的剂量和不良反应，使移植后的存活率大幅提高，是目前免疫抑制治疗的基本原则。常用免疫抑制药有以下几种。

1. 皮质类固醇激素　即糖皮质激素，常用氢化可的松、泼尼松、甲基泼尼松龙及地塞米松等，是预防和治疗移植排斥反应的一线药物，常与其他免疫抑制药联合应用，其副作用有骨质疏松、应激性溃疡、促进感染扩散等。

2. 环孢素 A　常作为免疫抑制维持治疗的最基本药物之一，是一种新型免疫抑制药，其主要作用是抑制白细胞介素（IL-2）及其他 T 淋巴细胞激活所需要细胞因子的表达，从而抑制 T 淋巴细胞的活化与增殖。主要不良反应有肝、肾毒性，高血压，神经毒性，高尿酸血症，牙龈增生，多毛症及糖尿病等。

3. 他克莫司（普乐可复）　作用原理类似于"环孢素 A"。

4. 霉酚酸酯（吗替麦考酚酯）　特异性抑制 T 淋巴细胞的增殖及抗体生成，制止细胞毒性 T 淋巴细胞繁殖。不良反应有腹泻、关节痛、白细胞减少和胃肠道出血等。

5. 硫唑嘌呤　是同种异体移植免疫治疗的经典用药，主要作用是抑制 DNA、RNA 合成，进而抑制 T 淋巴细胞和 B 淋巴细胞的分化和增殖。副作用为骨髓抑制及肝毒性。

6. 抗淋巴细胞制剂　抗淋巴细胞球蛋白（ALG）或抗胸腺细胞球蛋白（ATG）为多克隆抗体，能清除 T 淋巴细胞和 B 淋巴细胞，临床多应用于免疫抑制的诱导阶段。副作用有高热、寒战、肌痛、皮疹等。

7. 莫罗莫那-CD 3（OKT 3）　通过抑制 T 淋巴细胞的活性和多种细胞因子的产生及表达而发挥免疫抑制作用，可出现高热、寒战、头痛和血压波动等副作用。

四、排斥反应与治疗

排斥反应是受者对移植器官抗原的特异性免疫应答反应，分为超急性、急性和慢性排斥反应。

1. 超急性排斥反应　是一种以抗体介导为主的体液免疫反应，可迅速导致移植物损伤甚至失活，多发生在移植器官恢复血流后数分钟至移植后 24 小时内。常见于 ABO 血型不相容、多次妊娠、曾接受过移植等病人。目前对此类排斥反应尚无有效的治疗方法，一旦发生超急性排斥反应，再次移植是唯一的治疗措施。

2. 急性排斥反应　是临床常见的典型移植免疫反应，多发生在移植后 4～14 天，也可发生在术后 1 个月内或数月后。主要由 T、B 淋巴细胞介导，以特异性细胞免疫为主并有体液免疫参与的免疫应答所致，表现为寒战、高热、全身不适、移植物肿胀伴疼痛，移植器官功能减退。如肾移植病人出现少尿或无尿、

考点提示

急性排斥反应是临床常见的典型移植免疫反应。

血肌酐及尿素氮增高；肝移植病人出现胆汁减少、黄疸加深、血清氨基转移酶及胆红素迅速升高；心脏移植病人发生心律失常及右心衰竭。若能及时诊断和治疗，急性排斥反应可得到逆转。

3. 慢性排斥反应　是由体液免疫和细胞免疫共同介导和参与的慢性进行性免疫损伤过程，可发生于移植后数月甚至数年。以移植物纤维化、血管内膜增生为病理特征，表现为移植器官功能逐渐丧失。唯一有效的治疗方法是再次移植。

应用免疫抑制药抗排斥反应是移植受体需终身维持的治疗，少数病人可达到所谓的"临床耐受"或"几乎耐受"而用极少剂量即可维持或可停用免疫抑制治疗。当排斥反应发生时，需加大免疫抑制药用量或调整免疫抑制方案来进行挽救治疗，以逆转排斥反应。

知识拓展

2014 年 3 月，中国捐献与移植委员会主任黄洁夫教授在广州宣布人体器官获取组织联盟（简称 OPO 联盟）成立。中国的器官移植已经位居亚洲前列，中国每百万人口的捐献率已经达到 5.38。2017 年，我国遗体器官捐献超过 5100 例，还有 2400 人为亲属进行了器官捐献。从 2010 年初至 2017 年底，全国捐献者总数 15142 例，捐献大器官 42676 个。原国家卫计委医政医管局副局长郭燕红说："2017 年，我国完成了1.6 万例器官移植手术，中国已成为世界第二大器官移植大国。"截至 2017 年 12 月24 日，全国器官捐献报名登记人数已达 373000 人。

第二节　皮肤移植病人的护理

皮肤移植又称植皮术，是利用自体或异体皮片移植到皮肤缺损区域而使创面愈合，或因整形需要再造体表器官的方法。

根据皮片来源可将植皮术分为自体皮移植、同种异体皮移植（包括新鲜的尸体皮）、异种异体皮移植（如小猪皮、鸡皮等暂时覆盖烧伤创面）、人造皮移植；按移植方法可将植皮术分为游离植皮移植、带蒂移植、吻合移植。

根据所取皮片厚度不同，移植皮片分为 4 种。①表层皮片：又称刃厚皮片。为表皮及少量真皮乳头层，成活率高。用于消灭肉芽创面。但因过于菲薄，愈合后不耐磨损；易受皮下纤维组织收缩影响而变形；有色素沉着，不宜植入面部、手掌、足底等处。适用于新鲜无菌创面或肉芽组织创面，或用于大面积烧伤病人的治疗过程中。②中厚皮片：含表皮及部分真皮层，用途最广，存活率高，愈合后功能好，不易收缩，色素变化不大。适用于手术的新鲜创面和关节、手背等功能部位。③全厚皮片：包括全层皮肤，但不可含有皮下组织，需在新鲜创面上移植，愈合后功能好，是游离植皮术中效果最佳的一种。由于供皮区切除皮片后必须缝合，故取皮面积有限，应受到限制。适用于手掌、足底和面颈部的创面修复。④点状植皮：用针挑起皮肤后削取，故皮片边缘薄而中央厚（含真皮），皮片面积小。很易存活。用于肉芽创面移植容易成功。

【护理评估】

（一）健康史

了解受伤或畸形的原因、部位、性质、时间及伤病部位的现状（有无瘢痕挛缩或有无创面、湿疹、脓疮等）。了解供体既往史，现病史；近期内是否接触或患过急性传染病，如水痘、麻疹、腮腺炎等。了解病人的生活习惯，如饮食、睡眠及兴趣爱好，是否吸烟和生活自理程度等，以便按具体情况给予恰当的护理。

（二）身体状况

通过定时测量体温、脉搏、呼吸、血压和各种辅助检查，进一步了解病人是否有潜在的疾病。

（三）辅助检查

血常规、尿常规、出凝血时间（必要时测凝血酶原时间或其他凝血功能检查）、血型、肝肾功能，心电图，胸片，病变部位的 X 线摄片、造影等。

（四）心理和社会支持状况

评估病人精神、心理状态，烧伤或整形病人有些手术部位涉及功能和形态，病人对于手术效果顾虑多，而且往往抱有较高期望，期翼通过手术能够完全恢复伤病前的状态。

【常见护理诊断/问题】

1. 焦虑 与担心损伤后毁容及植皮术效果有关。

2. 急性疼痛 与植皮术的损伤有关。

3. 心排出量减少 与供皮区、植皮区创面出血、渗出有关。

4. 有感染的危险 与供皮区、植皮区创面有关。

【护理目标】

1. 病人焦虑、恐惧感消失，能够配合医疗和护理。

2. 病人疼痛缓解，不适感减轻。

3. 病人体液量补足，能够满足有效的心排出量。

4. 病人感染等并发症得到有效预防与及时控制。

【护理措施】

（一）术前准备

1. 供皮区常规进行备皮，小儿可不必剃毛。

2. 受皮区术前数天应勤换药。以抗生素溶液湿敷，使分泌液减少。

3. 创面不可有溶血性链球菌存在。

4. 对大面积烧伤焦痂切除者要准备足够血液。

（二）植皮方法及术中配合

1. 取皮 供皮区用 70% 乙醇消毒，不可用碘酊，否则皮片不易存活。麻醉下，以植皮刀取不同厚度皮片。取下的皮片浸泡在冷的等渗盐水中保存；切勿置于热盐水中，因为在热水中皮片需氧量高、代谢旺盛，易坏死。供皮区创面立即覆盖一层凡士林纱布，外加多层干纱布并用绷带加压包扎。如切取全厚皮片，则必须将皮下脂肪修净，并缝合供皮区创口。

2. 植皮 在新鲜创面上常用中厚大张游离皮片覆盖，四周边缘以丝线缝合固定，皮片上加敷料包扎，使皮片紧贴创面。18～24 小时后，即有毛细血管生长入皮片。3～4 天后血循环建立，开始存活。在肉芽组织创面上植皮，或皮片来源较少时，可将皮片（多用表层皮片）展平贴在凡士林纱布上，然后剪裁成小方块，如"邮票状"种植在创面上，各皮片之间相隔 1cm 左右。以一层凡士林纱布覆盖其上并固定，外面再加多层吸水性强的纱布，以绷带包扎。

（三）术后护理

1. 皮瓣远端稍高于蒂部，保证患处妥善固定制动，并保证皮片与创面紧贴。术后室温保持在 25℃～28℃，接受皮瓣的局部用 60～100W 灯泡照射，促进局部血液循环。注意观察皮瓣局部血运情况，每小时测量 1 次皮肤温度，肌皮瓣的温度应略高于皮肤 1℃～3℃。

考点提示
术后保证患处妥善固定制动，注意观察皮瓣局部血运情况。

2. 保持包扎敷料的清洁和干燥，如被大、小便污染应立即更换。告知病人不可抓摸创面，小儿双手应加以约束。

3. 按时观察创面，如皮下有积脓，应立即用尖头剪刀剪开小口引流，但切勿挤压。如皮片已坏死，应及时剪去坏死部分。

4. 供皮区如无感染，可在术后 14 天更换敷料，创面一般都能愈合。

5. 术后并发感染的护理。

（四）健康教育

1. 手术当日向病人及其家属讲解植皮区及供皮区的护理知识及配合要点。如四肢皮片移植后卧床时尽量抬高患肢，以促进静脉回流，防止水肿，减少创面渗液、渗血等；半暴露植皮区不宜用手抓挠；臀部植皮区注意会阴部清洁，便后用生理盐水棉球清洗肛周，术后取俯卧位，防止皮片受压。

2. 头部及躯干供皮区 2 天后用红外线烤灯照射，促使其干燥结痂。

3. 讲究卫生、定期复查。

【护理评价】

1. 病人焦虑、恐惧是否减轻或缓解，对皮肤移植有无充分的思想准备。

2. 病人疼痛是否缓解。

3. 病人液体出入量是否平衡，有无体液紊乱。

4. 病人感染等并发症是否得以预防或被及时发现和处理。

第三节 断肢（指）再植病人的护理

对完全离断或不完全离断的肢体，采用清创、血管吻合、骨骼固定、修复肌腱和神经等一系列手术，将肢体重新缝合回原位，使其存活并恢复大部分功能，称为断肢（指）再植。

断肢再植是针对离断的肢体采用清创、血管吻合、骨骼固定、修复肌腱和神经等一系列手术，使肢体重新接回原处，使其存活并恢复大部分功能。因外伤致大部分或全部组织离断的肢体称为断肢，由于断肢肢体血运差，甚至无血运，若不及时进行断肢再植，就会坏死。断肢（指）包括：大的肢体离断和全部或部分手指、足趾的离断。它是一种自体器官再植，手术后不存在排斥反应，但应充分注意有无发生血管痉挛、血栓形成及感染等问题。故其术后护理工作十分重要，与手术成败有密切关系。

【护理评估】

（一）健康史

肢体断离损伤可因锐器切割、重物碾压、运行机器、交通工具等因素引起，分为切割性断肢、碾压性断肢、撕裂性断肢三大类。切割性断肢多因锐器造成损伤，因其断面整齐、周围组织损伤较轻，再植术成功率高；碾压性断肢多因重物碾压、运行机器、交通工具等造成损伤，因其断面不整齐、组织损伤严重，常伴有明显污染，但相对局限，经清创后可成为切割性断肢，再植术成功率较高；撕裂性断肢多因转动机器等造成损伤，因其损伤组织不在同一断面，周围组织损伤严重，再植术成功率较差。

（二）身体状况

评估全身情况和断肢（指）局部情况，判断有无接受再植手术的条件。

1. 全身情况　全身情况良好是断肢（指）再植的必要条件，若有重要器官损伤或休克应先抢救，断肢（指）放于冰箱中保存，待全身情况稳定后实施再植。

2. 肢（指）体条件　完全断离者评估断面出血情况，损伤程度、性质，污染情况；不完全断离的周围组织损伤情况；现场止血、包扎、固定情况。

（1）完全断离　离断部位的近端和远端无任何组织相连接，或者只有少量组织相连，在清创时必须将这部分组织切断。

（2）不完全断离　伤肢的软组织大部分离断，断面有骨折或关节脱位，残留相连的软组织较少，主要血管断裂或栓塞，如不及时修复血管，远端肢体将坏死。

3. 再植时限　肢体离断后，组织细胞因缺血、缺氧而死亡，不同组织对缺血的耐受性不一，肌肉丰富的高位断肢比肌肉较少的断掌、断指和断足耐受性差。缺血引起的组织学病理变化随时间延长而加重，因此再植时限原则上是越早越好，一般以伤后 6~8 小时为限，若伤后早期即将断肢（指）进行冷藏保存，可适当延长再植时限。上臂和大腿离断，再植时限严格控制，如为断指再植则可延长至 12~24 小时。

4. 离断平面　肢（指）体的离断平面与再植时限对于术后全身情况的影响及功能恢复有明显关系，越是远端的断指，再植术后效果越好。

（三）辅助检查

1. 实验室检查　查血常规了解失血情况，出凝血时间、肝肾功能检查。

2. 影像学检查　X 线摄片了解骨、关节损伤情况。

（四）处理原则

1. 现场急救　对断肢（指）完全离断者首先控制近端出血，由于血管离断后发生回缩痉挛及血凝块常使血管封闭阻塞，一般采用加压包扎止血法，用敷料局部加压包扎；大动脉出血时可采用止血带止血法。妥善保存断肢（指），不做任何无菌处理，禁忌用任何液体冲洗、浸泡或涂药。迅速将病人和断肢（指）送往医院，力争在 6 小时内进行再植手术。

转运途中注意监测病人生命体征，了解有无其他并发症。

2. 抗休克 积极抗休克并做好手术前准备，争取早期手术。

3. 断肢再植原则 对肢体近、远端同时进行彻底清创，仔细寻找和修整重要组织并予以标记。重建骨的连续性，修整和缩短畸形骨骼，可选用螺丝钉、克氏针、钢丝、钢板行内固定。修复周围组织，重建骨支架后，先缝合肌腱、再吻合血管，重建血液循环，离断神经在无张力状态下行一期缝合，闭合伤口，温生理盐水洗去血迹，多层松软敷料包扎，指间隔开，指端外露，便于观察血液循环，固定肢体于功能位。

（五）心理和社会支持状况

评估病人受惊吓的程度，常见的心理反应有恐惧、焦虑、悲哀等。评估病人及家属的期望程度、经济状况及是否了解手术后康复的重要性。

【常见护理诊断/问题】

1. 组织灌注量改变 与血管痉挛或血管吻合处血栓形成有关。

2. 有感染的危险 与开放性损伤和长时间手术有关。

3. 躯体移动障碍 与再植肢体功能不健全有关。

4. 潜在并发症 急性肾衰竭等。

【护理目标】

1. 病人伤肢组织灌注得到有效保障。

2. 病人无感染或感染得到有效控制。

3. 病人能够循序渐进地进行功能锻炼，促进断肢（指）康复。

4. 病人没有发生并发症或并发症得到有效控制。

【护理措施】

（一）现场急救

1. 残肢（指）处理与现场急救 首先判断有无休克及其他危及生命的合并性损伤，如有异常，应迅速抢救。昏迷病人应注意保持呼吸道通畅。病人残肢应迅速用无菌敷料加压包扎，用止血带者应注意每间隔 1 小时放松一次，防止肢体缺血、坏死。离断部位较高如肩下或髋下，可用钳夹止血。

2. 断肢（指）冷藏和转送 离体组织在室温下缺血 6 小时即可坏死，故应尽快包裹好放入干净的塑料袋内，再置于容器中，周围放入冰块，保持在 4℃ 左右保存。尽快转送病人到有再植条件的医院，记录受伤和到达医院的时间。到达医院迅速将断肢（指）送至手术室，经刷洗、皮肤灭菌、肝素生理盐水灌注冲洗后用无菌湿纱布将断肢（指）包好，外层用干纱布包裹，置于无菌容器中，放于 2℃～4℃ 冰箱内冷藏，待手术时用。

（二）术前护理

1. 一般护理 病房应保持安静、舒适、空气新鲜，室温 20℃～25℃，防止寒冷刺激致血管痉挛。

2. 全身支持 遵医嘱给予及时、足量的补液或输血；有呼吸困难者，给予吸氧，应用抗生素预防感染。

3. 术前准备　做好术前一般准备，手术部位皮肤准备，急查血常规、血型并交叉配血。

4. 心理护理　病人常常感到恐惧，担心手术是否成功、将来是否会遗留残疾、术后功能恢复程度等。护士应了解病人心理变化，增强病人信心，使其配合治疗。

（三）术后护理

1. 一般护理　保持室温 20℃~25℃，湿度 60%~70%。断肢再植术后 3~4 天给予有效镇痛，但应合理使用镇痛药。术后一般需卧床 2~3 周，适当限制活动，宜取平卧位，禁止患侧卧位，以防血管吻合处受压，影响患肢血供。

2. 病情观察　定时测体温、脉搏、呼吸及尿量，记录 24 小时液体出入量，注意血容量有无不足，以及有无手术后并发症（特别是急性肾衰竭）出现。

3. 再植肢（指）体的护理

（1）抬高肢体　再植肢体抬高至心脏平面，保证静脉回流。

（2）消除血管痉挛因素　手术后 1 周内再植肢体可用照明灯照射（灯距 30~45cm），使肢体血管扩张；严禁吸烟；静脉滴注低分子右旋糖酐。

（3）观察局部循环　①皮肤颜色由红润变苍白，提示动脉痉挛或栓塞；皮肤出现散在瘀斑，提示静脉血栓形成；皮肤如出现大片或全部暗紫色，说明静脉完全闭塞。②手术后 10 天内，应每 1~4 小时测皮温 1 次。再植肢体皮温应高于正常侧 1℃~2℃，如皮温突然下降，患侧与健侧相差 3℃ 以上，提示动脉栓塞；如缓慢下降，在 1~2 天内相距 3℃ 以上，则为静脉栓塞。③毛细血管充盈时间短于 1 秒，皮肤青紫、患肢肿胀，为静脉回流障碍；如毛细血管充盈时间延长至 2 秒以上，皮肤苍白、发凉、干瘪，为动脉供血不足。④如肢体肿胀，应测肢体周径以追踪观察是否加重，需寻找原因并及时处理，否则可能造成肢体坏死。

4. 功能锻炼

（1）向病人解释早期活动的重要性，协助制订康复锻炼计划。

（2）至再植存活之日起，患肢保持功能位，可做适当按摩和活动健肢。

（3）3~4 周后，软组织已愈合，未固定的关节可做被动或主动运动。

（4）去除外固定后，指导病人做受累关节各方向的主动运动。亦可做较有力的牵伸挛缩和关节功能牵引，进行系统的康复训练。

【护理评价】

1. 病人伤肢组织灌注是否得到保障。

2. 病人伤肢有无感染征象。

3. 病人生活能否自理，伤肢有无功能障碍。

4. 术后有无并发症出现，并发症是否得到及时处理。

第四节　肾移植病人的护理

肾移植适用于经其他治疗无效、需行透析治疗才能维持生命的终末期肾病病人，如慢性肾小球肾炎、慢性肾盂肾炎、多囊肾等发展到慢性肾衰竭终末阶段者。肾移植手术基本采用异位移植，即髂窝内或腹膜后移植，以髂窝内移植多见。一般情况下无需切除受者的病肾，特殊情况除外。

【护理评估】

（一）术前评估

1. 健康史

（1）肾病情况　了解病人肾病的病因、病程及诊疗情况；发生肾衰竭的时间、治疗经过；血液透析治疗的频率和效果等。

（2）既往史　有无心血管系统、呼吸系统、泌尿系统疾病及糖尿病等病史，有无手术史。

（3）心、肝、肺等器官功能状况　有无功能不全的表现。

2. 身体状况

（1）全身情况　发育、营养、体重、生命体征，有无贫血、水肿、高血压等。

（2）局部情况　有无肾区疼痛、压痛、叩击痛及疼痛的性质和程度。

（3）辅助检查　常规检查血、尿、便三大常规和心、肺、肝、肾及出、凝血功能等；血型配型、HLA 配型、淋巴细胞毒交叉配合试验及肾 B 超和 CT、肾动脉造影、两侧髂血管彩超等。

3. 心理和社会支持状况　由于长期慢性病程，病人可能存在抑郁、悲观、消极、意志力下降等心理反应，病人对肾移植相关知识的了解程度如何，是否愿意接受亲属肾或尸体肾，对手术的期望程度；家属对肾移植的风险、术后并发症的认知程度及心理承受能力如何，家属及社会支持系统对肾移植所需的昂贵费用承受能力如何。

（二）术后评估

1. 评估肾移植术后病人的生命体征、营养、消化道功能及全身康复情况。

2. 通过观察移植肾的排泄情况及体液代谢变化情况以评估移植肾功能。

3. 评估肾移植的效果、预后和排斥反应、并发症的发生情况。

4. 评估术后病人与家属的心理状态和对术后相关知识的认知程度。

【常见护理诊断/问题】

1. 有体液失衡的危险　与移植肾功能变化和机体摄入液体多少有关。

2. 营养失调：低于机体需要量　与长期低蛋白饮食、胃肠道吸收不良和营养摄入不足等有关。

3. 焦虑/恐惧　与担心肾移植效果与预后、医疗费用昂贵及术后疼痛等有关。

4. 知识缺乏　缺乏肾移植术后护理相关知识。

5. 潜在并发症　移植排斥反应、感染、高血压、出血、尿瘘、移植肾衰竭等。

【护理目标】

1. 病人液体出入量平衡，体液过多或过少及时得以纠正。

2. 病人营养状况得到改善和维持。

3. 病人的焦虑、恐惧程度减轻或缓解。

4. 病人逐渐了解肾移植的相关知识。

5. 病人没有发生并发症或已有并发症被及时发现和处理。

【护理措施】

（一）术前护理

1. 心理护理　术前向病人及家属介绍手术方案和将要采取的治疗措施，有疑虑者应进行耐心解释，使病人及家属了解肾移植的相关知识，以减轻或消除病人的焦虑和恐惧，使病人保持良好的情绪，对手术后可能出现的不良反应或并发症有充分的思想准备。移植前的心理状态是否良好，往往会影响移植后的身心康复，因此在术前应进行适当的心理干预，鼓励病人，增强其战胜疾病的信心。

2. 术前准备 病人做好术前相关检查，术前常规准备：禁食、备皮、备血、术前晚灌肠 1 次、术日晨留置导尿、保证充足的休息和睡眠等。特殊准备：术前 1～2 天将病人移至隔离病房，环境、日用品等严格消毒，避免交叉感染；准备术后监护隔离病房，备齐免疫抑制药、抗生素、白蛋白等药物及抢救用品；术前进行必要的输血和透析治疗等。

3. 营养支持 保证热量供给，予以高维生素、低盐饮食，补充适量蛋白质。行血液透析者，据其血尿素氮水平，补充蛋白质和必需氨基酸，以增强抵抗力。

（二）术后护理

1. 常规护理

（1）体位 先按麻醉后常规体位卧床休息，麻醉苏醒后一般取平卧位或床头抬高 15°～30° 的斜坡卧位，移植侧下肢髋、膝关节各屈曲 15°～25°，有利于减少切口和血管吻合处的张力，有利于愈合，禁止突然改变体位或过度屈曲移植侧髋关节，防止出血或髂窝处移植肾受压。病人应卧床 1 周，不宜过早起床

> **考点提示**
> 肾移植术后移植侧下肢髋、膝关节各屈曲 15°～25°。

活动，以保持移植肾血流和预防肾破裂；切口拆线后，可起床适当活动，活动量应遵循循序渐进的原则。

（2）病情监测 ①术后密切监测生命体征，每小时监测并记录 1 次，平稳后改为每 4 小时监测 1 次。②密切监测尿液量、颜色、性状、比重及 pH 等，记录每小时尿量；肾移植术后 24 小时内约有 60% 的病人会出现多尿现象，每小时尿量可达 1000ml 或以上，容易引起水、电解质平衡紊乱，甚至危及病人生命，应根据医嘱及时补充水、电解质以维持体液平衡；发现术后尿量少于 30ml/h 为少尿，甚至无尿，首先考虑血容量不足，若增加输液量后尿量仍不增加，则应警惕肾后性梗阻、尿瘘、移植肾血管栓塞、急性肾小管坏死、急性排斥反应等并发症情况，应及时报告医师。③肾移植术后 3～5 天出现一定程度的血尿属正常现象，以后尿色会逐渐变清亮。④观察并记录 24 小时出入量、CVP，观察病人的体重、切口、引流管及有无感染征象，及时发现异常，早期处理。

（3）饮食与输液护理 术后肠蠕动恢复，肛门排气后可予以流质饮食，逐渐改为半流质、普食，饮食原则应是高热量、低蛋白、高维生素、低脂肪、低盐、易消化饮食，并鼓励病人多饮水。如病人出现腹泻、多尿，可给予正常食盐量饮食，以防低钠血症；忌食油腻食物，限制摄入高胆固醇食物。肾移植病人一般采用深静脉输液，但穿刺置管点不宜选择手术侧的下肢及动静脉造瘘的上肢，输液速度可根据尿量调节。

（4）切口与引流管护理 保持切口敷料清洁干燥，一旦渗湿须及时更换，换药前先洗手并戴手套进行，无菌腹带每日更换 1 次。注意检查引流管是否通畅，有无扭曲、堵塞、脱落等现象，妥善固定引流管，经常挤压引流管。留置导尿期间，每日清洗尿道外口 2～3 次，留置时间不宜过长，一般 3～5 天可拔除。

（5）其他护理 保持排便通畅，以防因便秘引起腹压增高而影响吻合口愈合，加强心理护理、基础护理、生活护理等。

2. 严格消毒隔离　每日用消毒液擦拭病室门窗、桌椅、地板及其他用物，每日用紫外线照射消毒病室 3 次，每次 30 分钟。病人的衣物、床单等用品均须经高压灭菌后使用，病人的餐具须经煮沸消毒后使用，血压计、听诊器、便器等物品不得交叉

考点提示

肾移植术后采取严格的消毒隔离措施是预防感染的重要举措。

使用。医护人员进入病室前应换好隔离鞋，用消毒液洗手后戴口罩、帽子，穿好隔离衣，接触病人前用消毒液洗手。有感染灶的医护人员不宜参与肾移植病人的治疗和护理工作，禁止非医护人员进入病室。病人不得随意外出，若需外出检查、治疗等，必须戴口罩、帽子。限制家属探视，进入隔离病房需戴口罩、帽子。对于非单人病室，必须做好床边隔离。若病人发生感染，尽量安排单人病室，预防交叉感染。每日口腔护理 2 次，根据病人口腔 pH 选择合适的漱口液，并定期做痰培养。肾移植病人术后因大量应用免疫抑制药和激素治疗，机体免疫力下降，容易感染，因此采取严格的消毒隔离措施是预防感染的重要举措。

3. 并发症的护理

（1）移植排斥反应　最常见的是急性排斥反应，可以发生在术后任何时候，因此应加强对术后病人的观察，以便及时发现急性排斥反应的征象，一旦发生需按医嘱给予激素或其他免疫抑制药治疗。急性排斥反应主要表现有：①不明原因的体温突然升高。②尿量显著减少，体重增加。③血压增高。④移植肾区自觉胀痛，B 超发现移植肾明显肿大。⑤疲乏、头痛、腹胀、关节酸痛、情绪改变等全身不适。⑥化验血肌酐、尿素氮升高。

（2）感染　是肾移植术后最常见的并发症，也是造成肾移植病人死亡的主要原因之一。肾移植病人长期大量使用免疫抑制剂，使机体抵抗力大幅下降，极易引起细菌感染。常以伤口、肺部、尿路、皮肤、口腔等为感染好发部位，肺部感染发生率最高。护理措施：①严格执行消毒隔离制度。②严密监测体温升高等感染征象。③做好口腔护理，每周行痰、咽拭子培养 1～2 次。④卧床病人协助其翻身、叩背，鼓励有效咳嗽、排痰，预防肺部感染。

（3）高血压　是肾移植术后常见的并发症之一，发生率可达 80% 左右，护理上应注意测量血压变化，按医嘱给予降压药物控制，并采取限制钠盐摄入及减轻体重等非药物治疗措施。

（4）出血　是肾移植早期常见的并发症之一，出血部位常在皮下及肌层、血管吻合口、输尿管的断端等，多发生在术后 1～2 天。表现为伤口渗血，负压引流管持续引流出大量鲜红色血液，严重时出现移植肾区突然肿大及胀痛，继而血压下降，甚至休克。因此，术后病人应平卧休息 1 周，防止腹内压升高，并严密监测引流液的颜色、量、性状及生命体征的变化。

（5）尿瘘　是肾移植术后较严重的并发症，表现为术后尿量减少，腹壁伤口有尿液外渗。一旦出现尿瘘，应予以留置导尿并保持通畅，立即行负压吸引，保持伤口敷料干燥，小瘘口可自行愈合，否则需手术处理。

（6）其他并发症　移植肾衰竭、消化道应激性溃疡、尿路梗阻、蛋白尿、精神症状等均是肾移植术后的并发症，应加强观察、及时发现和按医嘱处理，并耐心做好心理护理。

（三）健康教育

1. 用药指导　同种异体肾移植需终身服用免疫抑制剂，指导病人按医嘱掌握服用药物的方法、剂量、注意事项及不良反应的观察。服药必须准时、准量，不可随意更改，以保证免疫抑制药的血药浓度稳定，出现不良反应须及时就诊。

2. 锻炼指导　进行适当的活动和锻炼，提高机体抵抗力，为恢复工作创造条件。

3. 保护移植肾免受外界的伤害　移植肾一般置于髂窝内，离体表较近，缺乏周围组织的保护，缓冲能力差，在外力挤压、碰撞时极易受伤，因而要避免各种腹内压骤然升高的活动与动作，避免弯腰或屈曲术侧髋关节超过90°，外出乘车、骑车时注意保护移植肾。

4. 预防感染　告诉病人注意防寒保暖，尽量不去人多嘈杂的环境，外出时戴口罩；注意饮食卫生，饭前便后要洗手，早晚及饭后刷牙漱口，勤换内衣裤，保持床上用品清洁干燥，皮肤洁净干爽。

5. 病情观察　指导病人每日晨起和午睡后测量体温，并做好记录；每日早餐前与大、小便后测体重1次；每日记录日尿量、夜尿量和24小时总尿量，以了解移植肾的浓缩功能；学会自我检查移植肾的大小、软硬度及有无触痛等情况。

6. 定期复诊　出院后第一个月每周复查2次，第二个月每周复查1次，第三个月每2周复查1次，术后半年每月复查1次。若病情变化应随时就诊。

【护理评价】

1. 病人液体出入量是否平衡，有无体液紊乱。

2. 病人营养状况是否得到改善和维持。

3. 病人焦虑、恐惧是否减轻或缓解，对肾移植有无充分的思想准备。

4. 病人对肾移植的相关知识是否增加，健康教育内容是否掌握。

5. 术后并发症是否得以预防或被及时发现和处理。

第五节　肝移植病人的护理

肝移植适用于：①终末期良性肝病变：如肝炎后肝硬化、酒精性肝硬化、坏死性肝硬化及暴发性肝衰竭等。②胆道疾病：如先天性胆道闭锁、硬化性胆管炎导致胆汁淤积性肝硬化者。③代谢障碍性疾病：如肝豆状核变性、血红蛋白沉积症、糖原累积综合征等。④肝肿瘤：如某些良性肝肿瘤、合并肝硬化的小肝癌等。

【护理评估】

1. 健康史　病人肝病的发生、发展及治疗情况。

2. 身体状况　肝区疼痛的性质、范围、程度及有无压痛，有无其他部位的感染症状。评估病人的生命体征，有无水肿、贫血及营养不良。

3. 辅助检查　凝血机制，血型配型，HLV配型，肝炎免疫学相关检查。

4. 心理和社会支持状况　评估病人有无抑郁，悲观，消极，意志力下降等心理反应。对肝移植相关知识的了解程度与是否愿意接受肝移植手术及手术期望程度。对昂贵医疗费用的承受能力。

【常见护理诊断/问题】

1. 体液过多　与肝功能差致低蛋白血症及血浆胶体渗透压下降等引起腹水有关。

2. 营养失调：低于机体需要量　与长期低蛋白饮食、胃肠道吸收不良和营养摄入不足等有关。

3. 焦虑/恐惧　与担心肝移植效果与预后、医疗费用昂贵及术后疼痛等有关。

4. 知识缺乏　缺乏肝移植相关知识。

5. 潜在并发症　出血、移植排斥反应、感染、肝性脑病、胆瘘和胆道梗阻等。

【护理目标】

1. 病人液体出入量平衡，体液过多或过少及时得以纠正。

2. 病人能维持良好的营养状况。

3. 病人恐惧与焦虑减轻或缓解，情绪稳定。

4. 病人及家属了解与疾病的相关知识。

5. 病人未发生并发症或已发生并发症得到及时处理。

【护理措施】

（一）术前护理

1. 心理护理　术前耐心向病人或家属讲解有关肝移植的知识、用药注意事项、将要采取的治疗措施，向病人说明术前准备及检查的必要性，介绍医务人员的技术水平及现代肝移植的成就，以减轻或消除病人的焦虑与恐惧，使其保持良好的情绪，有利于配合治疗，对手术后可能出现的不良反应或并发症有充分的思想准备，增强治疗信心，使病人处于接受手术治疗的最佳心理状态。

2. 术前准备　做好相关检查，常规外科术前准备，纠正贫血，改善营养，纠正凝血功能异常；应用免疫抑制药及抗生素；严格消毒隔离病房；准备术后监护病房，备齐免疫抑制药、抗生素、止血药、白蛋白等药物及抢救用品。

（二）术后护理

1. 常规护理

（1）体位与活动　术后早期取平卧位，慎取侧卧位和坐位，以后随病情恢复取半卧位，注意体位改变时生命体征及中心静脉压等变化。肝移植术后应卧床休息1～2周，不宜过早起床，鼓励在床上进行四肢早期活动。

（2）吸氧　术后早期给予氧气吸入，有利于改善移植肝的氧供。

（3）饮食护理　胃肠功能恢复前禁食，肛门排气、胃肠功能恢复后，宜尽早进食，进食可使胆汁分泌增加，促进肝功能恢复，选择肝负担轻、减少脂肪代谢、富含维生素和钾的食物，进食需注意卫生与营养。

（4）病情观察　除常规观察指标外，术后24小时连续监测心电图、动脉血压、中心静脉压、肺动脉楔压、呼吸频率、血氧饱和度和中心体温等，生命体征平稳后撤除有创性监测。根据医嘱进行相关实验室和各种仪器检查，以便及时掌握心、肺、肝、肾等重要器官功能，观察意识状态、神经反射、感觉和运动功能等神经系统的恢复情况。

（5）各种管道的护理　病人术后常带有气管插管、胃肠减压管、导尿管、T型管、腹腔引流管、静脉输液通路导管等多种管道，应注意检查各种导管是否通畅，有无扭曲、堵塞、脱落等现象，同时密切观察引流的胆汁、尿液、胃液及腹腔引流液的量、颜色、性状，记录出入量及体重变化，如有异常应及时报告医师予以处理。

（6）其他护理　按需进行用药护理、切口护理、皮肤黏膜护理、心理护理等。

2. 严格消毒隔离　参考本章第四节"肾移植病人的护理"。

3. 并发症的护理

（1）术后出血　由于术后早期供肝功能未完全恢复、凝血功能紊乱、手术创伤及应激等原因，故易发生出血，常见腹腔内出血与切口、皮下、消化道、胆道出血及颅内出血等。因此，术后应严密观察出血的征象，如血常规和凝血功能异常，一旦发现引流管引流出大量血性液、皮肤出现瘀点或瘀斑、血压下降、神志改变等，应立即报告医师并协助处理。

（2）移植排斥反应　主要发生急性和慢性排斥反应，于术后 7~14 天出现多见，可表现为发热、食欲下降、乏力、烦躁或精神萎靡或嗜睡，肝区胀痛、出现黄疸、胆汁量减少和稀薄色淡等，如发现以上情况应及时按医嘱予以大剂量激素等抗排斥处理。

（3）感染　是肝移植术后常见的并发症，常见有腹腔内感染、伤口感染、肺部感染、胆道感染、尿路感染、留置导管感染、皮肤黏膜感染。需严格执行消毒隔离制度、严格无菌操作、加强基础护理等预防感染，同时严密观察感染的征兆，及早发现并予以处理。

（4）胆瘘和胆道梗阻　以胆瘘常见，可由吻合技术不佳、胆管血供障碍、感染等引起。如发现腹腔引流管引流液含胆汁或当 T 型管引流胆汁量明显减少，伴发热、黄疸明显时，应考虑胆瘘，及时报告医师并予以处理。

（5）肝性脑病　肝功能受损严重时可导致肝性脑病，表现为病人疲乏无力、神志恍惚、烦躁不安、谵语、嗜睡等，实验室检查 ALT 升高、总蛋白减少、白蛋白和球蛋白比例倒置、血氨明显升高。应注意观察病情变化，做好肝性脑病各期的护理。

（三）健康教育

1. 疾病指导　向病人介绍肝移植排斥反应可能出现的症状、免疫抑制药使用可能引起的不良反应和判断移植肝功能好坏的相关知识。

2. 用药指导　告知病人用药的方法和用量，按时服药，不要擅自停药或减量。教会病人及家属测血压、血糖等一些简单的技能，每日定时检查并记录体温、血压、脉搏，定时测量体重和身高，如有不适随时就诊。

3. 生活指导　养成卫生、清洁的良好生活习惯；生活有规律，注意劳逸结合，避免过度疲劳；保持良好的情绪，适当进行体育锻炼，注意保护肝，避免受暴力冲击。

4. 复诊指导　定期来院复查，了解肝功能现状及免疫抑制药血药浓度，以便及时调整药量。

【护理评价】

1. 病人液体出入量是否平衡，体液过多或过少是否得到纠正。

2. 病人营养状况是否得到改善和维持。

3. 病人恐惧与焦虑是否减轻或缓解。

4. 病人及家属对肝移植的相关知识是否增加，健康教育内容是否掌握。

5. 术后并发症是否得以预防或被及时发现和处理。

本章小结

皮肤移植又称植皮术，是利用自体或异体皮片移植到皮肤缺损区域，使创面愈合，或因整形需要再造体表器官的方法。植皮前供皮区需常规进行备皮，受皮区术前数天应勤换药。术后植皮的肢体制动抬高，保持室温，局部热疗以保证血供。

断肢再植是针对离断的肢体采用清创、血管吻合、骨骼固定、修复肌腱和神经等一系列手术，使肢体重新接回原处，使其存活并恢复大部分功能。现场急救时病人残肢应迅速用无菌敷料加压包扎，用无菌单包裹断离的肢体，外套塑料袋，立即用冰块做干冻冷藏，保持在4℃左右低温，随病人一起送往医院。冷藏时要防止冰水渗入塑料袋内，切忌将断离肢体浸泡在任何液体中。术后注意密切观察病人病情，观察伤肢血供情况，指导病人功能锻炼。

肾移植适用于经其他治疗无效、需行透析治疗才能维持生命的终末期肾病病人。术前1~2天将病人转移至隔离病房，遵医嘱给予抗生素、泼尼松、免疫抑制药、白蛋白、降压药等，注意纠正氮质血症、体液失衡、低蛋白血症等，使机体有充分的储备力。病室消毒处理。术后病人取平卧位，术侧下肢屈曲15°~25°，以减少切口疼痛和血管吻合口张力。密切监测病情变化，预防并发症。

肝移植病人术前限制探视，做好病室的消毒，防止交叉感染，术前3天进流质饮食，口服肠道不吸收抗感染药物并服用缓泻剂，术前晚及术日晨行清洁灌肠。术后给予呼吸、循环功能维持，密切监测病情变化，严格执行保护性隔离制度。出院后自我监测，减少感染机会，正确用药，定期复诊。

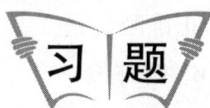

习题

一、选择题

【A1/A2 型题】

1. 在手术室保护断离肢体的方法是
    A. 浸泡在2℃~4℃的冰水中
    B. 无菌敷料包扎后置入碎冰块中
    C. 用肝素盐水灌注、冲洗后保存于2℃~4℃冰箱中
    D. 无菌包扎后置入装有冰冻生理盐水的容器中
    E. 结扎出血点，无菌敷料包扎冷藏

2. 肾移植前病人的营养应
    A. 以糖和脂肪为主
    B. 高糖、限制脂肪
    C. 蛋白质量控制在1g/（kg·d）
    D. 摄入食盐量控制在每天9g

    E. 进低蛋白、高糖、高维生素、低盐饮食

3. 肾移植术后最常见的并发症是

    A. 移植排斥反应　　　　　B. 感染　　　　　　　　C. 高血压

    D. 出血　　　　　　　　　E. 尿瘘

4. 按移植物植入的部位分类，肾移植多为

    A. 原位移植　　　　　　　B. 异位移植　　　　　　C. 原位旁移植

    D. 结构移植　　　　　　　E. 同类移植

5. 下列各项属于钙调神经素抑制剂的药物是

    A. 甲基泼尼松龙　　　　　B. 硫唑嘌呤　　　　　　C. 环孢素 A

    D. 多克隆抗体　　　　　　E. 氢化可的松

6. 肾移植手术多尿期常发生在术后

    A. 24 小时　　　　　　　B. 48 小时　　　　　　C. 72 小时

    D. 1 周　　　　　　　　　E. 2 周

7. 经治疗可得到逆转的是

    A. 超急性排斥反应　　　　B. 急性排斥反应　　　　C. 亚急性排斥反应

    D. 症状性排斥反应　　　　E. 模型排斥反应

8. 肾、肝移植病人术后 1 年内饮食应

    A. 低蛋白　　　　　　　　B. 高热量　　　　　　　C. 高蛋白

    D. 限制钠盐　　　　　　　E. 低维生素

9. 移植术后 24 小时内发生的排斥反应，首先考虑

    A. 超急性排斥反应　　　　B. 急性排斥反应　　　　C. 亚急性排斥反应

    D. 症状性排斥反应　　　　E. 模型排斥反应

10. 肾移植术后麻醉苏醒后病人的正确卧位是

    A. 左侧卧位　　　　　　　B. 俯卧位　　　　　　　C. 右侧卧位

    D. 床头抬高 15°～30°的斜坡卧位　　　　　　　　E. 端坐位

11. 肾移植术后病人体温升高，在排除急性排斥反应后应考虑

    A. 急性肾小管坏死　　　　B. 血管栓塞　　　　　　C. 高血压

    D. 感染　　　　　　　　　E. 手术热

12. 移植术后需要严格执行哪种类型的隔离

    A. 保护性隔离　　　　　　B. 呼吸道隔离　　　　　C. 血液－体液隔离

    D. 接触隔离　　　　　　　E. 严密隔离

13. 男性，40 岁，因车祸致右前臂断离伤。查体：右前臂中段离断，仅有 3cm 皮肤相连，病人烦躁、面色苍白、皮肤湿冷，血压 104/90mmHg，脉率 102 次/分。应采取的急救措施为

    A. 无菌敷料包扎，抗休克并转送

    B. 托扶断肢急速转送

    C. 抗休克，将断肢浸入冰水

    D. 切下断肢，无菌包裹，干冻冷藏

E. 保护相连皮肤，无菌包裹，抗休克并转送

14. 女性，45 岁，肾移植术后 9 天。出现发热，血压升高，情绪异常，局部肿胀疼痛，尿量减少，每日约 800ml，白细胞增高。病人可能是

    A. 超急性排斥反应　　　B. 急性排斥反应　　　　C. 慢性排斥反应

    D. 正常手术反应　　　　E. 不属于手术反应

15. 男性，42 岁，肝移植术后第 7 天，"T 型管"引流液呈金黄色黏稠液，黄疸消退。近日痰液增多且黏稠，不易咳出，体温逐渐升高。应首先考虑为

    A. 超急性排斥反应　　　B. 肺部感染　　　　　　C. 手术切口感染

    D. 急性排斥反应　　　　E. 移植肝感染

【A3/A4 型题】

(16～19 共用题干)

男性，34 岁，肝移植术后第一天，神志清醒，机械通气。查体：脉率 120 次/分，血压 105/65mmHg。腹腔引流出现红色血液超过 150ml/h，已持续 3 小时。

16. 该病人出现上述情况的原因是

    A. 心力衰竭　　　　　　B. 呼吸衰竭　　　　　　C. 引流管堵塞

    D. 术中吸收不充分　　　E. 腹腔内出血

17. 此时最合适的护理措施是

    A. 抗感染治疗　　　　　B. 遵医嘱应用止血措施　C. 更换体位

    D. 监测呼吸功能　　　　E. 做好基础护理

18. 该病人的主要护理诊断为

    A. 体液不足　　　　　　B. 自理能力缺陷　　　　C. 舒适度下降：腹胀

    D. 舒适度下降：疼痛　　E. 清理呼吸道无效

19. 继续观察的重要指标是

    A. 体位　　　　　　　　B. 呼吸　　　　　　　　C. 腹腔引流液

    D. 补液速度　　　　　　E. 皮肤温度

二、思考题

男性，48 岁，因原发性肾小球肾炎致慢性肾功能衰竭而行肾移植手术，手术过程顺利并安全返回病房。病人清醒，禁食，口唇稍干，尿量 100ml/h，有颈内静脉留置穿刺导管。体检示：体温波动于 36.3℃～36.8℃，脉搏 88 次/分，血压 102/65mmHg，中心静脉压 0.29kPa（3cmH_2O）。临床诊断：肾移植术后。

请问：

1. 请提出该病人的主要护理诊断/问题。

2. 应采取哪些针对性护理措施？

（黄小娥）

第十章　肿瘤病人的护理

学习目标

1. **掌握**　良性肿瘤和恶性肿瘤病人的主要症状、护理措施的内容和方法。
2. **熟悉**　肿瘤疾病常用检查方法及预防治疗原则；良性肿瘤和恶性肿瘤病人的常见护理诊断/问题。
3. **了解**　恶性肿瘤的病理生理过程；肿瘤病人的护理目标。
4. 具有敏锐的观察能力、沟通能力以及人文关怀能力。

第一节　概　述

案例导入

病人王某，男，67岁，咳嗽、咯血、胸痛2个月入院，入院后经检查诊断为"肺癌"。病人得知自己患"癌"后，情绪低落、悲哀，感觉疼痛症状加剧。

请问：

1. 目前该病人存在的主要护理问题是什么？护士应如何处理？
2. 病人如进行化疗，护士应做哪些护理？

肿瘤（tumor）是机体正常细胞在多种致瘤因素共同作用下异常分化、过度增殖所形成的新生物。新生物一旦形成，不受固有的生理因素调节，并破坏正常组织和器官。

一、分类

根据肿瘤的生物学特性和对机体的危害程度分为良性肿瘤、恶性肿瘤和交界性肿瘤。

1. 良性肿瘤　一般称为"瘤"，无浸润和转移能力。良性肿瘤细胞分化成熟，呈膨胀性生长，对人体影响不大，如纤维瘤、脂肪瘤等，但生长在重要部位也可威胁生命，部分良性肿瘤可发生恶性变。

2. 恶性肿瘤　来自上皮组织者称为"癌"，来自间叶组织者称为"肉瘤"，胚胎性肿瘤常称"母细胞瘤"；具有浸润和转移能力。恶性肿瘤细胞分化不成熟，边界不清，向周围组织浸润生长，生长速度快，对人体危害大，常因复发、转移而导致病人死亡。

> **考点提示**
> 肉瘤和癌的区别。

3. 交界性肿瘤　形态学和生物学行为介于良性和恶性之间的肿瘤。如包膜不完整的纤维瘤、黏膜乳头状瘤、唾液腺混合瘤等。

二、病理生理

良性肿瘤细胞分化较成熟，多不发生转移。恶性肿瘤细胞分化不成熟，增殖活跃，易发生浸润和转移；恶性肿瘤根据来源不同分为癌和肉瘤。

（一）发生与发展

包括癌前期、原位癌和浸润癌三个阶段。癌前期表现为上皮增生明显，伴有不典型增生；原位癌仅局限于上皮层内，未突破基底膜；浸润癌则突破基底膜向周围组织浸润、发展并破坏周围组织的正常结构。

（二）分化

恶性肿瘤细胞的分化程度不同，其恶性程度和预后亦各异。分为高分化、中分化和低分化三类，或称Ⅰ级、Ⅱ级、Ⅲ级。高分化或Ⅰ级肿瘤细胞接近正常，恶性程度较低，预后较好；低分化或Ⅲ级肿瘤细胞核分裂象多见，增殖活跃，恶性程度高，预后极差；中分化或Ⅱ级肿瘤细胞的恶性程度介于两者之间。

（三）转移

转移是恶性肿瘤的主要特征。恶性肿瘤不仅可以在原发部位生长、蔓延，而且可以通过各种途径扩散到身体其他部位。转移方式有4种。

1. 直接蔓延　肿瘤细胞沿组织间隙、淋巴管、血管或神经束浸润，破坏邻近正常组织、器官，并继续生长，称为直接蔓延。如晚期乳腺癌可以穿过胸肌和胸腔，甚至达肺。

2. 淋巴转移　多数先转移至邻近区域淋巴结，也可表现为"跳跃式"越级转移，此外还可发生皮肤淋巴管转移，有些可形成卫星结节。

3. 血行转移　肿瘤细胞侵入血管，随血流转移至全身各脏器，如腹部肿瘤可经门脉系统转移到肝、肺。

> **考点提示**
> 肿瘤的转移方式。

4. 种植转移　肿瘤细胞脱落后，种植于体腔及脏器等处，如肝癌种植转移至盆腔。

（四）分期

恶性肿瘤的正确临床分期直接关系到肿瘤治疗方案的确定、估计预后及评判治疗效果。目前临床普遍采用国际抗癌联盟组织提出的 TNM 分期法：①T：代表原发肿瘤，无原发肿瘤为 T_0；有原发肿瘤，依其大小分为 T_1、T_2、T_3、T_4。②N：代表淋巴结，无淋巴结转移为 N_0；有淋巴结转移，依其范围分为 N_1、N_2、N_3。③M：代表远处转移，无远处转移为 M_0；有远处转移为 M_1。④根据 T、N、M 的不同组合，临床将恶性肿瘤分为Ⅰ、Ⅱ、Ⅲ、Ⅳ期。

第二节　恶性肿瘤病人的护理

随着疾病谱的改变，目前恶性肿瘤已成为人类死亡的最主要原因之一。我国每年新发病例约 200 万，死亡约 150 余万。

【护理评估】

（一）健康史

肿瘤的病因尚未完全明确，目前认为肿瘤的发生是由多种外源性致癌因素和内源性促癌因素长期共同作用的结果。

1. 致癌因素

（1）物理性因素　如电离辐射可致皮肤癌、白血病，石棉纤维与肺癌有关。

（2）化学性因素　长期接触化学致癌物质，如亚硝胺与食管癌、胃癌、肝癌的发生有关；黄曲霉素与肝癌、肾癌、胃癌与结肠癌的发生有关；烷化剂可致肺癌及造血器官肿瘤；多环芳香烃类化合物与皮肤癌、肺癌有关。

（3）生物学因素　主要为病毒，如 EB 病毒与鼻咽癌有关；单纯疱疹病毒、人乳头瘤病毒与宫颈癌有关；肝炎病毒与肝癌有关。另外，真菌、细菌、寄生虫亦与癌症的发生有一定关系，如日本血吸虫与大肠癌的发生密切相关；幽门螺杆菌与胃癌有关。

（4）不良生活习惯　大量饮酒与消化系统肿瘤有关；吸烟与肺癌有关等。

（5）癌前病变　经久不愈的窦道和溃疡因长期刺激局部而使其发生癌变，如慢性萎缩性胃炎、慢性胃溃疡、胃息肉与胃癌有关。

2. 促癌因素

（1）遗传因素　与癌症的关系虽无直接证据，但有一定的遗传倾向性，如乳腺癌、胃癌、食管癌、肝癌等。

（2）内分泌因素　如雌激素与乳腺癌、子宫内膜癌发病有关；催乳素与乳腺癌发病有关；生长激素具有促癌作用，使青少年恶性肿瘤生长迅速，易于发生早期转移。

（3）免疫因素　先天性或后天性免疫缺陷者易患恶性肿瘤，如获得性自身免疫缺陷综合征病人易患恶性肿瘤；器官移植后长期使用免疫抑制药者，肿瘤的发生率比正常人群高 50～100 倍。

（4）营养因素　缺乏蛋白质，食用烟熏、霉变、油炸以及高脂肪、低纤维、低维生素 C 等食物易患癌症。

（5）心理－社会因素　人的性格、情绪、婚姻、家庭、工作压力及环境变化等，可导致人体内分泌紊乱、免疫功能低下而诱发肿瘤。流行病学研究发现，近期经历重大精神刺激、性格内向抑郁者较其他人群易患恶性肿瘤。

（二）身体状况

肿瘤的身体状况取决于肿瘤性质、发生组织、所在部位及发展程度。一般早期多不明显。不同类型肿瘤表现不一，但有共同特点。

1. 局部症状

（1）肿块　是肿瘤最常见也是最早出现的症状，肿块的性质不同，其硬度及活动度亦不同，位于深部或内脏的肿块不易触及，但可出现周围组织受压或空腔器官梗阻症状。

（2）疼痛　良性肿瘤除直接压迫神经干外，一般无疼痛。恶性肿瘤各期病变侵犯神经时，疼痛多比较明显，可出现局部刺痛、跳痛、隐痛、烧灼痛或放射痛，常难以忍受，尤以夜间为重。

（3）梗阻　肿瘤膨胀性生长造成空腔器官阻塞，可发生绞痛及相应的梗阻表现。如胃癌伴幽门梗阻可致呕吐，大肠癌可致肠梗阻，胰头癌和胆管癌可导致胆道系统梗阻而出现黄疸，支气管肺癌可引起肺不张。梗阻的程度有不完全和完全之分。

（4）溃疡　体表或空腔器官的肿瘤生长速度较快，可因供血不足继发坏死或感染而致溃烂，恶性肿瘤常呈菜花状或肿瘤表面有溃疡，可有恶臭及血性分泌物。

（5）出血　恶性肿瘤在生长过程中发生组织破溃或血管破裂可有出血。如上消化道肿瘤可表现为呕血或黑便，下消化道肿瘤可有血便或黏液血便，泌尿道肿瘤可有血尿，肺癌可发生咯血或血痰，子宫颈癌可发生血性白带或不规则阴道出血，肝癌破裂可致腹腔内出血。

（6）浸润与转移　当肿瘤转移至淋巴结，可出现区域淋巴结肿大。若发生其他器官转移可有相应表现，如骨转移可有疼痛或病理性骨折等，肺转移可有咳嗽、胸痛等。

2. 全身症状　良性肿瘤一般无全身症状。恶性肿瘤中晚期病人常出现非特异性表现，如贫血、低热、乏力、消瘦等；发展至全身衰竭时可表现为恶病质，不同部位的肿瘤，恶病质出现迟早不一，消化道肿瘤病人可较早出现恶病质。某些部位的肿瘤可呈现相应器官功能亢进或减退，继发全身性改变，如肾上腺嗜铬细胞瘤引起高血压、甲状旁腺腺瘤引起骨质改变、颅内肿瘤引起颅内压增高和神经系统局灶性缺损定位症状等。

（三）辅助检查

1. 影像学检查　包括 X 线、CT、超声、磁共振、放射性核素显像（ECT）等各种检查方法，可明确有无肿块及其部位、形态、大小等，有助于肿瘤的诊断及其性质的判断。

2. 内镜检查　应用金属或光导纤维内镜直接观察肿瘤病变的大小、部位、数目、表面有无溃疡及出血等，并可取细胞或组织做病理学检查，还能对某些病变进行切除或电灼治疗，又可经内镜插管做造影检查。常用的内镜有食管镜、胃镜、结肠镜、直肠镜、支气管镜、腹腔镜、膀胱镜、阴道镜及子宫镜等。

3. 病理学检查　是目前确诊肿瘤最可靠的方法，包括细胞学与组织学检查两部分。细胞学检查包括自然脱落细胞（胸腔积液、腹水、尿液沉渣、痰液涂片等）、黏膜细胞（食管拉网、宫颈刮片等）及细针穿刺涂片等。组织学检查包括小手术完整切

> **考点提示**
> 病理学检查是确诊肿瘤最可靠的方法，包括细胞学与组织学检查。

除肿物病理检查；位于深部或体表的较大肿瘤，可在超声或 CT 引导下穿刺活检或在手术中切取部分组织行快速冷冻切片检查，活组织检查有可能促使恶性肿瘤扩散，应在术前短期内或术中进行。

4. 实验室检查　包括常规检查、血清学检查、免疫学检查等。如甲胎球蛋白测定，可作为原发性肝癌早期诊断的依据；癌胚抗原测定，用于结肠癌的诊断。血清酶学检查，由于特异性较差，多仅作为辅助诊断，如碱性磷酸酶有助于肝癌、骨肿瘤的诊断；酸性磷酸酶有助于前列腺癌的诊断。胃癌病人可伴贫血及大便隐血持续阳性，泌尿系统肿瘤病人可见血尿，恶性肿瘤病人常伴血细胞沉降率加快。还有基因或基因产物检查，根据检测样品中有无特定序列以确定是否存在致癌基因或癌变的特定基因，从而做出诊断。

知识拓展

基因诊断

基因诊断（gene diagnosis）是以探测基因的存在、分析基因的类型和缺陷及其表达功能是否正常，从而达到诊断疾病的一种方法。它是继形态学、生物化学和免疫学诊断之后的第四代诊断技术，它的诞生与发展得益于分子生物学理论和技术的迅速发展。

肿瘤的基因诊断是指用分子生物学手段，通过检测肿瘤相关基因的存在、分析肿瘤相关基因的缺陷和表达及其功能，以达到肿瘤诊断的目的。如通过检测某些致癌基因、抑癌基因、肿瘤转移相关基因或其他基因等的异常变化、表达，以发现和诊断某些恶性肿瘤或预测肿瘤的转移，同时能够评估治疗效果及分析预后。

（四）预防与治疗原则

1. 预防　恶性肿瘤的预防措施可分为以下三级。

（1）一级预防　为病因预防，针对肿瘤的危险因素所采取的预防措施，是最积极的预防。目的是降低癌症的发病率，如戒烟、加强环境保护、改善不良生活方式及行为、养成良好个人卫生及饮食习惯、减少职业性致癌物暴露、慢性炎症及溃疡的早期治疗、避免病毒感染等。

（2）二级预防　指肿瘤的早期发现、早期诊断和早期治疗，简称"三早"。目的是降低癌症的病死率，如积极宣传肿瘤的"三早"和"危险信号"，对高发区及高危人群的定期普查、及时发现和治疗恶性肿瘤前期病变等。

（3）三级预防　为肿瘤的合理治疗和康复。目的是提高病人生存质量、延长生命，如预防手术、化疗、放疗的并发症，加强心理护理，指导自我护理和康复锻炼等。

考点提示

恶性肿瘤的三级预防措施。

2. 治疗原则　目前肿瘤治疗多采取局部与整体相结合的综合治疗方法，包括手术、放疗、化疗、中医药治疗、内分泌治疗、生物治疗及心理治疗等。Ⅰ期以手术切除原发灶为主；Ⅱ期以局部治疗为主，原发肿瘤切除或放疗，辅以有效的全身化疗；Ⅲ期宜采取术前、术中、术后放疗或化疗等综合治疗；Ⅳ期以全身治疗为主，以局部对症处理为辅。

（五）心理和社会支持状况

评估病人有无焦虑、恐惧，病人和其家属对疾病相关知识的了解程度、对治疗和护理的配合程度、家庭和社会的支持程度及经济支持能力等。肿瘤病人因各自的文化背景、心理特征、病情的性质以及对疾病的了解程度等各不相同，会产生不同的心理状态。

1. 震惊否认期　在肿瘤没有确诊之前，病人表现为焦虑、恐惧反应突出。明确诊断后，对诊断表现为震惊和猜疑，表现为不言不语、知觉淡漠、眼神呆滞甚至晕厥。继之极力否认，希望诊断有误，对确诊又心存侥幸；要求复查，甚至辗转多家医院反复就诊、咨询，企图否定诊断。

2. 愤怒期　当病人已知确诊为肿瘤时，会惊恐万分、烦躁不安，犹如晴天霹雳、大祸临头，表现出恐慌、哭泣、愤怒、悲伤、烦躁的情绪。有些病人为了发泄内心的痛苦而拒绝治疗或迁怒于家人和医务人员，百般挑剔、无理取闹，甚至出现冲动过激行为。

3. 磋商期　病人开始步入"讨价还价"阶段，常心存幻想，寻求各种治疗信息，祈求生命的延长。此期病人易接受他人的劝慰及劝导，有良好的遵医行为。

4. 抑郁期　随着病情的发展，若治疗效果不理想、病情恶化、肿瘤复发、疼痛难忍，病人的情绪会转为抑郁、焦虑，担心自己的命运、家人的生活。病人不愿与他人谈论自己的病情，经常一人独处，表现出抑郁和孤独，沉默寡言，不遵医嘱。若死亡的威胁渐渐逼近，病人会失去信心，产生绝望的心理，甚至试图轻生而自杀、自残。

5. 接受期　经历一个时期的诊治与情绪的适应，病人终于接受了事实，心境平和，不再自暴自弃，并积极配合治疗和护理。晚期病人常处于消极被动的应付状态，不再关注自我的角色，专注于自身症状和体征，处于平静、无望的心理状态；有些病人有条理地安排后事，默默地准备着离开人间。

【常见护理诊断/问题】

1. 焦虑/恐惧　与担忧治疗、预后、在家庭和社会的地位以及经济状况有关。

2. 营养失调：低于机体需要量　与肿瘤所致高代谢状态、摄入减少、吸收障碍以及抗肿瘤治疗所致恶心、呕吐等有关。

3. 慢性疼痛　与肿瘤生长侵及神经、手术创伤、放疗及化疗所致组织损伤有关。

4. 知识缺乏　缺乏有关肿瘤的预防、术后康复、放疗、化疗等相关知识。

5. 潜在并发症　感染、出血、血栓栓塞性静脉炎、皮肤黏膜受损、脏器功能障碍等。

【护理目标】

1. 病人焦虑、恐惧的心理状态得到改善。

2. 病人的营养状态得到改善。

3. 病人的疼痛感得到缓解或消失。

4. 病人获得自我护理的知识。

5. 病人的并发症得到有效预防或处理。

【护理措施】

（一）**心理护理**

主动安慰病人，鼓励其说出内心的感受；讲解治疗目的和意义，减轻或消除焦虑、恐惧，使病人以良好的心理状态配合治疗与护理，树立战胜疾病的信心和勇气。

（二）**饮食护理**

营养状况是保证治疗顺利进行的必要条件。改善进餐环境，饭前控制疼痛和消化道反应，给予高热量、高蛋白、高维生素、清淡易消化的饮食，必要时给予要素饮食和全胃肠外营养支持。

（三）**疼痛护理**

疼痛产生的原因不同，处理方法也不同。如病人过度紧张常使疼痛加剧，因此要通过详尽解释以及听音乐、看电视等方法来分散病人的注意力，从而达到减痛效果。如晚期癌症病人疼痛难以控制，应按照 WHO 癌症三阶梯镇痛原则，遵循合理的剂量、准确的给药时间、夜间睡前增加用药剂量以保证无痛睡眠等治疗方案，有效提高病人生活质量。

知识链接

世界卫生组织（WHO）癌症三阶梯镇痛原则

第一阶梯：是对疼痛较轻或初始疼痛的病人，用非阿片类镇痛药，如阿司匹林等解热镇痛药。

第二阶梯：适用于上述药物效果不明显、中度持续性疼痛的病人，用弱阿片类镇痛药，如可待因等。

第三阶梯：疼痛进一步加剧、经上述药物无效的顽固性疼痛病人，改用强阿片类镇痛药，如吗啡、哌替啶。

癌性疼痛的给药要点：口服、按时（非按需）、按阶梯、个体化给药。镇痛药物剂量根据病人的疼痛程度和需要由小到大逐渐递增，直至病人疼痛消失为止，不应对药物用量限制过严而导致镇痛效果不佳。

（四）手术治疗护理

术前耐心解释手术对挽救生命、防止肿瘤复发的重要性及必要性。手术后密切观察病情，监测生命体征，加强功能锻炼，保持病房环境清洁，加强生活护理，采取有效措施，减少并发症的发生，以促进康复。

（五）放疗的护理

放疗病人可出现头晕、恶心、呕吐、乏力及骨髓抑制等不良反应，因此放疗前应指导病人静卧30分钟并避免干扰，放疗期间保证充足的休息与睡眠。此外，放疗可引起局部皮肤、黏膜损伤，因此要保护好照射野皮肤，保持皮肤清洁、干燥，穿棉质、柔软、宽松内衣并勤更换，避免理化刺激；忌搔抓，洗澡禁用肥皂、粗毛巾搓擦；外出时防止日光直射。观察照射器官的功能变化，若出现严重不良反应须暂停放疗。放疗期间病人免疫力低下，应注意保护性隔离，减少继发感染的发生率，及时监测体温及白细胞计数。

（六）化疗并发症的护理

1. 组织坏死 化疗药物刺激性强，不可溢出至静脉外，如不慎漏入皮下可致组织坏死。如发现药液外渗，应立即停止静脉滴注，将针头保留并接注射器回抽溢出的药液，皮下注入解毒剂后再拔针，并给予局部冷敷。

2. 栓塞性静脉炎 化疗时间长或注射方法不当可致血管硬化、血流不畅，甚至闭塞。治疗时选择合适的给药途径和方法，长期静脉化疗者要注意保护血管，合理选择静脉通路，出现栓塞性静脉炎时应停止静脉滴注，给予热敷、硫酸镁湿敷或理疗等，忌挤压和按摩局部。

3. 胃肠道反应 化疗药物可致病人恶心、呕吐等胃肠道反应，嘱病人进食前用温盐水漱口，必要时给予镇静止吐药。

4. 骨髓抑制 化疗药物可致白细胞、血小板减少，应常规监测血象变化，如白细胞计数 $< 3 \times 10^9 / L$，血小板计数 $< 80 \times 10^9 / L$，应暂停放疗、化疗，并给予生血药物；严格无菌技术操作，保持病室清洁，采取保护性隔离，必要时应用抗生素，加强营养，以预防感染。

5. 肾毒性反应 癌细胞崩解易致高尿酸血症、尿酸结晶，甚至导致肾衰竭，应鼓励病人多饮水，记录出入量。

6. 口腔黏膜反应　大剂量应用抗代谢类药物易致口腔炎，应指导病人保持口腔清洁，发生口腔溃疡者及时给予治疗。

7. 皮肤反应　化疗药物易导致皮肤干燥、瘙痒，可用炉甘石洗剂止痒，防止皮肤破损。

8. 脱发　化疗时局部用冰帽降温，可预防脱发。脱发严重者，可指导病人选择合适的发套。

（七）健康教育

1. 保持心情舒畅　指导病人保持良好的心态，勇敢面对现实，避免精神刺激和情绪波动。

2. 加强营养　指导病人均衡饮食，摄入高热量、高蛋白、富含膳食纤维、易消化的饮食，以促进康复。

3. 加强功能锻炼　增强抗病能力，减少并发症。

4. 充分利用社会支持来源　指导其家属主动给予病人关心与照顾，以增加病人自尊与被爱感，提高生活质量。

5. 定期随访　监测治疗效果，及早发现复发和转移。

【护理评价】

1. 病人是否情绪稳定，焦虑、恐惧程度是否减轻。

2. 病人营养状态是否得到明显改善。

3. 病人疼痛是否减轻，止痛措施是否有效。

4. 病人是否获得自我护理的知识，学会有效的应对方法。

5. 病人的并发症是否得到及时的发现和处理。

第三节　常见体表肿瘤病人的护理

良性肿瘤可发生于全身不同器官和组织，因肿瘤的来源和发生部位不同，其病理生理变化和临床表现各异。临床常分为各脏器良性肿瘤和常见体表良性肿瘤；前者因所在器官不同而有不同的临床特点和处理原则，此处仅简述体表常见良性肿瘤。

体表肿瘤指来源于皮肤、皮肤附件、皮下组织等浅表软组织的肿瘤，需与非真性肿瘤的瘤样肿块相鉴别。

1. 皮肤乳头肿瘤（skin papilloma）　是由表皮乳头样结构的上皮增生所致，同时向表皮下乳头状延伸，有蒂，单发或多发，表面常角化，伴溃疡，好发于躯干、四肢及会阴，易恶变为皮肤癌。手术切除为首选治疗方法。

2. 黑痣（pigment nevus）　为良性色素斑块，分为皮内痣、交界痣和混合痣 3 种。皮内痣位于皮下和真皮层内，可高出皮肤，表面光滑，可存有汗毛（称毛痣），没有活跃的痣细胞，较稳定，很少恶变；交界痣位于表皮 – 真皮交界处，呈扁平状，色素较深，多位于手、足，有活跃的痣细胞，易在局部刺激或外伤后发生恶变，称为黑色素瘤；混合痣为皮内痣与交界痣同时存在，痣细胞位于表皮基底细胞层和真皮层，当色素加深、变大，或有瘙痒、疼痛时，可能已发生恶变，应及时做完整切除。切忌做不完全切除或化学烧灼。

3. 脂肪瘤（lipoma）　为脂肪样组织的瘤状物。女性多见，好发于四肢、躯干。多数单发，也可多发。质地软、边界清，呈分叶状，可有假囊性感，无痛、生长缓慢。位于深部者可恶变，应及时切除。多发者瘤体常较小，呈对称性，有家族史，可伴疼痛，切除后常复发。

4. 纤维瘤（fibroma） 位于皮肤及皮下的纤维组织肿瘤。呈单个结节状，瘤体不大，质地硬、边界清，活动度大，生长缓慢，极少恶变。可手术切除。

5. 神经纤维瘤（neurofibroma） 来源于神经鞘膜的纤维组织及鞘细胞。常位于四肢屈侧较大的神经干上，多发、对称，大多无症状，也可伴明显疼痛或感觉过敏。手术切除时应注意避免伤及神经干。

6. 血管瘤（hemangioma） 多为先天性，生长缓慢，按结构可分为3类。

（1）毛细血管瘤（hemangioma capillanisum） 好发于颜面、肩、头皮和颈部，女性多见。出生时或出生后早期见皮肤红点或小红斑，逐渐增大、红色加深并可隆起。若增大速度快于婴儿发育，则为真性肿瘤。瘤体境界分明，压之可稍有褪色，释手后恢复红色。多数为错构瘤，1年内可停止生长或消退。早期瘤体较小时，手术切除或液氮冷冻治疗效果均良好。

（2）海绵状血管瘤（hemangioma cavernous） 由小静脉和脂肪组织构成。多位于皮下组织、肌内，少数在骨或内脏。皮肤色泽正常或呈青紫色。肿块质地软、边界不太清楚，可有钙化结节和触痛，应及时手术切除，以免增大而影响局部组织功能且增加治疗困难。

（3）蔓状血管瘤（hemangioma racemosum） 由较粗的迂曲血管构成，范围较大。大多来自静脉，也可来自动脉或动静脉瘘。除发生于皮下和肌组织外，还常侵入骨组织。外观常见蜿蜒的血管，有明显的压缩性和膨胀性，或可闻及血管杂音或触及硬结。应争取手术切除。术前完善血管造影检查，了解病变范围；充分做好手术准备，包括术中控制出血及输血等。

7. 囊性肿瘤及囊肿

（1）皮样囊肿（dermoid cyst） 为囊性畸胎瘤。浅表者好发于眉梢或颅骨骨缝处，呈圆珠状，质地硬，可与颅内交通呈哑铃状。手术切除前应做好充分估计和准备。

（2）皮脂囊肿（sebaceous cyst） 非真性肿瘤，为皮脂腺排泄受阻所形成的囊肿，以头面部及背部多见。囊内为油脂样"豆渣物"，易继发感染而伴奇臭。控制感染后手术切除治疗。

（3）表皮样囊肿（epidermoid cyst） 由外伤所累及表皮移位于皮下而生成的囊肿，常见于臀、肘等易受外伤或磨损部位。手术切除治疗。

（4）腱鞘或滑液囊肿（synovial cyst） 非真性肿瘤，由浅表滑囊经慢性劳损而发生黏液样变。常位于手腕、足背肌腱或关节附近，屈曲关节时有坚硬感。可加压挤破或抽出囊液，但易复发，手术治疗较为彻底。

本章小结

肿瘤是机体正常细胞在多种致癌因素长期作用下，产生异常分化与过度增生所形成的新生物。肿瘤的确切病因尚未完全清楚，目前认为肿瘤是由环境与宿主内、外因素交互作用的结果，包括外源性致癌因素和内源性促癌因素。根据肿瘤的生物学特性和对机体的危害程度分为良性与恶性。良性肿瘤分化较成熟，不发生转移。恶性肿瘤分化不成熟，增殖活跃，易发生浸润转移；转移途径有直接蔓延、淋巴转移、血行转移、种植转移。病理学检查是确诊肿瘤最可靠的方法，包括细胞学检查和组织学检查。影像学检查（如 B 超、CT、X 线、磁共振等）、内镜检查、免疫学检查等可辅助诊断。良性肿瘤治疗方式以手术切除为主。恶性肿瘤根据其恶性程度和病理类型采取局部与整体相结合的综合疗法，包括手术、化疗、放疗、免疫、内分泌、中药、物理治疗等。护理方面，首先做好对病人的全面评估，制订护理措施，能够有效减轻病人的疼痛；注重心理护理，减轻焦虑、恐惧，使病人树立战胜疾病的信心；加强营养支持，做好术前和术后的护理工作及术后并发症的护理；对化疗和放疗病人在护理过程中应特别注意有无毒副作用发生；做好健康教育工作，普及肿瘤的三级预防措施。

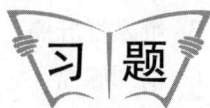

习　题

一、选择题

【A1/A2 型题】

1. 国际 TNM 分期法中"M"表示

    A. 原发肿瘤　　　　　　　B. 肿瘤部位　　　　　　　C. 区域淋巴

    D. 远处转移　　　　　　　E. 恶性程度

2. 癌症的一级预防是指

    A. 早发现　　　　　　　　B. 早诊断　　　　　　　　C. 病因预防

    D. 早治疗　　　　　　　　E. 康复预防

3. 提高恶性肿瘤疗效的关键是

    A. 综合治疗　　　　　　　B. 早期治疗　　　　　　　C. 手术治疗

    D. 免疫治疗　　　　　　　E. 中西医结合治疗

4. 确定肿瘤性质最可靠的检查是

    A. 实验室检查　　　　　　B. 超声检查　　　　　　　C. CT 检查

    D. 内镜检查　　　　　　　E. 病理学检查

5. 下列哪项是良性肿瘤的主要特点

    A. 发生转移　　　　　　　B. 膨胀性生长　　　　　　C. 浸润性生长

    D. 与周围组织界限不清　　E. 不危及生命

6. 恶性肿瘤最本质的表现是

    A. 浸润性生长　　　　　　B. 生长迅速　　　　　　　C. 出现转移

    D. 异型性明显　　　　　　E. 有出血、坏死

7. 下列哪种为良性肿瘤

    A. 肾母细胞瘤　　　　　　B. 白血病　　　　　　　　C. 乳房纤维腺瘤

    D. 结肠癌　　　　　　　　E. 骨肉瘤

8. 肿瘤最常见的局部表现是

  A. 肿块   B. 溃疡   C. 出血

  D. 梗阻   E. 疼痛

9. 恶性肿瘤最佳治疗措施是

  A. 手术   B. 化疗   C. 放疗

  D. 以手术为主的综合治疗   E. 中医药治疗

10. 属于肿瘤二级预防的是

  A. 不食霉变食品   B. 控制环境污染   C. 防止日光暴晒

  D. 治疗癌前病变   E. 戒除吸烟习惯

11. 不符合良性肿瘤特征的是

  A. 生长较缓慢   B. 膨胀性生长   C. 肿块可巨大

  D. 常伴有溃疡   E. 不发生转移

12. 通过甲胎蛋白测定可确诊的肿瘤是

  A. 原发性肝癌   B. 继发性肝癌   C. 结肠癌

  D. 骨肿瘤   E. 前列腺癌

13. 以下与癌症无关的是

  A. EB 病毒感染   B. 慢性萎缩性胃炎   C. 慢性消化性溃疡

  D. 结肠息肉病   E. 甲型肝炎

14. 女性，65 岁，患卵巢癌，化疗中出现下列反应就必须停药的是

  A. 呕吐频繁   B. 白细胞计数 $3 \times 10^9/L$ C. 严重脱发

  D. 血小板计数 $100 \times 10^9/L$ E. 腹泻

15. 男性，70 岁，胃部不适及上腹隐痛 10 余年。病人消瘦，贫血。进行 X 线钡剂检查发现胃壁上有一较大龛影。为了进一步明确诊断，目前最佳的检查是

  A. 胃超声检查   B. 胃螺旋 CT 检查   C. 胃镜取活组织检查

  D. 胃液脱落细胞检查   E. 胃气钡双重造影检查

16. 肺癌病人，男，78 岁，静脉注射化疗药物时有溢出，应禁忌的处理是

  A. 立即停止给药   B. 及早热敷   C. 硫代硫酸钠局部封闭

  D. 普鲁卡因局部注射   E. 等渗盐水局部注射

17. 病人，57 岁，患肺癌，手术后局部放疗。放疗引起局部皮肤红斑、灼痛时，错误的护理措施是

  A. 保持清洁、干燥   B. 避免内衣摩擦   C. 不宜日光照射

  D. 禁止热敷、冷敷   E. 局部外涂碘酊

【A3/A4 型题】

(18~20 共用题干)

男性，59 岁，咳嗽、痰中带血丝 3 个月余，胸痛半月。消瘦，锁骨上淋巴结未扪及。胸部 X 线片显示左上肺叶肿块影像，形态不规则，边缘有毛刺。痰细胞学检查为阴性。该病人有 20 年吸烟史。

18. 该病人为确定诊断，最好采用

  A. B 型超声   B. CT   C. 血清学检查

  D. 纤维支气管镜   E. 放射性核素扫描

19. 若确诊为"肺癌"，应首选的治疗方法是
    A. 手术治疗　　　　　　B. 放射治疗　　　　　C. 化疗
    D. 中医治疗　　　　　　E. 内分泌治疗
20. 病人在治疗过程中，下列护理措施错误的是
    A. 手术治疗前须戒烟 2 周
    B. 手术治疗前需给予营养支持
    C. 放疗前需检查血常规
    D. 化疗中需监测血常规
    E. 静脉化疗药漏溢至皮下即行热敷

二、思考题

女性，56 岁，大便带血 1 年余，乏力、纳差近 2 个月入院。体检示：消瘦，贫血貌，右上腹可扪及肿块，质地较硬，触之有疼痛，直肠指检无异常发现；心、肺及其他部位检查均未见异常。

请问：

1. 为明确诊断该病人应进行哪些检查？
2. 该病人拟行手术治疗，此时存在哪些主要护理诊断/问题？

（赵桂花）

第十一章　颅脑疾病病人的护理

学习目标

1. **掌握** 颅内压增高、颅脑疾病病人的护理评估、护理措施及方法。
2. **熟悉** 颅内压增高、颅脑疾病病人常见的护理诊断/问题。
3. **了解** 颅内压增高的病理生理过程，颅内压增高、颅脑疾病病人的护理目标和护理评价。
4. 学会脑室外引流护理的技能操作。
5. 具有敏锐的观察能力、沟通能力以及人文关怀能力。

第一节　颅内压增高病人的护理

案例导入

周某，男性，45岁，3小时前车祸后剧烈头痛，呕吐数次，但意识尚清楚。在来医院路上出现更加剧烈头痛，呕吐频繁，并且病人意识模糊。入院后体格检查：意识丧失，颈项强直，右侧瞳孔散大，对光反射消失，眼睑下垂，左侧肢体瘫痪。

请问：

1. 该病人可能的临床诊断是什么？
2. 病人目前的主要护理诊断是什么？护士目前应如何处理该病人？

颅内压是指颅腔内容物对颅腔壁产生的压力。颅腔是由颅骨形成的半封闭体腔，成年后颅腔的容积固定不变，为1400～1500ml。颅腔内容物主要包括脑组织、脑脊液和血液，三者与颅腔容积相适应，使颅内保持一定的压力。正常成年人侧卧位时颅腔内的压力为5.2～14.7mmHg（70～200mmH$_2$O）；儿童由于骨缝未闭合紧密，正常颅内压为3.7～7.4mmHg（50～100mmH$_2$O）。颅内压持续保持在14.7mmHg（200mmH$_2$O）以上，并伴有头痛、呕吐和视神经乳头水肿等临床表现时称颅内压增高，是许多颅脑疾病所共有的综合征。

颅内压的调节主要依靠脑脊液和脑血容量的增减来实现。病变早期，当颅内容物增加时，机体可通过减少颅内脑脊液和血容量来代偿；由于脑组织需保持一定的血流量以维持其正常功能，所以以脑脊液的减少为主，脑脊液总量占颅腔容积的10%，主要是通过减少分泌和加快脑脊液的吸收来实现的。病变进展速度越快，颅内压的调节能力越小，调节功能存在一临界点，超过该点以后，细微的容量增加即可引起颅内压骤然上升。颅内压持续增高，脑脊液的调节有限；脑血流量逐渐减少，当脑灌注压低于40mmHg时，脑血流调节作用失

> **考点提示**
> 颅内压增高概念。

效，颅内压接近平均动脉压时，脑灌注基本停止；与此同时，脑组织缺血、缺氧导致脑水肿，使脑组织体积增加，加剧颅内压增高，并发生恶性循环，脑水肿使脑组织移位，出现脑疝，压迫脑干，导致生命中枢功能衰竭，甚至死亡。

当颅内压增高至 35mmHg 以上，脑灌注压在 40mmHg 以下时，脑处于严重缺血、缺氧状态。为保持必需的脑血流量，机体通过自主神经系统的反射作用，使全身周围血管收缩、血压升高、心搏出量增加，以提高脑灌注压，同时呼吸减慢、加深，以提高血氧饱和度。这种以升高动脉压并伴心率减慢、心搏出量增加和呼吸深慢的三联反应，即为全身血管加压反应，也称库欣（Cushing）反应。

【护理评估】

（一）健康史

导致颅内压增高的原因很多，大体可分两大类。

1. 颅腔内容物体积或量增加　如脑组织损伤、炎症、缺血、缺氧、中毒等导致脑水肿；高碳酸血症时血液中二氧化碳分压增高、脑血管扩张致脑血流量急剧增加；脑脊液分泌过多、吸收障碍或脑脊液循环受阻导致脑积水；颅骨占位性病变，如颅内血肿、脑脓肿、脑肿瘤等。

> **考点提示**
> 颅内压增高病因。

2. 颅内空间或颅腔容积缩小　如颅底凹陷症、狭颅症等先天性畸形使颅腔容积变小；大片颅骨凹陷性骨折，使颅内空间相对变小。

（二）身体状况

1. 头痛　是最常见的症状，系颅内压增高使脑膜血管和神经受刺激与牵拉所致。以清晨和晚间较重，多位于前额及颞部，以胀痛和撕裂痛多见。头痛的部位和性质与颅内原发病变的部位和性质有一定关系。程度可随颅内压增高而进行性加重。当病人咳嗽、打喷嚏、用力、弯腰低头时头痛加重。

2. 呕吐　多呈喷射状，常出现于剧烈头痛时，易发生于饭后，可伴恶心，系因迷走神经受刺激所致。呕吐后头痛可有所缓解。

3. 视神经乳头水肿　是颅内压增高的重要客观体征之一。因视神经受压、眼底静脉回流受阻引起。表现为视神经乳头充血、隆起，边缘模糊，中央凹陷变浅或消失，视网膜静脉怒张、迂曲，动、静脉比例失调，搏动消失，严重时视神经乳头周围可见火焰状出血。长期、慢性颅内压增高可引起视神经萎缩而导致失明。

头痛、呕吐、视神经乳头水肿是颅内压增高的"三主征"，是颅内压增高的典型表现，但出现的时间并不一致，可以其中一项为首发症状。

4. 意识障碍及生命体征变化　急性颅内压增高常有明显的进行性意识障碍甚至昏迷；慢性颅内压增高的病人往往神志淡漠、反应迟钝。同时，病人还可伴有典型的生命体征变化，代偿期出现库欣反应，即血压升高，尤其是收缩压增高、脉压增大；脉搏缓慢、洪大有力；呼吸深慢等"两慢一高"现象。严重者可因呼吸、循环衰竭而死亡。

5. 其他症状和体征　可有复视、头晕、耳鸣、猝倒、烦躁不安、嗜睡等。婴幼儿颅内压增高可见头皮静脉怒张、囟门饱满、张力增高和骨缝分离。

6. 脑疝　是颅内压增高最危急的并发症，常见的有小脑幕切迹疝（颞叶钩回疝）和枕骨大孔疝（小脑扁桃体下疝）。

（1）小脑幕切迹疝　①颅内压增高症状加重。②进行性意识障碍。③病侧瞳孔先有短暂缩小；以后逐渐扩大，对光反射迟钝或消失。④病变对侧肢体运动障碍和病理反射出现。⑤生命体征先出现脑缺血反应（库欣反应）；如脑疝继续发展，则出现深度昏迷，双侧瞳孔散大固定、对光反射消失，去大脑强直，生命体征严重紊乱，最后呼吸、心搏停止而死亡。

（2）枕骨大孔疝　病情变化快，病人常有进行性颅内压增高的临床表现，剧烈头痛，频繁呕吐，颈项强直或强迫体位，肌张力减退，四肢呈弛缓性瘫痪，呼吸和循环系统障碍，瞳孔忽大忽小，生命体征紊乱出现较早，意识障碍出现较晚。病人早期可突发呼吸骤停而死亡。

> **考点提示**
>
> 　小脑幕切迹疝和枕骨大孔疝的临床特点与鉴别。

知识链接

国际通用颅内压分级评定标准

　正常：5～15mmHg。轻度增高：15～20mmHg；中度增高：20～40mmHg；重度增高：>40mmHg。一般以20mmHg作为降低颅内压的临界值。

（三）辅助检查

1. 头颅 X 线检查　慢性颅内压增高病人，可见脑回压迹增多、加深，蝶鞍扩大，颅骨局部被破坏或增生。小儿可见骨缝分离。

2. CT 或 MRI 检查　可见脑沟变浅，脑室、脑池缩小或脑结构变形等，通常能显示病变的位置、大小和形态，对判断引起颅内压增高的原因有重要参考价值。

3. 脑血管造影或数字减影脑血管造影　主要用于疑有脑血管畸形的疾病。

4. 腰椎穿刺　可直接测得颅内压，同时取脑脊液做检查。但对疑有严重颅内压增高病人，切忌盲目做腰穿检查，否则有诱发枕骨大孔疝的可能。

（四）处理原则

首先是处理原发疾病，颅内压增高造成急性脑疝时，应紧急手术处理。

1. 非手术治疗　适用于病因不明或一时不能解除病因者。

（1）限制液体的入量　颅内压增高明显者，摄入量应限制在每日 1500～2000ml。

（2）脱水治疗和激素治疗　脱水治疗常用20%甘露醇250ml，15～30分钟滴完，2～4次/天，若同时使用利尿性脱水剂，降低颅内压效果更好。激素治疗常用地塞米松5～10mg，静脉或肌内注射；或氢化可的松100mg静脉注射，每日1～2次；或泼尼松5～10mg口服，每日1～3次。

（3）抗感染　伴有颅内感染者，使用抗菌药控制感染。

（4）过度换气　可增加血液中的氧分压、加速 CO_2 排出，使脑血管收缩，减少脑血流量。$PaCO_2$ 每下降1mmHg，可使脑血流量递减2%，从而使颅内压相应降低。

（5）冬眠低温治疗　应用药物治疗和物理方法降低病人体温，以降低脑耗氧量和脑代谢率、减少脑血流量，改善细胞膜通透性、增加脑对缺血与缺氧的耐受力；防止脑水肿的发生和发展；同时有一定的降低颅内压作用。

2. 手术治疗　手术去除病因是最根本和最有效的治疗方法。对于颅内占位性病变，争取及早手术切除。有脑积水者，行脑脊液分流术，将脑室内的液体通过特殊导管引入蛛网膜下隙、腹腔或心房；脑室穿刺外引流术、病变侧颞肌下减压术以及各种脑脊液分流术，均可缓解颅内高压。

（五）心理和社会支持状况

病人因头痛、呕吐等不适可致烦躁不安、焦虑等心理反应，应了解病人及家属对疾病的认知和适应程度。

知识拓展

脑血管造影

脑血管造影是在颈总动脉、颈内外动脉、椎动脉里注入造影剂，在X线下观察脑动脉的走行、粗细，有无动脉狭窄、动脉瘤的检查手段，是脑血管疾病检查的金标准，常用于针对动脉瘤、动静脉畸形等进行定性、定位诊断。脑血管造影分为常规脑血管造影和数字减影脑血管造影（DSA）。数字减影脑血管造影（DSA）具有简便快捷、血管影像清晰、可选择性摄片、并发症少等优点，故临床多选用；且DSA能测定动脉血流量。

【常见护理诊断/问题】

1. 脑组织灌注无效 与颅内压增高致脑血流量下降有关。

2. 有体液不足的危险 与剧烈呕吐及应用脱水药、利尿药等因素有关。

3. 急性/慢性疼痛 与颅内压增高或伤口存在有关。

4. 有受伤的危险 与意识障碍、视力下降、复视等有关。

5. 潜在并发症 脑疝。

【护理目标】

1. 病人脑组织的灌注量得到改善。

2. 病人体液失衡得到纠正。

3. 病人疼痛缓解或消失。

4. 病人安全得到保障，未受伤。

5. 病人未发生并发症或已发生并发症得到及时处理。

【护理措施】

（一）非手术治疗护理及术前护理

1. 一般护理

（1）体位 头偏向一侧或侧卧，抬高床头15°~30°，利于颅内静脉回流，减轻脑水肿，降低颅内压。

（2）吸氧 持续或间断给氧，以改善脑缺血，使脑血管收缩，降低脑血流量，减轻脑水肿。

（3）保持呼吸道通畅 及时清理呕吐物，防止误吸，观察并记录呕吐物的量和性状。

（4）饮食与补液 意识清醒者，鼓励进食营养丰富的普食，需适当限盐。不能进食者，每日补液量不超过 2000ml，注意水、电解质有无紊乱，保证热量、蛋白质和维生素等基本营养的供应。

（5）加强生活护理　满足病人日常生活需要，避免意外伤害。

2. 防止颅内压骤然升高的护理

（1）休息　卧床休息，保持病室安静，劝病人安心休养，避免病人情绪激动。

（2）保持呼吸道通畅　呼吸道梗阻时，因病人用力呼吸，胸腔内压力及 $PaCO_2$ 增高可致脑血管扩张、脑血流量增多，也可使颅内压增高；护理时应尽快用手法处理或吸引器清除口腔和咽部血块或呕吐物，协助病人取侧卧位或放置口咽通气管；舌根后坠者，可托起下颌或放置口咽通气管；防止颈部过屈、过伸或扭曲；对意识不清的病人及咳嗽困难者，应配合医师尽早行气管切开术或气管插管，必要时使用机械通气辅助呼吸；重视基础护理，定时为病人翻身拍背，以防肺部并发症。

（3）避免剧烈咳嗽和用力排便　剧烈咳嗽和用力排便均可使胸、腹腔内压力骤然升高而引发脑疝，故应及时处理和预防感冒、支气管炎、便秘等，避免咳嗽和排便费力。

（4）控制癫痫发作　癫痫发作可加重脑缺氧及脑水肿，遵医嘱定时、定量给予抗癫痫药物；一旦发作应协助医师及时给予抗癫痫及降颅压处理。

3. 病情观察　密切观察并记录病人的生命体征、意识状态、瞳孔和神经系统体征、颅内压变化情况，以掌握病情的发展动态，及时发现并处理脑疝，有条件者可做颅内压监测。

（1）意识状态　意识障碍的程度目前国际通用 Glasgow 昏迷评分法：评定睁眼、语言及运动反应，三者得分相加表示意识障碍程度。最高 15 分，表示意识清醒；8 分以下为昏迷，最低 3 分；分数越低，表明意识障碍越严重（表 11–1）。

表 11–1　Glasgow 昏迷评分法

睁眼反应（分数）	语言反应（分数）	运动反应（分数）
自动睁眼　4	回答正确　5	遵命动作　6
呼唤睁眼　3	答非所问　4	定痛动作*　5
痛时睁眼　2	吐词不清　3	肢体回缩*　4
不能睁眼　1	有音无语　2	异常屈伸*　3
	不能发音　1	异常伸直*　2
		无动作*　1

注：* 指痛刺激时的肢体运动反应。

（2）生命体征　注意呼吸节律和深度、脉搏快慢和强弱以及血压和脉压的变化，出现脑缺血反应（库欣反应）提示颅内压升高。

（3）瞳孔变化　正常瞳孔等大、圆形，在自然光线下直径 3~4mm，直接、间接对光反射灵敏。严重颅内压增高继发脑疝时可出现异常变化。

4. 药物治疗的护理

（1）应用脱水药时要注意输液的速度，用药后注意观察脱水治疗的效果、电解质有无紊乱及尿量，每小时尿量不能超过 200ml 或少于 50ml，准确记录 24 小时出入量。

（2）激素治疗可诱发应激性溃疡、感染、高血压等不良反应，注意观察并及时处理。

5. 辅助过度换气的护理　过度换气的主要不良反应是减少脑血流、加重脑缺氧，因此应定时进行血气分析，维持病人 PaO_2 于 90~100mmHg、$PaCO_2$ 于 25~30mmHg 水平为宜。

过度换气持续时间不宜超过 24 小时，以免引起脑缺血。

6. 冬眠低温疗法的护理 ①将病人安置于单人病房、室内光线宜暗，室温 18℃ ~ 20℃。②根据医嘱给予足量冬眠药物，如冬眠 Ⅰ 号合剂，包括氯丙嗪、异丙嗪及哌替啶；或冬眠 Ⅱ 号合剂，包括哌替啶、异丙嗪、双氢麦角碱。待病人御寒反应消

> **考点提示**
> 冬眠疗法的护理，脑疝的急救方法。

失、进入昏睡状态后方可用物理降温措施。降温速度以每小时下降 1℃ 为宜，体温以降至肛温 32℃ ~34℃、腋温 31℃ ~33℃ 较为理想，避免体温大起大落。③严密观察病情，若脉率超过 100 次/分，收缩压低于 13.3kPa（100mmHg），呼吸不规则或次数减少时，应及时通知医师，更换冬眠药物或停止冬眠疗法。④每日液体入量不宜超过 1500ml；鼻饲者，流食或肠内营养液温度应与当时体温一致。⑤预防并发症，如低血压、冻伤、压疮、暴露性角膜炎、肺部感染。⑥冬眠低温治疗时间一般为 3 ~5 天，可重复治疗；停用冬眠低温治疗时，应先停物理降温，再逐渐停用冬眠药物，任其自然复温。

7. 脑疝的急救处理 ①立即予以脱水治疗，快速输入脱水药，并观察脱水效果，确诊后尽快手术。②保持呼吸道通畅，给氧，对呼吸功能障碍者行人工辅助呼吸。③已确诊者可通过脑脊液分流术、脑室外引流术等降低颅内压。④密切观察意识、瞳孔、生命体征和肢体活动的变化。⑤脱水期间留置尿管，准确记录 24 小时出入量。⑥紧急做好术前准备。

（二）术后护理

1. 脑室外引流术后的护理 ①引流管开口需高于侧脑室平面 10 ~15cm，并妥善固定，以维持正常的颅内压；引流量以每日不超过 500ml 为宜；观察并记录脑脊液的性状、颜色和量。

> **考点提示**
> 脑室外引流术的护理要点。

②严格无菌操作，保持引流通畅，每日更换引流袋。③开颅术后引流3 ~4 天，脑室外引流术后引流 5 ~7 天；引流期间根据病情控制引流的速度和量。④拔管前 1 天应试行抬高引流瓶（袋）或夹闭引流管 24 小时，密切观察病人，如有异常及时通知医师；拔管后若伤口处有脑脊液流出，应及时告知医师处理。

2. 脑脊液分流术后的护理 严密观察病情，判断脑脊液分流术效果。警惕有无分流管阻塞和感染等并发症。观察有无脑脊液漏，一旦发现，应及时通知医师并协助处理。

（三）健康指导

1. 指导病人进高热量、高蛋白、高维生素饮食，如蔬菜、水果，以保持排便通畅，避免咳嗽、便秘、提重物等，防止颅内压骤然升高。

2. 癫痫病人应遵医嘱按时、定量服药，勿独自外出游泳、危险作业、旅游等，防止意外发生。

【护理评价】

1. 病人脑组织灌注量是否得到改善。

2. 病人体液失衡是否得到纠正。

3. 病人疼痛是否缓解或消失。

4. 病人安全是否得到保障，是否受伤。

5. 病人是否发生并发症或已发生并发症是否得到及时处理。

第二节　颅脑损伤病人的护理

案例导入

　　胡某，女性，29岁，撞伤后头部着地，感头痛、头晕，并且鼻腔有血性液体流出，急诊入院。入院后观察病人眼睑青紫，鼻腔有血性液体流出。头部X线检查无异常。

请问：

　　1. 该病人可能的临床诊断是什么？

　　2. 该病人目前主要的护理问题是什么？

　　3. 对鼻腔有血性液体应如何护理？应该注意哪些问题？

　　颅脑损伤（craniocerebral injury）多见于交通、工矿事故，自然灾害，爆炸、跌倒、坠落和各种锐器对头部的伤害；常与身体其他部位的损伤并存；占全身损伤的15%～20%，仅次于四肢损伤。由于可伤及中枢神经，其致残率及致死率均居首位。颅脑损伤可分为头皮损伤（scalp injury）、颅骨骨折（skull injury）和脑损伤（brain injury），三者可单独或合并存在。

　　头皮由外向内依次可分五层：皮肤、皮下组织、帽状腱膜、帽状腱膜下层和骨膜层。皮肤厚实而致密，内含大量汗腺、皮脂腺、毛囊，具有丰富的血管，外伤时易致出血；皮下组织由致密的结缔组织和脂肪组织构成；帽状腱膜层与皮肤连接紧密，与骨膜连接疏松；帽状腱膜和骨膜层之间的疏松结缔组织为帽状腱膜下层，是颅内感染和静脉窦栓塞的播散途径之一。骨膜由致密结缔组织构成，在颅缝处贴附紧密，其余部位较疏松。头皮血供丰富，动、静脉伴行；由颈内、外动脉的分支供血，左、右各5支在颅顶汇集，各分支间有广泛吻合支，故抗感染及愈合能力较强。

　　颅骨分为颅盖和颅底两部分，均有左右对称的骨质增厚部分。颅盖由内、外骨板和板障构成；外板厚，内板较薄，均有骨膜覆盖；在颅骨的穹窿部，内骨膜与颅骨板结合不紧密，故颅顶部骨折时易形成硬膜外血肿。颅底被蝶骨嵴和岩骨嵴分为颅前窝、颅中窝和颅后窝；颅骨的气窦，如额窦、筛窦、蝶窦及乳突气房等均贴近颅底，气窦内壁与颅脑膜贴附紧密，颅底骨折越过气窦时，相邻硬脑膜常被撕裂形成脑脊液漏，由此也可导致颅内感染的发生。

一、头皮损伤病人的护理

【护理评估】

（一）健康史

头皮损伤形式多样，可分为头皮血肿、头皮裂伤和头皮撕脱伤三类。

1. 头皮血肿　多为头部受钝器撞击所导致的闭合性损伤，按血肿出现于头皮的部位层次分为皮下血肿、帽状腱膜下血肿和骨膜下血肿。皮下血肿见于产伤或碰伤；帽状腱膜下血肿是由于头部受到斜向暴力，头皮发生剧烈滑动，撕裂该层组织间的血管所致；骨膜下血肿常由于颅骨骨折引起或产伤所致。

2. 头皮裂伤　多由锐器或钝器打击所致，为开放性损伤。

3. 头皮撕脱伤 多因发辫受机械力牵拉，使大块头皮自帽状腱膜下层连同骨膜层一并撕脱所致。

（二）身体状况

1. 头皮血肿 皮下血肿体积小，因纵行纤维隔使血肿局限，血肿张力高，压痛明显，有时周围组织肿胀隆起，中央反而凹陷，易误诊为凹陷性颅骨骨折，可通过 X 线检查鉴别。帽状腱膜下血肿可蔓延至全头部，似一顶波动的帽子。骨膜下血肿局限于某一颅骨范围之内，以骨缝为界，血肿张力较高，可有波动感。

2. 头皮裂伤 是常见的开放性头皮损伤，由于头皮血管丰富、出血较多，可引起失血性休克。加上出血多，常引起病人紧张，使血压升高，加重出血。

3. 头皮撕脱伤 是一种严重的头皮损伤，剧烈疼痛及大量出血可导致疼痛性或失血性休克。较少合并颅骨骨折和脑损伤。

（三）辅助检查

头颅 X 线可了解有无合并颅骨骨折，必要时行 CT、MRI 等检查。

（四）处理原则

头皮血肿较小时，一般 1~2 周可自行吸收，无需特殊处理。较大血肿可采用局部加压包扎防止血肿扩大，也可在无菌操作下行血肿分次穿刺抽出积血，再行加压包扎；若穿刺治疗无效，可切开清除血肿并止血。

> **考点提示**
>
> 三种头皮血肿的临床鉴别及处理原则。

头皮裂伤现场急救可局部压迫止血，争取 24 小时内清创缝合。常规应用抗菌药和破伤风抗毒素。

头皮撕脱伤视病情做不同处理，现场急救应加压包扎止血、防止休克，尽可能在伤后 6~8 小时内清创，做头皮瓣复位再植或自体皮肤移植。对骨膜已撕脱不能再植者，需清洁创面，在颅骨外板上多处钻孔，深达板障，待骨孔内肉芽组织生长后再行植皮。

（五）心理和社会支持状况

受伤后病人因病情及预后、家庭关系、经济和社会因素等，出现紧张、焦虑、恐惧，故应及时了解病人的心理状态。

【常见护理诊断/问题】

1. 疼痛 与头皮损伤有关。

2. 焦虑/恐惧 与头皮损伤及出血有关。

3. 潜在并发症 感染、出血性休克。

【护理目标】

1. 病人的疼痛得到缓解或消失。

2. 病人焦虑、恐惧的心理状态得到改善。

3. 病人未发生并发症，或并发症得到及时发现和处理。

【护理措施】

1. 心理护理 了解病人的心理状况，加强护患沟通，鼓励病人积极配合治疗及护理，使其早日康复。

2. 病情观察 密切监测生命体征，神志、尿量变化，注意有无休克和脑损伤的发生。

3. 疼痛护理 早期冷敷可减少出血和疼痛；疼痛剧烈者遵医嘱合理使用镇静、止痛药，对合并脑损伤者禁止使用吗啡类止痛药。

4. 伤口护理 观察创面有无渗血、渗液以及红、肿、热、痛等感染征象，协助医生及早行清创缝合；撕脱的头皮低温保存在无菌容器内，并尽快进行手术；常规注射破伤风抗毒素，遵医嘱合理使用抗菌药物。

5. 健康教育 注意伤口的愈合情况，伤口拆线后，如愈合良好，可1~2周后洗头；发生头皮血肿时，指导病人勿涂擦药酒或用力按揉推拿，以免加重局部出血。

【护理评价】

1. 病人的疼痛是否得到缓解或消失。

2. 病人焦虑、恐惧的心理状态是否得到改善。

3. 病人是否发生并发症，或并发症发生后是否得到及时发现和处理。

二、颅骨骨折病人的护理

颅骨骨折是暴力作用使颅骨结构发生改变。它的严重性不在于骨折的本身，而在于骨折所引起的脑膜、脑组织、血管和神经损伤，可合并脑脊液漏、颅内血肿及颅内感染等。颅骨骨折按骨折部位分为颅盖骨折和颅底骨折；按骨折形态分为线性骨折和凹陷性骨折；按骨折是否与外界相通分为开放性骨折和闭合性骨折。

【护理评估】

（一）健康史

颅盖骨折多由外界暴力直接打击头部引起线性骨折和凹陷性骨折；颅底骨折多由强烈间接暴力引起，往往见于病人坠落时双足或臀部着地，外力经脊柱传导至颅底，引起颅底线性骨折，多合并脑损伤。

（二）身体状况

1. 颅盖骨折 线性骨折发生率最高，局部可有肿胀、压痛。病人常伴发局部骨膜下血肿。凹陷性骨折好发于额、顶部，多为全层凹陷，局部可扪及局限性下陷区。若凹陷性骨折位于脑功能区，可出现神经系统定位体征，如偏瘫、失语、癫痫等。

2. 颅底骨折 多为线性骨折。依骨折的部位不同可分为颅前窝、颅中窝和颅后窝骨折，出现脑脊液漏者为开放性骨折。①颅前窝骨折：累及眶顶和筛骨，眶周、球结膜下出现瘀斑，如"熊猫眼征""兔眼征"，常合并脑脊液鼻漏，嗅、视神经损

> **考点提示**
> 三种颅底骨折的临床表现。

伤。②颅中窝骨折：累及蝶骨和颞骨岩部，乳突区出现瘀斑（Battle征），常合并脑脊液耳漏或鼻漏，面、听神经损伤。③颅后窝骨折：累及颞骨岩部后外侧和枕骨基底部，乳突部、咽后壁出现瘀斑，较少损伤脑神经（表11-2）。

表11-2 颅底骨折的临床表现

骨折部位	脑脊液漏	瘀斑部位	可能损伤的脑神经
颅前窝	鼻漏	眶周、球结膜下（"熊猫眼"征）	嗅神经、视神经
颅中窝	鼻漏和耳漏	乳突区	面神经、听神经
颅后窝	无	乳突区、枕下部、咽后壁	第IX~XII对

（三）辅助检查

1. X线检查　颅盖线性骨折主要依靠头颅 X 线片确诊。凹陷性骨折 X 线片可显示骨折片陷入颅内的深度。

2. CT 检查　有助于了解骨折情况有无合并脑损伤。

（四）处理原则

1. 颅盖骨折　线性骨折或凹陷性骨折下陷较轻者，一般不需特殊处理，关键在于处理因骨折引起的脑损伤或颅内出血，尤其是硬脑膜外血肿。若凹陷性骨折位于脑重要功能区表面，有脑受压或颅内压升高的表现，凹陷直径超过 5cm 或深度超过 1cm，抑或开放性粉碎性凹陷性骨折，应手术整复并摘除碎骨片。

2. 颅底骨折　也无需特殊处理，重点是防止颅内感染。合并脑脊液漏者一般 2 周内可自愈；超过 4 周不愈者可考虑做硬脑膜修补术；如骨折片或血肿压迫脑神经应尽早手术减压。

（五）心理和社会支持状况

病人常因头部损伤、脑脊液外漏等表现出焦虑、恐惧等心理反应，对预后缺乏信心，应了解病人的心理反应、家属对疾病的认识和对病人的关心及支持程度。

【常见护理诊断/问题】

1. 急性疼痛　与颅骨骨折有关。

2. 有感染的危险　与脑脊液漏有关。

3. 感知改变　与脑神经损伤有关。

4. 焦虑/恐惧　与颅脑损伤有关。

5. 潜在并发症　颅内出血、颅内压增高、颅内低压综合征等。

【护理目标】

1. 病人疼痛得到缓解或消失。
2. 病人生命体征平稳，无感染发生。
3. 病人感知功能障碍得到改善或恢复正常。
4. 病人情绪稳定，能配合治疗和护理。
5. 病人未发生并发症，或并发症得到及时发现和处理。

【护理措施】

1. 严密观察病情　密切观察病人的意识、瞳孔、生命体征、颅内压增高症状和肢体活动等情况，及时发现和处理并发症。

2. 心理护理　做好病人的解释和安慰工作，做好相关知识的宣教工作，使病人保持良好的心态，积极的态度配合治疗和护理。

3. 饮食护理　多进高蛋白、易消化、营养丰富的食物，避免刺激性、坚硬需用力咀嚼的食物；多吃蔬菜、水果等，以保持排便通畅，防止便秘。

4. 脑脊液漏的护理　①病人应绝对卧床休息，床头抬高 15°～30°，有助于使局部粘连而封闭漏口。②保持局部清洁，清洁口、鼻、外耳道，2～3 次/天，避免棉球过湿而使液体逆流。③观察并记录脑脊液流出量。④严禁从鼻腔吸痰或放置胃管，严禁做耳、鼻滴药、冲洗和堵塞，禁忌做腰穿。⑤指导病人避免用力咳嗽、打喷嚏、擦鼻涕及用力排便，防止颅内压骤然升高导致气颅或脑脊液逆流。⑥预防性应用抗生素及破伤风抗毒素，注意有无颅内感染的迹象，如头痛、发热等。

【护理评价】

1. 病人疼痛有无缓解或消失。

2. 病人焦虑是否减轻或消除，情绪是否稳定。

3. 病人感知功能障碍是否得到改善或恢复。

4. 病人情绪是否稳定，能否配合治疗和护理。

5. 病人是否发生并发症，或并发症得到及时发现和处理。

三、脑损伤病人的护理

脑损伤是指脑膜、脑组织、脑血管以及脑神经在受到外力作用后所发生的损伤。

根据脑损伤发生的时间和机制可分为原发性脑损伤和继发性脑损伤，前者指暴力作用于头部后立即发生的脑损伤，如脑震荡、脑挫裂伤；后者指受伤一定时间后发生的脑受损病变，主要有脑水肿和颅内血肿。按伤后脑组织与外界是否相通，又可分为闭合性脑损伤和开放性脑损伤两类。

【护理评估】

（一）健康史

开放性脑损伤多由锐器或火器直接造成；闭合性脑损伤为头部受到钝性物体或间接暴力所致。暴力作用于头部可立即引发脑震荡、脑挫裂伤，受伤一定时间后可继发脑水肿和颅内血肿。

（二）身体状况

1. 脑震荡 为一过性脑功能障碍，无明显的脑组织器质性损害。突出症状为短暂的意识障碍，可持续数秒或数分钟，一般不超过 30 分钟。清醒后大多不能回忆受伤前及受伤当时一段时间内的情况，称逆行性遗忘。神经系统检查无阳性体征。

> **考点提示**
>
> 脑损伤的临床表现。

2. 脑挫裂伤 为脑实质性损伤，包括脑挫伤和脑裂伤，两者常并存。可有以下表现：①意识障碍是脑挫裂伤突出的临床表现，伤后立即出现昏迷，多数病人超过 30 分钟，严重者可长期持续昏迷。②局灶性症状和体征与损伤部位和程度有关。③颅内压增高与脑疝的表现。

3. 颅内血肿 是颅脑损伤中最多见、最危险又是可逆的继发性病变，颅内血肿的严重性在于引起颅内压增高，甚至导致脑疝，需早期及时处理。根据血肿的来源和部位分为：硬脑膜外血肿、硬脑膜下血肿、脑内血肿。按症状出现的时间可分为急性血肿（3 天内）、亚急性血肿（3 天至 3 周）、慢性血肿（3 周以上）。主要表现：①意识障碍，硬脑膜外血肿典型的表现为"昏迷→中间清醒期→再次昏迷"，并逐渐加重。②颅内压增高及脑疝表现，患侧瞳孔先缩小后扩大，对光反射迟钝或消失。③生命体征紊乱，脑缺血反应，合并脑疝时血压下降、心率快弱、呼吸快而不规则。④局灶症状和体征，病变对侧肢体肌力减退、偏瘫、失语等。⑤脑萎缩、脑供血不足的表现，如智力障碍、精神失常、记忆力减退等。

（三）辅助检查

1. 脑脊液检查 脑震荡病人脑脊液检查中无红细胞，脑挫裂伤病人脑脊液检查中有红细胞。

2. CT 是目前最常用、最有价值的检查方法，能清楚显示脑挫裂伤、颅内血肿的部位、范围和程度。脑震荡 CT 检查阴性。

（四）处理原则

1. 脑震荡 无需特殊处理，卧床休息 1~2 周，症状重时可做适当对症处理。

2. 脑挫裂伤 主要防治脑水肿，促进脑功能恢复，防止感染，采取支持疗法和对症处理等非手术治疗；严重者，特别是出现脑疝征象时，需立即开颅清除血肿和坏死脑组织。

3. 颅内血肿 一旦确诊，通常应立即手术清除血肿，并彻底止血。

（五）心理和社会支持状况

脑损伤病人多有不同程度的意识障碍。伤后意识清醒者有短暂的"情绪休克"，病人对周围事物反应平淡，答话简单，这是一种心理防卫反应；"情绪休克"期过后，病人烦躁不安，表现出焦虑、恐惧等心理反应。恢复期病人由于失语、偏瘫等原因不能顺利回归社会，对预后缺乏信心，给病人造成很大的心理负担，故应了解病人的心理反应、家属对疾病的认识和对病人的关心及支持程度。

【常见护理诊断/问题】

1. 清理呼吸道无效 与脑损伤后意识不清有关。

2. 营养失调：低于机体需要量 与意识障碍、脑损伤后进食障碍及高代谢状态有关。

3. 急性/慢性意识障碍 与颅内压增高、脑损伤等因素有关。

4. 有失用综合征的危险 与长期卧床、肢体不能活动有关。

5. 潜在并发症 颅内压增高、脑疝、感染、出血、压疮、癫痫等。

【护理目标】

1. 病人呼吸道通畅，无缺氧征象。
2. 病人的营养维持平衡。
3. 病人意识逐渐恢复，能够有效进行沟通。
4. 病人肢体功能维持正常。
5. 病人未发生并发症，或并发症得到及时发现和处理。

【护理措施】

1. 现场急救 首先争分夺秒抢救心搏骤停、窒息、开放性气胸、大出血等危及病人生命的伤情。脑损伤者应保持呼吸道通畅，若出现休克征象者，将病人平卧，注意保暖、补充血容量；妥善处理伤口，防止感染，注意现场伤口局部不冲洗、不用药，外露的脑组织周围可用消毒纱布卷保护，外加干纱布适当包扎，避免局部受压，并尽快转送。

2. 保持呼吸道通畅 及时清除呼吸道分泌物和其他血污。

3. 营养支持 创伤后的应激反应可促发严重分解代谢，使血糖增高、乳酸堆积，后者可加重脑水肿。因此，必须及时、有效补充能量和蛋白质以减轻机体损耗。早期应采用胃肠外营养支持，待肠蠕动恢复后，逐步可过渡至肠内营养支持；无消化道出血的病人尽早采用肠内营养支持更有利于病人的康复。

4. 意识障碍的护理 按意识障碍护理常规护理。如昏迷病人发生便秘，可用缓泻药，必要时戴手套以手法清除干硬粪便；禁用高压灌肠，以免加重颅内压增高而诱发脑疝。

5. 严密观察病情 严密观察病情有利于观察治疗效果和及早发现并处理严重并发症，是颅脑损伤病人护理的重要内容。包括意识状态、瞳孔变化、生命体征、神经系统体征（如偏瘫、锥体束征）等。

（1）意识状态 意识障碍的程度目前通用 Glasgow 昏迷评分法。伤后立即昏迷是原发性脑损伤；伤后清醒转为昏迷或意识障碍不断加重，是颅内压增高甚至脑疝形成的表现；躁动不安病人突然昏睡甚至昏迷应怀疑病情加重。

（2）瞳孔变化 观察两侧睑裂大小是否相等，有无上眼睑下垂，注意对比两侧瞳孔的形状、大小及对光反射。伤后立即出现一侧瞳孔散大，是原发性动眼神经损伤所致；双侧瞳孔时大时小，变化不定，对光反射消失，伴眼球运动障碍，多是脑干损伤的表现；伤后瞳孔正常，以后一侧瞳孔先缩小继之进行性散大，并且对光反射减弱或消失，是小脑幕切迹疝的眼征；双侧瞳孔散大，对光反射消失、眼球固定伴深昏迷或去大脑强直，多为临终前的表现；双侧瞳孔大小与形状多变、对光反射消失，伴眼球分离或异位，多为中脑损伤。注意剧痛、惊骇、应用药物等会影响瞳孔的状况，如应用阿托品、麻黄碱等药物可使瞳孔散大，吗啡、氯丙嗪等药物可使瞳孔缩小，观察瞳孔时应综合考虑。有无间接对光反射可以鉴别诊断视神经损伤与动眼神经损伤。

（3）生命体征 伤后可出现持续的生命体征紊乱。监测时，应先测呼吸，再测脉搏，最后测血压。伤后早期，由于组织创伤反应，可出现中等程度发热；若损伤累及间脑或脑干，可导致体温调节紊乱，出现体温不升或中枢性高热；伤后即发生高热，多系视丘下部或脑干损伤；伤后数日体温升高，常提示有感染性并发症。注意呼吸节律和深度、脉搏快慢和强弱以及血压和脉压变化，警惕颅内血肿或脑疝发生；枕骨大孔疝病人可突然发生呼吸停止。

（4）神经系统体征 原发性脑损伤引起的局灶症状，伤后立即出现，不再继续加重。继发性脑损伤的症状，在伤后逐渐出现，多呈现进行性加重。

（5）其他 观察有无脑脊液漏、呕吐情况及呕吐物性状，有无剧烈头痛或烦躁不安等颅内压增高表现或脑疝先兆，同时注意 CT 和 MRI 检查结果以及颅内压监测结果。

6. 并发症的观察与处理 ①避免引起躁动的因素，如活动受限、疼痛、呼吸道不通畅等，须查明原因并及时排除，切勿轻率给予镇静药，不可强行约束，加床挡保护并让其戴手套，防止坠床和抓伤。②外伤性癫痫，可给予苯妥英钠预防发作，发作时给予地西泮控制抽搐。③蛛网膜下隙出血，因脑裂伤所致，病人可有头痛、发热、颈项强直表现。可遵医嘱给予解热镇痛药物对症处理；病情稳定，排除颅内血肿以及颅内压增高、脑疝后，为解除头痛可以协助医师行腰椎穿刺，放出血性脑脊液。④消化道出血，可因创伤应激或大量使用糖皮质激素引起的应激性溃疡所致，除遵医嘱补充血容量、停用激素外，还应使用止血药和减少胃酸分泌的药物；避免消化道出血病人发生误吸，应及时清理呕吐物。

7. 手术前后护理 除继续做好上述护理外，还应做好紧急手术前的常规准备。手术前 2 小时剃净头发，洗净头皮，涂擦 75% 乙醇并用无菌巾包扎。手术后返回病室，搬运病人时动作轻稳，防止头部转动或受到震荡，搬动病人前后应观察生命体征的变化情况。小脑幕上开颅手术后取健侧或仰卧位，避免切口受压；小脑幕下开颅手术后，应取侧卧或侧俯卧位。手术中常放置引流管，如脑室引流、创腔引流、硬脑膜下引流等，按常规护理，及时发现手术后颅内出血、感染、癫痫以及应激性溃疡等并发症。

8. 健康指导

（1）康复指导　进行康复功能训练，提高生活自理能力和社会适应能力，脑损伤遗留的语言、运动或智力障碍，在伤后 1~2 年有部分恢复的可能，制订康复计划，耐心指导病人进行运动与感觉功能锻炼、智能康复训练及中医疗法的护理等。

（2）心理指导　应鼓励病人尽早自理生活，对恢复过程中出现的头痛、耳鸣、记忆力减退给予适当的解释和安慰，使其树立信心。

（3）生活指导　颅骨骨折达到骨性愈合需要一定时间。线性骨折，一般成年人需 2~5 年，小儿需 1 年。若有颅骨缺损，可在伤后 6 个月左右做颅骨成形术，颅骨缺损者避免局部碰撞。外伤性癫痫病人应定期服用抗癫痫药物，不能单独外出、游泳、登高等，以防意外。

【护理评价】

1. 病人呼吸是否平稳，有无误吸发生。

2. 病人营养状况是否得到改善。

3. 病人意识状态是否逐渐恢复。

4. 病人肢体功能是否维持正常。

5. 病人是否发生并发症，或发生后是否得到及时的发现和处理。

第三节　颅内肿瘤病人的护理

颅内肿瘤包括原发性和继发性肿瘤。原发性颅内肿瘤起源于颅内各种组织，继发性颅内肿瘤系身体其他部位恶性肿瘤的转移性病变。脑瘤可发生于任何年龄，20~50 岁多见，发病率男性稍多于女性。发病部位以大脑半球最多，其次为鞍区、脑桥小脑角、小脑、脑室及脑干。

成年人常见的颅内肿瘤有脑胶质瘤、脑膜瘤、垂体腺瘤、脑转移瘤及听神经瘤等；儿童则多为小脑的星形细胞瘤、小脑中线的髓母细胞瘤、第四脑室的室管膜瘤、蝶鞍部的颅咽管瘤等。

【护理评估】

（一）健康史

颅内肿瘤的病因目前尚未完全清楚。可能引起颅内肿瘤的原因有癌基因和遗传学因素、物理因素、化学因素和致瘤病毒等。

（二）身体状况

1. 颅内压增高　90% 以上的病人可出现颅内压增高症状和体征，多呈慢性、进行性加重过程。若未得到及时治疗，重者可引起脑疝，轻者可引发视神经萎缩，可发生视力减退。

2. 局灶症状　随不同部位的肿瘤对脑组织造成的刺激、压迫和破坏不同而各异，如进行性感觉、运动功能障碍，意识障碍，癫痫发作，各种脑神经功能障碍，小脑症状群等。

（三）辅助检查

CT、MRI 检查是诊断颅内肿瘤的首选方法，结合二者检查结果，不仅能明确诊断，而且能确定肿瘤的位置、大小及瘤周组织情况。

（四）处理原则

1. 降低颅内压 以缓解症状，争取治疗时间。常用治疗方法有脱水、激素治疗、冬眠低温和脑脊液外引流等。

2. 手术治疗 是最直接、有效的方法。包括肿瘤切除、内减压、外减压和脑脊液分流术等。

3. 放疗 适用于肿瘤位于重要功能区或部位深、不宜手术或全身情况差而无法耐受手术及对放射治疗较敏感的颅内肿瘤等。现在采用立体定向放射治疗技术，利用 CT、MRI 影像技术定位，把高能量射线聚集到肿瘤组织，照射精确，对周围组织影响小，减少了并发症。

4. 化疗 逐渐成为重要的综合治疗手段之一。在化疗过程中需防颅内压升高、肿瘤坏死出血及其他不良反应，同时辅以降低颅内压药物。选择毒性低、分子量小、高脂溶性和易通过血 – 脑屏障的化学药物。

5. 其他 如免疫治疗、中医治疗等。

【常见护理诊断/问题】

1. 恐惧/预感性悲哀 与肿瘤的诊断、担心疗效有关。

2. 自理缺陷 与肿瘤压迫导致肢体偏瘫以及开颅手术有关。

3. 潜在并发症 颅内压增高、脑疝、感染、癫痫等。

【护理措施】

（一）术前护理

除了术前常规准备外，还应注意消除引起颅内压增高的因素，及时实施降低颅内压的措施，并注意保暖、预防感冒、保持排便通畅，防止颅内压骤然增高而发生脑疝。

（二）术后护理

1. 体位 全麻未清醒前平卧，头转向健侧；清醒后血压平稳者头部抬高 15°～30°；幕上开颅术后取健侧卧位，避免切口受压；幕下开颅术后早期取去枕侧卧位或侧俯卧位；体积较大的肿瘤切除术后，因颅腔留有较大空隙，24～48 小时内手术区应保持高位。

2. 饮食 一般术后次日即可进流质饮食，第 2～3 天进半流质饮食，逐渐过渡至普通饮食。较大的颅脑手术或全麻术后伴恶心、呕吐或消化道功能紊乱者，禁食 1～2 天；颅后窝手术或神经瘤手术后采用鼻饲，待吞咽功能恢复后逐渐练习进食。颅脑术后均有脑水肿反应，适当控制输液量，每日以 1500～2000ml 为宜，并定期监测电解质，记录 24 小时出入液量，保持水、电解质、酸碱平衡。

3. 生活护理 帮助病人保持口腔清洁，帮助病人排便、排尿，保持会阴部清洁，与病人沟通，了解并满足其生活需要。帮助家属学会照顾病人的方法和技巧。

4. 病情观察 密切观察生命体征、意识、瞳孔及肢体活动，注意有无颅内出血或脑水肿。出现颅内压增高的表现时，应及时向医生报告，并做好抢救准备。严密观察伤口渗血、渗液情况，若引流液为鲜红色、黏稠状，则要怀疑有活动性出血；若引流液为粉红色、呈水样液，应高度怀疑为脑脊液漏；严密观察骨窗压力。

5. 创腔引流护理 肿瘤切除后的创腔内常放置引流物，达到引流腔内血性渗液和气体，使创腔逐步闭合的目的。具体护理措施见本章第一节"脑室外引流术"的护理。

6. 对症护理 遵医嘱给予抗癫痫药物和抗生素；病人主诉头痛时，应了解疼痛的原因、性质和程度，区别伤口疼痛还是颅内压增高引起的疼痛，遵医嘱对症治疗。

7. 并发症的预防和护理

（1）颅内出血 颅脑术后最危险的并发症，多发生在术后1~2天，常表现为意识障碍和颅内压增高、脑疝征象，应立即报告医生并做好再次手术准备。

（2）中枢性高热 多于术后12~48小时内出现，体温高达40℃以上，一般需采用冬眠低温疗法。

（3）其他 如胃出血、顽固性呃逆、尿崩症、癫痫发作等，应注意观察，及时发现和处理。

第四节 脑血管疾病病人的护理

脑血管疾病的发病率和死亡率都较高，与冠心病、恶性肿瘤构成人类死亡的三大疾病。需要接受外科治疗的脑血管疾病主要有颅内动脉瘤、颅内动静脉畸形出血、脑卒中等。

【护理评估】

（一）健康史

1. 颅内动脉瘤 是由于颅内局部血管壁异常产生的囊性膨出。其破裂出血仅次于脑血栓形成和高血压性脑出血，居第三位。高发年龄为40~60岁。80%发生在大脑动脉环的前部及其邻近的动脉主干上。发病原因有先天性缺陷和后天性退变之分，后者主要指颅内动脉粥样硬化使动脉壁的弹力纤维断裂或消失，逐渐膨出形成。

2. 颅内动静脉畸形出血 是一团发育异常的病态脑血管，由一支或几支动脉供血，不经毛细血管床，直接向静脉引流。发病年龄多在20~30岁，男性稍多于女性。

3. 脑卒中 是指由各种原因引起的脑血管疾病急性发作，造成脑的供血动脉狭窄或闭塞以及非外伤性的脑实质性出血，并引起相应的症状和体征。临床上分为缺血性脑卒中和出血性脑卒中两大类，前者发病率高于后者。

（二）身体状况

1. 颅内动脉瘤 小型动脉瘤可无症状，较大的动脉瘤可压迫邻近结构而出现相应的局灶症状，如颈内动脉后交通支动脉瘤可出现病侧的动眼神经麻痹、偏瘫、海绵窦综合征等。动脉瘤破裂多突然发生，部分病人有运动、情绪激动、用力排便等诱因，表现为突发剧烈头痛、呕吐、意识障碍、全身冷汗、脑膜刺激征等；严重者可因急性颅内压增高而引发枕骨大孔疝，甚至呼吸骤停。蛛网膜下隙内的血液可诱发脑动脉痉挛，可导致脑梗死、昏迷、偏瘫，甚至死亡。

2. 颅内动静脉畸形出血 畸形血管破裂可致脑内、脑室内和蛛网膜下隙出血，是最常见的首发症状。病人出现头痛、呕吐、意识障碍等症状；癫痫可在颅内出血时发生，也可单独出现，与脑缺血、病变周围胶质样变以及出血后的含铁血黄素刺激大脑皮质有关；50%病人有头痛史，可能与供血动脉、引流静脉及静脉窦的扩张有关，或与脑出血、脑积水及颅内压增高有关；神经功能障碍，由于颅内动静脉畸形周围脑组织缺血萎缩、血肿压迫，可出现智力障碍及语言功能障碍；婴儿和儿童可因颅内血管短路而出现心力衰竭等。

3. 脑卒中

（1）缺血性脑卒中 占脑卒中的60%~70%，多见于60岁以上。根据脑动脉狭窄和闭塞后神经功能障碍的轻重和症状的持续时间，分为以下三种类型。①短暂性脑缺血发作：神经功能障碍持续时间不超过24小时，表现为突然发作的单侧肢体无力、感觉麻木、一过性黑朦、失语等，多无意识障碍。症状可反复发作，自行缓解，大多不留后遗症。②可逆性缺血性神经功能障碍：临床表现类似短暂性脑缺血发作，但神经功能障碍持续时间超过24小时，可达数天，也可完全恢复。③完全性脑卒中：症状较上述两种类型严重，常伴有不同程度的昏迷，神经功能障碍长时间不能恢复。

（2）出血性脑卒中 多见于50岁以上，有多年高血压病及动脉粥样硬化的病人，男性多于女性。表现为突然出现的意识障碍、偏瘫，重症者可出现昏迷、完全性瘫痪。

（三）辅助检查

脑血管造影或数字减影脑血管造影是确诊脑血管疾病所必需的检查，可发现病变的部位、性质、范围及程度，可判断动脉瘤的位置、大小、形态、数目等。头部 CT 及 MRI 检查也有助于诊断。

（四）处理原则

1. 颅内动脉瘤 主要是防止出血或再出血。发现病变应及时手术或介入治疗，开颅夹闭动脉瘤蒂是首选的方法。介入治疗是将可脱卸的弹簧圈置于动脉瘤内，闭塞动脉瘤，并保持载瘤动脉通畅，其创伤小，不用开颅，但疗效不肯定，适用于不宜手术者。还应对症处理，绝对卧床休息，避免情绪激动，防止颅内压增高和脑动脉痉挛。

2. 颅内动静脉畸形出血 手术切除是最彻底的方法，对位于脑深部或重要功能区直径<3cm 的颅内动静脉畸形可采用伽玛刀治疗，对血流丰富及体积较大者可行血管内栓塞术。各种治疗后都应择期复查脑血管造影，了解畸形血管是否消失。对残存的畸形血管团辅以其他治疗，避免再出血。

3. 脑卒中 绝对卧床休息，保持安静。对缺血性脑卒中，应扩张血管、抗凝或血液稀释治疗；脑动脉完全闭塞者可采取颈动脉内膜切除术，切除粥样硬化斑块以解除动脉狭窄和阻塞；对出血性脑卒中，应止血、脱水、降低全身血压和颅内压，病情仍继续加重者应尽早手术治疗，从而清除血肿、控制活动性出血、解除脑组织受压。

【常见护理诊断/问题】

1. 躯体活动障碍 与脑出血或脑缺血以及开颅手术有关。

2. 清理呼吸道无效 与意识障碍有关。

3. 急性/慢性意识障碍 与颅内出血或血肿压迫有关。

4. 潜在并发症 颅内压增高、脑疝、颅内动脉瘤破裂、动静脉畸形破裂、脑缺血、颅内出血、感染、癫痫、尿崩症等。

【护理措施】

（一）非手术治疗及术前护理

1. 心理护理　耐心倾听病人诉说，告知疾病性质和拟采用的治疗计划，介绍治疗方法的新进展，帮助病人及其家属面对现实，接受疾病的挑战，树立战胜疾病的信心等。

2. 手术前常规准备　经口鼻蝶窦入路手术的病人，术前需剃胡须、剪鼻毛，并加强口腔及鼻腔护理；预防性使用抗生素防止感染；术后每天 2 次口腔和鼻腔护理。

3. 昏迷病人护理　应加强口腔和鼻腔的护理。

（二）术后护理

1. 体位　全麻未清醒时，术后取侧卧位防止窒息，神志清醒后抬高床头 15°～30°。手术后的体位应避免压迫减压窗，以避免颅内压增高。搬动病人或为病人翻身时，应有人扶持头部使头颈部呈一直线，防止头颈部过度扭曲或震动。

2. 饮食　手术 24 小时后，病人意识清醒，吞咽功能、咳嗽反射恢复后可进流食，第 2～3 天给予半流食，以后逐步过渡到普食。颅后窝手术或听神经瘤手术后因舌咽、迷走神经功能障碍而发生吞咽困难、饮水呛咳者，应严格禁食、禁饮，采用鼻饲供给营养，待吞咽功能恢复后逐渐练习进食。

3. 病情观察　观察生命体征、意识状态、瞳孔形状等，使血压尽量维持在一个稳定水平；动态观察意识变化；注意有无颅内压增高症状，避免一切可以引起颅内压增高的因素，如精神紧张、情绪激动、用力排便等。

4. 术后并发症的观察、预防和护理　①出血：多发生在手术后 24～48 小时。病人表现为意识清醒后又逐渐嗜睡甚至昏迷或意识障碍进行性加重，伴有颅内压增高或脑疝症状。②脑梗死：因术后血栓形成或血栓栓塞引起。若病人术后处于高凝状态，用肝素预防。已发生脑梗死者应取平卧位，绝对卧床休息，遵医嘱给予扩容、扩血管、溶栓治疗。③注意动脉瘤栓塞治疗后有无脑缺血并发症，有无颅内压增高、脑疝、脑脊液漏等并发症。

5. 健康指导

（1）加强康复训练，在病情稳定后早期进行，如肢体的被动及主动练习，教会病人及其家属自我护理方法，加强练习，尽早、最大程度地恢复功能。

（2）告知病人避免导致再出血的诱发因素，规律生活，避免用力、暴饮暴食和酗酒、情绪激动，以防蛛网膜下隙出血或脑出血。对高血压病人，遵医嘱按时服用降压药。纠正不良生活习惯，戒烟、戒酒。保持心态平和、乐观，避免情绪激动、慢性咳嗽、便秘等易引起脑卒中的危险因素。

本章小结

本章介绍了颅内压增高、颅脑损伤、颅内肿瘤及脑血管疾病病人的护理。

颅内压增高的主要临床表现有头痛、呕吐、视神经乳头水肿等。脑疝是颅内压增高的危象和引起死亡的主要原因。颅内压增高以内科综合治疗为主，外科治疗在于预防和控制颅内压增高引起的脑疝，对颅内压增高病人应做好脱水治疗、冬眠低温治疗的护理，防止出现脑疝。

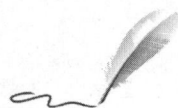

颅脑损伤常与身体其他部位的损伤复合存在，决定预后的是脑损伤的程度及其处理结果。头皮损伤包括头皮血肿、头皮裂伤和头皮撕脱伤，常有出血、血肿。颅骨骨折分为颅盖骨折和颅底骨折，前者主要为线性骨折和凹陷性骨折；颅底骨折常有脑脊液漏，合并脑神经损伤。脑震荡为一过性脑功能障碍，无明显的脑组织损伤；脑挫裂伤有意识障碍、颅内压增高与脑疝。脑挫裂伤可继发颅内血肿，颅内血肿分为硬脑膜外血肿、硬脑膜下血肿、脑内血肿，临床表现有意识改变，颅内压增高和脑供血不足等症状，硬脑膜下血肿常有昏迷→中间清醒期→再次昏迷，并进行性加重。颅脑损伤以内科综合治疗为主，外科治疗在于控制脑疝、清除血肿、彻底止血，对颅脑损伤病人主要进行防治脑水肿、促进脑功能恢复、防止感染等护理。

颅内肿瘤分为原发性和继发性肿瘤，常引起颅内压增高和局部神经功能紊乱，手术切除肿瘤是最有效的方法。脑血管疾病的发生率和死亡率都很高，颅内动脉瘤、颅内动静脉畸形出血、脑卒中等需要外科治疗。颅内肿瘤、脑血管疾病、颅脑疾病通过 CT 和脑血管造影等确诊，临床以外科治疗为主，内科治疗、放疗、化疗等为辅，内科治疗在于预防和控制脑压，稳定病情。行手术治疗时，术前应改善病人营养、稳定病情，还应做好术前准备；术后要严密观察病情，做好脑室外引流的护理。

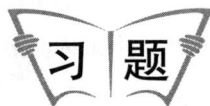

习 题

一、选择题

【A1/A2 型题】

1. 颅内高压三主征包括

    A. 头痛、恶心、呕吐

    B. 头痛、昏迷、脑水肿

    C. 头痛、呕吐、视神经乳头水肿

    D. 昏迷、呕吐、脑水肿

    E. 呕吐、恶心、视神经乳头水肿

2. 脑疝发生的根本原因是

    A. 颅内腔隙增大   B. 颅内各分腔压力增高不均匀

    C. 脑脊液增多   D. 颅内血液增多   E. 颅内容物减少

3. 颅脑损伤病人出现一侧瞳孔散大、对侧肢体瘫痪，提示为

    A. 小脑幕切迹疝   B. 枕骨大孔疝   C. 脑干损伤

    D. 动眼神经损伤   E. 延髓损伤

4. 脑外伤病人抬高床头 15°~30°的目的是

    A. 减轻脑水肿

    B. 预防肺部并发症

    C. 防止呕吐误吸，利于进食

    D. 改善呼吸状态

    E. 减轻头痛

5. 脑水肿进行脱水治疗的常用药物是
   A. 呋塞米   B. 地塞米松   C. 20%甘露醇
   D. 氢化可的松   E. 50%葡萄糖溶液

6. 急性硬脑膜外血肿的典型意识改变是
   A. 持续昏迷状态   B. 伤后昏迷—清醒—再昏迷   C. 伤后无昏迷
   D. 昏迷时浅时深   E. 伤后昏迷，以后清醒，之后不再昏迷

7. 颅前窝骨折的特征是
   A. "熊猫眼"征   B. 中间清醒期   C. 逆行性健忘
   D. 库欣反应   E. 脑脊液耳漏

8. 小脑幕切迹疝时肢体活动障碍的特点是
   A. 病变同侧肢体瘫痪   B. 病变同侧上肢和对侧下肢瘫痪
   C. 病变对侧肢体瘫痪   D. 病变对侧与同侧肢体瘫痪 E. 四肢瘫痪

9. 下列对颅内压增高病人的处理，哪项是错误的
   A. 密切观察病情变化   B. 保持出入液量平衡   C. 保持大便通畅
   D. 呼吸不畅可行气管切开   E. 应用冰帽降温

10. 脑干损伤时瞳孔变化的特征是
    A. 双侧瞳孔散大、固定
    B. 一侧瞳孔散大，对光反射消失
    C. 一侧瞳孔缩小，对光反射迟钝
    D. 两侧瞳孔等大，对光反射存在
    E. 两侧瞳孔大小多变，不等圆

11. 枕骨大孔疝不同于小脑幕切迹疝的临床表现是
    A. 头痛剧烈   B. 呕吐频繁   C. 意识障碍
    D. 呼吸骤停出现早   E. 血压升高，脉搏缓慢

12. 对颅内压增高病人行脱水治疗时，20%甘露醇250ml静脉滴注的时间是
    A. 5~14分钟   B. 15~30分钟   C. 31~45分钟
    D. 46~60分钟   E. 61~90分钟

13. 小脑幕切迹疝的瞳孔变化特点是
    A. 伤后同侧瞳孔立即散大   B. 同侧瞳孔进行性散大   C. 双侧瞳孔大小多变
    D. 对侧瞳孔散大   E. 双侧瞳孔不等圆

14. 枕骨大孔疝最后导致
    A. 颅内压增高   B. 硬脑膜下血肿   C. 小脑挫裂伤
    D. 呼吸、循环中枢损伤   E. 高血压危象

15. 脑震荡的处理原则是
    A. 对症处理   B. 脱水治疗   C. 急诊手术
    D. 防治休克   E. 暂不处理

【A3/A4型题】

(16~18题共用题干)

女性，34岁，不小心坠楼跌伤头部，诉头痛、头晕。检查生命体征正常，右耳流出血

性液体，嘴角向左侧歪斜，有听力障碍。

16. 首先考虑的诊断是

    A. 颅盖骨折   B. 颅前窝骨折   C. 颅中窝骨折

    D. 颅后窝骨折   E. 脑内血肿

17. 损伤的颅神经是

    A. 嗅神经、面神经   B. 听神经、视神经   C. 外展神经、听神经

    D. 面神经、听神经   E. 动眼神经

18. 该病人的护理措施，错误的是

    A. 抬高床头 15°~30°   B. 观察瞳孔和生命体征   C. 用无菌盐水冲洗耳道

    D. 避免咳嗽、打喷嚏   E. 按时使用抗生素

（19~20 题共用题干）

男性，45 岁，因车祸致头部外伤，当时昏迷 15 分钟，清醒后诉头痛，不能回忆伤时情况，恶心并呕吐 1 次。诊断为脑震荡，留院观察。

19. 伤员送来医院后，诊断脑震荡有价值的重要依据是

    A. 情绪不稳   B. 头痛、头晕   C. 记忆力减退

    D. 逆行性健忘   E. 神经系统无阳性体征

20. 其护理措施主要是

    A. 注意体液平衡   B. 保证营养供应   C. 满足日常生活需要

    D. 避免意外损伤   E. 仔细观察病情

二、思考题

男性，57 岁，摔伤后 4 小时，右侧额部着地，进行性意识障碍加重 1 小时，肢体无自主活动。体格检查：右侧瞳孔直径约 6mm，对光反射消失；左侧瞳孔直径约 3mm，对光反射迟钝。P 120 次/分，R 20 次/分，BP 150/70mmHg，T 37.2℃。意识不清，呼之不应，压迫眶上神经无反应，双侧腱反射可对称引出，左侧巴氏征（＋），右侧巴氏征（－）。头颅 CT 示硬脑膜下血肿，右额叶广泛脑挫裂伤。

请问：

1. 病人目前出现哪些紧急问题需要处理？

2. 护士目前应采取哪些紧急处理措施？

（赵桂花）

第十二章 颈部疾病病人的护理

学习目标

1. **掌握** 颈部疾病病人的护理评估、护理措施的内容及方法。
2. **熟悉** 颈部疾病病人常见的护理诊断/问题。
3. **了解** 颈部疾病病人的护理目标和护理评价。
4. 具有敏锐的观察能力、沟通能力以及人文关怀能力。

本章所涉及"颈部疾病"主要阐述甲状腺疾病。

甲状腺位于甲状软骨下方、气管两侧,分左、右两叶,中间以峡部连接。正常成年人甲状腺重约30g,颈区检查时既不能清楚地看到也不易摸到。甲状腺由两层被膜包裹:内层被膜称为甲状腺固有被膜,外层被膜称为甲状腺外科被膜;甲状腺借外层被膜固定于气管和环状软骨,因此可随吞咽上下移动。在甲状腺两叶的背面、两层被膜的间隙内,一般附有4个甲状旁腺。

甲状腺的血液供应主要来自两侧的甲状腺上、下动脉,其分支间以及咽喉部、气管、食管的动脉分支之间,均具有广泛的吻合。因此,在手术中将甲状腺上、下动脉全部结扎,甲状腺残留部分及甲状旁腺仍有足够的血液供应。甲状腺表面丰富的静脉网汇成上、中、下静脉干。甲状腺的淋巴汇合流入沿颈内静脉排列的颈深淋巴结。

甲状腺的神经支配来自迷走神经,其中喉返神经穿行于甲状腺下动脉的分支之间,支配声带运动。喉上神经分内、外两支,内支为感觉支,分布于喉黏膜上;外支为运动支,与甲状腺上动脉贴近,使声带紧张。因此,手术中处理甲状腺动脉时,易造成神经损伤。

甲状腺有合成、储存和分泌甲状腺激素的功能。甲状腺激素与甲状腺球蛋白结合,储存于甲状腺滤泡中。释放入血的甲状腺激素分别为四碘甲状腺原氨酸(T_4)、三碘甲状腺原氨酸(T_3),它们与血清蛋白结合。甲状腺激素的主要功能是参与人体物质代谢和能量代谢,促进蛋白质、脂肪、糖类的分解,促进生长发育和组织分化。

第一节 甲状腺功能亢进症病人的护理

案例导入

徐某,女,37岁,1年前因乏力、烦躁、怕热多汗、心悸等入院就诊,遵医嘱服药治疗后症状缓解,便自行停药。近2个月来自感以上症状出现并加重,心悸气急、饭量增加,体重却明显减轻,工作中经常与他人发生矛盾,今来院就诊。查体:体温37.6℃,脉率119次/分,呼吸25次/分,血压100/70mmHg,颈软,明显突眼,瞬目少,看近物时双眼辐辏能力差。

请问：

1. 该病人可能的临床诊断是什么？

2. 病人目前存在的主要护理问题是什么？应如何护理？

3. 应如何对该病人进行健康指导？

甲状腺功能亢进症（hyperthyroidism）简称甲亢，是由各种原因导致甲状腺激素（TH）分泌过多而引起的以高代谢综合征为主的一组临床综合征。男女发病比例为 1:4。按其发病的原因可分为以下几种。①原发性甲亢：最常见。在甲状腺肿大的同时出现功能亢进症状。多见于 20~40 岁。甲状腺呈弥散性、对称性肿大，常伴有突眼征，故又称"突眼性甲状腺肿"。②继发性甲亢：较少见。指病人在结节性甲状腺肿的基础上发生甲亢。年龄多在 40 岁以上。甲状腺肿大呈结节状，两侧不对称，容易发生心肌损害。③高功能腺瘤：少见。腺体内有单发或多发的自主性高功能结节，结节周围的甲状腺组织呈现萎缩性改变，病人无眼球突出。

【护理评估】

（一）健康史

原发性甲亢的病因迄今尚未完全明确。目前认为该病是一种自身免疫性疾病，病人血液中有两类刺激甲状腺的自身抗体，即"长效甲状腺激素"和"甲状腺刺激免疫球蛋白"，二者均能抑制垂体分泌促甲状腺激素（TSH），且与甲状腺上的 TSH 受体结合，从而使甲状腺细胞分泌大量 T_3 和 T_4。继发性甲亢和高功能腺瘤的发生，一般认为与结节内的甲状腺滤泡群自主性分泌紊乱有关。甲亢的病理学改变为甲状腺腺体内血管增多、扩张，淋巴细胞浸润，甲状腺滤泡壁细胞多呈高柱状并伴有增生，形成伸入滤泡腔内的乳头状突起，滤泡腔内胶体减少。

（二）身体状况

1. 甲状腺肿大 一般无局部压迫症状。由于腺体内血管扩张、血流加速，故可闻及血管杂音和触及震颤感，在甲状腺上动脉进入上极处尤为明显。甲状腺肿可随吞咽动作做上下移动。

2. 突眼征 按病变程度可分为单纯性突眼及浸润性突眼。前者预后较好，典型表现为双侧眼球突出，睑裂增宽，瞬目减少，双眼向下看时上眼睑不能随眼球下落、向上看时前额皮肤不能皱起，看近物时双侧眼球辐辏不良。后者眼球突出更明显，病人主诉视力下降、视野缩小、异物感、畏光、复视及斜视等，常有眼睑肿胀肥厚，结膜充血水肿，眼球活动受限甚至固定，严重者可致眼睑闭合不全，角膜感染而致失明。突眼的严重程度不与甲亢病情的严重程度相平行。

3. 高代谢综合征 表现为疲乏无力、怕热多汗、皮肤温暖而潮湿、低热、消瘦等。

4. 精神及神经系统 多言好动、焦躁易怒、失眠、紧张、记忆力减退、注意力不集中等。

5. 心血管系统 心悸、气短，收缩压增高、舒张压降低导致脉压增大，可出现周围血管征。在休息和睡眠时心率仍快是甲亢的特征性表现之一，重者可出现甲亢性心脏病，其中脉率增快及脉压增大常作为判断病情程度和治疗效果的重要指标。

6. 消化系统　多食善饥而体重显著下降是甲亢的另一特征性表现。因 TH 可促使肠蠕动增快，导致消化不良而出现稀便和排便次数增多。

7. 肌肉骨骼系统　表现为不同程度的肌无力、肌萎缩和周期性麻痹。老年人常出现骨质疏松。

8. 生殖系统　女性常有月经失调或闭经；男性可出现阳痿，偶有乳房发育。

（三）辅助检查

1. 基础代谢率测定　应在清晨空腹静卧时进行。可用基础代谢率测定器测定，结果较可靠。或用公式计算，较简便。

基础代谢率（％）＝（脉率＋脉压）－111。

正常值 ±10％。＋20％ ～ ＋30％ 为轻度甲亢，＋30％ ～ ＋60％ 为中度甲亢，＋60％ 以上为重度甲亢。

2. 甲状腺摄 ^{131}I（碘）率测定　正常甲状腺 24 小时内摄取 ^{131}I 的量为人体总量的 30％ ～ 40％。若 2 小时内甲状腺摄 ^{131}I 量超过 25％，或 24 小时内超过 50％，且摄 ^{131}I 高峰提前，则可诊断甲亢，但不能反映病情的严重程度。

3. 血清 T_3、T_4 含量的测定　甲亢时血清 T_3 可高于正常值 4 倍左右，而 T_4 仅为正常值的 2.5 倍，故 T_3 的测定对诊断甲亢有较大意义。诊断困难时，可做促甲状腺激素释放激素兴奋试验协助诊断。

（四）处理原则

目前尚不能对甲亢进行病因治疗。普遍采取三种疗法，即抗甲状腺药物、放射性 ^{131}I 和手术治疗。前两种治疗方法在《内科护理学》中已叙述，本节主要叙述外科手术治疗病人的护理。

甲状腺大部切除术是目前治疗甲亢的一种常用而有效的方法，即切除甲状腺的 80％ ～ 90％，包括整个峡部及两侧叶的大部分，仅留下两侧叶后面的小部分腺体，目的是减少甲状腺激素的分泌，消除症状，防止复发。该方法能使 90％ ～95％ 的病人获得痊愈，手术病死率低于 1％，但有一定并发症，如出血、神经损伤、手足抽搐、甲状腺危象等，术后复发率 4％ ～5％。

手术适应证：①中度以上的原发性甲亢。②继发性甲亢或高功能腺瘤。③腺体较大伴有压迫症状，或胸骨后甲状腺肿。④经抗甲状腺药物或放射性 ^{131}I 治疗后复发者。⑤妊娠 6 个月以内，并有上述指征之一者。

手术禁忌证：①青少年病人。②症状较轻，经非手术治疗能控制病情。③老年病人或有严重器质性疾病而不能耐受手术者。

知 识 链 接

甲亢与妊娠

妊娠女性出现的内分泌疾病中，甲状腺疾病仅次于糖尿病居第二位。资料显示甲亢合并妊娠的发病率为 0.5%~2%。甲亢者妊娠流产率高达 26%，早产率为 15%。妊娠可加重甲亢，故宜于甲亢治愈后再妊娠，甲亢可引发早产或死胎。

妊娠期甲亢大多数是 Graves 病，主要由自身免疫和精神刺激引起，特征有弥漫性甲状腺肿和突眼。妊娠期间甲亢的病因与非妊娠期间甲亢的病因基本相同，其中以 Graves 病最为常见。其次是毒性结节性甲状腺肿、甲状腺自主性高功能腺瘤等。另外，妊娠剧吐、葡萄胎、侵蚀性葡萄胎和绒毛膜上皮癌均可出现甲亢。

（五）心理和社会支持状况

了解病人有无情绪不稳、易激动，以及由此带来的人际关系恶化；有无疾病造成的自我形象紊乱；是否害怕手术而产生焦虑或恐惧心理。了解病人及家属对甲亢和甲状腺手术的认知程度，家庭经济情况及承受能力。

【常见护理诊断/问题】

1. 营养失调：低于机体需要量　与高代谢和消化吸收障碍有关。

2. 睡眠型态紊乱　与交感神经过度兴奋有关。

3. 焦虑/恐惧　与环境改变、担心手术及预后等有关。

4. 自我形象紊乱　与甲状腺肿大及突眼征有关。

5. 潜在并发症　呼吸困难和窒息、喉返神经损伤、喉上神经损伤、手足抽搐、甲状腺危象等。

【护理目标】

1. 病人营养状况稳定，能维持标准体重。

2. 病人的睡眠型态得到改善，睡眠质量有所提高。

3. 病人的焦虑和恐惧心理减轻或消失。

4. 病人自我形象紊乱的心态得到改善。

5. 病人术后未发生并发症，或并发症能被及时发现和处理。

【护理措施】

（一）术前护理

手术治疗是常用治疗方法，一般属择期手术。应充分做好术前准备，使病人以最佳状态接受手术。

1. 心理护理　对病人的异常情绪和心理状态表示理解，避免态度、语言、行为等对病人造成不良刺激，帮助病人消除疑虑，减轻焦虑和恐惧心理，增加其对医护人员的信任感和对治疗的信心。

2. 休息与饮食　为病人创造安静、温度与湿度适宜的休息环境，适当卧床休息，避免体力消耗；避免外来刺激，保持病人情绪稳定，根据病情适当给予镇静药和安眠药。提供高热量、高蛋白、高维生素、易消化饮食，多饮水，多吃新鲜的蔬菜、水果，并定期监测体重。避免进食含碘丰富的食物，如海带、紫菜等，避免浓茶、咖啡等刺激性饮品。

3. 完善术前检查　除常规的术前检查外，还应做以下检查：①测定基础代谢率、T_3 和 T_4、甲状腺摄 ^{131}I 率，以了解甲亢程度。②颈部 X 线透视或摄片、喉镜检查，了解有无气管受压或移位、有无声带麻痹。③心电图检查，了解有无心脏并发症。④测定血钙、血磷含量，了解甲状旁腺的功能。

4. 药物准备　药物准备是术前准备的重要环节，其目的是降低基础代谢率，减轻甲状腺肿大及充血，利于手术。标准：①情绪稳定，睡眠好转。②食欲减退、体重增加。③脉率 90 次/分以内。④基础代谢率在 +20% 以下。

可先用甲硫氧嘧啶或丙硫氧嘧啶控制甲亢症状后，再改单独服用碘剂；或采取单独服用碘剂法。常用碘剂是复方碘化钾溶液，用法是每日 3 次，第一日每次 3 滴，第二日每次 4 滴，以后逐日增加 1 滴，至每次 16 滴后维持此量。指导病人正确服用碘剂，减少对胃肠道的刺激。

考点提示
药物准备达到的标准及碘剂的作用。

碘剂的作用在于减少甲状腺球蛋白的分解，抑制甲状腺激素的释放，同时能减少甲状腺的血流量，减轻腺体充血而利于手术；但由于其不能抑制甲状腺激素的合成，凡不准备手术者，不能服用碘剂。

5. 眼部护理　突眼的病人注意保护角膜，外出时避免强光与灰尘刺激，可戴墨镜遮挡；睡觉或休息要抬高头部，指导其戴眼罩，睡前用抗生素眼膏敷眼，以预防角膜过度暴露和干燥而引起角膜溃疡。

6. 其他准备　术前教会病人进行去枕肩部垫高仰卧位训练，以适应手术时体位，减轻疲劳和不适；教会病人深呼吸和有效咳嗽；遵医嘱给予麻醉前用药，但不宜使用阿托品，以免造成术中心动过速。病人送往手术室后备麻醉床，床旁备引流装置、无菌手套、拆线包及气管切开包等。

（二）术后护理

1. 体位　病人回病房后取平卧位，麻醉清醒或生命体征平稳后取半坐卧位，以利于呼吸和引流。指导病人在变换体位、咳嗽时适当固定颈部，以减轻疼痛。

2. 饮食与营养　病人清醒后即可饮用少量凉开水，若无呛咳、误咽等不适，可给予微温流食，以免手术部位血管扩张，加重创口渗血，以后逐渐过渡到半流食和软食。指导并加强饮食营养，促进术后康复。

3. 切口和引流管护理　注意观察切口情况，及时更换切口敷料；术野常规放置橡皮片或胶管引流 24~48 小时，注意观察引流液的量和颜色，保持引流通畅，及时更换浸湿的敷料，估计并记录出血量。

4. 用药护理　继续服用复方碘化钾溶液，从每日 3 次，每次 16 滴开始，逐日每次减少 1 滴，直至病情平稳。

5. 术后并发症护理

（1）呼吸困难和窒息　是术后最危急的并发症，多发生于术后 48 小时内。表现为进行性呼吸困难、烦躁、发绀，甚至窒息。常见原因：①术中止血不彻底或结扎线脱落，导致切口内出血压迫气管。②由于手术创伤或气管插管引起喉头水肿。③甲状腺体大部切除后，软化的气管壁失去支撑而导致气管塌陷。④痰液堵塞呼吸道。⑤双侧喉返神经损伤。术后应密切监测生命体征和伤口情况，一旦出现呼吸困难和窒息，应及时找出病因并处理。血肿压迫者，立即拆除缝线并清除血肿、手术止血；喉头水肿者，给予大量糖皮质激素；痰液堵塞呼吸道者，应首先吸痰；对上述措施无效或由双侧喉返神经损伤引起者，行气管插管或气管切开。

（2）喉返神经损伤　若因术中切断、缝扎引起，当时即有症状，为永久性损伤；若由钳夹、牵拉、血肿压迫或炎症粘连所致，一般在术后 2 ~ 3 天出现症状，为暂时性损伤。鼓励病人麻醉清醒后大声讲话，了解其发声情况。单侧喉返神经损伤表现为声音嘶哑，双侧喉返神经损伤出现失声、呼吸困难或窒息。对声音嘶哑、失声者，可给予理疗、神经营养药物等，暂时性损伤一般在术后 3 ~ 6 个月可逐渐恢复。对呼吸困难或窒息者，应急行气管插管或气管切开。

（3）喉上神经损伤　多为结扎、切断甲状腺上动、静脉时误伤所致。外支（运动支）损伤，可致环甲肌瘫痪，使声带松弛、音调降低；内支（感觉支）损伤，则使喉部黏膜感觉丧失，进食时出现误咽、呛咳。一般给予理疗、神经营养药物治疗后，数日内恢复正常。

（4）手足抽搐　因术中甲状旁腺损伤、被误切或血液供应不足所致。多在术后 1 ~ 2 天出现症状。应限制含磷较高的肉类、乳品和蛋类食品，以免影响钙的吸收。症状较轻者，给予葡萄糖酸钙或乳酸钙口服；症状较重者，可加服维生素 D_3，以促进钙在肠道中的吸收。最有效的治疗是口服双氢速变固醇油剂，具有提高血钙含量的特殊作用。抽搐发作时，立即静脉注射 10% 葡萄糖酸钙或氯化钙 10 ~ 20ml。

（5）甲状腺危象　是甲亢术后的严重并发症，多发生在术后 12 ~ 36 小时，可能与手术创伤使甲状腺激素过量释放有关。多见于术前准备不充分，甲亢症状未能很好控制者。表现为高热、脉搏快而弱（> 120 次/分）、大汗、烦躁不安、谵妄，甚

> **考点提示**
> 甲状腺切除术后的并发症。

至昏迷，常伴有呕吐和腹泻。如处理不及时或处理不当，可致死亡。一旦发生甲状腺危象，应立即配合治疗：①口服复方碘化钾溶液 3 ~ 5ml，紧急时将 10% 碘化钠溶液 5 ~ 10ml 加入 10% 葡萄糖溶液 500ml 中静脉滴注。②给予氢化可的松，每日 200 ~ 400mg，分次静脉滴注。③给予肾上腺素受体阻断剂，如利血平 1 ~ 2mg 肌内注射，或普萘洛尔 5mg 加入葡萄糖溶液 100ml 中静脉滴注。④给予镇静药，如苯巴比妥钠 100mg，或冬眠合剂 II 号半量肌内注射，每 6 ~ 8 小时 1 次。⑤采用退热药物、冬眠药物、物理降温等措施，使体温保持在 37℃ 左右。⑥静脉输注大量葡萄糖溶液，并适当补充维生素。⑦给氧，以减轻组织缺氧。⑧有心力衰竭者，加用强心苷类制剂。⑨保持环境安静，避免各种刺激因素。

（三）健康教育

1. 康复与自我护理指导　指导病人合理安排工作和休息，保持精神愉快、情绪稳定，避免精神刺激、过度劳累及各种应激事件的发生；进行颈部各方向的活动练习，以促进颈部功能的恢复；术后 3 个月可恢复正常工作。

2. 用药指导　说明术后继续服用碘剂的重要性，教会病人正确服用碘剂，保证剂量准确。

3. 复诊指导　嘱病人定期到门诊复查，以了解甲状腺的功能；一旦出现心悸、手部震颤或脉搏缓慢、畏冷等症状，及时就诊，以便及早发现和处理甲亢复发或术后甲减。

【护理评价】

1. 病人营养需求是否得到满足，能否维持标准体重。

2. 病人的睡眠型态是否得到改善，睡眠质量是否有所提高。

3. 病人的焦虑和恐惧心理是否减轻或消失。

4. 病人自我形象紊乱的心态是否得到改善。

5. 病人术后是否发生并发症，或并发症能否被及时发现和处理。

第二节　单纯性甲状腺肿病人的护理

单纯性甲状腺肿（simple goiter）是甲状腺功能正常的甲状腺肿，是以缺碘、致甲状腺肿物质或相关酶缺陷等原因所导致的代偿性甲状腺肿大，不伴有明显的甲状腺功能亢进或减退，故又称非毒性甲状腺肿。其特点是散发于非地方性甲状腺肿流行区，且不伴有肿瘤和炎症。

【护理评估】

（一）健康史

单纯性甲状腺肿主要是由于饮水和食物中碘含量不足，使甲状腺激素合成与分泌减少，引起腺体代偿性增生而肿大。本病多发生于山区和高原地带，又称地方性甲状腺肿。有些青春期、妊娠期及绝经期妇女由于对甲状腺激素的需要量暂时性增加，导致碘的相对供应不足，可出现甲状腺生理性轻度增大，

考点提示

　单纯性甲状腺肿的主要原因是摄碘不足。

称为生理性甲状腺肿，在成年和分娩后多能自行复原。某些食物和药物可引起甲状腺激素合成和分泌过程中某一环节的障碍，也可导致甲状腺肿。

（二）身体状况

本病的主要临床表现是甲状腺出现不同程度的肿大及对周围器官的压迫症状。

1. 甲状腺肿大　病程早期，甲状腺呈对称性、弥漫性肿大，腺体表面光滑、质地柔软，可随吞咽上下移动。随后，在肿大腺体的一侧或两侧可触及多个或单个结节。

2. 压迫症状　体积较大的甲状腺肿可压迫周围的气管、食管和喉返神经，出现呼吸、吞咽困难和声音嘶哑。病程较长、体积巨大的甲状腺肿可向胸骨后延伸，形成胸骨后甲状腺肿，除压迫气管和食管，还可压迫颈深部大静脉，引起头颈部静脉回流障碍，出现面部青紫、肿胀及颈部、胸部浅表静脉扩张。

（三）辅助检查

甲状腺功能检查一般正常，基础代谢率多正常，血清 T_4 正常或偏低、T_3 正常或偏高。甲状腺摄 ^{131}I（碘）率大多增高，但高峰不提前。

甲状腺放射性核素扫描：弥漫性甲状腺肿常呈均匀性分布；结节性甲状腺肿可呈温结节或冷结节。胸骨后或胸腔内甲状腺肿，须借助 X 线检查及甲状腺放射性核素扫描，以便与其他纵隔肿物相区别。

（四）处理原则

1. 非手术治疗　生理性甲状腺肿病人，宜多食含碘丰富的食物如紫菜、海带等。对 20 岁以下的弥漫性单纯性甲状腺肿病人可给予小量甲状腺激素，常用剂量为 30～60mg，每日 2 次，3~6 个月为一个疗程。

2. 手术治疗　当出现下列情况之一者，为施行甲状腺大部切除手术的适应证：①有明显压迫症状者。②巨大甲状腺肿影响工作和生活者。③继发甲亢或疑有恶变者。④胸骨后

甲状腺肿者。

【常见护理诊断/问题】

1. 知识缺乏 缺乏单纯性甲状腺肿相关知识。

2. 自我形象紊乱 与颈部增粗或颈前肿块有关。

3. 恐惧/焦虑 与担心手术有关。

4. 潜在并发症 呼吸困难和窒息、吞咽困难、喉返神经损伤、喉上神经损伤或手足抽搐等。

【护理目标】

1. 病人了解进食碘盐及单纯性甲状腺肿相关知识。

2. 病人能正确对待疾病，能正常与人交往。

3. 病人恐惧和焦虑情绪减轻或消失。

4. 病人未发生并发症，或并发症得到及时发现和处理。

【护理措施】

1. 知识宣教 向病人宣传单纯性甲状腺肿的预防知识，在单纯性甲状腺肿流行地区推广加碘食盐，一般 10～20kg 食盐中加碘化钾 1g 就能满足每日机体的需要量。

2. 饮食指导 对生理性甲状腺肿病人，鼓励其多食含碘量丰富的食物，有助于增加体内甲状腺激素的合成，防止或延缓甲状腺肿大症状的发生。

3. 手术前、后的护理 同本章第一节"甲状腺大部切除手术护理"内容。

4. 健康教育

（1）对单纯性甲状腺肿病人而言，在流行地区推广碘盐是预防本病的有效方法。对于青春期、妊娠期或哺乳期的妇女，应多吃含碘丰富的食物，如海带、紫菜等。

（2）保持愉快心情，保证充分的睡眠时间，避免劳累，术后 3 个月即可恢复正常工作。

【护理评价】

1. 病人肿大的甲状腺体有无明显缩小或消失。

2. 病人心理状态是否平稳，接受疾病和手术，配合治疗。

3. 病人恐惧、焦虑情绪是否得到改善。

4. 病人是否发生并发症或并发症是否得到及时发现和处理。

第三节　甲状腺肿瘤病人的护理

案例导入

林某，女，67 岁，颈部发现肿块 6 年，质硬、固定、表面不光滑，近期出现吞咽困难就诊。经检查确诊为甲状腺癌，拟进行手术治疗。

请问：

1. 术前护士应做好哪些准备工作？

2. 术后护士应注意观察病人哪些内容？并如何处理？

3. 术后对病人如何进行健康指导？

甲状腺肿瘤分为良性和恶性两大类。最常见的良性肿瘤为甲状腺腺瘤（thyroid adenoma），最常见的恶性肿瘤为甲状腺癌（thyroid carcinoma）。甲状腺腺瘤是最常见的甲状腺良性肿瘤，约占甲状腺疾病的60%，女性与男性之比为3:1，以20~40岁青壮年多见，40岁以后发病率逐渐下降。甲状腺腺瘤根据病理改变可分为滤泡状腺瘤和乳头状囊性腺瘤两种，前者较常见，肿瘤生长较慢，乳头状囊性腺瘤可因囊壁血管破裂而发生囊内出血。甲状腺癌是高发的颈部恶性肿瘤，占全身恶性肿瘤的1%，女性患病率高于男性。儿童甲状腺结节中，甲状腺癌的比例高达50%~70%。

【护理评估】

（一）健康史

除髓样癌外，多数甲状腺癌起源于滤泡上皮细胞。病因尚不明确，目前多认为与放射线和地方性甲状腺肿有关。

（二）身体状况

1. 甲状腺腺瘤　病人多无不适症状，常在无意间或体检时发现颈部有圆形或椭圆形结节，多为单发，结节表面光滑，质地较软，边界清楚，包膜完整，无压痛，可随吞咽上下移动。乳头状囊性腺瘤合并出血时在短期内可迅速增大，伴局部胀痛。

2. 甲状腺癌　发病初期多无明显症状，常在无意中发现甲状腺内出现质硬、边界不清、生长较快、活动度差的包块。晚期肿块压迫喉返神经、气管、食管时，病人出现声音嘶哑、呼吸困难或吞咽困难等；如压迫颈交感神经节，可产生 Horner 综合征，表现为同侧瞳孔缩小、上眼睑下垂、眼球内陷、同侧面部无汗等。转移颈部淋巴结，出现质硬而固定的淋巴结，远处转移则多见于颅骨、椎骨和盆骨等。

（1）**乳头状癌**　是临床最为常见的甲状腺癌，约占成年人甲状腺癌的60%和儿童甲状腺癌的全部，分化程度较好。此型常发生于年轻女性，肿瘤生长缓慢，属于低度恶性。该病易发生区域淋巴结转移，晚期可通过血行途径转移至肺部。

（2）**滤泡状癌**　约占20%，是以滤泡结构为主要组织特征的分化较好的甲状腺癌，与乳头状癌一起统称为分化型甲状腺癌。多见于中年女性，属于中度恶性，主要通过直接浸润和血行转移。

（3）**未分化癌**　临床少见，约占15%，多见于老年男性，平均年龄在60岁以上。为高度恶性肿瘤，发病早期即可有转移。1年存活率仅为5%~15%。

（4）**髓样癌**　仅占7%，常有家族史，癌细胞来自甲状腺滤泡旁细胞，分泌大量降钙素。髓样癌为中度恶性，可较早出现转移，但预后较未分化癌好。髓样癌病人由于可以产生激素样活性物质（5-羟色胺和降钙素等），临床上可出现腹泻、心悸、面部潮红和血钙降低等症状。

（三）辅助检查

1. 影像学检查　超声波检查可测定甲状腺的大小，可发现肿瘤位置及大小。X线、CT或MRI等检查均有助于诊断。

2. 放射性^{131}I 或^{99m}Tc 扫描　良性肿瘤多为温结节，若伴有囊内出血时可为冷结节，其边缘较清楚。甲状腺癌为冷结节，边缘一般较模糊。

3. 细针穿刺细胞学检查　将细针自2~3个不同方向穿刺甲状腺结节并抽吸、涂片，进行病理学检查。诊断的正确性可高达 80% 以上。

4. 血清降钙素测定 有助于髓样癌的诊断。

（四）处理原则

1. 甲状腺腺瘤 由于甲状腺腺瘤有诱发甲亢和恶变的可能，原则上应早期手术切除。手术方式一般行甲状腺大部分或部分（瘤体小）切除术，并在术中取病理组织，行冷冻切片检查，以判断甲状腺腺瘤有无恶变。

2. 甲状腺癌 各型甲状腺癌的恶性程度与转移途径不同，治疗的原则也各不相同。

（1）乳头状癌 恶性程度低，若癌肿仍局限在腺体内，以手术治疗为主，将患侧腺体、对侧甲状腺大部、甲状腺峡部切除。

（2）滤泡状癌 早期手术治疗原则与乳头状癌相同。颈部或远处已有转移者可试用放射性^{131}I 治疗，但应先将全部甲状腺切除。分化型甲状腺癌的切除范围和颈淋巴结清扫尚有争议，目前形成的共识是最小切除范围为腺叶切除，淋巴结清扫最低限度是做中央区颈淋巴结（Ⅵ区）清扫。

（3）未分化癌 由于恶性程度高，通常在早期即发生远处转移，手术不仅效果不佳，还可促使癌肿转移，一般采用体外放射治疗。

（4）髓样癌 经积极手术，可获得较好疗效。

【常见护理诊断/问题】

1. 恐惧/焦虑 与担心病情，担心手术及预后有关。

2. 清理呼吸道无效 与咽喉部及气管受刺激、分泌物增多及切口疼痛有关。

3. 潜在并发症 呼吸困难和窒息、吞咽困难、喉返神经损伤、喉上神经损伤或手足抽搐等。

【护理目标】

1. 病人恐惧和焦虑情绪减轻或消失。

2. 病人能有效清除呼吸道分泌物，保持呼吸道通畅。

3. 病人未发生并发症或潜在并发症得到有效预防和及时处理。

【护理措施】

（一）术前护理

1. 心理护理 缓解或消除病人的焦虑与恐惧心理。与病人交谈，讲解疾病相关知识，说明手术的安全性及必要性，帮助病人树立战胜疾病的信心。针对过度紧张或失眠者，遵医嘱给予镇静药。

2. 适应性锻炼 指导病人做颈部过伸位的练习，以适应手术需要。

（二）术后护理

1. 一般护理 术后血压、脉搏平稳者应取半坐卧位，以利呼吸和引流。病人清醒后试喝温水或凉水。术后第一天进流质饮食，不可过热，以免引起创面出血。

2. 病情观察 术后应严密观察病人血压、脉搏、呼吸、体温的变化，及时发现病人有无声音嘶哑、呛咳、呼吸困难、手足抽搐等并发症。

3. 保持呼吸道通畅 对手术范围较大，可遵医嘱给予镇痛药，以减轻病人因切口疼痛而不敢或不愿意咳嗽、排痰的现象，保持呼吸道通畅和预防肺部并发症。

4. 预防切口出血　切口冷敷，保持敷料清洁、干燥，随时观察切口出血情况。

5. 保持引流管通畅　注意观察引流液颜色、性质和量。24小时引流量少于5ml时，即可考虑拔管。

（三）健康教育

1. 术后坚持颈部功能锻炼，防止颈部瘢痕粘连。

2. 甲状腺全切除者应遵医嘱坚持服用甲状腺素制剂，以预防肿瘤复发；术后需加放射治疗者应遵医嘱按时治疗。

3. 教会病人颈部自行体检的方法；病人出院后须定期随访，复诊颈部、肺部和甲状腺功能等。若发现结节、肿块或异常应及时就诊。

【护理评价】

1. 病人恐惧和焦虑情绪是否减轻或消失。

2. 病人能否有效清除呼吸道分泌物，保持呼吸道通畅。

3. 病人是否发生并发症或潜在并发症是否得到有效预防和及时处理。

本章小结

甲亢是由各种原因导致甲状腺激素分泌过多而引起的以高代谢综合征为主的一组临床综合征。临床表现为甲状腺肿大、高代谢症候群及各系统功能的异常。使用抗甲状腺药物、放射性 ^{131}I 和手术切除等措施治疗。甲状腺大部切除术是目前治疗甲亢的一种常用而有效的方法，即切除甲状腺的80%～90%，包括整个峡部及两侧叶的大部分，仅留下两侧叶后面的小部分腺体，目的是减少甲状腺激素的分泌，消除症状，防止复发。手术后并发症有呼吸困难和窒息、喉返神经损伤、喉上神经损伤、手足抽搐、甲状腺危象。故须做好相应围手术期护理，防治并发症发生。指导病人合理安排工作和休息，保持精神愉快、心境平和，避免精神刺激、过度劳累，定期到医院复查。

单纯性甲状腺肿是甲状腺功能正常的甲状腺肿，是以缺碘、致甲状腺肿物质或相关酶缺陷等原因所导致的代偿性甲状腺肿大，不伴有明显的甲状腺功能亢进或减退。

甲状腺腺瘤是最常见的甲状腺良性肿瘤，甲状腺癌是最常见的甲状腺恶性肿瘤，一般需手术治疗。应配合医师做好围手术期护理，指导病人术后康复锻炼，定期复诊。

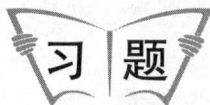

习题

一、选择题

【A1/A2 型题】

1. 判断甲亢病人病情程度和疗效的重要标志是

　　A. 甲状腺肿大程度　　　　B. 心率快慢与脉压　　　　C. 突眼、手抖的轻重

　　D. 体重的增减　　　　　　E. 血管杂音的强弱

2. 有关甲亢手术治疗指征，错误的是
   A. 继发性甲亢　　　　　　B. 高功能腺瘤　　　　　　C. 青少年病人
   D. 胸骨后甲状腺肿　　　　E. 中度以上的原发性甲亢

3. 甲状腺手术后最危险的并发症是
   A. 呼吸困难、窒息　　　　B. 手足抽搐　　　　　　　C. 误咽后呛咳
   D. 声音嘶哑　　　　　　　E. 甲状腺危象

4. 甲状腺手术后出现误咽、呛咳是由于
   A. 喉返神经损伤　　　　　B. 喉上神经内支损伤　　　C. 喉上神经外支损伤
   D. 舌咽神经损伤　　　　　E. 迷走神经损伤

5. 甲状腺大部切除术后，出现误咽、音调低钝，提示
   A. 喉头水肿　　　　　　　B. 双侧喉返神经损伤　　　C. 喉上神经外支损伤
   D. 喉上神经内支损伤　　　E. 喉上神经内、外支损伤

6. 引起甲亢术后甲状腺危象的主要原因是
   A. 精神紧张　　　　　　　B. 术后出血　　　　　　　C. 术前准备不足
   D. 术中补液不足　　　　　E. 术中失血过多

7. 甲状腺手术病人术前应练习的体位是
   A. 半卧位　　　　　　　　B. 仰卧位　　　　　　　　C. 头颈过伸位
   D. 侧卧位　　　　　　　　E. 去枕仰卧位

8. 在甲状腺肿瘤中，预后最差的是
   A. 髓样癌　　　　　　　　B. 未分化癌　　　　　　　C. 乳头状腺癌
   D. 滤泡状腺癌　　　　　　E. 甲状腺腺瘤

9. 单纯性甲状腺肿发生的主要原因是
   A. 甲状腺激素分泌过多　　B. 甲状腺激素分泌过少　　C. 缺碘
   D. 缺钠　　　　　　　　　E. 以上都不是

10. 甲状腺癌的临床表现，应除外
    A. 颈部无痛性肿块　　　　B. 肿块活动度良好　　　　C. 肿块表面不光滑
    D. 早期有远处转移　　　　E. 淋巴转移有相应的压迫症状

11. 向某，女，46岁，甲状腺大部切除术后8小时，病人进行性呼吸困难、烦躁、发绀，颈部肿胀，敷料有渗血。应立即采取的护理措施是
    A. 气管切开　　　　　　　B. 气管插管　　　　　　　C. 吸痰、给氧
    D. 拆线并敞开伤口　　　　E. 注射止血药

12. 郭某，男，65岁，发现甲状腺肿块，边界欠清楚，增长迅速，颈部淋巴结肿大，活动度差。首先应考虑为
    A. 乳头状癌　　　　　　　B. 滤泡状癌　　　　　　　C. 未分化癌
    D. 髓样癌　　　　　　　　E. 甲状腺良性肿瘤

13. 杨某，女，36岁，甲状腺肿大10年，随吞咽上下移动，可扪及一直径3cm大结节和若干小结节，质地中等。近半年心悸、怕热、多汗、易怒。脉率120次/分，血压128/80mmHg，颈淋巴结不肿大，无突眼。应考虑为
    A. 原发性甲亢　　　　　　B. 高功能甲状腺瘤　　　　C. 结节性甲状腺肿
    D. 甲状腺癌伴甲亢　　　　E. 结节性甲状腺肿继发甲亢

14. 林某，女，40 岁，甲状腺大部切除术后第 4 天，出现手足疼痛、持续抽搐。护士需立即准备好哪种药物

  A. 氯化钠   B. 碘化钠   C. 碳酸氢钠

  D. 氯化钾   E. 葡萄糖酸钙

【A3/A4 型题】

(15~20 题共用题干)

李某，女，46 岁，患甲亢入院，择期手术治疗。在术前准备期间病人因害怕手术，表现出明显不安。T 36.5℃，P 104 次/分，BP 120/75mmHg。

15. 为稳定病人情绪，解除焦虑，下列护理措施哪项不妥

  A. 不安排与重病人同住一室

  B. 避免刺激性语言

  C. 不限制访客，鼓励多交流

  D. 介绍其与治疗成功的病人交流

  E. 酌情给予镇静药

16. 评估甲亢病情程度的主要依据是

  A. 情绪变化   B. 突眼程度   C. 体重和食欲

  D. 心率和脉压   E. 甲状腺大小

17. 为抑制甲状腺激素的释放，减少甲状腺血供，常用的药物是

  A. 丙硫氧嘧啶   B. 普萘洛尔   C. 苯巴比妥

  D. 复方碘化钾   E. 甲状腺激素

18. 该病人的基础代谢率为

  A. 34%   B. 38%   C. 42%

  D. 46%   E. 50%

19. 该病人术前进行药物准备的主要目的是

  A. 降低基础代谢率   B. 保证病人情绪稳定   C. 促进甲状腺变大、变硬

  D. 预防术后心动过快   E. 预防术后痰液阻塞气道

20. 预防术后呼吸道并发症，病人床边必须准备

  A. 体温计   B. 血压计   C. 吸痰装置

  D. 吸氧装置   E. 拆线缝合包和气管切开包

二、思考题

李某，女，42 岁，发现甲状腺肿大 11 个月，性情急躁，失眠，怕热，食欲亢进，明显消瘦，伴有突眼。查体：甲状腺弥漫性肿大，质地柔软，腺体上极可闻及血管杂音，心率 114 次/分，血压 145/79mmHg，双手震颤，已停经半年有余。拟行手术治疗。

请问：

1. 该病人术前应做哪些术前准备？

2. 该病人目前的主要护理问题是什么？

3. 简述该病人手术后的护理要点。

（赵桂花）

扫码"学一学"

第十三章　乳房疾病病人的护理

成年女性乳房位于胸廓前第 2~6 肋骨水平，内侧缘达胸骨旁，外侧缘至腋前线，在乳腺外上方乳腺腋尾部伸向腋窝。乳房有 15~20 个腺叶，呈放射状排列，每一腺叶又各自汇总为大乳管，向乳晕集中并开口于乳头。

第一节　急性乳腺炎病人的护理

案例导入

张某，女，24 岁，一胎初产 1 个月，母乳喂养。一侧乳房局部红肿、胀痛并有硬结，按压时疼痛加重 2 天，出现乳房胀痛加重，体温升高，全身乏力 1 天。遂入院就诊，被诊断为急性乳腺炎，病人焦躁不安。

请问：

1. 发生急性乳腺炎的病因有哪些？
2. 张女士此时存在的护理问题有哪些？
3. 该如何做好急性乳腺炎的护理？

急性乳腺炎（acute mastitis）是乳腺的急性化脓性炎症。绝大部分发生于产后哺乳期妇女，常发生在产后第 3~4 周，尤以初产妇更为多见。

【护理评估】

（一）健康史

1. 乳汁淤积　是主要的发病原因，乳汁淤积是细菌生长繁殖的培养基，有利生长。乳汁淤积的常见原因：①乳头发育异常、乳管不通畅，影响排乳。②哺乳经验不足、乳汁过多、婴儿吸吮少等，不能将乳汁充分排空。

2. 细菌入侵　乳头破损造成细菌沿淋巴管入侵是感染的主要途径。婴儿口含乳头而睡

考点提示

急性乳腺炎好发于产后第 3~4 周的初产妇，最主要的发病原因是乳汁淤积。

或婴儿患口腔炎时细菌也可直接经乳头开口侵入乳管。致病菌以金黄色葡萄球菌为主，其次是链球菌。

（二）身体状况

1. 局部症状 初期乳腺疼痛，局部皮肤红肿，局部发热、胀痛，乳汁排泄不畅。感染加重时红肿、压痛明显，出现肿块，乳房浅表静脉扩张，同侧腋窝淋巴结肿大、压痛。

2. 脓肿形成 急性乳腺炎一般在数日内形成脓肿，浅部脓肿可触及波动感，深部脓肿有深在压痛，常需穿刺抽出脓液才能确定。乳腺脓肿可呈单房性或多房性，同一乳房可同时有几个炎性病灶而先后形成多个脓肿。如脓肿未及时切开引流，可自行破溃。

3. 全身症状 感染严重者出现明显的高热，病人可有畏寒、脉率加快等全身中毒的临床表现。

（三）辅助检查

1. 血常规检查 白细胞计数及中性粒细胞比例升高。

2. 超声检查 可显示脓肿的大小和部位。

3. 局部穿刺 在波动感或压痛最明显的部位穿刺抽出脓液可确诊，脓液可做细菌培养及药物敏感试验。

（四）处理原则

1. 一般治疗 在脓肿尚未形成时，患侧乳房停止哺乳，用吸乳器吸净和排空乳汁；局部热敷、理疗、金黄散或鱼石脂软膏外敷等，局部血液循环和炎症消散。皮肤水肿严重者可用25%硫酸镁湿热敷。

2. 应用有效抗生素 首选青霉素类。

3. 终止乳汁分泌 感染严重或发生乳瘘者，应终止乳汁分泌，可服用中药炒麦芽、口服己烯雌酚或肌内注射苯甲酸雌二醇。

4. 脓肿治疗 及时切开引流，切开引流时应注意：①为避免损伤乳管，乳腺浅部脓肿应循乳管方向做放射状切口。深部或乳房后脓肿沿乳房下缘做弧形切口，经乳房后间隙引流。乳晕下脓肿应沿乳晕边缘做弧形切口（图13-1）。②多房性脓肿注意分离脓肿间隔膜，尽量畅通引流，或做切口对口引流，以利充分流脓（图13-2）。③切口要大，位置要低，引流条要深入放置以利彻底引流。

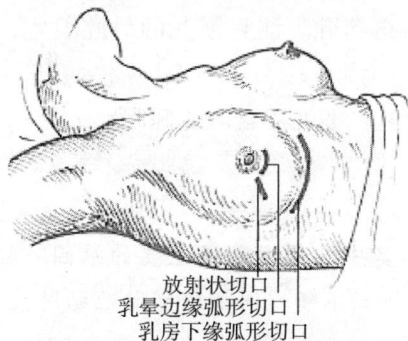

放射状切口
乳晕边缘弧形切口
乳房下缘弧形切口

图13-1 乳腺脓肿的切口

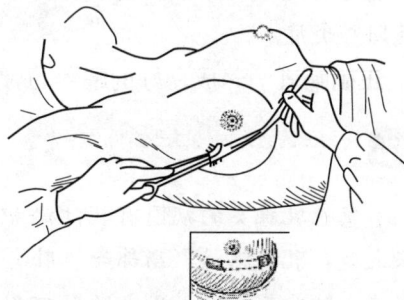

图13-2 乳腺脓肿对口引流

（五）心理和社会支持

了解病人对乳腺炎预防和治疗方法的掌握情况，对疾病的认知程度和情绪变化，了解病人的家庭经济状况和社会支持情况等。

【常见护理诊断/问题】

1. 体温过高 与炎症反应有关。

2. 急性疼痛 与乳汁淤积、炎症、肿胀有关。

3. 焦虑 与担心婴儿喂养及乳房形态改变有关。

4. 皮肤完整性受损 与脓肿切开引流或破溃有关。

5. 知识缺乏 缺乏哺乳卫生和预防乳腺炎的知识。

【护理措施】

（一）非手术治疗的护理

1. 一般护理 适当休息，增加营养，补充水分，保持室内空气清洁，注意个人卫生。定时测量体温、脉搏、呼吸，了解白细胞计数及分类的变化。

2. 防止乳汁淤积 患侧乳房暂停哺乳，用吸乳器吸净乳汁，用手或梳子背沿乳管方向加压按摩，使乳管通畅。健侧乳房允许哺乳时，注意保持乳头清洁，观察乳汁颜色，必要时检测乳汁内是否存在细菌，以避免婴儿患胃肠炎。

3. 控制感染 炎症早期热敷，可促进炎症吸收。遵医嘱应用抗生素，高热者行物理或药物降温。

4. 缓解疼痛 疏通积乳，缓解疼痛，用宽松的胸罩托起肿大的乳房以减轻疼痛，有利于血液循环。协助病人翻身及日常生活料理，避免挤压、撞击乳房，疼痛显著时给予止痛药。

5. 心理护理 给予病人心理支持，尽可能满足其生活上的需求。让病人及其家属了解炎症消退后，能够继续进行母乳喂养，乳房的形态和功能均不会受到明显影响。

（二）脓肿切开治疗的护理

1. 脓肿引流的护理 脓肿切开后，保持引流通畅，观察引流液变化，及时更换敷料。

2. 促进伤口愈合 脓肿切开后，保持引流通畅，定时更换敷料。

（三）健康教育

1. 积极预防 从妊娠期开始，经常用肥皂液及温水洗净两侧乳头，妊娠后期每日清洗1次。应每日挤捏、提拉乳头，纠正乳头内陷。

2. 保持卫生 哺乳前、后应用温水清洗乳头，保持乳头、乳晕清洁。

3. 积极治疗 乳头皲裂，如有乳头破损，应暂停哺乳，定期排空乳汁，改用吸乳器吸出乳汁哺育婴儿，局部涂抗生素软膏，待伤口愈合后再哺乳。注意婴儿的口腔卫生，及时治疗其口腔炎症。

4. 正确哺乳 养成良好的喂养习惯，做到定时哺乳、婴儿不含乳头睡眠。

小 结

急性乳腺炎的病因有乳汁淤积和细菌入侵，其中乳汁淤积是主要的病因。临床表现：乳房疼痛，局部红、肿、热、痛，乳汁排泄不畅。同侧腋窝淋巴结肿大、压痛；脓肿形成后，浅部脓肿可触及波动感，深部脓肿有深在压痛，常穿刺抽出脓液。处理原则：患侧乳房停止哺乳，吸净和排空乳汁；局部热敷、理疗等，应用青霉素。感染严重或发生乳瘘者，应终止乳汁分泌。脓肿形成者须及时切开引流，乳腺浅部脓肿循乳管方向做放射状切口；深部或乳房后脓肿沿乳房下缘做弧形切口，避免损伤乳管。

第二节 乳腺囊性增生病病人的护理

乳腺囊性增生病也称慢性囊性乳腺病，是乳腺组织的良性增生，好发于 25～40 岁的妇女，是中年妇女的多发病。乳腺增生可发生于腺管周围，出现大小不等的囊肿；或发生于腺管内，表现为不同程度的乳头状增生，伴腺管囊性扩张。

【护理评估】

（一）健康史

乳腺囊性增生病的发生与内分泌失调有关。体内女性激素代谢障碍，雌、孕激素比例失调，使乳房各部分的增生程度不同。

（二）身体状况

主要表现为周期性乳房胀痛和肿块，往往在月经来潮前发生或加重，经期后减轻或消失。体检发现一侧或双侧乳腺弥漫性增厚，可局限于乳腺的一部分，也可分散于整个乳腺，肿块呈结节状或片状，大小不一，质韧而不硬，与皮肤和基底不粘连，增厚区与周围组织界限不明显；少数病人有乳头溢液。本病发展缓慢，病程较长。

（三）辅助检查

钼靶 X 线检查、B 超、红外线扫描、活组织病理检查等均有助于本病的诊断。乳腺钼靶 X 线摄片用于本病与乳腺癌的鉴别诊断有一定意义。

（四）处理原则

1. 非手术治疗 主要是观察、随访和对症治疗。观察期间可口服中药调理，如口服逍遥散、小金丹等中成药。乳腺囊性增生病病人应每隔 2～3 个月到医院复查。

2. 手术治疗 增生活跃或疑有恶性变者需手术切除。

【常见护理诊断/问题】

1. 疼痛 与乳腺组织的增生或手术治疗有关。

2. 知识缺乏 缺乏乳房自检知识。

【护理措施】

1. 观察 指导乳腺囊性增生病人，随时注意乳房变化，发现迅速增长或质地变硬的单个肿块，尽早去医院诊治。

2. 减轻疼痛 戴胸罩托起乳房。

3. 乳房自我检查 指导病人进行乳房自我检查（详见本章第四节"乳腺癌病人的护理"），以便及时发现有无恶性变。

第三节 乳腺良性肿瘤病人的护理

一、乳腺纤维腺瘤病人的护理

乳腺纤维腺瘤是女性常见的乳腺良性肿瘤，是乳腺小叶内纤维细胞的良性增生。发病年龄多在 15～30 岁。

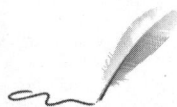

【护理评估】

(一) 健康史

本病的病因是因乳腺小叶内纤维细胞对雌激素的敏感性异常增高所致，因此雌激素是本病发生的刺激因子，所以乳腺纤维腺瘤好发于卵巢功能期。好发部位是乳房外上象限。

(二) 身体状况

约75%发生在乳房外上象限，病人无明显自觉症状，偶然触及乳房单发无痛性肿块，呈圆形或卵圆形，表面光滑、边界清楚、质韧，与周围组织无粘连，易于推动，生长缓慢。肿块变化与月经周期无关，但妊娠期及哺乳期因受雌激素刺激可迅速增大。

(三) 辅助检查

乳腺钼靶 X 线检查、B 超、红外线扫描、活组织病理检查等有助本病的诊断。

(四) 处理原则

乳腺纤维腺瘤虽属良性，但仍有恶变可能，可发生肉瘤变，故手术切除是治疗乳腺纤维腺瘤唯一有效的方法。常规做病理检查。

【常见护理诊断/问题】

1. 急性疼痛 与手术治疗有关。

2. 焦虑/恐惧 忧虑是恶性肿块，恐惧手术，担心手术效果。

3. 知识缺乏 缺乏乳腺肿瘤的基本知识。

【护理措施】

(一) 术前护理

1. 心理护理 告知病人乳房疾病的病因和治疗方法，让病人以良好的心态接受手术。

2. 皮肤准备 手术前备皮。

(二) 术后护理

1. 观察病情 定时测量生命体征。

2. 卧位和饮食 术后取半卧位，可给予正常饮食，补充营养，以利于术后恢复。

3. 伤口护理 包扎松紧度要合适，保持切口敷料清洁、干燥。

二、乳管内乳头状瘤病人的护理

乳管内乳头状瘤是女性较为常见的乳腺良性肿瘤，好发人群多见于 40～50 岁的经产妇。

【护理评估】

(一) 健康史

靠近大乳管开口的前 1/3 段为乳管壶腹部，是乳管内乳头状瘤的好发部位，占 75%。瘤体较细小，带蒂而有绒毛，有较多血管且其壁菲薄，容易出血。

(二) 身体状况

乳管内乳头状瘤常无自觉症状，偶尔会有乳头溢液，溢液多呈血性，也可为暗棕色或黄色。肿块较小时往往不能触及，肿块较大时可在乳晕区扪及圆形、质软、可推动的小肿块，挤压肿块时乳头可溢出血性液体。

(三) 辅助检查

1. 乳管内镜检查 内镜插入溢液乳管，可直接观察乳腺导管内的情况。

2. 乳腺导管造影 X线下可发现乳管内肿瘤的大小和部位。

（四）处理原则

乳管内乳头状瘤有发生癌变可能，确诊后建议手术。

【常见护理诊断/问题】

详见本节"乳腺纤维腺瘤病人的护理"。

【护理措施】

详见本节"乳腺纤维腺瘤病人的护理"。

第四节　乳腺癌病人的护理

案 例 导 入

刘某，女，58岁，2个月前无意中触到左侧乳房有一无痛性肿块，黄豆大小，近1个月来生长较快。体检：两侧乳房大小对称，外形无改变，乳头挤压无溢液，左侧乳房外上象限可扪及一4cm×4cm的肿块，边界不清，质硬，表面不光滑，活动度差，同侧腋窝可扪及多个散在可推动的淋巴结。经检查初步诊断为乳腺癌，拟于全麻下行乳腺癌根治手术治疗。今天查房时刘女士情绪低落。

请问：

1. 此时病人的主要护理诊断/问题有哪些？

2. 拟行乳腺癌根治手术，术后护理措施有哪些？

乳腺癌（breast cancer）是女性最常见的发病率最高的恶性肿瘤，在我国占全身各种恶性肿瘤的7%～10%，在部分城市居女性恶性肿瘤之首位。多发于40～60岁的女性，其中以更年期和绝经期前、后的女性尤为多见，但有年轻化趋势。

乳房外上象限的腺体最多见，是最容易发病的部位。乳腺癌多数起源于乳腺管上皮，少数发生于腺泡。根据病理特征分为：①非浸润性癌：即原位癌，该型属于早期乳腺癌，预后较好。②早期浸润性癌：该型仍属早期，预后较好。包括早期浸润性导管癌、早期浸润性小叶癌。③浸润性特殊癌：此型一般分化较高，预后尚好。包括乳头状癌、髓样癌、大汗腺样癌、腺样囊性癌、鳞状细胞癌等。④浸润性非特殊癌：是乳腺癌中最常见的类型，占80%左右，分化低，预后较差。包括浸润性小叶癌、浸润性导管癌、髓样癌、腺癌等。⑤其他罕见癌。

乳腺癌的转移途径：①局部直接浸润：癌细胞沿导管、筋膜间隙直接蔓延，继而浸润皮肤、胸肌、胸筋膜等组织。②淋巴转移：是乳腺癌最常见、最主要的转移途径。腋窝淋巴途径转移占60%，癌细胞经胸大肌外侧淋巴管→同侧腋窝淋巴结（最常见的转移部位）→锁骨下淋巴结→锁骨上淋巴结→胸导管（左）或右淋巴导管→静脉→远处

考点提示

乳腺癌最常见、最主要的转移途径是淋巴转移；最常见的转移部位是同侧腋窝淋巴结。

转移。胸骨旁淋巴途径转移占20% ~ 30%。③血行转移：乳腺癌细胞可经淋巴途径侵入静脉周围，亦可直接侵入血液循环而发生远处转移。最常见的远处转移部位为肺、骨骼、肝脏。

【护理评估】

（一）健康史

乳腺癌发病原因尚不完全清楚。但目前认为有以下易患因素。

1. 内分泌因素 月经初潮年龄早于12岁者、绝经年龄晚于52岁者、未孕及未哺乳者发病率较高。

2. 性激素变化因素 雌酮和雌二醇与乳腺癌的发生直接相关，绝经期后发病率增高，与年老者雌酮含量增高有关。

3. 家族遗传史 如果家族中生母或同胞姐妹患有乳腺癌，发病率比一般女性高2 ~ 3倍。

4. 肥胖、高脂饮食 脂肪的摄入增加乳腺癌的发病机会。

5. 乳腺良性疾病 乳腺小叶有上皮高度增生或不典型增生者与乳腺癌发病有关。

6. 相关疾病史 患有卵巢或子宫原位癌、一侧乳房曾患乳腺癌者。

7. 环境和生活方式 胸部多次接触放射线或致癌物者。

（二）身体状况

1. 乳房肿块

（1）早期 表现为患侧乳房出现单发、无痛小肿块，常在无意中发现。多数乳腺癌好发于乳房外上象限，其次是乳头、乳晕和乳房内上象限。肿块质硬、活动度小、表面不光滑、与周围组织分界不清楚。

> **考点提示**
> 乳腺癌好发部位是乳房外上象限。

（2）晚期 ①肿块固定：癌肿侵入胸筋膜和胸肌，导致癌肿固定于胸壁不易推动。②卫星结节：晚期乳房表面皮肤出现多个坚硬小结节，似卫星一样围绕原发病灶周围，称卫星结节。③铠甲胸：如结节融合成片，使胸壁紧缩，像铠甲一样，可限制呼吸，称铠甲胸。④皮肤破溃：癌肿侵犯皮肤，可形成溃疡并破溃，常有恶臭，易出血。

2. 乳房外形改变 随着乳腺肿快增大，乳房局部隆起。乳房悬韧带（Cooper韧带），支持与固定乳房位置，若癌肿浸润乳房Cooper韧带，可使韧带缩短牵拉而致肿瘤表面皮肤凹陷，称为"酒窝征"（图13 - 3）。癌肿侵及邻近乳头的乳管使之缩短，将乳头牵向一侧，可使乳头扁平、回缩、内陷（图13 - 4）。若癌细胞阻塞皮下淋巴管，可引起局部淋巴回流障碍、真皮水肿、毛囊处凹陷，乳房皮肤呈"橘皮样"改变（图13 - 5）。

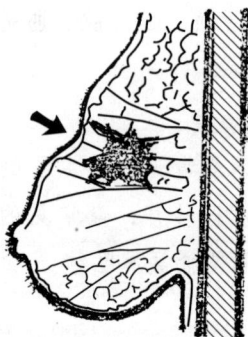

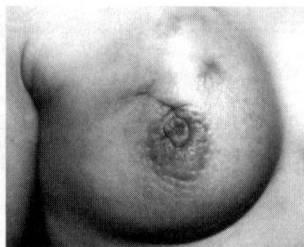

图13 - 3 "酒窝征"　　　　图13 - 4 乳头内陷　　　　图13 - 5 "橘皮样"改变

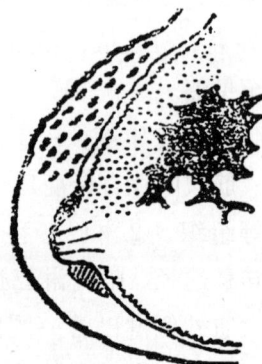

3. 乳头溢液　少数病人乳头溢出血性液。

4. 转移症状　淋巴结早期出现散在、质硬、无痛、活动尚可的结节，后期相互粘连融合，腋窝淋巴管被癌细胞堵塞后可致上肢淋巴水肿。晚期，癌细胞经血行转移至远处；肺转移时出现胸痛、咳嗽、气急；骨转移时可出现腰背痛及病理性骨折；肝转移时出现肝大、黄疸。

5. 特殊类型乳腺癌

（1）炎性乳腺癌　较少见，多发生于妊娠期及哺乳期妇女，表现为乳房明显增大，但无明显局限性肿块，皮肤红、肿、热、痛，类似急性炎症，整个乳房肿大发硬，癌肿发展迅速，预后极差，常于数月内死亡。

（2）乳头湿疹样乳腺癌　好发在乳头和乳晕区，呈现湿疹样改变，可扪及肿块。恶性程度低，淋巴转移出现很晚，预后较好。

（三）临床分期

原多采用国际抗癌联盟建议 2010 年第 7 版的 T（原发癌瘤）、N（区域淋巴结）、M（远处转移）分期法。第 8 版乳腺癌分期系统于 2018 年 1 月开始执行，在延续采用 T、N、M 为依据的解剖学分期同时，增加了预后分期评价（以 4 项肿瘤生物学行为信息作为评价依据），是在解剖学分期基础上的进一步完善和补充，为制定治疗方案、比较治疗效果以及判断预后提供了新参考。TNM 解剖学分期内容如下（表 13-1）。

表 13-1　乳腺癌的 TNM 分期

T（原发癌瘤）	N（区域淋巴结）	M（远处转移）
T_x：原发癌瘤无法评估	N_x：区域腋窝淋巴结无法评估（已切除）	
T_0：无原发癌瘤证据	N_0：同侧腋窝无肿大淋巴结	M_0：无远处转移
Tis：原位癌（导管原位癌及未查到肿块的乳头湿疹样乳腺癌）	N_1：同侧腋窝有肿大淋巴结，尚可推动	M_1：有远处转移
T_1：癌瘤最大直径≤2cm	N_2：同侧腋窝肿大淋巴结彼此融合，或与周围组织粘连	
T_2：2cm＜癌瘤最大直径≤5cm	N_3：有同侧胸骨旁淋巴结转移，或有同侧锁骨上淋巴结转移	
T_3：癌瘤长径＞5cm		
T_4：无论癌瘤大小，但侵及皮肤或胸壁（肋骨、肋间肌、前锯肌），炎性乳腺癌亦属之		

根据以上情况进行组合，把乳腺癌解剖学分期分为以下几种情况：

0 期：Tis $N_0 M_0$；

Ⅰ 期：$T_1 N_0 M_0$；

Ⅱ 期：$T_{0\sim1} N_1 M_0$，$T_2 N_{0\sim1} M_0$，$T_3 N_0 M_0$；

Ⅲ 期：$T_{0\sim2} N_2 M_0$，$T_3 N_{1\sim2} M_0$，T_4任何 N M_0，任何 T $N_3 M_0$；

Ⅳ 期：包括 M_1 的任何 TN。

以上解剖学分期以临床检查为依据，还应结合术后病理检查结果进行校正。

第 8 版乳腺癌分期系统由解剖学分期与预后分期共同组成；在解剖学分期基础上，通过多基因监测预后分期对肿瘤进行综合评价。

（四）辅助检查

1. X 线检查 乳房钼靶 X 线是乳腺癌的普查方法，也是诊断早期乳腺癌的最有效方法。可发现乳房内密度增高的肿块阴影，边缘不规则，或呈毛刺征，肿块内或旁出现微小钙化灶，局部皮肤增厚。

考点提示

乳房钼靶 X 线是早期诊断乳腺癌最有效的方法，用于乳腺癌的普查。

2. 高频 B 超 可显示肿瘤边缘不光滑，凹凸不平，无明显包膜，周围组织或皮肤呈"蟹足样"浸润等。

3. 细胞学检查 进行肿块穿刺针吸细胞学检查，该方法诊断迅速。

4. 活体组织病理检查 是目前诊断乳腺癌最可靠的方法。切除肿瘤连同周围少许正常组织，做快速病理检查，同时做好进一步手术的准备。

（五）处理原则

乳腺癌的治疗包括手术治疗、放射治疗、化学治疗、内分泌治疗、生物治疗等。

1. 手术治疗 是乳腺癌最根本的治疗方法。有保乳手术、乳腺癌根治术、乳腺癌改良根治术、单纯乳房切除术等手术方式，其中乳腺癌改良根治术临床较常用；而保乳手术能够较好地保留乳房外观，提高生活质量，拥有与根治术相同的生存机会，正在被广泛认同。手术适应证：TNM 分期在 0、Ⅰ、Ⅱ期以及全身情况较好的Ⅲ期病人。有远处转移、全身情况差、脏器严重疾病、不能耐受手术者可不考虑手术。

> **知识链接**
>
> 乳腺癌手术方式：
>
> （1）保乳手术 ①局部切除术，是切除肿瘤组织及其周围正常乳腺组织。②局部切除术＋腋窝淋巴结清扫术，是切除肿瘤组织、周围正常组织和腋窝淋巴组织。
>
> （2）单纯乳房切除术 切除全部乳腺组织及其皮肤，仅做全乳切除。适用于原位癌、微小癌及不宜做根治术者。
>
> （3）乳腺癌改良根治术 较常用，患侧全部乳房、腋窝及锁骨下淋巴组织整块切除，保留胸大肌及胸小肌，或保留胸大肌。适用于腋窝无或仅有少数可以推动的淋巴结者。由于该术式保留胸肌，术后外观好。
>
> （4）乳腺癌根治术 切除范围包括整个患侧乳腺、包括覆盖肿瘤至少 5cm 皮肤、胸大肌、胸小肌、连同腋窝与锁骨下所有脂肪组织及淋巴结整块切除。目前较少用。适用于早、中期乳腺癌。
>
> （5）乳腺癌扩大根治术 在乳腺癌根治术的基础上，同时切除第 2、3、4 肋软骨和相应的肋间肌，包括动、静脉及淋巴结。适用于早、中期乳腺癌。

2. 化学治疗 是乳腺癌全身性治疗的方法之一。化疗可控制微小转移灶，提高生存率，降低复发率。可行术前辅助化疗和术后化疗。

3. 放射治疗 是乳腺癌综合治疗的重要手段之一。早期乳腺癌保乳手术后放疗已成为治疗早期乳腺癌的主力。

4. 内分泌治疗 抑制雌激素对肿瘤细胞生长的刺激作用而产生治疗效果。

5. 靶向治疗 特异性针对与肿瘤发生、发展密切相关的基因及其产物的肿瘤治疗方法，称为"靶向治疗"。

（六）心理和社会支持状况

了解病人对乳腺癌治疗方法掌握情况，对手术的认知程度和情绪变化，了解病人的家庭经济状况和社会支持情况等；术后评估病人及家属对乳腺癌手术后健康指导内容的掌握程度。

【常见护理诊断/问题】

1. 焦虑/恐惧　与担心手术预后、忧虑手术造成身体外观改变有关。

2. 急性疼痛　与手术创伤、切口加压包扎过紧有关。

3. 自我形象紊乱　与乳房缺失及化疗致脱发等有关。

4. 知识缺乏　缺乏乳腺癌自我检查、预防及术后患肢功能锻炼的相关知识。

5. 潜在并发症　皮下积液、皮瓣坏死、患侧上肢水肿、伤口感染等。

【护理目标】

1. 病人焦虑、恐惧减轻，情绪稳定。

2. 病人疼痛减轻或缓解。

3. 病人能适应和接受乳房切除后的形体变化现实。

4. 病人掌握乳腺癌的自查方法，了解预防及治疗的相关知识，掌握术后上肢康复训练方法。

5. 病人并发症得到有效预防，或已获得及时处理。

【护理措施】

（一）术前护理

1. 一般准备　改善病人营养状况，增强抗病能力。晚期乳腺癌病人术前注意保持病灶局部清洁，应用抗生素控制感染。

2. 特殊情况处理　妊娠期及哺乳期发生乳腺癌的病人，立即终止妊娠或停止哺乳，以免性激素作用活跃而加速乳腺癌发展。

3. 心理护理　应多了解和关心病人，向病人和家属耐心解释手术的必要性和有关术后功能锻炼、预防并发症的知识及整形、修饰、弥补缺陷的方法，以良好的心态接受手术。

4. 皮肤准备　手术前 1 天备皮，对切除范围大、考虑植皮的病人，需做好供皮区的皮肤准备。

（二）术后护理

1. 观察病情　定时测量生命体征，防止休克发生。扩大根治术后注意观察病人的呼吸情况，观察有无胸闷、呼吸困难等气胸征象的发生。

2. 卧位和饮食　麻醉未醒者取平卧位，麻醉清醒者血压平稳后取半卧位，有助于呼吸和引流。术后 6 小时无麻醉反应者可正常饮食，注意营养的补充。

3. 伤口护理　促进伤口愈合是术后护理的重点。

（1）皮瓣护理　①防止皮瓣下积液、积气：术后用弹性绷带加压包扎伤口，使皮瓣紧贴胸壁。包扎松紧度要合适，不可过松也不可过紧，以能容下一手指、呼吸无压迫感为宜。②观察皮瓣及患侧上肢远端血液循环情况，如果发现手指麻木、皮肤青紫、皮温降低、脉搏不能扪及等血管受压情况，及时报告

> **考点提示**
>
> 术后 3 天内患侧肩关节制动，以防腋窝皮瓣移位、坏死。

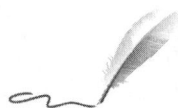

医师，调整包扎绷带的松紧度。③术后3天内患侧肩关节制动，7～10天内不外展肩关节，以防腋窝皮瓣移位而影响愈合。④绷带加压包扎一般维持7～10天，告知病人不能自行松解，瘙痒时不能抓挠。

（2）引流管护理　术后皮瓣下常规放置引流管，及时引流皮瓣下的渗液、积血，使皮瓣紧贴胸壁，从而利于皮瓣的愈合。护理要点：①妥善固定：避免引流管脱出。②保持引流通畅：防止受压、扭曲、堵塞，保持持续有效的负压吸引，压力大小适宜。③观察引流液的颜色、性质和量：术后1～2天，每日引流血性液50～200ml，以后颜色及量逐渐变淡、减少。④严格无菌操作：及时换药，保持敷料清洁、干燥。⑤拔管：术后4～5天，皮瓣下积液少于10～15ml/d，无感染，创面与皮肤紧贴即可考虑拔管；若拔管后仍有皮下积液，可在无菌操作下抽液并局部加压包扎。

4. 并发症的预防及护理

（1）皮下积液　乳腺癌术后皮下积液发生率为10%～20%。术后要保持引流通畅，胸带包扎松紧度适宜，早期避免术侧上肢外展。及时发现积液并行穿刺或负压引流排出。

（2）皮瓣坏死　乳腺癌术后皮瓣坏死率为10%～30%。主要原因是皮瓣缝合张力太大。术后应注意观察创面，加压包扎不宜过紧，及时处理皮瓣下积液。

（3）患侧上肢水肿　由于上肢淋巴回流不畅、腋静脉栓塞、局部积液或感染等因素致患侧上肢水肿。护理措施：①避免在患侧上肢测血压、静脉穿刺或皮下注射等，及时处理皮瓣下积液。②保护患肢：卧床时用软枕抬高患侧上肢10°～15°，肘关节轻度屈曲；下床活动时用吊带托起于胸前；他人扶持时只能扶健侧，以防腋窝皮瓣滑动而影响皮瓣愈合；避免患肢下垂过久。③按摩患侧上肢或进行握拳及屈伸肘关节运动，以促进淋巴回流。④感染者用抗生素治疗。

（4）伤口感染　可引起上肢肿胀，常见于皮瓣边缘坏死、感染。原因多为腋窝积液持续时间过久或反复引流不畅。应积极换药，去除不利因素，给予足量抗生素控制感染。

5. 患侧上肢功能锻炼　由于手术切除了胸部的肌肉、筋膜和皮肤，使患侧肩关节活动明显受限，肩关节挛缩可导致"冰冻肩"。为避免术后残疾，最大程度恢复肩关节的活动范围，应制定功能锻炼计划（表13－2），协助病人早期开始患侧上肢的功能锻炼。

表13－2　上肢功能锻炼计划

术后时间	活动范围	注意事项
术后24小时	患侧手指及腕部：握拳，腕部屈伸	每日2次，各≥50次
1～3天	上肢等长收缩：握拳、屈腕、屈肘	
3～4天	肩关节小范围活动：肩前屈、后伸运动	可用健侧手托扶患侧上臂
5～7天	患侧手洗脸、刷牙，摸对侧肩、同侧耳	以不感觉疼痛为限
7～10天	患侧上肢伸直、抬高、内收，采用拉绳运动	用健侧手托扶肘部，逐渐抬高至与肩平
10～14天	肩部运动：手指搭在肩部前旋、后转 摆臂运动：前至上腹部，后至腰部 摸耳运动：患侧手臂越过头顶触摸对侧耳 调整运动：平臂摇摆，双臂摇摆	每日3次，每次20分钟
14～20天	练习肩关节：双手放置颈后，由低头位至抬头挺胸； 手指爬墙、举杠运动、滑轮运动、患肢梳头等	调整好站立姿势，不要向患侧倾斜； 每日2次，每次20分钟
20天后	以肩关节为中心，做向前、向后旋转，适当的后伸和 负重锻炼；手指爬墙、患肢梳头等	

（1）功能锻炼的原则　①循序渐进，不能操之过急。②患肢上举时保持脊柱直立，避免脊柱弯曲。③术后3天内禁止肩关节运动，避免影响伤口愈合。

（2）功能锻炼的方法（图13-6）①手指爬墙运动：面对墙壁站立，脚尖尽量靠近墙，双脚分开同肩宽，屈肘，双手贴于墙面，逐渐向上移动，直至手臂完全伸展，然后再向下移回原来位置。②画圈运动：面向门站立，绳子一端系于门拉手上，患侧手抓住绳子的另一端，手臂伸展与地面平行，以顺时针、逆时针方向并以画圆圈方式转动绳子。③举杠运动：双手相距60cm握住杠子，双臂伸直，将杠子高举过头，弯曲肘部将杠子移至头后，双手翻转方向将杠子举过头顶，再回到原来位置。④滑轮运动：将绳子跨过头顶悬杆回壁钩，双手抓住绳子两端，轮流拉扯，使患侧手臂抬高至感觉疼痛为止。

（三）健康教育

1. 活动　出院后注意保护伤口，术侧上肢避免搬运、提拉重物，避免测血压、静脉穿刺，坚持术侧上肢的功能锻炼。

2. 避孕　术后5年内避免妊娠，以免促使乳腺癌复发。

3. 使用雄激素治疗　会出现多毛、面红、粉刺增多、声音低哑、头发减少和性欲增强等副作用，应鼓励病人坚持用药，完成治疗。

4. 坚持放疗与化疗　放疗时指导病人保护皮肤，做好局部皮肤护理；化疗病人注意药物副作用对机体的影响。尽量减少到公共场所，增加营养，增强抵抗力。

5. 乳房外观矫正　选择大小合适的义乳固定在内衣上，根治术3个月后可实施乳房重建、义乳植入术。

6. 乳房的自我检查　由于绝大部分乳腺癌是由病人自己首先发现的，所以要大力普及妇女乳房的自查方法。每月定期检查，宜在月经结束后4～7天进行自我检查为宜，绝经后妇女应在每月固定时间检查。

乳房自我检查方法（图13-7）：

（1）视诊　脱去上衣，站在穿衣镜前，两臂放松自然下垂于身体两侧，向前弯腰或双手上举，观察双侧乳房大小和外形是否对称，有无局限性隆起或皮肤"橘皮样"改变，有无异常和乳头内陷等。

（2）触诊　可取仰卧位，肩下垫软薄枕，被查侧的手臂枕于头后。对侧手四指并拢平放于乳房，以画圈的形式进行扣摸，从乳房外上象限开始，依次为外下、内下、内上象限，最后触摸乳头、乳晕。注意乳房的硬度和弹性，有无压痛、波动感、肿块等。

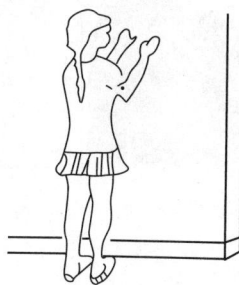

①手指爬墙运动

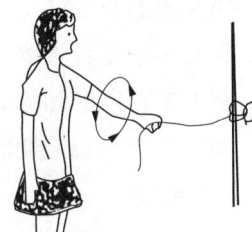

②画圈运动

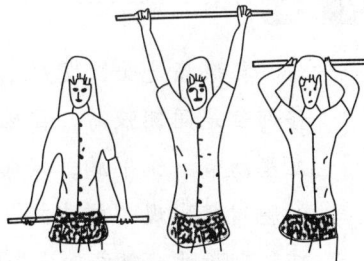

③举杠运动

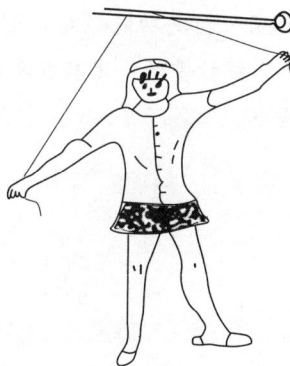

④滑轮运动

图13-6　乳腺癌术后功能锻炼

（3）挤压　最后用拇指及示指轻轻挤压乳头检查有无溢液。

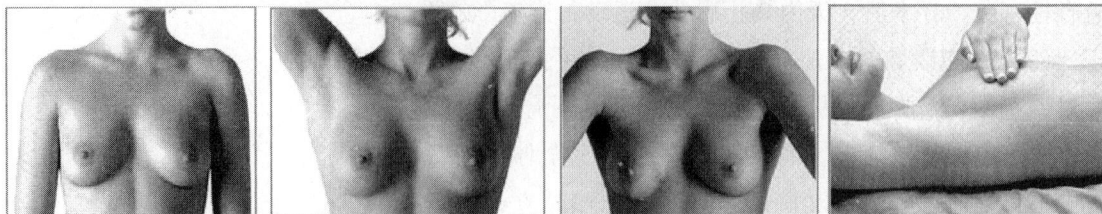

图 13－7　乳房自我检查法

【护理评价】

1. 病人焦虑与恐惧是否减轻，情绪是否稳定。

2. 病人疼痛是否缓解。

3. 病人是否以平和的心态接受外在形象的变化。

4. 病人是否学会定期乳房自我检查法和避免乳腺癌复发的危险因素；术侧上肢活动是否达到正常范围。

5. 病人术后并发症是否得到预防或及时处理。

小 结

　　乳腺癌是女性发病率最高的肿瘤，最主要的转移途径是淋巴转移，多见转移部位是同侧腋窝。临床表现：早期外上象限单发无痛性肿块，晚期肿块固定、卫星结节、铠甲胸，侵犯 Cooper 韧带出现"酒窝征"，皮内或皮下淋巴管被癌细胞堵塞出现"橘皮样"改变；上肢水肿。术前护理有妊娠期应立即终止妊娠，哺乳期断乳，以免加快癌肿发展。促进伤口愈合是术后护理的重点，应做好皮瓣的护理和引流管的护理；为避免术后致残，最大程度恢复肩关节的活动范围，应为病人制定功能锻炼计划，指导病人术后功能锻炼。病人出院后术侧上肢避免搬运、提拉重物；术后 5 年内避免妊娠；每月定期在月经结束后 4~7 天进行乳房自我检查。

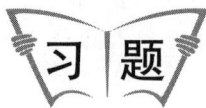

习　题

一、选择题

【A1/A2 型题】

1. 发生急性乳腺炎的主要病因是

　　A. 乳头皲裂　　　　　　　　B. 乳汁淤积　　　　　　　　C. 哺乳过多

　　D. 乳头畸形　　　　　　　　E. 局部抵抗力下降

2. 乳腺癌好发于乳房的哪个部位

　　A. 乳腺外下象限　　　　　　B. 乳腺内上象限　　　　　　C. 乳腺外上象限

　　D. 乳晕内　　　　　　　　　E. 乳腺内下象限

3. 乳腺癌病理学最常见的类型是

    A. 早期浸润性癌　　　　　　　B. 非浸润性癌　　　　　　　C. 浸润性非特殊癌

    D. 浸润性特殊癌　　　　　　　E. 湿疹样癌

4. 乳腺癌出现局部皮肤凹陷，其机制是

    A. 乳房皮下淋巴管被癌细胞堵塞　　　　　B. 癌肿侵及乳管使其堵塞

    C. 癌肿及皮肤浸润　　　　　　　　　　　D. 癌肿合并周围组织炎性水肿

    E. 癌肿侵犯皮下 Cooper 韧带，使其收缩

5. 炎性乳腺癌的临床特点，不正确的是

    A. 多见于妊娠期和哺乳期妇女　　　　　　B. 乳房皮肤发硬

    C. 乳房局部明显红肿、疼痛　　　　　　　D. 局部可扪及较大肿块

    E. 预后极差

6. 乳腺癌根治术后第八天的病人应避免做

    A. 伸指、握拳、屈腕　　　　B. 用患肢梳头　　　　　　　C. 用患肢进食

    D. 用患肢洗脸　　　　　　　E. 外展患肢

7. 章女士，25 岁，剖宫产后发生急性乳腺炎。下述哪项是正确的

    A. 妊娠期多见　　　　　　　B. 产后 3~4 周的初产妇多见

    C. 长期哺乳易发生　　　　　D. 哺乳 6 个月后多发　　　　E. 剖宫产后多见

8. 女，27 岁，哺乳期，她向护士咨询预防急性乳腺炎的方法。下述内容最重要的是哪项

    A. 清洗乳头以保持清洁　　　B. 每天定时哺乳　　　　　　C. 每次授乳排空乳汁

    D. 及时治疗乳头破损　　　　E. 婴儿睡觉时不含乳头

9. 程女士，56 岁，门诊以乳腺癌收住院。护士查体发现病人左侧乳房皮肤有"橘皮样"改变，发生"橘皮样"改变的主要原因是

    A. 癌肿与皮肤粘连　　　　　　　　　　　B. 癌肿侵犯静脉血管

    C. 癌肿侵犯乳房 Cooper 韧带　　　　　　D. 癌细胞堵塞皮下淋巴管道

    E. 癌肿侵犯乳管

10. 女，48 岁，近 2 个月出现右侧乳头间断溢出血性液，挤捏乳头时血性溢液增多，无痛，未扪及肿块。首先考虑的疾病是

    A. 乳腺纤维腺瘤　　　　　　B. 乳腺囊性增生病　　　　　C. 乳管内乳头状瘤

    D. 乳腺癌　　　　　　　　　E. 急性乳腺炎

11. 张女士，55 岁，右侧乳腺癌术后第一天，右侧上肢皮肤呈青紫色，皮肤温度降低，脉搏不能扪及。提示

    A. 伤口感染　　　　　　　　B. 皮瓣下出血　　　　　　　C. 胸带包扎过松

    D. 腋部血管受压　　　　　　E. 引流管堵塞

【A1/A2 型题】

(12~14 题共用题干)

张女士，43 岁，因 2 天前洗澡时无意中发现左侧乳房肿块来医院就诊。经检查，左乳外上象限有一直径约 2cm 的肿块，质地较硬，无压痛，活动度尚可，无乳头溢液，左侧腋

下触到一直径约 1.5cm 的肿大淋巴结。

12. 对病人的初步诊断是

　　A. 乳腺癌　　　　　　　　B. 乳腺囊性增生病　　　　C. 乳腺纤维腺瘤

　　D. 炎性乳腺癌　　　　　　E. 乳管内乳头状瘤

13. 为进一步明确诊断，该病人应行

　　A. 乳腺钼靶 X 线检查　　　B. 血常规检查　　　　　　C. 全身放射性骨扫描

　　D. 胸部 CT 检查　　　　　　E. 胸部 X 线摄片

14. 为了解与发病有关的危险因素，还应重点评估该病人的

　　A. 大、小便情况　　　　　　B. 生活环境　　　　　　　C. 睡眠情况

　　D. 饮食习惯　　　　　　　　E. 月经、婚育史

二、思考题

樊女士，58 岁，无意中发现右侧乳房内无痛性肿块 3 个月，近 1 个月生长迅速而入院。入院诊断：乳腺癌，Ⅰ 期。入院后拟行乳腺癌改良根治术。

请问：

1. 术后对病人护理评估的主要内容是哪些？

2. 术后回病房，主要的护理诊断/问题有哪些？

3. 术后对病人采取哪些护理措施？

4. 如何对病人进行健康教育？

（徐　琳）

第十四章　胸部疾病病人的护理

扫码"学一学"

学习目标

1. **掌握**　胸部损伤、急性脓胸、肺癌、食管癌病人的身体状况评估、护理诊断和护理措施。
2. **熟悉**　胸部损伤、急性脓胸、肺癌、食管癌病人的健康史、辅助检查和处理原则。
3. **了解**　胸部损伤，急、慢性脓胸的病理生理机制。
4. 能运用护理程序的方法，对胸部损伤、急性脓胸、食管癌病人进行正确的护理评估，并能拟确定常见的护理诊断，实施护理措施。
5. 能配合医生对病人进行胸腔闭式引流及护理。

第一节　胸部损伤病人的护理

案例导入

张某，男性，35岁，不慎从高处坠地后出现呼吸困难、发绀、出冷汗，由家属紧急送医院就诊。体检：心率110次/分，血压67/44mmHg，气管向左偏移，颈部广泛皮下气肿，右侧胸廓饱满，叩诊呈鼓音，右肺呼吸音消失。

请问：

1. 该病人最可能的诊断是什么？
2. 此时，首选的急救措施是什么？
3. 该病人最主要的护理诊断是什么？
4. 作为首诊的护士应对该病人给予哪些方面的人文关怀？

胸部的骨性支撑由肋骨、胸骨和胸椎共同构成胸廓，保护胸内脏器，参与呼吸功能。在受到钝性暴力作用时，胸骨和肋骨骨折会破坏胸廓的完整性，并使胸腔内的脏器损伤。根据暴力性质不同，胸部损伤分为钝性伤和穿透伤。根据损伤是否造成胸膜腔与外界相通，分为开放性和闭合性胸部损伤。胸部损伤轻者仅有胸壁软组织挫伤和单纯肋骨骨折，重者可损伤胸腔内器官或血管，导致气胸、血胸，甚至心肌挫伤、裂伤以及心包腔内出血，直至呼吸和循环功能衰竭而死亡。处理胸部损伤，以抢救生命为首要原则；其次是修复损伤的组织器官及恢复生理功能。

一、肋骨骨折病人的护理

在胸部损伤中最常见的是肋骨骨折。是暴力直接或间接作用于肋骨，导致肋骨的完整性和连续性中断。人类的肋骨一共有12对，其中第1~3肋骨粗短，且前方有锁骨、胸肌，后方有肩胛骨保护，不易发生骨折；一旦骨折说明暴力巨大，常合并锁骨、肩胛骨骨折和颈部血管、神经损伤。第4~7肋骨长而薄，最容易发生骨折；第8~10肋骨虽然长，但前端肋软骨形成肋弓，与胸骨相连，有弹性而不易折断。第11~12肋骨是浮肋，前端游离，不易发生骨折，若有骨折，应警惕腹腔内脏器损伤。

根据肋骨断端是否与外界相通，分为开放性和闭合性肋骨骨折；根据损伤的程度，肋骨骨折又分为单根单处肋骨骨折、单根多处肋骨骨折、多根单处肋骨骨折和多根多处肋骨骨折。

单根单处肋骨骨折或者单根多处肋骨骨折时，其上、下仍有完整的肋骨支撑胸廓，对呼吸功能影响不大；如果肋骨的断端刺破胸膜、肺组织或者肋间血管时，可引起气胸、血胸或者血气胸。多根多处肋骨骨折时（图14-1），可使局部胸壁失去完整的支撑而软化，出现反常呼吸运动，即吸气时软化区胸壁内陷、呼气时外凸，称为连枷胸（flail chest）。连枷胸导致呼吸时两侧胸膜腔压力不均衡，使纵隔左右摆动（图14-2），影响换气和静脉血回流，导致体内缺氧和二氧化碳潴留，严重者发生呼吸和循环衰竭。

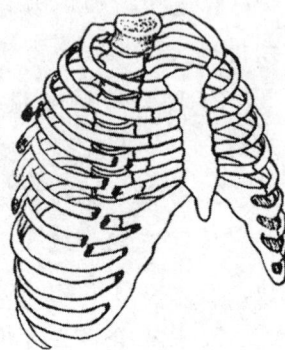

图14-1 多根多处肋骨骨折

> **考点提示**
> 肋骨最容易发生骨折的是第4~7肋骨。

> **考点提示**
> 连枷胸的病理生理：反常呼吸、纵隔扑动。

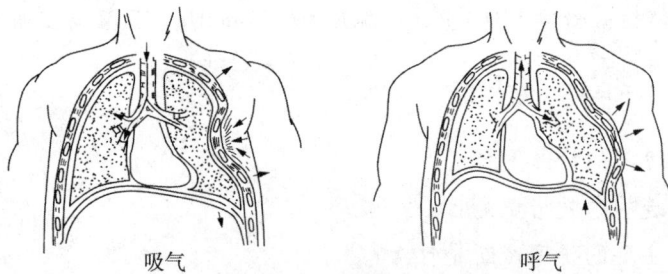

吸气　　　　　　呼气

图14-2 多根多处肋骨骨折（"连枷胸"）

【护理评估】

（一）健康史

1. **直接暴力** 暴力直接作用于肋骨，可使肋骨向内弯曲折断，刺破胸腔内脏器而引起血胸、气胸等并发症。

2. **间接暴力** 是指胸部前、后受到挤压，使肋骨向外弯曲折断。

3. **病理因素** 老年人肋骨骨质疏松、脆性大，容易骨折；已有恶性肿瘤发生肋骨转移的病人，也可能因为咳嗽、打喷嚏或病灶处受到轻微外力而发生骨折。

（二）身体状况

1. **症状** 肋骨骨折断端可刺激肋间神经产生局部疼痛，当深呼吸、咳嗽或体位改变时疼痛加重；也有部分肋骨断端向内刺破肺组织而出现咯血；根据病人损伤的程度不同，可有不同程度的气促、呼吸困难、发绀甚至休克等。

2. 体征　胸壁可见畸形，局部有明显压痛；挤压胸部疼痛加重，甚至产生骨摩擦音；多根多处肋骨骨折可见反常呼吸运动，少部分病人可出现皮下气肿。

（三）辅助检查

1. 实验室检查　出血多者，血常规检查可见血红蛋白和血细胞比容下降。

2. 影像学检查　胸部 X 线或 CT 检查可确诊。

（四）处理原则

肋骨骨折的处理原则为镇痛、建立人工气道、固定胸廓和防治并发症。

1. 闭合性肋骨骨折

（1）固定胸廓　目的是限制肋骨断端活动，减轻疼痛。可用多带条胸带、弹性胸带或宽胶布以"叠瓦式"固定。对于多根多处肋骨骨折，引起反常呼吸者，主要是牵引固定，即在伤侧胸壁放置牵引支架，或用厚棉垫加压包扎以减轻或消除胸壁的反常呼吸

> **考点提示**
>
> 连枷胸的急救处理：厚棉垫加压包扎以减轻或消除胸壁的反常呼吸运动。

运动，促进患侧肺复张。近年来也有经电视胸腔镜直视下导入钢丝的方法固定连枷胸。

（2）止痛　必要时给予口服吲哚美辛、布洛芬、地西泮、可待因、曲马多、吗啡等镇痛镇静药，或中药三七片、云南白药等；也可用1%普鲁卡因做肋间神经阻滞或封闭骨折部位。

（3）建立人工气道　对有闭合性多根多处肋骨骨折、咳嗽无力、不能有效排痰或呼吸衰竭者，应实施气管插管或气管切开、呼吸机辅助呼吸。

（4）防治并发症　应用抗菌药物，预防感染。

2. 开放性肋骨骨折　此类病人除经上述相关处理外，还需及时处理伤口。

（1）清创与固定　彻底清洁胸壁骨折处伤口，分层缝合后包扎固定。多根多处肋骨骨折者，清创后可用不锈钢丝对肋骨断端行内固定术。

（2）胸膜腔闭式引流术　用于胸膜穿破者。

（3）预防感染　应用敏感的抗菌药物和破伤风抗毒素。

（五）心理和社会支持状况

突发的伤害事故，病人和家属多会惊慌和恐惧。由于肋骨骨折会出现呼吸困难、疼痛，甚至休克，病人及家属常会对伤情、治疗的手段、并发症表现出极大的担忧，对疾病的预后不了解会出现焦虑反应。对治疗及康复过程的认知程度会影响治疗、护理的配合和病人对治疗的信心。

【常见护理诊断/问题】

1. 气体交换受损　与肋骨骨折导致疼痛、胸廓运动受损、反常呼吸运动有关。

2. 急性疼痛　与胸部组织损伤有关。

3. 潜在并发症　肺部和胸腔感染。

4. 营养失调：低于机体需要量　与营养物质摄入不足、代谢与消耗增加有关。

【护理目标】

1. 病人呼吸功能改善，无气促、发绀等缺氧征象。

2. 病人疼痛减轻，肋骨骨折处固定良好，未有移位或者新的损伤。

3. 病人未有感染征象、未发生并发症或者并发症发生后已被及时处理。

4. 病人营养状况逐步恢复正常。

【护理措施】

（一）非手术治疗护理/术前护理

1. 维持有效气体交换

（1）现场急救 采取紧急措施对危及生命的病人给予急救。对于出现反常呼吸的病人，可用厚棉垫加压包扎以减轻或消除胸壁的反常呼吸运动，促进患侧肺复张。

（2）维持呼吸道通畅 清理呼吸道分泌物，鼓励病人咳出分泌物和血性痰，对气管插管或气管切开，应用呼吸机辅助呼吸者，加强呼吸道护理，包括吸痰和湿化气道，保持呼吸道通畅。

2. 观察病情 密切观察生命体征、神志、胸腹部活动以及气促、发绀、呼吸困难等情况，若有异常，及时报告医生并协助处理。

3. 减轻疼痛 遵医嘱行胸带或宽胶布条固定，后者固定时必须由下向上以"叠瓦式"固定，后起健侧脊柱旁，前方越过胸骨；应用镇痛、镇静剂或用1%普鲁卡因做肋间神经封闭；病人咳痰时，协助或指导其用双手按压患侧胸壁，以减轻疼痛。

4. 抗感染 密切观察病人体温，选择合适的抗生素预防感染。

5. 术前准备 做好术前配血、备皮及术前心理护理等准备工作。

（二）术后护理

1. 病情观察 密切观察生命体征及神志的变化，注意病人的胸部活动情况，及时发现是否有发绀、呼吸困难和反常呼吸运动，发现异常及时通知医生并协助处理。

2. 预防感染 密切观察体温，若体温超过38.5℃，应通知医生及时处理。鼓励并协助病人深呼吸、有效咳痰。及时更换创面敷料，保持敷料洁净干燥和引流管通畅。遵医嘱合理使用抗生素。

（三）健康教育

1. 休息与活动 告知病人肋骨骨折在损伤修复期胸部仍有轻微疼痛，活动不当时疼痛可能会加重，但不影响患侧肩关节的锻炼及活动。骨折完全愈合后，可逐渐加大活动量。

2. 饮食指导 饮食应清淡且富含营养，多食蔬菜、水果，保持排便通畅；多饮水。

3. 随访 定期复查，不适随诊。

【护理评价】

1. 病人呼吸功能是否改善，有无气促、发绀等缺氧征象。

2. 病人疼痛是否减轻或消失、肋骨骨折固定是否良好，有无移位或者新的损伤。

3. 病人感染是否得到有效控制，体温是否恢复正常。

4. 病人营养状况是否改善，贫血是否纠正，体重有无增加。

二、损伤性气胸病人的护理

正常人胸膜腔内只有少量润滑液，在平稳呼吸时，胸膜腔内压力始终低于大气压，即为负压。创伤后，空气进入胸膜腔，使胸膜腔积气称为损伤性气胸（tranumatic pneumothorax）。在胸部损伤中气胸发生率仅次于肋骨骨折，根据伤口的特点和胸膜腔压力情况，分为：①闭合性气胸：空气经肺或胸壁的伤道进入胸膜腔，伤道立即闭合，不再有气体进入胸膜腔，此类气胸抵消胸膜腔内负压，使伤侧肺部分萎陷。多为肋骨骨折的并发症，是由于肋骨断端刺破肺表面，空气漏入胸膜腔所造成。②开放性气胸：胸膜腔经胸壁伤口与外界大气相通，以致空气随呼吸自由出入胸膜腔，伤侧胸膜腔负压消失，肺受压而萎缩；两侧胸膜腔压力不等使纵隔移位，健侧肺受压。吸气时，健侧胸膜腔负压升高，与伤侧压力差增大，纵隔向健侧进一步移位；呼气时，两侧胸膜腔压力差减小，纵隔移回伤侧，导致纵隔位置随呼吸运动而左右摆动，称为纵隔扑动（mediastinal flutter）。纵隔扑动影响静脉回流，导致循环功能严重障碍。此外，吸气时健侧肺扩张，吸入的气体不仅来自从气管进入的空气，也来自伤侧肺排出的含氧量量低的气体；呼气时健侧的气体不仅排出体外，亦排至伤侧的支气管及肺内，含氧量低的气体在两侧肺内重复交换而造成严重缺氧（图 14 - 3）。③张力性气胸：肺或支气管裂口与胸膜腔相通，且形成活瓣，吸气时空气从支气管裂口进入胸膜腔，呼气时活瓣关闭，空气只能进入而不能排出，使胸膜腔内积气不断增多，压力不断升高。胸膜腔内的高压迫使伤侧肺逐渐萎缩，并将纵隔推向健侧，挤压健侧肺，产生呼吸和循环功能严重障碍；有时胸膜腔处于高压下，积气被挤入纵隔并扩散至皮下组织，形成颈部、面部、胸部等处皮下气肿。

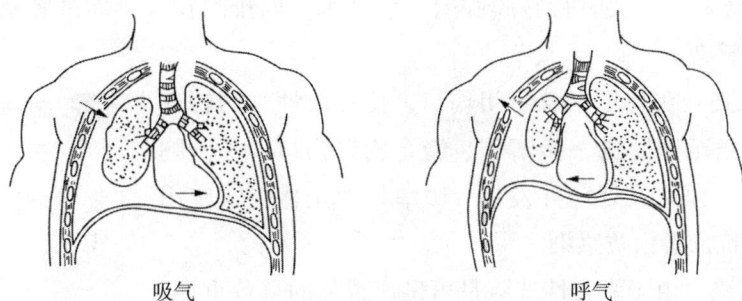

吸气　　　　　　　　呼气

图 14 - 3　开放性气胸的纵隔扑动

【护理评估】

（一）健康史

闭合性气胸多并发于肋骨骨折，由于骨折断端刺破肺，使空气进入胸膜腔所致；开放性气胸多并发于刀、锐器、火器弹片等导致胸部穿透伤，胸膜腔经胸壁伤口与外界大气相通，以致空气随呼吸自由出入胸膜腔；张力性气胸是由于较大肺泡的破裂或较大、较深的肺裂伤或支气管破裂。

考点提示

开放性气胸会因为纵隔扑动而引起呼吸和循环衰竭。

（二）身体状况

1. 闭合性气胸　肺萎陷30%以下者，多无明显症状，称为小量气胸。肺萎陷30%～50%者，称为中量气胸。大量气胸者，肺萎陷超过50%，可出现胸闷、胸痛和气促等，气管向健侧移位，伤侧胸部叩诊呈鼓音，听诊呼吸音减弱或消失。

考点提示

开放性气胸的典型症状：可听到空气自由进出胸膜腔伤口的响声。

2. 开放性气胸　常有气促、发绀、呼吸困难、休克等症状和体征。胸部检查时可见伤侧胸壁伤口，呼吸时可听到空气自由进出胸膜腔伤口的响声。胸部及颈部皮下可触及捻发音，伤侧胸部叩诊呈鼓音，听诊呼吸音减弱或消失，气管、心脏向健侧移位。

3. 张力性气胸 主要表现为极度呼吸困难、大汗淋漓、发绀、烦躁不安、昏迷、休克，甚至窒息。查体可见气管向健侧偏移；伤侧胸部饱满，肋间隙增宽，呼吸幅度减小，明显皮下气肿、颈静脉怒张；叩诊呈鼓音，听诊呼吸音消失（图14-4）。

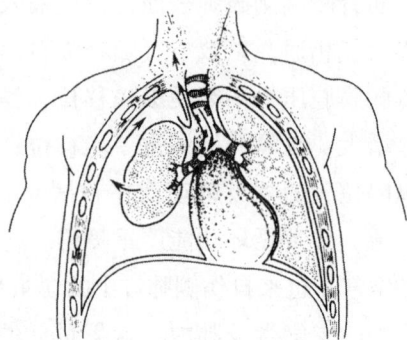

图14-4 张力性气胸和纵隔、皮下气肿

（三）辅助检查

胸部X线检查可以明确诊断，闭合性气胸可显示不同程度的肺萎陷和胸膜腔积气，有时尚伴有少量积液；开放性气胸显示伤侧肺明显萎缩、气胸，气管和心脏等纵隔内器官明显移位；张力性气胸显示胸膜腔大量积气、肺萎缩，气管和心脏等纵隔内器官偏移至健侧。

（四）处理原则

1. 闭合性气胸 小量气胸可于1~2周内自行吸收，无需治疗。大量气胸需行胸膜腔穿刺抽气，减轻肺萎陷，必要时行胸膜腔闭式引流术，以排除积气，促进肺及早膨胀。适当应用抗生素预防感染。

2. 开放性气胸 在现场紧急封闭伤口，使开放性气胸转变为闭合性气胸。送至医院进一步清创、缝合胸壁伤口，并做胸膜腔闭式引流术。预防及处理并发症、吸氧、纠正休克，应用抗生素、破伤风抗毒素预防感染。

> **考点提示**
>
> 开放性气胸的急救处理为立即封闭伤口。

3. 张力性气胸 由于张力性气胸是可迅速致死的急危重症，在现场应立即用粗针头在伤侧第2肋间与锁骨中点连线交汇处刺入胸膜腔排气，以降低胸膜腔内压力，并在针柄处外接单向活瓣装置，让空气只出不进。送达医院进一步救治处理。

（五）心理和社会支持状况

突发的胸部损伤，病人和家属多会惊慌和恐惧。由于病人会出现呼吸困难、疼痛、气肿，甚至休克，病人及家属常会对伤情、治疗的手段、并发症表现出极大的担忧，对疾病的预后不了解会出现焦虑反应。对治疗及康复过程的认知程度会影响治疗效果、护理的配合和病人对治疗的信心。

> **考点提示**
>
> 张力性气胸的急救处理应立即行胸膜腔排气减压。

【常见护理诊断/问题】

1. 气体交换受损 与胸部损伤、疼痛、胸廓活动受限或肺萎陷有关。

2. 急性疼痛 与组织损伤有关。

3. 潜在并发症 胸腔或肺部感染。

【护理目标】

1. 病人能维持正常呼吸功能，呼吸平稳。

2. 病人疼痛减轻或消失。

3. 病人体温正常，未发生胸腔或肺部感染。

【护理措施】

（一）非手术治疗的护理/术前护理

1. 现场急救 配合医生对气胸的病人进行急救。对开放性气胸病人，立即用无菌敷料如凡士林纱布加棉垫封盖伤口，再用胶布或绷带包扎固定，阻止气体再自由进出胸膜腔。对张力性气胸，配合医生进行胸腔穿刺减压后，并在针尾部缚扎一个橡胶手套的指套，末端剪开1cm小口做成活瓣，使气体只出不进，并用血管钳将针头固定在胸壁上（图14-5）。

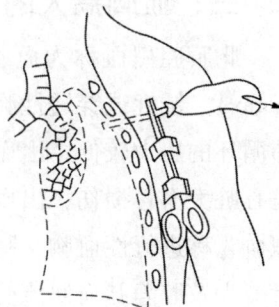

图 14-5 粗针头橡胶指套排气法

2. 体位 病情稳定后取半卧位，以利于呼吸和引流。

3. 保持呼吸道通畅 对呼吸困难的病人，及时给予吸氧，鼓励和协助病人有效咳嗽、排痰，如果病人因疼痛不敢咳嗽，指导病人及家属用双手按压患侧胸壁，以减轻伤口震动产生的疼痛。清除病人口腔、上呼吸道异物，吸出支气管内血液和分泌物，以防窒息。对痰液黏稠不易咳出病人，应超声雾化吸入、稀释痰液以利排出，必要时可以鼻导管吸痰。

4. 做好病情观察 观察病人的血压、脉搏、神志等变化；注意观察病人的呼吸频率、节律和幅度，是否出现气促、呼吸困难、发绀和缺氧等症状；有无皮下气肿和气管移位等情况；以及是否出现寒战、高热、头痛等全身感染的征象。

5. 预防感染 每4～6小时测体温一次，有高热者给予物理降温；保持呼吸道及胸腔引流管通畅，严格无菌操作；遵医嘱注射破伤风抗毒素及合理使用抗生素；加强全身的支持治疗，提供高热量、高蛋白、富含维生素的饮食，必要时可以少量多次输入新鲜血液，增强病人的抵抗力。

6. 做好术前准备 做好血型、交叉配血及药物过敏试验等术前准备。

（二）术后护理

1. 体位 血压稳定后转为半卧位，有利于呼吸和引流。

2. 病情观察 病人术后返回病房，妥善安放、固定各种管道并保持引流通畅。严密观察病人生命体征的变化，发现异常及时汇报给医生做处理。

3. 呼吸道管理 指导病人做深呼吸运动，促使肺扩张，帮助翻身、叩背、有效咳嗽排痰，预防肺不张或肺部感染。有气管插管或气管切开的病人，做好呼吸道护理，维持有效气体交换。

4. 胸腔闭式引流管的护理 参见本章第五节"胸腔闭式引流的护理"相关内容。

（三）健康教育

1. 休息与营养 指导病人合理休息，加强营养，提高机体免疫力，预防意外的损伤。

2. 呼吸功能锻炼 指导病人行腹式深呼吸运动，进行有效的咳嗽排痰。

3. 定期复诊 嘱病人出现呼吸困难、高热等不适的时候应及早就诊。

【护理评价】

1. 病人能否维持正常呼吸功能，呼吸是否平稳。

2. 病人疼痛是否减轻或消失。

3. 病人感染是否得到有效控制，体温是否恢复正常。

三、血胸病人的护理

胸膜腔积血称为血胸（hemothorax），血胸与气胸同时存在称为血气胸（hemopneumothorax）。钝性或穿透性胸外伤都可损伤胸内血管和脏器出血而形成血胸，肺组织损伤由于肺循环的压力较低，出血多不严重，常可自然停止。但胸廓血管、心脏大血管损伤，尤其是心脏大血管损伤，出血迅猛，常来不及救治而死于现场。大量持续出血所导致的胸膜腔积血，称进行性血胸。胸膜腔积血可使肺萎缩，严重影响呼吸功能，同时由于有效循环血量减少及腔静脉血回流受阻，导致循环衰竭，病人可因失血性休克而死亡。肺、心、膈肌运动有去纤维蛋白作用，胸腔积血多不凝结；但短期大量出血，胸腔内积血可发生凝固，形成凝固性血胸；血凝块机化后形成纤维组织，称为机化性血胸。细菌在积血中生长繁殖，引起感染性血胸，最终形成脓胸。

【护理评估】

（一）健康史

胸膜腔积血多因胸部损伤所致，肋骨断端或利器损伤胸部均可能刺破肺、肋间血管以及心脏等。

（二）身体状况

1. 症状　血胸的症状与出血量的多少相关。

（1）小量血胸（成人积血在500ml以下）　可无明显症状。

（2）中量血胸（积血在500～1000ml）和大量血胸（超过1000ml以上）　急性失血时，病人可出现面色苍白、脉搏快弱、血压下降等低血容量性休克表现，以及呼吸急促等胸膜腔积液的表现。合并感染时有感染中毒症状，表现为高热、寒战、出汗和疲乏等全身表现。

具备以下征象则提示进行性血胸的存在：①经输血、补液等措施治疗后血压仍不稳定，或暂时好转后不久又复恶化，或与输血速度快慢呈明显正相关。②胸腔闭式引流或胸腔穿刺出来的血液很快凝固。③胸腔穿刺抽出胸腔内积血后，很快又见积血增长。④红细胞计数、血红蛋白含量和血细胞比容进行性持续下降，检查积血的红细胞计数和血红蛋白含量与体内血液接近。⑤胸腔闭式引流每小时引流量超过200ml并持续3小时以上，或第4～5小时以后仍每小时超过100～150ml；引流出的血液颜色鲜红，温度较高。⑥凝固性血胸抽不出来，或在已行胸腔闭式引流者亦引流不出来，然而病情不断恶化，肺与纵隔受压严重，连续X线检查显示胸部阴影逐渐扩大。

> **考点提示**
>
> 进行性血胸的判断。

2. 体征　患侧胸部肋间隙饱满，气管、心界向健侧移位，患侧叩诊呈浊音、听诊呼吸音减弱或消失。

（三）辅助检查

1. 实验室检查　血常规检查可见血红蛋白含量、血细胞比容下降。继发感染者，血白细胞计数和中性粒细胞比例增高，积血涂片和细菌培养可发现致病菌。

2. 影像学检查　X线检查有重要意义，可见胸腔积液阴影、肋膈角消失、纵隔向健侧移位、肺萎陷，合并气胸者可见液平面。胸部B超可明确胸腔积液的位置和量。

3. 胸腔穿刺　胸腔穿刺抽出不凝固血液可确诊。

（四）处理原则

非进行性小量血胸可自行吸收，一般不做特殊处理；出血量较多者，应尽早行胸腔穿刺，抽出积血，必要时行胸腔闭式引流。进行性血胸，应尽早输液、输血防治休克，及早剖胸检查、止血。凝固性血胸，要尽早手术取出血块。机化性血胸，待病情稳定后早期行血块和胸膜表面纤维组织剥除术。做以上处理的同时，必须要积极防治感染，已发生感染者按脓胸处理。近年来电视胸腔镜已广泛用于凝固性血胸、感染性血胸的处理，具有创伤小、疗效好、费用低和住院时间短等优点。

> **知识拓展**
>
> **电视辅助胸腔镜手术**
>
> 胸腔镜手术（电视辅助胸腔镜手术）使用现代摄像技术和高科技手术器械装备，在胸壁套管或微小切口下完成胸内复杂手术的微创胸外科新技术。它改变了胸外科疾病的治疗理念，被誉为20世纪胸外科界的重大突破之一，是胸部微创外科的代表性手术，也是未来胸外科发展的方向。完全胸腔镜手术仅需做1~3个1.5cm的胸壁小孔。手术视野根据需要可以放大，显示细微的结构，比肉眼直视下更清晰、更灵活。具有手术创伤小、术后疼痛轻、对肺功能影响小、对免疫功能影响小、术后并发症少、更美观等优点。胸腔镜可以用于胸外科各种疾病的诊疗，并取得了与开胸手术相同的疗效，成为胸外科常用手术方法之一。

（五）心理和社会支持状况

突发的伤害事故，病人和家属多会惊慌和恐惧。由于血胸会出现呼吸与循环衰竭、疼痛，甚至休克，病人及家属常会对伤情、治疗的手段、并发症表现出极大的担忧，对疾病的预后不了解会出现焦虑反应。对治疗及康复过程的认知程度会影响治疗效果、护理的配合和病人对治疗的信心。

【常见护理诊断/问题】

1. 气体交换功能受损 与肺组织受压、胸部活动受限、肺萎陷有关。

2. 外周组织灌注无效 与失血引起血容量不足有关。

3. 急性疼痛 与组织损伤有关。

4. 焦虑与恐惧 与突发强烈的意外创伤和担心预后有关。

5. 潜在并发症 脓胸、失血性休克。

【护理目标】

1. 病人能维持正常的呼吸功能，呼吸平稳。

2. 病人生命体征平稳，尿量正常。

3. 病人疼痛减轻，不会因为疼痛导致睡眠困难。

4. 病人情绪稳定，能正确面对病情。

5. 病人体温不高，无坠积性肺炎及肺不张的发生。

【护理措施】

（一）术前护理

1. 现场急救 胸部有较大异物者，不宜立即拔除，以免出血不止。对心搏、呼吸骤停的病人立刻实施心肺复苏、保持呼吸道通畅、止血、包扎和固定等急救措施。

2. 病情观察 动态监测生命体征；观察胸腔闭式引流液的量、颜色、性状；必要时重复检查血常规和胸部 X 线检查，以及时发现进行性血胸的存在，做好开胸的术前准备。

3. 维持有效的心排出量和组织灌注量 建立静脉通路并保持其通畅，积极补充血容量并抗休克；遵医嘱合理安排和输注晶体与胶体溶液，根据血压和心、肺功能状况等控制补液速度。

4. 维持呼吸功能 密切观察呼吸型态、频率、呼吸音变化和有无反常呼吸运动；有呼吸困难者，给予吸氧，观察血氧饱和度变化。

（二）术后护理

1. 体位 如果生命体征平稳，可取半卧位，以利呼吸和引流。

2. 病情观察 动态监测生命体征，每 30~60 分钟测血压、脉搏、呼吸一次，病情平稳后可适当延长监测时间。观察胸腔引流液的颜色、性状和量，做好记录。

3. 维持呼吸功能 协助病人翻身、叩背，教会其深呼吸和有效咳嗽排痰的方法，促进肺扩张；根据病情给予吸氧，观察血氧饱和度的变化。

4. 预防并发症 遵医嘱合理使用抗生素；做好伤口的观察及护理；保持呼吸道通畅，及时清理呼吸道分泌物；保持胸腔闭式引流管的通畅，做好无菌操作。

5. 心理护理 做好病人的心理护理，以减轻或消除病人的焦虑或恐惧情绪。

（三）健康教育

1. 呼吸功能锻炼 向病人说明深呼吸、有效咳嗽的意义，鼓励病人深呼吸、有效咳嗽。

2. 疾病预防 生产过程中做好安全防护措施，防止意外事故。

3. 休息与营养 出院后循序渐进地进行体育锻炼，合理休息，加强营养，提高机体免疫力。

4. 定期随访 心肺损伤严重者，定期来院复诊。

【护理评价】

1. 病人能否维持正常的呼吸功能，呼吸是否平稳。

2. 病人生命体征是否平稳，尿量是否正常。

3. 病人疼痛是否减轻或消失。

4. 病人情绪是否稳定，焦虑与恐惧症状是否减轻或消除。

5. 病人体温是否恢复正常，有无坠积性肺炎及肺不张的发生。

小 结

　　常见的胸部损伤有肋骨骨折、损伤性气胸、损伤性血胸，其中最常见的是肋骨骨折。肋骨骨折好发的部位是第 4~7 肋；相邻的多根多处肋骨骨折会产生反常呼吸、纵隔扑动，这种胸廓称为连枷胸；急救措施用厚棉垫加压包扎以减轻或消除胸壁的反常呼吸运动，促进患侧肺复张。

　　损伤性气胸分为闭合性气胸、开放性气胸、张力性气胸。闭合性气胸肺萎陷 30% 以下者，多无明显症状，不用处理；超过 30% 者可有明显的呼吸困难，需进行胸腔闭式引流。开放性气胸者有明显的呼吸困难、发绀、休克，胸壁伤口处能听到空气出入胸膜腔的吹风声；急救措施用无菌敷料如凡士林纱布加棉垫封盖伤口，再用胶布或绷带包扎固定，阻止气体再自由进出胸膜腔。张力性气胸者有极度的呼吸困难、发绀、胸廓饱满、皮下气肿；急救措施应立即用粗针头在伤侧第 2 肋间与锁骨中点连线交汇处刺入胸膜腔排气，以降低胸膜腔内压力，并在针柄处外接单向活瓣装置，让空气只出不进。

小量血胸（成人积血在 500ml 以下）可无明显症状，中量血胸（积血在 500～1000ml）和大量血胸（超过 1000ml 以上）可出现低血容量性休克和胸膜腔积液的表现。具备以下征象则提示进行性血胸：经输血、补液后脉搏仍逐渐增快、血压仍不稳定或下降；胸腔穿刺出来的血液很快凝固；红细胞和血红蛋白进行性持续下降；胸腔穿刺出来的血液很快凝固；胸腔闭式引流每小时引流量超过 200ml 并持续 3 小时以上。一旦诊断为进行性血胸，应及时开胸探查。

第二节　脓胸病人的护理

案例导入

王某，女，30 岁，患大叶性肺炎治疗已半月，体温正常 7 天，昨日突起畏寒、发热，呼吸急促。X 线胸片显示右侧胸腔平第 4 前肋有一外高内低弧形阴影。行右侧胸膜腔穿刺，抽出少许稀薄脓性液体。体格检查发现右侧肋间隙饱满，语音震颤减弱。实验室检查：WBC 17×10^9/L，中性粒细胞百分比 0.88。

请问：

1. 病人目前可能的诊断是什么？
2. 针对病人的情况，最主要的治疗措施有哪些？
3. 针对该病人的健康宣教重点是什么？

脓胸（empyema）指致病菌侵入胸膜腔，产生脓性渗出液积聚于胸膜腔内的化脓性感染。按病理发展过程可分为急性和慢性脓胸；按病原体不同可分为化脓性、结核性和特异病原性脓胸；按病变范围又可分为局限性脓胸和全脓胸（图 14 - 6）。

急性脓胸（acute empyema）多为继发性感染，致病菌往往来自胸腔内脏器，如肺、食管等，绝大多数来自肺部感染性疾病。致病菌进

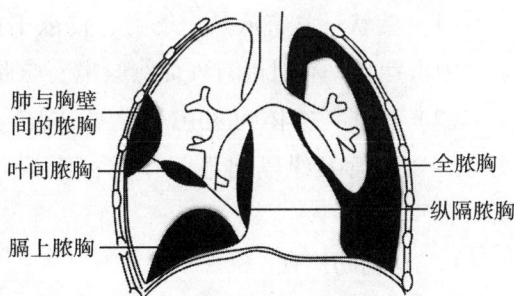

图 14 - 6　脓胸分类示意图

入胸腔后，引起组织炎性改变，胸膜充血、水肿，渗出稀薄、澄清的浆液。如果未得到及时有效的治疗，炎症继续逐渐发展，渗液、纤维蛋白逐渐增多，积液由澄清转为浑浊，进一步成为脓性；纤维蛋白沉积在脏、壁两层胸膜表面，随着纤维素性渗出增厚，肺膨胀受到限制，并将纵隔推向健侧，造成呼吸、循环障碍；如果合并支气管 - 胸膜瘘或食管 - 胸膜瘘，则形成脓气胸。

慢性脓胸（chronic empyema）是在急性脓胸的病理基础上发展而来。急性脓胸经过有效抗生素的治疗并及时排出脓液，炎症可逐渐消退，仅在胸膜腔内残留一定的组织粘连和胸膜肥厚。如果未得到及时有效的治疗，急性脓胸逐渐转变为慢性脓胸，脓液中的纤维素性渗出大量沉积在胸膜上，胸膜中的毛细血管及炎性细胞形成肉芽组织，机化成为较厚的致密包膜，即胸膜纤维板，此时属机化期。广泛、坚硬的胸膜纤维板包裹肺组织，并严重限制胸廓的运动，使胸廓内陷、纵隔移位、肋间隙变窄，可出现肋骨畸形及脊椎侧凸。

【护理评估】

（一）健康史

1. 急性脓胸　肺部感染病灶如肺炎直接侵犯胸膜或病灶破溃引起致病菌直接进入胸腔，可产生急性脓胸。常见的致病菌有肺炎链球菌、链球菌、金黄色葡萄球菌。致病菌侵入胸膜腔引发感染的途径有：①直接由化脓性病灶侵入。②外伤、异物存留、手术污染、食管或支气管－胸膜瘘或血肿引起的继发感染。③通过淋巴管侵犯胸膜腔。④致病菌可经血液循环进入胸膜腔。急性脓胸病程一般在3个月以内。

2. 慢性脓胸　急性脓胸治疗不彻底，病程超过3个月就形成了慢性脓胸。形成慢性脓胸的主要原因有：①急性脓胸治疗不及时或处理不恰当。②脓腔内有异物存留，使感染难以控制。③合并支气管－胸膜瘘或食管－胸膜瘘而未及时处理。④有特异性感染，如结核杆菌或阿米巴原虫感染。⑤邻近器官的慢性感染灶反复侵入。

（二）身体状况

1. 急性脓胸

（1）症状　常有高热、脉速、胸痛、呼吸困难、咳嗽、全身乏力、食欲不振等症状，病人常呈急性病容，不能平卧或改变体位时咳嗽，严重时可出现发绀和休克。

（2）体征　患侧呼吸运动减弱，肋间隙饱满、增宽；叩诊呈浊音并有叩击痛；听诊患侧呼吸音减弱或消失或呈管状呼吸音，语音震颤减弱。

2. 慢性脓胸

（1）症状　常有低热、乏力、食欲不振、消瘦、营养不良、贫血、低蛋白血症等慢性全身中毒症状。有时尚有气促、咳嗽、咳脓痰等症状。

（2）体征　查体可见患侧胸廓下陷、肋间隙变窄、呼吸运动减弱或消失；叩诊呈实音，支气管及纵隔向患侧移位；听诊呼吸音减弱或消失；严重者有脊柱侧弯，杵状指（趾）。

（三）辅助检查

1. 急性脓胸

（1）X线检查　可见患侧胸腔显示有积液所致大片密度增高的阴影。

（2）血常规检查　常有白细胞计数和中性粒细胞比例升高。

（3）B超检查　可探及胸膜腔积液的部位和量。

（4）胸膜腔穿刺　常可抽出脓液。

2. 慢性脓液

（1）X线检查　可显示患侧胸廓内陷，肋间隙变窄，纵隔移向患侧，患侧有大片密度增高的阴影。

（2）CT 检查　可显示脓腔的范围和部位。

（3）血常规检查　可出现血红蛋白含量和红细胞计数降低。

（4）生化检查　可见血浆蛋白和白蛋白降低。

（四）处理原则

1. 急性脓胸　治疗原则：①控制原发病灶，全身支持治疗。②控制感染：根据致病菌对药物的敏感性，选用有效的抗生素。③彻底排净脓液：行胸膜腔穿刺或行胸腔闭式引流排出脓液，使肺早日膨胀。

2. 慢性脓胸　治疗原则：①改善全身情况，消除中毒症状和营养不良。②消灭致病原因和脓腔。③尽力使受压的肺复张，恢复肺的功能。常用手术方法有改良引流术、胸膜纤维板剥离术、胸廓成形术、胸膜肺切除术等。

知识链接

慢性脓胸手术简介

改良引流术：针对引流不畅的原因，如引流管过细、引流位置不在脓腔最低位等予以改良。

胸膜纤维板剥离术：剥除脓腔之壁层胸膜和脏层胸膜上的纤维板，使肺得以复张，消灭脓腔，改善肺功能和胸廓呼吸运动，是较为理想的手术，仅适用于病期不长、纤维板粘连不甚紧密的病人。

胸廓成形术：去除胸廓局部的坚硬组织，使胸壁内陷，以消灭脏、壁两层胸膜间的死腔。这种手术不仅要切除覆盖在脓腔上的肋骨，而且也要切除增厚的壁层胸膜纤维板，但需保留肋间神经与血管、肋间肌和肋骨骨膜。此手术适用病程长，肺组织有纤维化，肺内有活动性结核病灶或存在支气管 - 胸膜瘘者。

胸膜肺切除术：慢性脓胸合并肺内严重病变，如支气管扩张或结核性空洞或纤维化实变毁损或伴有不易修补成功的支气管 - 胸膜瘘，可将胸膜纤维板剥离术加病肺切除术一次性完成。但这一手术技术要求高、难度大、出血多、创伤重，必须严格掌握适应证。否则手术死亡率高，并发症多。

（五）心理和社会支持状况

急性脓胸病人常有高热、胸痛、呼吸困难，病人和家属会紧张、焦虑，对治疗手段的不了解，需要承担的经济费用比较大，可能导致治疗不彻底而转变为慢性脓胸。慢性脓胸的病人会出现营养不良、低蛋白血症等，需要家属支持，还有手术及其配合治疗。

【常见护理诊断/问题】

1. 体温过高　与感染有关。

2. 气体交换受损　与脓肿压迫肺组织而致通气、换气量不足有关。

3. 急性疼痛　与炎症刺激有关。

4. 营养失调：低于机体需要量　与营养物质摄入不足、代谢与消耗增加有关。

【护理目标】

1. 病人体温能够恢复正常。

2. 病人呼吸功能改善，无气促、发绀等缺氧征象。

3. 病人疼痛减轻或消失。

4. 病人营养状况逐步恢复正常。

【护理措施】

（一）非手术治疗的护理/术前护理

1. 体位　取半坐卧位，以利呼吸和引流；有支气管 - 胸膜瘘者取患侧卧位，以免脓液流向健侧或发生窒息。

2. 加强营养　鼓励病人多进食高蛋白、高热量和富含维生素的食物。必要时可给予肠内、肠外营养支持或少量多次输注新鲜血、血浆。

3. 心理护理　护士应经常与病人交谈，关心体贴病人，帮助其解决生活上的困难，坦诚回答病人有关疼痛、不适及治疗方面的问题，鼓励病人树立战胜疾病的信心，使之能积极配合治疗，早日康复。

4. 降温　高热者给予物理降温，必要时遵医嘱应用药物降温，并鼓励病人多饮水。

5. 改善呼吸功能

（1）保持呼吸道通畅　痰液较多者协助排痰或体位引流，遵医嘱应用抗生素。

（2）吸氧　根据病人呼吸情况，酌情给氧 2～4L/min。

（3）协助医师进行治疗　急性脓胸应尽早行胸腔穿刺抽脓，可每日或隔日抽 1 次。抽脓后，胸腔内注射抗生素。脓液多时，应分次抽吸，每次抽脓量不超过 1000ml，穿刺过程中及穿刺后应注意观察病人有无不良反应。脓液黏稠、抽吸困难或伴有支气管 - 胸膜瘘者应行胸腔闭式引流。已行闭式引流者，若脓腔大、引流通畅性差、胸腔粘连，可行胸腔插管开放引流。待脓腔容积测定少于 10ml 时，可拔出引流管，瘘管自然愈合。

（4）呼吸功能训练　鼓励病人有效地咳嗽、排痰、吹气球、呼吸功能训练，促使肺充分膨胀，增加通气容量。

6. 保持皮肤清洁　协助病人定时翻身和肢体活动，按时擦洗身体，按摩背部及骶尾部皮肤，以改善局部血液循环、增加机体抵抗力。及时更换汗湿的衣被，保持床单平整干净，减少摩擦，避免汗液、尿液对皮肤的不良刺激，预防压疮的发生。

（二）术后护理

1. 严密观察病情　监测病人生命体征及神志变化；注意呼吸的频率、节律、幅度，有无呼吸困难、发绀等征象，发现异常及时通知医生。

2. 维持有效呼吸　指导病人进行深呼吸、有效咳嗽排痰、吹气球、吹蜡烛等功能训练，促使肺充分膨胀。

3. 保持引流管通畅

（1）急性脓胸病人如能及时彻底排除脓液，使肺逐渐膨胀、脓腔闭合，一般可治愈。慢性脓胸病人应注意引流管不能过细，引流位置适当，切勿插入太深，以免影响脓液排出。若脓腔明显缩小，脓液不多，纵隔已固定，可将闭合式引流改为开放式引流。开放式引流应保持局部清洁，按时更换敷料，妥善固定引流管，防止滑脱。引流口周围皮肤涂敷氧化锌软膏，防止发生皮炎。

（2）慢性脓胸　①行胸廓成形术后：应采取患侧卧位，用厚棉垫、胸带加压包扎，并根据肋骨切除范围，在胸廓下垫一硬枕或加沙袋1~3kg压迫，以控制反常呼吸。包扎松紧适宜，随时调整。②行胸膜纤维板剥离术：术后易发生大量渗血，应严密观察生命体征及引流液的性状和量。若血压下降、脉搏增快、尿量减少、烦躁不安且呈贫血貌，或胸腔闭式引流术后3~5小时内每小时引流量大于150~200ml且呈鲜红色，应立即快速输血，酌情给予止血药，必要时准备再次开胸止血。

4. 减轻疼痛　指导病人做腹式深呼吸，减少胸廓运动、减轻疼痛，必要时行镇静、镇痛处理。

5. 抗感染治疗　选择合适的抗生素，预防感染。

（三）健康教育

1. 饮食指导　说明饮食与疾病恢复的关系，指导病人进高蛋白、高维生素、易消化的饮食，以促进疾病康复。

2. 康复知识

（1）积极有效地治疗急性脓胸是预防慢性脓胸之根本。

（2）胸廓成形术后病人，易引起脊柱侧弯及患侧肩关节的运动障碍，故病人需要采取直立姿势，术后第一日开始上肢运动，如上肢屈伸、抬高上举并旋转等。

（3）指导病人进行功能锻炼，采取躯干正直姿势，坚持练习头部前后、左右与回转运动，练习上半身的前屈运动及左右弯曲运动。

3. 随访　定期复查肺功能，不适随诊。

【护理评价】

1. 病人体温是否逐步恢复正常。

2. 病人呼吸功能是否改善，气促、发绀、胸闷的症状是否改善或消失。

3. 病人疼痛是否减轻或消失。

4. 病人营养状况是否逐步恢复正常，体重是否增加。

小 结

　　脓胸根据病程分为急性脓胸和慢性脓胸。急性脓胸常为继发感染，多为肺炎链球菌、链球菌，可直接侵犯胸膜或病灶破溃引起致病菌直接进入胸腔，常有高热、脉速、胸痛、呼吸困难、咳嗽，患侧胸廓饱满并有叩击痛；可通过血常规检查、B超检查、CT检查明确诊断，主要采取脓液引流、抗生素抗感染和全身支持治疗。慢性脓胸常为急性脓胸治疗不彻底引起，常有低热、乏力、消瘦、营养不良、低蛋白血症等慢性全身中毒症状，可见患侧胸廓下陷、肋间隙变窄；可通过血常规检查、X线检查、CT检查明确诊断，主要采取手术治疗以消灭脓腔而使肺复张。

第三节　肺癌病人的护理

案例导入

　　李某，58岁，刺激性干咳、偶有少量咯血3个月，近日出现胸痛入院。查体：T 37.8℃，P 82次/分，BP 110/70mmHg。血常规检查：白细胞计数 $5×10^9$/L，中性粒细胞百分比65%。X线检查发现左肺有块状阴影。进一步胸部CT：左肺上叶支气管腔内 3cm×3cm 的占位性阴影；同侧淋巴结肿大，直径约1cm。B超：肝、胆、脾、胰、肾均无异常。支气管纤维镜：左上叶支气管内有新生物。活组织病理学检查结果为小细胞肺癌。

　　请问：

　　1. 对该病人应进行何种治疗？

　　2. 病人目前的主要护理诊断/问题有哪些？

　　3. 该病人术前应做好哪些护理措施？

　　4. 经治疗好转的病人出院时，针对该病人的健康宣教重点是什么？

　　肺癌（lung cancer）多数起源于支气管黏膜上皮，因此也称为支气管肺癌，可向支气管腔内和（或）邻近的肺组织生长，并可通过血液、淋巴或支气管转移扩散。肺癌的分布以右肺多于左肺，上叶多于下叶。起源于主支气管、肺叶支气管的癌肿，位置靠近肺门者称为中央型肺癌；起源于肺段支气管以下的癌肿，位置在肺的周围部分者称为周围型肺癌。肺癌发病年龄大多在40岁以上，以男性多见，但近年来女性肺癌的发病率也明显增加。近50年来许多国家都报道肺癌的发病率和死亡率均明显增高，男性肺癌发病率和死亡率均占所有恶性肿瘤的第一位。

　　临床最常见的肺癌可分为2种类型：小细胞肺癌和非小细胞肺癌。小细胞肺癌（未分化小细胞肺癌）预后最差，约占20%；多见于40岁左右有吸烟史的男性；以中央型肺癌多见，恶性程度较高，生长速度较快，较早出现淋巴和血行转移。非小细胞肺癌包括：①鳞状细胞癌（鳞癌）：在肺癌中最多见，约占50%。多见于老年男性，与吸烟关系密切；大多起源于较大的支气管，以中央型肺癌多见；生长速度缓慢，恶性程度较低，病程较长；转移时间较晚，先发生淋巴转移，血行转移是晚期表现。②腺癌：约占25%，常见于女性，多为周围型肺癌；早期易发生局部浸润和血行转移，淋巴转移发生较晚。③大细胞癌：约占1%，多为中央型肺癌；生长速度快，恶性程度较高。

　　肺癌的转移途径：①直接扩散：癌肿沿支气管管壁并向支气管腔内生长，可造成支气管腔内部分或全部阻塞；亦可直接扩散并侵入邻近肺组织，穿越肺叶间裂并侵入相邻的其他肺叶；还可侵犯胸壁、胸内其他组织和器官。②淋巴转移：常见的扩散途径。癌细胞经支气管和肺血管周围的淋巴管，先侵入邻近的肺段或肺叶支气管周围淋巴结，然后达到肺门或气管隆突下淋巴结，或侵入纵隔和气管旁淋巴结，最后累及锁骨上前斜角肌淋巴结和颈部淋巴结。③血行转移：多发生在肺癌的晚期。癌细胞直接侵入肺静脉，然后经左心随体循环血流转移到全身各处器官和组织，常见的有肝、骨骼、脑、肾上腺等。

【护理评估】

（一）健康史

肺癌的病因至今尚不完全明确，大量资料表明，长期大量吸烟与肺癌的发生有非常密切的关系。另外，空气污染、烹饪油烟、职业长期接触化学物质（包括砷、镉、铬、镍、石棉、电离辐射等）、饮食因素、遗传易感性、基因变异等也是肺癌的致病因素。

（二）身体状况

肺癌的临床表现与肺癌的部位与大小、是否压迫、侵犯邻近器官以及有无转移等密切相关。

1. 症状 早期周围型肺癌多无症状。肿瘤增大后，常出现以下表现。

（1）咳嗽 最常见，为刺激性干咳或少量黏液痰，抗感染、止咳效果不佳。

（2）血性痰 咳出痰中带血点、血丝或断续地少量咯血，以中央型肺癌多见。

> **考点提示**
> 肺癌最常见的早期症状：刺激性干咳。

（3）支气管阻塞症状 少数肺癌病人，由于肿瘤造成支气管不同程度阻塞，可出现胸闷、哮鸣、气促、发热和胸痛等症状。

（4）晚期表现 晚期肺癌的病人除食欲减退、体重减轻、发热、倦怠及乏力等全身症状外，可出现癌肿压迫、侵犯邻近器官、组织或发生远处转移的征象：①压迫或侵犯膈神经出现同侧膈肌麻痹。②压迫或侵犯喉返神经出现声带麻痹、声音嘶哑。③压迫上腔静脉引起面部、颈部、上肢和上胸部静脉怒张，皮下组织水肿，上肢静脉压升高。④侵犯胸膜引起胸膜腔积液，常为血性；大量积液可引起气促。⑤癌肿侵犯胸膜及胸壁，有时可引起持续性剧烈胸痛。⑥侵入纵隔，压迫食管，可引起吞咽困难。⑦癌肿压迫或侵犯颈部交感神经可出现 Horner 综合征，表现为同侧眼睑下垂、瞳孔缩小、眼球内陷、面部无汗。

2. 体征 癌肿转移到肝脏，可扪及肿大的肝脏，出现腹水，皮肤、巩膜黄染。转移到淋巴结，可扪及肿大的淋巴结。

（三）辅助检查

1. X 线检查 通过 X 线检查可以了解肺癌的部位和大小，可看到由于支气管阻塞引起的局部肺气肿、肺不张或病灶邻近部位的浸润性病变或肺部炎症性病变。

2. 支气管镜检查 通过支气管镜可直接观察支气管内膜及管腔的病变情况。可采取肿瘤组织供病理检查，或吸取支气管分泌物作细胞学检查，以明确诊断和判定组织学类型。

3. 痰细胞学检查 痰细胞学检查是肺癌普查和诊断的一种简便有效的方法，原发性肺癌病人多数在痰液中可找到脱落的癌细胞。中央型肺癌痰细胞学检查的阳性率可达 70%～90%，周围型肺癌痰检的阳性率则仅约 50%。

4. 影像学检查 CT 检查对病灶形态特点观察更详细，能更早地发现早期癌变；正电子发射体层扫描（PET）更有利于早期诊断以及判断癌肿转移与复发、分期和疗效评定；某些不能行增强 CT 检查的病例也可以选择 MRI 检查。

5. 其他 经胸壁穿刺活组织检查、胸水检查、纵隔镜检查、胸腔镜检查、放射性核素肺扫描检查等。

知识拓展

支气管内镜超声引导针吸活检术

超声内镜引导下的经支气管针吸活检（EBUS – TBNA）自 2002 年研发以来，2007 年被美国国家综合癌症网络（NCCN）和美国胸科医师学会（ACCP）《肺癌诊疗指南》推荐为肺癌术前评估的重要工具，为肺癌纵隔分期提供了新标准，且在趋势上有取代外科纵隔镜的可能。我国在 2008 年开始引入 EBUS – TBNA 设备并投入临床使用。目前，国内只有少数医院开展该项工作。该技术是通过安装在支气管镜前端的超声探头设备，结合专用的吸引活检针，可以在实时超声引导下进行针吸活检（TB-NA）。搭载的电子凸阵扫描彩色多普勒可以同时帮助确认血管位置，防止误穿血管。通常穿刺吸引针的外径为 22 号，因此绝大多数病例可获得充足的组织样品。目前国内、外该穿刺的诊断率为 89% ~97% 。

（四）处理原则

肺癌的治疗在临床上常采用综合方案。一般非小细胞肺癌以手术治疗为主，辅以化疗和放疗，也可以采用靶向治疗；小细胞肺癌除了早期癌肿以手术治疗为主外，其他中晚期者则以化疗和放疗为主。其他的治疗还有中医、中药和免疫治疗。

1. 手术治疗　目前基本的手术方式为肺切除加淋巴结清扫。周围型肺癌，施行肺叶切除加淋巴结切除术；中央型肺癌，施行肺叶或一侧全肺切除加淋巴结切除术。若癌肿位于一个肺叶内，但已侵及局部主支气管或中间段支气管，则保留正常的邻近肺叶，切除病变的肺叶及一段受累的支气管。

2. 放射治疗　主要用于处理手术后残留病灶、局部晚期病例和配合化学治疗。小细胞肺癌对放射治疗敏感，鳞癌次之，腺癌最差。

3. 化学治疗　包括新辅助化学治疗、辅助化学治疗和系统化学治疗。小细胞肺癌对化学治疗特别敏感，鳞癌次之，腺癌最差。

4. 靶向治疗　针对肿瘤特有的基因异常进行治疗。

5. 中医、中药治疗　根据病人临床症状、脉象、舌苔进行辨证论治，可减轻病人放射治疗和化学治疗的副作用，增强机体的抵抗力，提高疗效。

6. 免疫治疗　包括特异性免疫治疗和非特异性免疫治疗。

（五）心理和社会支持状况

由于早期的刺激性干咳会被病人忽略，当病人出现咯血症状时，病人和家属都会恐慌。评估病人对肺癌的认知程度，对手术有何顾虑。了解家属对病人的关心程度、家庭的经济承受能力等。评估病人对康复训练和早期活动是否配合；对出院后的治疗与预后是否清楚。

【常见护理诊断/问题】

1. 焦虑/恐惧　与对手术和预后缺乏了解有关。

2. 气体交换障碍　与癌肿压迫肺组织而致通气、换气量不足有关。

3. 清理呼吸道低效　与创口疼痛、咯痰无力有关。

4. 营养失调：低于机体需要量　与手术损伤（破坏）、疾病消耗增加有关。

5. 疼痛　与手术创伤、留置胸腔引流管有关。

6. 潜在并发症　出血、感染、肺不张、心律失常、支气管－胸膜瘘、肺水肿、成人呼吸窘迫综合征。

【护理目标】

1. 病人焦虑、恐惧减轻，树立战胜疾病的信心。

2. 病人恢复正常的气体交换，呼吸平稳。

3. 病人能有效地进行深呼吸、咳嗽、排痰。

4. 病人营养状况逐步恢复正常。

5. 病人疼痛减轻或消失。

6. 病人未发生并发症或并发症得到及时发现、控制。

【护理措施】

（一）术前护理

1. 心理护理　可采取心理暗示疗法，主要是增强病人自身战胜疾病的信心。结合各种癌症的治疗方法，暗示病人如何进行自身调节，告诉他们如何配合治疗就一定能战胜疾病。动员亲属给予病人在心理和经济方面的全力支持。

2. 戒烟　指导并劝告病人停止抽烟，术前戒烟至少 2 周。因为抽烟会刺激肺、气管及支气管，使气管、支气管分泌物增加，妨碍纤毛的清洁功能，使支气管上皮细胞活动减少或丧失活力而致肺部感染。

3. 保持呼吸道通畅　若有大量支气管分泌物，应先行体位引流。痰液黏稠不易咳出者，可行超声雾化，必要时经支气管镜吸出分泌物。同时注意观察痰液的量、颜色、黏稠度及气味；遵医嘱给予支气管扩张剂、祛痰剂等药物，以改善呼吸状况。呼吸功能失常者，可以应用机械通气治疗。

4. 控制感染　注意口腔卫生，发现病人有龋齿等口腔疾病及时报告医生。肺部有感染者，应使用有效抗生素控制。

5. 纠正营养和水分的不足　术前给予高热量、高维生素、高蛋白、容易消化的饮食。不能进食者给予鼻饲或静脉补充营养。纠正水、电解质和酸碱平衡失调，增加病人对手术的耐受性。

6. 手术前指导训练　练习腹式呼吸、有效咳嗽和翻身，可促进肺扩张，利于术后配合。练习使用深呼吸训练器，以便在手术后能有效配合术后康复，预防肺部并发症的发生。指导病人在床上进行大、小便训练，预防术后尿潴留和便秘。介绍胸腔闭式引流的设备，并告诉病人在手术后安放引流管（尤其是胸膜腔导管）的目的及注意事项，指导病人在保留胸腔闭式引流管时翻身的方法。告诉病人术后可能出现的伤口疼痛；指导疼痛时的放松方法，例如冥想放松技巧、听音乐和深呼吸等。

7. 术前常规准备　按医嘱常规术前准备如普鲁卡因皮试、青霉素皮试、血型鉴定、术前交叉配血、手术区域皮肤准备等。

（二）术后护理

1. 监测和维持生命体征的平稳

（1）手术后 2~3 小时内，每 15 分钟监测生命体征 1 次。

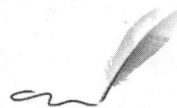

（2）脉搏和血压稳定后改为每30分钟至1小时测量1次。

（3）注意有无呼吸窘迫的现象。若有异常，立即通知医生。

（4）手术后24~36小时，血压常会有波动，需严密观察。若血压持续下降，应考虑是否由心脏疾病、出血、疼痛、组织缺氧或循环血量不足所造成。

2. 体位的护理

考点提示
肺癌手术后不同的体位选择。

（1）麻醉未清醒时取平卧位，头偏向一侧，以免呕吐物、分泌物吸入而致窒息或并发吸入性肺炎。

（2）血压稳定后，采取半卧位。

（3）肺叶切除者，可采取平卧位或左、右侧卧位。

（4）肺段切除术或楔形切除术者，应避免手术侧卧位，尽量选择健侧卧位，以促进患侧肺组织扩张。

（5）全肺切除术者，应避免过度侧卧，可采取1/4侧卧位，以预防纵隔移位和压迫健侧肺而导致呼吸、循环功能障碍。

（6）有血痰或支气管-胸膜瘘管者，应取患侧卧位。

（7）避免采用头低足高仰卧位，以防因横膈上升而妨碍通气。若有休克现象，可抬高下肢及穿弹力袜以促进下肢静脉血液回流。

3. 呼吸道护理 观察呼吸频率、幅度及节律，双肺呼吸音；有无气促、发绀等缺氧征象以及动脉血氧饱和度等情况，若有异常及时通知医生给予处理；严密观察气管导管的位置，防止滑出或移位。为防止肺切除术后缺氧，常规给予鼻导管吸氧2~4L/min；鼓励病人深呼吸及有效咳嗽排痰，如果痰液黏稠者，可行超声雾化稀释痰液。病人咳嗽时，为减轻震动引起的疼痛，可帮助病人固定伤口：如果护士站在病人术侧，一手放在术侧肩膀上并向下压，另一手置于伤口下协助支托胸部；如果站在病人健侧，双手紧托伤口部位以固定胸部伤口（图14-7）。

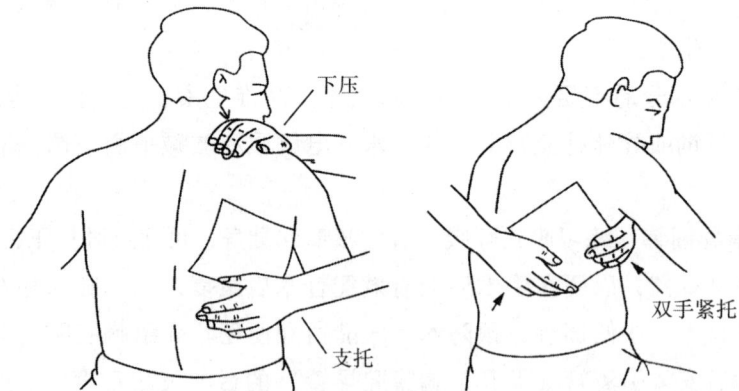

图14-7 协助排痰的方法

4. 维持体液平衡 严格掌握输注液体的量和速度，防止心脏前负荷过重而导致肺水肿。全肺切除术后应控制钠盐摄入量，24小时补液量宜控制在2000ml内，速度以20~30滴/分为宜。记录出入水量，维持体液平衡。

5. 维持胸腔引流通畅

（1）密切观察引流液量、颜色和性状，当引流出较多血液（每小时100~200ml）时，应考虑有活动性出血，需立即通知医师。

（2）对全肺切除术后所置的胸腔引流管一般呈钳闭状态，以保证术后病人胸腔内有一定的渗液，减轻或纠正明显的纵隔移位。一般酌情放出适量的气体或引流液，维持气管、纵隔于胸腔中间位置。每次放液量不宜超过100ml，速度宜慢，避免快速多量放液引起纵隔突然移位，导致心脏骤停。

（3）术后24～72小时病人病情平稳，无气体及液体引流后，行X线胸片检查确定肺组织已复张，可拔除胸腔引流管。

6. 营养支持　肠蠕动恢复后，即可开始进食清淡流质、半流质饮食；若病人进食后无任何不适可改为普食，饮食宜为高蛋白、高热量、丰富维生素、易消化。以保证营养，提高机体抵抗力，促进伤口愈合。

7. 并发症的预防　肺癌手术后可并发血胸、脓胸及支气管-胸膜瘘，其发病率很低，但后果严重者须紧急救治。常见的心血管系统并发症有手术后低血压、心律失常、心包压塞、心力衰竭等。呼吸道并发症如痰液潴留、肺不张、肺炎、呼吸功能不全等。

（1）胸膜腔内出血　主要原因为止血不彻底或血管结扎线脱落。当胸腔引流液量增多，每小时＞100ml，病人出现烦躁、血压下降、脉搏增快、尿少等应考虑胸腔内有活动性出血。一旦出血应立刻通知医生，加快输液、输血的速度，遵医嘱给予止血药，保证胸腔引流管通畅，做好病情观察与开胸探查止血的准备。

（2）肺炎和肺不张　主要原因是术后膈肌受抑制，咳嗽无力，不能将呼吸道分泌物很好地排出。当病人出现体温升高、心动过速、哮鸣、发绀、呼吸困难等就可能发生了肺炎和肺不张。应鼓励病人咳嗽、咯痰，痰液黏稠者给予超声雾化，病情严重者行气管切开，确保呼吸道通畅。

（3）心律失常　多发生于术后4日内，主要原因与缺氧、出血及水、电解质与酸碱失衡有关。应对病人进行严密的心电监护，密切观察心率、心律，严格掌握药物剂量、浓度、给药方法和速度以及药物的疗效与不良反应。

（4）支气管-胸膜瘘　多发生于术后1周，主要原因多与支气管缝合不严密、支气管残端血运不良或支气管缝合处感染、破裂所致。如果病人的胸腔引流管持续引流出大量气体，病人出现发热、刺激性咳嗽、痰中带血、呼吸困难、呼吸音减低等症状。用亚甲蓝注入胸膜腔，病人咳出蓝色痰液可确诊。一旦发生，立即报告医生，取患侧卧位，用抗生素抗感染并继续行胸腔闭式引流。

（三）健康教育

1. 康复训练　指导病人进行手臂和肩关节的运动，预防术侧胸壁肌肉粘连、肩关节强直及失用性萎缩。病人麻醉清醒后，可协助病人进行臂部、躯干和四肢的轻度活动，每4小时1次；术后第二日开始做肩、臂的主动运动。全肺切除术后的病人，鼓励取直立的功能位，以恢复正常姿势。

2. 戒烟　使病人了解吸烟的危害，建议戒烟。

3. 早发现、早诊断、早治疗　对于40岁以上者应定期进行胸部X线普查；中年以上，久咳不愈或者出现血痰者，应提高警惕，应到医院做进一步的检查和治疗。

4. 复诊指导　①告诉病人出院后数周内，仍应进行呼吸运动及有效咳嗽。②保持良好的口腔卫生，如有口腔疾病应及时治疗。③保持良好的营养状况，注意每天保持充分休息与活动，出院半年内不得从事体力活动。④居住的环境应保持空气新鲜，避免居住在布满灰尘、烟雾及化学刺激物品的环境，减少出入公共场所的时间。⑤若有伤口疼痛、剧烈咳嗽及咯血等症状，或有进行性倦怠情形，应返院复诊。⑥接受化疗药物治疗者，在治疗过程中应注意血象的变化，定期到医院复查血常规和肝功能。

【护理评价】

1. 病人情绪是否平稳，有无战胜疾病的信心。

2. 病人的呼吸功能是否改善，有无气促、发绀等缺氧的征象。

3. 病人能否自主深呼吸，能否有效咳嗽排痰。

4. 病人食欲是否良好，营养状况是否恢复正常，体重有无增加。

5. 病人疼痛有无减轻或消失，睡眠情况是否良好。

6. 病人是否发生并发症，或者并发症已经得到及时处理。

小 结

长期大量吸烟是原发性支气管肺癌最重要的危险因素。鳞状细胞癌（鳞癌）在肺癌中最多见；小细胞癌恶性程度最高，对放疗和化疗敏感。女性相对多见的是腺癌。肺癌最常见的早期症状是刺激性干咳，中央型肺癌常出现持续性血痰。肿瘤扩散时可出现胸痛、呼吸困难、声音嘶哑、颈静脉怒张等。胸部 X 线检查是发现肺癌最重要的方法，确诊的方法为支气管镜检查加病理活检。原发性支气管肺癌首选的治疗方法为手术治疗。术后的护理措施：血压稳定后采用半坐卧位；肺叶切除者，采取平卧位或左、右侧卧位；肺段切除最好选择健侧卧位；全肺切除者采取1/4侧卧位。全肺切除术后病人应严格控制输液的量和速度，24 小时补液量应控制在 2000ml 内，速度应以 20~30 滴/分为宜。

第四节　食管癌病人的护理

案例导入

张某，男，66 岁。主诉：4 个月前无明显诱因出现进食梗阻感，开始进干硬食物时较为明显，进半流质、流质饮食则梗阻感较轻，伴偶尔进食后胸骨后疼痛，疼痛呈针刺样；后来进半流质饮食如稀饭也有明显的梗阻感，偶有呕吐，呈泡沫样，无恶心、无黑便。在当地医院行庆大霉素等抗炎治疗，症状无明显好转。为求进一步诊疗来医院就诊。

请问：

1. 该病人可能的诊断是什么？需要哪些辅助检查帮助诊断？应采取何种治疗方式？

2. 病人目前的主要护理诊断/问题有哪些？

3. 针对该病人采取哪些护理措施？针对该病人的健康宣教重点是什么？

食管癌（esophageal carcinoma）是一种常见的上消化道恶性肿瘤，全世界每年约有 30 万人死于食管癌。其发病率和死亡率在各国差异很大。我国是世界上食管癌高发地区之一，每年平均病死约 15 万人。男性多于女性，发病年龄多在 40 岁以上。

临床上采用国际抗癌联盟食管分段标准：颈段、胸段（又分为上、中、下三段）、腹段（图 14 - 8）。食管癌的发病以胸中段最为多见，大约占 50%；胸下段次之；胸上段较少。95% 以上为鳞状上皮癌，以高、中分化鳞癌最为常见。

按病理形态，食管癌可分为四型：①髓质型：约 60%，恶性程度高，食管壁明显增厚并向腔内扩展。②蕈伞型：约 15%，瘤体呈卵圆形扁平肿块状，向腔内呈"蘑菇样"突出。③溃疡型：约 10%，瘤体的黏膜面呈溃疡深陷入肌层，而边缘清楚。④缩窄型（硬化型）：约 10%，瘤体部位形成明显的环状狭窄，累及食管全周，较早出现梗阻症状。

图 14 - 8　食管的分段

颈段
胸段
上段
中段
下段
（含腹段）

食管癌的转移途径：①直接扩散：癌肿先向黏膜下层扩散，继而向上、向下及全层浸润，很容易穿过疏松的外膜侵入邻近器官。②淋巴转移：是食管癌的主要转移途径。癌细胞经黏膜下淋巴管，通过肌层到达与肿瘤部位相应的区域淋巴结。③血行转移：血行转移发生较晚，通过血液循环向远处转移。

> **考点提示**
> 胸中段食管癌最多见；髓质型为最多见的病理类型；缩窄型较早出现梗阻。

【护理评估】

（一）健康史

食管癌的发病人群与年龄、性别、职业、种族、地域、生活环境、饮食与生活习惯、遗传易感性等有一定关系。目前研究认为，吸烟和重度饮酒是重要的原因。另外，主要的致癌因素还有：①亚硝胺类化合物，在食管癌高发地区粮食和饮用水中亚硝胺的检出率比低发地区高。②生物因素，真菌毒素霉变食物，如霉变的花生、玉米能促进亚硝胺的合成，诱发癌变。③缺乏某些微量元素及维生素，在食管癌高发地区的饮水、粮食和蔬菜中的钼、锰、铁、氟、锌、硒、碘的含量均偏低。④遗传因素，我国高发地区 60% 的病人有家族史。⑤饮食及生活习惯，食物的机械性、化学性刺激，如过硬、过热食物或进食过快，口腔不洁或龋齿等可引起食管上皮病理改变。

（二）身体状况

1. 症状　食管癌为一种进展性疾病。

（1）早期症状　常不明显，仅在吞咽粗硬食物时有不同程度的不适感觉，包括梗噎感，胸骨后烧灼样、针刺样或牵拉摩擦样疼痛。食物通过缓慢并有停滞感或异物感。梗噎停滞感常可通过饮水后缓解消失。症状时轻时重，进展缓慢。

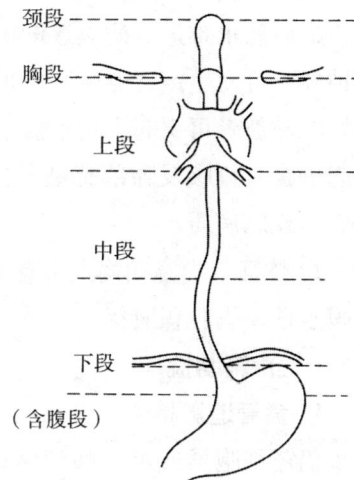

> **考点提示**
> 食管癌病人的早期症状：进食的梗噎感；最典型症状：进行性吞咽困难。

（2）中晚期表现　进行性吞咽困难，先是难咽干硬食物，继而只能进半流质、流质饮食，最后滴水难进。病人逐渐消瘦、贫血、无力、明显脱水症状及营养不良。癌肿侵犯喉返神经，可发生声音嘶哑；压迫颈部交感神经节可产生 Horner 综合征；侵入主动脉并发生溃烂、破裂者可引起大量呕血；侵入气管，可形成食管－气管瘘；高度阻塞可致食物反流，引起进食时呛咳及肺部感染；持续胸痛或背痛为晚期症状，表示癌肿已侵犯食管外组织，最后出现恶病质。

2. 体征　中晚期病人可有锁骨上淋巴结肿大，肝转移者可触及肝肿大，恶病质者可出现腹水征、胸腔积液等。

（三）辅助检查

1. 食管造影检查　是可疑食管癌病人影像诊断的首选，进一步仍需细胞学或组织病理学确诊。早期可见食管黏膜皱襞紊乱、粗糙或有中断现象；小型充盈缺损；局限性管壁僵硬，蠕动中断。中晚期有明显的不规则狭窄和充盈缺损，管壁僵硬。

2. CT 检查　胸部 CT 检查目前主要用于食管癌临床分期和术后随访。

3. 食管拉网脱落细胞学检查　是高发地区高危人群筛查食管癌的首选方法；对于阳性病例，仍需行纤维食管镜检查进一步定性和定位。食管拉网脱落细胞学检查方法简便，是进行大面积普查的切实可行方法。

4. 纤维食管镜检查　是食管癌诊断中最重要的手段之一，对于食管癌的定性、定位诊断和手术方案的选择有重要作用。

5. B 超或彩超检查　主要用于发现腹部重要器官及腹腔淋巴结有无转移，有时也用于颈深部淋巴结的检查。

> **考点提示**
>
> 食管癌最重要的定性、定位检查是纤维食管镜检查。

（四）处理原则

手术是治疗食管癌的首选方法，临床上多采取综合治疗的原则，即根据病人的机体状况，肿瘤的病理类型、侵犯范围（病期）和发展趋向，有计划而合理地应用现有的治疗手段。

1. 手术治疗　若病人全身情况较好，无明显远处转移征象者可考虑手术。常用的手术方式有非开胸及开胸食管癌切除术两种。目前对胸中段以上的食管癌主张采用颈－胸－腹三切口方法，术后常用胃或结肠代替食管。晚期食管癌病人，不能进行根治性手术或放射性治疗、进食有困难者，可做姑息性减状手术，如胃或空肠造瘘术、食管腔内置管术、食管分流术等，以达到改善营养、延长生命的目的。

2. 放射治疗　术前、术后都可以进行放射治疗。

3. 化学治疗　食管癌对化学治疗药物敏感性差，可与其他方法联合应用，有时可提高疗效。

（五）心理和社会支持状况

病人对早期的梗噎感没有重视，当逐渐出现吞咽困难的时候，病人和家属会出现焦虑、紧张、恐惧等不良心理，评估病人对疾病的认知程度及能否配合治疗与护理工作；能否进食和安静入睡；病人能否配合康复训练，家属对病人的关心程度、支持力度，家庭经济承受能力等。

知识拓展

光动力疗法

光动力疗法是治疗肿瘤的新技术之一，是继手术、放疗、化疗之后的第四大治疗肿瘤的有效手段。它是先给病人注射一种光敏药物，这种光敏药物选择性地潴留于肿瘤组织，然后用特定波长的激光照射肿瘤组织，引发其中的光敏药物起化学反应，从而选择性地杀灭肿瘤细胞而正常细胞不受损害。食管癌病人可采用光动力疗法。光动力疗法最大的特点是高选择性杀灭肿瘤细胞，而不损伤正常细胞，毒副作用小。但临床应用时间较短，尚有待进一步观察。

【常见护理诊断/问题】

1. 营养失调：低于机体需要量　与营养物质摄入不足或不能进食、消耗增加有关。

2. 体液不足　与吞咽困难、水分摄入不足有关。

3. 焦虑/绝望　与对癌症的恐惧和担心有关。

4. 潜在并发症　出血、肺不张、肺炎、吻合口瘘、乳糜胸等。

【护理目标】

1. 病人营养状况改善。

2. 病人水、电解质维持平衡。

3. 病人情绪稳定，树立战胜疾病的信心。

4. 病人未发生并发症或并发症得到及时发现和处理。

【护理措施】

（一）术前护理

1. 心理护理　针对病人的心理状态进行耐心解释、安慰和鼓励，建立充分信赖的护患关系，讲解手术和各项治疗与护理的意义、方法、大致过程、病人配合与注意事项，以及让同病室病人进行现身说法，使病人认识到手术是彻底的治疗方法。争取亲属在心理和经济方面的积极支持和配合，解除病人的后顾之忧。

2. 加强营养　尚能进食者，应给予高热量、高维生素的流质或半流质饮食。不能进食者，应静脉补充水分、电解质及热量。低蛋白血症的病人，应输注新鲜血或血浆蛋白给予纠正。

3. 保持口腔卫生　口腔是食管的门户，口腔内细菌可随食物或唾液进入食管，在梗阻或狭窄部位停留、繁殖，易造成局部感染，影响术后吻合口愈合。故应保持口腔清洁，进食后漱口并积极治疗口腔疾病。

4. 呼吸道准备　对吸烟者，术前2周应劝其严格戒烟，指导并训练病人有效咳痰和腹式深呼吸，预防术后肺炎和肺不张。

5. 胃肠道准备　①术前1周遵医嘱给病人口服抗生素溶液，可起到局部消炎、抗感染作用。②术前3日改流质饮食，术前1日禁饮食。③对进食后有滞留或反流者，术前1日晚遵医嘱予以生理盐水100ml加抗生素经鼻胃管冲洗食管及胃，可减轻局部充血、水肿，防止吻合口瘘。④结肠代替食管手术病人，术前3～5日口服抗生素如甲硝唑、庆大霉素等；术前 2 日进无渣流质饮食；术前晚进行清洁灌肠或全肠道灌洗后禁饮、禁食。⑤手术日晨常规置胃管，通过梗阻部位时不能强行进入，以免穿破食管；可置于梗阻部位上端，待手术中于直视下再行置于胃中。

(二) 术后护理

1. 病情观察 观察、监测并记录生命体征，每 30 分钟 1 次，平稳后可每 1~2 小时 1 次。

2. 呼吸道护理 食管癌术后病人易发生呼吸困难、缺氧并发肺不张、肺炎，甚至呼吸衰竭。术后第一日每 1~2 小时鼓励病人深呼吸、吹气球及深呼吸训练器锻炼，促使肺膨胀。痰多、咳痰无力的病人若出现呼吸浅快、发绀、呼吸音减弱等痰梗阻现象时，应立即行鼻导管深部吸痰，必要时行纤维支气管镜吸痰或气管切开吸痰，气管切开后按气管切开常规护理。气管插管随时吸痰，保持气道通畅。

3. 饮食护理 进食原则：少量多餐，由稀到干，逐渐增加食量；避免进食过快、过量及带骨刺或硬质食物，质硬的药片可碾碎后服用。①术后禁食期间不可下咽唾液，以免感染造成食管吻合口瘘。②术后 3~4 日吻合口处于充血水肿期，需禁饮、禁食。③禁食期间持续胃肠减压，注意经静脉补充水分和营养。④术后 3~4 日待肛门排气、胃肠减压引流量减少后，拔除胃管。⑤停止胃肠减压 24 小时后，若无异常先试饮少量水，术后 5~6 日可给予全量流质饮食，每 2 小时 100ml，每日 6 次。术后 3 周后病人若无特殊不适可进普食，但仍应注意少食多餐、细嚼慢咽，防止进食量过多、速度太快。⑥避免进食生、冷、硬食物（包括质硬的药片和带骨刺的肉类、花生、豆类等），以避免导致后期吻合口瘘。⑦食管胃吻合术后病人可能有胸闷，进食后呼吸困难，建议病人少食多餐，经 1~2 个月后，此症状多可缓解。⑧食管癌、贲门癌切除术后，可发生胃液反流至食管，病人可有反酸、呕吐等症状，平卧时加重，应嘱病人饭后 2 小时内勿平卧，睡眠时将枕头垫高。

4. 胃肠减压的护理 术后 3~4 日内保持胃肠减压，维持胃管通畅，妥善固定胃管，防止脱出。严密观察引流液量、性状、气味并准确记录。

5. 胸腔闭式引流的护理 保持其通畅，观察引流液量、性状并记录。护理措施参照本章第五节"胸腔闭式引流的护理"。

6. 胃肠造瘘术后的护理 观察造瘘管周围有无渗出或胃液漏出。暂时性或用于管饲的永久性胃造瘘管均应妥善固定，防止脱出、阻塞。

7. 结肠代食管术后护理 食管癌切除术后，常用结肠代替食管（图 14-9）。术后的护理需保持置于结肠袢内的减压管通畅。注意观察腹部体征，发现异常及时报告医生。病人常嗅到粪便气味，需向病人解释原因，并指导其注意口腔卫生，一般此情况于半年后能逐步缓解。

8. 放疗、化疗期间的护理 向病人解释治疗的目的。注意合理调配饮食，以增进食欲；有恶心、呕吐者，给予对症治疗，以缓解症状。放疗病人应注意保持照射部位皮肤的清洁，防止放射线对皮肤的损伤。

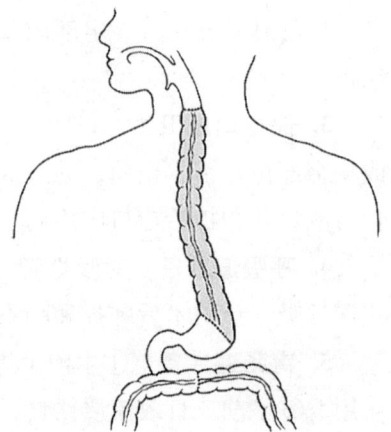

图 14-9 食管癌切除后
结肠代食管术

（三）术后并发症护理

1. 吻合口瘘 是食管癌手术后极为严重的并发症，死亡率高达50%。发生吻合口瘘的原因有：①食管的解剖特点，如无浆膜覆盖。②食管的血液供应呈节段性，易造成吻合口缺血。③吻合口张力太大。④感染、营养不良、贫血、低蛋白血症等。病人表现为呼吸困难、胸腔积液以及全身中毒症状，包括高热、血白细胞计数升高、休克甚至脓毒血症。吻合口瘘多发生于术后5～10日，在此期间应密切观察有无上述症状，一旦出现，须立即通知医生并配合处理。护理措施包括：①嘱病人立即禁食，直至吻合口愈合。②行胸腔闭式引流并常规护理。③加强抗感染治疗及肠外营养支持。④严密观察生命体征，若出现休克症状，应积极抗休克治疗。⑤需再次手术者，应积极配合医生完善术前准备。

2. 乳糜胸 乳糜胸是比较严重的并发症，多因伤及胸导管所致。乳糜胸多发生在术后2～10日，少数病例可在2～3周出现。术后早期由于禁食，乳糜液含脂肪甚少，胸腔闭式引流可为淡血性或淡黄色液，但量较多；恢复进食后，乳糜液漏出量增多，大量积聚在胸腔内，可压迫肺及纵隔并使之向健侧移位。病人表现为胸闷、气急、心悸，甚至血压下降。由于乳糜液中95%以上是水，并含大量脂肪、蛋白质、胆固醇、酶、抗体和电解质，若未及时治疗，可在短期内造成全身消耗、衰竭而死亡。因此术后应密切观察有无上述症状，若诊断成立，应迅速处理，即置胸腔闭式引流，及时引流胸腔内乳糜液，使肺膨胀；可用负压持续吸引，有利于胸膜形成粘连；一般主张进行胸导管结扎术，同时给予胸外营养支持治疗。

（四）健康教育

1. 疾病预防 向病人讲解要避免接触引起癌变的因素，如霉变的食物、过烫或过硬饮食等；加强防癌宣传教育，在高发地区人群中做普查和筛检；鼓励病人保持乐观的情绪，坚持锻炼，增强体质。

2. 加强营养 根据不同手术方式，向病人讲解术后进食时间，指导选择合理的饮食及注意事项，预防并发症的发生。

3. 活动与休息 在活动时应注意掌握活动量，避免疲劳，保证充分睡眠。术后早期不宜下蹲大、小便，以避免引起体位性低血压或发生意外。

4. 康复活动 清醒后即开始做被动肩臂运动。术后第一日开始肩臂主动运动，即过度伸臂、内收和前屈上肢并内收肩胛骨。

5. 复诊指导 定期复查，坚持后续治疗。

【护理评价】

1. 病人营养状况能否维持，体重是否下降或增加，贫血有无改善。

2. 病人水、电解质是否平衡，尿量是否正常，有无脱水或电解质紊乱的现象。

3. 病人的心理问题是否得到解决，睡眠是否充足，能否配合治疗与护理。

4. 病人有无并发症发生，或并发症是否得到及时处理。

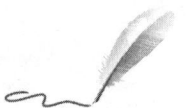

小 结

食管癌最好发的部位：胸中段；最多见的病理类型：髓质型；最早引起梗阻症状的病理类型：缩窄型。食管癌的早期症状：进食时偶有梗噎感、食管内有停滞感或异物感，胸骨后针刺样疼痛。食管癌的典型症状是进行性吞咽困难，晚期体重减轻、贫血、营养不良，最后出现恶病质状态。食管拉网脱落细胞学检查是我国首创的一种用于普查早期食管癌的检测方法。食管造影检查是可疑食管癌病人影像诊断的首选。食管镜加病理活检是确诊的重要手段。食管癌首选手术治疗。术前2周戒烟，做好消化道的准备；术前3天每晚用温生理盐水洗胃。术后做好胸腔闭式引流的护理、胃肠减压和饮食的护理。术后最严重的并发症是吻合口瘘，多发生在术后5~7天，表现为持续高热、呼吸困难，应立即禁食禁饮、胃肠减压、胸腔闭式引流、抗感染治疗等。

第五节　胸腔闭式引流的护理

胸腔闭式引流是将胸腔内的气体、液体利用负压吸引的原理引流出体外而减轻胸腔压力，缓解液体和气体对心、肺组织的压迫，重建胸膜腔负压。

【引流目的】

1. 引流胸腔内渗液、血液及气体。

2. 重建胸膜腔内负压，维持纵隔的正常位置。

3. 促进肺复张，防止感染。

【适应证】

1. 中量、大量闭合性气胸以及开放性气胸、张力性气胸、血胸、脓胸。

2. 胸腔穿刺术治疗后肺无法复张者。

3. 开胸手术后引流。

【置管位置】

根据胸部体征、胸部X线、B超检查，明确胸膜腔内气体、液体的部位。置管位置选择：气体大部分积聚在胸腔上部，液体大部分位于下部。因此，气胸引流一般选在患侧前胸壁锁骨中线第2肋间隙；胸腔积液则在腋中线与腋后线间第6或第7肋间隙插管引流；脓胸通常选择脓液积聚的最低位置进行置管。

【胸腔引流的种类及其装置】

1. 胸管种类　①用于排气：宜选择质地较软，既能引流、又可减少局部刺激和疼痛，管径为1cm的塑胶管。②用于排液：引流管宜选择质地较硬、不易扭折和堵塞且利于通畅引流、管径为1.5~2cm的橡皮管。

2. 胸腔闭式引流的装置　传统胸腔闭式引流装置常见的有单瓶、双瓶、三瓶三种。目前临床上广泛应用的是各种一次性使用的胸膜腔引流装置。

（1）单瓶水封闭式引流　引流瓶的橡胶瓶塞上有两个孔，分别插入长、短玻璃管。瓶中装约 500ml 无菌生理盐水，长玻璃管应在水面下 3～4cm 且保持直立；另一端与病人的胸腔引流管相连。短管作为空气通路。接通后可见长玻璃管的水柱升高至液平面以上 8～10cm，并随着病人的呼吸上下波动；若无波动，则提示引流管道不通畅。

（2）双瓶水封闭式引流　包括 1 个引流瓶和 1 个水封瓶（吸引瓶），双瓶装置既可以引流积液、又可以引流气体，水封瓶引流积液的压力来自于胸水的重力，排气的动力则仍是来自于胸腔的正压或接负压吸引器。

（3）三瓶水封闭式引流　在双瓶的基础上增加了一个施加抽吸力的控制瓶。控制瓶起到调压的作用，水位通常在 8cm 左右，在里面放水的原理是当负压吸引过大，压力超过 8cm 水柱时，便会有外界空气进入，从而能够缓解压力，以保护肺不被牵拉损伤（图 14－10）。

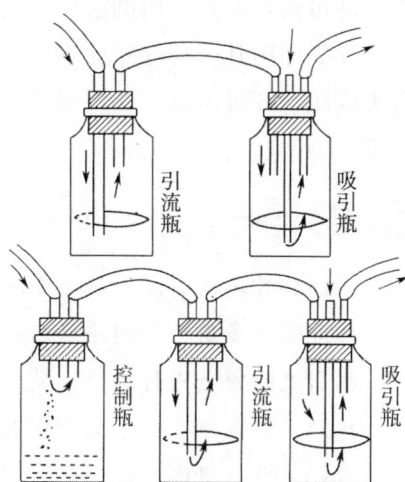

图 14－10　双瓶或三瓶水封闭式引流装置

【护理措施】

1. 保持管道密闭性　①随时检查引流装置是否密闭及引流管有无脱落。②水封瓶长玻璃管没入水中 3～4cm，并始终保持直立。③引流管周围用油纱布包盖严密。④搬动病人或更换引流瓶时，需双重关闭引流管，以防空气进入。⑤引流管连接处脱落或引流瓶损坏，应立即以双钳夹闭胸壁引流导管，并更换引流装置。⑥若引流管从胸腔滑脱，立即用手捏闭伤口处皮肤，经消毒处理后，用凡士林纱布封闭伤口，并协助医师做进一步处理。

2. 严格无菌操作，防止逆行感染　①引流装置应保持无菌。②保持胸壁引流口处敷料清洁干燥，一旦渗湿，及时更换。③引流瓶应低于胸壁引流口平面 60～100cm，以防瓶内液体逆流入胸膜腔。④按规定时间更换引流瓶，更换时严格遵守无菌操作规程。

3. 保持引流管通畅　闭式引流主要依靠重力，有效地保持引流管通畅的方法有：①病人取半坐卧位（图 14－11）。②定时挤压胸膜腔引流管，防止引流管阻塞、扭曲、受压。③鼓励病人做有效咳嗽、深呼吸运动及变换体位，以利胸腔内液体、气体排出，促进肺扩张。

4. 观察和记录　①注意观察长玻璃管内的水柱波动。因为水柱波动的幅度反映死腔的大小与胸膜腔内负压的大小。一般情况下水柱上下波动 4～6cm。若水柱波动过高，可能存在肺不张；若无波动，则提示引流管不通畅或肺已完全扩张。但若病人出现胸闷、气促、气管向健侧偏移等肺受压的状况，应疑为引流管被血块堵塞，需设法捏挤或使用负压间断抽吸引流瓶的短玻璃管，促使其通畅，并立即通知医生处理。②观察引流液体的量、性质、颜色，并准确记录。

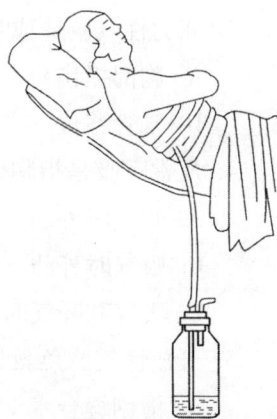

图 14－11　胸膜腔闭式引流示意图

5. 拔管　一般引流 48～72 小时后，临床观察无气体溢出，或引流量明显减少且颜色变浅，24小时引流液＜50ml、脓液＜10ml，X线胸片示肺膨胀良好且无漏气，病人无呼吸困难，即可拔管。护士协助医生拔管，在拔管时应先嘱病人深吸一口气，在其吸气末迅速拔管，并立即用凡士林纱布或者厚敷料封闭胸壁伤口，外加包扎固定。拔管后注意观察病人有无胸闷、呼吸困难、切口漏气、渗液、出血、皮下气肿等，如发现异常应及时通知医师处理。

小结

胸腔闭式引流的目的是引流胸膜腔内的液体、气体，重建胸膜腔负压，恢复肺复张，多用于胸部手术后及胸部损伤病人。胸腔闭式引流的插管位置和管径根据引流的物质进行选择。胸腔闭式引流的护理要点：保持管道密闭性；严格无菌操作，引流瓶要低于胸壁引流口60～100cm，防止反流与逆行感染；保持引流管通畅，做好观察和记录；掌握拔管的指征和做好拔管后的观察。

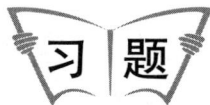

习题

一、选择题

【A1／A2型题】

1. 最容易发生骨折的肋骨是
    A. 第1～2肋　　　　B. 第3～4肋　　　　C. 第4～7肋
    D. 第8～10肋　　　 E. 第11～12肋

2. 进行性血胸的紧急处理应采取
    A. 抗感染　　　　　B. 开胸探查止血　　　C. 固定胸壁
    D. 穿刺排气减压　　E. 迅速封闭胸壁伤口

3. 张力性气胸造成身体损害的主要病理生理变化是
    A. 胸部损伤　　　　B. 缺氧　　　　　　　C. 明显皮下气肿
    D. 气管移位　　　　E. 肺不张

4. 反常呼吸是指胸壁出现
    A. 呼气时外凸，吸气时正常　　　　B. 吸气和呼气均外凸
    C. 吸气时外凸，呼气时内陷　　　　D. 吸气时内陷，呼气时外凸
    E. 吸气和呼气时均内陷

5. 开放性气胸急救处理首先应采取的措施是
    A. 清创缝合术　　　B. 胸腔闭式引流　　　C. 封闭伤口
    D. 吸氧、输血、补液　E. 胸腔穿刺

6. 多根多处肋骨骨折的护理重点是
    A. 止痛　　　　　　B. 控制纵隔扑动　　　C. 控制纵膈向患侧移位
    D. 控制纵隔向健侧移位　E. 吸氧

7. 急性脓胸的治疗，错误的方法是

A. 应用抗生素　　　　　　B. 全身支持疗法　　　　　C. 胸腔穿刺抽出脓汁

D. 胸腔闭式引流　　　　　E. 胸腔开放式引流

8. 慢性脓胸的临床表现，下列哪项不符

A. 低蛋白血症　　　　　　B. 气管、纵隔移向患侧　　C. 肋膈角消失

D. 肋间隙增宽　　　　　　E. 可见杵状指

9. 早期中央型肺癌诊断率最高的检查方法是

A. 胸腔积液检查　　　　　B. 纵隔镜检查　　　　　　C. 转移灶活组织检查

D. 支气管镜检查　　　　　E. 经皮穿刺活组织检查

10. 与吸烟关系最密切的肺癌是

A. 鳞癌、未分化癌　　　　B. 鳞癌、腺癌　　　　　　C. 腺癌、未分化癌

D. 腺癌、大细胞癌　　　　E. 未分化癌、大细胞癌

11. 肺癌手术前、后不正确的护理是

A. 术前送取痰液做细胞学检查　　　　B. 指导胸式呼吸和有效咳嗽

C. 术后观察有无皮下气肿和气管移位　　D. 术后常规给氧

E. 术后指导肩臂功能锻炼

12. 食管癌最多见的部位是

A. 颈段　　　　　　　　　B. 胸上段　　　　　　　　C. 胸中段

D. 胸下段　　　　　　　　E. 腹段

13. 食管癌进展期的典型症状为

A. 梗噎感　　　　　　　　　　　　　B. 胸骨后针刺样疼痛或烧灼感

C. 进行性吞咽困难　　　　　　　　　D. 消瘦、乏力

E. 贫血

14. 我国首创的用于普查食管癌的检测方法是

A. B超检查　　　　　　　B. CT检查　　　　　　　　C. 食管镜检查

D. 食管吞钡X线检查　　　E. 食管拉网脱落细胞学检查

15. 检查胸腔闭式引流是否通畅，最简单的方法是观察

A. 引流管有无受压　　　　B. 引流管是否过长　　　　C. 引流管有无扭曲

D. 引流管是否滑脱　　　　E. 水封瓶内长玻璃管的水柱有无波动

16. 胸腔闭式引流装置的处理，下列哪项是错误的

A. 病人取半卧位　　　　　　　　　　B. 保持引流管通畅

C. 引流瓶不能高于病人胸腔平面　　　D. 观察并记录引流物的量及性质

E. 引流瓶内短玻璃管与引流管相接，长管开放

17. 张小姐，24岁，胸部外伤导致肋骨骨折，发现病人吸气时胸壁向内凹陷、呼气时胸壁向外凸出，呼吸困难、发绀。该病人可能的诊断是

A. 单根单处肋骨骨折　　　B. 单根多处肋骨骨折　　　C. 多根多处肋骨骨折

D. 张力性气胸　　　　　　E. 闭合性气胸

18. 某男，32岁，胸部外伤后呼吸困难，面部及口唇发绀。体检时发现胸壁有一4cm的开放性伤口，呼吸时伤口处可闻及"嘶嘶"声，伤侧呼吸音消失，叩诊为鼓音。该病人的诊断可能是

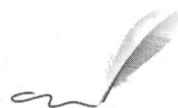

A. 闭合性气胸   B. 开放性气胸   C. 张力性气胸

D. 损伤性血胸   E. 机械性血胸

19. 王先生，男性，51岁，开胸手术行胸膜腔闭式引流48小时后，无气体、液体排出，水封瓶长玻璃管内的水柱亦停止上下波动。病人呼吸平稳，无特殊不适。最可能的情况是

A. 引流管内有阻塞   B. 引流管扭曲   C. 引流管受压

D. 体位不当   E. 肺复张良好

20. 马某，男性，36岁，胸腔手术后胸膜腔闭式引流管不慎自胸壁伤口脱出，首要的措施是

A. 通知医师紧急处理   B. 给病人吸氧

C. 换药室用凡士林纱布覆盖引流口   D. 将脱出的引流管重新置入

E. 用手指捏闭引流口周围皮肤

21. 男性，35岁，胸外伤导致血气胸，出血量中等，抢救后进入监护室1小时，发现出血突然大量增多。此时护士优先做的工作是

A. 加大氧流量，改善供氧   B. 监测生命体征   C. 动脉血气分析

D. 做开胸止血准备   E. 安慰病人以解除其紧张情绪

22. 张先生，52岁，食管癌手术后第三天拔除胃管后口服流质饮食。第五天体温升高39℃，呼吸困难、胸痛、脉速，X线胸透发现手术侧胸腔积液。应首先考虑并发

A. 肺炎   B. 胸膜炎   C. 切口感染

D. 食管吻合口瘘   E. 癌肿播散

23. 男性，48岁，吸烟史多年，少痰性咳嗽4个多月，无发热，半个月来声音嘶哑，检查提示左肺门病变，但未明确诊断。为了进一步确诊，应采取以下检查措施，其中哪项不妥

A. 痰检癌细胞   B. 胸部X线片   C. 经皮肺穿刺活检

D. 胸部CT   E. 支气管镜检查

24. 男性，51岁，咽下食物梗噎感，怀疑患食管癌，为确诊不需要做下列哪项检查

A. X线钡餐检查   B. 食管脱落细胞学检查   C. B超检查

D. 纤维食管镜检查   E. CT检查

【A3/A4型题】

(25~26题共用题干)

男性，18岁，学生，晨跑后感左侧胸闷、胀痛，气促、出冷汗。查体：神清，面色苍白，口唇发绀，呼吸30次/分，左上肺叩诊呈鼓音，呼吸音消失，心率110次/分，心律齐。

25. 该病人最可能的诊断是

A. 心绞痛   B. 自发性气胸   C. 肺炎

D. 肋骨骨折   E. 肋间神经痛

26. 为明确诊断，最佳辅助检查是

A. 血常规   B. 胸部CT   C. 胸部X线

D. ECG   E. 血气分析

（27～29题共用题干）

男性，30岁，胸部外伤致左侧第5肋骨骨折并发气胸，行胸腔闭式引流术。

27. 胸腔闭式引流管应在

  A. 左锁骨中线第2肋间插管   B. 左锁骨中线第5肋间插管

  C. 左锁骨中线第4肋间插管   D. 左锁骨中线第6肋间插管

  E. 左锁骨中线第7肋间插管

28. 判断引流管是否通畅的最简单方法是

  A. 检查引流管是否扭折   B. 观察水封瓶长管水柱的波动情况

  C. 检查引流管是否有引流液   D. 检查病人的呼吸音是否正常

  E. 观察病人呼吸是否改善

29. 拔除胸腔闭式引流管的指征，应除外

  A. 临床观察无气体溢出 B. X线检查肺膨胀良好 C. 无呼吸困难

  D. 引流管脱出   E. 血氧饱和度在正常范围

二、思考题

李某，男，30岁，于15日前因受凉出现发热、咳嗽，间断咳痰，热型为稽留热，于10日前住院，诊断为肺炎。给予静脉滴注头孢菌素类抗生素及激素治疗8日，仍持续高热，咳嗽转为干咳。体格检查：T 39.1℃，P 118次/分，R 36次/分，发育正常，胸廓对称无畸形，左肺呼吸运动不明显，触诊语颤减弱，叩诊浊音，未闻及呼吸音。实验室检查：血白细胞计数17.2×10⁹/L，中性粒细胞百分比0.64，淋巴细胞百分比0.30。胸部 CT 检查示：左侧胸腔 12cm×6.5cm 阴影。左侧胸膜腔穿刺抽出少许稀薄脓性液体。

请问：

1. 该病人最可能的临床诊断是什么？

2. 导致该疾病的原因是什么？

3. 主要的护理诊断有哪些？

4. 目前应采取哪些针对性护理措施？

（曾学燕）

第十五章 急性腹膜炎和腹部损伤病人的护理

第一节 急性腹膜炎病人的护理

案例导入

张某，男，35岁，胃溃疡病史6年，因饱食后突感上腹部剧痛2小时入院。病人全腹部疼痛，伴恶心、呕吐。查体：T 36.8℃，P 120次/分，BP 80/52mmHg。痛苦面容，病人出现明显的压痛、反跳痛、腹肌紧张，肝浊音界消失，移动性浊音（＋），肠鸣音减弱。辅助检查：WBC 14×10^9/L；腹部平片示两侧膈下有游离气体；腹腔诊断性穿刺抽出淡黄色浑浊液体。

请问：

1. 病区值班护士应如何做好入院护理评估工作？评估时应注意哪些沟通礼仪？

2. 病人目前的主要护理诊断/问题有哪些？

3. 护士接诊后，针对病人的护理诊断/问题，应采取哪些护理措施？

急性腹膜炎是由细菌感染、化学性（如胃液、胆汁、血液）或物理性损伤所致壁腹膜和脏腹膜的急性炎症。

按发病机制常可将急性腹膜炎分为原发性和继发性2类，临床多指继发性的化脓性腹膜炎；根据病变累及的范围可分为弥漫性腹膜炎和局限性腹膜炎2类。

急性腹膜炎的基本病理生理改变是腹膜在细菌的作用与肠道内容物的刺激下，可发生充血、水肿反应，并失去原有的光泽，继之大量的浆液性渗出液产生以稀释毒素；渗出液中大量吞噬细胞、中性粒细胞以及坏死组织、细菌与纤维蛋白等可逐渐进入腹膜腔，形成浑浊的脓性渗出液。继发性腹膜炎脓液稠厚，呈黄绿色，可有粪臭味。

腹膜炎的转归可受机体抵抗力和腹部局部的防御能力两方面因素影响。同时，污染细菌的性质、数量和病程也是影响转归的重要因素。机体抵抗力低下或细菌致病力较强时，腹膜严重充血、水肿，腹腔内大量液体潴留可引起水、电解质、酸碱平衡紊乱以及血浆蛋白降低、贫血等全身症状；肠道浸泡在大量脓液中，可引起肠管麻痹，形成麻痹性肠梗阻；大量毒素、细菌被吸收入血，可致感染性休克；肠管扩张可使膈肌上移而导致呼吸、循环功能障碍，可加重休克，甚至导致死亡。机体抵抗力强者，炎症可与邻近脏器、肠管、大网膜粘连包裹，形成局限性腹膜炎或脓肿。细菌致病力弱、机体抵抗力强者通过抢救及时、方法得当的治疗，腹腔内炎症可消散、吸收、痊愈。腹膜炎治愈后，腹腔内多有不同程度的粘连，部分病人可引起粘连性肠梗阻。

【护理评估】

（一）健康史

1. 原发性腹膜炎 腹腔内无原发病灶，临床少见。致病菌多由溶血性链球菌、大肠埃希菌、肺炎链球菌引起，经由血行、泌尿道、女性生殖道等途径播散至腹腔而导致腹膜炎发生。常在机体抵抗力低下时发生，可并发呼吸道、肠道、泌尿系统的感染。

> **考点提示**
> 原发性腹膜炎腹腔内无原发病灶。

2. 继发性腹膜炎 继发性化脓性腹膜炎最常见，主要致病菌是肠道内的常驻菌群，其中以大肠埃希菌最常见，其次是厌氧拟杆菌、链球菌等，大多为混合型感染。继发性腹膜炎可由以下病因引起：

（1）腹腔内脏器穿孔、损伤 急性阑尾炎穿孔、坏疽是急性腹膜炎发生最常见的原因，其次是消化性溃疡急性穿孔、腹部损伤引起的内脏破裂。损伤发生后继发细菌感染，成为化脓性腹膜炎。

（2）脏器炎症扩散或腹内脏器缺血 如急性胆囊炎渗出液在腹内扩散，绞窄性肠梗阻、绞窄性腹外疝等。

（3）其他 如腹部开放性损伤或腹部手术污染腹腔等。

（二）身体状况

1. 腹痛 是最主要、最常见的表现。病人腹痛的程度与发病的病因、炎症的轻重程度、病人的年龄等因素相关。一般呈突发性、持续性、剧烈疼痛，常难以忍受。病人咳嗽、深呼吸、变换体位可使疼痛加剧。疼痛多以原发病灶处最明显，可从原发病灶处开始，随着炎症的扩散而波及全腹。

2. 恶心、呕吐 炎症初期，由于腹膜受刺激而引起反射性恶心、呕吐，呕吐物多为胃内容物；当并发麻痹性肠梗阻时，呕吐物呈棕黄色肠内容物，可有恶臭味。

3. 中毒感染症状 病人出现脉速、高热、大汗、口干、贫血等症状，可引起缺水、代谢性酸中毒等全身表现。一般病人体温逐渐升高，年老体弱病人体温可不升高或升高不明显，脉搏可加快，若脉搏快而体温下降，多为病情恶化的体征之一。若病人出现面色苍白或发绀、四肢湿冷、呼吸急促、血压下降、脉搏细速、神志不清等表现，多提示感染性休克。

4. 腹部体征

（1）视诊 病人明显腹胀，腹式呼吸减弱或消失。腹胀加重常为病情加重的标志。

（2）触诊 腹部压痛、反跳痛、腹肌紧张合称腹膜刺激征，是腹膜炎的标志性体征，以原发病灶的位置最为明显。腹肌紧张的程度与病因和全身情况密切相关，如胃、十二指肠溃疡穿孔时，化学性刺激性消化液进入腹腔，引起强烈的腹肌紧张，

> **考点提示**
> 腹膜刺激征是腹膜炎的标志性体征。

呈"板状腹"。年老及极度虚弱者、幼儿常见腹肌紧张不明显，容易被忽视。

（3）叩诊　因胃肠胀气多呈鼓音。消化性溃疡穿孔时，腹腔可有游离气体，肝浊音界缩小或消失；若腹腔内有大量积液时，可出现移动性浊音阳性。

（4）听诊　腹膜炎早期，肠鸣音可活跃。随着病情的进展，肠鸣音减弱。当出现肠麻痹时，肠鸣音可消失。

5. 直肠指诊　当感染病灶波及盆腔或形成盆腔脓肿时，可触及到直肠前窝饱满，且有触痛感。

6. 腹腔脓肿　炎症局限后，未完全吸收的脓液可被腹腔内大网膜、肠袢及肠系膜等粘连包围，积聚于腹腔内某一部位而形成腹腔脓肿，腹腔脓肿可分为膈下脓肿、盆腔脓肿和肠间脓肿。

（1）膈下脓肿　脓液积聚于膈肌以下、横结肠及其系膜以上的间隙内，称为膈下脓肿。病人平卧时膈下部位最低，约30%的急性腹膜炎病人经手术或药物治疗后腹腔内的脓液易积聚于此。脓肿位置与原发病有关，十二指肠溃疡穿孔、胆囊及胆道化脓性感染，其脓液常积聚在右膈下；胃溃疡穿孔、脾切除术后感染，其脓液常发生在左膈下。膈下脓肿一旦形成，可出现明显的全身及局部症状。全身症状表现为发热，体温可达39℃左右，脉率快，病人可出现乏力、消瘦、厌食等全身症状。局部症状有肋缘或剑突下持续性钝痛，深呼吸时可加重。脓肿刺激膈肌可引起呃逆。感染扩散至胸腔可出现胸腔积液、气促、咳嗽、胸痛等表现。由于抗生素的大量应用，局部症状多不典型。

（2）盆腔脓肿　在立位和半卧位时，盆腔处于腹腔最低位置，腹腔内炎性渗出液及脓液可积聚于盆腔子宫直肠陷窝、膀胱直肠陷窝而形成盆腔脓肿。由于盆腔腹膜面积小，吸收能力较低，因此，盆腔脓肿时全身中毒症状较轻。病人常伴有里急后重、便频而量少、黏液便等典型的直肠刺激征，或伴有尿频、排尿困难等膀胱刺激症状；直肠指诊可触及直肠前壁波动感、触痛感。

（3）肠间脓肿　腹腔内脓液可被肠管、肠系膜与网膜包围而形成单发或多个大小不等的脓肿，称为肠间脓肿。肠间脓肿周围可广泛粘连，可引起不同程度的肠粘连。病人可出现腹痛、腹胀、腹部压痛或扪及包块。

（三）辅助检查

1. 实验室检查　血常规一般表现为白细胞计数及中性粒细胞比例增高，严重弥漫性腹膜炎病人白细胞计数可不增高或低于正常，甚至有核左移及中毒颗粒。血液生化检查可表现为脱水、电解质紊乱、酸中毒等异常。

2. X线检查　腹部立位X线平片可见小肠胀气或有多个小气液平面，多提示肠麻痹；膈下游离气体，多提示胃肠穿孔。腹部X线可见患侧膈肌升高，肋膈角模糊，胸腔积液，多提示膈下脓肿。腹部X线检查可见肠壁间距增宽，小肠气液平面，多提示肠间脓肿。

3. B超、CT检查　B超显示腹腔内出现不等量的液体；CT对腹腔内实质性脏器的病变有诊断价值。B超、CT检查对腹腔脓肿的诊断价值较大，可明确脓肿的位置及大小，且可在B超引导下行诊断性穿刺。

4. 诊断性腹腔穿刺　诊断性腹腔穿刺抽到脓液即可确诊。根据抽出脓液的性质有助于病因的判断，同时可做细菌培养和药物敏感试验。急性阑尾炎穿孔时，抽出液多呈白色或微黄稀薄脓性，可带臭味；出血坏死型胰腺炎，抽出血性液体，淀粉酶含量增高；胃、十二指肠溃疡穿孔，穿刺液多呈黄色浑浊、无臭味，可见食物残渣；绞窄性肠梗阻，可抽出血性、腥臭味液体；结核性腹膜炎可抽出草绿色透明腹水；若抽出不凝固血液，多提示有腹腔内实质脏器的损伤。

> **考点提示**
>
> 诊断性腹腔穿刺抽出不凝血，多提示有腹腔内实质脏器的损伤。

（四）处理原则

1. 非手术治疗　病情较轻或病程已超过 24 小时，腹部体征已减轻或炎症已有局限化趋势，以及原发性腹膜炎、病人全身情况良好者可采用非手术治疗。具体措施：禁食、胃肠减压，纠正水、电解质、酸碱平衡紊乱，应用抗生素以及对症支持。

2. 手术治疗　继发性腹膜炎以手术治疗为主，应尽早去除引起腹膜炎的病因，改善全身状况，控制感染性休克，清理及引流腹腔积液，促进腹腔炎症的局限、吸收或消散。

知识拓展

腹腔镜在弥漫性腹膜炎诊治中的应用

近年来腹腔镜手术在弥漫性腹膜炎的诊断和治疗方面应用日益广泛，尤其在腹膜炎病因不明，病人年迈、体弱、多病时，腹腔镜检查是一种较好的选择，诊断准确率可达88%~100%，高于 X 线、B 超或 CT 等检查方法。腹腔镜手术的并发症少，手术时间不长，可为绝大多数病人提供确定的诊断，住院时间短。半数以上的病例可经腹腔镜手术获得确定性治疗，病残率及病死率均较低。但该手术不宜用于合并脓毒感染性休克和低血容量性休克的病人。

---

3. 腹腔脓肿的处理

（1）膈下脓肿　脓肿尚未形成时，可采用非手术治疗。大量抗生素控制感染。小的脓肿经非手术治疗可被吸收，较大脓肿形成者须进行引流。近年来采用经皮穿刺置管引流术，治疗效果较好。术后加强支持治疗，如输血、补液、营养支持以及应用抗生素。

（2）盆腔脓肿　盆腔脓肿较小或未形成时，可采用非手术治疗，如热水坐浴、温盐水保留灌肠、物理透热疗法、应用抗生素等。病情较轻者脓液可自行吸收。较大脓肿形成时，可经肛门在直肠前壁波动明显处切开排脓，已婚女性可经阴道后穹窿切开引流。

（3）肠间脓肿　肠间脓肿首选非手术治疗，如应用抗生素、物理透热及全身支持疗法。非手术治疗无效或发生肠梗阻时，考虑剖腹探查并行引流术。如 B 超或 CT 检查提示脓肿较局限且为单房，并与腹壁紧贴，也可采用 B 超引导下经皮穿刺置管引流术。

（五）心理和社会支持状况

急性腹膜炎常发病突然，病情多严重，病人十分痛苦，常表现为对手术及预后的恐惧心理。同时应评估家庭对医疗费用的承受能力。病人对治疗及康复过程的认知程度会影响其对治疗、护理的配合以及对治疗效果的信心。

【常见护理诊断/问题】

1. 急性疼痛　与腹膜炎症刺激有关。

2. 体温过高　与腹膜炎毒素吸收有关。

3. 体液不足 与腹腔炎性渗出、体液丢失过多有关。

4. 焦虑 与腹痛剧烈、担心手术及预后有关。

5. 潜在并发症 感染性休克、腹腔脓肿、切口感染。

【护理目标】

1. 病人疼痛程度缓解。

2. 病人腹膜炎症得到控制、体温降至正常范围。

3. 病人维持体液平衡。

4. 病人焦虑情绪得到缓解，配合治疗。

5. 病人未发生并发症，或并发症发生后能够得到及时有效处理。

【护理措施】

（一）非手术治疗的护理/术前护理

1. 一般护理 病人无休克情况下，可取半卧位，有利于改善呼吸、循环功能和促进炎症局限；休克病人可取中凹卧位。胃肠穿孔病人暂禁饮食，并进行胃肠减压，以减轻胃肠内积气、积液。不能进食的病人应做好营养支持，必要时实施肠外营养，以提高机体的防御能力和愈合能力。

2. 对症处理 高热病人给予物理或药物降温；疼痛严重病人可给予镇静、吸氧。病情未明确时，暂不用止痛剂，以免掩盖病情。若已确诊、治疗方案已制订，可使用哌替啶等阿片类止痛剂。

> **考点提示**
>
> 病情未明确时，暂不用止痛剂，以免掩盖病情。

3. 补液与抗感染 迅速建立静脉通道，遵医嘱补充液体和电解质，纠正水、电解质、酸碱平衡紊乱，做好输液计划。根据病人病情及时调整输液的速度、量和成分。遵医嘱合理应用抗生素抗感染治疗，可根据细菌培养和药物敏感试验结果选用抗生素。

4. 心理护理 耐心给病人及家属进行沟通和解释，减轻病人焦虑情绪，以利于其配合治疗及护理，增加战胜疾病的信心。

（二）术后护理

1. 体位 术后病人回病室，可按照麻醉要求安置合适体位，清醒后改为半卧位。卧床期间鼓励病人适当翻身，尽早下床活动，防止肠粘连和下肢静脉血栓形成。

2. 禁食、胃肠减压 术后继续行胃肠减压、禁食，待肛门排气、肠蠕动功能恢复后，可考虑拔出胃管，逐步恢复经口进食。禁食期间做好口腔护理，每日 2 次。

3. 营养支持 术后根据病情，合理选择肠内或肠外营养支持，保证蛋白质的摄入，提高机体抵抗力和愈合能力。

4. 严密观察病情变化 术后密切监测生命体征变化，严格记录液体的出入量，注意病人尿量的变化。术后加强巡视，注意腹部体征变化，观察有无膈下或盆腔脓肿形成。若发现异常，及时通知医生，配合处理。

5. 维持体液平衡 遵医嘱合理补液，必要时输注新鲜血或血浆，维持水、电解质和酸碱平衡，维持有效循环血量。

6. 腹腔脓肿、切口感染等并发症的预防和护理

（1）抗生素的应用 术后遵医嘱合理应用敏感抗生素，控制腹腔内感染。病人全身情况改善、感染症状消失后，可停用抗生素。

（2）腹腔引流管的护理　注意腹腔引流管的正确连接和妥善固定，并贴附标签注明各引流管的位置和功能，防止引流管脱出、扭曲或受压。观察引流管是否通畅，以及引流液的颜色、性状和量，预防腹腔内残余感染。若引流液的量明显减少，少于10ml/d且色清，无发热、无腹胀、白细胞计数恢复正常、全身情况好转，可考虑拔管。

（3）切口护理　病人回病房后，注意观察切口敷料是否干燥，有无渗血、渗液。若敷料渗湿，及时更换，防止切口感染发生。

（三）健康教育

告知病人术后早期活动的原因及重要性，指导病人术后早期进行适当活动，预防肠粘连的发生；饮食上鼓励病人循序渐进、少量多餐，给予高蛋白、高热量、富含维生素的饮食，有利于促进机体的恢复和切口的愈合。

【护理评价】

1. 病人腹痛、腹胀症状是否解除。

2. 病人体温是否恢复正常，炎症是否得到有效控制。

3. 病人体液是否维持平衡。

4. 病人情绪是否稳定，焦虑是否缓解，能否积极配合治疗。

5. 病人并发症是否得以预防，或得到及时发现和处理。

第二节　腹部损伤病人的护理

案例导入

张女士，女，35岁，因车祸导致左上腹部受伤，急诊入院。病人主诉上腹部闷胀、头晕。查体：脉快、四肢湿冷、面色苍白，测血压62/42mmHg，脉搏118次/分，肌紧张不明显。

请问：

1. 病人目前的主要护理诊断/问题有哪些？

2. 护士接诊后，针对病人的护理诊断/问题，应采取哪些护理措施？

腹部损伤在外科急症中比较常见，在平时和战时都易发生，占各种损伤的0.4%～1.8%。腹部损伤常伴有内脏损伤、空腔脏器破裂，可引起大出血或严重的腹腔感染，严重威胁病人的生命。因此，对腹部损伤的病人进行早期、及时、正确的诊断和处理，是降低死亡率的关键。

腹部损伤可分为闭合性和开放性两大类。①闭合性损伤：伤后腹壁保持完整，损伤仅局限于腹壁，同时可伴有内脏损伤，及时正确地判断有无内脏损伤是处理方式选择的关键。②开放性损伤：伤后腹壁完整性遭到破坏，腹腔内脏器、组织与外界相通。根据腹膜是否破损又可分为穿透伤和非穿透伤，有腹膜破损者为穿透伤，无腹膜破损者为非穿透伤。根据伤口的特点，穿透伤又可以分为贯通伤和非贯通伤。有入口、有出口者为贯通伤，有入口、无出口者为非贯通伤（盲管伤）。

【护理评估】

（一）健康史

1. 闭合性损伤 常因高处坠落、冲撞、挤压、拳打脚踢等钝性暴力所致，常见受累脏器依次为脾、肾、小肠、肝、肠系膜等。

2. 开放性损伤 开放性损伤多由刀枪、弹片等各种锐器、火器所引起，最常受累的脏器依次为肝、小肠、胃、结肠、大血管等。胰腺、十二指肠、膈、直肠等位置较深在，损伤发生率较低。

（二）身体状况

实质性脏器损伤以内出血为主要表现，而空腔脏器损伤以腹膜炎为主要表现，两者鉴别见表 15 – 1。

1. 实质性脏器损伤

（1）症状 以腹痛和（或）失血性休克表现为主。病人腹痛可不严重，多呈持续性，可有轻微腹膜刺激征。肝、脾、胰、肾等实质性脏器受损时，主要有面色苍白、脉搏加快、血压下降、尿少等失血性休克的表现。

> **考点提示**
>
> 移动性浊音阳性，多提示失血量超过 1000ml。

（2）体征 若病人出现移动性浊音阳性，多提示失血量超过 1000ml。若实质性脏器损伤出现明显的腹膜刺激征，多提示肝、胰腺、肾等破裂引起胆汁、胰液、尿液等进入腹腔。

2. 空腔脏器损伤

（1）症状 空腔脏器破裂时，以腹膜炎表现为主。病人出现持续性剧烈腹痛和胃肠道症状，伴随体温升高、脉率增快、呼吸急促等全身感染表现。空腔脏器损伤程度与表现因脏器内容物的性质不同而异，直肠损伤时，可出现鲜红色血便；膀胱损伤时，可有血尿。

（2）体征 腹膜刺激征明显，胃液、胆汁、胰液等化学性消化液对腹膜的刺激最强，肠液次之，血液最轻。有时可出现气腹征；肠麻痹发生时，可出现腹胀、肠鸣音减弱或消失。

表 15 – 1 实质性脏器损伤和空腔脏器损伤的鉴别

鉴别要点	实质脏器损伤	空腔脏器损伤
临床特点	急性腹腔内出血为主（休克）	急性腹膜炎为主
腹部叩诊	移动性浊音	肝浊音界缩小或消失
血常规	红细胞计数降低	白细胞计数、中性粒
	血红蛋白含量降低	细胞比例增高
B 超、X 线	腹腔内积液等征象	腹腔内积气等征象
腹腔穿刺	可抽出不凝血	胃肠内容物等液体

3. 常见内脏损伤

（1）脾破裂 脾破裂在腹腔内脏损伤中较易发生，发生率在腹部损伤中可达 30% ~ 50%。创伤累及左下胸部、左上腹部时可发生。脾破裂可分为 3 种类型：真性脾破裂（破损累及被膜），中央型脾破裂（破损累及脾实质深部）、被膜下破裂（被膜保持完整，累及部分脾实质周边）。临床上约 85% 为真性脾破裂，最为多见。临床表现以腹腔内出血为主。

若破裂临近脾门，有撕裂脾蒂的可能，出血量迅猛，可迅速发展为失血性休克，危及生命。

（2）肝破裂　暴力作用于右下胸部、右上腹部时可造成。在各种腹部损伤中占 15% ~ 20%。在临床上，右肝破裂多于左肝破裂。肝破裂的病理类型和临床表现类似于脾破裂。主要表现为腹腔内出血，甚至失血性休克的症状。若伤后有胆汁漏入腹腔，腹痛程度及腹膜刺激征均较脾破裂更明显。若肝破裂后血液通过胆管进入十二指肠，则可有呕血、黑便的表现。B 超、X 线、CT 有助于诊断。

（3）胰腺损伤　强力挤压暴力直接作用于上腹部时可引起胰腺损伤，占各种腹腔脏器损伤的 1% ~2%。因胰腺位于腹膜后，损伤早期不易被发现。伤后胰液进入腹腔，可引起弥漫性腹膜炎。因胰液侵蚀，又影响消化功能，故胰腺损伤后病死率高达 20% 左右。

（4）胃、十二指肠、小肠破裂　在腹部损伤中，胃损伤较少发生，十二指肠由于位置较深在，损伤发生率较低。小肠占据腹部的大部分空间，当暴力作用于中、下腹部时可致伤。损伤发生后，胃肠液、食物残渣等可流入腹腔，早期即可引起明显腹膜炎的症状。部分病人小肠裂口较小，可被食物残渣、纤维蛋白、脱落黏膜上皮等堵塞，可无弥漫性腹膜炎表现，容易导致误诊。

（5）结肠破裂　结肠损伤的发生率低于小肠损伤。因结肠肠腔内液体成分少而细菌含量大，肠壁较薄，血供差，肠内容物漏出后使腹腔污染，伤后往往造成严重的全身感染中毒症状而威胁生命。部分结肠位于腹膜后，伤后不易发现，常因漏诊而致严重的腹膜后感染。

（三）辅助检查

1. 实验室检查　实质性脏器破裂时，血常规检查红细胞计数、血红蛋白含量、血细胞比容明显下降。腹腔内空腔脏器破裂时，血中白细胞计数、中性粒细胞比例明显增高。泌尿系统损伤可出现血尿。胰腺损伤时血、尿淀粉酶可升高。

2. 影像学检查　B 超检查可用于肝、脾、胰腺、肾等实质性脏器检查，诊断率可高达 95% 以上，同时可探查腹腔积液的情况。腹部立位 X 线检查用于空腔脏器破裂时，可显示腹腔游离气体，是胃肠道破裂的主要依据；用于实质性脏器损伤时，可见其

> **考点提示**
> 腹部立位 X 线检查显示腹腔游离气体，是胃肠道破裂的主要依据。

大小、形状以及位置的改变情况。CT 检查可清晰显示肝、脾、胰腺、肾等实质性脏器的大小、形态、结构、包膜完整性、出血量多少，比 B 超更准确；但 CT 检查对肠管损伤诊断价值不大。

3. 诊断性腹腔穿刺术和腹腔灌洗术

（1）诊断性腹腔穿刺术　诊断性腹腔穿刺诊断阳性率可达 90% 以上，是腹部外伤时最常用、最简单的辅助检查方法。但腹内胀气严重者或既往手术或炎症造成腹腔内广泛粘连者、躁动不能合作者、妊娠后期禁忌诊断性腹腔穿刺。嘱病人向穿刺侧侧卧 5 分钟，然后在局麻下进行穿刺。穿刺点多选在脐和髂前上棘连线的中、外 1/3 交界处或经脐水平线与腋前线相交处（图 15 – 1）。但应避免在手术瘢痕、肿大的肝和脾、充盈的膀胱及腹直肌处穿刺。也可把带有多个侧孔的细塑料管经针管送入腹腔深处抽吸。观察穿刺抽出液的颜色、性状和量，必要时将抽出液送检做实验室检查。实质性脏器破裂出血时因腹膜的去纤维蛋

白作用，故可抽出不凝血；若抽出血液迅速凝固，可为误入血管或血肿所致；若抽出液淀粉酶含量增高，多提示胰腺或胃、十二指肠损伤所致；空腔脏器破裂可抽出胃肠内容物、胆汁等浑浊液体。

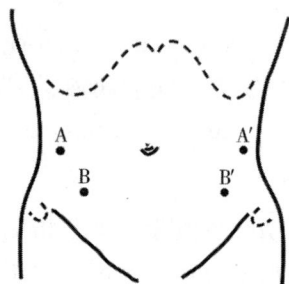

图 15 - 1　腹腔穿刺术进针点

（AA′：经脐水平线与腋前线交点；

BB′：脐与髂前上棘连线中、外 1/3 交点）

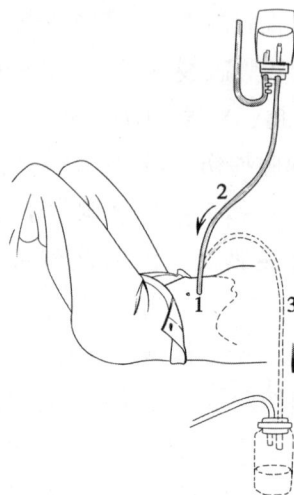

图 15 - 2　腹腔灌洗术

（2）腹腔灌洗术　诊断性穿刺阴性又高度怀疑有腹腔内脏损伤者，可重复穿刺或改行腹腔灌洗术（图 15 - 2）。经腹腔穿刺置入带有多个侧孔的细塑料管，向腹腔内缓慢注入 500 ~ 1000ml 无菌生理盐水，然后借虹吸作用使腹腔内灌洗液流回输液瓶。符合以下任意一项，可提示阳性检查结果：肉眼可见血性灌洗液或含胆汁、肠内容物、尿液者；实验室检查红细胞计数超过 $100 \times 10^9/L$ 或白细胞计数超过 $0.5 \times 10^9/L$，淀粉酶超过 100U/L（Somogyi 单位）者；灌洗液发现细菌者。

4. 诊断性腹腔镜检查　上述检查无法确诊时，可考虑腹腔镜检查，避免损伤较大的剖腹探查。主要用于腹部损伤的早期诊断，可提高诊断准确率，但要求病人能耐受全身麻醉、腹腔内无广泛粘连。

（四）处理原则

腹部损伤常伴有腹部以外的合并伤，在处理的过程中，首先处理心搏骤停、窒息、失血性休克、张力性气胸等对生命威胁最大的损伤，然后立即处理腹部损伤。实质性脏器损伤往往比空腔脏器损伤更为紧急。开放性腹部损伤有腹内脏器脱出者，不可随意还纳腹腔，以免造成腹腔污染，可用消毒或清洁治疗碗覆盖保护后再包扎，立即送至医院接受进一步处理。

1. 非手术治疗　适用于暂时无法确定是否有内脏损伤者或诊断明确的轻度单纯性实质性脏器损伤者，病人生命体征平稳，在非手术治疗期间重点观察是否合并（其他）腹腔内脏器损伤。具体措施包括：观察病情变化，输血、输液维持水、电解质、酸碱平衡，防治休克；应用抗生素，防治腹腔内感染；常规禁饮食，必要时进行胃肠减压；做好术前准备。

2. 手术治疗　适用于已经确诊的腹内脏器破裂或在非手术治疗期间病情加重、出血不易控制者，应积极手术探查。必要时在抗休克的同时进行手术。

（1）清创术　开放性腹部损伤常需进行清创。穿透性腹部损伤应剖腹探查。

（2）剖腹探查术　治疗腹腔内脏器损伤的关键。全面探查、止血、修补、切除或引流，及时清除腹腔内血液、肠液等。根据探查结果，实质性脏器损伤可行修补术、部分切除术或切除术等；空腔脏器破裂可行修补术、肠切除术、肠造口术等。指征：①穿透性开放性腹部损伤，有内脏损伤者。②白细胞计数增高或下降，弥漫性腹膜炎进行性加重者。③烦躁不安、口渴、体温升高、脉快超过100次/分，红细胞计数下降等休克表现；通过抗休克不见好转，甚至恶化者。

【常见护理诊断/问题】

1. 体液不足 与创伤致大量失血、失液，呕吐、禁食等有关。

2. 急性疼痛 与腹部损伤、腹腔感染等有关。

3. 潜在并发症 失血性休克、腹腔脓肿、MODS。

【护理目标】

1. 病人体液平衡，生命体征平稳。

2. 病人腹痛得到有效缓解。

3. 病人无并发症发生，若发生能得到及时发现和有效处理。

【护理措施】

（一）急救护理

急救时分清轻重缓急，首先处理心搏与呼吸骤停、窒息、大出血、张力性气胸等危及生命的损伤。心搏骤停者，积极进行心肺复苏；大出血者进行有效止血，迅速建立2条以上静脉通道，根据医嘱及时补液、输血，防治休克；合并张力性气胸者，配合医师进行胸腔穿刺排气；开放性腹部损伤者，正确妥善处理伤口，避免因处理不当而引起腹腔感染。

（二）非手术治疗的护理/术前护理

1. 一般护理 ①绝对卧床休息，病情稳定者可取半卧位。不可随意搬动病人，以免加重病情。②禁食、禁灌肠，必要时胃肠减压。诊断未明确前绝对禁食、禁饮、禁灌肠，以免肠内容物漏入腹腔，加重感染。③禁食期间静脉补液，维持体液平衡；疑有空腔脏器损伤者，尽早行胃肠减压，减少胃肠内容物漏出对腹膜的刺激。

2. 病情观察 内容包括：①每15～30分钟监测呼吸、脉搏、血压1次；每30分钟检查腹部体征1次，注意腹膜刺激征的强度和范围、肝浊音界的范围以及移动性浊音的变化。②监测白细胞计数、中性粒细胞比例，红细胞计数、血红蛋白含量、血细胞比容的变化，以判断腹腔感染的情况及判断是否存在活动性出血。③准确记录24小时液体的出入量，监测生命体征，观察尿量的变化。

3. 维持体液平衡和抗感染 遵医嘱合理应用广谱抗生素，防止腹腔感染。常规补液，维持水、电解质、酸碱平衡和有效循环血容量。

4. 镇静、止痛 病情未明确时，多采用改变体位或分散注意力等方式缓解疼痛，禁用镇痛药；诊断明确者，遵医嘱使用有效镇静解痉药或镇痛药；空腔脏器损伤者多行胃肠减压，可有效缓解疼痛。

5. 术前准备 需要手术治疗的病人，积极完善术前准备，指导并协助病人配合各项术前检查，必要时行导尿，遵医嘱使用术前用药等。

（三）术后护理

同本章第一节"急性腹膜炎"的术后护理，合并其他部位脏器损伤者的术后护理见相关章节。

（四）健康教育

1. 加强劳动保护，安全行车，避免意外损伤发生。

2. 普及急救知识，发生意外时，能进行必要的急救或自救。

3. 及时就医，无论腹部损伤轻重，一旦发生，都应及时就医，以免延误病情。

4. 告知病人出院后加强营养，注意休息，适当锻炼，促进康复。如有腹部不适，及时就医。

【护理评价】

1. 病人体液是否维持平衡，生命体征是否平稳。

2. 病人腹痛、腹胀症状是否解除。

3. 病人并发症是否得以预防，或得到及时发现和处理。

本章小结

急性腹膜炎包括原发性腹膜炎和继发性腹膜炎。原发性腹膜炎致病菌多由溶血性链球菌、大肠埃希菌、肺炎链球菌引起，经由血行、泌尿道、女性生殖道等途径播散至腹腔而导致腹膜炎发生。常在机体抵抗力低下时发生，可并发呼吸道、肠道、泌尿系统的感染。继发性化脓性腹膜炎最常见，主要致病菌是肠道内的常驻菌群，其中以大肠埃希菌最常见，其次是厌氧拟杆菌、链球菌等，大多为混合型感染。腹膜炎的转归可受机体抵抗力和腹部局部的防御能力两方面因素所影响；同时，致病细菌的性质、数量和病程也是影响转归的重要因素。腹痛是最主要、最常见的表现。病人腹痛的程度与发病的病因、炎症的轻重程度、病人的年龄等因素相关。炎症初期，由于腹膜受刺激而引起反射性恶心、呕吐。病人出现脉速、高热、大汗、口干、贫血等症状，可引起缺水、代谢性酸中毒等全身表现。若病人出现面色苍白或发绀、四肢湿冷、呼吸急促、血压下降、脉搏细速、神志不清等表现，多提示感染性休克。诊断性腹腔穿刺抽到脓液即可确诊。根据病人病情，选择不同的治疗方法。非手术治疗措施包括禁食、胃肠减压，纠正水、电解质、酸碱平衡紊乱，应用抗生素以及对症支持。手术治疗的病人应尽早去除引起腹膜炎的病因，改善全身状况，控制感染性休克，清除及引流腹腔积液，促进腹腔炎症的局限、吸收或消散。

腹部损伤可分为实质性脏器损伤和空腔脏器损伤2类。实质性脏器损伤以腹痛和（或）失血性休克表现为主。空腔脏器破裂时以腹膜炎表现为主，病人出现持续性剧烈腹痛和胃肠道症状，伴随体温升高、脉率增快、呼吸急促等全身感染表现。B超检查可用于肝、脾、胰腺、肾等实质性脏器检查，诊断率可高达95%以上。诊断性腹腔穿刺诊断阳性率可达90%以上，是腹部外伤时最常用、最简单的辅助检查方法。诊断未明确前绝对禁食、禁饮、禁灌肠，以免肠内容物漏入腹腔加重感染；禁食期间静脉补液，维持体液平衡。需要手术治疗的病人，积极完善术前准备。

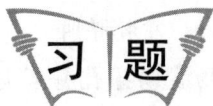

一、选择题

【A1／A2 型题】

1. 原发性腹膜炎和继发性腹膜炎的主要区别是
    A. 有无腹膜刺激征　　　　B. 发病的年龄不同　　　　C. 有无发热等全身症状
    D. 腹腔有无原发病灶　　　E. 发病的急缓

2. 判断膈下脓肿的部位和大小，宜首选的检查方式是
    A. CT 检查　　　　　　　B. B 超检查　　　　　　　C. X 线检查
    D. 放射性同位素检查　　　E. MRI

3. 空腔脏器破裂的主要临床表现是
    A. 创伤性休克　　　　　　B. 大量腹腔内出血　　　　C. 急性腹膜炎
    D. 急性肠梗阻　　　　　　E. 膈下游离气体

4. 对实质性脏器损伤并发休克时的处理原则是
    A. 全力抢救休克　　　　　B. 先抢救休克，再进行手术
    C. 立即手术　　　　　　　D. 抗休克的同时进行手术
    E. 先进行手术，再抗休克

5. 对诊断腹腔内实质性脏器破裂最简单、最有价值的辅助检查方法是
    A. B 超检查　　　　　　　B. CT 检查　　　　　　　C. 血、尿淀粉酶检查
    D. 腹部 X 线摄片　　　　　E. 诊断性腹腔穿刺

6. 腹膜炎手术后 6 天，体温升高至 38℃，伴有里急后重。下列哪项检查最简便而准确
    A. 腹部 B 超　　　　　　　B. 大便常规　　　　　　　C. 检查手术切口
    D. 直肠指诊　　　　　　　E. 腹部 X 线摄片

7. 王某，男性，66 岁，因腹部刀刺伤行剖腹探查术，术中见脾及回肠、盲肠数处刀刺伤口，边缘整齐。术中处理数处刀伤的顺序应是
    A. 脾—回肠—盲肠　　　　B. 回肠—脾—盲肠　　　　C. 脾—盲肠—回肠
    D. 盲肠—回肠—脾　　　　E. 没有特定顺序，找到一处伤口处理一处

8. 李某，男性，受伤后出现休克、昏迷、脾破裂、开放性气胸、开放性胫腓骨骨折等危急情况。抢救时首先应
    A. 输血、输液　　　　　　B. 手术止血　　　　　　　C. 封闭胸壁伤口
    D. 骨折固定　　　　　　　E. 用升压药物

9. 张某，37 岁，因急性腹膜炎经手术治疗后 1 周，体温升高至 38.7℃，伴腹泻、里急后重。下列检查最有意义的是
    A. 内镜检查　　　　　　　B. 直肠指检　　　　　　　C. 腹部 X 线检查
    D. 大便常规化验　　　　　E. 腹腔穿刺术

10. 赵某，女性，38 岁，急性阑尾炎手术后第 5 天，出现下腹坠胀、腹泻、里急后重、发热。考虑该病人目前的情况可能是

A. 粘连性肠梗阻　　　　　B. 切口化脓性感染　　　　C. 感染性痢疾

D. 膈肌下脓肿　　　　　　E. 盆腔脓肿

11. 钱某，男性，27 岁，十二指肠溃疡穿孔并发弥漫性腹膜炎，手术后 6 天，出现发热，伴有腹膜刺激征。应考虑

A. 切口感染　　　　　　　B. 膈下脓肿　　　　　　　C. 盆腔脓肿

D. 胆道感染　　　　　　　E. 胸膜炎

12. 孙某，男性，25 岁，上腹部汽车撞伤 4 小时。体格检查：面色苍白，四肢湿冷，血压 60/40mmHg，脉率 140 次/分。全腹轻度压痛、反跳痛、腹肌紧张，肠鸣音较弱。首先应考虑

A. 胆囊破裂，胆汁性腹膜炎　　　　　　B. 小肠破裂，弥漫性腹膜炎

C. 严重腹壁软组织挫伤　　　　　　　　D. 肝、脾破裂

E. 胰、十二指肠破裂，弥漫性腹膜炎

13. 谭某，男性，38 岁，汽车司机，因继发性腹膜炎急诊手术，术后胃肠减压。如果出现下列哪种情况应停止胃肠减压

A. 减压液为食物残渣　　　B. 减压液为淡黄色　　　　C. 减压液为棕褐色

D. 减压液为鲜红色血液　　E. 减压液为鲜绿色

14. 吴某，男性，肝硬化，突然出现腹痛、发热，体温 38.7℃。血白细胞计数 $13.3 \times 10^9/L$，腹水穿刺液呈浑浊渗出液，腹水培养有大肠埃希菌生长。提示病人合并

A. 败血症　　　　　　　　B. 原发性腹膜炎　　　　　C. 胆道感染

D. 结核性腹膜炎　　　　　E. 原发性肝癌

15. 叶某，男性，20 岁，从 3 楼坠落，病人面色苍白，血压 60/45mmHg，脉搏 120 次/分，全腹压痛、反跳痛。为明确诊断，应首先进行下列哪项检查

A. CT　　　　　　　　　　B. B 超　　　　　　　　　C. 血象检查

D. X 线检查　　　　　　　E. 腹腔穿刺

【A3/A4 型题】

(16～18 题共用题干)

黄某，男性，28 岁，转移性右下腹痛 2 天，伴呕吐。腹部检查全腹肌紧张、压痛、反跳痛，以右下腹为著，肠鸣音消失，移动性浊音阳性。

16. 这位病人的初步诊断是

A. 急性胃肠炎　　　　　　B. 阑尾炎并发腹膜炎　　　C. 胆囊炎

D. 胆道蛔虫病　　　　　　E. 胃穿孔并发腹膜炎

17. 该病人诊断性腹腔穿刺可能抽出液体为

A. 黄绿色无臭味浑浊液　　B. 稀薄略带臭味的脓液　　C. 气味腥臭的血性液体

D. 无臭味的稀薄脓液　　　E. 草绿色透明液体

18. 该病人术后第一天，病人对留置胃管的作用不理解，要求拔出。护士对胃管作用的解释，下述不正确的是

A. 可以预防胃出血　　　　　　　　　　B. 有利于胃肠功能的恢复

C. 可以减轻腹胀　　　　　　　　　　　D. 避免胃肠内积气、积液

E. 有利于胃肠吻合口的痊愈

（19～22 题共用题干）

杨某，男性，41 岁，多年胃、十二指肠溃疡病，近半月来急性发作，饮食后突然全腹疼痛剧烈，呈刀割样。血压 100/72mmHg，脉搏 100 次/分，全腹压痛、反跳痛、腹肌紧张。

19. 该病人可初步诊断为

    A. 急性阑尾炎 　　　　　　　　　　B. 急性阑尾炎穿孔并发腹膜炎

    C. 胃、十二指肠溃疡穿孔 　　　　　D. 胆囊炎

    E. 胃、十二指肠溃疡穿孔并发腹膜炎

20. 下列哪项检查有助于诊断

    A. 腹腔穿刺 　　　　　B. 化验白细胞 　　　　　C. 化验红细胞

    D. 黄疸指数 　　　　　E. 化验血胆红素

21. 如果上述检查不能确诊，下列哪项检查亦有助于确诊

    A. B 超 　　　　　　　B. CT 　　　　　　　　C. X 线

    D. 磁共振 　　　　　　E. 血管造影

22. 确诊后的处理原则是

    A. 抗生素治疗 　　　　B. 输液治疗 　　　　　C. 止痛治疗

    D. 手术治疗 　　　　　E. 针灸治疗

（23～26 共用题干）

张女士，33 岁，腹部被车撞伤后 2 天，由当地卫生院转来医院。腹痛、恶心、呕吐、发热、尿少。体温 38.8℃，血压 80/60mmHg，心率 120 次/分；腹胀，全腹压痛及反跳痛，以右下腹最明显，伴肌紧张，移动性浊音（＋）。

23. 考虑引起该病人休克的主要原因是

    A. 感染中毒 　　　　　B. 失血、失液 　　　　C. 疼痛

    D. 体液不足 　　　　　E. 创伤

24. 此病人还可能存在

    A. 低氯血症 　　　　　B. 呼吸性酸中毒 　　　C. 代谢性酸中毒

    D. 低钙血症 　　　　　E. 代谢性碱中毒

25. 该病人目前最主要的首选治疗措施为

    A. 应用抗生素 　　　　B. 吸氧 　　　　　　　C. 输血

    D. 剖腹探查 　　　　　E. 输液

26. 该病人的护理措施，不正确的是

    A. 输液 　　　　　　　B. 半卧位 　　　　　　C. 做好术前准备

    D. 心理支持 　　　　　E. 禁食

（27～30 题共用题干）

李某，男性，31 岁，饱食后 2 小时起中上腹持续性腹痛，并逐渐加剧，向肩、背部放射，伴恶心、呕吐，急诊入院。查体：病人呈急性面容，表情痛苦，血压 12/9kPa，脉搏 100 次/分；全腹压痛，尤以中上腹显著，伴有肌紧张和反跳痛，肠鸣音微弱，肝区未扪及肿块。白细胞计数 15×10^9/L，中性粒细胞百分比 0.81。

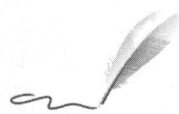

27. 病人所患疾病最可能是
    A. 急性胃肠炎   B. 急性胰腺炎
    C. 急性绞窄性肠梗阻   D. 急性肾或输尿管结石梗阻
    E. 胃、十二指肠溃疡穿孔

28. 下列哪项检查对明确诊断无意义
    A. 血、尿淀粉酶测定   B. 腹部 B 超检查   C. 静脉肾盂造影
    D. 腹部 CT 检查   E. 腹部磁共振

29. 如行腹腔穿刺，穿刺液如呈现下列哪项时有利于急性胰腺炎的诊断
    A. 穿刺液为不凝血   B. 穿刺液呈血性浑浊，有脂肪小滴
    C. 穿刺液为黄绿色脓液   D. 穿刺液为透明浆液
    E. 穿刺液为淡黄绿色液体

30. 如得到确诊，下列哪项检查对决定治疗方法最有价值
    A. 血、尿淀粉酶的测定   B. 腹部 B 超检查   C. 腹部 CT 检查
    D. 血钙测定   E. 穿刺液淀粉酶测定

二、思考题

王某，女性，40 岁，左季肋部摔伤后 7 小时入院。生命体征：血压 64/45mmHg，脉搏 120 次/分。病人意识尚清，面色苍白，四肢湿冷，尿量明显减少，左侧腹部压痛明显，腹肌紧张不明显。

请问：
1. 病人可能出现了何种腹部损伤？判断的依据是什么？
2. 针对病人的病情，应配合医生采取哪些护理措施？

（陈菲菲）

第十六章　腹外疝病人的护理

学习目标

1. **掌握**　常见腹外疝病人的护理评估、护理措施的内容及方法。
2. **熟悉**　腹外疝病人的常见护理诊断/问题。
3. **了解**　腹外疝的病理生理概要和腹外疝病人的护理目标。
4. 具有敏锐的观察能力、沟通能力以及人文关怀能力。

案例导入

王某，67岁，糖尿病、高血压病史数年，近日睡眠不佳，严重便秘，体重下降，常感腹部不适。2小时前因排便困难而用力排便，突然出现左下腹剧烈疼痛。查体：左下腹腹股沟处扪及5cm×5cm质韧肿块，进入阴囊。考虑病人为腹股沟疝。

请问：

1. 病人目前的主要护理诊断/问题有哪些？
2. 护士接诊后，针对病人的护理诊断/问题，应采取哪些护理措施？

体内某个脏器或组织离开其正常的解剖位置，通过先天或后天的孔隙或薄弱处进入另一部位，称为疝（hernia）。疝多发生于腹部，腹腔内的脏器或组织连同壁腹膜，经腹壁孔隙或薄弱点，突出于体表，形成腹外疝（abdominal external hernia）。

典型腹外疝由疝环、疝囊、疝内容物、疝外被盖四部分组成。①疝环：腹腔内脏器和组织向体表突出时所通过的腹壁薄弱或缺损处，是疝向体表突出的门户，又称疝门。临床上常根据疝环部位作为疝命名的依据，如切口疝、股疝、脐疝、腹股沟疝等。②疝囊：为腹腔内组织或脏器向体表突出时推移壁腹膜形成的囊袋结构，由颈、体、底三部分组成。③疝内容物：为突入疝囊的腹内脏器或组织，以小肠最为多见，其次为大网膜、阑尾、盲肠，结肠少见。④疝外被盖：疝囊以外的各层腹壁组织。由外向内，包括皮肤、皮下组织、肌肉和筋膜等。

腹外疝按临床表现和病理变化可分为四种类型，分别为：易复性疝、难复性疝、嵌顿性疝、绞窄性疝。①易复性疝：病人站立、行走、咳嗽、负重时，可在腹壁或腹股沟区出现肿块，平卧、休息或用手推送可回纳疝块。多见于疝环较大者或疝的早期。②难复性疝：病人疼痛与坠胀感稍重，疝块部分或全部不能回纳，多因疝内容物反复突出所致疝囊颈因摩擦而损伤造成，同时疝囊壁可与疝内容物产生粘连。少数病程较长的疝，疝内容物可成为疝囊壁的一部分，从而形成滑动性疝。③嵌顿性疝：病人在用力排便或强体力劳动时腹压增高所致。表现为疝块突然增大，伴肿胀感。平卧或用手推送不能使疝块回纳。疝块紧张发硬，触痛感明显。常可伴有腹痛、恶心、呕吐、腹胀、肛门停止排便与排气等机械性肠梗阻的表现。④绞窄性疝：嵌顿性疝若不及时解除，可发展为绞窄性疝。疝内容物因血供障碍发生变性、坏死，侵及周围组织，临床症状多较严重，甚至出现脓毒症等全身性表现。

【护理评估】

（一）健康史

腹壁强度降低和腹内压增高是腹外疝发病的两个主要因素。

1. 腹壁强度降低　腹壁强度降低可由先天性解剖异常和后天性腹壁薄弱或缺损引起。

（1）先天性解剖异常　常见原因是胚胎期某些组织结构穿过腹壁造成的腹壁缺损，如子宫圆韧带或精索斜穿腹前壁形成的腹股沟管，股动、静脉垂直下穿盆腔底壁形成的股管，脐血管穿过腹壁形成的脐环等。腹白线发育不全也可成为腹壁薄弱点。

（2）后天性因素　主要有外伤、手术切口愈合不良、感染、年老体弱、久病、肥胖等，可致腹肌萎缩而降低腹壁强度。

> **考点提示**
> 腹壁强度降低和腹内压增高是腹外疝发病的两个主要因素。

2. 腹内压增高　腹内压增高可由长期便秘、排尿困难、慢性咳嗽、多次妊娠、腹腔积液、婴儿常啼哭等引起，一方面造成腹壁解剖结构发生病理性改变，另一方面又可使腹内脏器在腹壁缺损处或薄弱区突出而形成疝。

（二）身体状况

1. 腹股沟斜疝　呈梨形肿块，平卧或用手将肿块推向腹腔，肿块可向腹腔内还纳而消失。还纳后用手指通过阴囊皮肤伸入浅环，可感浅环松弛扩大。若用手指经腹壁皮肤压迫深环，让患者站立并咳嗽，肿块不再突出体表；若手指松开，疝块再次突出。疝内容物为大网膜时，叩诊呈浊音；疝内容物为肠管时，肿块光滑柔软，叩诊呈鼓音。当发生嵌顿性疝时，出现局部触痛性包块或原有包块突然增大伴剧烈疼痛感。当发生绞窄性疝时，局部出现红、肿、热、痛等炎症表现，若疝内容物发生坏死穿孔，可引起急性腹膜炎，甚至感染性休克。阴囊透光试验多为阴性。

> **考点提示**
> 疝内容物发生坏死穿孔，可引起急性腹膜炎。

2. 腹股沟直疝　多发生于年老体弱者。病人多在站立或腹压增高时，在腹股沟内侧、耻骨结节外上方出现一半球形肿块，多不伴疼痛或其他症状。病人多在平卧时，疝块可自行消失，发生嵌顿的概率极小。疝内容物不进入阴囊。若疝块还纳，指压腹股沟深环，疝块可再次突出。腹股沟斜疝和直疝的鉴别见表16-1。

> **考点提示**
> 回纳疝块后压住深环，疝块能否再次脱出是腹股沟直疝和斜疝的区别之一。

表 16-1　腹股沟斜疝和直疝的鉴别

鉴别要点	斜疝	直疝
发病年龄	多发于儿童及青壮年	多见于老年人
突出途径	经腹股沟管突出，可进入阴囊	由直疝三角突出，很少进入阴囊
疝块外形	椭圆或梨形，上部呈蒂柄状	半球形，基底较宽
回纳疝块后压住深环	疝块不再突出	疝块仍可突出
嵌顿机会	较多	极少

3. 股疝　腹腔内器官或组织通过股环、经股管向卵圆窝突出形成的疝，称为股疝。其发病率占腹外疝的 3% ~5%，40 岁以上妇女多见。股疝早期多无明显症状，疝块较小，肥胖者甚至难以察觉。病人可在站立、行走、腹压增高时，在股部隐静脉裂孔处形成一半球形肿块，质地较软，可伴轻度胀痛感。若发生嵌顿可伴有恶心、呕吐、肛门停止排便与排气等急性肠梗阻的表现，可迅速发展为绞窄性疝。

4. 脐疝　腹腔内器官或组织在脐环处突出形成的疝，称为脐疝。临床上可分为小儿脐疝和成人脐疝，以小儿脐疝多见。小儿脐疝常因先天性脐环闭锁不全或脐部组织不够坚固，在婴儿啼哭或用力排便等致腹压增高时发生，表现为婴儿啼哭时脐疝脱出，安静或平卧后肿块可消失，一般较少嵌顿。成人脐疝为后天性因素所致，多见于中年经产妇，也可见于肥胖、腹水等病人，因脐环疝环狭小，易发生嵌顿和绞窄，一般应采取手术治疗。

5. 切口疝　临床上比较常见，多发生于腹壁手术切口处，指腹腔内器官或组织自腹壁手术切口突出形成的疝。腹部手术后切口一期愈合者，切口疝的发病率在 1% 以下；若手术切口发生感染，切口疝发病率可达 10%；若切口裂开后再缝合，发病率可高达 30%。股疝、脐疝、切口疝的鉴别见表 16 - 2。

表 16 - 2　股疝、脐疝、切口疝的鉴别

鉴别要点	股疝	脐疝	切口疝
好发年龄	中年经产妇	婴儿期	任何年龄（有腹部手术史）
突出途径	经股环→股管→卵圆窝→隐静脉裂孔	脐环	手术切口的瘢痕处
疝块外形	半球形	球形或锥形	形态不一
嵌顿机会	最多	较少（成人易嵌顿）	少见

（三）辅助检查

1. 实验室检查　疝内容物继发感染时，血常规检查可提示白细胞计数、中性粒细胞比例升高；粪便检查可显示隐血试验阳性或见白细胞。

2. 影像学检查　嵌顿性疝或绞窄性疝 X 线检查可见肠梗阻征象。

3. 透光试验　透光试验检查肿块，因疝块不透光，故腹股沟斜疝呈阴性。

（四）处理原则

1. 非手术治疗　年老体弱或伴有严重慢性疾病不能耐受手术，无嵌顿和绞窄发生者可佩戴医用疝带压迫疝环。1 岁以内的婴幼儿随其生长发育，腹股沟疝和脐疝有消失的可能，故暂不手术，可采用棉线束带或绷带压住腹股沟深环，避免疝内容物脱出。脐疝患儿疝还纳后，可用大纱布包裹的小木片压迫脐环，外用弹力绷带固定。

2. 手术治疗　手术修补是腹股沟疝最有效的治疗方法。常用的手术方式包括传统疝修补术、无张力疝修补术、经腹腔镜疝修补术三种。

（1）传统疝修补术　手术的基本原则是疝囊高位结扎，加强或修补腹股沟管管壁。但此手术方式缝合张力较大，病人术后手术部位有疼痛、牵扯感等不适，组织愈合较差。

（2）无张力疝修补术　在无张力的情况下，利用人工高分子网片材料进行修补，具有术后疼痛轻、恢复快、可早期下床活动、复发率低等优点。无张力疝修补术不扰乱腹股沟区的正常解剖层次，只是在腹股沟管的后壁或腹膜前间隙放置补片。加强了薄弱的腹横筋膜和腹股沟管后壁，纠正了腹股沟区解剖异常并最大限度恢复腹股沟区正常解剖和生理功能。

腹股沟疝无张力修补术的并发症

从国内的报道看，随着手术数量的迅速增多，尤其是一些基层医院更多地应用了这项技术，并发症的发生数量有所上升。主要并发症有手术区域的浆液性囊肿、感染和慢性疼痛等。①浆液性囊肿：发生率在2%~10%，其原因主要有手术操作不慎、止血不仔细、聚丙烯补片与脂肪组织接触过多等。②感染：发生率一般为1%~2%，近年有上升趋势；虽然发生率不算高，但一旦感染，后续的处理相当困难，有时甚至要经过数次手术，或需要应用非常昂贵的生物补片（biological mesh）才能治愈。③慢性疼痛：一般持续至术后90天到1年，大多可通过非手术治疗痊愈，但少部分病人需要进行手术治疗。

（3）经腹腔镜疝修补术（LIHR）　其基本原理是从腹腔内部用补片加强腹壁缺损或用钉或缝线使深环缩小。此方法具有创伤小、术后疼痛轻、恢复快、复发率低、无局部牵扯感等优点。但因对技术设备要求高、需全身麻醉、手术费用较高等原因，目前临床较少应用。

知识拓展

经腹腔镜疝修补术的几点建议

在以"降低复发率、减少手术并发症"为主要目标的疝修补手术中，腹腔镜技术有着美好的发展前景，但它不可能取代开放式疝修补手术。在现阶段经腹腔镜疝修补手术技术仍未完全成熟，还在不断地改进和完善。第一，要严格地选择经腹腔镜疝修补手术的适宜人群。对于腹股沟疝，年龄较高、直疝、自身腹壁组织薄弱的病人，应尽可能选择开放式腹膜前修补术或经腹腔镜疝修补术；双侧疝和复发疝可优先考虑经腹腔镜疝修补手术。第二，经腹腔镜疝修补术后复发率、并发症发生率都与外科医师对腹腔镜技术掌握的熟练程度有显著关系。经腹腔镜疝修补手术的学习曲线在60~100例，达到专家级别要有250例的手术修补经验，因此对于外科医师的相关专业培训尤为重要。

3. 股疝的处理　股疝易嵌顿，可迅速发展为绞窄性疝，因此一旦确诊须及早行修补缺损的手术治疗。

4. 脐疝的处理　经非手术治疗无效的患儿，2岁后疝环直径超过1.5cm者，须行手术治疗。成人脐疝尽早手术，切除疝囊，修补疝环。

5. 嵌顿性疝和绞窄性疝的处理　嵌顿性疝局部压痛不明显、无腹膜刺激征者或嵌顿时间小于3~4小时者，可先行手法复位。手法复位时注意动作轻柔，严密观察24小时，若出现腹膜炎或肠梗阻症状，应立即手术。一旦发现绞窄性疝，紧急手术。

【常见护理诊断/问题】

1. 急性疼痛　与疝的嵌顿、绞窄以及手术有关。

2. 知识缺乏　缺乏疾病预防的相关知识。

3. 潜在并发症　切口感染、阴囊血肿。

【护理目标】

1. 病人疼痛减轻或消失。

2. 病人获得自我护理的知识。

3. 病人未发生并发症或并发症得到及时发现和处理。

【护理措施】

（一）非手术治疗的护理/术前护理

1. 休息　嘱病人卧床休息，减少活动，离床活动时须以医用疝带压住疝环，避免疝内容物脱出。

2. 消除腹内压增高的因素　术前积极处理咳嗽、排尿与排便困难等致腹压增高的因素。术前戒烟2周，防治感冒，多吃蔬菜、水果，多饮水，保持排便通畅。

3. 观察病情　注意观察疝块的大小、质地，有无触痛感，警惕嵌顿性疝或绞窄性疝的发生。

4. 术前准备　术前严格备皮，手术前一晚清洁灌肠，防止术后腹胀和便秘。绞窄性疝者在急诊手术前，遵医嘱给予补液、抗感染、胃肠减压，做好急诊手术常规术前准备。

（二）术后护理

1. 休息与体位　术后嘱病人卧床休息，仰卧位3日，膝下可垫一软枕，膝、髋关节微屈曲以减轻腹腔内压力。

2. 饮食与活动　术后6~12小时病人生命体征平稳，无恶心、呕吐等症状可进流质饮食，逐步过渡到半流质、普食。肠切除术病人禁食、肠蠕动功能恢复后可进流质饮食，逐步过渡。术后3~6天可离床活动，无张力疝修补术病人术后第二日可下床活动，年老体弱、绞窄性疝、复发性疝、巨大疝病人应推迟下床活动时间。

3. 预防阴囊水肿　为避免阴囊内积血、积液和促进淋巴回流，术后24小时可将病人的切口部位用沙袋压迫，利于止血；用丁字带托起阴囊，有利于静脉、淋巴回流，防止阴囊血肿。

4. 预防感染　术后保持切口敷料清洁、干燥，术后常规使用抗生素，一旦出现感染征象，尽早处理。

（三）健康教育

1. 预防和治疗增加腹腔内压力的因素，如便秘、排尿困难、慢性咳嗽、腹腔积液等。

2. 嘱病人出院后3个月内不得参加重体力劳动或提举重物。

3. 注意观察，一旦复发，及时就诊。

【护理评价】

1. 病人疼痛是否减轻或消失。

2. 病人是否获得自我护理的知识。

3. 病人阴囊血肿等并发症是否得到有效预防并及时发现、及时处理。

本章小结

　　腹外疝是腹腔内的脏器或组织连同壁腹膜，经腹壁孔隙或薄弱点，突出于体表而形成。发病原因可由腹壁强度降低和腹内压增高两方面主要因素而引起。先天性解剖异常和后天性腹壁薄弱或缺损均可导致腹壁强度降低。后天性因素主要有外伤、手术切口愈合不良、感染，年老体弱、久病、肥胖等，可致腹肌萎缩而降低腹壁强度。长期便秘、排尿困难、慢性咳嗽、多次妊娠、腹腔积液、婴儿常啼哭等均可引起腹内压增高，是疝形成的重要因素之一。临床上有易复性疝、难复性疝、嵌顿性疝、绞窄性疝这四种类型的腹外疝。根据腹外疝发生的位置，又有腹股沟斜疝、腹股沟直疝、股疝、脐疝、切口疝等不同类型。根据病情不同，可采取不同的处理方式。年老体弱或 1 岁以内婴幼儿可采取非手术治疗，如疝带压迫、棉线束带压迫包扎等。手术修补是腹股沟疝最有效的治疗方法。常用的手术方式包括传统疝修补术、无张力疝修补术、经腹腔镜疝修补术三种。术后注意休息，采取有效方式预防阴囊水肿，积极防治感染。告知病人腹内压增高的因素并积极预防，如便秘、排尿困难、慢性咳嗽、腹腔积液等。嘱病人出院后 3 个月内不得参加重体力劳动或提举重物。

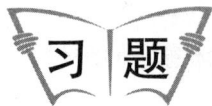

习 题

一、选择题

【A1/A2 型题】

1. 鉴别腹股沟斜疝和直疝最有价值的特点是

　　A. 疝块的形状　　　　　　　B. 疝块的位置　　　　　　　C. 发生的年龄

　　D. 是否容易发生嵌顿　　　　E. 回纳疝块后压住深环，增加腹压观察疝块是否再次脱出

2. 腹外疝最常见的疝内容物是

　　A. 大网膜　　　　　　　　　B. 盲肠　　　　　　　　　　C. 小肠

　　D. 阑尾　　　　　　　　　　E. 乙状结肠

3. 切口疝最主要的发病原因是

　　A. 切口感染　　　　　　　　B. 营养不良　　　　　　　　C. 切口血肿

　　D. 术后咳嗽、腹胀　　　　　E. 放置引流物时间过长

4. 腹外疝的疝环是指

　　A. 疝内容物突出的部分　　　B. 疝外被盖组织　　　　　　C. 腹壁缺损或薄弱处

　　D. 壁层腹膜的一部分　　　　E. 疝囊颈部

5. 最易发生嵌顿的腹外疝是

　　A. 切口疝　　　　　　　　　B. 斜疝　　　　　　　　　　C. 直疝

　　D. 股疝　　　　　　　　　　E. 脐疝

6. 嵌顿性疝急诊手术前准备，错误的是

A. 禁食、禁饮　　　　　　　B. 输液，纠正水、电解质失衡

C. 备血　　　　　　　D. 灌肠　　　　　　　E. 胃肠减压

7. 护理疝修补术后病人，错误的是

A. 及时处理便秘　　　　　　　　B. 切口部位压迫沙袋

C. 咳嗽时注意保护切口　　　　　　　　D. 术后3个月内避免重体力劳动

E. 鼓励病人早期下床活动

8. 最常见的腹外疝是

A. 股疝　　　　　　　B. 腹股沟直疝　　　　　　　C. 腹股沟斜疝

D. 脐疝　　　　　　　E. 切口疝

9. 腹外疝最重要的发病原因是

A. 慢性咳嗽　　　　　　　　B. 长期便秘

C. 排尿困难　　　　　　　　D. 腹壁有薄弱点或腹壁缺损

E. 经常从事导致腹内压增高的工作

10. 患儿，6个月，腹部包块，其大小随腹内压增高而发生变化。诊断为腹股沟斜疝。针对该患儿的治疗要点是

A. 紧急手术　　　　　　　B. 择期手术　　　　　　　C. 早期手术

D. 暂不手术　　　　　　　E. 禁忌手术

11. 张某，男性，36岁，搬运工，诊断为腹股沟斜疝，手术治疗复位后恢复工作时间大约为

A. 拆线后至少1周　　　　　　　B. 拆线后至少2周　　　　　　　C. 术后体力恢复后

D. 手术后至少1个月　　　　　　　E. 手术后至少3个月

12. 李某，男孩，8岁，自小久站或行走后右侧阴囊肿大，平卧或用手上推，肿块消失，透光试验（－）。应考虑

A. 腹股沟斜疝　　　　　　　B. 腹股沟直疝　　　　　　　C. 股疝

D. 脐疝　　　　　　　E. 睾丸肿瘤

13. 王某，男性，60岁，右侧腹股沟斜疝嵌顿2小时入院，经手法复位成功。护士应重点观察

A. 疝块有无再次嵌顿　　　　　　　　B. 呼吸、脉搏、血压

C. 有无腹痛、腹膜刺激征　　　　　　　　D. 有无呕吐、腹胀、发热

E. 疝块部位有无红、肿、痛

14. 邓某，女性，52岁，剧烈咳嗽后，右腹股沟韧带内侧下方突然出现半球形包块，疼痛，不能回纳，伴恶心、呕吐、肛门不排气。腹部透视：腹腔胀气，有数个阶梯状气液平面。该病人可能的诊断是

A. 腹股沟斜疝　　　　　　　B. 腹股沟直疝　　　　　　　C. 右侧股疝嵌顿

D. 粘连性肠梗阻　　　　　　　E. 腹股沟淋巴结肿大

【A3/A4型题】

(15~17题共用题干)

黄某，男性，69岁，发现右侧腹股沟区可复性包块5年。查体：病人直立时在腹股沟内侧端、耻骨结节上外方有一4cm×4cm半球形肿物，未进入阴囊，平卧后自行消失。

15. 该病人目前最可能的病情是

A. 股疝　　　　　　　　B. 隐睾　　　　　　　　C. 腹股沟斜疝

D. 股股沟直疝　　　　　E. 交通性鞘膜积液

16. 该病人最有效的治疗方法是

A. 用棉线束带或绷带压迫腹股沟深环口　　B. 戒烟、控制呼吸道感染

C. 局部注射硬化剂　　　　　　　　　　　D. 行疝囊高位结扎术

E. 择期行疝修补术

17. 评估发现该病人有慢性支气管炎 3 年，近 2 个月咳嗽加重。该病人术前恰当的治疗是

A. 加强营养　　　　　　B. 平卧位休息　　　　　C. 镇痛治疗

D. 肿物穿刺活检　　　　E. 治疗慢性支气管炎

（18 ~ 21 题共用题干）

叶某，男性，65 岁，发现右侧腹股沟区肿块 1 年余，逐渐增大，平卧时肿块可消失，弯腰搬运重物时突感右下腹疼痛，伴呕吐 3 次。体格检查：右下腹压痛，肠鸣音 12 ~ 14 次/分，右腹股沟区有一约 7cm×4cm×3cm 梨形肿块，有明显压痛，不能回纳，局部皮肤无红肿。

18. 该病人最可能的诊断是

A. 右侧腹股沟斜疝　　　　　　　　　　B. 可复性右侧腹股沟斜疝

C. 难复性右侧腹股沟斜疝　　　　　　　D. 嵌顿性右侧腹股沟斜疝

E. 右侧腹股沟斜疝绞窄

19. 此时最合适的处理是

A. 快速静脉滴注抗生素　　　　　　　　B. 使用大剂量解痉剂

C. 紧急手术治疗　　　　　　　　　　　D. 持续胃肠减压，严密观察病情

E. 坚持手法复位，可考虑反复多次操作

20. 如果继续观察，最可能发生

A. 腹腔脓肿　　　　　　B. 肠梗阻或肠穿孔　　　C. 脓毒血症

D. 水、电解质紊乱　　　E. 休克甚至死亡

21. 术后对该病人进行健康教育，正确的是

A. 24 小时内可于床边活动　　B. 2 天后可在户外散步　　C. 半月后可恢复工作

D. 今后不宜从事体力劳动　　　E. 3 个月内不宜从事重体力劳动

二、思考题

杨某，女性，50 岁，1 天前无明显诱因出现突然腹痛，进行性加重，伴恶心、呕吐，肛门停止排便、排气等症状。查体发现该女士体型肥胖，右侧腹股沟韧带内侧下方有一半球形肿块，触痛感明显。腹部 X 线检查提示：腹内胀气，有数个气液平面。

请问：

1. 病人可能发生了什么疾病？列举主要的护理诊断。

2. 病人术后常见的并发症有哪些？简述其观察及护理要点。

（陈菲菲）

第十七章　胃十二指肠疾病病人的护理

学习目标

1. **掌握**　胃十二指肠溃疡并发急性穿孔、大出血、瘢痕性幽门梗阻及胃癌病人的护理评估、护理措施的内容及方法。
2. **熟悉**　胃十二指肠疾病病人常见的护理诊断/问题。
3. **了解**　胃十二指肠疾病的病理生理概要和胃十二指肠疾病病人的护理目标。
4. 学会胃肠减压操作技术、腹腔穿刺术后护理技术。
5. 具有敏锐的观察能力、沟通能力以及人文关怀能力。

第一节　胃十二指肠溃疡疾病外科治疗病人的护理

案例导入

桑某，男，24 岁，因上腹部疼痛半月伴加剧 3 小时入院。既往有消化性溃疡病史 2 年。查体：痛苦面容，全腹压痛、反跳痛、肠鸣音消失。腹腔穿刺抽出黄色浑浊液 5ml。白细胞计数 $12.3 \times 10^9/L$，中性粒细胞百分比 92%。

请问：

1. 病区值班护士应如何做好入院护理评估工作？评估时应注意哪些礼仪？
2. 病人目前存在的主要护理问题是什么？值班护士应采取哪些护理措施？
3. 病人同意手术后，护士需做哪些护理工作？与病人沟通时应注意哪些问题？

胃十二指肠溃疡（gastroduodenal ulcer）是指胃、十二指肠局限性圆形或椭圆形的全层黏膜缺损，也称消化性溃疡（peptic ulcer）。外科治疗的主要指征包括急性穿孔、大出血、瘢痕性幽门梗阻、药物治疗无效的顽固性溃疡以及胃溃疡恶性变等情况。急性穿孔是胃、十二指肠溃疡严重的并发症。起病急、病情重、变化快，需要紧急处理，若诊治不当可危及生命。胃十二指肠溃疡出血是上消化道出血中最常见的原因。胃十二指肠溃疡大出血是指溃疡侵蚀动脉引起明显出血症状，表现为大量呕血和柏油样便，甚至发生休克。幽门管、幽门溃疡或十二指肠球部溃疡反复发作可形成瘢痕狭窄，合并幽门痉挛、水肿时，能引起幽门梗阻。

考点提示

急性穿孔是胃十二指肠溃疡最严重的并发症；胃十二指肠溃疡出血是上消化道出血中最常见的原因。

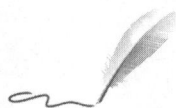

【护理评估】

（一）健康史

胃十二指肠溃疡常见病因是幽门螺杆菌的入侵、胃酸分泌过多、胃黏膜受损等。此外，与生活及饮食不规律、工作及外界压力、吸烟、饮酒以及精神心理因素密切相关。应了解病人的年龄、性别、职业及饮食习惯等；了解病人发病过程、治疗及用药情况，是否使用非甾体抗炎药如阿司匹林、吲哚美辛、对乙酰氨基酸、萘普生、双氯芬酸以及肾上腺皮质激素、胆汁酸盐等。了解病人既往是否有消化性溃疡病史及胃手术病史等。

（二）身体状况

1. 胃十二指肠溃疡急性穿孔

（1）症状　多数突然发生于夜间空腹或饱食后，表现为骤起上腹部刀割样剧痛，迅速扩散至全腹，疼痛难以忍受，常伴面色苍白、出冷汗、脉搏细速、血压下降等表现。当胃内容物沿右结肠旁沟向下流注时，可出现右下腹疼痛，疼痛可向肩部放射。继发细菌感染后，腹痛加重。

> **考点提示**
> 胃十二指肠溃疡急性穿孔的典型症状。

（2）体征　病人表情痛苦，仰卧微屈膝、不愿移动，腹式呼吸减弱或消失；全腹有明显的压痛、反跳痛，肌紧张呈"板状"，以左上腹部最为明显；叩诊：肝浊音界缩小或消失，可有移动性浊音；听诊：肠鸣音减弱或消失。随着感染加重，病人可出现发热、脉快，甚至肠麻痹、感染性休克。

> **考点提示**
> 胃十二指肠溃疡急性穿孔的典型体征：腹膜刺激征。

2. 胃十二指肠溃疡大出血

（1）症状　①呕血、黑便：是上消化道出血的主要症状，具体表现取决于出血量和出血的速度。主要症状为呕血和排柏油样黑便，多数病人仅有黑便而无呕血，迅猛的出血可出现大量呕血和紫黑血便。呕血前常有恶心，便血前后可有心悸、头晕、目眩，甚至晕厥。多数病人曾有典型消化性溃疡病史，近

> **考点提示**
> 胃十二肠溃疡出血最常见的症状：呕血和黑便。

期常有服用阿司匹林等药物的情况。②循环系统改变：若出血缓慢，病人血压、脉搏改变不明显。若短时间内失血量超过800ml，可出现休克症状，表现为焦虑不安、四肢湿冷、脉搏细速、呼吸浅快、血压下降等。

（2）体征　腹部体征不明显。腹部稍胀，上腹部可有轻度深压痛，肠鸣音亢进。腹痛严重者，应注意伴发穿孔。血常规检查可见红细胞计数及血红蛋白含量进行性下降。

3. 瘢痕性幽门梗阻

（1）症状　①呕吐宿食与腹部胀痛：是瘢痕性幽门梗阻的主要表现。早期，病人有上腹部膨胀不适、阵发性胃收缩痛，伴有嗳气、恶心与呕吐。呕吐多在下午或夜间发生，量大，一次可达1000～2000ml，呕吐物含大量宿食，有腐败酸臭味，但不含胆汁。呕吐后自觉胃部饱胀改善。②水、电解质、

> **考点提示**
> 瘢痕性幽门梗阻呕吐特点：呕吐量大、呕吐隔夜酸臭的食物残渣，呕吐物不含胆汁，可出现低钾、低氯血症和代谢性碱中毒。

酸碱平衡失调及营养不良：病人常有少尿、消瘦、便秘、贫血等慢性消耗表现以及合并有

脱水与低钾、低氯血症和代谢性碱中毒。

（2）体征　营养不良性消瘦、皮肤干燥、弹性消失、上腹部隆起并可见胃型和蠕动波、上腹部可闻及振水声。

（三）辅助检查

1.胃十二指肠溃疡急性穿孔

（1）实验室检查　检查可发现白细胞计数及中性粒细胞比例增加。

（2）影像学检查　腹部 X 线检查 80% 见膈下游离气体，是协助明确诊断的重要检查。

（3）诊断性腹腔穿刺　可抽出草绿色浑浊液体或含食物的残渣。

2.胃十二指肠溃疡大出血

（1）实验室检查　血常规检查可出现红细胞计数、血红蛋白含量、血细胞比容进行性下降。

（2）胃镜　急诊胃镜可以明确出血部位和原因，出血 24 小时内，胃镜检查阳性率可达 80%。

3.瘢痕性幽门梗阻

（1）盐水负荷试验　空腹情况下置胃管，注入 0.9% 氯化钠溶液 700ml；30 分钟后经胃管回吸，若回吸液体超过 350ml，提示幽门梗阻。

（2）胃镜检查　可确定梗阻及梗阻原因。

（3）X 线钡餐检查　如 6 小时胃内尚有 1/4 钡剂存留者，提示胃潴留；24 小时仍有钡剂存留者可诊断瘢痕性幽门梗阻。

知识拓展

消化内镜的发展

自 1805 年德国的 Bozzini 设想以来，已经经过了 200 多年。期间内镜本身的技术更新经历了由硬式内镜、纤维内镜到目前电子内镜的三大阶段；加上与超声、染色、放大等技术的结合，使内镜在消化系统疾病的诊治中显示出特定的优势。内镜技术曾被誉为是医学史上的一次革命，具有划时代意义。电子内镜其基本原理是用电偶元件（CCD）代替纤维镜的导光束，将光信号转变为电信号并用监视器进行观察。内镜的组成：①冷光源，是内镜的照明源。②图像处理器，俗称转换器，是将纤维内镜获取的图像转换成电子信号，并在监视器上显示出来，是整套电子系统的关键装置。③内镜键盘，可输入各种信息及选择各类功能。诊断内镜"微观化"，治疗内镜"扩大化"是当前消化内镜的发展趋势。放大内镜：可通过变焦的方法提高放大倍数，实现对黏膜表面微观结构的观察和研究。自 1975 年日本多田等提出并研制放大内镜以来，经过近 30 年的改进，现在新型放大内镜可放大 60～150 倍。可以观察发生于胃肠道黏膜腺体及绒毛的各种病理学改变。

（四）处理原则

1.胃十二指肠溃疡急性穿孔

（1）非手术治疗　病情轻者，多采取非手术治疗。主要措施：禁食、持续胃肠减压，输液以维持水、电解质平衡并给予营养支持，全身应用抗生素控制感染，经静脉给予 H_2 受体阻断剂或质子泵抑制剂等抑酸药物。若治疗 6~8 小时后病情仍继续加重，应立即行手术治疗。

（2）**手术治疗**　是胃十二指肠溃疡急性穿孔的主要治疗方法，根据病人情况结合手术条件选择手术方式。胃大部切除术：适用于治疗胃十二指肠溃疡。传统的切除范围是：胃远侧 2/3~3/4 包括胃体大部、整个胃窦部、幽门和部分十二指肠球部（图 17-1）。胃大部切除的手术方式包括：①毕Ⅰ式，胃大部切除术（Billroth Ⅰ式）多用于胃溃疡，即在胃大部切除术后将残胃与十二指肠吻合（图 17-2）。优点是重建后的胃肠道接近正常解剖生理状态，胆汁、胰液反流入残胃较少，术后因胃肠功能紊乱而引起的并发症较少；缺点是有时为避免残胃与十二指肠的吻合张力过大致使切除胃的范围不够，增加了术后溃疡复发机会。②毕Ⅱ式，胃大部切除术（Billroth Ⅱ式）多用于各种胃十二指肠溃疡，尤其是十二指肠溃疡，即在胃大部切除术后将残胃与空肠吻合，十二指肠残端关闭［图 17-3（a）结肠后空肠吻合；（b）结肠前空肠吻合］。优点是即使胃切除较多，胃空肠吻合口也不致张力过大，术后溃疡复发率较低；缺点是吻合口方式改变了正常的解剖关系，术后发生胃肠道功能紊乱的可能性较毕Ⅰ式多。

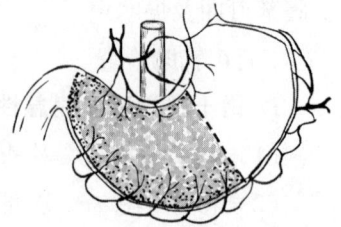

图 17-1　胃大部切除术范围

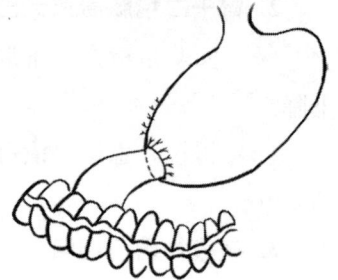

图 17-2　毕Ⅰ式（Billroth Ⅰ式）

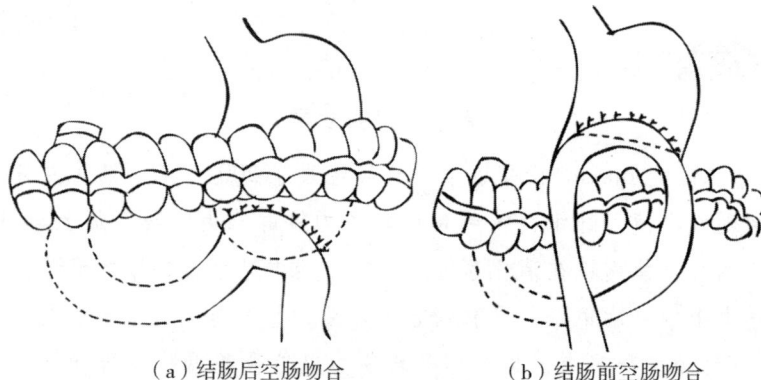

（a）结肠后空肠吻合　　　　（b）结肠前空肠吻合

图 17-3　毕Ⅱ式（Billroth Ⅱ式）

2. 胃十二指肠溃疡大出血　多数病人经非手术治疗，如补液、输血、冰生理盐水洗胃、胃镜下钛夹或激光止血、选择性动脉注射血管收缩剂等措施，出血可停止。考虑紧急手术止血的指征包括以下情况。

（1）胃十二指肠溃疡急性大出血，伴有休克者。

（2）60 岁以上的老年病人伴有动脉硬化症。

（3）近期出现过类似大出血或合并穿孔或幽门梗阻。

（4）药物治疗过程中，发生大出血。

（5）胃镜检查发现动脉波动性出血，或溃疡底部血管显露，急诊手术应争取在出血 48 小时内进行。

（6）大出血合并穿孔或幽门梗阻者。病人病情危重，不允许做胃大部切除术时，可采取单纯贯穿结扎止血法。

3. 瘢痕性幽门梗阻　瘢痕性幽门梗阻是手术治疗绝对适应证。术前需要充分准备，主要措施有禁食、胃肠减压，以温生理盐水洗胃，直至洗出液澄清；纠正贫血与低蛋白血症，改善营养状况；维持水、电解质平衡，纠正脱水与低钾、低氯血症和代谢性碱中毒。手术方式以胃大部切除为主，也可行迷走神经干切断术加胃窦部切除术。对于老年人、全身状况差或合并其他严重内科疾病者可行胃空肠吻合加迷走神经切断术。

（五）心理和社会支持状况

了解病人对疾病的认知程度，有无不良的心理状态及其程度，家庭社会对病人病情的影响等。胃十二指肠溃疡病程长，呈慢性反复发作的过程，常影响病人正常的生活、学习和工作。对突发的腹痛、呕血及便血等病变，病人往往无足够的心理准备，病人易出现焦虑、紧张情绪；出现并发症时，病人恐惧，担心危及生命。

【常见护理诊断/问题】

1. 焦虑　与疾病知识缺乏、环境改变及担心手术有关。

2. 急性疼痛　与胃十二指肠黏膜受侵蚀或胃肠内容物对腹膜的刺激及手术创伤有关。

3. 营养失调：低于机体需要量　与摄入不足及消耗增加有关。

4. 有体液不足的危险　与溃疡大出血、禁食、穿孔后大量腹腔渗出液、幽门梗阻有关。

5. 潜在并发症　出血、感染、吻合口破裂或瘘、术后梗阻、倾倒综合征等。

【护理目标】

1. 病人焦虑减轻或缓解。

2. 病人疼痛减轻或缓解。

3. 病人营养状况得到改善。

4. 病人水、电解质维持平衡，未发生酸碱平衡失调。

5. 病人并发症得到有效预防，或得到及时发现和处理。

【护理措施】

（一）术前护理

1. 饮食护理　指导病人饮食应少量多餐，给予高蛋白、高热量、富含维生素、易消化、无刺激的食物。

2. 用药护理　督促病人按时应用减少胃酸分泌、解痉及抗酸的药物，并观察药物疗效。

> **考点提示**
> 消化性溃疡急性穿孔最重要的非手术治疗措施是胃肠减压。

3. 胃十二指肠溃疡急性穿孔病人的护理　病人立即禁食、禁饮，行胃肠减压，减少胃肠内容物继续流入腹腔；监测生命体征、腹痛、腹膜刺激征及肠鸣音等变化。若病人有休克症状，应平卧。根据医嘱及时补充液体和应用抗生素，维持水、电解质平衡和抗感染治疗；做好急症手术前的准备工作。

4. 胃十二指肠溃疡大出血病人的护理　严密观察呕血、便血情况，判断并记录出血量；监测生命体征变化，观察有无口渴、四肢发冷、尿少等循环血量不足的表现；病人应取平卧位；禁食、禁水；若病人过度紧张，应给予镇静剂；遵医嘱及时输血、补液并应用止血药物，以纠正贫血和休克；同时，做好急症手术前的准备工作。

5. 瘢痕性幽门梗阻病人的护理 完全性梗阻病人禁食、禁水；不完全性梗阻者，给予无渣半流质饮食以减少胃内容物滞留。遵医嘱补液，改善营养状况，纠正低氯、低钾性碱中毒。做好术前准备，术前3天每晚用300～500ml温等渗盐水洗胃，以减轻胃壁水肿和炎症，以利于术后吻合口愈合。

6. 对拟行迷走神经切断术病人的护理 术前测定病人的胃酸，包括夜间12小时分泌量、最大分泌量及胰岛素试验分泌量，以供合理选择手术方法参考。

7. 心理护理 对于急性穿孔和大出血的病人，及时安慰病人，缓解紧张、恐惧情绪，解释相关的疾病和手术的知识。

（二）术后护理

1. 卧位与活动 病人术后取平卧位，血压平稳后取低半坐卧位。卧床期间，协助病人翻身。若病人病情允许，鼓励病人早期活动，活动量因人而异。对年老体弱或病情较重者，活动量适当减少。

2. 维持体液平衡 病人禁食期间，应维持水、电解质平衡；及时应用抗生素；准确记录24小时液体出入量，以保证合理补液；若病人营养状况差或贫血，应补充血浆或全血，以利于吻合口和切口的愈合。

3. 饮食护理 病人拔除胃管当天可饮少量水或米汤；第2天，进食半量流质饮食，若病人无腹痛、腹胀等不适；第3天进全量流质饮食；第4天可进半流质饮食；第10～14天可进软食。少进食牛奶、豆类等产气食物，忌生、冷、硬及刺激性食物。进食应少量多餐，循序渐进，每天5～6餐，逐渐减少进餐次数并增加每次进餐量，逐渐过渡为正常饮食。

4. 病情观察 监测生命体征，每30分钟1次，病情平稳后延长间隔时间。针对病人疼痛的性质，遵医嘱应用止痛药物。

> **考点提示**
> 胃肠减压管拔管的指标是肛门排气。

5. 引流管的护理 妥善固定胃肠减压管和引流管，保持其通畅，尤其是胃管应保持负压状态。观察并记录胃管和引流管引流液体的颜色、性质和量。肛门排气后可拔除胃肠减压管。

6. 并发症的观察和护理

（1）术后吻合口出血 一般发生在术后24小时内。短时间从胃管内流出大量的鲜红色血液，应考虑吻合口出血。多数病人经禁食、药物止血和输注新鲜血等措施，多可停止。但若无效，需再次手术治疗。

（2）吻合口梗阻 由于吻合口过小，或胃肠内翻、炎症和水肿等因素引起。主要表现为进食后呕吐，呕吐物不含胆汁。经禁食、胃肠减压，肠外营养支持以纠正低蛋白血症，维持水、电解质和酸碱平衡，症状可缓解或消失。

（3）十二指肠残端破裂 是毕Ⅱ式胃大部切除术后早期最严重的并发症，常发生于术后3～7天。表现为突发上腹部剧痛和腹膜刺激征。因局部炎症、水肿难以修补缝合，宜做十二指肠残端破裂处腹腔引流，十二指肠内放置引流管持续吸引。术后积极纠正水、电解质紊乱，并考虑全胃肠外营养支持疗法（TPN）。造瘘口周围皮肤涂氧化锌软膏给予保护。

> **考点提示**
> 毕Ⅱ式胃大部切除术最严重的并发症是十二指肠残端破裂。

（4）倾倒综合征 是由于毕Ⅱ式胃大部切除术胃肠吻合口过大，食物排空过快，高渗性食物快速进入空肠，吸引出大量细胞外液和刺激腹腔神经丛所引起。主要表现为进食高渗性食物 10～30 分钟内，出现上腹部饱胀、心悸、乏力、出汗、头晕、恶

心、呕吐、肠鸣音亢进和腹泻。手术后应少食多餐，进食干食，避免进食过甜的流质饮食。餐后平卧 10～30 分钟，症状可逐渐减轻或消失。多数病人在 1 年左右症状可自行减轻或消失，如经长期治疗护理仍未改善者，应手术治疗。

（三）健康教育

1. 生活指导

（1）告知病人术后 1 年内胃容量受限，饮食应定时、定量，少量多餐，营养丰富。少食腌制、熏制食品，避免进食过冷、过硬、过烫、过辣及油煎炸的食物。

（2）告知病人出院后注意休息、避免过劳，保持乐观情绪，同时劝告病人放弃喝酒、吸烟等对身体有危害的不良习惯。告知病人及家属有关手术后期可能出现的并发症及其相关知识。

2. 用药指导 遵医嘱指导病人服药并观察药物的副作用。避免服用对胃黏膜有损害的药物，如阿司匹林、吲哚美辛、皮质类固醇等药物。

3. 心理指导 住院病人迫于现实生活中快节奏的压力，迫切地想尽快回到工作岗位；对胃溃疡是否恶变存在疑虑，担心术后复发；因此要针对这些做好解释与安抚工作，并强调以一种乐观、开朗的信心接受治疗，有助于恢复。护士与病人经常交流沟通，鼓励病人将心理问题说出来。

【护理评价】

1. 病人焦虑症状是否减轻或消失，情绪是否稳定。

2. 病人疼痛是否减轻或缓解。

3. 病人营养状况是否得到改善。

4. 病人体液不足是否得到纠正，生命体征是否平稳。

5. 病人未发生并发症，或发生并发症是否得到及时发现和处理。

第二节 胃癌病人的护理

案 例 导 入

张某，男，60 岁，有胃溃疡病史 20 年，于 3 个月前无明显诱因下出现上腹部饱胀不适，无恶心、呕吐，偶有阵发性疼痛。1 个月前自觉上腹部饱胀不适症状逐渐加重，进食干饭时吞咽困难，反酸、嗳气等症状频繁。为进一步治疗于 2017 年 1 月 15 日收入院。入院检查：T 36.5℃，P 76 次/分，R 18 次/分，BP 140/80mmHg；既往史：否认"高血压、糖尿病、心脏病"病史，否认"肝炎、结核"等传染病史，否认过敏史，否认外伤手术史，否认输血史；个人史：否认血吸虫接触史，否认放射性物质接触史；家族史：否认传染性疾病及遗传性疾病史；胃镜检查：胃癌；病理检查：（贲门）中－低分化腺癌。

胃癌（gastric carcinoma）在我国各种恶性肿瘤中居首位。是原发于胃部的一种常见恶性肿瘤，年平均死亡率为 25.53/10 万。在我国以山东、浙江、上海、福建等沿海地区为高发地区。好发年龄在 50 岁以上，男女发病率之比为 2：1。

胃癌好发于胃窦部，其次为胃底贲门。按大体形态将胃癌分为早期胃癌和进展期胃癌。早期胃癌指所有局限于黏膜或黏膜下层的胃癌，而不论其病灶大小和有无淋巴转移。进展期胃癌又称中、晚期胃癌，病变超越黏膜下层。淋巴转移是胃癌最主要的转移方式，最早转移到胃周围的淋巴结，最后汇集到腹腔淋巴结；恶性程度较高或较晚期的胃癌，可通过胸导管转移到左锁骨上淋巴结。血行转移常发生于晚期胃癌，常见转移的器官有肝、肺、胰、骨骼等处，以肝转移最多见。

> **考点提示**
> 胃癌的好发部位及常见的转移途径。

【护理评估】

（一）健康史

胃癌的病因尚未明确，但一般认为与下列因素有关。①地域环境与饮食因素：我国西北和东北部沿海地区胃癌的发病率较南方地区明显高。②幽门螺杆菌感染：是引起胃癌的主要因素之一。③癌前病变：是指容易发生癌变的胃黏膜病理组织学改变，并未达到恶性病变，是从良性上皮组织转变成癌过程中的交界性病理变化，如胃黏膜上皮的异型性增生。④遗传和基因：胃癌与癌基因、抑癌基因、凋亡相关基因及转移相关基因等改变有关。

（二）身体状况

胃癌的临床表现缺乏特异性，早期诊断正确率尚不到 10%。

1. 症状 早期胃癌多无明显症状，少数病人有类似溃疡病的上消化道症状，无特异性，故早期胃癌诊断正确率低。进展期胃癌最常见的临床表现是疼痛和体重减轻，病人常有明显的消化道症状，如上腹部不适、进食后饱胀，因病情发展而致上腹部疼痛加重、食欲减退、乏力、消瘦，部分病人伴恶心、呕吐。晚期胃癌病人常出现贫血、消瘦、营养不良甚至恶病质等表现。此外，因肿瘤的部位不同可有特殊表现：贲门胃底癌可有胸骨后疼痛和进行性吞咽困难；幽门附近的胃癌有幽门梗阻表现；肿瘤破坏血管后可有呕血、黑便等上消化道出血表现。

2. 体征 早期无明显体征，可有上腹部压痛。晚期部分病人可触及上腹部肿块，癌肿转移可出现相应症状，如转移到骨骼时，可有骨骼疼痛；如胰腺转移出现持续性上腹痛并放射至背部；远处淋巴转移常见于左锁骨上淋巴结。

（三）辅助检查

1. 实验室检查 血常规可有贫血表现，大便隐血试验可呈持续性阳性，进展期胃癌病人胃液分析表现为无酸或低胃酸分泌。

2. X 线钡餐气钡双重造影检查 早期胃癌主要为黏膜相异常。进展期胃癌表现与大体分型基本一致。

3. 腹部超声　主要用于观察胃的邻近脏器受浸润及淋巴转移的情况。

4. 胃镜检查　直接观察胃黏膜病变的部位和范围，并可获取病变组织做病理学检查，为目前最可靠的诊断手段。早期胃癌可呈现一片色泽灰暗的黏膜，或局部黏膜粗糙不平呈颗粒状；进展期胃癌可表现为凹凸不平、表面污秽的肿块，或不规则的较大溃疡，常见渗血及溃烂。

> **考点提示**
>
> 胃癌最可靠的诊断手段是胃镜检查。

5. 肿瘤标记物检测　CEA（癌胚抗原）、CA 19 - 9（糖链抗原）、CA 72 - 4（胃癌抗原）

（四）处理原则

可采用手术、化疗、中药治疗、心理调适等综合治疗，改善症状、延长生存期。对于有胃癌家族史或既往有胃病史的人群定期检查。对于下列人群应进行胃的相关检查：40 岁以上有上消化道症状而无胆道疾病者；原因不明的消化道慢性失血者；短期内体重明显减轻，食欲减退者。治疗方法是以手术治疗为主的综合治疗。

1. 手术治疗　手术治疗可分为根治性手术和姑息性手术两类。

（1）根治性手术　为整块切除包括癌灶和可能受浸润胃壁在内的胃的部分或全部，按临床分期标准清除胃周围的淋巴结，重建消化道。

（2）姑息性手术　原发灶无法切除，为了减轻由于梗阻、穿孔、出血等并发症引起的症状而施行的手术，如胃空肠吻合术、空肠造口术、穿孔修补术等。

2. 其他治疗

（1）全身治疗　化疗用于根治性手术的术前、术中和术后，可延长生存期，为最常用的胃癌辅助治疗方法。晚期胃癌应用适量化疗，可缓解癌肿的发展速度，改善症状，有一定的近期效果。

（2）局部治疗　包括放疗、腹腔灌注疗法。

（3）免疫治疗　非特异性生物反应调节剂如卡介苗、香菇多糖；细胞因子如白介素、干扰素、肿瘤坏死因子等。

（五）心理和社会支持状况

病人面对胃癌对生命的威胁、不确定的疾病预后、各种复杂而痛苦的治疗等问题产生巨大的心理压力，影响因素主要来自家庭经济与社会支持情况；病人对疾病及拟采取的治疗方式及术后康复锻炼知识的了解和掌握程度；亲属尤其是配偶对本病及其治疗、疾病预后的认知程度及心理承受能力。病人最严重的心理反应是绝望和挣扎。

> **考点提示**
>
> 胃癌病人最严重的心理反应是绝望和挣扎。

【常见护理诊断/问题】

1. 焦虑/恐惧　与环境改变、担心手术及胃癌预后有关。

2. 疼痛　与癌细胞浸润、转移有关。

3. 营养失调：低于机体需要量　与摄入不足及消耗增加有关。

4. 潜在并发症　出血、压疮。

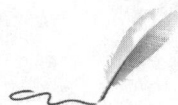

5. 知识缺乏 缺乏胃癌及治疗的相关知识。

6. 有体液不足危险 与严重的呕吐、禁食有关。

【护理目标】

1. 病人焦虑/恐惧症状减轻或消失，情绪稳定。

2. 病人疼痛减轻或缓解。

3. 病人营养状况得到改善。

4. 病人未发生并发症，或发生并发症得到及时发现和处理。

5. 病人获得胃癌治疗及护理的相关知识。

6. 病人体液不足得到纠正，生命体征平稳。

【护理措施】

（一）非手术治疗及术前护理

1. 改善营养 病人应少食多餐，进食高蛋白、高热量、富含维生素、易消化的食物。营养状态差的病人，术前应予以纠正，必要时静脉补充血浆或全血，以提高手术的耐受力。术前 1 天进流质饮食。

2. 术前准备 协助病人做好术前各种检查及手术前常规准备，提高手术耐受力。老年人术前检查心、肺功能；幽门完全梗阻者术前禁食，行胃肠减压、洗胃；胃癌累及横结肠时要做肠道准备；术日晨置胃管，防止呕吐、误吸，便于术中操作；术前功能锻炼。

3. 心理护理 胃癌一旦确诊，病人往往会产生"患了绝症""没得救了""一切变得没有意义了"的想法。往往情绪低落、产生恐惧，医务人员和亲戚朋友应该帮助病人尽早摆脱"绝症"这一阴影，鼓励病人正确对待癌症，使病人树立"我还能好好活下去的"的信念。使病人精神振作、逐渐消除恐惧心理，这对接受治疗及康复都是十分有益的。安慰病人，真实而巧妙地回答病人提出的问题。解释疾病和手术的相关知识。

（二）术后护理

1. 体位与活动 病人全麻清醒后，血压平稳后取低半卧位，减轻疼痛，利于呼吸及循环。病人卧床期间，协助病人翻身。病情允许者，鼓励病人早期活动。

2. 饮食护理 术后暂禁食，禁食期间，遵医嘱静脉补充液体，维持水、电解质平衡并提高必要营养素；准确记录 24 小时出入水量，以便保证合理补液；若病人营养状况差或贫血，应补充血浆或全血。拔除胃管后由试验性饮水或米汤，逐渐过渡到半量流质饮食、全量流质饮食、半流质饮食、软食至正常饮食。

3. 病情观察 监测生命体征，每 30 分钟 1 次，病情平稳后延长间隔时间。

4. 胃管与引流管的护理 保持管道通畅，妥善固定胃肠减压管和引流管，防止脱出；观察并记录胃管和引流管引流液体的颜色、性质和量。

5. 疼痛护理 根据病人疼痛情况，适当应用止痛药物。

6. 并发症的观察和护理 胃手术后主要并发症有：出血、胃排空障碍、吻合口破裂或瘘、十二指肠残端破裂和术后梗阻。

7. 化疗及放疗护理 胃癌病人术后化疗及放疗期间做好宣教，发生不良反应及时对症处理，同时应该注意血象的变化。

（三）健康教育

1. 知识宣教　向病人及家属讲解有关疾病康复知识，学会自我调节情绪，保持乐观态度，坚持综合治疗。

2. 饮食指导

（1）多食蔬菜、豆类食物和牛奶、鲜鱼、肉、蛋。

（2）提倡食用大蒜、绿茶。

（3）避免暴饮暴食、三餐不定。

（4）进食不宜过快。

（5）少食熏腌食品，避免高盐饮食；避免进食过冷、过硬、过烫、过辣及油煎炸的食物；少饮烈酒，不吸烟。

（6）做好粮食的防霉、去霉工作，保护饮用水卫生。

> **考点提示**
> 胃癌根治术后的健康教育。

3. 康复指导

（1）积极治疗胃幽门螺杆菌感染、胃溃疡、慢性胃炎。对高发期及高危人群进行胃癌普查。

（2）进行并发症预防指导，告知病人及家属有关手术后期可能出现的并发症相关表现。

（3）进行出院指导，告知病人注意休息、避免过劳，同时劝告病人放弃喝酒、吸烟等对身体有危害性的不良习惯。向病人及家属讲解化疗的必要性和副作用。定期门诊随访，若有不适及时就诊。

4. 心理指导　胃癌病人的心理都会有一些消极的心态，指导家属在护理工作中要注意发现病人的情绪变化，护士要注意根据病人的需要程度和接受能力提供信息；要尽可能采用非技术性语言使病人能听得懂，帮助分析治疗中的有利条件和效果进展，使病人看到希望，消除病人的顾虑和消极心理，保持对生活的乐观情绪，增强对治疗的信心，能够积极配合治疗和护理。

【护理评价】

1. 病人焦虑症状是否减轻或消失，情绪是否稳定。

2. 病人疼痛是否减轻或缓解。

3. 病人营养状况是否得到改善。

4. 病人是否发生并发症，或发生并发症后是否得到及时发现和处理。

5. 病人是否获得胃癌治疗及护理的相关知识。

6. 病人体液不足是否得到纠正，生命体征是否平稳。

本章小结

　　胃十二指肠溃疡包括胃溃疡和十二指肠溃疡，由于溃疡的形成与胃酸及胃蛋白酶的消化作用有关，故称为消化性溃疡。幽门螺杆菌为重要病因。在损害因素中，胃酸的作用占主导地位。消化性溃疡的并发症有出血、穿孔、梗阻、癌变。出血最常见，特征表现为呕血和黑便；急性穿孔时胃肠内容物渗入腹膜腔而引起急性弥漫性腹膜炎，临床上突然出现剧烈上腹痛，迅速波及全腹，引起腹膜刺激征；慢性幽门梗阻为持久性瘢痕形成，表现为反复呕吐宿食；癌变时疼痛节律消失、大便潜血试验持续阳性。十二指肠溃疡较胃溃疡更易并发出血、穿孔、梗阻，但不癌变。立位腹部 X 线检查有助胃十二指肠溃疡急性穿孔的诊断，急诊胃镜可以明确出血部位和原因，并可确定梗阻及其原因。外科治疗的主要指征包括急性穿孔、大出血、瘢痕性幽门梗阻、药物治疗无效的顽固性溃疡以及胃溃疡恶性变等情况。首选术式为胃大部切除术，包括 Billroth Ⅰ 式和 Billroth Ⅱ 式。急性穿孔病人术前护理重点是病人应禁食、禁饮，行胃肠减压；密切监测生命体征、腹痛、腹膜刺激征及肠鸣音等变化，做好急症手术前的准备工作。溃疡大出血病人术前护理重点是严密观察呕血、便血情况，判断并记录出血量；病人应取平卧位，做好急症手术前的准备工作。瘢痕性幽门梗阻病人术前护理重点是完全性梗阻病人应禁食、改善营养状况，纠正低钾、低氯血症与代谢性碱中毒；做好术前准备，术前 3 天每晚用 300～500ml 温生理盐水洗胃，以减轻胃壁水肿和炎症，以利于术后吻合口愈合。术后护理的重点是指导体位、活动和正确的饮食，密切观察病情变化，做好切口和引流管的护理，及时发现和处理并发症。

　　胃癌好发于胃窦部，其次为胃底贲门。胃癌的病因尚未明确，但目前认为与地域环境、饮食因素、幽门螺杆菌感染、癌前病变、遗传和基因改变等因素有关，与胃癌发病关系最为密切的病原菌是幽门螺杆菌。胃癌的临床表现缺乏特异性，早期诊断正确率尚不到 10%。进展期胃癌最常见的临床表现是疼痛和体重减轻；晚期胃癌病人常出现贫血、消瘦、营养不良甚至恶病质等表现。胃镜检查为目前最可靠的诊断手段。手术治疗为目前治疗胃癌的主要方法，原则上是采用以手术治疗为主的综合治疗。

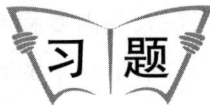

习题

一、选择题

【A1/A2 型题】

1. 消化性溃疡的主要症状是

    A. 呕血　　　　　　　　B. 呕吐　　　　　　　　C. 反酸

    D. 嗳气　　　　　　　　E. 上腹痛

2. 消化性溃疡最常见的并发症是

    A. 穿孔　　　　　　　　B. 出血　　　　　　　　C. 幽门梗阻

    D. 癌变　　　　　　　　E. 感染

3. 上消化道出血可表现为呕血或黑便，最重要的因素取决于

    A. 出血的部位　　　　　B. 出血的量和速度　　　C. 病变的性质

    D. 凝血机制　　　　　　E. 胃肠蠕动情况

4. 十二指肠溃疡大出血，如果病人条件允许，最好的术式为

    A. 高选择性迷走神经切断术　　　　　B. 包括溃疡在内的胃大部切除术

    C. 贯穿缝扎出血动脉主干　　　　　　D. 单纯缝扎出血点

    E. 结扎出血点加胃大部切除术

5. 毕 Ⅰ 式与毕 Ⅱ 式胃大部切除术的主要区别是

    A. 切断十二指肠　　　　B. 切除胃的多少　　　　C. 胃肠吻合口的部位

D. 近端空肠与胃小弯的关系　　　　　　E. 结肠前或结肠后胃肠吻合

6. 可适用于各种情况的胃十二指肠溃疡手术方式是

    A. 毕Ⅰ式胃大部切除术　　　　　　　　B. 选择性迷走神经切断加引流术

    C. 选择性迷走神经切断加胃窦切除术　　D. 毕Ⅱ式胃大部切除术

    E. 高选择性迷走神经切断术

7. 确诊胃癌最有效的检查方法是

    A. 连续大便隐血试验　　　　　　　　　B. X 线钡餐检查

    C. 气钡双重对比造影检查　　　　　　　D. 胃镜检查

    E. 胃液分析

8. 消化性溃疡并发急性穿孔，采取非手术治疗时，最重要的护理措施是

    A. 禁食　　　　　　　B. 有效胃肠减压　　　　　C. 取半卧位

    D. 按医嘱及时使用抗生素　　E. 输液维持体液平衡

9. 幽门梗阻病人的术前护理措施中，可减轻胃黏膜水肿的是

    A. 术前禁食　　　　　　　　　　　　　B. 营养支持

    C. 纠正水、电解质、酸碱平衡紊乱　　　D. 加强口腔卫生

    E. 术前 3 天温盐水洗胃

10. 胃大部切除术后 48 小时内，除生命体征外应重点观察的项目是

    A. 神志　　　　　　　B. 伤口敷料　　　　　　　C. 肠鸣音

    D. 腹胀　　　　　　　E. 胃管引流液

11. 胃癌多发生于

    A. 胃小弯　　　　　　B. 贲门部　　　　　　　　C. 胃窦部

    D. 胃大弯　　　　　　E. 胃后壁

12. 张某，女，30 岁，胃溃疡穿孔行"毕Ⅰ式胃大部切除术"。术后 4 天，诉腹部胀痛、恶心，停止排气、排便。查体：全腹膨隆，未见肠型，全腹压痛，以中上腹最为显著，轻度肌紧张，肠鸣音消失。T 37.8℃，P 90 次/分，BP 112/78mmHg。血常规：WBC 12 × 10^9/L，N 0.86；腹部 X 线片见肠腔积气及小液气平面。以下护理措施错误的是

    A. 禁食胃肠减压　　　　　　　　　　　B. 可适当用山莨菪碱缓解肠痉挛

    C. 协助患者取低半卧位　　　　　　　　D. 及时、准确记录出入水量

    E. 应用抗菌药预防感染

13. 男性，46 岁，有胃溃疡病史 10 年。近 2 个月疼痛加剧且失去节律性，无呕吐，服用多种抑酸剂不能缓解。查体：腹部平软，上腹部轻压痛，可扪及肿块，质硬。为确诊病因应首选

    A. 大便隐血试验　　　　　　B. X 线钡餐检查　　　　　C. 幽门螺杆菌检查

    D. 胃镜检查　　　　　　　　E. 胃液分析

14. 李某，女，60 岁，有消化性溃疡病史 10 年，突然出现呕血约 500ml，伴有黑便，急诊入院。查体：神志清楚，BP 100/60mmHg，P 110 次/分。以下护理措施中正确的是

    A. 平卧位，头部略抬高　　　　　　　　B. 三腔两囊管压迫止血

    C. 呕吐时头偏向一侧，防止误吸和窒息　　D. 快速滴入血管加压素

    E. 暂时给予流质饮食

15. 男性，26岁，1个月前出现进食后上腹部胀痛，夜间常痛醒，进食后可以缓解；今天进食后感上腹饱胀，频繁呕吐宿食。初步诊断为

　　A. 胃溃疡伴出血　　　　　　　B. 十二指肠溃疡伴幽门梗阻

　　C. 胃癌　　　　　　　　　　　D. 急性胃炎　　　　　　E. 慢性胃炎

16. 梁某，男，37岁，有消化性溃疡病史5年。中午饱餐后，出现上腹剧烈疼痛，伴恶心、呕吐，腹肌紧张，出冷汗，继而休克。首先应考虑的并发症是

　　A. 癌变　　　　　　　　　　　B. 感染　　　　　　　　C. 大出血

　　D. 急性穿孔　　　　　　　　　E. 幽门梗阻

17. 卞某，男，30岁，十二指肠溃疡行胃大部切除术（毕Ⅱ式）。术后第4天，突然右上腹剧痛，局部有明显压痛、反跳痛、肌紧张。血象：白细胞计数 $12 \times 10^9/L$，中性粒细胞百分比82%。最可能的诊断是

　　A. 十二指肠残端破裂　　　　B. 胃肠吻合口破裂　　　　C. 急性胰腺炎

　　D. 急性胆囊炎穿孔　　　　　E. 近侧空肠段梗阻

【A3/A4型题】

（18~20题共用病例）

陈某，男，38岁，有胃溃疡病史8年，因突发腹痛3小时来急诊。

18. 采集病史时应特别注意询问

　　A. 近期饮酒史　　　　　　　　　　B. 近期胃镜检查情况

　　C. 胃溃疡病史　　　　　　　　　　D. 腹痛部位、性质和伴随症状

　　E. 近期饮食与睡眠情况

19. 胃溃疡最常发生的部位是

　　A. 贲门旁　　　　　　　　　B. 胃后　　　　　　　　C. 胃小弯

　　D. 胃大弯　　　　　　　　　E. 幽门前壁

20. 胃溃疡穿孔具有特征性的X线影像是哪项

　　A. 胃泡增大　　　　　　　　B. 膈下游离气体　　　　C. 气液平面

　　D. 两侧膈肌升高　　　　　　E. 肠管膨胀

二、思考题

邢某，男，24岁，因"上腹部疼痛半月，加剧3小时"入院。既往有消化性溃疡病史5年。查体：痛苦面容，全腹压痛、反跳痛、肠鸣音消失。腹穿抽出黄色浑浊液5ml。白细胞计数 $15 \times 10^9/L$，中性粒细胞百分比95%。

请问：

1. 病人可能出现何种并发症？

2. 目前需要如何护理？

（刘　毅）

（制图　安　迪）

第十八章 肠疾病病人的护理

学习目标

1. **掌握** 急性阑尾炎、肠梗阻、大肠癌、直肠肛管疾病病人的护理评估、护理措施的内容和方法。
2. **熟悉** 急性阑尾炎、肠梗阻、大肠癌、直肠肛管疾病病人常见的护理诊断/问题。
3. **了解** 急性阑尾炎、肠梗阻、大肠癌、直肠肛管疾病的病理生理概要；急性阑尾炎、肠梗阻、大肠癌、直肠肛管疾病病人的护理目标。
4. 学会人造肛门护理的操作技术；能指导病人进行肛门坐浴及自我护理。
5. 具有敏锐的观察能力、沟通能力以及人文关怀能力。

第一节 急性阑尾炎病人的护理

案例导入

张某，男，30岁，因右下腹疼痛伴有恶心、呕吐6小时入院。病人6小时前出现腹痛，最先开始于肚脐周围，然后转移到右下腹，并固定于右下腹部。伴有恶心、呕吐1次，呕吐物为胃内容物，不含胆汁和咖啡色样物质。查体：T 39.5℃，P 110次/分，BP 120/90mmHg，右下腹有压痛、反跳痛、肌紧张，肠鸣音减弱，结肠充气试验和腰大肌试验阳性。实验室检查：WBC 12.5×10^9/L，中性粒细胞比例为90%。

请问：

1. 病区值班护士应如何做好入院护理评估工作？评估时应注意哪些礼仪？
2. 病人目前存在的主要护理问题是什么？值班护士应采取哪些护理措施？
3. 病人同意手术后，护士需做哪些护理工作？与病人沟通时应注意哪些问题？

急性阑尾炎（acute appendicitis）是常见的外科急腹症之一，多发生于20岁青壮年，男性多于女性。

阑尾为一细长的盲管，平均长度7~9cm。阑尾静脉经右回结肠静脉回流入门静脉系，当阑尾发生急性炎症时，细菌或脓性栓子可随静脉血进入门静脉内，导致门静脉炎，甚至肝脓肿的发生。

急性阑尾炎根据病理表现可分为以下几种。①急性单纯性阑尾炎：为早期的阑尾炎，炎症局限于阑尾黏膜和黏膜下层。阑尾轻度肿胀，浆膜表面充血。临床症状和体征较轻，经积极药物治疗后炎症消退，少数病人可完全治愈，但大多数病人转为慢性阑尾炎。②急性化脓性阑尾炎：阑尾显著肿胀，浆膜高度充血，腔内有大量积脓。临床症状和体征较重，常有局限性腹膜炎表现。③坏疽性阑尾炎及穿孔性阑尾炎：临床表现和症状严重。阑尾因内腔阻塞、积脓而致腔内压力增高，引起阑尾壁血液循环障碍，导致阑尾管壁坏死或部分坏死，浆膜呈紫黑色或黑色，常致急性弥漫性腹膜炎。如果治疗不及时，可使炎症扩散，进展为弥漫性腹膜炎、感染性休克等，重者可危及生命。④阑尾周围脓肿：阑尾在穿孔前如已被大网膜等周围组织粘连、包裹，形成局部炎性包块以限制其感染扩散，即成为阑尾周围脓肿。

【护理评估】

（一）健康史

引起急性阑尾炎的病因有阑尾管腔阻塞和细菌入侵。阑尾管腔阻塞是急性阑尾炎最常见的病因，引起阻塞的最常见原因是淋巴滤泡的明显增生，约占60%，多见于年轻人；其次是粪石阻塞，约占35%；较少见的是由异物、炎性狭窄、食物残渣、蛔虫、肿瘤等引起。细菌入侵阻塞的阑尾管腔后，生长繁殖，产生内毒素和外毒素，使阑尾黏膜上皮受损并形成溃疡，细菌穿透溃疡进入肌层。阑尾壁间质内压升高，动脉血流受阻，导致阑尾缺血，最终造成梗死和坏疽。致病菌多为肠道内的革兰阴性杆菌和厌氧菌。

> **考点提示**
> 急性阑尾炎最常见的病因是阑尾管腔梗阻。

（二）身体状况

1. 症状

（1）腹痛　开始于上腹部或肚脐周围，呈阵发性，6~12小时后腹痛转移并固定于右下腹部，呈持续性并逐渐加重。70%~80%病人有典型的转移性右下腹疼痛表现，少数病人开始即为右下腹部疼痛。不同病理类型阑尾炎腹痛也有差异，如急性单纯性阑尾炎为轻度隐痛；急性化脓性阑尾炎呈阵发性胀痛；坏疽性阑尾炎呈持续剧烈腹痛；穿孔性阑尾炎因阑尾管腔压力骤减，腹痛可暂时减轻，但出现腹膜炎后，腹痛又会持续加剧。

> **考点提示**
> 急性阑尾炎最典型的症状是转移性右下腹疼痛。

（2）胃肠道症状　恶心、呕吐最常见，早期呕吐多为反射性；晚期呕吐则与腹膜炎有关。约1/3的病人有便秘或腹泻症状。盆位阑尾炎出现盆腔脓肿时，有排便次数增多、里急后重、黏液便等直肠刺激症状。弥漫性腹膜炎时可致麻痹性肠梗阻。

（3）全身反应　早期可有乏力、不适感等。急性单纯性阑尾炎体温正常或轻度升高；阑尾化脓、坏疽、穿孔时体温明显升高；并发化脓性门静脉炎时，病人发生寒战、高热、轻度黄疸等表现。

2. 体征

（1）右下腹固定性压痛　是诊断急性阑尾炎最重要的依据，也是阑尾炎常见的重要体征。压痛点常在脐与右髂前上棘连线中、外1/3交界处，又称麦氏（McBurney）点。当病人尚觉上腹部或脐周疼痛时，右下腹就有压痛存在。阑尾穿孔合并弥漫性腹膜炎时，虽然全腹都有压痛，但仍以右下腹最为明显。

> **考点提示**
> 急性阑尾炎最典型的体征是右下腹固定性压痛点。

（2）腹膜刺激征　急性化脓性和坏疽性阑尾炎有腹膜炎表现，可有局限性或弥漫性腹部压痛、反跳痛和腹肌紧张。小儿、妊娠妇女、老年人以及虚弱、肥胖等病人或盲肠后位阑尾炎时，腹膜刺激征象可不明显。

（3）腹部包块　阑尾周围脓肿较大时，在右下腹触到边界不清、不能活动并伴有压痛和反跳痛的包块。

（4）其他体征　①结肠充气试验（Rovsing 征）：病人取仰卧位，检查者先用一手按压其左下腹部降结肠，再用另一手反复压迫近侧结肠，结肠积气可传至盲肠和阑尾根部，若引起病人右下腹疼痛加重即为阳性。②腰大肌试验：病人取左侧卧位，检查者将病人右下肢向后过伸，如出现右下腹疼痛加重即为阳性，提示阑尾可能位于盲肠后位、或腹膜后位、靠近腰大肌处，或炎症已波及腰大肌。③闭孔内肌试验：病人仰卧位，右髋及右大腿屈曲，被动内旋，引起右下腹疼痛者为阳性。提示阑尾位置较低，炎症已波及到闭孔内肌。④直肠指检：急性盆位阑尾炎，直肠右侧壁有明显触痛，甚至触到炎性包块。阑尾穿孔伴盆腔脓肿时，直肠前壁膨隆，并伴有触痛，部分病人伴有肛门括约肌松弛及波动现象。

3. 特殊类型阑尾炎

（1）小儿急性阑尾炎　小儿阑尾壁薄，管腔小，一旦梗阻而发生血运障碍，容易引起坏疽和穿孔；小儿大网膜发育不全，尚不能起到保护作用，穿孔后炎症不容易局限，容易形成弥漫性腹膜炎。病情较成人严重，高热、呕吐及腹泻明显；可有右下腹固定性压痛和肌紧张，但不典型。

> **考点提示**
>
> 特殊类型阑尾炎一经确诊，均应及早手术治疗，以免阑尾坏死、穿孔，引起弥漫性腹膜炎。

（2）老年人急性阑尾炎　老年人痛觉迟钝，腹痛不明显，早期不容易引起重视；又由于大网膜萎缩，腹腔炎症的局限包裹作用减弱，容易导致炎症的扩散。因此，在临床容易延误诊断和治疗。

（3）妊娠期急性阑尾炎　在妊娠过程中，子宫逐渐增大，盲肠和阑尾的位置也随之向上、向外、向后移位，阑尾炎的压痛部位也随之上移。妊娠后期子宫增大，阻碍大网膜趋近发炎的阑尾，所以阑尾穿孔后感染不易局限，常引起弥漫性腹膜炎。炎症发展易致流产或早产，威胁胎儿和妊娠期妇女的安全。

（三）辅助检查

1. 实验室检查

（1）血常规　血白细胞计数和中性粒细胞比例增高。

（2）尿常规　一般无明显异常。尿液中含红细胞，排除女性月经后，考虑阑尾靠近输尿管和膀胱。

2. 影像学检查

（1）腹部平片　可见盲肠扩张和液平面，偶尔可见钙化粪石或异物影。

（2）腹部 B 超　可见阑尾肿大或阑尾周围脓肿。

（3）CT 与 B 超征象相似。

（四）处理原则

1. 非手术治疗　包括禁食、补液、应用抗生素等。中药以清热、解毒、化瘀为主。

2. 手术治疗 急性阑尾炎诊断明确后，应早期进行外科手术治疗，既安全，又可防止并发症的发生。若有条件，也可采用经腹腔镜阑尾切除术。对阑尾周围脓肿，先行非手术治疗，给予抗生素，并加强全身支持治疗，以促进脓液吸收、脓肿消退；待肿块缩小局限，体温正常 3 个月后再行阑尾切除术。

（五）心理和社会支持状况

病人因剧烈腹痛和对手术的担心，表现出焦虑、恐惧；妊娠期病人和家属因考虑对胎儿的影响，表现出焦虑、烦躁不安和恐惧。

【常见护理诊断/问题】

1. 急性疼痛 与阑尾炎症刺激及手术创伤有关。

2. 体温过高 与细菌感染有关。

3. 体液不足 与呕吐、禁食等有关。

4. 潜在并发症 内出血、切口感染、腹腔脓肿、粘连性肠梗阻、粪瘘。

【护理目标】

1. 病人疼痛减轻，并逐渐消失。

2. 病人体温接近正常。

3. 病人体液恢复平衡。

4. 病人未发生并发症或并发症及时被发现和处理。

【护理措施】

（一）非手术疗法及术前护理

1. 饮食护理 病人宜进食软质、易消化的食物，准备手术的病人应禁食、禁饮。

2. 卧位 病人卧床休息，取半卧位。

3. 术前准备

（1）对症处理 高热者，采用物理降温；疼痛明显者给予针刺或按医嘱应用解痉剂，但禁用吗啡；便秘者禁忌灌肠和使用泻剂，以免炎症扩散或阑尾穿孔。出现弥漫性腹膜炎者放置胃肠减压管。

（2）病情观察 观察病人腹部症状和体征的变化，白细胞计数和中性粒细胞比例变化及有无出现各种并发症，发现异常情况，及时报告医师，并协助医师及时处理病情。①如病人体温明显升高，脉搏、呼吸增快，或血白细胞计数和中性粒细胞比例持续升高，或腹痛加剧且范围明显扩大，或者出现腹膜刺激征，说明病情加重。②如腹痛突然减轻，可能是阑尾管腔梗阻解除，病情好转的表现；也可能是阑尾坏疽、穿孔的表现，此时注意有无明显的腹膜刺激征和全身感染中毒症状。③如果病人全身中毒症状不断加重，腹痛范围增大，并伴有腹胀、呕吐等症状，应考虑弥漫性腹膜炎合并肠梗阻。④临床治疗和观察过程中如果病人出现压痛性包块、腹胀以及里急后重等排便异常的表现，应考虑是否出现腹腔脓肿（膈下脓肿、肠间脓肿、盆腔脓肿）。如果出现寒战、高热、肝大、剑突下压痛、轻度黄疸等表现，应考虑是否并发门静脉炎，并协助医师进行处理。⑤遵医嘱应用广谱抗生素和抗厌氧菌等药物时，注意观察药物疗效及不良反应。应严格遵循抗生素的使用原则，定期进行实验室检查。

4. 心理护理 在与病人和家属建立良好沟通的基础上，做好解释和安慰工作，稳定病人的情绪，减轻其焦虑；向病人和家属介绍有关急性阑尾炎的知识，讲解手术的必要性和重要性，提高他们对疾病及其相关预后的认识，消除不必要的紧张和担忧，使之积极配合治疗和护理。

（二）术后护理

1. 体位　病人回病房后，按照不同的麻醉方式安置病人体位，血压平稳后，采用半卧位；鼓励病人早期下床活动，促进肠蠕动恢复，防止肠粘连。

2. 饮食　术后暂禁食，合并弥漫性腹膜炎者，行胃肠减压、静脉补液，待胃肠蠕动恢复、肛门排气后进流质饮食。

3. 观察病情　注意观察生命体征，及时发现并协助医师处理术后并发症。

4. 术后并发症护理

（1）内出血　阑尾系膜的结扎线松脱可引起腹腔内大出血。表现为腹痛、腹胀、失血性休克等。如术后发现病人面色苍白、脉速，提示术后腹腔内出血，立即给予补液、输血，应用止血药，并做好急诊术前准备，再次手术止血。

（2）切口感染　是最常见的术后并发症。多因手术时污染切口、存留血肿等所致。表现为手术后 2~3 日体温升高，切口局部胀痛或跳痛，局部有红肿、压痛。发现切口感染，须全身应用抗生素，及时拆除缝线，排出脓液，充分引流，正确换药，促使伤口愈合。

（3）腹腔脓肿　发生于术后 5~7 天，病人体温升高，或下降后再次升高，并有腹痛、腹胀、腹部包块及排便次数增加等，及时报告医生进行处理。

（4）粘连性肠梗阻　由于手术损伤或阑尾周围脓肿等因素，部分病人手术后发生粘连性肠梗阻。多数可经非手术治疗奏效，病情严重者需要手术治疗。

（5）粪瘘　阑尾周围脓肿如未及时引流，部分病例脓肿可向小肠或大肠内穿破，也可向膀胱、阴道或腹壁穿破，形成各种内瘘或外瘘。一般采用保守治疗并按肠瘘常规护理后，多数病人可自行愈合；如病程超过 3 个月仍未愈合，考虑手术。

（三）健康教育

1. 生活指导　保持良好的饮食卫生及生活习惯，餐后不做剧烈运动，尤其是跳跃、奔跑等。

2. 康复指导

（1）及时治疗胃肠道炎症或其他疾病，预防慢性阑尾炎急性发作。

（2）术后早期下床活动，防止肠粘连或粘连性肠梗阻。

（3）阑尾周围脓肿者，出院时应告知病人 3 个月后再次住院行阑尾切除术。

（4）自我监测，发生腹痛或不适及时就诊。

3. 心理指导　有效控制疼痛，积极预防并发症，消除术后的孤独无助感，使病人从被动配合变为主动接受。

【护理评价】

1. 病人疼痛是否减轻，并逐渐消失。

2. 病人体温是否接近正常。

3. 病人体液是否恢复平衡。

4. 病人是否发生并发症或并发症是否及时被发现和处理。

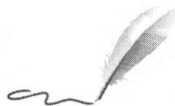

小 结

急性阑尾炎是常见的外科急腹症。引起急性阑尾炎的病因有阑尾管腔阻塞和细菌入侵。阑尾管腔阻塞是急性阑尾炎最常见的病因，引起阻塞的最常见原因是淋巴滤泡的明显增生，多见于年轻人。急性阑尾炎的病理类型分为急性单纯性阑尾炎、急性化脓性阑尾炎、坏疽性及穿孔性阑尾炎、阑尾周围脓肿。典型症状是转移性右下腹疼痛，若发生门静脉炎时可出现寒战、高热、轻度黄疸。急性阑尾炎最重要的体征是右下腹固定性压痛，压痛点常在脐与右髂前上棘连线中、外1/3交界处，又称麦氏（McBurney）点。特殊类型阑尾炎一经确诊，均应及早手术治疗，以免阑尾坏死、穿孔而引起弥漫性腹膜炎。阑尾周围脓肿者，出院时应告知病人3个月后再次住院行阑尾切除术。急性阑尾炎术后并发症有内出血、切口感染、腹腔脓肿、粘连性肠梗阻、粪瘘。内出血常发生于术后24小时内；切口感染是最常见的术后并发症，表现为手术后2~3日体温升高，切口局部胀痛或跳痛，局部有红肿、压痛；腹腔脓肿发生于术后5~7天，病人体温升高，或下降后再次升高，并有腹痛、腹胀、腹部包块及排便次数增加等表现；粘连性肠梗阻多数可经非手术治疗奏效，病情严重者需要手术治疗。

第二节　肠梗阻病人的护理

案例导入

王某，女，37岁，上腹阵发性绞痛、呕吐2天。2天来腹痛阵发性加重，伴呕吐，吐出物为胃内容物，尿少。服用止痛药无效，未做其他治疗。既往史：阑尾切除后1年。查体：T 36.5℃，BP 90/60mmHg，P 90次/分，R 18次/分；皮肤弹性降低，眼窝凹陷，面色潮红；双肺呼吸音清晰；右下腹见手术切口；腹胀，可见肠形及蠕动波，肠鸣音亢进，可闻及气过水声。腹部X线平片可见阶梯状液气平面。实验室检查：血 Na^+ 146mmol/L，K^+ 3.5mmol/L，HCO_3^- 16mmol/L。门诊于今日收入院。

请问：

1. 病区值班护士应如何做好入院护理评估工作？评估时应注意哪些礼仪？
2. 该病人主要诊断是什么？
3. 病人目前存在的主要护理问题是什么？值班护士应采取哪些护理措施？

任何原因引起的肠内容物不能正常运行或通过发生障碍，均称为肠梗阻（intestinal obstruction），是常见的外科急腹症之一。肠梗阻病情发展迅速、变化复杂，若不及时处理常危及病人的生命。特别是绞窄性肠梗阻，病死率仍较高。

根据发生的基本原因，肠梗阻可分为以下3类。①机械性肠梗阻（mechanical intestinal obstruction）：最常见的类型。是由于各种机械因素导致的肠腔狭窄和肠内容物通过障碍。

②动力性肠梗阻（dynamic intestinal obstruction）：是由于神经反射或毒素刺激引起肠壁肌肉功能紊乱，使肠蠕动丧失或肠管痉挛，以致肠内容物无法正常通行，但肠管本身无器质性肠腔狭窄。可分为麻痹性肠梗阻（paralytic ileus）和痉挛性肠梗阻（spastic ileus）两种类型。麻痹性肠梗阻较常见，痉挛性肠梗阻较少。③血运性肠梗阻（vascular intestinal obstruction）：属于最严重的类型，由于肠系膜血管栓塞或血栓形成，使肠管血运障碍，继而发生肠麻痹，使肠内容物不能运行，甚至引发肠坏死或肠穿孔。随着人口老龄化，动脉硬化等疾病增多，此类肠梗阻亦比较常见。

根据肠壁有无血运障碍，肠梗阻可分为以下 2 类。①单纯性肠梗阻（simple intestinal obstruction）：只有肠内容物通过受阻，而无肠管血运障碍。②绞窄性肠梗阻（strangulated intestinal obstruction）：指梗阻伴有肠壁血运障碍，可因肠系膜血管受压、血栓形成或栓塞等引起。

> **考点提示**
>
> 最常见的肠梗阻类型是机械性肠梗阻。最严重的肠梗阻类型是血运性肠梗阻。

按梗阻的部位，肠梗阻可分为高位（如空肠上段）和低位（如回肠末段和结肠）肠梗阻两种。按梗阻的程度，可分为完全性和不完全性肠梗阻。按发展过程的快慢，可分为急性和慢性肠梗阻。

【护理评估】

（一）健康史

1. 机械性肠梗阻　主要原因如下。

（1）肠腔内堵塞　如寄生虫、粪石、异物、结石等。

（2）肠管外受压　如粘连带压迫、肠管扭转、嵌顿性疝或受肿瘤压迫等。

（3）肠壁病变　如肿瘤、炎症性狭窄、先天性肠道闭锁等。

2. 动力性肠梗阻　急性弥漫性腹膜炎、腹部大手术、腹膜后血肿或感染等可引起麻痹性肠梗阻。肠道功能紊乱、慢性铅中毒或尿毒症等可引起痉挛性肠梗阻。

3. 血运性肠梗阻　肠系膜动脉栓塞或血栓形成和肠系膜静脉血栓形成是引起血运性肠梗阻的主要原因。

（二）身体状况

1. 症状　常见肠梗阻的鉴别见表 18-1。

（1）腹痛　单纯机械性肠梗阻腹痛的特点是阵发性腹部绞痛，绞窄性肠梗阻表现为持续性剧烈腹痛伴阵发性加重，麻痹性肠梗阻表现为全腹持续性胀痛。

（2）呕吐　与肠梗阻发生的部位、类型有关。早期呕吐多为反射性，呕吐物以胃液及食物为主。高位肠梗阻呕吐出现早且频繁，呕吐物主要为胃液、十二指肠液、胆汁；低位肠梗阻呕吐出现晚，呕吐物呈粪样；麻痹性肠梗阻的呕吐呈溢出性；绞窄性肠梗阻的呕吐物为血性或棕褐色液体。

（3）腹胀　程度与梗阻部位有关，症状发生时间较腹痛和呕吐迟。高位肠梗阻呕吐频繁，腹胀较轻；低位肠梗阻腹胀明显；绞窄性肠梗阻腹胀多不对称；麻痹性肠梗阻则表现为均匀性全腹胀。

（4）肛门停止排便、排气　完全性肠梗阻者多停止排便、排气，但在高位肠梗阻早期，由于梗阻以下肠腔内仍残存粪便、气体，可在灌肠后或自行排出，故不应因此排除肠梗阻。不完全性肠梗阻可有多次少量排便、排气；绞窄性肠梗阻可排血性黏液样便。

表 18 – 1　常见肠梗阻的鉴别

肠梗阻原因	肠梗阻表现			
	痛	吐	胀	闭
机械性	阵发性腹痛	反射性呕吐	程度与梗阻部位有关	
麻痹性	全腹持续性腹痛	溢出性呕吐	均匀性全腹胀	
高位性		呕吐早且频繁	腹胀较轻	
低位性		呕吐晚而少	腹胀明显	
完全性		呕吐频繁		不排便、排气
不完全性		呕吐不频繁		有多次少量排便、排气

2. 体征

（1）局部表现　①视诊：机械性肠梗阻可见腹部膨隆、肠型和异常蠕动波；绞窄性肠梗阻时可见不对称性腹胀；麻痹性肠梗阻则腹胀均匀。②触诊：单纯性肠梗阻时可有轻度压痛但无腹膜刺激征；绞窄性肠梗阻时可有固定性压痛和腹膜刺激征。③叩诊：麻痹性肠梗阻全腹呈鼓音；绞窄性肠梗阻腹腔有渗液时，可有移动性浊音。④听诊：机械性肠梗阻者肠鸣音亢进，有气过水声或金属音；麻痹性肠梗阻者肠鸣音减弱或消失。

（2）全身表现　肠梗阻病人由于体液丢失可出现相应的脱水体征，如皮肤弹性差、眼窝凹陷、尿少等。严重脱水或绞窄性肠梗阻时，可出现脉搏细速、血压下降、面色苍白、四肢发凉等休克征象。

3. 常见机械性肠梗阻的表现特点

（1）粘连性肠梗阻　最为常见，其发生率占各类肠梗阻的20%～40%，因肠管粘连、牵扯而扭折成角（图18－1a）或腹腔内粘连带压迫肠管（图18－1b）所致。多由于腹部手术、炎症、创伤、出血、异物等引起。临床上以腹部手术后所致粘连性肠梗阻为最多见。

> **考点提示**
>
> 机械性肠梗阻中以粘连性肠梗阻最为常见。机械性肠梗阻的腹痛常为阵发性绞痛。

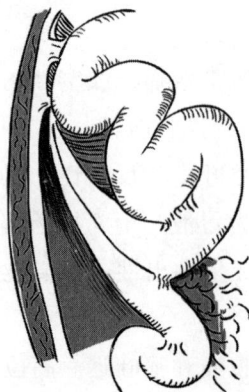

（a）肠管粘连、牵扯而扭折成角　　　　（b）粘连带压迫肠管

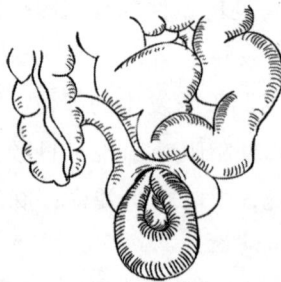

图 18 – 1　粘连性肠梗阻

（2）肠扭转 一段肠袢沿其系膜长轴旋转所形成的闭袢型肠梗阻，称为肠扭转。常见小肠扭转（图 18-2a）和乙状结肠扭转（图 18-2b）。前者多见于青壮年，常有饱食后剧烈活动等诱因；后者多与老年人便秘有关，X 线钡剂灌肠呈"鸟嘴样"改变。

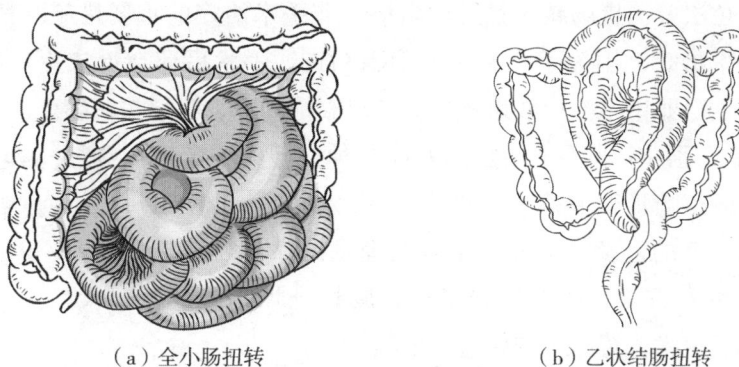

（a）全小肠扭转　　　　　　（b）乙状结肠扭转

图 18-2　肠扭转

（3）肠套叠 一段肠管套入其相连的肠腔内，称为肠套叠。是小儿肠梗阻的常见病因，80% 发生于 2 岁以下的儿童，以回盲部回肠套入结肠最为常见（图 18-3），临床以腹部绞痛、腹部腊肠样肿块、果酱样血便三大征象为特征，X 线钡剂灌肠呈"杯口状"改变。早期空气或钡剂灌肠疗效可达90% 以上。

> **考点提示**
> 肠套叠的三大征象：腹痛、腹部包块、果酱样血便。

（4）蛔虫性肠梗阻（roundworm intestinal obstruction） 指肠蛔虫聚集成团引起的肠道阻塞。多见于儿童，农村的发病率较高。其诱因常为发热或驱虫不当，多为单纯性不完全性肠梗阻。表现为肚脐周围阵发性腹痛，伴呕吐，腹胀较轻，腹部柔软，可扪及变形、变位的条索状包块，无明显压痛。腹部 X 线检查可见成团的蛔虫阴影（图 18-4）。

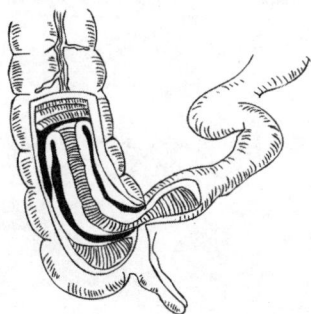

图 18-3　回盲部肠套叠

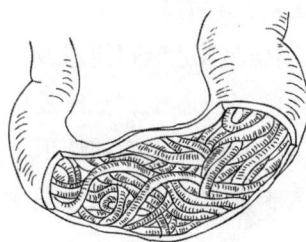

图 18-4　蛔虫性肠梗阻

（三）辅助检查

1. 实验室检查

（1）血常规 肠梗阻病人出现脱水，血液浓缩时可出现血红蛋白含量、血细胞比容升高。绞窄性肠梗阻多有白细胞计数和中性粒细胞比例升高。

（2）血气分析及血清电解质检查 可了解电解质紊乱及酸碱平衡失调的情况。

（3）尿常规 尿比重升高。

2. X 线检查 一般在肠梗阻发生后 4~6 小时，X 线立位平片可见胀气肠袢及多个阶梯状排列的气液平面；空肠胀气可见"鱼肋骨刺"状的环形黏膜纹理。绞窄性肠梗阻可见孤立、突出且胀大的肠袢，不因时间而改变位置。

（四）处理原则

1. 非手术治疗 主要包括禁食、禁饮及胃肠减压，纠正水、电解质紊乱及酸碱平衡失调，低压灌肠复位法等。胃肠减压是肠梗阻病人非手术治疗的重要措施。粘连性肠梗阻一般首先考虑非手术治疗，因为手术并不能消除粘连，手术后还会形成更广泛的新发粘连；单纯性蛔虫性肠梗阻非手术治疗效果较好，可口服植物油、腹部按摩等。

2. 手术治疗 适用于非手术治疗无效或各种类型的绞窄性肠梗阻、先天性肠道畸形及肿瘤引起的肠梗阻。大多数肠梗阻病人是需要手术治疗的，及时诊断、正确处理是提高治疗效果的关键。常见的手术方式：肠粘连松解术，肠切开取出异物，肠套叠或肠扭转复位术，短路术和肠造口术等。

> **考点提示**
>
> 绞窄性肠梗阻具有手术治疗的绝对适应证。

（五）心理和社会支持状况

肠梗阻病人多起病急，常产生不同程度的焦虑或恐惧，如易怒忧郁、烦躁不安等；粘连性肠梗阻常多次反复发作，使病人情绪低沉、悲观失望，甚至不配合治疗与护理。评估病人和家属对疾病的了解程度以及治疗费用的承受能力。

【常见护理诊断/问题】

1. 急性疼痛 与肠蠕动增强或肠壁缺血、手术创伤有关。

2. 体液不足 与频繁呕吐、肠腔内大量积液及胃肠减压有关。

3. 低效性呼吸型态 与肠膨胀致膈肌抬高及腹痛有关。

4. 知识缺乏 缺乏有关肠梗阻疾病相关的知识。

5. 潜在并发症 肠坏死、休克、多器官功能障碍综合征（MODS）、切口感染或裂开、腹腔脓肿、肠瘘、肠粘连等。

【护理目标】

1. 病人的疼痛减轻或缓解。

2. 病人体液不足得到纠正或恢复。

3. 病人呼吸、血压、脉搏及尿量均接近正常。

4. 病人对疾病有正确的认识。

5. 病人未发生并发症或并发症及时被发现和处理。

【护理措施】

（一）非手术疗法及术前护理

1. 体位 当病人生命体征平稳时，可采取半卧位，使膈肌下降，有利于病人呼吸，改善循环系统功能。

2. 饮食护理 肠梗阻病人应禁食，在梗阻缓解 12 小时后方可试进少量流质饮食，但忌甜食和牛奶，以免引起肠胀气，48 小时后试进半流质饮食，以后逐渐过渡为普食。

3. 胃肠减压 应及早使用，通过胃肠减压吸出胃肠道内的积气与积液，减轻腹胀，降低肠腔压力，改善肠壁血液循环。在胃肠减压期间应做好口腔护理，并观察和记录引流液的颜色、性状和量，如发现血性液体应考虑有绞窄性肠梗阻的可能。

4. 记录出入液量及合理输液 肠梗阻病人应密切观察并记录呕吐量、胃肠减压量及尿量，结合病人脱水程度、血清电解质和血气分析结果合理输液，以维持水、电解质及酸碱平衡；积极改善病人全身营养状况，保证输液的通畅，并观察输液后反应。

5. 防治感染和解痉止痛　遵医嘱正确使用有效抗生素，同时注意观察用药效果及药物不良反应。对腹部绞痛明显的肠梗阻病人，若无肠绞窄，可使用阿托品等抗胆碱类药物解除胃肠道平滑肌痉挛，以缓解腹痛。但禁用吗啡类镇痛剂，以免掩盖病情，延误治疗时机。

6. 严密观察病情　定时测量病人的体温、脉搏、呼吸、血压，并详细记录；严密观察病人的腹部症状、体征及全身情况，若病人出现下列情况之一时，提示有绞窄性肠梗阻的可能，多需紧急手术治疗，应及时报告医师并做好手术前准备工作。

> **考点提示**
> 判断绞窄性肠梗阻最重要的变化是腹痛加剧，阵发性疼痛转为持续性绞痛。

（1）腹痛发作急骤，起始即为持续性剧烈疼痛。

（2）病情发展迅速，早期出现休克，抗休克治疗后改善不显著。

（3）有明显的腹膜刺激征，体温上升，脉率增快，血白细胞计数及中性粒细胞比例增高。

（4）腹胀不对称，腹部有局部隆起或扪及有压痛的肿块。

（5）呕吐物、胃肠减压抽出液、肛门排出物为血性，或腹腔穿刺抽出血性液体。

（6）经积极的非手术治疗症状和体征无明显改善。

（7）腹部 X 线检查显示孤立、突出且胀大的肠袢，不因时间而改变位置，或有"假肿瘤"阴影。

（二）术后护理

1. 体位　病人麻醉作用消失及血压平稳后，取半卧位，以利于病人呼吸、循环功能的改善，也有利于腹腔渗液及渗血的引流。

2. 饮食　术后禁食，通过静脉补充营养。待肠蠕动恢复、肛门排气后，可拔除胃肠减压管，开始进少量流质饮食，若无不适，逐步过渡至半流质饮食及普食，进食易消化的高蛋白、高热能和高维生素食物。

> **考点提示**
> 术后拔出胃肠减压管的指征是肛门排气。

3. 观察病情　观察生命体征；观察有无腹痛、腹胀、呕吐等症状和体征，肛门排气情况；观察伤口敷料及引流情况；注意观察术后是否有腹腔脓肿、肠粘连等术后并发症的发生；对于绞窄性肠梗阻尤其是并发腹膜炎的病人，术后要注意引流管的护理。

4. 胃肠减压的护理　胃肠减压管应妥善固定，保持引流管通畅，避免受压、折叠、扭曲或滑脱；注意观察引流液的颜色、性状及量，并及时记录；发现异常情况应及时报告医师。一般胃肠蠕动恢复，肛门排便、排气后即可拔出引流管。

5. 适宜活动　鼓励病人早期活动，床上勤翻身。病情允许时，早期下床活动，促进肠蠕动恢复，防止肠粘连。

6. 防治感染　遵医嘱应用抗生素。

（三）健康教育

1. 生活指导

> **考点提示**
> 术后鼓励病人早期下床活动的目的是预防肠粘连。

（1）注意饮食卫生，避免暴饮暴食，避免饭后进行剧烈活动。

（2）保持排便通畅。

（3）如有腹痛、腹胀等不适，及时就诊。

（4）避免腹部受凉。老年人出现便秘时，应及时采取正确的措施进行治疗，保持排便通畅。

（5）腹部手术后应尽早下床活动，以促进肠功能恢复；平时注意饮食卫生，养成饭前、便后洗手的好习惯，减少肠道寄生虫病的发生，正确使用驱虫药物。

2. 康复指导　病人出院后，如果出现腹痛、腹胀、排气与排便停止时，应及时到医院就诊。

3. 心理指导　肠梗阻病人起病急、变化复杂、危险性较大，手术住院时间一般在 1～2 周左右，住院病人迫于现实社会快节奏的压力，迫切地想尽快回到工作岗位，对伤口愈合存在疑虑，担心复发。因此，要针对这些做好解释与安抚工作，并强调以一种乐观开朗的信心接受治疗，有助于恢复。护士与病人经常交流沟通，鼓励病人将心理问题说出来。

【护理评价】

1. 病人的疼痛是否减轻或缓解。

2. 病人体液不足是否得到纠正或恢复。

3. 病人呼吸、血压、脉搏及尿量是否接近正常。

4. 病人对疾病是否有正确的认识。

5. 病人是否发生并发症或并发症是否及时被发现和处理。

小 结

　　肠内容物不能正常运行或通过发生障碍，称为肠梗阻。根据发生的基本原因，肠梗阻分为机械性肠梗阻、动力性肠梗阻和血运性肠梗阻。机械性肠梗阻是最常见的类型；动力性肠梗阻又可分为麻痹性肠梗阻和痉挛性肠梗阻两种类型，麻痹性肠梗阻较常见；血运性肠梗阻由于肠系膜血管栓塞或血栓形成，使肠管发生血运障碍，继而发生肠麻痹，属于最严重的类型。根据肠壁有无血运障碍，肠梗阻可分为单纯性肠梗阻和绞窄性肠梗阻。按梗阻的部位，肠梗阻可分为高位和低位肠梗阻。按梗阻的程度，可分为完全性和不完全性肠梗阻。按发展过程的快慢，可分为急性和慢性肠梗阻。肠梗阻有腹痛、呕吐、腹胀、肛门停止排便与排气等表现。肠梗阻时 X 线检查可见多个阶梯状排列的气液平面；绞窄性肠梗阻可见孤立且胀大的肠袢。肠梗阻的治疗原则是纠正因梗阻引起的生理功能紊乱，及时解除梗阻。单纯性肠梗阻一般不手术；绞窄性肠梗阻不及时解除梗阻，肠管会缺血、坏死，因此需紧急手术。非手术治疗时最重要的措施是禁食和胃肠减压。护理过程中观察腹痛的部位、腹痛性质、腹痛的程度以及腹胀的程度、是否对称，有无腹膜刺激征、脱水和休克的表现。

　　粘连性肠梗阻、肠扭转和肠套叠是常见的机械性肠梗阻。粘连性肠梗阻最常见，常于腹部手术后发生；小肠扭转多见于青年人，常在饱餐后剧烈运动时发病，表现为突发脐周绞痛，腹胀不对称；乙状结肠扭转多见于老年人，常有便秘史，在用力排便时发病，表现为突发左下腹剧烈绞痛，腹胀不对称；因肠扭转极易发生绞窄性肠梗阻，故应及时手术治疗。肠套叠多见于 2 岁以内，以回盲部回肠末端套入结肠多见，腹部绞痛、果酱样血便、腹部可触及腊肠样肿块为其三大征象，首选空气或钡剂灌肠复位。

第三节　大肠癌病人的护理

案例导入

陈某，男，38岁，6个月前开始无明显诱因出现粪便表面带血及黏液的现象，伴排便次数增多，每日3~4次，时有排便不尽感，但无腹痛。在当地医院按"慢性细菌性痢疾"治疗无效，发病以来体重下降6kg，今日来院就诊。

请问：

1. 护士应如何做好入院护理评估工作？评估时应注意哪些礼仪？

2. 当前存在的主要护理问题是什么？值班护士应采取哪些护理措施？

3. 如考虑手术，需要做哪些护理工作？与病人沟通时应注意哪些问题？

结肠癌（colic cancer）、直肠癌（rectal cancer）均属大肠癌，是常见的消化道恶性肿瘤。大肠癌的主要流行病学特点为：①世界范围内，结肠癌发病率呈明显上升趋势，直肠癌的发病基本稳定。②在我国，不同地区大肠癌的发病率有所差异，以天津、上海等大城市更为突出。死亡率男性为第三位，女性仅次于乳腺癌居第二位。③大肠癌的发病率随年龄的增长而逐步上升，尤其在60岁以后大肠癌的发病率及病死率均显著增加。④男性大肠癌的发病率及病死率略高于女性。⑤结肠癌根治性切除术后5年生存率一般为60%~80%，直肠癌为50%~70%。直肠癌比结肠癌发病率略高。

常见的病理类型有3种。①肿块型：肿瘤向肠腔内突出，生长缓慢，转移较迟，恶性程度较低，预后较好。②溃疡型：肿瘤向肠壁深层浸润生长，分化程度低，转移出现早，是结直肠癌最常见的类型。③浸润型：肿瘤沿肠壁呈环状浸润，转移较早，分化程度低，预后差。

显微镜下常见的组织学分型如下。①腺癌：占结直肠癌的大多数，预后较好，癌细胞呈腺管或腺泡状排列。根据分化程度又可进一步分为高分化腺癌、中分化腺癌及低分化腺癌。②黏液癌：预后较腺癌差，癌细胞可分泌大量黏液。③未分化癌：易侵入小血管和淋巴管，预后最差。④其他：如腺鳞癌、鳞状细胞癌，临床罕见。

考点提示

大肠癌最常见的组织学分型是腺癌。

结肠癌最常见的转移方式是淋巴转移，首先转移到结肠壁和结肠旁淋巴结，再到肠系膜血管周围和肠系膜血管根部淋巴结；血行转移多见于肝，其次为肺、骨等；结肠癌也可直接浸润邻近器官和腹腔种植。直肠癌的转移主要包括：①直接浸润。②淋巴转移，是直肠癌主要转移途径。③血行转移。

考点提示

大肠癌主要经淋巴转移。

结肠癌的分期普遍采用Dukes分期法。A期：癌肿浸润深度局限于肠壁内，未超出浆肌层，无淋巴结转移；B期：癌肿超出浆肌层，亦可侵入浆膜外或周围组织，但尚能整块切除，无淋巴结转移；C期：癌肿侵犯肠壁全层，伴有淋巴结转移；D期：癌肿已侵犯邻近器官且有远处转移而不能行根治性切除。

【护理评估】

（一）健康史

结直肠癌发生的确切病因尚不清楚，根据流行病学调查结果和临床观察分析，可能与以下因素有关。

1. 饮食习惯 结直肠癌的发生与高脂肪、高蛋白和低纤维素饮食有一定相关性。此外，过多摄入腌制食品可增加肠道中致癌物质，诱发结直肠癌。维生素、微量元素及矿物质的缺乏可能增加结直肠癌的发病率。

2. 遗传因素 有20%~30%病人存在家族史，常见的有家族性多发性息肉病及家族性非息肉病性结直肠癌综合征，此类人群发生结直肠癌的概率远高于正常人。

3. 癌前病变 多数结直肠癌来自腺瘤病变，其中以绒毛状腺瘤、家族性肠息肉病癌变率最高；而近年来大肠的某些慢性炎症改变，溃疡性结肠炎、克罗恩病及血吸虫性肉芽肿已被列为癌前病变。

（二）身体状况

1. 结肠癌 早期多无明显特异性表现或症状易被忽视，随着病程的发展可出现一系列症状。

（1）排便习惯和粪便性状改变 常为首先出现的症状，多表现为排便次数增多，粪便不成形或稀便；可出现腹泻与便秘交替现象；常表现为血性、脓性或黏液性粪便。

> **考点提示**
> 结肠癌首发症状是排便习惯和粪便性状的改变。

（2）腹痛 是常见的早期症状。疼痛部位常不确切，程度多较轻，为持续性隐痛或者仅为腹部不适或腹胀感。当癌肿并发感染时或肠梗阻时则腹痛加剧，甚至出现阵发性绞痛。

（3）腹部肿块 肿块通常较硬，位于横结肠或乙状结肠的癌肿可有一定活动度。若癌肿穿透肠壁并发感染，可表现为固定性压痛的肿块。

（4）肠梗阻 多为晚期症状。一般呈慢性、低位、不完全性肠梗阻，表现为便秘、腹胀，有时伴腹部胀痛或阵发性绞痛，进食后症状加重。当发生完全性肠梗阻时，症状加剧，部分病人可出现呕吐，呕吐物为粪样。

（5）全身症状 由于长期慢性失血、癌肿破溃、继发感染以及毒素吸收等，病人可出现贫血、消瘦、乏力、低热等全身性表现。部分结肠癌穿透肠壁后，还可侵入其他空腔器官，引起肠瘘，致使病人出现严重的水与电解质紊乱、酸碱平衡失调和营养不良等。疾病发展至晚期可出现恶病质。

（6）右半结肠癌 主要表现为低热、进行性消瘦、贫血等全身症状，伴有腹部肿块出现。

（7）左半结肠癌 主要为低位肠梗阻表现，可出现腹泻与便秘交替、粪便带血。

> **考点提示**
> 右半结肠癌特点：全身症状为主；左半结肠癌特点：肠梗阻症状为主。

2. 直肠癌 早期仅有少量便血或排便习惯改变，易被忽视。当病程发展并伴感染时，才出现显著症状。

（1）直肠刺激症状 癌肿刺激直肠产生频繁便意，引起排便习惯改变，排便时常有肛门下坠、里急后重和排便不尽感；晚期可出现下腹部疼痛。

> **考点提示**
> 直肠癌早期症状：便血、排便习惯改变。

（2）黏液血便 为直肠癌病人最常见的临床症状，80%~

90%病人在早期即出现便血；癌肿破溃后，可出现血性、脓性或黏液性大便，多附于粪便表面；严重感染时可出现脓血便。

（3）粪便变细和排便困难　癌肿增大引起肠腔狭窄，表现为肠蠕动亢进、腹痛、腹胀、粪便变细和排便困难等慢性肠梗阻症状。

（4）转移症状　当癌肿穿透肠壁，侵犯前列腺、膀胱时可发生尿道刺激征、血尿、排尿困难等。浸润骶前神经则发生骶尾部、会阴部持续性剧痛和坠胀感。女性直肠癌可侵及阴道后壁，引起白带增多。若穿透阴道后壁，则可导致直肠–阴道瘘，可见粪便及血性分泌物从阴道排出。晚期可出现远处转移病灶及相应的临床表现。

（三）辅助检查

1. 直肠指检　是诊断直肠癌最直接和最重要的方法（降低误诊率）。在我国低位直肠癌占75%以上，只需通过直肠指检便可初步了解癌肿大小、硬度、形态及其与肛缘的距离、与周围组织的关系。凡遇病人有便血、排便习惯改变、大便变形等表现，均应行直肠指检。女性直肠癌病人应同时行阴道检查。

> **考点提示**
> 直肠癌误诊最主要的原因是未进行肛门直肠指检。

2. 实验室检查

（1）粪便隐血试验　为早期发现直肠癌的有效措施，可作为高危人群的初筛方法及普查手段，持续阳性者应行进一步检查。

（2）血液检查　癌胚抗原（CEA）测定对大肠癌的诊断有一定价值，特异性不高，但有助于判断病人疗效及预后。一般而言，术前测CEA明显升高者术后复发率较正常者高，预后差。

> **考点提示**
> CEA明显升高者，术后复发率较高。

3. 影像学检查

（1）X线钡剂灌肠或气钡双重对比造影检查　是诊断结肠癌的重要检查方法，可观察到结肠壁僵硬，皱襞消失，存在充盈缺损及小龛影。对直肠癌诊断价值不大，用于排除结直肠多发癌和息肉病。

（2）B超和CT检查　有助了解直肠癌的浸润深度及淋巴转移情况，还可提示有无腹腔种植转移，是否侵犯邻近组织器官或肝、肺转移灶等。

4. 内镜检查　可通过直肠镜、乙状结肠镜或结肠镜检查，观察病灶的部位、大小、形态、肠腔狭窄的程度等，并可在直视下获取活组织行病理学检查，是诊断结直肠癌最有效、可靠的方法。有泌尿系统症状的男性病人，则应做膀胱镜检查，以了解肿瘤浸润程度。

（四）处理原则

大肠癌治疗采用以手术切除为主，同时辅以化疗、放疗等综合治疗。

1. 手术治疗

（1）结肠癌根治术　切除范围包括癌肿所在的肠袢及其所属系膜和区域淋巴结，具体术式有以下4种。①右半结肠切除术：适用于盲肠、升结肠、结肠肝曲癌。②横结肠切除术：适用于横结肠癌。③左半结肠切除术：适用于横结肠脾曲、降结肠癌。④乙状结肠切除术：适用于乙状结肠癌。

（2）直肠癌根治术　切除范围包括癌肿及两端足够的肠段、受累器官的全部或部分及四周可能被浸润的组织。直肠癌向下浸润超过2cm的机会极少，这对手术方式的选择意义重大。①局部切除术：适用于瘤体小、分化程度高、局限于黏膜或黏膜下层的早期直肠癌。

②腹会阴联合直肠癌根治术（Miles 手术）（图 18-5a）：主要适用于腹膜反折以下（距肛缘不足 5cm）的直肠癌。切除乙状结肠下部及其系膜和直肠全部、所属淋巴结及被侵犯的周围组织。将乙状结肠近端拉出，于左下腹再造永久性人工肛门。也有人以股薄肌或臀大肌代替肛门括约肌行原位肛门成形术，疗效尚不肯定。③经腹直肠癌切除术（Dixon 手术）（图 18-5b）：适用于直肠癌肿下缘距齿状线 5cm 以上的直肠癌。切除乙状结肠和大部分直肠，直肠和乙状结肠行端端吻合。其优点是保留了正常肛门及肛门括约肌，在手术近期内病人可能出现便次增多，排便控制功能减弱，以后可逐渐改善。④经腹直肠癌切除、近端造口、远端封闭手术（Hartmann 手术）：适用于全身一般情况很差，不能耐受 Miles 手术，或因急性肠梗阻不宜行 Dixon 手术病人。⑤其他：直肠癌侵犯子宫时，一并切除受侵犯的子宫，称为后盆腔器官清扫术；若直肠癌浸润膀胱，可行直肠及膀胱（男性）或直肠、子宫和膀胱切除，称为全盆腔器官清扫术。

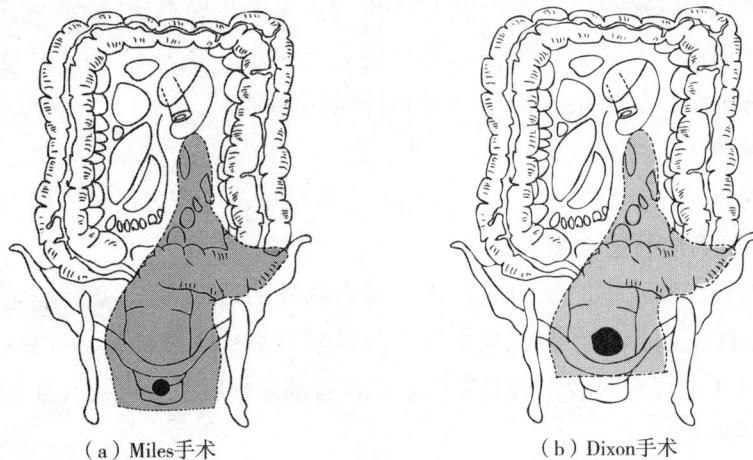

（a）Miles手术　　　　　　　　　　（b）Dixon手术

图 18-5　Miles 手术及 Dixon 手术

（3）姑息性手术　癌肿发生转移或局部浸润而无法根治但局部癌肿尚能切除者，可做癌肿肠段局部切除术；结肠癌并发急性肠梗阻时，可做梗阻近端肠管与远端肠管端端吻合术，或梗阻近端做结肠造口术，以解除梗阻。晚期直肠癌病人若并发肠梗阻，则应行乙状结肠双腔造口术。

2. 非手术治疗　包括放疗、化疗、中医治疗和局部介入治疗等。

（1）放疗　通常作为手术和化疗的附加手段，以减少肿瘤复发的概率，于术前放疗可使肿瘤缩小，提高切除率；术后放疗仅适于晚期病例，或外科手术后有肿瘤残存，但尚无远处转移者。

（2）化疗　作为根治性手术的辅助治疗可提高结直肠癌病人的 5 年生存率，给药途径包括区域动脉灌注、门静脉给药、周围静脉给药、术后腹腔留置管灌注给药等方法。

（3）局部介入治疗　对不能手术且发生肠管缩窄的病人，可局部放置金属支架扩张肠管；对直肠癌亦可用电灼、液氮冷冻等治疗，以改善症状。

（4）其他治疗　中医治疗、基因治疗、靶向治疗、免疫治疗等方法。

（五）心理和社会支持状况

对癌症治疗缺乏信心，病人可能会有焦虑和恐惧。结肠造口术后病人，因排便方式改变，病人可能会担心结肠造口将影响生活和工作。应评估病人和家属对所患疾病的认知程度，有无焦虑和恐惧等影响康复的心理反应，能否接受制定的治疗、护理方案及手术可能导致的并发症，家庭对病人手术及进一步治疗的经济承受能力。

【常见护理诊断/问题】

1. 焦虑/恐惧 与对癌症治疗缺乏信心及担心结肠造口影响生活和工作有关。

2. 营养失调：低于机体需要量 与癌肿慢性消耗、手术创伤及放疗、化疗反应有关。

3. 自我形象紊乱 与结肠造口所致排便方式改变有关。

4. 知识缺乏 缺乏有关术前准备知识及结肠造口术后的护理知识。

5. 潜在并发症 切口感染、吻合口瘘、尿潴留及泌尿系统感染，结肠造口出血、坏死、狭窄、肠粘连等。

【护理目标】

1. 病人焦虑或恐惧减轻。

2. 病人营养状况得以改善。

3. 病人能适应新的排便方式。

4. 病人能掌握疾病相关知识。

5. 病人未发生并发症或并发症被及时发现和处理。

【护理措施】

（一）非手术治疗的护理/术前护理

1. 营养支持 术前给予病人高蛋白质、高热能、高维生素、易消化的少渣饮食。必要时给予少量多次输血，以纠正贫血和低蛋白血症。当肠梗阻的病人有明显脱水时，应及时纠正水、电解质紊乱及酸碱平衡失调，提高机体对手术的耐受性，利于吻合口愈合，增加手术成功率，是结直肠癌手术前护理的重点。

2. 肠道准备 充分的肠道准备是大肠癌术前重要的护理。一般通过控制饮食、口服肠道抗生素及缓泻剂、多次灌肠等方法来完成。

（1）**传统肠道准备法** 手术前 3 日进少渣半流质饮食，手术前 2 日起进流质饮食，以减少粪便的产生；术前 12 小时禁食，4 小时禁水；手术前 3 日口服肠道抗生素（如新霉素、甲硝唑、庆大霉素等），同时补充维生素 K；手术前 1 日口服 1 次缓泻剂，如液状石蜡或蓖麻油 20～30ml，或硫酸镁 15～20g，也可给病人番泻叶 6g 代茶饮，以排出肠道内积存的粪便；手术前 2 日晚用 1%～2% 肥皂水灌肠 1 次，手术前 1 日晚及手术日晨清洁灌肠，灌肠时宜选用粗细合适的橡胶肛管，轻柔插入，禁用高压灌肠，以防刺激肿瘤病灶导致癌细胞扩散；若病人有慢性肠梗阻症状，应适当延长肠道准备的时间。

（2）**全肠道灌洗法** 为免除灌肠造成癌细胞扩散的可能，可选用全肠道灌洗法。于手术前 12～14 小时开始口服 37℃ 左右等渗电解质溶液或甘露醇，引起容量性腹泻，以达到彻底清洗肠道的目的。一般灌洗全过程需 3～4 小时，灌洗液量不少于 6000ml。对年老体弱，心、肾等重要器官功能障碍和肠梗阻的病人不宜选用。

（3）**口服甘露醇肠道准备法** 病人术前 1 日午餐后 0.5～2 小时内给予 5%～10% 甘露醇 1500ml 左右。高渗性甘露醇口服后可吸收肠壁水分，促进肠蠕动，起到有效腹泻而达到清洁肠道的效果。甘露醇在肠道内易被细菌酵解，可产生一种气体，

> **考点提示**
>
> 手术前 3 日口服肠道抗生素：新霉素、甲硝唑、庆大霉素。

在手术中使用电刀时可能引发爆炸，因此应特别注意。对于高龄、身体一般状况差以及心、肾功能不全的病人也应该慎用。

3. 坐浴及阴道冲洗 直肠癌病人手术前 2 日每晚用 1：5000 高锰酸钾溶液坐浴。女性直肠癌病人遵医嘱于手术前 3 日每晚冲洗阴道，以备手术中切除子宫及阴道。

4. 手术日晨放置胃管和留置导尿管 手术前常规放置胃管，有肠梗阻症状的病人应及早放置胃管，减轻腹胀。留置导尿管可排空膀胱，预防手术时损伤膀胱，并可预防手术后尿潴留。

5. 其他准备 协助医师做好手术前各项检查及常规准备，准备手术中使用的抗肿瘤药物。

6. 心理护理 应关心体贴病人，及时解答病人提出的问题，尽量满足其提出的合理要求。对需做结肠造口的病人，要让病人了解手术后对消化功能并无影响，并解释造口的部位及有关护理的知识。同时应争取社会、家庭的积极配合，从多方面给病人以关怀和心理支持。

（二）术后护理

1. 一般护理 ①体位：术后病情平稳，可改为半卧位，以利于呼吸和腹腔引流。②饮食：应禁食，持续胃肠减压，通过静脉补充水、电解质及营养支持。手术后 2～3 日肠蠕动恢复，肛门排气或结肠人工肛门开放后拔除胃管，进流质饮食，1 周后改为半流质饮食；2 周左右方可进普食，食物以高蛋白质、高热能、高维生素及易消化的少渣饮食为主。

2. 严密观察病情 术后每 15～30 分钟监测生命体征 1 次，病情平稳后可延长间隔时间，做好记录。术后应观察腹腔引流液及骶前引流液的颜色、性状和量，同时要观察腹部及会阴部创面敷料，如局部出血较多，需及时处理。

3. 留置导尿管护理 直肠癌根治术后，导尿管一般放置 1～2 周。必须保持其通畅，防止扭曲、受压，观察尿液情况并详细记录。做好导尿管护理，每日冲洗膀胱 1～2 次，并清洗会阴部；尿道口每日护理 2 次，防止泌尿系统感染；拔管前先试行夹管。每 3～4 小时或病人有尿意时开放，以训练膀胱舒缩功能，防止排尿功能障碍。拔管后若有排尿困难，可予以热敷、针灸、按摩等处理以诱导排尿。

4. 排便护理 术后尤其是 Dixon 手术后病人，可出现排便次数增多或排便失禁，应指导病人调整饮食，进行肛门括约肌舒缩练习，便后清洁肛门，并在肛门周围皮肤涂抹氧化锌软膏以保护肛门周围皮肤。

5. 结肠造口护理 结肠造口又称人工肛门，是近端结肠固定于腹壁外而形成的粪便排出通道。

（1）观察造口有无异常 结肠造口一般于术后 2～3 日待肠蠕动恢复后开放。造口开放前应注意肠段有无回缩、出血、坏死等情况，因造口的结肠张力过大、缝合不严、血运障碍等，均可导致上述情况。

> **考点提示**
>
> 结肠造口一般于术后 2～3 天，肠蠕动恢复后开放，并取左侧卧位。

（2）保护腹壁切口及造口周围皮肤 开放造口时，宜取造口侧卧位，并用塑料薄膜将腹壁切口与造口隔开，以防流出的稀薄粪便污染腹壁切口而引起感染，及时清除流出的粪液。造口开放及排便后，应清洗造口周围皮肤，并在其周围皮肤涂氧化锌软膏，以防粪液刺激造成皮肤炎症及糜烂。造口与皮肤愈合后改用人工肛门袋。

（3）正确使用人工肛门袋 病人起床活动时，协助病人佩戴人工肛门袋。应选择袋口大小合适的人工肛门袋，用有弹性的腰带固定人工肛门袋。当人工肛门袋的 1/3 容量被排泄物充满时须及时更换，每次更换新袋前先用中性肥皂液或 0.5% 氯己定（洗必泰）溶液清洁造口周围皮肤，再涂抹氧化锌软膏，同时注意造口周围皮肤有无红肿、破溃等现象，病人可备 3~4 个人工肛门袋用于更换。使用过的人工肛门袋可用中性洗涤剂和清水洗净，用 1% 氯己定溶液浸泡 30 分钟，擦干、晾干备用。也可使用一次性人工肛门袋。

（4）饮食指导　注意饮食卫生，避免食物中毒等原因引起腹泻；避免食用产气性、有刺激性或易引起便秘的食物；鼓励病人多吃新鲜蔬菜、水果，多饮水。

（5）造口并发症的观察与护理　观察造口血液循环情况，有无出现黏膜颜色变暗、发紫、发黑等异常；用凡士林或生理盐水纱布外敷结肠造口，外层敷料渗湿后应及时更换，防止感染；为预防造口狭窄，手术后 1 周或造口处伤口愈合后，每日

考点提示
人工肛门袋使用注意事项。

扩张造瘘口 1 次，防止造口狭窄；病人术后 1 周，应下床活动，锻炼定时排便功能；若病人进食后 3~4 日未排便，可用液状石蜡或肥皂液低压灌肠，注意橡胶肛管插入造口不得超过 10cm，压力不能过大，以防肠道穿孔。

（6）帮助病人接受造口现实，提高自护能力　帮助病人及家属逐渐接受造口，并参与造口护理。鼓励病人逐渐适应造口，恢复正常生活，参加适量的运动及社交活动；护理过程中保护病人的隐私及自尊；指导病人自我护理的步骤及注意事项。

6. 并发症的预防与护理

（1）切口感染及裂开　观察病人体温变化及局部切口情况，保持切口清洁、干燥，及时更换敷料。加强营养支持，促进伤口愈合。Miles 手术后病人，应适当限制下肢外展，以免造成会阴部切口裂开。会阴部可于骶前引流管拔除后，开始用温热的 1∶5000 高锰酸钾溶液坐浴，每日 2 次。手术后常规使用抗生素预防感染。

（2）吻合口瘘　结肠癌切除术后或直肠癌 Dixon 手术后可能发生吻合口瘘，多因手术前肠道准备不充分、低蛋白血症及手术造成局部血供差等所致。常发生于手术后 1 周左右。应注意观察病人有无腹膜炎的表现，有无腹腔内或盆腔内脓肿的表现，有无从切口渗出或引流管引流出稀粪样肠内容物等。对进行肠吻合手术病人，术后 7~10 日内严禁灌肠，以免影响吻合口的愈合。若发生吻合口瘘，应保持充分有效的引流。若引流不畅，必要时可再次实施手术重新安置引流管，使用有效抗生素控制感染，给予 TPN 以加强营养支持。

（三）健康教育

1. 生活指导

（1）合理饮食，应摄入产气少、易消化的少渣食物，少食洋葱、大蒜、豆类、山芋等可产生刺激性气味或胀气的食物；忌生冷、辛辣等刺激性食物，避免饮用碳酸饮料；注意饮食清洁卫生，预防腹泻或便秘。

（2）定期体格检查，积极预防和治疗结直肠的各种慢性炎症及癌前病变，如结直肠息肉与腺瘤、溃疡性结肠炎、结肠克罗恩病等。

2. 康复指导

（1）向病人介绍结肠造口的护理方法和护理用品，目前自然排便法采用的人工肛门袋可分为一件式和两件式。一件式肛门袋的背面有胶质贴面，可直接贴在皮肤上，其优点是用法简单，缺点是容易刺激皮肤，可使用造口养护胶片保护皮肤。两件式肛门袋是在养护

胶片上配有凸面胶环，与便袋上的凹面小胶环吻合，不漏气、不漏液，容易更换；此外防漏药膏、防臭粉等可提高防漏、防臭效果。指导病人用适量温水（500～1000ml）经导管灌入造口内；定时结肠造口灌洗以训练有规律的肠道蠕动，从而养成类似于正常人的排便习惯。当病人的粪便成形或养成排便规律后，可不带肛门袋，用清洁敷料覆盖结肠造口即可。

（2）行永久性结肠造口病人，告知出院后每1～2周扩张造口1次，持续2～3个月。若发现造口狭窄、排便困难时，应及时到医院检查处理。

（3）参加适量活动，保持心情舒畅。避免自我封闭，尽可能融入正常人的生活和社交活动中。建议造口病人出院后组织或参加造口病人协会，互相学习，交流彼此的经验和体会，使病人重拾自信。

（4）每3～6个月门诊复查1次。继续化疗、放疗的病人要定期检查血常规，当出现白细胞和血小板计数减少时，应及时停止化疗、放疗。

【护理评价】

1. 病人情绪是否稳定，有无影响食欲和睡眠。

2. 病人营养状况有无改善。

3. 病人能否正视造口，是否与他人正常交往，对今后的工作、生活有无信心，能否对不良情绪反应进行有效的自我调节。

4. 病人及家属是否获得疾病相关知识，是否主动积极配合治疗和护理。

5. 病人是否发生并发症，若发生是否得到有效控制。

小 结

大肠癌包括结肠癌和直肠癌，在我国以直肠癌最为多见。大肠癌的发生与高脂肪低纤维素饮食、大肠慢性炎症、大肠腺瘤、遗传因素和结肠血吸虫性肉芽肿等因素有关。大肠癌扩散和转移方式主要经淋巴转移。结肠癌最早出现的症状是排便习惯与粪便性状改变。血便是直肠癌最常见的症状。大便潜血试验可作为大肠癌高危人群的普查和初筛；直肠指检是直肠癌的首选检查方法；癌胚抗原（CEA）测定对大肠癌的诊断、监测复发有一定价值；内镜检查是诊断结直肠癌最有效、可靠的方法。大肠癌术前护理重点是做好肠道准备，术前禁用高压灌肠，以防刺激肿瘤病灶而导致癌细胞扩散，可选用全肠道灌洗法。全肠道灌洗法是于手术前12～14小时开始服用37℃左右等渗电解质溶液（年老体弱，心、肾功能不全者禁用）。口服甘露醇肠道准备法则于术前1日午餐后0.5～2小时口服5%～10%甘露醇1500ml。大肠癌术后骶前引流管保持5～7天，引流液减少、色变淡，可考虑拔管；结肠造口术后2～3天，肠蠕动恢复后开放造口，一般宜取造口侧卧位，造口周围皮肤涂氧化锌软膏，以防粪便刺激造成皮肤炎症及糜烂；当人工肛门袋的1/3容量被排泄物充满时，须及时更换；手术后1周或造口处伤口愈合后，每天扩张造口1次，防止造口狭窄；若病人进食后3～4天未排便，可用液状石蜡或肥皂液经结肠造口处行低压灌肠，注意橡胶肛管插入造口不得超过10cm，压力不能过大，以防肠道穿孔。

第四节　直肠肛管疾病病人的护理

案例导入

孙某，男，55岁，排便后滴血，用力提重物时有软块从肛门露出，近日便血减少，便后有肿物脱出，脱出后不能自行回缩并伴有疼痛。查体：肛门外见一个暗红色肿物，1.2cm×2.0cm，有触痛。既往便秘史4年。入院后准备手术治疗。

请问：

1. 护士应如何做好入院护理评估工作？评估时应注意哪些礼仪？

2. 目前病人存在的主要护理问题是什么？值班护士应采取哪些护理措施？

3. 施行手术前，需做哪些护理工作？与病人沟通时应注意哪些问题？

直肠肛管疾病主要有痔、肛裂、直肠肛管周围脓肿、肛瘘等，为常见病、多发病。由于部位隐蔽，羞于就诊，疾病长期困扰，往往给病人身心造成很大影响。

一、痔病人的护理

痔（hemorrhoid）是直肠末端黏膜下或（和）肛管皮肤下静脉丛淤血、扩张和迂曲所形成的静脉团。在肛管疾病中发病率最高，成年人常见。

按痔发生部位分为内痔、外痔和混合痔（图18-6）。①内痔：最多见，位于齿状线以上，是直肠上静脉丛扩张、迂曲所致，表面为直肠黏膜所覆盖。②外痔：位于齿状线以下，是直肠下静脉丛扩张、迂曲所致，表面为肛管皮肤所覆盖。③混

考点提示

内痔位于齿状线以上；外痔位于齿状线以下；混合痔位于齿状线上、下。

合痔：位于齿状线上、下，由直肠上、下静脉丛相互吻合、扩张、迂曲形成，表面为直肠黏膜和肛管皮肤所覆盖。

【护理评估】

（一）健康史

痔的形成与多种因素有关，目前得到认可的学说有以下2种。

1. 肛垫下移学说　肛垫位于直肠末端，由平滑肌、弹性纤维、结缔组织和静脉丛构成；发挥调节肛管括约肌、控制肛门闭合作用。由于反复便秘、腹压增高等因素，肛垫向远侧移位，其中的纤维间隔逐渐松弛，直至断裂；同时静脉丛淤血、扩张、融合而形成痔。

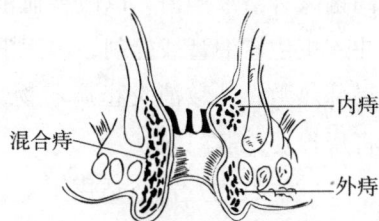

图18-6　痔的分类

2. 静脉曲张学说　直肠静脉与肛管静脉为门静脉和下腔静脉吻合交通支；直肠上、下静脉无静脉瓣，静脉丛管壁薄、位置浅，末端直肠黏膜下组织松弛；长期坐立、便秘、妊娠等腹内压增高因素可致直肠静脉回流受阻，淤血、扩张而形成痔。

（二）身体状况

1. 便血 无痛性间歇性便血，是内痔（Ⅰ度）或混合痔早期常见的症状。多因粪块擦破痔块表面黏膜引起。轻者大便带鲜血或便后滴血，出血量少；严重者呈喷射状出血，可自行停止。便秘、饮酒及刺激性食物可诱发出血。长期出血可导致贫血。

2. 痔块脱出 Ⅱ、Ⅲ、Ⅳ度内痔和混合痔可出现痔块脱出。轻者排便时出现、便后自行还纳，并逐渐加重；严重者需用手法辅助还纳或持续脱出于肛门，较大痔块不能还纳时可发生嵌顿。咳嗽、活动等腹压增加时可引起脱出。内痔分四度：Ⅰ度，排便时出血，痔块不脱出肛门；Ⅱ度，常有便血，排便时痔块脱出，排便后可自行还纳；Ⅲ度，偶有便血，排便、久站等使痔块脱出，需用手法辅助方可还纳；Ⅳ度，偶有便血，痔块脱出不能还纳或还纳后又脱出。

> **考点提示**
> 内痔主要表现是无痛性便血伴痔核脱出。

3. 疼痛 单纯性内痔无疼痛。当内痔或混合痔合并血栓形成、嵌顿、感染时可出现疼痛；外痔合并血栓形成时，疼痛剧烈。排便、咳嗽等使疼痛加重。

4. 瘙痒 外痔或内痔脱出时常有黏液性分泌物溢出，刺激肛门周围皮肤引起瘙痒或湿疹。

（三）辅助检查

1. 肛门视诊 内痔除Ⅰ度外，其他三度都可在肛门视诊下见到。血栓性外痔为肛周暗紫色长条状圆形肿物，表面皮肤水肿、质硬、压痛明显。

2. 直肠指检 内痔好发于截石位，钟表定位法的3、7、11点钟处。检查肛管直肠壁有无肿块、触痛，注意退出指套有无黏液或血迹。

3. 肛门镜检查 不仅可见到痔块的情况，还可观察到直肠黏膜有无充血、水肿、溃疡、肿块等。

（四）处理原则

无症状痔无需治疗；有症状痔的治疗目标在于减轻及消除症状而非根治。首选非手术治疗，无效时才考虑手术治疗。

1. 非手术治疗

（1）一般治疗 适用于初期及无症状痔。①调理饮食：忌酒及辛辣等刺激性食物，多食蔬菜等富含纤维素的食物，以保持排便通畅。②坐浴及局部用药：便后用热水或1∶5000高锰酸钾溶液坐浴，以改善血液循环、减轻疼痛，局部使用消炎止痛类油剂或栓剂；肛管注入抗生素油膏或栓剂，以润滑肛管、促进炎症吸收和减轻疼痛。③血栓性外痔：可先予局部热敷，外敷消炎止痛药物，若疼痛不缓解再行手术。④嵌顿性痔：应及时手法复位，将痔核还纳肛门内。

·（2）注射疗法 适用于Ⅰ、Ⅱ度内痔的治疗，注射硬化剂（5%苯酚植物油溶液、5%鱼肝油酸钠、5%盐酸奎宁尿素－水溶液、4%明矾－水溶液）于黏膜下痔血管周围，产生无菌性炎性反应，使静脉丛纤维化，痔萎缩而治愈，引起痔组织坏死脱落。此法有时可导致术后大出血。

（3）冷冻疗法 适用于内痔出血不止、术后复发、年老体弱或伴有心、肺、肝、肾病等而不宜手术者的治疗。应用－196℃的液氮，将痔块与冷冻探头接触，引起痔组织坏死脱落。

（4）胶圈套扎法 适用于Ⅰ、Ⅱ、Ⅲ度内痔的治疗，是通过器械在内痔根部套入一个特制胶圈，利用胶圈的弹性回缩力将痔的血供阻断，使痔组织缺血、坏死、脱落而治愈。

（5）枯痔钉疗法　适用于内痔出血或痔块脱出者。将梭状药锭插入痔内，使痔发生急性炎症反应而腐蚀、坏死，最后纤维化。常见并发症为插入过深引起的直肠周围感染或过浅所致黏膜坏死、出血。

（6）红外线凝固法　适用于Ⅱ度内痔。通过红外线直接照射痔块基底部，引起蛋白凝固、纤维增生，痔块硬化、萎缩、脱落。术后常有少量出血，且复发率高，临床少用。

2. 手术治疗　适用于Ⅱ、Ⅲ、Ⅳ度内痔或发生血栓、嵌顿等并发症的痔及以外痔为主的混合痔等。手术方法包括痔单纯切除术、激光切除痔核、吻合器痔上黏膜环切术和血栓性外痔剥离术。

（五）心理和社会支持状况

便血和痔核脱出，加上肛门瘙痒，病情反复发作，给病人生活和工作带来痛苦和不适而产生焦虑的心理。

知 识 链 接

吻合器痔上黏膜环切术

美国强生微创痔疮手术（PPH）又称吻合器痔上黏膜环切术，是建立在肛垫下移学说基础上，运用吻合器治疗环状脱垂痔的新技术。强生医疗器材有限公司爱惜康内镜外科部与意大利学者 Dr. Antonio longo 合作，于 1998 年成功研制了一种专门用于治疗Ⅱ～Ⅳ度内痔，不破坏肛垫正常生理功能且显著缩短手术时间并极大减轻术后疼痛的痔吻合术。它通过对直肠黏膜及黏膜下层组织进行环形切除，有效治疗重度脱垂内痔。

【常见护理诊断/问题】

1. 急性疼痛　与黏膜受损感染、血栓性外痔形成、手术创伤有关。

2. 便秘　与不良饮食、排便习惯等有关。

3. 潜在并发症　术后尿潴留、出血、伤口感染、肛门狭窄等。

【护理目标】

1. 病人疼痛减轻或者消失。

2. 病人排便通畅。

3. 病人不发生并发症或并发症得到有效预防和控制。

【护理措施】

（一）非手术治疗病人的护理

1. 饮食护理　鼓励病人多饮水，多进食新鲜蔬菜、水果、粗纤维食物，养成良好的排便习惯，防止便秘。便秘者可适当服用缓泻剂。

2. 有效缓解疼痛

（1）局部热敷或温水坐浴　可有效改善局部微循环，减轻疼痛症状。便后及时清洗，保持局部清洁舒适。必要时用 1∶5000 高锰酸钾溶液温水坐浴，水温 40℃～46℃，每日 2～3

考点提示

坐浴水温、次数、时间。

次，每次 20 ~ 30 分钟。

（2）遵医嘱用药　血栓性外痔者局部应用抗菌软膏。

（3）及时回纳痔　嵌顿性痔应尽早行手法复位，注意动作轻柔，避免损伤。

3. 保持排便通畅

（1）调节饮食结构。

（2）保持心情愉快及规律生活起居，养成定时排便习惯。

（3）适当增加运动量，以促进肠蠕动，避免久站、久坐、久蹲。

4. 直肠肛管检查配合与护理

（1）直肠肛管检查　包括直肠指检和内镜检查，检查前向病人说明检查的目的和注意事项，嘱病人排空粪便或灌肠；根据病人的年龄、体质和检查要求，选择恰当体位；准备好检查用品，包括指检手套、肛门镜、直肠镜、液状石蜡、照明光源及手纸

> **考点提示**
>
> 直肠肛管内镜检查的禁忌证：肛门狭窄、肛周感染、肛裂及妇女月经期。

等；检查时嘱病人放松肛门肌肉，慢慢做深呼吸；协助检查者传递器械物品，对好光源；检查结束后将各种用物整理归位。肛门狭窄、肛周急性感染、肛裂及妇女月经期禁忌内镜检查。

（2）检查体位　①左侧卧位（图 18 - 7）：左下肢髋膝微屈，右下肢髋膝屈曲各约 90°，此体位适用于年老体弱的病人。②膝胸卧位（图 18 - 8）：病人屈膝俯卧跪于检查床，两肘屈曲着床，头伏于枕头，适用于较短时间的检查。③截石位（图 18 - 9）　肛门直肠手术的常用体位。④蹲位（图 18 - 10）：病人下蹲，用力增强腹压，适用于检查内痔脱出或直肠脱垂。⑤弯腰前俯位（图 18 - 11）：双下肢稍分开站立，身体前倾，双手扶于支撑物上，肛门视诊的最常用体位。

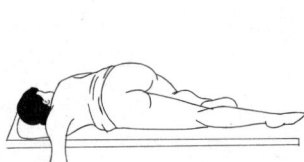

图 18 - 7　左侧卧位

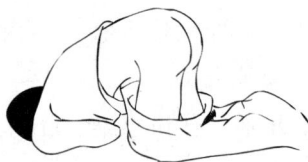

图 18 - 8　膝胸卧位

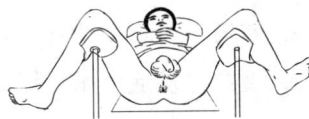

图 18 - 9　截石位

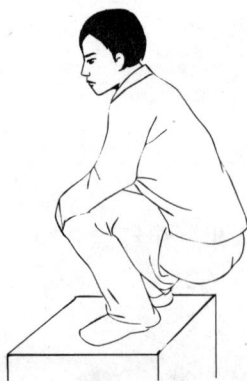

图 18 - 10　蹲位

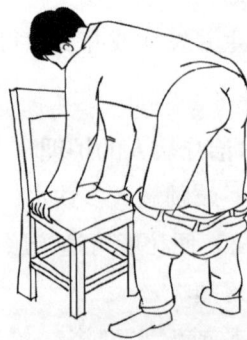

图 18 - 11　弯腰前俯位

（3）检查记录　发现直肠肛管内的病变时，应先写明何种体位，再用钟表定位法记录病变的部位。如检查时取膝胸卧位，则以肛门后正中点处为 12 点，前方为 6 点；截石位时定位点与此相反（图 18 - 12）。

（二）手术治疗病人的护理

1. 饮食护理　术前 1 日半流质饮食，可给予缓泻剂，必要时清洁灌肠。

2. 用药指导　术后 2 ~ 3 天服阿片酊减少肠蠕动，术后 3 日内尽量不排大便，以保持手术切口清洁并良好愈合。每次排便后应先清洗、后坐浴，再换药。

3. 并发症的观察和护理

（1）尿潴留　术后 24 小时内，每 4 ~ 6 小时嘱病人排尿 1 次。避免因手术、麻醉疼痛等因素造成术后尿潴留。若术后 8 小时仍未排尿且感下腹胀满、隆起时，可行诱导排尿或导尿等。

（2）切口出血　术后 24 小时内，病人可在床上适当活动四肢、翻身等，不宜过早下床，以免伤口疼痛及出血。24 小时后可适当下床活动，逐渐延长活动时间，并指导病人进行体力活动。伤口愈合后，可以恢复正常工作、学习和劳动，要避免久站或久坐。

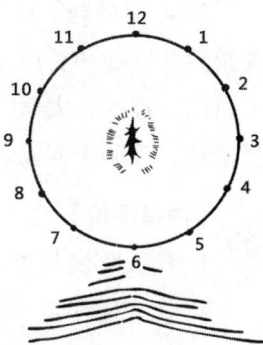

图 18 - 12　肛门检查的钟表定位法（截石位）

> **考点提示**
> 术后服用阿片酊的作用；排便后先清洗、后坐浴，再换药。

> **考点提示**
> 直肠肛管术后常见的并发症为尿潴留，因骶管麻醉、术后切口疼痛所致。

（3）术后切口感染　①完善术前肠道准备，避免清洁灌肠，防止反复插入肛管造成肛门皮肤黏膜的破损。可于手术前 1 日口服 20% 甘露醇 250ml、饮水 1500ml 清洁肠道。②术前纠正贫血，提高机体抵抗力。③加强术后会阴部护理，保护肛门周围皮肤清洁，每次排便后可用 1∶5000 高锰酸钾溶液温水坐浴。④肛门狭窄：多为术后瘢痕挛缩所致。术后应观察病人有无排便困难及大便变细，以排除肛门狭窄。若发生狭窄，应及早进行扩肛治疗。

（三）健康指导

1. 生活指导

（1）养成良好排便习惯。

（2）保持肛门卫生，建议使用柔软、白色、无刺激手纸，避免在肛门周围使用肥皂等刺激性洗涤液或以毛巾用力擦洗。

（3）多饮水，多食蔬菜、水果，少吃辛辣食物，不饮酒。

2. 康复指导

（1）避免长时间久站或久坐。

（2）如有便秘者，多食纤维食物，服用适量植物油或蜂蜜，促进肠蠕动，防止便秘发生。

（3）每日晨起或晚睡前做 10 分钟腹部按摩，即用手掌轻柔自右下、右上、左上、左下反复按摩腹壁。

（4）鼓励病人进行肛门括约肌收缩与舒张运动。

3. 心理指导 痔手术住院时间一般在 1~2 周左右，病人担心手术后肛门是否会狭窄、失禁等并发症和后遗症。护士要用亲切的语言，对病人耐心细致地解释和安抚，说明手术的目的、过程、大概时间、麻醉及手术医生的技术水平；并强调以一种乐观开朗的信心接受治疗，有助于恢复。护士与病人经常交流沟通，鼓励病人将心理问题说出来。

【护理评价】

1. 病人疼痛是否得到改善。

2. 病人便秘是否得到纠正。

3. 潜在并发症是否得到预防和控制。

二、肛裂病人的护理

案例导入

吴某，女，26 岁，主诉"便秘、排便时肛门剧痛、便后滴血 2 天"入院。病人于 2 周前出现便秘伴肛门口烧灼感。1 周前排便时出现肛门"刀割样"剧痛，便后用卫生纸擦肛门时见鲜血。今晨早餐后排便时蹲半个小时，排出"硬结样"黑便，排便时肛门剧痛，持续半小时后缓解，排便后肛门口有鲜血滴出。肛门检查：肛管后正中线皮肤上有一单发纵行裂口，有血块凝集。

请问：

1. 护士应如何做好入院护理评估工作？评估时应注意哪些礼仪？

2. 目前病人存在的主要护理问题是什么？值班护士应采取哪些护理措施？

3. 施行手术前，做哪些护理工作？与病人沟通时应注意哪些问题？

肛裂（anal fissure）是齿状线下肛管皮肤全层裂伤后形成的小溃疡。好发于肛管的后正中线，可分为急性肛裂和慢性肛裂。急性肛裂是指新近发生的肛裂，裂口边缘整齐、基底红、无瘢痕形成；慢性肛裂因损伤反复发生或由肛窦、肛腺炎症向下蔓延而成，裂口边缘增厚伴纤维化，底部肉芽组织苍白。

> **考点提示**
> 肛裂的好发部位是肛管后正中线。

【护理评估】

（一）健康史

导致肛裂的因素有很多，但直接原因大多是由于慢性便秘、粪便干结引起的肛管及其皮肤层的损伤。

（二）身体状况

1. 疼痛 为主要症状，病人表现为规律性的便时痛和便后痛。排便时由于干硬粪块刺激裂口内神经末梢，出现烧灼样或刀割样剧烈疼痛；便后略缓解，数分钟后由于肛门括约肌出现反射性痉挛，再次出现剧痛，常持续 30 分钟至数小时，直至括约肌疲劳、松弛后，疼痛方缓解。

> **考点提示**
> 肛裂疼痛特点：疼痛发生于排便时和排便后。

2. 便秘 肛裂形成后病人往往因惧怕疼痛而不愿排便，加重便秘，粪便更加干结，形成恶性循环。

3. 出血 排便使溃疡裂隙加深而导致出血，鲜血可见于粪便表面及便纸上或排便过程中滴血。

4. 肛裂"三联征" 肛门视诊在肛管的后正中线可发现溃疡创面；溃疡上端的肛瓣和肛乳头水肿；溃疡裂隙下端皮肤因炎症、水肿及静脉、淋巴回流受阻，形成袋状赘生物突出于肛门之外（图18-13），称为"前哨痔"。

（三）辅助检查

肛门检查可见后正中线有纵行的梭形裂口或溃疡。已经确诊为肛裂者，一般不宜行直肠指检或肛门镜检查，以免增加病人痛苦。

（四）处理原则

软化大便，保持排便通畅；解除肛门括约肌痉挛，缓解疼痛，促进局部创面愈合。

1. 非手术治疗

（1）保持排便通畅 口服缓泻剂或液状石蜡，保持排便通畅，对于大便干结、排便困难者，可给予开塞露通便。

（2）肛门坐浴 便后用温水或1∶5000高锰酸钾溶液坐浴。

（3）扩肛疗法 局部麻醉后，用示指及中指循序渐进、持续扩张肛管，使肛门括约肌松弛、疼痛消失，促进溃疡愈合。

2. 手术治疗 适用于非手术治疗无效，经久不愈的陈旧性肛裂。手术治疗包括：

（1）肛裂切除术 切除肛裂边缘及其周围纤维化的组织、前哨痔及肥大肛乳头，术后敞开创面，保持引流通畅，更换敷料直至创面愈合。

（2）肛管内括约肌切断术 肛管内括约肌的痉挛收缩是导致肛裂病人疼痛的主要原因。手术分离内括约肌后，予以部分切断，同时切除肥大肛乳头和前哨痔，数周后肛裂可自行愈合，治愈率高，但有导致肛门失禁的可能。

（五）心理和社会支持状况

病人可因排便时的剧烈疼痛带来沉重的心理负担。

【常见护理诊断/问题】

1. 疼痛 与肛管裂伤及感染有关。

2. 便秘 与肛周疼痛及惧怕排便有关。

3. 潜在并发症 出血、感染。

【护理目标】

1. 病人疼痛减轻或者消失。

2. 病人便秘减轻或消失。

3. 病人不发生并发症或并发症得到有效预防和控制。

【护理措施】

（一）非手术治疗病人的护理

1. 保持排便通畅 鼓励病人多饮水，多进食新鲜蔬菜、水果、粗纤维食物，养成良好

考点提示

肛裂三联征：前哨痔、肛裂、肛乳头肥大。

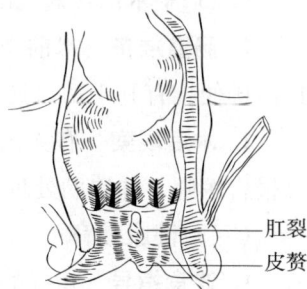

图18-13 肛裂

的排便习惯，防止便秘。便秘者可适当服用缓泻剂。

2. 坐浴 每次便后用 1：5000 温热高锰酸钾溶液坐浴，清洁溃疡面或创面，减少污染，促进创面愈合；水温 40℃~46℃，每日 2~3 次，每次 20~30 分钟。

3. 扩肛疗法 局部麻醉下用手指扩肛，有缓解括约肌痉挛及止痛作用，也可促进裂口愈合。

4. 疼痛护理 遵医嘱适当应用止痛剂，如肌内注射吗啡、吲哚美辛栓纳肛。

（二）手术治疗病人的护理

1. 肠道准备 术前 3 日少渣饮食，术前 1 日流质饮食，术前晚灌肠。尽量避免术后 3 日内排便，有利于切口愈合。

2. 术后观察 有无出血、血肿、肛瘘、脓肿、痔脱垂和尿潴留并发症。一旦发现，及时报告医师，并协助处理。

（三）健康教育

1. 饮食指导 指导病人养成良好的饮食习惯，多吃蔬菜、水果及其他富含纤维素的食物，避免出现便秘，并养成每日定时排便的良好习惯。有便意及时排便。

2. 康复指导

（1）指导病人便后进行温水清洗和坐浴，保持会阴部的清洁，并起到促进血液循环的作用。

（2）指导病人增加体育运动，避免久坐、久站，促进肠道蠕动和肛周血液循环。

（3）术后为了防止肛门狭窄或大便变细，可于手术后 5~10 日扩肛治疗；手术后 3 日做肛门收缩、舒张运动；出现大便失禁，需要二次手术；出院后发现异常应及时就诊检查。

3. 心理指导 住院病人迫于现实生活快节奏的压力，迫切地想尽快回到工作岗位，对肛裂是否转为慢性期存在疑虑，担心复发，因此要针对这些做好解释、安抚工作，并强调以一种乐观开朗的信心接受治疗，有助于恢复。护士与病人经常交流沟通，鼓励病人将心理问题说出来。

【护理评价】

1. 病人疼痛是否得到改善。

2. 病人便秘是否得到纠正。

3. 潜在并发症是否得到预防和控制。

三、直肠肛管周围脓肿病人的护理

案例导入

严某，男，25 岁，肛门周围右侧皮肤反复破溃、流脓 3 个月余。查体发现肛门右侧约 3cm 处有一乳头状突起，挤压时有脓液流出。

请问：

1. 护士应如何做好入院护理评估工作？评估时应注意哪些礼仪？

2. 目前病人存在的主要护理问题是什么？值班护士应采取哪些护理措施？

3. 施行手术前，需做哪些护理工作？与病人沟通时应注意哪些问题？

直肠肛管周围脓肿（perianorectal abscess）（图 18-14）是指直肠肛管周围软组织或其周围间隙发生的急性化脓性感染，并发展成为脓肿。多数脓肿可穿破皮肤或在手术切开后形成肛瘘，以青壮年多见。

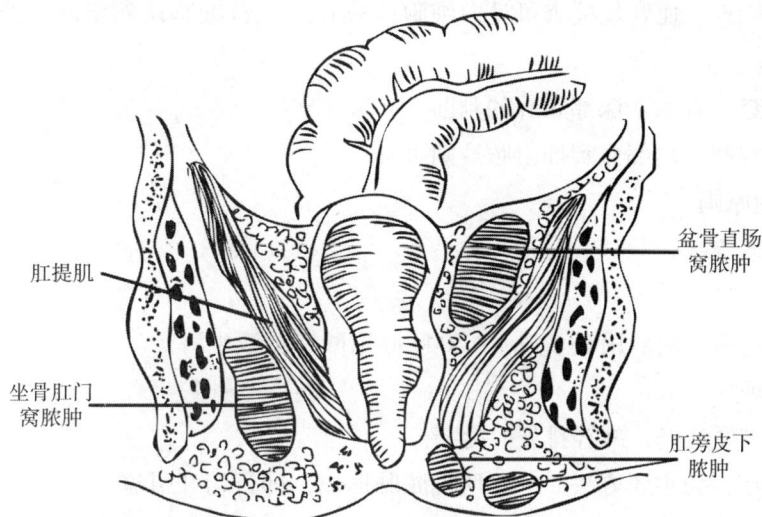

肛提肌

坐骨肛门
窝脓肿

盆骨直肠
窝脓肿

肛旁皮下
脓肿

图 18-14　直肠肛管周围脓肿

【护理评估】

（一）健康史

绝大部分直肠肛管周围脓肿由肛窦炎、肛腺感染引起，也可继发于肛门周围的软组织感染、损伤、内痔、肛裂及药物注射等。肛腺开口于肛窦，因肛窦开口向上，便秘、腹泻时易引发肛窦炎，感染可向上、下、外扩散至直肠肛管周围间隙。向上可形成骨盆直肠窝脓肿；向下导致肛旁皮下脓肿，是最常见的类型；向外侧形成坐骨肛门窝脓肿。

（二）身体状况

1. 肛旁皮下脓肿　最常见，位置多表浅，以局部症状为主，主要症状为肛门周围持续性跳痛，全身感染症状不明显。早期病变处明显红肿，有硬结和压痛，脓肿形成后则有波动感，若自行穿破皮肤，则有脓液排出。

2. 坐骨肛门窝脓肿　较常见，由于其间隙较大，形成的脓肿也较大而深，全身感染症状重。脓肿位于肛提肌以下的坐骨、肛管之间的软组织间隙内，病人在发病初期就出现寒战、高热、头痛、乏力、恶心等全身感染症状，病变局部由持续性胀痛发展为明显跳痛，炎症波及膀胱和直肠时可出现排尿困难和里急后重。早期无明显局部体征，以后出现患处红肿及深压痛。较大脓肿可穿入肛管周围间隙，并穿破皮肤，形成肛瘘。

3. 骨盆直肠窝脓肿　较少见，脓肿位于肛提肌以上的坐骨、直肠间隙内，由于脓肿位置深在，引起的全身感染症状较重而局部症状不明显。早期就可出现持续性高热、恶心、头痛等全身中毒症状。局部表现为会阴部和直肠坠胀感，排便不尽感，常伴排尿困难。肛门周围多无异常体征。

> 考点提示
>
> 绝大部分直肠肛管周围脓肿由肛窦炎、肛腺感染引起。

> 考点提示
>
> 直肠肛管周围脓肿最常见的类型是肛旁皮下脓肿。

（三）辅助检查

1. 直肠指检 对直肠肛管周围脓肿有重要意义。病变位置表浅时可触及压痛性肿块，甚至波动感；深部脓肿可有患侧深压痛，有时扣及局部隆起。

2. 实验室检查 血常规检查可见白细胞计数和中性粒细胞比例增高，严重者出现核左移及中毒颗粒。

3. B超检查 有助于深部脓肿的判断。

4. 诊断性穿刺 局部穿刺抽出脓液则可确诊。

（四）处理原则

1. 非手术治疗

（1）抗感染治疗。

（2）肛门坐浴 便后用温水或 1∶5000 高锰酸钾溶液坐浴。

（3）局部理疗。

（4）保持排便通畅，减轻排便时疼痛。

2. 手术治疗 为主要方法。一旦明确脓肿形成，即行切开引流。

（五）心理和社会支持状况

肛门周围疼痛使病人产生焦虑和担忧的心理，甚至精神萎靡。

【常见护理诊断/问题】

1. 疼痛 与炎症的刺激和压迫有关。

2. 便秘 与疼痛惧怕排便有关。

3. 潜在并发症 肛门狭窄、感染扩散或形成肛瘘。

【护理目标】

1. 病人疼痛减轻或者消失。

2. 病人便秘减轻或消失。

3. 病人不发生并发症或并发症得到有效预防和控制。

【护理措施】

（一）非手术治疗的护理/术前护理

1. 保持排便通畅

（1）饮食护理 嘱咐病人多饮水，摄入有助于排便的食物，如香蕉、新鲜蔬菜等，鼓励病人排便。对于惧怕疼痛者，应提供相关知识。

（2）予以缓泻剂 根据医嘱，给予麻仁丸或液状石蜡等口服。

2. 有效缓解疼痛

（1）体位 指导病人采取舒适体位，避免局部受压加重疼痛。

（2）坐浴 指导病人用 1∶5000 高锰酸钾溶液坐浴，温度为 40℃～46℃，每日 2～3 次，每次 20～30 分钟。

3. 控制感染

（1）应用抗菌药 遵医嘱全身应用革兰阳性菌敏感的抗菌药控制感染；条件成熟时应穿刺抽取脓液，并根据药物敏感试验结果选用抗生素。

（2）对症处理 高热病人给予物理降温。

（二）术后护理

1. 脓肿切开引流护理　对脓肿切开引流者，应密切观察引流液的颜色、量、性状并记录。

2. 定时冲洗脓腔，保持引流通畅　当脓液变稀、引流量少于50ml/d时，可考虑拔管。

（三）健康教育

1. 生活指导

（1）注意个人卫生，勤洗、勤换内裤。

（2）便后清洁肛门周围皮肤。

2. 康复指导　保持排便通畅，防止便秘；腹泻者应及时应用抗生素控制感染。出现肛门不适、疼痛者及时就诊。

3. 心理指导　对直肠肛管周围脓肿出现的并发症担心而出现焦虑，因此要针对这些做好解释安抚工作，提高病人对疾病的认识，并强调以一种乐观开朗的信心接受治疗，有助于恢复。护士与病人经常交流沟通，鼓励病人将心理问题说出来。

【护理评价】

1. 病人疼痛是否得到改善。

2. 病人便秘是否得到纠正。

3. 潜在并发症是否得到预防和控制。

四、肛瘘病人的护理

案例导入

赵某，男，43岁，肛门周围反复流脓1个月。病人于1个月前无明显诱因出现肛周反复流脓，伴肛门部瘙痒，无便血，无恶心、呕吐，无里急后重感，无发热，无腹痛、腹胀。给予抗炎及对症治疗，症状可缓解，今来我院就诊，门诊以"肛瘘"收住院。病程中，精神尚可，大、小便无异常，体重无变化。既往无特殊。

请问：

1. 护士应如何做好入院护理评估工作？评估时应注意哪些礼仪？

2. 目前病人存在的主要护理问题是什么？值班护士应采取哪些护理措施？

3. 施行手术前，需做哪些护理工作？与病人沟通时应注意哪些问题？

肛瘘（anal fistula）是指肛门周围的肉芽肿性管道，由内口、瘘管、外口三部分组成。是常见的直肠肛管疾病之一。多见于青壮年男性。

【护理评估】

（一）健康史

绝大多数肛瘘由直肠肛管周围脓肿发展而来，以化脓性感染多见，少数为特异性感染，如肠结核、克罗恩病、溃疡性结肠炎等；其他如直肠肛管外伤继发感染、直肠肛管恶性肿瘤破溃继发感染等所致者少见。

肛瘘的内口及原发感染灶位于齿状线上的肛窦处；外口位于肛周皮肤，为脓肿破溃处或手术切开引流部位；由于致病菌不断由内口进入，且外口皮肤愈合较快，导致引流不畅而发生假性愈合并再次形成脓肿；脓肿可以沿外口破溃，也可从他处穿出形成新的外口，反复发作，可发展为复杂性肛瘘。

按瘘口与瘘管的数目分类，可分为以下 2 种。①单纯性肛瘘：仅有一个内口、一条瘘管和一个外口。②复杂性肛瘘：有多个内口和瘘管，甚至有分支。

按瘘管位置高低分类，以肛门外括约肌深部为界分为以下 2 种（图 18 - 15）。①低位肛瘘：瘘管位于外括约肌深部以下者为低位肛瘘，包括低位单纯性肛瘘和低位复杂性肛瘘。②高位肛瘘：瘘管位于外括约肌深部以上者为高位肛瘘，包括高位单纯性肛瘘和高位复杂性肛瘘。

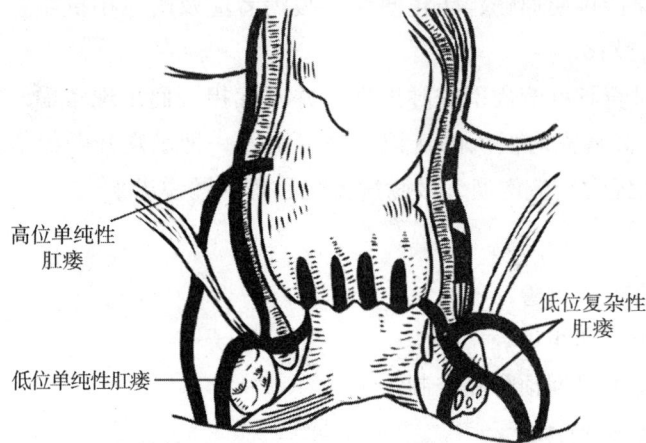

图 18 - 15　肛瘘分类

（二）身体状况

1. 症状　主要症状是反复自外口溢出少量脓性、血性、黏液性分泌物，污染内裤；分泌物刺激肛门周围皮肤引起潮湿、瘙痒，有时形成湿疹。高位肛瘘可有粪便或气体从外口溢出。当外口阻塞或假性愈合时，瘘管中脓液积存，可伴有明显疼痛或形成脓肿，自行破溃或切开引流后症状缓解。

2. 体征　肛门周围皮肤可见单个或多个外口，呈红色乳头状或肉芽组织突起，压之有少量脓液或脓血性分泌物排出。若瘘管位置较表浅，可在皮下触及自外口通向肛管的条索状瘘管。直肠指检时内口处轻压痛，可触及硬结样内口及条索状瘘管。

（三）辅助检查

1. 肛门镜检查　可发现内口。自外口注入亚甲蓝溶液，肛门镜下可见蓝色液体溢入；观察填入肛管及直肠下段的白色纱布条蓝染部位，可判断内口位置。

2. X 线检查　经外口注入碘剂造影，可以明确瘘管走向。

（四）处理原则

肛瘘不能自愈，只有手术切开或切除，术中尽可能减少肛门括约肌损伤，以防肛门失禁。手术方式如下。①瘘管切开术：适用于低位肛瘘。②肛瘘切除术：适用于低位单纯性肛瘘。③挂线疗法：适用于高位单纯性肛瘘；是利用橡皮筋或具有腐蚀性

> **考点提示**
> 　　挂线疗法适用于高位单纯性肛瘘，优点是可以避免肛管直肠括约肌环损伤，防止肛门失禁。

作用药线的机械性压迫作用，使结扎处组织发生血运障碍而坏死，以缓慢断开瘘管。

（五）心理及社会支持状况

瘘口排出脓液和粪水，臭味增大，加上肛门周围瘙痒需要搔抓，病人不愿走进人群，担心个人形象受到破坏。病情反复，使病人灰心失望。

【常见护理诊断/问题】

1. 疼痛 与感染有关。

2. 便秘 与肛门周围疼痛惧怕排便有关。

3. 潜在并发症 肛门失禁。

【护理目标】

1. 病人疼痛减轻或消失。

2. 病人便秘减轻或消失。

3. 病人未发生并发症或并发症得到有效预防和控制。

【护理措施】

（一）非手术治疗的护理/术前护理

1. 饮食护理 术前日晚餐进半流质饮食，术日晨早餐可进流质饮食。

2. 保持排便通畅 术前2~3天行肠道准备。

3. 坐浴 术前每日1次，急性炎症期每日2~3次。

（二）术后护理

1. 病情观察 术后由于创面容易渗血或结扎线脱落造成出血，注意观察敷料渗湿及出血情况。每2~3日检查1次结扎线松紧度，如有松弛时应进行紧缩处理。观察创面肉芽组织生长是否健康，伤口能否如期愈合。术后疼痛者适当应用止痛剂。

2. 饮食护理 注意清淡，忌辛辣，多食新鲜水果、蔬菜，多饮水。

3. 坐浴 术后每天早晚及排便后坐浴。

4. 尿潴留的处理 肛管手术后，因麻醉刺激、创伤、疼痛和肛管内填塞敷料等原因，易造成尿潴留；可通过诱导、针刺或导尿等方法处理。

5. 肛门失禁的观察和护理 手术中如切断肛管直肠括约肌环，将造成肛门失禁，肛门失禁后粪便自行外溢，粪便及分泌物刺激肛门周围引起局部皮肤潮湿、糜烂。一旦发生，应保持肛门周围皮肤清洁、干燥，局部涂氧化锌软膏保护，勤换内裤。轻度失禁者，手术3日后做肛门收缩、舒张运动；严重失禁者，行肛门成形术。

（三）健康教育

1. 生活指导

（1）指导病人养成良好的饮食习惯，多吃蔬菜、水果及其他富含纤维素的食物。

（2）注意个人卫生，勤洗、勤换内裤。

2. 康复指导 保持排便通畅；保持局部清洁；发现异常及时就医。

3. 心理指导 肛瘘发生后的异味导致病人惧怕社交而出现焦虑，因此要针对这些做好解释与安抚工作，并强调以一种乐观开朗的信心接受治疗，有助于恢复。护士与病人经常交流沟通，鼓励病人将心理问题说出来。

【护理评价】

1. 病人疼痛是否得到改善。

2. 病人便秘是否得到纠正。

3. 潜在并发症是否得到预防和控制。

小 结

痔是直肠末端黏膜下或（和）肛管皮肤下静脉丛淤血、扩张和迂曲所形成的静脉团。分为内痔、外痔、混合痔。内痔主要表现为排便时无痛性间歇性出血和痔块脱出；若形成血栓性外痔，则有肛门剧痛，在肛门表面可见红色或暗紫色硬结。无症状痔无需治疗；有症状痔的治疗目标在于减轻及消除症状而非根治。首选非手术治疗，无效时才考虑手术治疗。术前应避免清洁灌肠，以防止反复插入肛管造成肛门皮肤黏膜的破裂，可于术前 1 天口服 20% 甘露醇 250ml、饮水 1500ml 清洁肠道。术后 24 小时方可适当下床活动以防切口出血；术后 1 ~ 2 天应予无渣或少渣流食，忌灌肠；术后 24 小时内，每 4 ~ 6 小时叮嘱病人排尿 1 次，避免因手术、麻醉疼痛等因素造成术后尿潴留；若术后 8 小时仍未排尿且感下腹胀满、隆起时，应考虑为尿潴留，可行导尿；术后应保持肛门周围皮肤清洁，每次排便后可用 1∶5000 高锰酸钾温热溶液坐浴；术后出现肛门狭窄者及早行扩肛治疗。

肛裂是齿状线下肛管皮肤全层裂伤后形成的小溃疡。好发于肛管的后正中线。疼痛为主要症状，病人表现为规律性的便时痛和便后痛。溃疡创面、肥大水肿的肛乳头、前哨痔为肛裂"三联征"。肛门检查可见后正中线有纵行的梭形裂口或溃疡。已经确诊为肛裂者，一般不宜行直肠指检或肛门镜检查，以免增加病人痛苦。处理原则为软化大便，保持排便通畅；解除肛门括约肌痉挛，缓解疼痛，促进局部创面愈合；非手术治疗无效，经久不愈的陈旧性肛裂应手术治疗。非手术治疗病人应保持排便通畅，便后用温水或 1∶5000 高锰酸钾溶液坐浴，定期扩肛治疗。手术治疗术前 3 天少渣饮食，术前 1 天流质饮食，术前晚灌肠。尽量避免术后 3 天内排便，有利于切口愈合；术后 3 天做肛门收缩、舒张运动；术后 5 ~ 10 天开始行扩肛治疗以防止肛门狭窄或大便变细。

直肠肛管周围脓肿是指直肠肛管周围软组织或其周围间隙发生的急性化脓性感染，并发展成为脓肿。最常见的原因为肛窦炎、肛腺感染。最常见的类型是肛旁皮下脓肿，主要表现为肛门周围持续性跳痛。脓肿形成后直肠指检有波动感。脓肿切开引流后，当脓液变稀、引流量少于 50ml/d 时，可考虑拔管。术后指导病人用 1∶5000 高锰酸钾溶液坐浴，温度为 40℃ ~46℃，每天 2 ~3 次，每次 20 ~30 分钟。术后 3 天内应予少渣饮食。

肛瘘是指肛门周围的肉芽肿性管道，由内口、瘘管、外口三部分组成。多见于青壮年男性。由直肠肛管周围脓肿破溃或切开引流后形成。主要表现为瘘口排脓。直肠指检可触及条索状瘘管；经外口注入碘剂造影，可以明确瘘管走向。治疗原则为切开瘘管，敞开创面，促进愈合。挂线疗法最大的优点是可避免肛管直肠括约肌环被切断而引起肛门失禁。挂线疗法后应每 2 ~3 天检查 1 次结扎线松紧度，如有松弛时应进行紧缩处理，直到药线脱落。

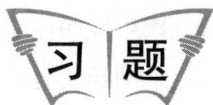

习　题

一、选择题

【A1/A2 型题】

1. 齿状线以下的组织

    A. 覆盖黏膜　　　　　　　B. 痛觉敏感　　　　　　　C. 血液流入门静脉系

    D. 由内脏神经支配　　　　E. 由直肠上、下静脉供血

2. 肛裂的发生主要与下列哪种因素有关

    A. 长期饮酒　　　　　　　B. 大便干燥　　　　　　　C. 进辛辣食物

    D. 排便时出血　　　　　　E. 肛门周围脓肿

3. 忌做直肠指检的疾病是

    A. 内痔　　　　　　　　　B. 肛瘘　　　　　　　　　C. 肛裂

    D. 阑尾炎　　　　　　　　E. 前列腺增生症

4. 内痔好发的位置为截石位

    A. 3、7、11 点　　　　　　B. 3、6、9 点　　　　　　C. 4、6、11 点

    D. 5、8、12 点　　　　　　E. 2、7、11 点

5. 一般患者短时间行直肠肛门检查常用的体位是

    A. 左侧卧位　　　　　　　B. 膝胸卧位　　　　　　　C. 蹲位

    D. 截石位　　　　　　　　E. 俯卧位

6. 阑尾炎最重要的体征是

    A. 体温升高，脉搏加快　　　　　　　　B. 右下腹有固定而明显的压痛

    C. 有腹肌紧张和反跳痛　　　　　　　　D. 结肠充气试验阳性

    E. 直肠指检示直肠前壁右侧有触痛

7. 关于特殊类型阑尾炎的叙述，错误的是

    A. 小儿急性阑尾炎易引起阑尾坏疽或穿孔

    B. 老年人急性阑尾炎临床表现与病理改变常不相一致

    C. 妊娠期急性阑尾炎压痛点上移

    D. 小儿、老年人及妊娠期急性阑尾炎均不宜手术

    E. 妊娠期急性阑尾炎穿孔后易致弥漫性腹膜炎

8. 急性化脓性阑尾炎术后 6 天，体温又升高至 39.5℃，并有腹痛、腹泻，每日排便 10 余次，排出黏液，并有里急后重。最可能并发了

    A. 膈下脓肿　　　　　　　B. 肠间脓肿　　　　　　　C. 盆腔脓肿

    D. 切口感染　　　　　　　E. 术后腹腔内出血

9. 高位肠梗阻的特点是

    A. 呕吐物常带粪臭味　　　B. 可见明显肠型　　　　　C. 腹胀较明显

    D. 呕吐频繁，早期出现水、电解质紊乱　　　　　E. 腹痛明显

10. 需紧急手术的肠梗阻是

    A. 粘连性肠梗阻　　　　B. 蛔虫性肠梗阻　　　　C. 麻痹性肠梗阻

    D. 急性肠扭转　　　　　E. 早期肠套叠

11. 小儿肠套叠的大便特点是

    A. 血样便　　　　　　　B. 果酱样便　　　　　　C. 黏液便

    D. 柏油样便　　　　　　E. 陶土样便

12. 下面所述绞窄性肠梗阻的临床表现，错误的是

    A. 腹膜刺激征　　　　　　　　　　B. 持续性腹痛，阵发性加剧

    C. 呕吐物为血性　　　　　　　　　D. 肠鸣音减弱或消失

    E. 腹痛有缓解期

13. 结肠癌最早出现的症状是

    A. 排便习惯及粪便性状改变　　　　　　　　B. 腹痛

    C. 腹部包块　　　　　D. 肠梗阻症状　　　　E. 全身中毒症状

14. 大肠癌手术前重要的护理是

    A. 高蛋白、高热能饮食　　B. 充分的肠道准备　　C. 术日晨插胃管

    D. 输血纠正贫血　　　　　E. 备皮，术前用药

15. 直肠癌误诊最主要的原因是

    A. 癌肿位置太高　　　　　B. 早期症状不明显　　C. 应用抗炎药物后有效

    D. 没有进行肛门直肠指检　　E. 病人就诊太晚

16. 男孩，2 岁，阵发性啼哭，烦躁不安，不肯进食，有呕吐并排黏液血便 30ml，发病后 3 小时入院。体检：体温 39℃，脉搏 110 次/分。白细胞计数 $10 \times 10^9/L$，中性粒细胞百分比 90% 。应首选哪一项措施

    A. 胃肠减压　　　　　　　B. 空气灌肠复位　　　　C. 急诊手术

    D. 物理降温　　　　　　　E. 应用抗生素

17. 男，15 岁，肛周右侧皮肤反复破溃、流脓 3 个月余。查体发现肛门右侧约 3cm 处有一乳头状突起，挤压时有脓液流出。应考虑为

    A. 肛门周围脓肿　　　　　B. 肛裂　　　　　　　　C. 内痔

    D. 外痔　　　　　　　　　E. 肛瘘

18. 男，30 岁，用力排便后出现肛门剧痛，无便血。查体见肛管皮下有暗紫色肿块，伴触痛。应首先考虑为

    A. 内痔嵌顿　　　　　　　B. 血栓性外痔　　　　　C. 肛裂

    D. 混合痔　　　　　　　　E. 肛周皮下脓肿

19. 女，65 岁，直肠癌距离肛缘 10cm 以上，宜采取的手术方式是

    A. Miles 手术　　　　　　B. Dixon 手术　　　　　C. 毕 I 式手术

    D. 毕 II 式手术　　　　　　E. 拉下式直肠癌切除术

【A3/A4 型题】

(20 ～ 22 题共用病例)

某男，转移性右下腹疼痛 8 小时。查体：T 38℃，血压正常，右下腹有固定性压痛，无

腹肌紧张。临床诊断为急性阑尾炎，经术前准备后，在腰麻下行阑尾切除术。

20. 术前准备错误的是

    A. 禁食、禁饮　　　　　B. 静脉输液　　　　　C. 备皮、皮试

    D. 通便灌肠　　　　　　E. 术前用药

21. 鼓励患者早期下床活动，主要为了预防

    A. 腹腔内出血　　　　　B. 肠粘连　　　　　　C. 切口感染

    D. 肝门静脉炎　　　　　E. 盆腔脓肿

22. 该患者的阑尾病变属于

    A. 单纯性阑尾炎　　　　B. 化脓性阑尾炎　　　C. 坏疽性阑尾炎

    D. 阑尾周围脓肿　　　　E. 阑尾穿孔

（23～26 题共用病例）

男性，40 岁，阑尾切除术后发生粘连性肠梗阻，脐周阵发性疼痛 2 天，伴恶心、呕吐较频繁，尿少，口渴明显。查体：脉搏 96 次/分，血压 100/76mmHg，腹胀不明显，偶见肠型，脐右侧有轻压痛，肠鸣音亢进。采用禁食、胃肠减压、输液及应用抗生素等非手术治疗。

23. 纠正脱水首先输入的液体是

    A. 5% 葡萄糖溶液　　　B. 0.9% 氯化钠溶液　　C. 平衡盐溶液

    D. 右旋糖酐　　　　　　E. 10% 葡萄糖溶液

24. 非手术治疗最重要的护理措施是

    A. 密切观察病情　　　　B. 应用解痉药　　　　C. 保持有效的胃肠减压

    D. 输液、应用抗生素　　E. 详细记录出入液量

25. 解除胃肠减压最重要的指征是

    A. 腹痛减轻　　　　　　B. 腹胀解除　　　　　C. 呕吐停止

    D. 肛门排气　　　　　　E. 未见肠型

26. 患者的体位宜取

    A. 平卧位　　　　　　　B. 半坐卧位　　　　　C. 侧卧位

    D. 去枕平卧位　　　　　E. 头低足高位

（27～28 题共用病例）

患者，男性，24 岁，饱餐后追赶公共汽车，突发脐周剧烈疼痛，阵发性加剧。查体：体温 37.2℃，血压 90/60mmHg，脉搏 102 次/分，不能平卧，左侧腹部隆起，压痛明显，肠鸣音亢进。

27. 患者最可能的诊断是

    A. 胃溃疡穿孔　　　　　B. 急性胰腺炎　　　　C. 肠扭转

    D. 急性阑尾炎　　　　　E. 肠道蛔虫病

28. 下一步的治疗原则是

    A. 剖腹探查　　　　　　B. 口服驱虫药　　　　C. 静脉补液

    D. 选择性动脉造影　　　E. 保守治疗

二、思考题

急性化脓性阑尾炎病人术后 6 天，体温又升高至 39.5℃，并有腹痛、腹泻，每日排便

10 余次，排出黏液便，并有里急后重。

请问：

1. 病人可能出现何种并发症？

2. 目前需要如何护理？

（刘　毅）

（制图　安　迪）

第十九章 门静脉高压症病人的护理

学习目标

1. **掌握** 门静脉高压症病人的护理评估、护理措施的内容和方法。
2. **熟悉** 门静脉高压症病人常见的护理诊断/问题。
3. **了解** 门静脉高压症的病理生理。
4. 能运用门静脉高压症的护理知识对病人进行整体护理。
5. 具有敏锐的观察能力、沟通能力以及人文关怀能力。

案例导入

陈某，男，52岁，因突发呕血入院，病人自述1小时前突然呕吐大量鲜血，内含少量食物残渣，既往有乙肝病史多年。查体：精神紧张，贫血貌，T 36.6℃，P 110次/分，BP 84/55mmHg，心、肺无特殊，腹软，蛙状腹，脾肋下3cm，移动性浊音（+）。

请问：

1. 病人目前存在的主要护理问题是什么？值班护士应采取哪些护理措施？
2. 病人同意手术后，护士需做哪些护理工作？与病人沟通时应注意哪些问题？

门静脉高压症（portal hypertension）是门静脉血流受阻、血液淤滞造成的门静脉及其分支压力增高，持续超过$24cmH_2O$，临床上有脾大伴脾功能亢进、食管胃底静脉曲张或破裂出血、腹水等一系列表现。

门静脉高压症主要有以下三个方面的病理生理变化：①脾淤血肿大、脾功能亢进。②交通支扩张：门静脉压力增高，导致消化系统器官淤血，突出的改变是四组门-腔静脉交通支曲张，最重要的是食管下段及胃底交通支，其他还有肛管及直肠下段交通支、前腹壁交通支、腹膜后交通支。③腹水：门静脉系统毛细血管滤过压增加，肝硬化使肝内淋巴液回流受阻并从肝表面渗出、肝合成白蛋白减少使血浆胶体渗透压下降，体内醛固酮和抗利尿激素增加等多种因素导致腹水形成。

知识链接

门静脉和腔静脉之间的交通支

门静脉系统和腔静脉系统之间存在四组交通支：①胃底、食管下段交通支：是最重要的交通支，胃冠状静脉-胃短静脉通过食管胃底静脉与奇静脉-半奇静脉的分支吻合并和上腔静脉相通。②直肠下端、肛管交通支：直肠上静脉与直肠下静脉、肛管静脉吻合与下腔静脉相通。③前腹壁交通支：脐旁静脉与腹上、下深静脉吻合，分别与上、下腔静脉相通。④腹膜后交通支：肠系膜上、下静脉分支与下腔静脉分支在腹膜后吻合。这些交通支正常情况下都很细小，血流较少，当门静脉高压时，为了使淤滞在门静脉系统的血液回流，这些交通支往往开放。

【护理评估】

（一）健康史

门静脉系统无静脉瓣，其压力通过流入的血量和流出的阻力形成并维持。门静脉血流阻力增加，常是门静脉高压的始动因素。根据引起门静脉压力增高的原因或部位不同，将门静脉高压症分为肝前型、肝内型和肝后型。

1. 肝前型 肝外门静脉血栓形成、门静脉主干的先天性畸形、肝门区肿瘤压迫等可以造成肝前型门静脉高压症。

2. 肝内型 肝内型又可分为窦前型、肝窦型和窦后型。门静脉高压症多由肝硬化引起，在我国主要是肝炎后肝硬化引起的肝窦型和窦后型阻塞性门静脉高压症；部分南方血吸虫流行地区，以血吸虫病肝硬化为主，血吸虫虫卵阻塞肝窦前的血管，引起窦前型门静脉高压症。

> **考点提示**
> 在我国，肝炎后肝硬化是门静脉高压症的最常见原因。

3. 肝后型 布－加综合征（Budd－Chiari syndrome）、严重右心衰竭、缩窄性心包炎等可引起肝后型门静脉高压症。

（二）身体状况

1. 脾大和脾功能亢进 门静脉高压症的早期即可有脾脏充血、肿大，体格检查可见不同程度的脾大，在左肋缘下可扪及；伴脾功能亢进时，主要表现为周围血白细胞和血小板减少。

2. 呕血和黑便 胃底、食管下段静脉曲张可发生破裂出血，这是门静脉高压症最危险的并发症，出血量一般较大，表现为呕吐鲜红色血液、排出柏油样黑便。由于肝功能损害引起凝血功能障碍、脾功能亢进导致血小板减少等因素，出血不易自止。

> **考点提示**
> 食管胃底静脉曲张破裂出血是门静脉高压症最危险的并发症。

严重者可导致失血性休克，大出血、休克引起肝组织严重缺氧，容易诱发肝性脑病。

3. 腹水 是肝功能严重损害的表现，可出现腹胀，移动性浊音阳性，常伴有食欲下降、恶心、呕吐、腹泻、便秘和下肢水肿等。

4. 其他表现 可有肝大、肝功能异常、黄疸、肝掌、蜘蛛痣及腹壁静脉曲张等。

知识链接

肝功能 Child－Pugh 分级标准

肝硬化代偿期与失代偿期是临床上对肝硬化病人肝功能的一个粗略估计，两期的界限在临床上很难划分，失代偿期病人病情轻重差异也很大。Child（1964 年）将一般状况、腹水、血清胆红素、血清白蛋白、凝血酶原时间 5 个指标的不同程度，分为三个层次（1 分，2 分，3 分）进行计分，5 个指标的最低分为 5 分，最高分为 15 分，根据计分的多少分为 A、B、C 三级。由于一般状况常不易计分，其后 Pugh 将肝性脑病的有无及其程度代替一般状况，即 Child – Pugh 改良分级法。Child – Pugh 改良分级法分三级，A 级为 5 ~ 6 分，轻度肝功能不全，手术危险度小；B 级为 7 ~ 9 分，中度肝功能不全，手术危险度中等；C 级为 10 ~ 15 分，重度肝功能不全，手术危险度大。

Child – Pugh 肝脏疾病严重程度记分与分级

指标	异常程度记分		
	1 分	2 分	3 分
肝性脑病（级）	0	1 ~ 2	3 ~ 4
腹水	无	轻度，易控制	中度以上，难控制
血清胆红素（μmol/L）	<34.2	34.2 ~ 51.3	>51.3
血清白蛋白（g/L）	>35	28 ~ 35	<28
凝血酶原时间（延长秒数）	<4	4 ~ 6	>6

（三）辅助检查

1. 实验室检查

（1）血常规检查　脾功能亢进时，全血细胞减少，白细胞计数可降至 3×10^9/L 以下，血小板可降至 80×10^9/L 以下。

（2）肝功能检查　可见血浆白蛋白降低，而球蛋白升高，白蛋白与球蛋白比例倒置，凝血酶原时间延长。活动性肝病病人还可见血清氨基转移酶和血清胆红素升高。应做乙型肝炎病原免疫学和甲胎蛋白检查。

2. 影像学检查

（1）B 超检查　有助于了解肝硬化与脾肿大的程度、有无腹水及门静脉扩张等情况。

（2）食管吞钡 X 线检查　钡剂充盈于食管时，可见食管黏膜呈虫蚀样改变；钡剂排空时，曲张的静脉呈蚯蚓样或串珠状充盈缺损征象。

（3）腹腔动脉造影的静脉相或肝静脉造影　门静脉系统或者肝静脉造影后，可以明确门静脉受阻的部位及交通支回流情况，还可以为手术方式提供参考资料。

3. 胃镜检查　早期急诊胃镜检查不但可以明确诊断，还可以用于急诊止血治疗。

（四）处理原则

门静脉高压症以内科治疗为主，对于食管胃底静脉曲张破裂出血、严重的脾肿大及脾功能亢进、顽固性腹水，常采用外科手段治疗。

1. 食管胃底静脉曲张破裂出血的治疗

（1）非手术治疗　适用于有黄疸、大量腹水、肝功能严重受损（Child – Pugh C 级）、发生上消化道大出血原因尚不明确的病人。①常规处理：绝对卧床休息；立即建立静脉通道，输血、输液扩充血容量；维持呼吸通畅，防止呕吐物误吸；严密监测生命体征。但应避免过量扩容，防止门静脉压力反跳性增高而引起再出血。②药物止血：应用内脏血管收缩药，减少门静脉血流量，降低门静脉压力。常用药物有垂体后叶素、三甘氨酰赖氨酸加压素和生长抑素类药物。急性出血控制率可达 80%，若与三腔管压迫合用可达 95%。③内镜治疗：经内镜将硬化剂直接注入曲张静脉中，使之闭塞，使其黏膜下组织硬化，用于止血和预防再出血。对于急性出血的疗效与药物治疗相似，长期疗效优于血管加压素和生长抑素。主要并发症是食管溃疡、狭窄或穿孔。④三腔两囊管压迫止血：利用充气的气囊分别压迫胃底和食管下段的曲张静脉，以达到止血目的。通常用于对药物止血或内镜止血无效的病人。⑤经颈静脉肝内门-体分流术（TIPS）：经颈静脉途径在肝静脉与门静脉的主要分支间建立通道，并置入支架以实现门-体分流。目前主要用于等待肝移植的病人或药物止血和硬化剂治疗无效、肝功能差、不宜进行急诊手术的病人。

（2）手术治疗 适用于没有黄疸、没有明显腹水的病人（Child-Pugh A、B级）发生上消化道大出血。应争取即时或经短时间准备后即行手术。有分流术和断流术两种手术方法。①断流术：就是在脾切除的同时，阻断门-奇静脉的反常血流，从而控制食管胃底静脉曲张及破裂出血。目前效果较好的手术方式是贲门周围血管离断术。适用于肝功能差和不能做分流术的病人。②分流术：选择门静脉系和腔静脉系的主要血管进行吻合，使压力较高的门静脉血分流入腔静脉，从而降低门静脉压力，控制食管胃底静脉曲张及破裂出血。常用手术方式有中

> **考点提示**
> 断流术的主要目的是控制食管胃底静脉曲张及破裂出血。

> **考点提示**
> 分流术的主要目的是降低门静脉压力。

心性脾-肾静脉分流术、远端脾-肾静脉分流术、门-腔静脉端侧分流术、门-腔静脉侧侧分流术、肠系膜上静脉-下腔静脉"桥式"分流术、限制性门-腔静脉"桥式"分流术等。但是分流术会使门静脉向肝内的血流灌注量减少，从而加重肝损害；部分门静脉血未经肝处理即流入体循环，容易引发肝性脑病。因而，分流术适用于无活动性肝病和肝功能代偿良好的病人。

2. 脾大合并脾功能亢进的治疗 采用脾切除术，特别是对于晚期血吸虫病病人，因肝功能较好，单纯脾切除效果良好。若同时伴有食管胃底静脉曲张破裂出血，应考虑在脾切除的同时做贲门周围血管离断术。

3. 顽固性腹水的治疗 对于肝硬化引起的腹水，肝移植是最有效的方法。其他疗法可采用经颈静脉肝内门-体分流术（TIPS）和腹腔-颈静脉转流术，但治疗效果不佳。

4. 肝移植 适用于终末期肝病伴静脉曲张破裂出血、顽固性腹水、肝性脑病、肝功能衰竭等。但由于肝源短缺、可能需要终身服用免疫抑制剂、手术风险大和费用昂贵等原因，使该治疗方法的应用受到了很大局限。

（五）心理和社会支持状况

肝硬化导致门静脉高压症是一个慢性疾病过程，反复发作，迁延不愈，病人大多有不同程度的焦虑情绪，如易暴易怒，意志消沉，悲观、哭泣等；当合并食管胃底静脉曲张破裂出血时，会产生恐惧；家庭对病人的治疗支持力度也会影响病人治疗的信心。

【常见护理诊断/问题】

1. 焦虑/恐惧 与突然呕血、便血、病情危重及失去康复信心等有关。

2. 体液不足 与食管胃底静脉曲张破裂出血有关。

3. 体液过多 与肝功能损害导致的低蛋白血症有关。

4. 营养失调：低于机体能量需要 与肝功能损害、营养摄入不足、消化吸收障碍有关。

5. 潜在并发症 上消化道大出血、肝性脑病、静脉血栓形成。

6. 知识缺乏 缺乏预防上消化道大出血、肝性脑病的有关知识。

【护理目标】

1. 病人树立治疗的信心，情绪稳定，恐惧减轻。

2. 病人体液不足能得到纠正。

3. 病人腹水消退，体液平衡得以维持。

4. 病人营养得到补充，肝功能及全身营养状况得到改善。

5. 病人上消化道大出血、肝性脑病等并发症得到有效预防，及时发现、及时处理。

6. 病人获得预防上消化道出血、肝性脑病的知识。

【护理措施】

（一）非手术治疗的护理

1. 心理护理　及时了解病人的心理状态，有针对地做好解释和思想工作，多给予病人安慰和鼓励，减轻病人焦虑和恐惧心理，使之树立治疗信心，积极配合各项治疗和护理。

2. 注意休息　手术前应保证充分的休息，必要时卧床，可以降低肝脏的代谢率，减轻肝脏负担，增加肝血流灌注量，有利于保护肝功能。

3. 改善营养状况，保护肝脏　①肝功能尚好者，可给予高蛋白、高热量、高维生素、低脂饮食。②肝功能损害严重者，静脉输入支链氨基酸，限制芳香族氨基酸的摄入；如有低蛋白血症，可静脉输入人体白蛋白或血浆等；如有肝性脑病先兆，应暂予低蛋白饮食。③贫血及凝血功能障碍者，可输入鲜血，肌注或静滴维生素 K。④适当使用肌苷、辅酶 A、葡醛内酯等保肝药，避免使用巴比妥类、盐酸氯丙嗪、红霉素等有损肝功能的药物。⑤在出血性休克的情况下，应及时纠正休克，给予氧气吸入。

4. 预防上消化道大出血　避免进食干硬、粗糙、辛辣及多渣的食物，饮食不宜过热，少喝浓茶和咖啡；避免可引起腹内压增高的因素，如恶心、呕吐、剧烈咳嗽、便秘、负重等。手术前一般不放置胃管，必要时可选细软的胃管，并充分涂以液状石蜡，手法轻巧地协助病人缓缓吞入。

> **考点提示**
> 门静脉高压症的病人术前一般不放置胃管。

5. 减少腹水形成或积聚　限制水和钠的摄入，每日钠摄入量限制在 500～800mg（氯化钠 1.2～2.0g）内，进液量约为 1000ml；少食含钠高的食物，如咸肉、酱菜、酱油、罐头和含钠味精等。测量腹围和体重，每天测腹围一次，每周测体重一次；标记腹围测量部位。按医嘱使用利尿剂，如氨苯蝶啶，同时记录每日出入液量，并观察有无低钾、低钠血症。

6. 三腔两囊管压迫止血的护理

（1）置管前准备　向病人解释放置三腔两囊管止血的目的、意义、方法及注意事项，取得病人的配合；置管前仔细检查三腔两囊管的状态，先向两个气囊各充气约 150ml，气囊充盈后应是膨胀均匀，弹性良好；将气囊置于水下，证实无漏气后，即抽空气囊，并做好标记备用。

（2）置管方法　管壁涂液状石蜡，经病人一侧鼻孔或口腔轻轻插入，边插边嘱病人做吞咽动作，直至插入 50～60cm；用注射器从胃管内抽取胃液后，向胃气囊内充气 150～200ml，用止血钳夹闭管尾以防空气溢出，将三腔管轻轻向外提拉，使胃气囊压迫贲门胃底，感到不再被拉出并有轻度弹力时，利用滑轮装置，在管端悬以 0.5kg 重物做牵引压迫。然后抽取胃液观察止血效果，若仍有出血，再向食管气囊内充气 100～150ml 以压迫食管下端。放置三腔管后，胃管连接胃肠减压器或用生理盐水反复灌洗，观察胃内有无鲜血吸出；如无鲜血，同时脉搏、血压渐趋稳定，表示出血已基本控制；反之，表示三腔管压迫止血失败。

（3）置管后护理　①病人取半卧位或头偏向一侧，及时清理口腔、鼻咽腔内分泌物，防止发生吸入性肺炎。②保持有效牵引压迫，床旁备气管切开盘和剪刀，若气囊上升阻塞呼吸道，引起呼吸困难甚至窒息，应立即剪断三腔两囊管并拉出，以保持呼吸道的通畅。③观察、记录胃肠减压引流液的量、色泽，判断出血是否停止；若气囊压迫 48 小时后，胃管内仍有新鲜血液抽出，说明止血无效，应紧急手术止血。④三腔两囊管的放置时间不宜持续超过 3～5 日，以免长时间压迫食管和胃底黏膜而使其缺血、坏死。因此，三腔两囊管压迫期间每隔 12 小时应放气 10～20 分钟，使胃黏膜局部血液循环暂时恢复。⑤气囊压迫 24 小时如出血停止，可以考虑拔管。拔管前放松牵引，先抽空食管气囊，再抽空胃气囊，继续观察 12～24 小时，如无再出血，让病人口服液状石蜡 30～50ml，缓慢拔出三腔两囊管，切忌动作粗暴，以免拔管时引发大出血。

（二）手术治疗的护理

1. 术前准备　除常规护理措施外，分流手术前 2～3 日口服新霉素或链霉素及甲硝唑等肠道抗生素，减少肠道细菌数量，减少肠道氨的产生，预防术后肝性脑病；术前 1 日晚用缓泻剂或生理盐水灌肠刺激排泄，避免术后肠胀气压迫血管吻合口；脾－肾静脉分流术前检查肾功能应正常。

2. 术后护理

（1）病情观察　严密观察病人意识状态及生命体征，密切注视病人有无手术后各种并发症的发生。

（2）一般护理　①体位与活动：分流术后 48 小时内，病人取平卧位或低半卧位，2～3 日后改为半卧位；避免过多活动，翻身时动作要轻柔，不宜过早下床活动，一般需卧床休息 1 周，以防血管吻合口破裂出血。②饮食护理：在肠蠕动恢复后给予流质饮食，逐步过渡到正常饮食；分流术后应限制蛋白质摄入；忌粗糙和过热的食物。

> **考点提示**
> 　分流术后不宜过早下床活动，防止血管吻合口破裂出血。

（3）引流管的护理　注意观察并记录胃肠减压和腹腔引流液的量和性状，若引流出新鲜的血液量较多，应考虑是否发生了出血；若腹腔引流量多且清澈，应考虑低蛋白血症；保持引流通畅，每日更换引流接管时注意无菌操作；术后 2～3 天，引流量减少至每天 10ml 以下，颜色清淡，此时可以拔出引流管。

> **考点提示**
> 　分流术后宜予低蛋白饮食，预防肝性脑病。

（4）保护肝功能　术后继续保肝治疗，禁用或慎用对肝脏有损害的药物。

（5）并发症的预防和处理　①肝性脑病：分流术后因部分门静脉血未经肝脏解毒直接进入体循环，使血液中氨含量增高，术后容易诱发肝性脑病。若发现病人出现神志淡漠、嗜睡、谵妄，应立即遵医嘱测定血氨浓度，用谷氨酸制剂降低血氨水平；限制蛋白质的摄入，减少氨的产生；给予导泻，减少氨的吸收。②防止静脉血栓形成：脾切除术后不应再使用维生素 K 和其他止血药物；术后 2 周内定期或必要时隔日复查 1 次血小板，如血小板计数超过 $600 \times 10^9/L$，应给予抗凝治疗，并注意用药前后凝血时间的变化。

（三）健康教育

1. 保持积极乐观的心态、心情愉悦。保证充足的休息，避免过度劳累。

2. 做好饮食管理，禁烟、戒酒，避免进食粗糙、干硬、带刺、过热及刺激性食物；预防腹内压升高，如剧烈咳嗽、便秘、打喷嚏等，以免诱发静脉曲张破裂出血。

3. 指导病人自我观察有无黑便，皮肤、牙龈出血等出血征兆及应急措施。

4. 按医嘱继续服用保肝药物，定期来医院复查。

【护理评价】

1. 病人是否情绪稳定，恐惧减轻。

2. 病人体液是否维持平衡。

3. 病人腹水是否消退。

4. 病人营养是否补充，肝功能及全身营养状况是否得到改善。

5. 病人上消化道大出血、肝性脑病等并发症是否得到有效预防，或发生时得到及时发现和处理。

6. 病人是否获得预防上消化道出血、肝性脑病的有关知识。

本章小结

在我国，门静脉高压症的最常见原因是肝炎后肝硬化（肝窦型和窦后型门静脉高压症），临床上主要表现为脾大伴脾功能亢进、食管胃底曲张静脉或破裂出血、腹水等一系列症状和体征，其中食管胃底静脉曲张破裂出血是门静脉高压症最危险的并发症。B 超检查有助于了解肝硬化与脾肿大的程度、有无腹水及门静脉扩张等情况；食管吞钡 X 线检查有助于了解食管下段静脉曲张情况；腹腔动脉造影的静脉相或肝静脉造影可以明确门静脉受阻的部位及交通支回流情况，还可以为手术方式提供参考资料。门静脉高压症以内科治疗为主，对于食管胃底静脉曲张破裂出血、严重的脾肿大及脾功能亢进、顽固性腹水，常采用外科手段治疗。有黄疸、大量腹水、肝功能严重受损的病人发生上消化道大出血时采用药物止血、内镜治疗或三腔两囊管压迫止血；没有黄疸、没有明显腹水的病人发生大出血，应行手术治疗，有分流术和断流术两种手术方法；脾大合并脾功能亢进的病人，采用脾切除术；对于肝硬化引起的顽固性腹水，肝移植是最有效的方法。术前护理的要点是减少肠道氨的产生，预防术后肝性脑病。术后护理重点是防止血管吻合口破裂出血，预防肝性脑病，防止静脉血栓形成。分流术后 48 小时内取平卧位，不宜过早下床活动；分流术后宜予低蛋白饮食；脾切除术后 2 周内定期或必要时隔日复查 1 次血小板，如血小板计数超过 $600 \times 10^9/L$，应给予抗凝治疗。另外，注意胃肠减压和腹腔引流管的护理。

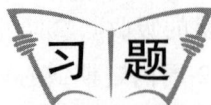

习题

一、选择题

【A1/A2 型题】

1. 在我国引起门静脉高压症的主要原因是
   A. 酒精性肝硬化 　　　　 B. 血吸虫病性肝硬化 　　　 C. 肝炎后肝硬化
   D. 肝外门静脉血栓形成 　　 E. 门静脉先天性畸形

2. 门静脉高压症形成后首先出现的病理改变是
   A. 腹水 　　　　　　　　　 B. 脾肿大 　　　　　　　　 C. 肝肿大
   D. 呕血和黑便 　　　　　　 E. 黄疸

3. 门静脉高压症的主要表现是
   A. 肝大、呕血、腹水 　　　 B. 脾大、肝掌、蜘蛛痣 　　 C. 脾大、呕血、腹水
   D. 脾大、肝掌、蜘蛛痣 　　 E. 肝大、腹水、黄疸

4. 门静脉高压症食管胃底静脉破裂出血，易造成死亡的原因是
   A. 肝衰竭 　　　　　　　　 B. 失血性休克 　　　　　　 C. 感染
   D. 腹水 　　　　　　　　　 E. 脾功能亢进

5. 手术治疗门静脉高压症合并食管胃底静脉曲张的最主要目的是
   A. 降低门静脉压力 　　　　 B. 预防上消化道出血 　　　 C. 提高抵抗力
   D. 减轻腹水 　　　　　　　 E. 防止肝功能衰竭

6. 门 – 腔静脉分流术的首要目的是
   A. 减少腹水形成 　　　　　 B. 降低门静脉的压力 　　　 C. 消除脾功能亢进
   D. 改善肝功能 　　　　　　 E. 阻断侧支循环

7. 关于门静脉高压症外科治疗的主要目的，不正确的是
   A. 降低门静脉压力 　　　　 B. 消除脾功能亢进 　　　　 C. 防治肝性脑病
   D. 减轻腹水 　　　　　　　 E. 防治食管胃底静脉曲张破裂出血

8. 门静脉高压症病人吃干硬、粗糙的食物，易引起
   A. 脾大 　　　　　　　　　 B. 脾功能亢进 　　　　　　 C. 呕血、黑便
   D. 顽固性腹水 　　　　　　 E. 肝性脑病

9. 门静脉高压症手术前准备，错误的是
   A. 保肝治疗 　　　　　　　 B. 无渣高糖饮食 　　　　　 C. 输新鲜血液
   D. 肌注维生素 K 　　　　　 E. 手术当日放置胃管

10. 门静脉高压症病人不放置胃管是为了避免
    A. 引起呛咳 　　　　　　　 B. 引起呕吐 　　　　　　　 C. 损伤食管黏膜层
    D. 损伤食管壁的静脉丛 　　 E. 引起病人紧张

11. 关于门静脉高压症分流术后护理，不正确的是
    A. 早期起床活动 　　　　　 B. 低蛋白饮食 　　　　　　 C. 使用抗生素
    D. 忌食过烫食物 　　　　　 E. 术后平卧 48 小时

12. 不宜早期下床活动的术后病人是

    A. 阑尾切除术后

    B. 肠粘连分解术后

    C. 门静脉高压症分流术后

    D. 胃大部切除术后

    E. 肠扭转复位术后

13. 门 – 体分流术后 2 天内应注意观察的并发症是

    A. 腹腔感染　　　　　　　　B. 胸腔积液　　　　　　　　C. 上消化道出血

    D. 肠系膜血管栓塞　　　　　E. 血管吻合口破裂，腹腔内出血

14. 术后需停止使用维生素 K 和其他止血药物的是下列哪一种手术

    A. 脾切除术　　　　　　　　B. 断流术　　　　　　　　　C. 分流术

    D. 肝移植术　　　　　　　　E. 腹腔 – 颈静脉转流术

15. 男性，40 岁，肝硬化致门静脉高压症，行脾切除、脾 – 肾静脉分流术，护理措施不正确的是

    A. 术后平卧 48 小时　　　　B. 高蛋白、低脂饮食　　　　C. 1 周内不下床活动

    D. 定期复查血小板计数　　　E. 避免使用止血药物

16. 男性，45 岁，患肝硬化伴食管胃底静脉曲张破裂出血，入院第三天，行三腔两囊管压迫止血。评估中哪项不需要

    A. 精神状态　　　　　　　　B. 病人兴趣　　　　　　　　C. 静脉输液情况

    D. 三腔两囊管牵引效果　　　E. 是否继续出血

17. 男性，50 岁，门静脉高压症进行脾 – 肾分流术后，为预防上消化道出血，哪项最重要

    A. 继续卧床休息　　　　　　　　　　B. 补充维生素 K

    C. 饮食忌粗糙，不可过烫　　　　　　D. 低蛋白饮食

    E. 服用保肝药物

18. 男性，43 岁，以门静脉高压症收入院。入院前呕血 3 次，共 400ml。目前首要的护理措施是

    A. 保肝　　　　　　　　　　B. 卧床休息　　　　　　　　C. 备血

    D. 补液　　　　　　　　　　E. 输血

【A3/A4 型题】

(19 ~21 题共用题干)

女性，45 岁，突然呕血 300ml，呈暗红色，并排黑便 3 次。查体：T 37.2℃，P 90 次/分，BP 14/9kPa，R 20 次/分；肝肋下 1.5cm 且质地硬，脾肋下 3.2cm，少量腹水。

19. 为进一步确诊，首选的检查方法是

    A. 血常规检查　　　　　　　B. 肝功能检查　　　　　　　C. 食管吞钡 X 线检查

    D. B 超检查　　　　　　　　E. CT 检查

20. 最可能的诊断是

    A. 内痔　　　　　　　　　　B. 胃溃疡出血　　　　　　　C. 肝硬化

    D. 脾肿大　　　　　　　　　E. 门静脉高压症

21. 最有效的止血措施是

A. 冰盐水洗胃   B. 静滴垂体后叶素   C. 应用三腔两囊管

D. 静滴酚磺乙胺   E. 静滴维生素 K_1

二、思考题

钱某，女，55 岁，因呕血、黑便 2 天入院，呕血为暗红色，量约 100ml，排出黑色糊状大便 1 次，伴食欲不振、乏力、中上腹部饱胀不适。查体：一般情况可，双下肢皮肤散在瘀斑。肝肋下未触及，脾肋下约 8cm。心、肺无特殊。实验室检查：血常规示 WBC 2.6×10^9/L，RBC 3.6×10^{12}/L，Hb 121g/L，PLT 65×10^9/L。乙肝抗原、抗体五项（－）。腹部 B 超：脾脏重度肿大并发脾静脉增宽，肝实质回声增强并发门静脉增宽，腹腔内未见明显积液征象，双肾、胰腺未见明显异常。腹部 CT：肝脏缩小，肝裂增宽、形态改变；脾大，脾门可见血管扩张影像。

请问：

1. 病人可能患有何种疾病？

2. 病人目前存在的主要护理问题是什么？

3. 值班护士应采取哪些护理措施？

（郭慧东）

第二十章　肝脏疾病病人的护理

第一节　原发性肝癌病人的护理

案例导入

孙某，男，55岁，原有乙肝病史15年。近3个月来自觉肝区持续疼痛，伴乏力、食欲减退、体重减轻。体格检查：肝下缘于右肋下3cm触及，质地韧，边缘不整齐，无明显触痛。B超显示右叶内4cm×3cm×2.5cm占位性病变，AFP检测阳性。

请问：

1. 该病人最可能的疾病诊断是什么？目前是否还需做其他检查协助诊断？
2. 病人目前存在的主要护理问题是什么？与病人沟通时应注意哪些问题？
3. 病人同意手术后，护士需要采取哪些护理措施？

原发性肝癌（primary liver cancer）是发生在肝细胞和肝内胆管上皮细胞的癌肿，是我国常见恶性肿瘤之一，以原发性肝细胞型癌（又称肝癌）最为常见，高发于东南沿海地区，可发生于任何年龄段，以40~50岁多见，男性多于女性。

> **考点提示**
> 病毒性肝炎是原发性肝癌的重要致病因素之一。

原发性肝癌的大体病理类型可分为三类：结节型、巨块型和弥漫型，其中以结节型最常见。组织学类型可分为肝细胞型、胆管细胞型和混合型，我国以肝细胞型最常见，约占91.5%。根据肿瘤直径大小，又可分为微小肝癌（直径≤2cm）、小肝癌（2cm＜直径≤5cm）、大肝癌（5cm＜直径≤10cm）、巨大肝癌（直径＞10cm）。

原发性肝癌常见的转移途径有直接蔓延、血行转移、淋巴转移和种植性转移。常先经门静脉系统形成肝内播散，甚至阻塞门静脉主干，引起门静脉高压；后经血行、淋巴转移至肝外；肝外血行转移最常见于肺，其次为骨、脑等；淋巴转移至肝门淋巴结最多，其次为胰腺周围、腹膜后及主动脉旁淋巴结，晚

> **考点提示**
> 原发性肝癌肝内转移最常见的途径是肝门静脉。

期可至锁骨上淋巴结;癌肿也可向邻近组织、脏器如膈肌直接蔓延;癌细胞脱落可发生腹腔、盆腔种植性转移。

【护理评估】

(一) 健康史

原发性肝癌的病因尚未明确,目前认为可能与病毒性肝炎、肝硬化、黄曲霉素、亚硝胺类致癌物、饮酒、遗传等因素有关。

(二) 身体状况

原发性肝癌起病隐匿,早期缺乏特异性症状,多在普查或体检时被发现,一旦出现症状和体征,疾病多已进入中、晚期。

1. 肝区疼痛 为最常见的症状,半数以上的病人以此为首发症状。多数为持续性钝痛或胀痛,夜间或劳累后加重。疼痛部位常与肿瘤部位密切相关,位于肝右叶顶部的肿瘤累及到膈肌,疼痛可牵涉至右肩背部。当癌结节发生坏死、破裂时,可引起大出血,表现为突发性右上腹剧痛和腹膜刺激征等急腹症表现。

> **考点提示**
> 肝区疼痛是原发性肝癌病人最常见的首发症状。

2. 肝肿大 为中、晚期肝癌病人最常见的临床体征。肝脏呈进行性肿大,右肋缘或剑突下可触及肿大的肝脏,质地较硬,表面高低不平,有明显结节或肿块,可伴压痛。

> **考点提示**
> 肝肿大是原发性肝癌病人最常见的临床体征。

3. 消化道症状 主要表现为食欲减退,也可伴恶心、呕吐、腹胀或腹泻等。

4. 全身症状 早期不易引起重视,主要表现为乏力、消瘦等。随着病程进展,可出现不明原因的持续性低热或不规则发热,抗生素治疗无效,体重进行性下降。晚期出现贫血、黄疸、腹水、水肿等恶病质表现。

5. 其他症状 如发生肺、骨、脑等肝外转移,可产生相应症状和体征;少数病人可有癌旁(伴癌)综合征的表现,如低血糖、红细胞增多症、高胆固醇血症及高钙血症;部分晚期肝癌病人还可发生肝性脑病、上消化道大出血、癌肿破溃转移及继发性感染等并发症。

(三) 辅助检查

1. 实验室检查

(1) 血清甲胎蛋白(AFP)测定 属原发性肝癌的血清标记物,对诊断肝癌具有相对专一性,是目前肝癌普查、诊断常用的重要方法。血清 AFP 定量持续≥400μg/L,并能排除妊娠、活动性肝病、生殖腺胚胎性肿瘤等,应高度怀疑肝癌。

> **考点提示**
> 血清甲胎蛋白测定对于诊断原发性肝癌有较高特异性。

(2) 血清酶学检查 对肝癌的诊断缺乏特异性,只能作为辅助指标,常用的有血清碱性磷酸酶、γ-谷氨酰转移酶等。

2. 影像学检查

(1) B 超检查 可显示肿瘤的大小、形态、部位及肝静脉或门静脉有无栓塞等,诊断符合率可达90%以上。B 超检查用于肝癌诊断具有无损伤、无放射损害、简便、价廉、敏感度高、可重复性等优点,是目前诊断肝癌的首选检查方法,亦适用于普查。

> **考点提示**
> B 超是诊断肝癌的首选检查方法。

（2）CT 和 MRI 检查　能检出直径 1.0cm 左右的微小肝癌，能显示肿瘤的位置、数目、大小及与周围血管和脏器的关系。CT 和 MRI 检查具有安全、无创、分辨率高的特点，对肝癌的定位诊断很有价值，有助于选择手术方案。

（3）选择性肝动脉造影　可发现直径 0.5cm 的肿瘤，可明确病变的部位、大小、数目和分布范围，对于判断能否手术切除很有价值。但由于肝动脉造影为一种侵入性检查，故不列为首选，必要时才考虑采用。

3. 肝穿刺活组织检查　可获取活体组织进行病理切片检查，有确诊意义。多在 B 超或CT 引导下进行肝穿刺活组织检查，有出血、肿瘤破裂和沿针道转移的风险。

4. 腹腔镜探查　经各种检查未能明确诊断而又高度怀疑肝癌者，必要时可进行腹腔镜探查以明确诊断。

（四）处理原则

原发性肝癌早期治疗应尽量采取手术切除，对不能切除的大肝癌亦可采取综合治疗。

1. 手术治疗　早期手术切除是目前治疗肝癌首选的方法，可采用肝叶切除术、肝移植等手术方式。肝移植应用于原发性肝癌的效果还有待于进一步讨论。

2. 介入治疗　在超声引导下经皮穿刺肿瘤行射频、微波、冷冻、无水乙醇注射等治疗，用于不宜手术切除者，或者是肝切除后早期肿瘤复发者。

3. 化学药物治疗　原则上不做全身化疗。经剖腹探查发现肿瘤已经不能切除者，或作为肿瘤姑息性切除术后的后续治疗者，可采用肝动脉和（或）门静脉置泵（皮下埋藏式灌注装置）的方式做区域化疗或化疗栓塞（TACE）。

4. 其他治疗　放射治疗、生物治疗、中医中药治疗等。综合治疗目前已经成为中、晚期肝癌的主要治疗方法。

知识拓展

中华医学会修订原发性肝癌肝切除的手术适应证

1. 一般情况　①病人一般情况较好，无明显心、肺、肾等重要脏器器质性病变。②肝功能正常，或仅有轻度损害，按肝功能 Child Puglt 分级属 A 级；或肝功能分级属 B级，经短期护肝治疗后肝功能恢复到 A 级。③肝贮备功能基本在正常范围以内。④无不可切除的肝外转移性肿瘤。

2. 局部病变情况

（1）下述病例可做根治性肝切除　①单发肝癌，表面较光滑，周围界限较清楚或有假包膜形成，受肿瘤破坏的肝组织 <30%；或虽然受肿瘤破坏的肝组织 >30%，但无瘤侧肝脏明显代偿性增大达全肝组织的 50% 以上。②多发性肿瘤，但肿瘤结节少于3 个，且局限在肝脏的一段或一叶内。

（2）下述病例仅可做姑息性肝切除　①3～5 个多发性肿瘤，超越半肝范围者，做多处局限性切除；或肿瘤局限于相邻 2～3 个肝段或半肝内，无瘤侧肝脏明显代偿性增大达全肝组织的 50% 以上。②位于肝中央区肝癌，无瘤侧肝脏明显代偿性增大达全肝组织的 50% 以上。③肝门部有淋巴结转移者，如原发肝脏肿瘤可切除，应同时进行肝门部淋巴结清扫；淋巴结难以清扫者，可术中行射频消融、微波、冷冻或注射无水乙醇等，也可术后进行放射性治疗。④周围脏器受侵犯，如原发肝脏肿瘤可切除，应连同受侵犯脏器一并切除；远处脏器单发转移性肿瘤如单发肺转移，可同时做原发肝癌切除和转移瘤切除术。

（五）心理和社会支持状况

发病早期，由于症状不明显，病人往往不易觉察；随着病情的发展，症状显现，加之病情进展快，病痛的折磨和对手术、预后的担忧，病人极易出现焦虑、恐惧、悲观等心理问题；家庭对病人手术、放疗、化疗的认知、心理承受能力及经济承受能力等也会影响病人的心理感受和对治疗的信心。

【常见护理诊断/问题】

1. 恐惧　与担心疾病预后和生存期限有关。

2. 急性疼痛　与肿瘤的生长导致肝包膜张力过大，放疗、化疗及手术创伤有关。

3. 营养失调：低于机体需要量　与食欲减退及肿瘤消耗有关。

4. 潜在并发症　肝性脑病、上消化道出血、肿瘤破裂出血、感染等。

【护理目标】

1. 病人恐惧减轻，能够正视疾病，积极配合治疗和护理。

2. 病人疼痛感减轻。

3. 病人营养状况得到改善。

4. 病人潜在并发症得到有效预防，或及时发现、及时处理。

【护理措施】

（一）术前护理

1. 改善营养状况　术前给予病人高热量、高维生素、高蛋白饮食，按照病人的喜好，提供病人喜爱的色、香、味俱全的饮食，增进病人食欲，少量多餐。必要时遵医嘱给予病人营养支持，纠正营养失调、贫血、低蛋白血症，提高病人对手术的耐受力。

2. 疼痛护理　半数以上原发性肝癌的病人会出现疼痛，应注意保持环境安静舒适，耐心听取病人倾诉，给予适当安慰，减轻病人心理负担，提高痛阈；局部轻轻按摩，不可用力，否则易致肿块破裂。按照 WHO 癌症三阶梯止痛原则治疗癌痛，评估病人的状况，选择合适的药物及用药方法进行镇痛治疗。

3. 防治肝癌破裂出血　注意腹部症状和体征的变化，如突然出现腹痛或腹痛加剧，伴腹膜刺激征，应高度怀疑肝癌破裂出血，须及时通知医生，积极配合抢救；应告知病人尽量避免导致癌肿破裂的因素，如剧烈咳嗽、用力排便等可致腹内压骤然升高的因素。

4. 保肝治疗护理　采取必要的保肝措施，如补充白蛋白、新鲜血浆、维生素、支链氨基酸及保肝药物等，避免使用对肝脏有损害的药物。

5. 心理护理　通过沟通，了解病人及其家属的心理状况，帮助其正确认识疾病。正确指导病人进行术前准备，帮助病人建立新的人际关系，特别是医患与护患关系，使病人尽早适应住院环境。稳定病人情绪，并结合一些成功治愈的实际病例，消除病人的紧张心理，帮助病人建立有利于治疗的最佳心理状态，并使其积极配合治疗和护理。

（二）术后护理

1. 病情观察　注意监测病人生命体征的变化，并保持腹腔引流通畅，如病人出现脉搏增快、血压下降，同时腹腔引流管中引流出了较多的血液，应考虑手术后腹腔内出血，通知医生，及时进行输血、输液、止血等处理。密切观察病人的神志状况，注意有无嗜睡、烦躁不安等肝性脑病的前驱症状。观察腹腔引流管的引流情况，注意有无胆汁漏出，有无腹痛和腹膜刺激征，以判断有无胆瘘发生。观察胃管引流情况，肝癌多伴有肝硬化，手术后因门静脉高压易导致上消化道大出血。

2. 体位与活动　为防止肝切除术后肝脏断面出血，一般不宜早活动，需卧床休息 1 周，并且避免剧烈咳嗽。

> **考点提示**
> 肝切除术后不宜早活动，避免肝脏断面出血。

3. 饮食护理　术后早期给予肠外营养支持，保证营养供给，维持体液平衡。待肠蠕动恢复拔出胃管后，可进流质饮食，逐渐恢复至正常饮食。保持排便通畅，必要时可使用缓泻剂，以防止血氨升高。

4. 引流管护理　肝癌手术后可能放置多种引流管，应注意妥善固定，防止意外脱出；避免受压、扭转和折叠，保持引流通畅；仔细观察并详细记录引流液的量和性状；严格遵循无菌操作原则，及时更换引流管和引流袋。

5. 维持体液平衡　对于肝功能不佳伴腹水者，积极进行保肝治疗，正确输液以维持水、电解质和酸碱平衡；严格控制水和钠的摄入量，准确记录 24 小时出入量，每天测量体重和腹围并记录。

6. 预防感染　术后遵医嘱合理应用抗生素，预防感染；同时保持腹腔引流通畅是预防腹腔感染的重要措施。

（三）肝动脉插管化疗的护理

1. 插管前护理　向病人介绍肝动脉插管化疗的目的、方法及注意事项；注意完善血常规、出凝血时间、肝肾功能及心电图等检查；手术前禁食 4 小时；做好穿刺处的皮肤准备。

2. 预防出血　手术后病人宜取平卧位，穿刺处压置沙袋 1 小时，穿刺侧肢体制动 6 小时，防止出血；注意观察穿刺侧肢体皮肤的颜色、温度及足背动脉搏动情况。

> **考点提示**
> 肝动脉插管化疗后穿刺侧肢体制动 6 小时。

3. 导管护理　妥善固定导管；严格遵循无菌操作原则，每次注药前消毒导管，注药后用无菌纱布包扎，防止逆行感染；注药前后用肝素稀释液冲洗导管，防止堵塞。治疗期间病人出现肝区疼痛、恶心、呕吐以及不同程度白细胞计数减少等为栓塞后综合征，疗程结束后可恢复；当白细胞计数 $<4\times10^9/L$ 时，暂停化疗。

4. 拔管后护理　拔管后局部加压 15 分钟，卧床休息 24 小时，防止局部血肿形成。

（四）健康教育

1. 疾病预防　积极宣传和普及肝癌预防的有关知识，注意饮食习惯和饮食卫生，不吃发霉变质的食物，多食蛋白丰富的食物和新鲜的蔬菜、水果，不酗酒；适时接种乙肝疫苗；积极治疗肝炎、肝硬化；原有肝炎或肝硬化病史者或生活在高发地区的人群，应定期体检，以便早发现、早诊断、早治疗。

2. 康复指导　告知病人及其家属病情发展过程中可能出现的变化及并发症，使其自行监测与识别，及时就诊；指导术后病人坚持辅助治疗，按医嘱用药，避免使用对肝脏有损害的药物，定期复查 AFP 和 B 超，注意复发和转移，如有异常及时就诊。

3. 心理指导 教育病人保持乐观情绪，以积极的态度面对生活，鼓励其参加社会活动；保持健康有规律的生活方式，防止情绪波动和劳累。

【护理评价】

1. 病人是否能够正确面对疾病。

2. 病人疼痛感是否减轻或消失。

3. 病人营养状况是否得到改善。

4. 病人是否发生并发症，或发生时是否得到及时发现、及时处理。

小 结

　　原发性肝癌的发生可能与病毒性肝炎、肝硬化、黄曲霉素、亚硝胺类致癌物、饮酒、遗传等因素有关，其中病毒性肝炎是原发性肝癌的重要致病因素之一，组织学类型以原发性肝细胞型癌最为常见。原发性肝癌最常见的转移途径是经门静脉系统形成肝内播散。半数以上的病人以肝区疼痛为首发症状，肝肿大为中、晚期肝癌病人最常见的临床体征。B 超是诊断肝癌首选的检查方法；血清甲胎蛋白测定对于诊断肝癌有较高特异性；CT 和 MRI 检查能检出直径 1.0cm 左右的微小肝癌；肝穿刺活组织检查可获取活体组织进行病理切片检查，有确诊意义。原发性肝癌早期治疗应尽量采取手术切除，可采用肝叶切除术、肝移植等手术方式。对不能切除的大肝癌亦可采取综合治疗，化学药物治疗原则上不做全身化疗，可采用肝动脉和（或）门静脉置泵的方式做区域化疗或化疗栓塞。肝切除术后护理应注意不宜早活动，避免肝脏断面出血。肝动脉插管化疗的护理要点是插管前向病人介绍肝动脉插管化疗的目的、方法及注意事项，完善各项检查，手术前禁食 4 小时，并做好穿刺处的皮肤准备；插管后应预防出血，手术后病人取平卧位，穿刺处压置沙袋 1 小时，穿刺侧肢体制动 6 小时；妥善固定导管；遵循无菌操作原则，每次注药前消毒导管、注药后用无菌纱布包扎，防止逆行感染；注药前后用肝素稀释液冲洗导管，防止堵塞；拔管后局部加压 15 分钟，卧床休息 24 小时，防止局部血肿形成。

第二节　肝脓肿病人的护理

案例导入

　　高某，男，42 岁，寒战、高热 2 天，右上腹持续疼痛，伴恶心、呕吐，院外自服抗生素无效，为进一步诊治入院。否认既往胆道感染疾病等病史。查体：体温 39.2℃，脉搏 90 次/分，血压 120/80mmHg，呼吸 22 次/分，急性病容，腹平软，肝区叩痛，肝于右肋缘下 2cm 触及，边缘光滑，质地软，有触痛，脾未触及。实验室检查：血常规提示 WBC 17×10^9/L，中性粒细胞百分比 90%。

请问：
1. 值班护士应如何做好入院护理评估工作？评估时应注意哪些沟通礼仪？
2. 病人目前存在的主要护理问题是什么？护士应采取哪些护理措施？

肝脓肿（liver abscess）是肝脏受感染后形成的脓肿，多继发于其他组织或器官的感染。分为细菌性肝脓肿和阿米巴性肝脓肿，其中细菌性肝脓肿更多见。两者均有发热、肝区疼痛和肝肿大等表现，但病因、病程、临床表现及治疗均有各自的特点。

一、细菌性肝脓肿病人的护理

细菌性肝脓肿（bacterial liver abscess）是指细菌引起的肝内化脓性感染。

【护理评估】

（一）健康史

细菌性肝脓肿最常见致病菌是大肠埃希菌和金黄色葡萄球菌。多继发于胆道感染。肝毗邻部位发生感染时，细菌可经淋巴系统侵入肝脏；腹腔感染时，可经门静脉系统侵入肝脏；全身其他任何部位化脓性感染时，可因血行播散而形成肝脓肿；开放性肝损伤时，可经伤口侵入肝，引起感染，形成脓肿。

> **考点提示**
> 胆道感染是引起肝脓肿的最常见原因。

（二）身体状况

肝脓肿一般起病较急，主要表现是寒战、高热、肝区疼痛和肝肿大。

1. 寒战、高热　是最常见的早期症状，一般为骤起的寒战、高热、大汗，体温可高达39℃~40℃，多表现为弛张热和（或）稽留热。

> **考点提示**
> 肝脓肿的主要表现是寒战、高热、肝区疼痛和肝肿大。

2. 肝区疼痛　多为持续性钝痛或胀痛，有时可伴有右肩牵涉痛，疼痛是由肝脏包膜膨胀致张力过高和炎性渗出刺激所引发。若感染向胸膜、肺扩散时，可出现胸痛、刺激性咳嗽和呼吸困难。

3. 消化道及全身症状　由于细菌毒素吸收及全身消耗，病人可出现厌食、恶心、呕吐、乏力、体重减轻，也可伴有腹胀和顽固性呃逆等。

4. 体征　最常见的为肝肿大和肝区压痛。如脓肿位置在肝脏下缘且表浅，可有右上腹触痛和腹肌紧张；表浅、巨大的脓肿可见右季肋区饱满或局部隆起，局部皮肤可出现凹陷性水肿。脓肿破溃进入腹腔可有明显的腹膜刺激征，可出现肠鸣音减弱或消失。严重者继发胆道梗阻时可出现黄疸。

5. 并发症　肝右叶脓肿破溃可导致膈下脓肿，也可向胸腔穿破，形成胸部化脓性感染；左叶脓肿偶可穿入心包，导致心包积液；脓肿向腹腔穿破，可引起急性腹膜炎；少数情况可出现肝血管受损破裂出血，经胆道排出而表现为上消化道出血。

（三）辅助检查

1. 实验室检查　血常规检查白细胞计数明显升高，中性粒细胞比例可高达90%以上，有核左移现象和中毒颗粒。病程较长的病人可出现贫血，肝功能检查可见不同程度的肝功能损害。

2. 影像学检查　X线检查显示肝影增大；肝右叶脓肿时可见右膈肌抬高，运动受限；有时可有反应性的胸、腹腔积液。B超为首选的检查方法，能分辨肝内直径≥2cm的液性暗区病灶，诊断阳性率在96%以上，并可确定其部位和大小。必要时可行CT检查及选择性肝动脉造影。

3. 诊断性肝穿刺　在肝区压痛最明显的位置穿刺，或在超声引导下穿刺，抽出脓液即可确诊，并与阿米巴性肝脓肿相鉴别。脓液多为黄白色，行脓液细菌培养和药敏试验，有助于明确致病菌，合理选择敏感的抗生素。

（四）处理原则

1. 非手术治疗　在治疗原发疾病的同时，加强全身支持治疗，应用足量、有效的抗生素控制感染。对于单个较大的脓肿，可在B超引导下穿刺抽脓或置管引流加抗生素冲洗脓腔。

2. 手术治疗　适用于较大的单个脓肿，估计有穿破可能或脓肿已经破溃且脓液进入胸、腹腔；胆源性肝脓肿；慢性肝脓肿；非手术治疗效果不佳。常用手术方法有脓肿切开引流术、肝叶切除或部分肝切除术。对于多发小脓肿不宜行手术治疗。

3. 其他治疗　中医中药治疗，多与抗生素和手术治疗配合应用，以清热解毒为主。

（五）心理和社会支持状况

由于发病急且病情重，病人忍受较大痛苦，加之病人抵抗力低下，易反复发作，治疗时间长、费用高，病人对疾病缺乏了解，对治疗及预后存在担忧等原因，病人常焦虑、悲伤或恐惧；出现严重并发症时上述心理反应更为明显。

【常见护理诊断/问题】

1. 体温过高　与感染后细菌毒素吸收有关。

2. 急性疼痛　与脓肿内压力过高有关。

3. 体液不足　与发热、呕吐、禁食有关。

4. 营养失调：低于机体需要量　与食欲不振、禁饮食、感染所致分解代谢增加有关。

5. 焦虑　与起病急、病情重、担心预后有关。

6. 潜在并发症　急性腹膜炎、膈下脓肿、胸腔内感染、感染性休克。

【护理目标】

1. 病人体温恢复。

2. 病人疼痛缓解。

3. 病人体液维持平衡。

4. 病人营养状况得到改善，机体抵抗力提高。

5. 病人焦虑情绪减轻，能够正确面对疾病。

6. 病人并发症得到有效防控。

【护理措施】

（一）非手术治疗的护理/术前护理

1. 病情观察　观察病人的生命体征、意识、尿量。加强对胸、腹部情况的观察，注意脓肿是否破溃引起急性腹膜炎、胸腔内感染、膈下脓肿、感染性休克等并发症。

2. 营养支持　给予高热量、高蛋白、高维生素饮食，必要时进行肠内、外营养支持，改善全身营养状况；也可少量多次输全血和血浆，以纠正低蛋白血症，增强机体抵抗力。

3. 降温　高热的病人应及时降温处理，可给予物理降温，如酒精擦浴、头枕冰袋等，必要时遵医嘱进行药物降温；及时补充体液流失量，防止脱水；及时更换衣物、被褥，保持干燥。

4. 抗生素的应用　根据抗生素的使用原则，遵医嘱给予足量、有效的抗生素；注意用药时间、途径和药物配伍，观察药物副作用，警惕二重感染。

5. 脓腔引流管的护理　病人取半卧位，有利于呼吸和引流；妥善将引流管固定于腹壁，防止脱出；每天用无菌生理盐水或加抗生素后冲洗脓腔，直至引流出的冲洗液无浑浊，可持续或多次冲洗；定时更换引流袋，并严格遵循无菌操作原则；观察引流物的量、性状和颜色并记录；当每日脓液引流量少于10ml，可拔出引流管，适时换药，保持引流口清洁，直至脓腔闭合。

6. 心理护理　关心、安慰病人，加强与病人的交流和沟通，了解其心理状态和需求，讲解疾病知识，减轻其焦虑情绪，使之积极配合治疗和护理，以达到更好的治疗效果。

（二）术后护理

1. 体位　病人病情平稳后采取半卧位，有利于术后引流。

2. 病情观察　手术后应严密观察病人意识状态及生命体征；观察引流情况；注意腹部症状和体征；观察伤口情况。

3. 饮食护理　术后应继续给予营养支持，禁饮食期间应遵医嘱给予肠外营养支持，肠蠕动恢复后，给予流质饮食，逐渐过渡到正常饮食。进易消化、富含纤维素的食物，以防便秘，避免腹压增高，预防切口裂开。

4. 配合治疗的护理　继续应用有效的抗生素，充分补液，纠正水、电解质失衡，维持体液平衡。

（三）健康教育

1. 生活指导　指导病人术后加强营养，增强体质，提高免疫力。

2. 康复指导　告知放置引流管的意义及注意事项；介绍肝脓肿的防治知识，指导病人遵循治疗和护理要求；按时复诊。

【护理评价】

1. 病人体温是否恢复。

2. 病人疼痛是否缓解。

3. 病人体液是否维持平衡。

4. 病人营养状况是否得到改善。

5. 病人焦虑情绪是否减轻。

6. 病人的并发症是否得到有效防控。

二、阿米巴性肝脓肿病人的护理

阿米巴性肝脓肿（amebic liver abscess）是因阿米巴原虫感染引起的肝脓肿，是肠道阿米巴病最常见的并发症。阿米巴原虫从结肠壁溃疡处经门静脉、淋巴管播散或直接侵入肝脏，产生溶组织酶，导致肝细胞坏死、液化，形成脓肿。好发于肝右叶，多为单发的大脓肿。

阿米巴性肝脓肿和细菌性肝脓肿的鉴别见表 20 - 1。治疗和护理措施与细菌性肝脓肿基本相同。不同之处是：遵医嘱应用抗阿米巴药物（氯喹、甲硝唑、依米丁）治疗，观察药物不良反应；必要时可反复穿刺抽取脓液；经多次反复抽脓无效时，可行经皮肝穿刺留置导管做闭式引流、手术切开引流或肝叶切除。

表 20 - 1　阿米巴性肝脓肿与细菌性肝脓肿的鉴别

鉴别点	阿米巴性肝脓肿	细菌性肝脓肿
病史	有阿米巴痢疾史	继发于胆道感染或其他化脓性疾病
症状	起病较缓慢，病程较长，可有高热或不规则发热	起病急骤，全身感染中毒症状明显，有寒战、高热等
体征	肝肿大显著，可有局限性隆起	肝肿大不显著，一般无局限性隆起
脓肿	较大，多单发，肝右叶多见	较小，常为多发性
脓肿穿刺	脓液呈棕褐色、无臭，镜检可以找到阿米巴滋养体	多为黄白色脓液，涂片和培养可以发现细菌
血液检查	白细胞计数可增高，嗜酸性粒细胞增加明显；若无混合感染，血细菌培养阴性；血清学阿米巴抗体检测阳性	白细胞计数和中性粒细胞比例均明显增高；血细菌培养可阳性
粪便检查	多可以找到阿米巴滋养体	无特征性改变
诊断性治疗	抗阿米巴药物治疗有好转	抗阿米巴药物治疗无效

小 结

　　肝脓肿分为细菌性肝脓肿和阿米巴性肝脓肿，其中细菌性肝脓肿更多见。细菌性肝脓肿的最常见原因是胆道感染，最常见致病菌是大肠埃希菌和金黄色葡萄球菌；主要表现是寒战、高热、肝区疼痛（压痛）和肝肿大；B 超为首选的检查方法，B 超能分辨肝内直径≥2cm 的液性暗区病灶，诊断阳性率在 96% 以上，并可确定其部位和大小；在肝区压痛最明显的位置或在超声引导下进行诊断性肝穿刺，抽出脓液即可确诊，并与阿米巴性肝脓肿相鉴别。局限性炎症、脓肿尚未形成或多发小脓肿采取非手术治疗；对于单个较大的脓肿，可在 B 超引导下穿刺抽脓或置管引流加抗生素冲洗脓腔；较大的单个脓肿，估计有穿破可能或脓肿已向胸腹腔破溃以及胆源性肝脓肿、慢性肝脓肿、非手术治疗效果不佳等情况采用手术治疗。护理的重点是脓腔引流管的护理，病人取半卧位，有利于呼吸和引流；妥善固定，防止脱出；每天用无菌生理盐水或加抗生素后冲洗脓腔，直至引流出的冲洗液无浑浊；定时更换引流袋；观察引流物的量、性状和颜色并记录；当每日脓液引流量少于 10ml，可拔出引流管。阿米巴性肝脓肿是因阿米巴原虫感染引起的肝脓肿，病人往往有阿米巴痢疾史；起病较缓慢，病程较长；肝肿大显著，可有局限性隆起；脓肿较大，多单发，肝右叶多见；脓液呈棕褐色、无臭，镜检可以找到阿米巴滋养体；血常规检查嗜酸性粒细胞增加明显，血清学阿米巴抗体检测阳性，粪便检查多可以找到阿米巴滋养体；抗阿米巴药物治疗有好转。

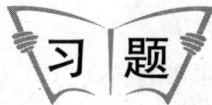

习 题

一、选择题

【A1/A2 型题】

1. 与原发性肝癌的发生关系最密切的是
   - A. 胆道感染
   - B. 肝炎后肝硬化
   - C. 血吸虫性肝硬化
   - D. 酒精性肝硬化
   - E. 肝脏良性肿瘤

2. 原发性肝癌的首发症状是
   - A. 肝区疼痛
   - B. 肝肿大
   - C. 黄疸
   - D. 腹水
   - E. 贫血

3. 原发性肝癌的肝区疼痛特点是
   - A. 间歇性锐痛
   - B. 刀割样剧痛
   - C. 阵发性刺痛
   - D. 烧灼痛
   - E. 持续性钝痛

4. 原发性肝癌肝内转移最常见的途径是
   - A. 肝动脉
   - B. 肝静脉
   - C. 淋巴结
   - D. 肝门静脉
   - E. 肝内胆管

5. 原发性肝癌的肝外血行转移部位最多见于
   - A. 肺
   - B. 骨
   - C. 脑
   - D. 脾
   - E. 胰

6. 诊断原发性肝癌特异性最强的肿瘤标志物是
   - A. AFP
   - B. GGT – Ⅱ
   - C. AP
   - D. ALP
   - E. AIF

7. 诊断小肝癌准确率最高的方法是
   - A. B 超
   - B. CT
   - C. AFP
   - D. 选择性肝动脉造影
   - E. 肝穿刺活检

8. 治疗早期原发性肝癌，最有效的方法是
   - A. 肝动脉插管化疗
   - B. 肝动脉栓塞治疗
   - C. 手术切除
   - D. 放射治疗
   - E. 肝移植

9. 肝叶切除术后，下列护理措施哪项不妥
   - A. 继续保肝治疗
   - B. 鼓励早下床活动
   - C. 术后取半卧位
   - D. 常规吸氧
   - E. 观察腹腔引流液的量和性质

10. 细菌性肝脓肿致病菌侵入的主要途径是
    - A. 肝动脉
    - B. 胆道
    - C. 门静脉
    - D. 开放性肝损伤
    - E. 肝静脉

11. 细菌性肝脓肿的主要表现是
    - A. 恶心、呕吐
    - B. 黄疸
    - C. 右上腹肌紧张
    - D. 局部皮肤凹陷性水肿
    - E. 寒战、高热、肝区疼痛，肝肿大

12. 关于肝脓肿的特点，正确的是
    A. 细菌性肝脓肿常为单发，较大
    B. 阿米巴性肝脓肿起病急，伴寒战、高热
    C. 阿米巴性肝脓肿较小，多为多发性
    D. 阿米巴性肝脓肿脓液为褐色，无臭
    E. 阿米巴性肝脓肿病人粪便可找到阿米巴原虫

13. 男，60 岁，右季肋部胀痛、食欲减退、尿黄 6 个月。乙肝后肝硬化病史 8 年。查体：肝肋下 5cm，表面不平，质硬，压痛。最可能的诊断是
    A. 肝脓肿   B. 原发性肝癌   C. 继发性肝癌
    D. 乙肝活动期   E. 肝结核

14. 男，64 岁，散步时突然自觉腹部不适、恶心、头晕、出虚汗、心率加快、心慌，急来就诊。查体：呼吸 118 次/分，血压 100/60mmHg，心律整，面色苍白，腹部广泛压痛，尤以右侧腹明显，轻度肌紧张。既往有肝炎后肝硬化病史，但无上消化道出血史，亦未做进一步检查。最可能的诊断是
    A. 脾破裂   B. 肝癌破裂   C. 消化性溃疡病穿孔
    D. 急性出血坏死型胰腺炎   E. 急性化脓性胆囊炎

15. 男，55 岁，寒战、高热 1 周，伴右上腹胀痛，无胆绞痛病史。查体：T 39℃，P 100 次/分，BP 129/80mmHg。巩膜无黄染，右季肋部隆起，肝脏肿大、质中、触痛，上腹部肌紧张。血白细胞计数 20×10⁹/L，核左移，AFP 阴性。首先应考虑的诊断是
    A. 急性化脓性胆囊炎   B. 阿米巴性肝脓肿   C. 原发性肝癌
    D. 细菌性肝脓肿   E. 膈下脓肿

16. 男，50 岁，乙型肝炎病史 10 年。近 3 个月肝区胀痛不适。CT 检查：肝右叶 5cm 占位性病变。为进一步明确性质，应首选检测
    A. CA19 − 9   B. 甲胎蛋白   C. 癌胚抗原
    D. CA15 − 3   E. 碱性磷酸酶

17. 男，58 岁，确诊为原发性肝癌，行肝叶切除术后第二天，出现嗜睡、烦躁不安、黄疸、少尿等。考虑
    A. 肝断面出血   B. 肾功能衰竭   C. 休克
    D. 肝性脑病   E. 合并胰腺炎

18. 女，55 岁，肝癌肝叶切除术后第一天，病人感腹痛、心慌、气促、出冷汗，血压 90/60mmHg。首先考虑
    A. 胃出血   B. 肠梗阻   C. 腹膜炎
    D. 膈下脓肿   E. 肝断面出血

【A3/A4 型题】

(19～21 题共用题干)

男性，56 岁，既往有嗜酒及慢性肝炎病史。近 2 个月食欲不振、低热、消瘦、乏力，右上腹胀痛并扪到肿块。体格检查：肝肋下 3cm，质硬，无腹水。B 超检查发现病人肝右叶中央单个 10cm×12cm 占位。AFP 升高，肝、肾功能正常。诊断为原发性肝癌。

19. 原发性肝癌最主要的转移部位是
    A. 肝内   B. 肺   C. 左锁骨上淋巴结

D. 骨　　　　　　　　E. 腹腔内种植

20. 病人 2 小时前突然全腹痛，出冷汗。检查发现病人有腹胀，右上腹轻压痛及反跳痛，移动性浊音阳性。考虑

A. 肝硬化、腹水继发感染　　　　　B. 应激性溃疡穿孔合并出血

C. 肝癌破裂　　　　　　　　　　　D. 急性出血坏死型胰腺炎

E. 细菌性肝脓肿

21. 病人经治疗后病情稳定，且经治疗肿瘤明显缩小至 5cm×6cm，肝、肾功能基本正常，无远处转移，行肝叶切除术。术后护理措施中错误的是

A. 常规需间歇吸氧　　　B. 专人护理　　　　C. 早期下床活动

D. 口服抗生素　　　　　E. 适量补充白蛋白和血浆

二、思考题

李某，男，47 岁，既往有慢性乙型病毒性肝炎病史 10 余年，1 个月前出现右上腹隐痛不适。查体：右腹部膨隆，可扪及质地坚硬、表面凹凸不平的肿块，移动性浊音阳性。腹水为血性。

请问：

1. 病人最可能的诊断是什么？

2. 目前需要如何处理？

（郭慧东）

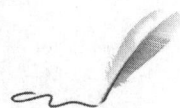

第二十一章　胆道疾病病人的护理

学习目标

1. **掌握** 胆道疾病特殊检查的护理要点；胆石症、胆道感染、胆道蛔虫病病人的护理评估、护理措施的内容和方法。

2. **熟悉** 胆石症、胆道感染病人的常见护理诊断/问题。

3. **了解** 胆石症、胆道感染、胆道蛔虫病的病理生理概要；胆石症、胆道感染病人的护理目标。

4. 能运用所学知识进行 T 管引流的护理。

5. 具有敏锐的观察能力、沟通能力、人文关怀能力以及较强的无菌观念。

案例导入

邓女士，50 岁，农民，因反复上腹部疼痛 1 年余入院。病人 1 年余前无明显诱因出现上腹部持续性隐痛，以右上腹为甚，伴右肩背部放射痛，尚可忍受，无明显缓解或加剧因素，无畏寒、发热，无恶心、呕吐等不适，每次持续数小时后疼痛能自行缓解。病人未予重视，未行特殊处理，上述症状反复发作，为求进一步诊治入院。既往身体健康，无药物过敏史。体格检查：T 36.5℃，脉搏 78 次/分，呼吸 20 次/分，血压 150/85mmHg；皮肤、巩膜无黄染，腹肌软，右上腹有轻压痛，Murphy 征阴性。门诊超声示胆囊体部多发结石并颈部多发结石，部分嵌顿；慢性胆囊炎。

请问：

1. 病人目前主要的护理诊断/问题有哪些？

2. 病人将实施腹腔镜胆囊切除术，术后应采取哪些护理措施？

第一节　胆道疾病的特殊检查和护理

一、超声检查

超声检查是诊断胆道疾病的首选方法，该方法安全、快速、简便、经济。在胆道结石、胆囊炎、胆囊及胆管肿瘤、胆道蛔虫病、先天性胆道畸形等胆道疾病诊断中有重要价值。可显示肝内、外胆管及胆囊病变的部位和大小；判断胆道梗阻部位及原因；引导肝胆管穿刺、引流和取石。超声检查也可用到开腹手术中和腹腔镜手术中。

考点提示
超声检查是诊断胆道疾病的首选方法。

护理要点：①检查前准备：检查前 3 日避免豆制品、牛奶、糖类等易产气的食物；检查前 1 日晚餐进清淡饮食，以保证胆囊内胆汁充盈；检查当日空腹，需禁食 8 小时以上，以减少胃肠道气体干扰。②检查中护理：病人一般取仰卧位，以减少腹腔脏器重叠效应，有时需加用左侧卧位、坐位或站立位。

二、放射学检查

用于诊断胆道疾病的放射学检查方法很多，常用的有内镜逆行性胰胆管造影（endoscopic retrograde cholangiopancreatography，ERCP）、经皮肝穿刺胆管造影（percutaneous transhepatic cholangiography，PTC）、术中及术后胆管造影、CT、MRI 或磁共振胰胆管造影（magnetic resonance cholangiopancreatography，MRCP）。CT 及 MRI 检查无损伤且安全、准确，具有成像无重叠、分辨率高等特点，能清楚显示肝内、外胆管扩张的范围和程度，结石的分布、肿瘤的部位和大小、胆管梗阻的水平以及胆囊病变等。

1. ERCP　ERCP 是在纤维十二指肠镜直视下，通过十二指肠乳头将导管插入胆管和（或）胰管内进行造影。可直接观察十二指肠及其乳头的情况和病变，并可行活检；收集十二指肠液、胆汁、胰液进行理化性质及细胞学检查；造影可显示胆道系统和胰腺导管的解剖和病变；可行鼻胆管引流、Oddi 括约肌切开与胆总管下端取石等治疗。ERCP 可诱发急性胰腺炎和胆管炎，诊断性 ERCP 现已部分被 MRCP 替代。

护理要点：①检查前准备：评估心肺功能、凝血功能和肝功能；检查前禁食 6～8 小时；检查开始前做碘过敏试验，并口服咽部局麻药，通过使用镇静药和镇痛药以减少病人检查中的不适反应。②检查中护理：插入内镜时指导病人深呼吸并放松；持续吸氧；监测血压、血氧饱和度及全身情况；检查过程中出

考点提示
ERCP 可诱发急性胰腺炎，术后检查血清淀粉酶。

现呼吸抑制、血压下降、呛咳、呕吐、躁动等情况，及时终止操作并做相应处理。③检查后护理：观察生命体征及有无腹痛、呕血、黑便等情况；检查当日禁食、静脉补液，根据病情逐步恢复饮食；术后 3 小时及次日晨检查血常规及血清淀粉酶；根据病情应用抗生素；鼻胆管引流者，观察引流液的颜色、性状和量。

2. PTC　PTC 是在 X 线电视或超声监视下，用细针经皮肤穿刺将导管送入肝内胆管，注入造影剂使肝内、外胆管迅速显影的检查方法。可显示肝内、外胆管病变部位、范围、程度和性质，也可通过导管行胆管引流（PTCD）。PTC 为有创检查，可发生胆瘘、出血、胆道感染等并发症。目前临床在评估肝内、外胆管时，PTC 已经完全被非侵入性的影像学技术所取代。

护理要点：①检查前准备：评估凝血酶原时间及血小板计数，有出血倾向者予维生素 K_1 注射 2～3 日，待出血倾向纠正后再行检查；检查前 1 日晚口服缓泻剂或灌肠，检查前 4～6 小时禁食；检查开始前做碘过敏试验并排空膀胱；根据病情应用抗生素。②检查中护理：根据穿刺部位采取相应的体位，指导病人保持平稳呼吸，避免屏气或深呼吸；严密观察病人神志、面色、血压、心率及血氧饱和度的变化，出现异常应立即停止操作并做相应处理。③检查后护理：平卧 4～6 小时，卧床休息 24 小时，避免增加腹内压；严密观察生命体征、腹部体征，及早发现和处理胆汁性腹膜炎、腹腔内出血等并发症；指导病人进食低脂饮食，食物应富含维生素及优质蛋白；根据病情应用抗生素及止血药。PTCD 引流管管道较细，置管早期因胆汁黏稠、出血或血凝块形成等原因，极易造成管道堵塞，仔细观察并维持管道通畅。

3. 术中及术后胆管造影　胆道手术时可经胆囊管插管、胆总管穿刺或置管行胆道造影。

行胆总管 T 管引流或其他胆管置管引流者，拔管前常规经 T 管或其他胆管置管行胆道造影。了解胆道有无残余结石、狭窄、异物及通畅情况。

护理要点：①检查前准备：T 管造影检查一般于术后 2 周进行，检查前嘱病人排便，必要时给予灌肠。②检查中护理：协助病人取仰卧位，左侧抬高约 15°；消毒 T 管的体外部分，将装有造影剂的注射器连接 T 管，使造影剂借助自身重力的作用流入胆道，注入后立即摄片。③检查后护理：造影完毕后将 T 管连接引流袋，应继续引流 24 小时以上，排出造影剂；根据病情应用抗生素。

考点提示

术后经 T 管行胆道造影后，T 管需继续引流 24 小时以上。

4. MRCP MRCP 为非侵入性检查，可显示肝、胆、胰的形态结构及其内部的结石、肿瘤、梗阻、扩张等情况。主要用于超声检查诊断不清、疑有胆道肿瘤者及指导术中定位。MRCP 绝对禁忌证包括置有心脏起搏器、不明成分的颅内动脉夹以及眼球内装有金属部件的病人等。

护理要点：①检查前准备：嘱病人取下义齿、发夹、耳环、戒指、钥匙、手表等一切金属物品，以免造成金属伪影而影响成像质量；手机、磁卡不能带入检查室；指导病人完成"吸气—呼气—闭气"的呼吸方法，减少扫描中因腹部呼吸运动造成伪影；告知病人检查中梯度核磁场启动可有噪声，以取得配合；对儿童及不能配合检查者，检查前适当应用镇静药。②检查中护理：指导病人取平卧位，保持身体制动状态，采用正确的呼吸方法配合检查者完成扫描。

三、胆道镜检查

1. 术中胆道镜 采用纤维胆道镜或硬质胆道镜经胆囊管或胆总管切开处进行检查。术中通过胆道镜取出结石或评估胆管内肿瘤范围，并可行活体组织检查。适用于疑有胆管内结石残留、胆管内肿瘤、胆总管下端及肝内胆管主要分支开口狭窄者。

护理要点：操作过程中随时协助医师吸尽溢出的胆汁和腹腔内渗出物，防止发生胆道出血、胆道感染、胆瘘、腹膜炎等并发症。

2. 术后胆道镜 经 T 管瘘道或皮下空肠盲袢插入纤维胆道镜进行检查，判断胆道内有无残余结石或胆管狭窄，可行取石、取虫、冲洗、扩张、止血等治疗，还可经胆道镜采用特制器械行 Oddi 括约肌切开术。

护理要点：注意穿刺点止痛、伤口换药和引流管的护理；检查后观察病人有无发热、恶心、呕吐、腹泻等；观察有无胆道出血、胆道感染、胆瘘等并发症发生，一旦发生及时处理。

第二节　胆石症病人的护理

胆石症（cholelithiasis）包括发生在胆囊和胆管内的结石，是胆道系统的常见病和多发病。随着生活水平提高以及饮食习惯改变，我国胆石症的种类和发病率发生了很大变化。胆囊结石的发病率已达 10%，明显高于胆管结石；胆固醇结石已明显高于胆色素结石；女性与男性的比例为 2.57∶1。

胆石常分为 3 类。①胆固醇类结石：80% 以上胆囊结石属于此类，包括纯胆固醇结石和混合性结石。胆固醇结石外观呈白黄色、灰黄色或黄色，形状和大小不一，呈多面体、圆形或椭圆形，质硬，表面多光滑，剖面呈放射状排列的条纹，X 线检查多不显影。混合性结石由胆固醇、胆红素、钙盐等多种成分混合而成，根据所含成分比例的不同呈现各异的形状、颜色和剖面结构。②胆色素类结石：分为胆色素钙结石和黑色素结石。胆色素钙结石为游离胆色素与钙等金属离子结合形成，并含有胆汁酸、细菌、糖蛋白等成分，质软易碎，呈棕色或褐色，主要发生在肝内、外各级胆管，形状及大小不一，呈粒状或长条形，一般为多发；黑色素结石不含细菌，质硬，由不溶性黑色胆色素多聚体、各种钙盐和糖蛋白组成，几乎均发生在胆囊内。③其他结石：碳酸钙、磷酸钙或棕榈酸钙为主要成分的少见结石。

一、胆囊结石病人的护理

胆囊结石（cholecystolithiasis）指发生在胆囊内的结石，主要为胆固醇结石、以胆固醇为主的混合性结石或黑色素结石。主要见于成年人，40 岁以后发病率随年龄增长而增高，女性多于男性。

饱餐、进食油腻食物后胆囊收缩，或睡眠时体位改变致结石移位并嵌顿于胆囊颈部，导致胆汁排出受阻，胆囊强烈收缩引发胆绞痛。结石持续嵌顿和压迫胆囊颈部，或排入并嵌顿于胆总管，临床可出现胆囊炎、胆管炎。小结石可经胆囊管排入胆总管，通过胆总管下端时可损伤 Oddi 括约肌或嵌顿于壶腹部引起胆源性胰腺炎。此外，结石及炎症的长期刺激可诱发胆囊癌。

【护理评估】

（一）健康史

胆囊结石的成因十分复杂，与多种因素有关。任何影响胆固醇与胆汁酸盐和卵磷脂浓度比例的因素都能导致结石形成，如雌激素、肥胖、高脂肪饮食、妊娠等。胆汁中胆固醇浓度明显增高，胆汁酸盐和卵磷脂含量相对减少，使胆汁中的胆固醇呈过饱和状态并析出、沉淀、结晶，从而形成结石。胆囊收缩功能减退导致胆囊内胆汁淤滞，亦有利于结石形成。胃大部或全胃切除术后、迷走神经干切断术后、长期禁食或完全肠外营养支持治疗者，可因胆囊收缩减少、胆汁排空延迟而增加发生结石的可能。

（二）身体状况

大多数病人可无症状，称为无症状胆囊结石。典型症状为胆绞痛，只有少数病人出现。

1. 症状

（1）胆绞痛　右上腹或上腹部阵发性疼痛，或持续性疼痛阵发性加剧，可向右肩胛部或背部放射，可伴有恶心、呕吐。常发生于饱餐、进食油腻食物后或睡眠中体位改变时。

> **考点提示**
>
> 胆囊结石的典型症状为胆绞痛，常发生于饱餐、进食油腻食物后或睡眠中体位改变时。

（2）上腹隐痛　多数病人仅在进食油腻食物、工作紧张或疲劳时感觉上腹部或右上腹隐痛，或有饱胀不适、嗳气、呃逆等，常被误诊为"胃病"。

（3）胆囊积液　胆囊结石长期嵌顿或阻塞胆囊管但未合并感染时，胆囊黏膜吸收胆汁中的胆色素并分泌黏液性物质导致胆囊积液。积液呈透明无色，称为"白胆汁"。

（4）Mirizzi 综合征　是特殊类型的胆囊结石，由于胆囊管与肝总管伴行过长或胆囊管与肝总管汇合位置过低，持续嵌顿于胆囊颈部的结石或较大的胆囊管结石压迫肝总管，引起肝总管狭窄；炎症反复发作导致胆囊 – 肝总管瘘，胆囊管消失，结石部分或全部堵塞肝总管（图 21 – 1），引起反复发作的胆囊炎、胆管炎以及明显的梗阻性黄疸。

2. 体征　右上腹有时可触及肿大的胆囊。若合并感染，右上腹可有明显压痛、反跳痛或肌紧张。

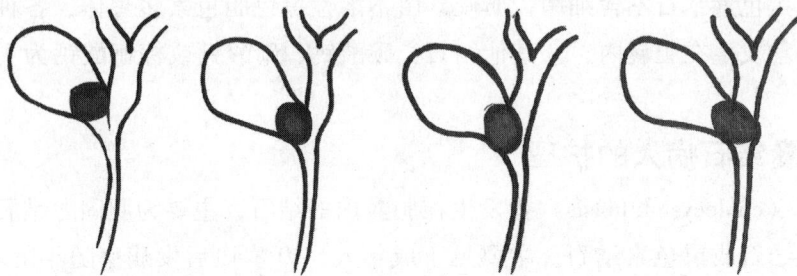

图 21 – 1　Mirizzi 综合征

（三）辅助检查

首选超声检查，诊断胆囊结石的准确率接近 100%。CT、MRI 也可显示胆囊结石，但不作为常规检查。

> **考点提示**
> 治疗胆囊结石首选腹腔镜胆囊切除术。

（四）处理原则

胆囊切除术是治疗胆囊结石的最佳选择。无症状胆囊结石不需预防性手术治疗，可观察和随访。手术方式包括腹腔镜胆囊切除术（laparoscopic cholecystectomy，LC）和开腹胆囊切除术（open cholecystectomy，OC），首选 LC。LC 具有损伤小、疼痛轻、恢复快、瘢痕小等优点，已得到迅速普及。行胆囊切除时，如有必要可同时行胆总管探查术。

（五）心理和社会支持状况

了解病人对疾病的认知程度，本次发病的心理状态，对手术有何顾虑和思想负担；了解朋友及家属对病人的关心、支持程度，家庭对手术的经济承受能力。

知识拓展

胆囊切除术相关技术及观念变迁

1882 年，Carl Langenhuch 成功完成了首例开腹胆囊切除术，100 多年来开腹胆囊切除术一直是胆囊外科的"金标准"。1985 年，德国医师 Erich Muhe 实施了首例腹腔镜胆囊切除术，这引发了外科微创化的浪潮。1991 年，我国开始应用腹腔镜行胆囊切除术。近 15 年来，腹腔镜胆囊切除术的发展主要集中在使手术变得更加微创和更加美观，继续追求更小长度、更少数目的外科切口，甚至期望能达到无瘢痕的目标。因此，出现了"迷你"腹腔镜胆囊切除术、经脐单孔腹腔镜胆囊切除术、经自然腔道内镜手术。机器人手术是过去 10 年的另一个重要进展，虽然"达芬奇"（da Vinci）外科机器人系统有许多优点，但是出于成本 – 效益考虑，由于机器人腹腔镜胆囊切除术成本昂贵，目前不适用于简单胆囊结石的病人。

【常见护理诊断/问题】

1. 急性疼痛　与胆囊结石突然嵌顿、胆汁排空受阻致胆囊强烈收缩有关。

2. 知识缺乏　缺乏胆囊结石和腹腔镜手术的相关知识。

3. 潜在并发症　出血、胆瘘、皮下气肿、高碳酸血症。

【护理目标】

1. 病人疼痛缓解或消失。

2. 病人知晓胆囊结石、腹腔镜手术及术后康复的相关知识。

3. 病人未发生并发症，或并发症得到及时发现和处理。

【护理措施】

（一）术前护理

1. 缓解疼痛　嘱病人卧床休息，采取舒适体位；观察疼痛的部位、性质、程度、发作时间、诱因及缓解的相关因素；对诊断明确且剧烈疼痛者，遵医嘱予消炎利胆、解痉镇痛药物，以缓解疼痛。

2. 合理饮食　进食低脂、高热量、高维生素、易消化饮食，维持病人良好的营养状况。

3. 皮肤准备　腹腔镜手术入路多在脐周，指导病人清洗脐部，脐部污垢可用石蜡油清洁。

4. 呼吸道准备　LC术中需将CO_2注入腹腔形成气腹，保证腹腔镜手术操作所需空间，达到术野清晰的目的。CO_2弥散入血可致高碳酸血症及呼吸抑制，病人术前应进行呼吸功能锻炼，避免感冒，戒烟，以减少呼吸道分泌物，利于术后早日康复。

（二）术后护理

1. 病情观察　观察并记录生命体征、伤口及引流情况；观察腹部症状和体征，了解有无腹痛、腹胀及腹膜刺激征等。

2. 体位　LC多采用全身麻醉，病人清醒且血压稳定后改为半卧位。

3. 饮食护理　腹腔镜术后禁食6小时，术后24小时内饮食以无脂流质、半流质为主，逐渐过渡至低脂饮食。

4. 并发症的护理

（1）出血　观察生命体征、腹部体征和伤口渗血情况；有腹腔引流管者，观察引流液的颜色、性状及量。如出现面色苍白、出冷汗、脉搏细弱、血压下降，腹腔引流管引流出大量血性液体等情况，及时报告医师并做好抢救准备。

（2）胆瘘　术中胆道损伤、胆囊管残端破漏是胆囊切除术后发生胆瘘的主要原因。病人出现发热、腹痛、腹膜刺激征等表现，或腹腔引流液呈黄绿色胆汁样，常提示发生胆汁渗漏。护理措施：①观察腹部体征及腹腔引流液情况，一旦发现异常，及时报告医师并协助处理。②取半卧位，安置腹腔引流管，保持引流通畅，将漏出的胆汁充分引流至体外是治疗胆瘘最重要的措施。③长期大量胆瘘者应补液并维持水、电解质平衡。④及时更换引流管周围被胆汁浸湿的敷料，予氧化锌软膏或皮肤保护膜涂敷局部皮肤。

> **考点提示**
>
> 病人出现腹痛、腹膜刺激征等，或腹腔引流液呈黄绿色胆汁样，常提示胆瘘（胆汁渗漏）。

（3）CO_2气腹相关并发症　常见并发症包括高碳酸血症与酸中毒、皮下气肿、气胸、心包积气、气体栓塞、心律不齐、下肢静脉淤血等。CO_2 气腹使腹腔压力增加，导致膈肌上抬、肺顺应性降低、有效通气减少、心输出量减少、心率减慢、下肢静脉淤血、内脏血流灌注减少，从而对心、肺功能产生影响。腹腔内 CO_2 气压较高时，CO_2 逸入组织间隙并经腹膜大量吸收入血，引起高碳酸血症及酸中毒，多为可逆性。病人表现为腹胀、皮下捻发音；呼吸困难、气促；低体温；心动过速、血压增高、颅内压增高等。护理措施：①预防：术中设置合适的 CO_2 气腹压力，腹腔镜手术气腹压力范围为 $10 \sim 12 mmHg$；术毕缝合腹部切口前，在病人腹壁轻轻加压以促使体内和皮下 CO_2 气体排出；术后低流量给氧，鼓励病人深呼吸，保持呼吸道通畅，促进体内 CO_2 排出。②处理：皮下气肿者取半卧位，症状轻者延长吸氧时间，CO_2 可自行吸收；症状严重者须及时报告医师，准备穿刺排气用物；监测呼吸状态和血氧饱和度，必要时做血气分析，及时纠正酸中毒。

（三）健康教育

1. 合理饮食　进食低脂、高维生素、富含膳食纤维的饮食，忌辛辣刺激性食物，多食新鲜蔬菜和水果，少量多餐。

2. 疾病指导　告知病人胆囊切除后出现消化不良、脂肪性腹泻等情况的原因，出院后如出现腹痛、黄疸等情况应及时就诊。

3. 复查指导　中年以上未行手术治疗的胆囊结石病人，应定期复查或尽早手术治疗，以防结石及炎症的长期刺激诱发胆囊癌。

【护理评价】

1. 病人疼痛是否缓解或消失。

2. 病人是否知晓胆囊结石、腹腔镜手术及术后康复的相关知识。

3. 病人并发症是否得以预防，或得到及时发现和处理。

二、胆管结石病人的护理

胆管结石为发生在肝内、外胆管的结石。左、右肝管汇合部以下的肝总管和胆总管结石为肝外胆管结石，汇合部以上的结石为肝内胆管结石。

胆管结石所致病理生理改变与结石的部位、大小及病史长短有关。主要病理变化有：①肝胆管梗阻：结石可引起胆道不同程度的梗阻，阻塞近段的胆管扩张、胆汁淤滞。②胆管炎：急性感染可引起化脓性胆管炎、肝脓肿、胆道出血、脓毒症。③肝损害：胆管梗阻并发感染可引起肝细胞损害，最终可致胆汁淤积性肝硬化。④胆源性胰腺炎：结石通过胆总管下端时可损伤 Oddi 括约肌或嵌顿于壶腹部，可引起胰腺的急性和（或）慢性炎症。⑤肝胆管癌：肝胆管长期受结石、炎症及胆汁中致癌物质的刺激，可发生癌变。

【护理评估】

（一）健康史

1. 肝外胆管结石　分为原发性结石和继发性结石。①原发性结石的成因与胆汁淤滞、胆道感染、胆道异物（包括蛔虫残体、虫卵、华支睾吸虫、缝线线结等）、胆管解剖变异等因素有关，多为胆色素钙结石。胆道感染时细菌产生的 β-葡萄糖醛酸酶和磷脂酶能水解胆汁中的脂质，使可溶性的结合胆红素水解为非结合胆红素，后者与钙盐结合，成为胆色素钙结石的起源。蛔虫、华支睾吸虫等虫卵或成虫的残体、胆道手术后的缝线线结可成为结石的核心，促发结石形成。②继发性结石主要是胆囊结石排入胆总管内引起，多为胆固醇类结石或黑色素结石。

2. 肝内胆管结石 绝大多数为胆色素钙结石，病因复杂，主要与胆道感染、胆道寄生虫（蛔虫、华支睾吸虫）、胆汁淤滞、胆管解剖变异、营养不良等有关。肝内胆管结石常呈肝段、肝叶分布，多见于肝左外叶和肝右后叶。

> **知识拓展**
>
> **我国胆石症危险因素的 Meta 分析**
>
> 近年来，随着我国居民饮食结构、生活习惯的改变，胆石症发病率有上升的趋势。1987～2014 年国内外公开发表的 30 篇关于中国胆石症常见危险因素的独立病例对照研究，对其结果进行 Meta 分析评价。研究发现，胆石症家族史、饮酒、蛔虫病史、既往胆道炎症史、BMI≥25kg/m²、油腻饮食与荤食习惯、高脂血症、女性绝经及多孕次为我国胆石症发生的危险因素。饮牛奶和规律早餐是我国胆石症发生的保护因素。因此，调整饮食结构、规律早餐、多饮牛奶、合理减重、女性减少孕次、少饮酒和避免蛔虫感染有助于预防胆石症的发生。

（二）身体状况

1. 肝外胆管结石 平时无症状或仅有上腹不适，当结石造成胆管梗阻时可出现腹痛或黄疸，如继发感染，可有较典型的 Charcot 三联征，即腹痛、寒战高热、黄疸。

（1）腹痛 发生在剑突下或右上腹，呈阵发性绞痛或持续性疼痛阵发性加剧，疼痛可向右肩背部放射，常伴恶心、呕吐。系结石嵌顿于胆总管下端或壶腹部，引起胆总管平滑肌或 Oddi 括约肌痉挛所致。

> **考点提示**
>
> 结石阻塞胆管并继发感染可有 Charcot 三联征，即腹痛、寒战高热、黄疸。

（2）寒战、高热 体温可高达 39℃～40℃，呈弛张热。胆管梗阻并继发感染后导致胆管炎，细菌和毒素可逆行经毛细胆管入肝窦至肝静脉，再进入体循环引起全身中毒症状。

（3）黄疸 胆管梗阻后胆红素逆流入血所致。黄疸的程度取决于梗阻的程度、部位和是否继发感染，胆石梗阻所致黄疸呈间歇性和波动性。出现黄疸时，可有尿色变黄、大便颜色变浅和皮肤瘙痒等症状，胆管完全梗阻时大便呈陶土样。

2. 肝内胆管结石 可多年无症状或仅有上腹部和胸背部胀痛不适。多数病人因体检或其他疾病做影像学检查而偶然发现。合并感染时可出现急性胆管炎或急性重症胆管炎的表现。体格检查可有肝大、肝区压痛和叩击痛等体征。并发肝脓肿、肝硬化、肝胆管癌时则出现相应的症状和体征。

（三）辅助检查

1. 实验室检查 合并胆管炎时，白细胞计数和中性粒细胞比例明显升高。血清总胆红素及结合胆红素升高，血清氨基转移酶、碱性磷酸酶升高，尿胆红素升高，尿胆原降低或消失。糖链抗原（CA19-9）明显升高时应高度怀疑癌变。

2. 影像学检查 超声检查可发现结石并明确大小和部位，可作为首选检查方法。ERCP、PTC 为有创性检查，能清楚显示结石及部位，但可诱发胆管炎及急性胰腺炎，并导致出血、胆瘘等并发症。CT、MRI 或 MRCP 等可显示梗阻部位、程度及结石大小、数量等，并能发现胆管癌。

（四）处理原则

胆管结石以手术治疗为主。原则为尽量取尽结石、解除胆道梗阻、去除感染病灶、通畅引流胆汁、预防结石复发。

1. 肝外胆管结石　以手术治疗为主。合并胆管炎者，通过应用抗生素、解痉、利胆、纠正水与电解质紊乱、营养支持、保肝及纠正凝血功能障碍等措施，争取在胆道感染控制后再行择期手术治疗。

（1）胆总管切开取石、T 管引流术　为常用术式，可采用腹腔镜或开腹手术。若伴有胆囊结石和胆囊炎，可同时行胆囊切除术。术中在胆总管内留置 T 管（图 21-2），目的为：①引流胆汁和减压：胆总管切开后可引起胆道水肿，胆汁排出受阻，胆

> **考点提示**
>
> 胆总管内留置 T 管的目的为引流胆汁和减压、引流残余结石、支撑胆道。

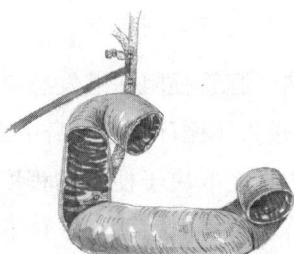

总管内压力增高，胆汁外漏可引起腹膜炎。②引流残余结石：使胆道内残余结石，尤其是泥沙样结石通过 T 管排出体外；亦可经 T 管行造影或胆道镜检查、取石。③支撑胆道：防止胆总管切开处粘连、瘢痕狭窄等导致管腔变小。

（2）胆肠吻合术　该术式废弃了 Oddi 括约肌的功能，目前临床使用逐渐减少。常用吻合方式为胆管空肠 Roux-en-Y 型吻合（图 21-3）。胆肠吻合术后，胆囊的功能已消失，故应同时切除胆囊。对于嵌顿在胆总管开口的结石不能取出时可在内镜下或手术行 Oddi 括约肌切开，这是一种低位的胆总管十二指肠吻合术，须严格掌握手术适应证。

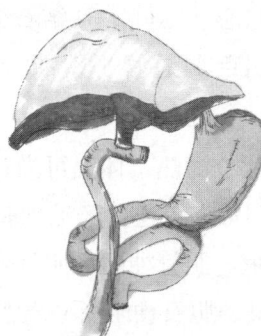

图 21-2　T 型引流管　　　　图 21-3　胆管空肠 Roux-en-Y 型吻合

2. 肝内胆管结石　无症状的肝内胆管结石可不治疗，定期观察、随访即可。临床症状反复发作者应手术治疗，可采用胆管切开取石术、胆肠吻合术、肝切除术。胆管切开取石术是最基本的方法，争取切开狭窄部位，直视下或通过术中胆道镜取出结石，直至取尽。肝切除术是治疗肝内胆管结石的积极方法，切除病变部分的肝，不仅去除了结石的再发源地，且可防止病变肝段、肝叶的癌变。肝内胆管结石手术后结石残留较常见，后续治疗包括经引流管窦道通过胆道镜取石，激光、超声、体外震波碎石以及中西医结合治疗等。

【常见护理诊断/问题】

1. 急性疼痛　与结石嵌顿致胆道梗阻、感染有关。

2. 体温过高　与胆管感染、炎症反应有关。

3. 有皮肤完整性受损的危险　与胆汁酸盐淤积于皮下引起皮肤瘙痒及引流液刺激皮肤有关。

4. 潜在并发症　胆瘘、出血。

【护理目标】

1. 病人疼痛缓解或消失。

2. 病人体温恢复正常。

3. 病人皮肤完整无破损。

4. 病人未发生并发症，或并发症得到及时发现和处理。

【护理措施】

（一）术前护理

1. 病情观察　病人出现腹痛加重、寒战、高热、黄疸等情况，应考虑发生急性胆管炎，及时报告医师，积极处理。有黄疸者，观察和记录大便颜色，监测血清胆红素水平变化。

2. 缓解疼痛　对诊断明确且疼痛剧烈者，给予消炎利胆、解痉镇痛药物。禁用吗啡，以免引起 Oddi 括约肌痉挛，加重胆道梗阻。

> **考点提示**
> 胆绞痛发作时禁用吗啡，以免引起 Oddi 括约肌痉挛。

3. 降低体温　根据病人的体温情况，采取冰敷、温水擦浴和（或）药物降温；遵医嘱使用抗生素控制感染。

4. 营养支持　给予低脂、高碳水化合物、高维生素的普通饮食或半流质饮食，如肝功能良好可给予富含蛋白质饮食。禁食、不能经口进食或进食不足者，给予肠外营养支持。

5. 纠正凝血功能障碍　肝功能受损者，遵医嘱肌内注射维生素 K_1，纠正凝血功能，预防术后出血。

6. 保持皮肤完整性　指导病人修剪指甲，勿搔抓皮肤，以防破损；保持皮肤清洁，用温水擦浴；穿宽松纯棉质衣裤。瘙痒剧烈者，遵医嘱使用炉甘石洗剂、抗组胺药或镇静药等。

> **考点提示**
> 黄疸病人皮肤瘙痒时，指导病人修剪指甲，勿搔抓皮肤。

（二）术后护理

1. 病情观察　观察病人的意识、生命体征、腹部体征、伤口及引流情况，评估有无出血及胆瘘。术前有黄疸者，观察和记录大便颜色并监测血清胆红素水平变化。

2. 营养支持　禁食期间通过肠外营养途径补充足够的热量、氨基酸、维生素、水及电解质等，维持和改善营养状况。胃管拔除后根据病人胃肠功能恢复情况，由无脂流质逐渐过渡至低脂饮食。

3. T 管引流的护理

（1）**妥善固定**　T 管由皮肤戳口穿出后用缝线固定于腹壁，再在皮肤上用胶布固定妥当，防止翻身、活动时牵拉造成 T 管脱出。

（2）**保持通畅**　防止 T 管受压、扭曲、折叠。引流液中有血凝块、絮状物、泥沙样结石时要定时由近端向远端挤捏，防止管道阻塞。必要时用生理盐水低压冲洗或用 50ml 注射器负压抽吸，用力适宜。

（3）加强观察　观察并记录 T 管引流出胆汁的量、颜色和性状。正常成人每日分泌胆汁 800～1200ml，呈黄绿色、清亮、无沉渣。术后 24 小时内引流量为 300～500ml，恢复饮食后可增至每日 600～700ml，以后逐渐减少至每日 200ml 左右。如胆汁突然减少甚至无胆汁流出，先检查 T 管有无脱出、受压或阻塞；如引流胆汁过多，提示胆总管下端有梗阻的可能；如胆汁浑浊，应考虑结石残留或胆管炎症未完全控制。

考点提示
　T 管引流出的胆汁过多，提示胆总管下端有梗阻的可能。

（4）预防感染　长期带管者需定期更换引流袋，严格遵守无菌操作原则。引流管口周围皮肤覆盖无菌纱布，保持清洁干燥，防止胆汁浸润皮肤引起红肿、糜烂。

（5）拔管护理　T 管一般留置 10～14 日，如引流出的胆汁色泽正常，且引流量逐渐减少，可考虑拔管。拔管前先试行夹管 1～2 日，注意观察病情；若无发热、腹痛、黄疸等症状，可经 T 管做胆道造影，造影后持续引流 24 小时以上。如胆道通畅，无结石或其他病变，再次夹闭 T 管 1～2 日，病人无不适可予拔管。

考点提示
　T 管一般留置 10～14 日，拔管前先试行夹管 1～2 日。

拔管后，残留窦道用凡士林纱布填塞，1～2 日内可自行闭合。如胆道造影发现有结石残留，则需保留 T 管 6 周以上，再做取石或其他处理。

4. 并发症的护理

（1）出血　可能发生在腹腔、胆管内或胆肠吻合口。腹腔内出血可能与凝血功能障碍、术中血管结扎线脱落、肝断面渗血有关。胆管内或胆肠吻合口出血多因结石、炎症引起血管壁糜烂、溃疡或术中操作不慎引起。腹腔内出血多发生于术后 24～48 小时内，可见腹腔引流管引流出的血性液体超过 100ml/h 并持续 3 小时以上。胆管内或胆肠吻合口出血在术后早期或后期均可发生，表现为 T 管引流出血性胆汁或鲜血，粪便呈柏油样。腹腔、胆管内或胆肠吻合口出血都可伴有面色苍白、血压下降、心率增快等失血性休克表现。应严密观察生命体征、腹部体征、腹腔引流及 T 管引流情况，一旦发现出血征兆，及时报告医师并采取相应措施。

（2）胆瘘　因术中胆管损伤、胆总管下端梗阻、T 管脱出所致。其表现和护理参见本节"胆囊结石病人的护理"。

（三）健康教育

1. 饮食指导　注意饮食卫生，进食低脂、易消化食物，少量多餐。

2. 复诊指导　指导自我监测，定期复查，如出现腹痛、黄疸、发热等症状及时就诊。

3. 带 T 管出院病人的指导　穿宽松柔软的衣服，以防管道受压；保持伤口敷料清洁干燥；淋浴时可用塑料薄膜覆盖引流管口周围皮肤，以防感染；避免提举重物或过度活动，以免牵拉 T 管导致管道脱出；指导病人自行观察并记录引流液的颜色、量及性状；如引流异常或 T 管脱出，及时就诊。

【护理评价】

1. 病人疼痛是否缓解或消失。

2. 病人体温是否恢复正常。

3. 病人皮肤是否完整无破损。

4. 病人并发症是否得以预防，或得到及时发现和处理。

第三节　胆道感染病人的护理

胆道感染包括胆囊炎和胆管炎。胆道感染和胆石症互为因果关系，胆道结石可引起胆道梗阻，导致胆汁淤滞、细菌繁殖而致胆道感染，胆道反复感染又可促进胆石形成并进一步加重胆道梗阻。

一、急性胆囊炎病人的护理

急性胆囊炎（acute cholecystitis）是胆囊管梗阻和细菌感染引起的炎症。女性多见。根据胆囊内有无结石，分为结石性胆囊炎和非结石性胆囊炎。

急性结石性胆囊炎病理过程为结石致胆囊管梗阻，黏膜充血、水肿、渗出增多，此时为急性单纯性胆囊炎。如病情进一步加重，病变可累及胆囊壁全层，浆膜层有纤维素或脓性渗出，发展为急性化脓性胆囊炎。如胆囊内压继续增高，胆囊壁血管受压致血液循环障碍，引起胆囊壁缺血、坏疽，则为急性坏疽性胆囊炎。坏疽性胆囊炎常并发胆囊穿孔，多发生于胆囊底部和颈部。急性非结石性胆囊炎病理过程与急性结石性胆囊炎基本相同，因胆汁淤滞和缺血，更易出现胆囊坏疽、穿孔。

【护理评估】

（一）健康史

1. 急性结石性胆囊炎　①胆囊管梗阻：结石移动至胆囊管附近，可堵塞胆囊管或嵌顿于胆囊颈，直接损伤黏膜，导致胆汁排出受阻，胆汁淤滞、浓缩；高浓度胆汁酸盐具有细胞毒性，引起细胞损害，加重黏膜的炎症、水肿甚至坏死。②细菌感染：细菌通过胆道逆行进入胆囊，或经血液循环或淋巴途径进入，在胆汁流出不畅时造成感染。主要致病菌为革兰阴性杆菌，常合并厌氧菌感染。

2. 急性非结石性胆囊炎　约占5%，通常见于严重创伤、烧伤、腹部非胆道手术后如腹主动脉瘤手术、脓毒症等危重病人。

（二）身体状况

1. 症状

（1）腹痛　右上腹部疼痛，开始时仅有胀痛不适，逐渐发展至阵发性绞痛，疼痛可放射到右肩、肩胛和背部。常在饱餐、进食油腻食物后或夜间发作。

（2）消化道症状　腹痛发作时常伴有恶心、呕吐、厌食等消化道症状。

（3）发热　常为轻度至中度发热。如出现寒战、高热，提示病变严重，可能出现胆囊化脓、坏疽、穿孔或合并急性胆管炎。

> **考点提示**
> Murphy 征阳性是急性胆囊炎的典型体征。

（4）黄疸　少数病人可出现轻度黄疸。

2. 体征　右上腹可有不同程度的压痛，炎症波及浆膜时可有反跳痛和腹肌紧张。Murphy 征阳性是急性胆囊炎的典型体征。如发生胆囊坏疽、穿孔，则出现急性弥漫性腹膜炎表现。

（三）辅助检查

1. 实验室检查 血常规示白细胞计数及中性粒细胞比例升高，部分病人可有血清胆红素、氨基转移酶或淀粉酶升高。

2. 影像学检查 超声检查可见胆囊增大，胆囊壁增厚，并可探及胆囊内结石影。CT、MRI 均能协助诊断。

（四）处理原则

原则上争取择期手术治疗。急性非结石性胆囊炎因易发生坏疽、穿孔，一经诊断，应及早手术治疗。

1. 非手术治疗 可作为手术前的准备。方法包括禁食、补液、营养支持，抗感染，解痉、镇痛等。大多数病人经非手术治疗后病情缓解，再行择期手术。如病情恶化，出现胆囊穿孔、弥漫性腹膜炎、并发急性化脓性胆管炎、急性出血坏死型胰腺炎等，应行急诊手术。

2. 手术治疗 ①胆囊切除术：首选腹腔镜胆囊切除术，也可采用开腹胆囊切除术。②胆囊造口术：对高危病人或局部粘连解剖不清者，可先行胆囊造口术减压引流，3 个月后再行胆囊切除。③超声引导下经皮经肝胆囊穿刺引流术（percutaneous transhepatic gallbladder puncture drainage，PTGD）：可降低胆囊内压，急性期后再行择期手术，适用于病情危重且不宜手术的化脓性胆囊炎病人。

> **考点提示**
> 急性胆囊炎病人出现胆囊穿孔，应行急诊手术。

【常见护理诊断/问题】

1. 急性疼痛 与结石嵌顿致胆囊强烈收缩、胆囊感染有关。

2. 体温过高 与胆囊化脓、坏疽、穿孔有关。

3. 潜在并发症 胆囊穿孔、胆瘘、出血。

【护理目标】

1. 病人疼痛缓解或消失。

2. 病人体温恢复正常。

3. 病人未发生并发症，或并发症得到及时发现和处理。

【护理措施】

（一）术前护理

1. 病情观察 观察腹部症状和体征变化，若出现腹痛加重和（或）范围扩大、腹膜刺激征等，考虑病情加重，常提示胆囊坏疽、穿孔，及时报告医师积极处理。

> **考点提示**
> 急性胆囊炎病人出现腹痛加重和（或）范围扩大、腹膜刺激征等，常提示胆囊坏疽、穿孔。

2. 缓解疼痛 嘱病人卧床休息，取舒适体位；观察疼痛的部位、性质、程度、发作时间、诱因及缓解的相关因素；对诊断明确且剧烈疼痛者，遵医嘱予消炎利胆、解痉镇痛药物。

3. 降低体温 根据病人体温升高的程度，采用温水擦浴、冰袋冷疗等物理降温方法，必要时使用药物降温；遵医嘱使用足量有效的抗生素控制感染，使体温恢复正常。

（二）术后护理

参见本章第二节"胆囊结石病人的术后护理"。

（三）健康教育

1. 合理作息 合理安排作息时间，劳逸结合，避免过度劳累及精神高度紧张。

2. 合理饮食 进食低脂饮食，忌油腻食物，避免暴饮暴食。

3. 复查指导 非手术治疗、行胆囊造口术或 PTGD 者，遵医嘱服用消炎利胆药物，按时复查。出现腹痛、发热和黄疸等情况，及时就诊。

> **考点提示**
>
> 胆石症和胆道感染病人应选择低脂、易消化食物。

【护理评价】

1. 病人疼痛是否缓解或消失。

2. 病人体温是否恢复正常。

3. 病人并发症是否得以预防，或得到及时发现和处理。

二、慢性胆囊炎病人的护理

慢性胆囊炎（chronic cholecystitis）是胆囊持续、反复发作的炎症过程。

由于胆囊受炎症和结石的反复刺激，胆囊壁炎性细胞浸润和纤维组织增生，可使胆囊与周围组织粘连、囊壁增厚并逐渐瘢痕化，最终导致胆囊萎缩，完全失去功能。

【护理评估】

1. 健康史 超过 90% 的病人有胆囊结石。

2. 身体状况 慢性胆囊炎病人的症状常不典型，多数病人有胆绞痛病史。常在饱餐、进食油腻食物后出现腹胀、不同程度上腹部疼痛，牵涉到右肩背部。体格检查可发现右上腹胆囊区有轻压痛或不适。

3. 辅助检查 超声检查显示胆囊壁增厚，胆囊排空障碍或胆囊内结石。

4. 处理原则 对伴有胆囊结石或确诊为本病的无结石者应行胆囊切除术，首选腹腔镜胆囊切除术。对年老体弱等不能耐受手术者，可选择非手术治疗，方法包括限制油腻食物、服用胆盐和消炎利胆药物、中药治疗等。

【护理措施】

1. 术前护理/术后护理 慢性胆囊炎急性发作时护理措施参见本节"急性胆囊炎病人的护理"。手术治疗的护理措施参见本章第二节"胆囊结石病人的护理"。

2. 健康教育 严格限制油腻饮食；遵医嘱服药，定期复查，以确定是否需要手术治疗；若出现腹痛、发热、黄疸等情况，及时就诊。

三、急性梗阻性化脓性胆管炎病人的护理

急性梗阻性化脓性胆管炎（acute obstructive suppurative cholangitis，AOSC）是急性胆管炎的严重阶段，也称急性重症胆管炎（acute cholangitis of severe type，ACST）。男女发病比例接近，青壮年多见。

本病的发病基础是胆道梗阻及细菌感染。胆管局部改变主要是梗阻以上胆管扩张，胆管黏膜充血、水肿，炎症细胞浸润及溃疡形成，管腔内逐渐充满脓性胆汁或脓液，使胆管内压

力升高。当胆管内压力超过 30cmH₂O 时，胆管内细菌和毒素逆行进入肝窦，引起脓毒症，大量的细菌毒素可引起全身炎症反应、血流动力学改变和多器官功能障碍综合征（MODS）。

【护理评估】

（一）健康史

在我国，最常见的病因为肝内、外胆管结石，其次为胆道寄生虫和胆管狭窄。在国外，恶性肿瘤、胆道良性病变引起狭窄、先天性胆道解剖异常等较常见。近年来，因手术及介入治疗的增加，由胆肠吻合口狭窄、PTC、ERCP、放置胆道内支架等引起者逐渐增多。主要致病菌是革兰阴性杆菌，以大肠埃希菌最常见，常合并厌氧菌感染。

（二）身体状况

本病发病急，病情进展迅速，除有急性胆管炎的 Charcot 三联征（腹痛、寒战高热、黄疸）外，还有休克及中枢神经系统受抑制的表现，称为 Reynolds 五联征。

> **考点提示**
> AOSC 表现为 Reynolds 五联征，即腹痛、寒战高热、黄疸、休克及中枢神经系统受抑制。

1. 症状

（1）腹痛 突发剑突下或右上腹持续性疼痛，阵发性加重，并向右肩背部放射。肝外梗阻者腹痛较明显。常伴恶心、呕吐等消化道症状。

（2）寒战高热 体温达 39℃~40℃或更高，呈弛张热。

（3）黄疸 多数病人可出现不同程度的黄疸，肝外梗阻者比肝内梗阻者黄疸更明显。

（4）休克 呼吸浅快，脉搏细速达 120~140 次/分，血压降低，全身皮肤可有出血点和皮下瘀斑。

（5）神经系统症状 神志淡漠、嗜睡、神志不清，甚至昏迷；合并休克可表现为烦躁不安、谵妄等。

2. 体征 剑突下或右上腹部不同程度压痛，可有腹膜刺激征。肝肿大并有压痛和叩击痛，胆总管梗阻者胆囊肿大。

（三）辅助检查

1. 实验室检查 白细胞计数升高，可超过 20×10⁹/L，中性粒细胞比例升高。肝功能出现不同程度损害，凝血酶原时间延长。动脉血气分析示 PaO₂ 下降、血氧饱和度降低。电解质、酸碱平衡紊乱，常见有代谢性酸中毒、低钠血症等。

2. 影像学检查 超声检查可了解胆道梗阻部位、肝内、外胆管扩张情况及病变性质，可在床旁进行。如病情稳定，可行 CT 或 MRCP 检查。

（四）处理原则

立即解除胆道梗阻并引流。当胆管内压降低后，病人情况能暂时改善，有利于争取时间进一步治疗。

1. 非手术治疗 既是治疗手段，又可作为手术前准备。①抗休克治疗：补液扩容，尽快恢复血容量。②抗感染治疗：联合、足量用药，先选用针对革兰阴性杆菌及厌氧菌的敏感抗生素。③纠正水、电解质及酸碱平衡失调：常发生等渗性或低渗性缺水、代谢性酸中毒，应及时纠正。④其他治疗：包括吸

> **考点提示**
> AOSC 的处理原则是立即解除胆道梗阻并引流。

氧，禁食和胃肠减压，降温，解痉、镇痛，营养支持等；短时间治疗后病情无好转者，应考虑使用肾上腺皮质激素保护细胞膜和对抗细菌毒素。经以上治疗病情仍未改善，应在抗休克同时紧急行胆道引流。

2. 手术治疗 主要目的是解除梗阻，降低胆道压力，挽救病人生命。手术方法力求简单、有效，可采用胆总管切开减压、T管引流术，也可采用经内镜鼻胆管引流术（endoscopic naso biliary drainage，ENBD）或 PTCD 治疗。急诊手术一般不可能完全去除病因，待病人一般情况恢复，1~3 个月后根据病因选择彻底的手术治疗。

【常见护理诊断/问题】

1. 体液不足 与呕吐、禁食、感染性休克等有关。

2. 体温过高 与胆道感染有关。

3. 低效性呼吸型态 与感染中毒有关。

4. 潜在并发症 胆瘘、出血、感染性休克、MODS。

【护理目标】

1. 病人体液维持平衡。

2. 病人体温恢复正常。

3. 病人呼吸功能改善，血氧饱和度维持在正常范围。

4. 病人未发生并发症，或并发症得到及时发现和处理。

【护理措施】

（一）术前护理

1. 病情观察 观察神志、生命体征、皮肤黏膜情况，监测血常规、电解质、血气分析等结果的变化。若病人出现神志淡漠、少尿或无尿、PaO_2 降低、代谢性酸中毒及凝血酶原时间延长等，提示发生 MODS，及时报告医师并协助处理。

2. 维持体液平衡 ①观察指标：严密监测生命体征，特别是体温和血压的变化；准确记录 24 小时出入水量，必要时监测中心静脉压及每小时尿量，为制订补液方案提供可靠依据。②补液扩容：迅速建立静脉通路，使用晶体液和胶体液扩容，尽快恢复有效循环血量；必要时使用肾上腺皮质激素和血管活性药物，以改善组织器官的血流灌注。③纠正水、电解质及酸碱平衡失调：监测电解质、酸碱平衡情况，遵医嘱补液，合理安排补液的顺序和速度。

3. 维持有效气体交换 密切观察呼吸频率、节律和幅度，动态监测 PaO_2 和血氧饱和度。非休克病人采取半卧位，使腹肌放松、膈肌下降，利于改善呼吸状况；休克病人取仰卧中凹位。可经鼻导管、面罩、呼吸机辅助等方法给氧，根据病人呼吸型态及血气分析结果选择给氧方式和确定氧气流量。

4. 降低体温 根据病人体温升高的程度，采用温水擦浴、冰袋冷疗等物理降温方法，必要时使用药物降温。遵医嘱使用足量有效的抗生素控制感染，使体温恢复正常。

5. 营养支持 禁食和胃肠减压期间，通过肠外营养途径补充能量、氨基酸、维生素、水及电解质，维持和改善营养状况。

6. 完善术前检查及准备 积极完善术前相关检查，如血常规、凝血功能、肝肾功能、心电图等。做好腹部手术术前常规准备，如禁食与禁饮、备皮、药物皮试等。凝血功能障碍者，补充维生素 K_1。

（二）术后护理和健康教育

参见本章第二节"胆管结石病人的护理"。

【护理评价】

1. 病人体液是否维持平衡。

2. 病人体温是否恢复正常。

3. 病人呼吸功能是否改善，血氧饱和度是否维持在正常范围。

4. 病人并发症是否得以预防，或得到及时发现和处理。

第四节　胆道蛔虫病病人的护理

胆道蛔虫病（biliary ascariasis）是指由于饥饿、胃酸降低或驱虫不当等因素，肠道蛔虫上行钻入胆道引起的一系列临床症状。随着生活环境、卫生条件、饮食习惯的改善，本病的发病率明显下降。

蛔虫钻入胆道，机械性刺激可引起 Oddi 括约肌痉挛，导致胆绞痛和诱发急性胰腺炎。蛔虫将肠道的细菌带入胆道，造成胆道感染，严重者可引起急性化脓性胆管炎、肝脓肿。如经胆囊管钻至胆囊，可引起胆囊穿孔。Oddi 括约肌长时间痉挛致蛔虫死亡，其残骸日后可成为结石的核心。

【护理评估】

（一）健康史

蛔虫有钻孔习性，喜碱性环境。当胃肠功能紊乱、饥饿、发热、妊娠、驱虫不当等导致肠道内环境发生改变时，蛔虫可窜至十二指肠。如遇 Oddi 括约肌功能失调，蛔虫可钻入胆道。

（二）身体状况

"症征不符"是本病的特点，即剧烈的腹痛与较轻的腹部体征不相称。

1. 症状　胆道蛔虫病表现为突发性剑突下钻顶样绞痛，放射至右肩胛或背部，痛时辗转不安、呻吟不止、大汗淋漓，可伴有恶心、呕吐甚至吐出蛔虫。疼痛可反复发作，持续时间不一，可突然缓解，间歇期可全无症状。合并胆道感染，症状同"急性胆管炎"，也可合并急性胰腺炎的临床表现，严重者表现同"急性梗阻性化脓性胆管炎"。

> **考点提示**
> 胆道蛔虫病表现为突发性剑突下钻顶样绞痛。

2. 体征　体征轻微，仅有右上腹或剑突下轻度深压痛。如合并胆管炎、胰腺炎等则有相应的体征。

（三）辅助检查

1. 实验室检查　可见白细胞计数和嗜酸性粒细胞比例升高。

2. 影像学检查　超声检查为首选方法，可显示蛔虫影。

（四）处理原则

以非手术治疗为主，仅在出现并发症才考虑手术治疗。

> **考点提示**
> 胆道蛔虫病首选超声检查，以非手术治疗为主。

1. 非手术治疗 ①解痉止痛：疼痛剧烈时可注射阿托品、山莨菪碱等，必要时加用哌替啶。②利胆驱虫：发作时口服食醋、乌梅汤，也可经胃管注入氧气驱虫。③抗感染。④ERCP取虫。

2. 手术治疗 经积极非手术治疗病情未缓解，或合并胆管结石、急性梗阻性化脓性胆管炎等可行胆总管切开探查、T管引流术，术中使用胆道镜去除虫体。术后仍需服药驱除肠道蛔虫，防止胆道蛔虫病复发。

【常见护理诊断/问题】
同"胆石症和胆道感染病人的护理"。

【护理措施】
（一）术前/术后护理
参见本章第二节"胆石症病人的护理"。
（二）健康教育
1. 养成良好的饮食及卫生习惯 不喝生水，蔬菜要洗净煮熟，水果应洗净或削皮后吃，饭前便后要洗手。
2. 正确服用驱虫药 驱虫药应于清晨空腹或晚上临睡前服用，用药后注意观察大便中是否有蛔虫排出。

> 📖 **考点提示**
> 驱虫药应于清晨空腹或晚上临睡前服用。

本章小结

常见胆道疾病包括胆石症和胆道感染。胆石症是发生在胆囊和胆管内的结石，胆道感染包括胆囊炎和胆管炎，胆石症和胆道感染互为因果关系。结石的成因与胆汁淤滞、胆道感染、胆道异物等多种因素有关；胆道感染最常见原因为胆囊或胆管结石，主要致病菌是革兰阴性杆菌。超声检查是诊断胆道疾病的首选方法，常用的放射学检查方法包括ERCP、PTC、CT、MRI 或 MRCP 等。

大多数胆囊结石病人可无症状，少数病人出现典型胆绞痛症状，常发生于饱餐、进食油腻食物后或睡眠中体位改变时。胆囊切除术是治疗胆囊结石的最佳选择，首选腹腔镜胆囊切除术。急性胆囊炎病人表现为腹痛、发热、消化道症状等，Murphy 征阳性是典型体征，如胆囊坏疽、穿孔，则出现急性弥漫性腹膜炎表现。急性胆囊炎病人原则上争取择期手术治疗，如出现胆囊穿孔、弥漫性腹膜炎、并发急性化脓性胆管炎等，应行急诊手术。

胆管结石病人平时无症状或仅有上腹不适，当结石造成胆管梗阻并继发感染，可有较典型的 Charcot 三联征，即腹痛、寒战高热、黄疸。AOSC 是急性胆管炎的严重阶段，表现为 Reynolds 五联征，即腹痛、寒战高热、黄疸、休克及中枢神经系统受抑制。胆管结石以手术治疗为主，肝外胆管结石的常用术式为胆总管切开取石、T管引流术。AOSC 处理原则是立即解除胆道梗阻并引流，降低胆道压力，可采用胆总管切开减压、T管引流术，也可采用 ENBD 或 PTCD 治疗。

胆石症和胆道感染病人围手术期护理是本章学习的重点。术前注意观察腹痛的部位、性质、程度、范围等，采取维持体液平衡、缓解疼痛、降低体温、保持皮肤完整性等护理措施。术后病人清醒且血压稳定后可取半卧位，观察病人生命体征、腹部症状和体征、伤口及引流情况，指导病人进食低脂、易消化食物。胆总管切开取石术后 T 管引流的护理、术后并发症出血以及胆瘘的观察和护理是术后护理的关键。

胆道蛔虫病是肠道蛔虫上行钻入胆道引起的一系列临床症状，表现为突发性剑突下钻顶样绞痛。"症征不符"是本病的特点，即剧烈的腹痛与较轻的腹部体征不相称。超声检查为首选方法，以解痉止痛、利胆驱虫等非手术治疗为主。指导病人养成良好的饮食及卫生习惯，并告知应于清晨空腹或晚上临睡前服用驱虫药。

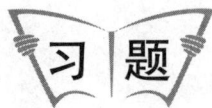

习题

一、选择题

【A1/A2 型题】

1. 急性胆囊炎引起的腹痛常发生于
   A. 剧烈运动时　　　　B. 空腹时　　　　C. 禁食期间
   D. 进食油腻食物后　　E. 紧张工作时

2. 急性胆囊炎病人在非手术治疗期间若出现胆囊穿孔，最主要的护理措施是
   A. 药物止痛　　　　B. 做好紧急手术的准备　　C. 非药物止痛
   D. 物理降温　　　　E. 药物降温

3. Charcot 三联征是指
   A. 腹痛、黄疸、恶心　　　　　　B. 恶心、腹胀、寒战
   C. 腹痛、寒战高热、黄疸　　　　D. 腹痛、恶心、高热
   E. 腹痛、腹胀、寒战高热

4. Murphy 征阳性多见于
   A. 急性胆囊炎　　　　B. 急性胰腺炎　　　　C. 胃十二指肠溃疡穿孔
   D. 胆道蛔虫病　　　　E. 胆总管结石

5. 急性重症胆管炎病人胆总管梗阻的原因最主要是
   A. 胆管畸形　　　　B. 胆道蛔虫　　　　C. 胆管结石
   D. 胆管肿瘤　　　　E. 胆道狭窄

6. 胆管结石病人出现胆绞痛时禁用
   A. 地西泮　　　　B. 吗啡　　　　C. 硝酸甘油
   D. 33% 硫酸镁溶液　　　　E. 阿托品

7. 胆道蛔虫病的疼痛特点为
   A. 剑突下"钻顶样"剧痛　　B. 阵发性绞痛　　C. 持续性钝痛
   D. 上腹部钝痛　　　　E. 持续性胀痛

8. T 管和腹腔引流管的护理措施不同的是
   A. 更换引流袋时遵循无菌操作　　　　B. 保持引流管通畅
   C. 拔管前先试行夹管　　　　D. 妥善固定
   E. 观察引流量、颜色和性状

386

9. T管造影后应开放引流多少小时以上

 A. 4 小时 　　　　　　　　B. 8 小时 　　　　　　　　C. 24 小时

 D. 12 小时 　　　　　　　 E. 10 小时

10. 胆道手术后，T管一般留置的时间是

 A. 5 天 　　　　　　　　　B. 7 天 　　　　　　　　　C. 14 天

 D. 20 天 　　　　　　　　 E. 30 天

11. 张先生，46 岁，ERCP 检查后出现腹部持续性疼痛，血清淀粉酶检查超过正常值。应考虑

 A. 急性肠炎 　　　　　　　B. 急性胰腺炎 　　　　　　C. 急性胆管炎

 D. 急性胃炎 　　　　　　　E. 急性胆管梗阻

12. 刘女士，65 岁，因进食油腻食物后出现右上腹阵发性绞痛。为明确诊断，首选的辅助检查方法是

 A. CT 　　　　　　　　　　B. ERCP 　　　　　　　　　C. MRCP

 D. PTC 　　　　　　　　　 E. 超声检查

13. 李女士，51 岁，患胆石症多年，2 天前因腹痛、寒战高热和黄疸发作，经门诊抗生素输液治疗无效入院。护理中发现病人神志不清，血压 80/50mmHg。考虑

 A. 胆道蛔虫病 　　　　　　　　　　　B. 急性坏疽性胆囊炎

 C. 急性梗阻性化脓性胆管炎 　　　　　D. 胆囊穿孔

 E. 十二指肠溃疡

14. 患儿，男，12 岁，以"胆道蛔虫病"入院治疗。经解痉、止痛后病情缓解，给予驱虫药治疗。指导患儿正确服用驱虫药的时间为

 A. 清晨空腹或晚上临睡前　　B. 进餐时服用 　　　　　　C. 餐前半小时

 D. 餐后半小时 　　　　　　 E. 腹痛时服用

15. 王女士，48 岁，因胆总管结石合并胆管炎收住院，拟行手术治疗，术后需放置

 A. 胆囊造瘘管 　　　　　　B. 胸腔引流管 　　　　　　C. 腹腔双套管

 D. 空肠造瘘管 　　　　　　E. T 型引流管

16. 患儿，女，10 岁，突然腹部钻顶样疼痛 2 小时来院。大汗淋漓，辗转不安，疼痛停止时又平息如常。查体：剑突偏向右方有压痛，无腹肌紧张及反跳痛。为明确诊断，应采取的检查是

 A. 右上腹 X 线平片 　　　　B. ERCP 　　　　　　　　　C. 腹部超声

 D. 测血清淀粉酶 　　　　　 E. 十二指肠引流液检查

17. 吴先生，47 岁，因胆石症入院行胆囊切除术、胆总管切开术，术中放置 T 管。护士向病人家属解释时，应说明使用 T 管的首要目的是

 A. 阻止胆汁进入腹膜腔

 B. 促进伤口引流

 C. 提供冲洗胆道的途径

 D. 引流胆汁和减压

 E. 将胆汁进入十二指肠的量减至最少

18. 许女士，45 岁，行胆总管切开取石、T 管引流术后，T 管引流液每天均在 2000ml

左右，提示

  A. 胆汁量过少   B. 胆汁量正常   C. 胆管上端梗阻

  D. 胆管下端梗阻   E. 胆管中部梗阻

19. 王先生，行胆总管切开取石、T 管引流术。术后第三天，护士查房时发现 T 管无胆汁流出，病人诉腹部胀痛。首先应考虑采取的护理措施是

  A. 用无菌生理盐水冲洗 T 管   B. 用注射器抽吸 T 管

  C. 检查 T 管是否受压扭曲   D. 准备 T 管造影

  E. 继续观察，暂不处理

20. 曹女士，46 岁，胆道手术后 T 管引流 2 周，拔管前试行夹管 1~2 天，夹管期间应注意观察的内容是

  A. 饮食、睡眠   B. 大便的颜色   C. 腹痛、发热、黄疸

  D. 引流口有无渗液   E. 神志、血压和脉搏

【A3/A4 型题】

(21~23 题共用题干)

文先生，55 岁，剑突下刀割样绞痛 6 小时，寒战、高热伴黄疸。既往有类似发作史。查体：神志淡漠，体温 39℃，血压 80/60mmHg，脉搏 125 次/分，剑突下压痛、肌紧张。白细胞计数 $26 \times 10^9/L$，中性粒细胞百分比 95%。肝区叩击痛。

21. 该病人可能的诊断是

  A. 急性胰腺炎   B. 急性梗阻性化脓性胆管炎

  C. 胆道蛔虫病   D. 急性胆管炎   E. 消化性溃疡病穿孔

22. 最关键的治疗是

  A. 快速补液，对症治疗   B. 及时应用血管活性药物

  C. 紧急手术解除胆道梗阻并减压   D. 应用肾上腺皮质激素

  E. 及时使用抗生素

23. 该病人手术后，饮食要求为

  A. 低蛋白、低脂饮食   B. 低糖、低盐、低脂饮食

  C. 低盐、低蛋白、低脂饮食   D. 高蛋白、低脂饮食

  E. 高蛋白、高脂饮食

二、思考题

  罗先生，65 岁，因反复上腹部疼痛 1 年余，再发加重 1 周入院。病人 1 年余前出现上腹部持续性胀痛，以右上腹为甚，无放射痛，尚可忍受，1 年来上述症状反复发作。1 周前进食油腻食物后再发加重，出现右上腹部剧痛，并向右肩胛放射，伴恶心、呕吐 2 次，均为胃内容物，非喷射状。入当地医院对症治疗，症状无明显缓解，为求进一步治疗入院。2 年前曾行"胆囊切除术、右肝前叶切除术、胆总管探查术"。体格检查：T 39.5℃，脉搏 114 次/分，呼吸 25 次/分，血压 80/60mmHg；呈急性面容，神志欠清，皮肤、巩膜黄染，心、肺功能未见异常；右上腹可见陈旧性纵形瘢痕，长约 12cm，未见肠型及蠕动波，全腹压痛、反跳痛，以右上腹最明显，肠鸣音减弱。血常规示 WBC $26 \times 10^9/L$，中性粒细胞百分比 95%；尿胆红素（+）；腹部超声示胆道术后，胆汁淤积性肝硬化，右肝萎缩，左肝

代偿性肿大，肝内胆管扩张，肝后叶胆管多发结石。

请问：

1. 护士接诊后，针对病人病情应配合医师采取哪些护理措施？

2. 请列出该病人目前的主要护理诊断/问题。

3. 若病人术中安置 T 管，术后护士针对 T 管应采取哪些护理措施？

（陈　烨）

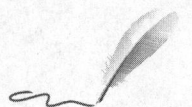

第二十二章 胰腺疾病病人的护理

学习目标

1. **掌握** 急性胰腺炎、胰腺癌和壶腹周围癌病人的护理评估、护理措施的内容及方法。
2. **熟悉** 急性胰腺炎、胰腺癌和壶腹周围癌病人的常见护理诊断/问题。
3. **了解** 急性胰腺炎、胰腺癌和壶腹周围癌的病理生理概要和急性胰腺炎、胰腺癌和壶腹周围癌病人的护理目标。
4. 具有敏锐的观察能力、沟通能力以及人文关怀能力。

第一节 急性胰腺炎病人的护理

案例导入

李先生，33岁，因上腹痛10小时，伴恶心、呕吐急诊入院。病人昨日饮酒后出现腹痛，为剑突下及左上腹部持续性胀痛，放射至腰背部，伴恶心、呕吐，呕吐物为胃内容物。既往无药物过敏史，无肝炎病史等。平素喜吃夜宵，少量烟酒史。体格检查：T 36.8℃，脉搏80次/分，呼吸20次/分，血压150/85mmHg；急性痛苦面容，皮肤、巩膜无黄染；腹部平软，上腹部压痛，以剑突下为甚，无反跳痛，未及包块，Murphy征阴性，肠鸣音正常。血常规示WBC 22.1×10^9/L，血清淀粉酶853U/dl，脂肪酶684U/L。腹部CT示胰腺肿胀，脂肪肝。

请问：

1. 病人目前的主要护理诊断/问题有哪些？
2. 护士接诊后，针对病人的护理诊断/问题，应采取哪些护理措施？

急性胰腺炎（acute pancreatitis，AP）是指多种病因引起的胰酶激活，继发以胰腺局部炎症反应为主要特征，病情较重者可发生全身炎症反应综合征（systemic inflammatory response syndrome，SIRS）并可伴有器官功能障碍的疾病，是一种常见的急腹症。

急性胰腺炎的发病机制比较复杂，至今尚未完全阐明。大多数研究者认为急性胰腺炎是腺泡内胰酶被激活诱导胰腺实质的自身消化，引起胰腺的充血、水肿及急性炎症反应。腺泡细胞释放炎性细胞因子，如肿瘤坏死因子（TNF-α）、IL-1、IL-6等，可引起炎症的"瀑布样"级联反应。炎症的级联反应在80%~90%的病人呈自限性，但严重时可导致胰腺局部出血和坏死，甚至出现全身炎症反应综合征导致多器官功能衰竭。

急性胰腺炎的基本病理改变是胰腺呈不同程度的水肿、充血、出血和坏死。按病理变化分为 2 类：①急性水肿型胰腺炎：病变轻，多局限。胰腺肿胀、充血、被膜紧张，胰周可有积液。腹腔内脂肪组织，特别是大网膜可见散在粟粒状或斑块状的黄白色皂化斑（脂肪酸钙），腹水为淡黄色。镜下可见腺泡及间质水肿，炎性细胞浸润，偶有轻度出血或局灶性坏死。②急性出血坏死型胰腺炎：病变以胰腺实质出血、坏死为特征。胰腺肿胀并呈暗紫色，坏死灶呈灰黑色，严重者整个胰腺变黑。腹腔内可见皂化斑和脂肪坏死灶，腹膜后可出现广泛组织坏死，腹腔内或腹膜后伴有血性渗液。镜下可见脂肪坏死和腺泡破坏，腺泡小叶结构模糊不清，炎性细胞浸润，间质小血管壁坏死，呈片状出血。晚期坏死组织合并感染可形成胰腺或胰周脓肿。

根据严重程度分级：①轻症急性胰腺炎：占 AP 的多数，不伴有器官功能衰竭及局部或全身并发症，通常在 1～2 周内恢复，病死率极低。②中重症急性胰腺炎：伴有一过性（<48h）的器官功能障碍，早期病死率低。后期如坏死组织合并感染，病死率增高。③重症急性胰腺炎：占 AP 的 5%～10%，伴有持续的器官功能衰竭（48h 以上），早期病死率高。

【护理评估】

（一）健康史

急性胰腺炎有多种致病危险因素，国内以胆道疾病为主，占 50% 以上，称胆源性胰腺炎。

1. 胆道疾病　胆道结石阻塞胆总管末端，胆汁经"共同通道"反流入胰管，胆汁中的胆盐可引起腺泡细胞坏死或胰管内高压，诱发急性胰腺炎。胆道蛔虫以及因胆道炎症引起的十二指肠乳头水肿或狭窄等也可造成胆总管末端阻塞，导致急性胰腺炎发生。

> **考点提示**
> 急性胰腺炎有多种致病危险因素，国内以胆道疾病为主。

2. 过量饮酒　酒精能直接损伤胰腺组织，还可刺激胰液分泌，引起十二指肠乳头水肿和 Oddi 括约肌痉挛，导致胰管内压力增高，细小胰管破裂，胰液进入腺泡周围组织而引起一系列的酶促反应性损害及胰腺自身消化。

3. 十二指肠液反流　十二指肠内压力升高时，十二指肠液可反流入胰管激活胰蛋白酶原，导致胰腺组织自身消化。

4. 创伤　上腹部钝器伤、贯通伤或手术都可能直接或间接损伤胰腺组织，如内镜逆行胰胆管造影（ERCP）可导致 2%～10% 病人发生急性胰腺炎。

5. 胰腺血液循环障碍　低血压、动脉栓塞、血管炎以及血液粘滞度增高等因素均可造成胰腺血液循环障碍而发生急性胰腺炎。

6. 其他　饮食因素，如暴饮暴食；感染因素，如流行性腮腺炎、败血症等；内分泌和代谢因素，如妊娠、高脂血症、高钙血症等；药物因素，如利尿药、雌激素等；遗传和自身免疫性疾病。

（二）身体状况

1. 症状

（1）腹痛　是本病的主要症状。常于饱餐和饮酒后突然发作，腹痛剧烈，呈持续性、刀割样疼痛，位于上腹正中偏左，严重时两侧腰背部有放射痛，以左侧为主。胆源性胰腺炎的腹

> **考点提示**
> 腹痛是急性胰腺炎的主要症状，位于上腹正中偏左。

痛始于右上腹,逐渐向左侧转移。

(2)腹胀 与腹痛同时存在,是腹腔神经丛受刺激产生肠麻痹的结果。早期为反射性,继发感染后则由腹膜后的炎症刺激所致。腹膜后炎症越严重,腹胀越明显。腹腔积液可加重腹胀。

(3)恶心、呕吐 早期即可出现,呕吐剧烈、频繁,呕吐物为胃、十二指肠内容物,呕吐后腹痛不缓解。

(4)发热 较轻的急性水肿型胰腺炎可不发热或轻度发热。胰腺坏死伴感染时,持续高热为主要症状之一。合并胆道感染时常伴寒战、高热。

(5)休克和脏器功能障碍 急性出血坏死型胰腺炎病人可有休克,早期以低血容量性休克为主,后期合并感染性休克。伴急性肺功能衰竭时可出现呼吸困难和发绀。病情严重者甚至可有 DIC 表现及中枢神经系统症状,如感觉迟钝、意识模糊甚至昏迷。

2. 体征

(1)腹膜炎体征 急性水肿型胰腺炎时压痛多局限于上腹部,常无明显肌紧张。急性出血坏死型胰腺炎压痛明显,并有肌紧张和反跳痛,范围较广或延及全腹。移动性浊音多为阳性,肠鸣音减弱或消失。

(2)皮下出血 少数严重病人胰液外溢至皮下组织间隙,溶解皮下脂肪,使毛细血管破裂出血。在腰部、季肋部和下腹部皮肤出现大片青紫色瘀斑,称 Grey – Turner 征;脐周皮肤出现青紫色改变,称 Cullen 征。

(3)黄疸 结石嵌顿或胰头肿大压迫胆总管可出现黄疸。

(三)辅助检查

1. 实验室检查

(1)血清、尿淀粉酶测定 是最常用的诊断方法。血清淀粉酶在发病数小时后即开始升高,24 小时达高峰,4～5 日后逐渐降至正常;尿淀粉酶在发病 24 小时后开始升高,48 小时达高峰,1～2 周后恢复正常。血清淀粉酶值超过 500U/dl(正常值 40～180U/dl,Somogyi 法),尿淀粉酶明显升高(正常值 80～300U/dl,Somogyi 法),有诊断价值。淀粉酶值越高,诊断正确率越大;但淀粉酶升高的幅度和病变严重程度不成正相关。

> **考点提示**
> 急性胰腺炎病人血清、尿淀粉酶常明显升高。

(2)血清脂肪酶测定 血清脂肪酶明显升高(正常值 23～300U/L)具有特异性,也是比较客观的诊断指标。

(3)血清钙测定 血清钙浓度降低,与脂肪组织坏死和组织内钙皂斑形成有关。

(4)其他 白细胞计数升高、高血糖、肝功能异常、血气分析指标异常等。诊断性腹腔穿刺若抽出血性渗出液,其淀粉酶值升高对诊断很有帮助。C–反应蛋白(CRP)增高提示病情较重。

> **考点提示**
> CT 是急性胰腺炎病人最具诊断价值的影像学检查。

2. 影像学检查

(1)腹部超声 简便易行,但易受胃肠道气体干扰,影响诊断的准确性。可显示胰腺肿大和胰周液体积聚。如发现胆道结石、胆管扩张,则提示胆源性胰腺炎的可能性大。

（2）CT 是最具诊断价值的影像学检查，特别是增强 CT 扫描能诊断急性胰腺炎并能鉴别是否合并胰腺组织坏死。在胰腺弥漫性肿大的背景上若出现质地不均、液化和蜂窝状低密度区，则可诊断为胰腺坏死。增强 CT 扫描对胰腺脓肿、假性囊肿等也具有诊断价值。

（3）MRI 可提供与 CT 类似的诊断信息，在评估胰腺坏死、炎症范围及有无游离气体等方面具有诊断价值。

（四）处理原则

根据急性胰腺炎的分型、病因等选择恰当的治疗方法。

1. 非手术治疗 目的是减少胰液分泌，减轻腹痛，防治并发症。包括禁食、胃肠减压，补液、防治休克，镇痛、解痉，抑制胰腺分泌，营养支持，抗生素治疗等。

2. 手术治疗

（1）适应证 不能排除其他急腹症；胰腺和胰周坏死组织继发感染；伴胆总管下端梗阻或胆道感染；合并肠穿孔、大出血或胰腺假性囊肿。

（2）手术方式 最常用的是坏死组织清除加引流术。胰腺感染性坏死的手术方式可分为 B 超或 CT 导向下经皮穿刺引流（percutaneous catheter drainage，PCD）、内镜介入、微创手术（小切口手术、视频辅助手术）和开放手术。PCD 可引流胰腺和胰周感染的脓液，缓解中毒症状，可作为手术前的过渡治疗。开放手术包括经腹或经腹膜后途径的胰腺坏死组织清除并置管引流。若为胆源性胰腺炎，手术目的是取出结石、解除梗阻、通畅引流，依据是否有胆囊结石及胆管结石处理方法不同。

（五）心理和社会支持状况

由于发病突然、发展迅速、病情凶险，病人常会产生焦虑、恐惧心理，应了解病人有无焦虑、恐惧、悲观等情绪及程度。本病病程长、费用高，应评估家庭对医疗费用的承受能力。对治疗及康复过程的认知程度会影响病人对治疗、护理的配合以及对治疗的信心。

【常见护理诊断/问题】

1. 急性疼痛 与胰腺及其周围组织炎症、水肿、出血、坏死、胆道梗阻有关。

2. 有体液不足的危险 与炎性渗出、出血、呕吐、禁食等有关。

3. 营养失调：低于机体需要量 与呕吐、禁食、胃肠减压、大量消耗有关。

4. 体温过高 与胰腺坏死、继发感染有关。

5. 潜在并发症 感染性休克、MODS、出血、胰瘘、胃肠道瘘。

【护理目标】

1. 病人疼痛缓解或消失。

2. 病人维持体液平衡，无水、电解质紊乱及酸碱平衡失调。

3. 病人营养状况改善。

4. 病人感染有效控制，体温恢复正常。

5. 病人未发生并发症，或并发症得到及时发现和处理。

【护理措施】

（一）非手术治疗的护理/术前护理

1. 控制疼痛 禁食、持续胃肠减压，以减轻腹胀，也可减少胰液分泌及其对胰腺和周围组织的刺激。协助病人膝盖弯曲，靠近胸部以缓解疼痛；按摩背部，增加舒适感。遵医嘱使用抑制胰腺分泌的药物，疼痛剧烈时，诊断明确后予解痉（山莨菪碱、阿托品等）、镇痛药，吗啡可引起 Oddi 括约肌张力增高，需谨慎使用。

2. 静脉补液　严密监测生命体征，观察神志、皮肤黏膜温度和色泽，监测水、电解质及酸碱平衡情况，准确记录 24 小时出入水量，必要时监测中心静脉压及每小时尿量。发生休克时迅速建立静脉通路，补液扩容，维持循环稳定。重症急性胰腺炎病人易发生低钾、低钙血症，应根据病情及时补充。

3. 营养支持　禁食期间给予肠外营养支持。轻症急性胰腺炎病人一般 1 周后可开始进食无脂低蛋白流质饮食，逐渐过渡至低脂饮食。重症急性胰腺炎病人待病情稳定、淀粉酶恢复正常、肠麻痹消失后，可通过空肠造瘘管行肠内营养支持，逐步过渡至全肠内营养及经口进食。

4. 降低体温　发热病人给予冷敷、温水擦浴等物理降温，必要时予药物降温。遵医嘱使用敏感、能通过血－胰屏障的抗生素（如喹诺酮类、头孢他啶等）控制感染。

5. 用药护理　遵医嘱使用质子泵抑制剂、H_2 受体拮抗剂、生长抑素或胰蛋白酶抑制剂，抑制胰腺分泌。呕吐控制后，可经胃管注入复方清胰汤等中药。

6. 心理护理　为病人提供安全舒适的环境，多与病人及家属交流，了解其感受，安慰、鼓励并讲解治疗和康复知识，使病人以良好的心态配合治疗。

（二）术后护理

主要介绍行胰腺及胰周坏死组织清除加引流术后病人的护理。

1. 体位　病人麻醉未清醒取平卧位，头偏向一侧。清醒且血压稳定者，改为半卧位，以利于呼吸和引流。

2. 病情观察　观察并记录生命体征、腹部体征，准确记录 24 小时出入水量。

3. 伤口护理　观察伤口敷料是否干燥，有无渗血、渗液，如有渗液及时更换敷料，有渗血时根据出血量做相应处理。

4. 管道护理　术后管道包括胃管、腹腔双套管、胰周引流管、空肠造瘘管、胃造瘘管、导尿管等。管道上需标注管道名称，明确各管道安置部位及作用，将管道与相应装置紧密连接并妥善固定，保持通畅，严密观察并做好记录。

（1）腹腔双套管灌洗引流护理　目的是冲洗脱落的坏死组织、脓液、血块。护理措施：①妥善固定：经常检查固定情况，防滑脱。②持续腹腔灌洗：常用生理盐水加抗生素，现配现用，冲洗速度为 20～30 滴/分。③保持引流通畅：避免引流管受压、扭曲，持续低负压吸引，负压不宜过大，以免损伤内脏组织和血管。④观察并记录引流液的量、颜色和性状：引流液开始为含坏死组织、脓液或血块的暗红色浑浊液体，2～3 日后颜色逐渐变淡、转为清亮。若引流液呈血性，伴脉搏细速、血压下降，应考虑大血管被腐蚀破裂引起继发出血，需立即通知医师，做好急诊手术准备。⑤维持出入液量平衡：准确记录冲洗液量及引流液量，保持平衡，发现引流管道堵塞及时通知医师。⑥拔管护理：病人体温正常 10 日左右，白细胞计数正常，腹腔引流液每天少于 5ml，引流液淀粉酶测定值正常，可考虑拔管。拔管后保持局部敷料的清洁、干燥。

（2）空肠造瘘管护理　术后可通过空肠造瘘管行肠内营养支持。护理措施：①妥善固定：将管道固定于腹壁，告知病人翻身、更换衣物、活动时避免牵拉，防止管道脱出。②保持管道通畅：营养液滴注前后使用生理盐水或温水冲洗管道，持续输注时每4小时冲洗管道1次。③营养液输注的注意事项：营养液现配现用，使用时间不超过24小时；输注时注意营养液的速度、浓度和温度；观察有无腹痛、腹胀或腹泻等不良反应。

5. 并发症的护理

（1）出血　术后可能发生应激性溃疡出血、手术创面的活动性渗血、感染坏死组织侵犯引起的消化道大出血、消化液腐蚀引起的腹腔大血管出血等。病人表现为胃管、腹腔引流管或手术切口流出血性液体，出现呕血、黑便或血便。护理措施：①密切监测血压、脉搏，观察病人呕吐物及引流液的量、颜色和性状。②遵医嘱使用止血和抑酸药物。③应激性溃疡出血可采用冰盐水加去甲肾上腺素胃内灌洗。④胰腺及周围坏死腔大出血时急诊行介入或手术治疗。

（2）胰瘘　由胰管损伤或破裂所致。病人出现腹痛、持续腹胀、发热，腹腔引流管或伤口流出无色清亮液体。护理措施：①取半卧位，保持引流通畅。②根据胰瘘程度，采取禁食、持续胃肠减压、静脉泵入生长抑素等措施。③严密观察并准确记录引流液量、颜色和性状。④保护腹壁瘘口周围皮肤，可用凡士林纱布覆盖、皮肤保护膜或氧化锌软膏涂抹。⑤必要时做腹腔灌洗引流，防止胰液积聚侵蚀内脏、腐蚀大血管或继发感染。

（3）胃肠道瘘　胰液的消化和感染坏死病灶的腐蚀均可使胃肠道壁坏死、穿孔继发瘘形成，以结肠瘘最为常见。当病人出现明显腹膜刺激征，引流管或创口有消化液、食糜或食物残渣流出，应考虑胃肠道瘘。护理措施：①持续腹腔灌洗，低负压吸引，保持引流通畅。②纠正水、电解质紊乱，加强营养支持，合理使用生长抑素。③指导病人正确使用造口袋，保护瘘口周围皮肤。④对不易愈合的瘘，应当采用手术治疗。

（三）健康教育

1. 减少诱因　积极治疗胆道疾病，戒酒，避免暴饮暴食等，预防复发。

2. 休息与活动　劳逸结合，避免疲劳和情绪激动，保持良好心情。

3. 合理饮食　养成良好的饮食习惯，规律饮食，少量多餐，进食低脂饮食，少食油腻食物，避免辛辣刺激性食物，禁烟戒酒。

4. 控制血糖及血脂　监测血糖、血脂，必要时使用降糖、调脂药物控制。

5. 复诊指导　定期到医院复查，出现发热、腹痛、腹胀等情况，及时就诊。

【护理评价】

1. 病人疼痛是否缓解或消失。

2. 病人是否维持水、电解质及酸碱平衡。

3. 病人营养状况是否改善，体重是否得以维持或增加。

4. 病人感染是否得到有效控制，体温是否恢复正常。

5. 病人并发症是否得以预防，或得到及时发现和处理。

第二节　胰腺癌和壶腹周围癌病人的护理

左女士，62 岁，因上腹部疼痛 2 个月余伴皮肤、巩膜黄染 5 天入院。病人 2 个月前无明显诱因出现上腹部持续性胀痛，疼痛向腰背部放射，尚可忍受，无畏寒、发热，无恶心、呕吐，无反酸、嗳气，无胸闷、气促等不适，每次持续数小时后疼痛能自行缓解。5 天前感上腹部疼痛加重，并出现巩膜及全身皮肤黄染，遂入院。起病以来，病人精神、食欲较差，睡眠不佳，体重下降约 5kg。体格检查：T 36.6℃，脉搏 60 次/分，呼吸 20 次/分，血压 132/63mmHg；腹部平软，剑突下压痛，无反跳痛，腹部未扪及明确包块，肝、脾肋缘下未扪及，移动性浊音阴性，肠鸣音正常。腹部 CT 示胰腺占位性病变，腹腔及腹膜后多发淋巴结肿大。查 CEA 及 CA19 - 9 升高。

请问：

1. 病人目前的主要护理诊断/问题有哪些？
2. 病人若行胰十二指肠切除术，术后应采取哪些护理措施？

胰腺癌（pancreatic carcinoma）是一种发病隐匿、进展迅速、治疗效果及预后极差的消化道恶性肿瘤，其发病率呈明显增高趋势。40 岁以上好发，男性比女性多见。胰腺癌包括胰头癌、胰体尾部癌，胰头癌占胰腺癌的 70% ~ 80%。壶腹周围癌（periampullary adenocarcinoma）主要包括壶腹癌、胆总管下端癌和十二指肠腺癌。壶腹周围癌的恶性程度明显低于胰头癌，手术切除率和 5 年生存率均明显高于胰头癌。

> **考点提示**
> 胰头癌多见，占胰腺癌的 70% ~ 80%。

90% 的胰腺癌为导管细胞腺癌，常见淋巴转移和局部浸润，也可经血行转移至肝、肺、骨等处。壶腹周围癌以腺癌最多见，其次为乳头状癌、黏液癌等；发生淋巴转移较胰头癌晚，远处转移多至肝脏。

【护理评估】

（一）健康史

胰腺癌的病因尚不完全明确。在胰腺癌致病因素中，吸烟是唯一公认的危险因素。肥胖、酗酒、糖尿病、慢性胰腺炎、接触萘胺及苯类化合物者罹患胰腺癌的风险显著增加。胰腺癌具有遗传易感性，约 10% 的胰腺癌病人具有遗传背景。

（二）身体状况

胰腺癌的临床症状以上腹部疼痛、黄疸、食欲降低和消瘦最为多见。壶腹周围癌常见临床症状为黄疸、腹痛和消瘦，与胰头癌的临床表现易于混淆。

1. 症状

（1）上腹痛　是胰腺癌常见的首发症状。早期因肿块压迫胰管，导致胰管不同程度的梗阻，引起胰管扩张、扭曲及压力增高，出现上腹不适，或隐痛、钝痛、胀痛。中、晚期肿瘤侵

> **考点提示**
> 上腹痛是胰腺癌常见的首发症状。

及腹腔神经丛，出现持续性剧烈腹痛，向腰背部放射，导致不能平卧，常呈蜷曲坐位。

（2）黄疸　是胰头癌最主要的症状，多系胰头癌压迫或浸润胆总管所致，呈进行性加重，可伴皮肤瘙痒、浓茶色尿和白陶土色大便。癌肿距胆总管越近，黄疸出现越早；胆道梗阻越完全，黄疸越深。多数病人出现黄疸时已属中、晚期肿瘤。壶腹癌黄疸出现早，可呈波动性，与肿瘤组织坏死、脱落有关。

> **考点提示**
> 进行性加重的黄疸是胰头癌最主要的症状。

（3）消化道症状　如食欲减退、腹胀、消化不良、腹泻或便秘。部分病人可出现恶心、呕吐。晚期癌肿侵及十二指肠，可出现上消化道梗阻或出血。

（4）消瘦和乏力　病人因饮食减少、消化不良、睡眠不足和癌肿消耗等造成消瘦乏力、体重下降，伴有贫血、低蛋白血症等，晚期可出现恶病质。

（5）其他　可出现发热、糖尿病、急性胰腺炎发作等。

2. 体征　肝肿大，胆囊肿大。晚期可扪及上腹肿块，质硬，固定；可出现腹水。少数病人可发现左锁骨上淋巴结转移。

（三）辅助检查

1. 实验室检查　①血清生化检查：胆道梗阻或出现肝转移时，血清总胆红素和结合胆红素升高，碱性磷酸酶、氨基转移酶多有升高。早期可有血、尿淀粉酶一过性升高，空腹或餐后血糖升高及糖耐量异常。②免疫学检查：大多数胰腺癌血清学标记物可升高，包括糖链抗原（CA19-9）、癌胚抗原（CEA）和胰胚抗原（POA）等。CA19-9目前最常用于胰腺癌的辅助诊断和术后随访。

2. 影像学检查　①腹部超声：作为筛查手段，可对梗阻部位、病变性质等做出初步评估，诊断价值有限。②CT：是疑有胰腺肿瘤的首选影像学检查手段，能清楚显示胰腺形态、肿瘤部位、肿瘤与周围血管的关系等。③MRI和MRCP：MRI与CT同等重要，在排除及检测肝转移病灶方面，敏感性及特异性优

> **考点提示**
> CT是疑有胰腺肿瘤的首选影像学检查手段。

于CT。MRCP可显示胰胆管扩张、梗阻情况，具有重要诊断意义。④内镜超声（EUS）：为CT及MRI的重要补充，可准确描述病灶有无累及周围血管和淋巴转移。⑤PET/CT：不可替代胰腺CT或MRI，作为补充，在排除及检测远处转移方面有优势。⑥ERCP：可显示胆管或胰管狭窄或扩张；还可经内镜在胆管内置入内支撑管，达到术前减轻黄疸的目的。⑦PTC和PTCD：可清楚显示梗阻上方肝内、外胆管扩张情况，对判断梗阻部位、胆管扩张程度具有重要价值。PTCD也可减轻黄疸。

3. 细胞学检查　获取组织或细胞的途径包括超声或CT引导下经皮穿刺活检、ERCP胰液细胞刷取活检、EUS引导细针穿刺活检等。首选EUS途径获取组织标本，其有效性、安全性高于其他途径。

（四）处理原则

1. 手术治疗　手术切除是胰头癌和壶腹周围癌有效的治疗方法。常用的手术方式有：①胰十二指肠切除术（Whipple手术）：切除范围包括胰头（含钩突）、胆囊和胆总管、远端胃、十二指肠及空肠上段（图22-1）。同时清除周围淋巴结，再

> **考点提示**
> 手术切除是胰头癌和壶腹周围癌有效的治疗方法。

将胰腺、胆总管、胃和空肠吻合，重建消化道。②保留幽门的胰十二指肠切除术（PP-PD）：适用于幽门上、下淋巴结无转移，十二指肠切缘无癌细胞残留者。③姑息性手术：适用于高龄、已有肝转移、肿瘤已不能切除或合并明显心、肺功能障碍而不能耐受较大手术者，可行胆肠吻合术以解除胆道梗阻、胃空肠吻合术解除或预防十二指肠梗阻。

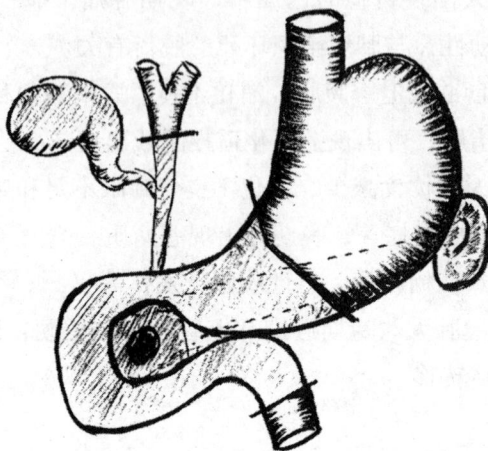

图 22 - 1　胰十二指肠切除术范围

2. 辅助治疗　吉西他滨是晚期胰腺癌治疗的一线化学治疗药物，也可使用氟尿嘧啶和丝裂霉素。还可选择介入治疗、放射治疗、基因治疗及免疫治疗等。胰腺癌术后辅助化疗在防止或延缓肿瘤复发方面，效果确切，应予积极开展实施。

（五）心理和社会支持状况

病人对肿瘤认知程度如何，心理能否承受，有无恐惧、悲观、绝望等情绪及程度，能否积极配合治疗。应评估家庭与社会的有效支持情况以及对医疗费用的承受能力等。

【常见护理诊断/问题】

1. 急性疼痛　与胰胆管梗阻、癌肿侵犯神经等有关。

2. 营养失调：低于机体需要量　与食欲下降、呕吐、癌肿消耗等有关。

3. 恐惧　与担心预后有关。

4. 潜在并发症　术后出血、胰瘘、胆瘘、感染等。

【护理目标】

1. 病人疼痛缓解或消失。

2. 病人营养状况改善。

3. 病人恐惧减轻或消除。

4. 病人未发生并发症，或并发症得到及时发现和处理。

【护理措施】

（一）术前护理

1. 心理护理　多数病人就诊时已处于癌症中、晚期，得知诊断后易出现否认、悲哀、恐惧、愤怒等不良情绪。护士应理解病人，耐心倾听，通过沟通了解其真实感受。根据病人对疾病知识的掌握程度，耐心解释与疾病和手术相关的知识，使病人能配合治疗与护理，树立战胜病魔的信心。

2. 疼痛护理　观察病人腹痛的部位、范围、规律、持续时间，对病人进行疼痛评估，分散病人注意力，合理使用镇痛药，保证病人良好的睡眠及休息。

3. 营养支持　监测营养相关指标，如体重、皮肤弹性、血红蛋白、血清白蛋白、血清转铁蛋白等。指导病人进食高热量、高蛋白、高维生素、低脂饮食。营养不良者，可经肠内和（或）肠外营养途径改善病人营养状况。

4. 改善肝功能　静脉输注高渗葡萄糖加胰岛素和钾盐，增加肝糖原贮备。遵医嘱使用保肝药、复合维生素 B 等。有黄疸者，静脉输注维生素 K_1，改善凝血功能。

5. 皮肤护理　黄疸伴皮肤瘙痒者，护理措施参见第二十一章第二节"胆石症病人的护理"。

6. 肠道准备　术前 3 日开始口服抗生素抑制肠道细菌，预防术后感染。术前 2 日进食流质饮食。术前晚行全肠道灌洗或清洁灌肠，以减少术后腹胀及并发症的发生。

（二）术后护理

1. 病情观察　观察神志、生命体征、腹部体征、伤口及引流情况等，准确记录 24 小时出入水量，必要时监测 CVP 及每小时尿量。

2. 营养支持　术后早期禁食，予肠外营养支持，必要时输注白蛋白。拔除胃管后从流质、半流质，逐渐过渡至正常饮食。术后因胰腺外分泌功能减退，易发生消化不良、腹泻等，可口服胰酶制剂。

> **知识拓展**
>
> 加速康复外科在胰十二指肠切除术的临床应用
>
> 　　加速康复外科（enhanced recovery after surgery，ERAS）是通过采取相应措施促进病人机能恢复，减少其机能损伤、创伤应激反应，达到快速康复目的。该理论由丹麦 Kehlet 等在 2002 年首先提出，以后逐步应用于骨科、妇科、胃肠外科等多个学科，使很多传统的围手术期处理模式有了"质"的改变。通过探讨胰十二指肠切除术围手术期实施 ERAS 的临床应用价值发现，胰十二指肠切除术病人在围手术期实施 ERAS 措施，可促进病人早期康复，减少住院时间与医疗费用，安全可行。
>
> 胰十二指肠切除术病人加速康复外科处理方案
>
> | 时间 | 方案 |
> | --- | --- |
> | 术前 | 宣传教育
术前 4~5 天口服肠内营养制剂
肠道准备采取口服缓泻剂
术前禁食 6 小时、禁水 2 小时，术前 2 小时口服 10% 葡萄糖溶液 50ml |
> | 术中 | 切开皮肤前 0.5~1 小时使用广谱抗菌药物
术中预防低体温 |
> | 术后 | 充分镇痛
术后第 1 天翻身、抬臀、床上坐位
术后第 2 天床边坐位、站立 2 小时
术后第 2 天进食糖盐水，拔除胃管
术后第 3 天搀扶行走 1 小时
术后第 3 天拔除导尿管
术后第 1、3 天测腹水淀粉酶 <300U/L，术后第 3 天拔除腹腔引流管
术后第 3 天口服肠内营养制剂 |

3. 并发症的护理

（1）出血　出血可发生在术后早期（24小时以内）和术后晚期（24小时以上）。根据出血部位可分为腹腔出血和消化道出血，二者亦可同时发生。病人出现心慌、面色苍白、血压下降、脉搏细速等休克表现，或出现呕血、黑便或血便等消化道出血的表现，腹腔引流管和胃肠减压管流出大量鲜红色血性液体。护理措施：①监测生命体征，观察胃肠减压及腹腔引流液的颜色、性状及量。②出血量少者可予静脉补液，使用止血药、输血等治疗，出血量大者需急诊行介入或手术止血。

（2）胰瘘　是胰十二指肠切除术后最常见的并发症和导致死亡的主要原因。术前黄疸持续时间长、营养状况差、术中出血量大是术后胰瘘发生的危险因素。护理措施参见本章第一节"急性胰腺炎病人的护理"。

> **考点提示**
>
> 胰瘘是胰十二指肠切除术后最常见的并发症。

知识拓展

ISGPS 术后胰瘘定义与分级系统（2016 版）

国际胰腺外科研究组（international study group of pancreatic surgery，ISGPS）于2016年将术后胰瘘定义为：术后第三天或以后引流液的淀粉酶数值达正常上限的3倍以上，同时产生了一定的临床不良影响，需积极临床治疗。

ISGPS 术后胰瘘分级系统（2016 版）

	术后第三天引流液淀粉酶数值达正常上限的3倍以上	术后3周持续引流	胰瘘治疗中现相关临床性改变	经皮或内镜介入引流	针对胰瘘相关的出血需要血管造影手段	再次手术	感染征象	胰瘘相关器官衰竭	胰瘘相关死亡
生化漏（原A级）	有	无	无	无	无	无	无	无	无
B级	有	有	有	有	有	无	无	无	无
C级	有	有	有	有	有	有	有	有	有

（3）胆瘘　多发生于术后5~7日，表现为腹腔引流管流出大量胆汁，每日数百毫升至1000ml不等。护理措施参见第二十一章第二节"胆石症病人的护理"。

（4）感染　以腹腔内局部细菌感染最常见，若病人免疫力低下，还可合并全身感染。术后严密观察病人有无高热、腹痛、腹胀、白细胞计数增高等。遵医嘱合理使用抗生素，加强全身支持治疗。

（三）健康教育

1. 自我监测　年龄40岁以上者，短期内出现持续性上腹部疼痛、腹胀、食欲减退、黄疸、消瘦等表现时，需行胰腺疾病筛查。

2. 合理饮食　戒烟酒，低脂饮食，少量多餐。

3. 复诊指导　术后每 3~6 个月复查 1 次，若出现贫血、发热、黄疸等情况，及时就诊。

【护理评价】

1. 病人疼痛是否缓解或消失。

2. 病人营养状况是否改善，体重是否得以维持或增加。

3. 病人恐惧是否减轻或消除。

4. 病人并发症是否得以预防，或得到及时发现和处理。

本章小结

　　胰腺疾病包括胰腺的炎症性疾病和肿瘤。急性胰腺炎是一种常见的急腹症，与胆道疾病、过量饮酒、暴饮暴食、创伤等多种因素有关，国内以胆道疾病为主。腹痛是主要症状，常于饱餐和饮酒后突然发作，呈持续性、刀割样疼痛，位于上腹正中偏左，少数严重病人会有 Grey–Turner 征和 Cullen 征。血清淀粉酶、尿淀粉酶明显升高有诊断价值，CT 是最具诊断价值的影像学检查。根据病人病情选择不同的治疗方法，非手术治疗包括禁食、胃肠减压、补液、解痉、镇痛、抑制胰腺分泌等，手术治疗方式可分为经皮穿刺引流、内镜介入、微创手术和开放手术。术前采取控制疼痛、静脉补液、营养支持、降低体温等护理措施，吗啡可引起 Oddi 括约肌张力增高，需谨慎使用。术后做好腹腔双套管、空肠造瘘管等管道护理，预防并有效处理出血、胰瘘、胃肠道瘘等并发症是促进病人康复的关键。

　　胰腺癌是一种发病隐匿、治疗效果及预后极差的消化道恶性肿瘤，以胰头癌多见。壶腹周围癌包括壶腹癌、胆总管下端癌和十二指肠腺癌，其手术切除率和 5 年生存率均明显高于胰头癌。在胰腺癌致病因素中，吸烟是唯一公认的危险因素。胰腺癌的临床症状以上腹痛（首发症状）、黄疸（胰头癌最主要症状）、食欲降低和消瘦最为多见。壶腹周围癌常见临床症状为黄疸、腹痛和消瘦。CT 是疑有胰腺肿瘤的首选影像学检查手段。手术切除是胰头癌和壶腹周围癌有效的治疗方法，常用手术方式有胰十二指肠切除术等，还可选择化疗、介入治疗、放射治疗等辅助治疗。术前护理措施包括疼痛护理、营养支持、改善肝功能、皮肤护理等。术后护理措施包括病情观察、营养支持等，预防并有效处理出血、胰瘘、胆瘘等并发症是促进病人康复的关键。

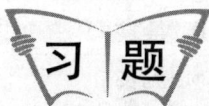

习　题

一、选择题

【A1/A2 型题】

1. 在我国引起急性胰腺炎最常见的病因为

    A. 大量饮酒和暴饮暴食　　　B. 胆道疾病　　　　　　C. 手术创伤

    D. 继发于流行性腮腺炎　　　E. 高钙血症

2. 急性胰腺炎病人的非手术治疗中，下列哪项是错误的

    A. 禁食、胃肠减压

    B. 应用抗胆碱药物抑制胃酸分泌，减少胰腺外分泌

    C. 应用抗生素

    D. 给予吗啡止痛

    E. 抗休克治疗

3. 急性胰腺炎病人实验室检查结果常出现

    A. 血钙升高   B. 白细胞计数正常   C. 血糖降低

    D. 血小板计数升高   E. 血清淀粉酶升高

4. 胰腺癌的好发部位是

    A. 胰体   B. 胰尾   C. 胰头

    D. 全胰腺   E. 胰体尾部

5. 治疗胰头癌的有效方法是

    A. 化学治疗   B. 放射治疗   C. 手术治疗

    D. 免疫治疗   E. 中药治疗

6. 胰腺癌最常见的首发症状是

    A. 黄疸   B. 寒战、发热   C. 贫血、消瘦

    D. 消化道症状   E. 上腹痛及上腹饱胀不适

7. 胰头癌所导致的黄疸特点是

    A. 波动性较大

    B. 开始可有波动，后逐渐加深

    C. 进行性加深

    D. 发生快而后逐渐消退

    E. 持续不退

8. 王先生，30 岁，暴饮暴食后出现腹痛 3 小时，并向腰背部放射，怀疑为急性胰腺炎。首选的化验是

    A. 血清钾、钙测定   B. 尿淀粉酶测定   C. 血清淀粉酶测定

    D. 血清脂肪酶测定   E. 血常规检查

9. 李女士，57 岁，有胆石症病史 12 年。上腹部剧痛 3 小时，呕吐 3 次，急诊入院，呕吐物中有胆汁。查血白细胞计数 $20 \times 10^9/L$，中性粒细胞百分比 0.8。怀疑为急性胰腺炎。饮食应给予

    A. 半流食   B. 禁食   C. 富含纤维素饮食

    D. 生冷食物   E. 流食

10. 张女士，45 岁，因皮肤黄疸进行性加重入院，入院后诊断为胰头癌，行手术根治。出院前护士对其进行饮食指导，正确的是

    A. 高脂，低糖，高维生素   B. 高蛋白，高脂，高维生素

    C. 高脂，高糖，高维生素   D. 低蛋白，高糖，高维生素

    E. 低脂，高糖，高维生素

11. 李先生，66 岁，行胰十二指肠切除术后 4 小时，病人变换卧位后 30 分钟内，腹腔

引流管突然引出 200ml 鲜红色血性液体。正确的措施是

    A. 恢复原卧位　　　　　　　　　　　B. 加大吸引负压，促进引流

    C. 严密观察生命体征，报告医生　　　D. 加快输液、输血速度

    E. 夹闭引流管，暂停引流

12. 蒋女士，55 岁，以"胰腺癌"收入院。查体：皮肤、巩膜黄染。病人诉全身瘙痒，给予的护理措施不包括

    A. 涂抹止痒药物　　　　B. 协助病人抓挠减轻瘙痒　　C. 用温水毛巾擦拭

    D. 剪除病人指甲　　　　E. 注意观察病人皮肤情况

13. 韩先生，60 岁，胰腺癌根治术后第 6 天，体温 39.1℃，脉搏 106 次/分，主诉腹痛。查体：右上腹压痛、反跳痛、腹肌紧张，T 型引流管引流量突然减少，可见腹壁伤口处溢出胆汁样液体。该病人可能发生了

    A. 出血　　　　　　　　B. 胰瘘　　　　　　　　C. 感染

    D. 胆瘘　　　　　　　　E. 引流管脱落

【A3/A4 型题】

（14 ~ 17 题共用题干）

朱先生，60 岁，上腹隐痛 2 个月，伴有日益加深的巩膜、皮肤发黄以及皮肤瘙痒，纳差，便稀，乏力。体重减轻 6kg。体检：消瘦，巩膜、皮肤明显黄染；肝肋下 5cm，边缘钝，质中，无结节，无触痛。胆囊及脾均未触到，无移动性浊音。初步诊断为胰头癌。

14. 该病最主要的症状是

    A. 消瘦、乏力　　　　　B. 肝、脾肿大　　　　　C. 进行性加重的黄疸

    D. 腹部不适　　　　　　E. 消化不良、食欲下降

15. 该病人的治疗方法应选择

    A. 抗感染、输液治疗　　　　　　　　B. 全胃肠外营养支持治疗

    C. 中药利胆加激素治疗　　　　　　　D. 门诊行肝活检加肝内胆管引流

    E. 收入院行手术治疗

16. 关于病人术后的描述，不正确的是

    A. 禁食期间，静脉补充营养　　　　　B. 监测血糖水平

    C. 注意观察休克征象　　　　　　　　D. 胆瘘多发生于术后 1 ~ 2 天内

    E. 每 3 ~ 6 个月复查一次

17. 胰腺癌有明显黄疸者，术前需补充的维生素是

    A. 维生素 A　　　　　　B. 维生素 B　　　　　　C. 维生素 C

    D. 维生素 D　　　　　　E. 维生素 K

（18 ~ 20 题共用题干）

贺先生，42 岁，与朋友聚餐饮酒后 5 小时出现剧烈而持续的中上腹痛，并向腰背部呈带状放射，伴有恶心、呕吐，呕吐物为食物和胆汁。查体：体温 38℃，脉搏 90 次/分，血压 105/75mmHg，上腹部有压痛。血清淀粉酶升高。初步诊断为急性胰腺炎。

18. 有效抑制胰腺分泌的药物是

    A. 阿托品　　　　　　　B. 西咪替丁　　　　　　C. 生长抑素

    D. 甲硝唑　　　　　　　E. 山莨菪碱

19. 预防急性胰腺炎最有意义的是

    A. 注意饮食卫生   B. 预防性应用抗生素   C. 防治胆道疾病

    D. 经常服用消化酶类药物   E. 控制糖尿病

20. 急性出血坏死型胰腺炎的临床表现，下列哪项是错误的

    A. 腹痛   B. 腹胀   C. 腹膜炎

    D. 低血糖   E. 休克

二、思考题

王女士，66 岁，因上腹隐痛 2 个月、皮肤与巩膜黄染 6 天入院。病人 2 个月前无明显诱因出现上腹部隐痛，尚可忍受，未予重视。6 天前感上腹部疼痛加重，并出现巩膜及全身皮肤黄染，遂入院。起病以来，病人食欲下降、饱胀不适，小便颜色深黄，体重下降约 5kg。体格检查：T 36.3℃，脉搏 78 次/分，呼吸 18 次/分，血压 122/73mmHg；腹部平软，左上腹压痛，无反跳痛，腹部未扪及明确包块，皮肤、巩膜黄染。辅助检查：CEA 及 CA 19-9 升高；腹部 CT 示胰头占位性病变，约 2.2cm×3.0cm，边界不清。入院诊断：胰头占位性病变，性质待查。病人完善相关检查后行胰十二指肠切除术，手术顺利。

请问：

1. 病人术后的主要护理诊断/问题有哪些？

2. 病人术后常见的并发症有哪些？简述其观察及护理要点。

（陈 烨）

第二十三章　周围血管疾病病人的护理

学习目标

1. **掌握**　下肢静脉曲张、血栓闭塞性脉管炎病人的护理措施。
2. **熟悉**　下肢静脉曲张、血栓闭塞性脉管炎病人的临床特点、辅助检查和护理诊断。
3. **了解**　下肢静脉曲张、血栓闭塞性脉管炎的病因和病理生理；深静脉血栓形成病人的护理评估、护理诊断和护理措施。
4. 能运用下肢静脉曲张、血栓闭塞性脉管炎的护理及健康指导知识，对病人进行整体护理。
5. 具有良好的沟通能力以及人文关怀能力，尊重、爱护病人。

第一节　原发性下肢静脉曲张病人的护理

案例导入

张某，男，62岁，教师。8年前开始自觉久站后左下肢酸胀、沉重，踝关节及足背肿胀，休息后可缓解，未进行治疗。2个月前左小腿内侧出现溃烂，换药治疗经久不愈而收入院。查体：左下肢浅静脉曲张成团，站立时更明显，踝关节周围肿胀，踝部皮肤萎缩、脱屑、色素沉着，左小腿内侧可见一2cm×2cm的溃疡。深静脉通畅试验显示深静脉通畅。入院诊断：左下肢大隐静脉曲张，行手术治疗。请分析：

请问：

1. 病人目前存在的主要护理问题是什么？值班护士应采取哪些护理措施？
2. 病人同意手术后，护士需做哪些护理工作？术后应该对病人进行哪些健康指导？

下肢静脉曲张（lower extremity varicose veins）是指下肢浅静脉因浅静脉瓣膜功能不全导致血液回流障碍而引起的以下肢静脉扩张、迂曲为主要表现的一种疾病，晚期常并发小腿慢性溃疡。按发病原因可分为原发性（单纯性）和继发性（代偿性）两种，原发性下肢静脉曲张最多见。本节仅介绍"原发性下肢静脉曲张病人的护理"。

大隐静脉曲张较小隐静脉曲张更多见，当大隐静脉瓣膜功能不全而致关闭不全时，可影响其远侧和交通支静脉瓣，甚至通过属支而影响小隐静脉。静脉瓣膜和静脉壁距离心脏越远，强度越差，但承受的压力却越高。因此，曲张的静脉在小腿部往往比大腿部明显，而且病情的远期进展要比开始阶段迅速。由于浅静脉扩张、血管壁通透性增强，血液中的一些大分子渗入到组织间隙，沉积在毛细血管周围，导致皮肤和皮下组织水肿、皮肤色素沉着和纤维化、皮下脂肪坏死和皮肤萎缩、坏死，最后形成溃疡。

【护理评估】

（一）健康史

原发性下肢静脉曲张的基本病因是先天性静脉壁薄弱、静脉瓣膜缺陷，与遗传因素有关；其次是后天因素，如长期站立工作造成下肢静脉内压力升高，或从事重体力劳动、妊娠、慢性咳嗽、习惯性便秘等导致腹内压力增高，都可使下肢静脉管腔扩张、静脉瓣膜相对关闭不全，血液就会由上而下、由深入浅倒流，最终导致下肢浅静脉伸长、迂曲、扩张。

考点提示
下肢静脉曲张的基本病因是先天性静脉壁薄弱、静脉瓣膜缺陷。

（二）身体状况

1. 症状 疾病早期，病人在长时间站立或行走后，常感下肢沉重、乏力以及小腿酸胀和足部水肿，平卧后可减轻。

2. 体征 随着病情进展，病人可出现进行性加重的下肢静脉扩张、隆起、迂曲，呈蚯蚓状，主要位于小腿内侧，站立时更明显；病程较长者，在足靴区，尤其是踝部内侧可发生皮肤营养障碍，表现为皮肤萎缩、脱屑、瘙痒、色素沉着、皮炎、湿疹等。

考点提示
下肢静脉扩张、迂曲是下肢静脉曲张的主要临床特征。

3. 并发症 主要并发症：①慢性溃疡：由于皮肤营养障碍，降低了组织防御和修复的能力，引起溃疡的发生，经久不愈的溃疡可发生癌变。②血栓性浅静脉炎：因静脉迂曲与扩张、血流迟缓及静脉淤积性溃疡引起，有局部硬结和皮肤粘连的表现。③静脉曲张破裂出血：静脉曲张的部位受伤，甚至轻微外伤，也可造成静脉曲张破裂出血，而且很难自行停止。

（三）辅助检查

1. 特殊检查

（1）深静脉通畅试验（perthes test）：病人站立，在患肢大腿根部扎止血带以阻断大隐静脉，待曲张的静脉充盈后，嘱病人迅速用力踢腿或做下蹲动作10～20次，观察曲张静脉的变化。如果充盈的曲张静脉程度减轻或消退，即表示深静脉通畅

考点提示
深静脉不通畅是下肢静脉曲张手术治疗的禁忌证。

且交通静脉完好。反之，如果在活动后浅静脉曲张更为明显，并且胀痛不适，则表明深静脉阻塞，应禁忌手术。

（2）大隐静脉瓣膜功能试验（trendelenburg test）：病人仰卧，抬高患肢，使浅静脉排空，在大腿根部结扎止血带以阻断大隐静脉，然后让病人站立，观察大隐静脉充盈情况。如果放开止血带后10秒内出现自上而下逆向充盈，表明大隐静脉瓣膜功能不全；如在未放开止血带前，止血带下方的静脉在30秒内已充盈，表明交通支瓣膜功能不全。

（3）交通静脉瓣膜功能试验（pratt test）：病人仰卧，抬高患肢，使充盈浅静脉空虚，在大腿根部扎止血带。然后从足趾向上至腘窝缠第一根弹力绷带，再从止血带处向下缠第二根弹力绷带；让病人站立，一边向下解开第一根弹力绷带，一边向下继续缠第二根弹力绷带；如果在两根绷带之间的间隙内出现曲张静脉，则提示该处有功能不全的交通静脉。

2. 影像检查

（1）下肢静脉造影：是一种有创检查，但目前仍是检查下肢深静脉的通畅情况和瓣膜

功能检查最可靠、最有效的方法。

（2）多普勒超声检查：可观察瓣膜关闭情况及有无逆向血流。

（四）处理原则

1. 非手术治疗 主要措施有：①用弹力绷带包扎和穿弹力袜，在患肢外部加压促进血液回流，间歇抬高患肢，避免久坐久站。适用于静脉曲张症状较轻、妊娠期静脉曲张、年老体弱或重要器官功能不全而不能耐受手术的病人。②硬化剂注射：常用5%鱼肝油酸钠注入曲张静脉后引起炎症反应而使之闭塞，注射后缠绕弹力绷带。适用于病变局限、术后残留病变或术后复发的病人，目前已以较少使用。

2. 手术治疗 是治疗下肢静脉曲张最根本有效的方法。适用于症状较重、无手术禁忌证且深静脉通畅的病人。常用的手术方式是大隐静脉或小隐静脉高位结扎加剥脱术。其中点式抽剥术疗效好、切口小、普及率高。近年来开展的微创手术，包括静脉腔内激光治疗、腔镜深筋膜下交通静脉结扎术、内镜筋膜下交通静脉旋切刀治疗等均有良好效果。微创手术创伤小、恢复快、有替代传统治疗方式的趋势。对于合并小腿溃疡者，在静脉结扎手术后溃疡常可通过换药治愈，若久治不愈则可行溃疡切除，经植皮后多能治愈。

（五）心理和社会支持状况

下肢静脉曲张为慢性病程，患肢常感沉重不适，形成慢性溃疡经久不愈，影响病人的正常生活和休息，使病人产生焦虑、悲观等消极情绪。注意病人及家属对本病的了解程度及对治疗和预后的反应。

【常见护理诊断/问题】

1. 活动无耐力 与下肢静脉淤血有关。

2. 皮肤完整性受损 与皮肤营养障碍、慢性溃疡有关。

3. 知识缺乏 缺乏本病的预防及治疗的知识。

4. 潜在并发症 小腿慢性溃疡、血栓性静脉炎、静脉曲张破裂出血。

【护理目标】

1. 病人活动耐力增加。

2. 病人慢性溃疡创面得到有效处理。

3. 病人了解本病的预防和治疗知识。

4. 病人无并发症或并发症得到有效预防，及时发现并妥善处理。

【护理措施】

（一）非手术治疗的护理/术前护理

1. 一般护理 加强营养，注意休息，抬高患肢。下床活动时应指导病人使用弹力绷带或穿弹力袜。避免久坐久站，坐位时两膝尽量不要交叉。保持大、小便通畅，避免腹内压过高。保护下肢皮肤，避免搔抓或其他损伤，以免造成感染或出血。

2. 正确使用弹力绷带或穿弹力袜 使用弹力绷带或穿弹力袜时应注意：①宽度和松紧

考点提示
诊断下肢静脉曲张最可靠的方法是下肢静脉造影。

考点提示
治疗下肢静脉曲张最根本有效的方法是手术治疗。

度适宜。弹力绷带松紧度以能将一个手指伸入缠绕的圈内为宜；弹力袜的选择必须适合病人腿部周径，穿着时保证平整无皱褶，短袜在膝下 3cm 处结束，长袜在腹股沟下 3cm 结束。②包扎前应使静脉排空，故在清晨起床前进行最好。③包扎时应从肢体远端开始，逐渐向上缠绕。④使用过程中仔细询问病人使用后的感受，如是否存在麻木、刺痛或疼痛加重，并注意观察肢端的皮肤色泽、下肢肿胀情况。

3. 硬化剂注射护理 注射硬化剂后压迫针眼 1~2 分钟，以无菌敷料覆盖，弹力绷带包扎后再让病人起床。注意包扎时不要刻意加压，以免造成组织损伤。大腿维持压迫 1 周，小腿维持压迫 6 周左右。

4. 并发症的护理 对于小腿慢性溃疡者，可用等渗盐水或者 1 : 5000 呋喃西林溶液湿敷，抬高患肢，加强换药，保持创面清洁，全身应用抗生素；手术日晨再换一次药，换药后用无菌巾包裹，以防污染手术野。血栓性静脉炎的病人，应卧床休息，抬高患肢，局部理疗、热敷、抗凝治疗及应用抗生素，禁止局部按摩，待静脉炎得到控制后，再进行手术治疗。静脉曲张破裂出血的病人，应抬高患肢，并用弹力绷带压迫止血，必要时手术止血。

5. 心理护理 加强与病人的沟通，向病人解释病情发展情况、主要的治疗方法和护理措施，解除病人对疾病的紧张、焦虑、悲观、抑郁等情绪，增强战胜疾病的信心，使其能够积极配合治疗。

（二）术后护理

1. 一般护理 卧床休息，抬高患肢 20°~30°，指导病人进行足背伸屈运动，以促进静脉血回流，减轻肢体肿胀。如无异常情况，术后 24 小时应鼓励病人下床活动，防止深静脉血栓形成。应用弹力绷带加压包扎患肢，防止静脉剥脱部位出血；注意弹力绷带的松紧度，注意末梢血液循环，以能扪及足背动脉搏动和保持足部正常皮肤温度为宜。弹力绷带一般维持 2 周。

> **考点提示**
> 下肢静脉曲张术后宜早期活动，防止深静脉血栓形成。

2. 病情观察 严密观察有无切口及皮下渗血，局部有无感染，有无继发深静脉血栓形成，发现异常应及时报告医生并妥善处理。

3. 小腿溃疡的护理 应继续加强换药，但须避免使用刺激性较强的消毒剂擦拭创面；下床活动或外出时，使用弹力绷带保护小腿；另外注意指导病人修剪指（趾）甲，避免抓、挠皮肤。

（三）健康教育

1. 指导病人适量运动，避免久坐久站，坐位时避免双膝交叉过久。休息时宜抬高患肢。

2. 保护好患肢皮肤，避免搔抓或其他损伤。

3. 指导病人正确使用弹力绷带或弹力袜。非手术治疗的病人应坚持长期使用，手术后病人宜继续使用 1~3 个月。

4. 消除影响下肢静脉回流的因素，保持排便通畅，避免负重劳动，避免使用过紧的腰带和穿紧身衣物。

【护理评价】

1. 病人活动耐力有无增加。

2. 病人皮肤是否完整，或慢性溃疡创面是否得到有效处理。

3. 病人是否掌握了本病的预防和治疗知识。

4. 病人并发症是否得到有效预防，或发生时是否得到及时发现并妥善处理。

小 结

　　原发性下肢静脉曲张的基本病因是先天性静脉壁薄弱、静脉瓣膜缺陷，大隐静脉曲张较小隐静脉曲张更多见。下肢静脉曲张早期症状是长时间站立或行走后下肢沉重、酸胀、乏力，进行性加重的下肢静脉扩张、隆起、迂曲是进展期的主要临床特征，可引起慢性溃疡、血栓性浅静脉炎、静脉曲张破裂出血等并发症。深静脉通畅试验可观察深静脉是否通畅，深静脉不通畅是下肢静脉曲张手术治疗的禁忌证；大隐静脉瓣膜功能试验时，如果放开止血带后10秒内出现自上而下逆向充盈，表明大隐静脉瓣膜功能不全。诊断下肢静脉曲张最可靠的方法是下肢静脉造影。静脉曲张症状较轻、妊娠期静脉曲张、年老体弱或重要器官功能不全而不能耐受手术的病人可采用非手术治疗，如使用弹力绷带包扎和穿弹力袜；对于症状较重、无手术禁忌证且深静脉通畅的病人，下肢静脉曲张最根本有效的方法是手术治疗，常用的手术方式是大隐静脉或小隐静脉高位结扎加剥脱术。护理的要点是正确使用弹力绷带，宽度和松紧度适宜，以能将一个手指伸入缠绕的圈内为宜；包扎前应使静脉排空，故在清晨起床前进行最好；包扎时应从肢体远端开始，逐渐向上缠绕；使用过程中注意观察肢端的皮肤色泽、下肢肿胀情况。下肢静脉曲张术后病人宜早期活动，防止深静脉血栓形成。

第二节　血栓闭塞性脉管炎病人的护理

案例导入

　　钱某，男，52岁，吸烟史近30年，半年前自觉左下肢发凉，行走约1km左右就出现左下肢疼痛，休息后疼痛缓解，但继续行走一段路后疼痛又出现。查体：左下肢皮肤苍白，肌肉萎缩，足背动脉搏动消失。诊断：左下肢血栓闭塞性脉管炎。请分析：

请问：

1. 该病人目前存在的主要护理问题是什么？值班护士应采取哪些护理措施？

2. 如何对病人进行健康指导？

　　血栓闭塞性脉管炎（thromboangitis obliterans，TAO），又称Buerger病，是一种累及血管的炎症性、节段性和周期性发作的慢性闭塞性疾病。主要发生在四肢的中、小动静脉，尤其是下肢血管。我国北方发病率高，好发于男性青壮年。

　　早期以血管痉挛为主，继而血管内膜增厚并有血栓形成，导致管腔堵塞。后期血管壁炎症消退，血栓机化，内有新生的细小血管，血管周围纤维组织增生硬化，将动脉、静脉和周围神经粘连在一起。在血栓闭塞形成的同时，可有侧支循环逐渐建立，症状可暂时缓解；但当侧支循环失代偿时，随着病情反复或加重，最终可导致肢体远端坏疽或溃疡。

【护理评估】

（一）健康史

病因尚不清楚，可能与下列因素有关：①长期吸烟，与本病的发病密切相关，其机制可能与烟碱能使血管收缩有关。②寒冷与潮湿的生活环境，亦可导致血管收缩。③慢性感染和外伤，机体抵抗能力的下降以及血管内膜的损伤，导致血管炎症和闭塞。④性激素、前列腺素失调和自身免疫功能紊乱造成了血管调节功能失调。⑤遗传因素。

> **考点提示**
> 吸烟与血栓闭塞性脉管炎的发生密切相关。

（二）身体状况

起病隐匿，进展缓慢，呈周期性发作，经过较长时间症状逐渐加重。根据病变发展程度可分为三期。

> **考点提示**
> 间歇性跛行是血栓闭塞性脉管炎早期的典型表现。

1. 局部缺血期 由于血管痉挛导致供血不足，表现为患肢肢端发凉、怕冷、有麻木和针刺感。行走一定距离后出现患肢疼痛而被迫停下来，休息后疼痛可缓解，再行走一定距离后又发作，这种现象称为间歇性跛行（intermittent claudication），是此期的典型表现。少数病人可伴有游走性静脉炎，表现为下肢浅静脉条索状炎性栓塞，局部皮肤红肿、有压痛，约2周左右逐渐消失，可反复出现。此期患肢皮肤温度低于正常，足背、胫后动脉搏动明显减弱。

2. 营养障碍期 随着病情进展，除了血管痉挛继续加重以外，还有明显的血管壁增厚和血栓形成，仅依靠侧支循环维持肢体的血供，以致即使在静息状态下也不能满足局部组织的血液供应，肢端出现持续性疼痛，夜间尤甚，这种现象称为静息痛。疼痛使病人不能安睡，为减轻疼痛，常屈膝抱足而坐，或

> **考点提示**
> 血栓闭塞性脉管炎营养障碍期的主要表现是静息痛。

将患肢置于下垂位，以增加血供、缓解疼痛。此期患肢皮肤温度显著降低，足部和小腿皮肤明显苍白，肌肉萎缩，趾甲增厚或脆裂，足背和胫后动脉搏动消失。

3. 坏疽期 当患肢动脉完全闭塞，侧支循环不足以代偿患肢血供时，会发生干性坏疽，从足趾远端开始，逐渐累及全趾，甚至足部或更高平面。坏死组织可自行脱落，形成经久不愈的溃疡创面；当继发感染时，可转变为湿性坏疽，常伴有全身感染中毒的症状。

（三）辅助检查

1. 一般检查 ①测定皮肤温度：双侧肢体对应部位皮肤温度相差2℃以上，提示皮温降低侧动脉血流减少。②跛行距离和跛行时间测定：了解患肢动脉血供情况。③肢体抬高试验（Buerger试验）：让病人平卧，患肢抬高45°，持续3分钟；若患肢出现麻木、疼痛，足部尤其是足趾和足掌皮肤呈苍白色或蜡黄色为阳性。再让病人坐起，下肢下垂于床沿，若足部皮肤出现潮红或发绀者，提示患肢存在严重供血不足。

2. 特殊检查 ①多普勒超声检查：应用多普勒听诊器或监听器检查，可发现病变动脉血流波形幅度降低或呈直线状态，同时还可以做阶段性测压，了解病变部位及其缺血的严重程度。②肢体血流图检查：有助于了解肢体血流通畅情况。③动脉造影：可明确患肢病变血管的闭塞部位、范围、程度及侧支循环等情况。

（四）处理原则

1. 非手术治疗 主要的治疗原则是解除血管痉挛、改善和促进患肢血液循环，防治局部感染。主要的措施是：①一般治疗：绝对戒烟；患肢防止受潮、受寒和外伤感染，注意肢体保暖但不做热疗，以免组织耗氧量增加而加重症状；做 Buerger 运动锻炼患肢，促进侧支循环的建立。②药物治疗：早期症状较轻的病人，应用血管扩张药物、低分子右旋糖酐，能改善血液循环，防止血栓形成；亦可选用活血化瘀的中药进行治疗；并发感染的病人应用抗生素。③高压氧治疗：可提高血氧含量，改善组织的缺氧，对减轻患肢疼痛和促进溃疡愈合有一定的作用。

考点提示

血栓闭塞性脉管炎的病人患肢保暖时不做热疗。

2. 手术治疗 主要目的是增加肢体血液供应和重建动脉血流通路。手术方法主要有腰交感神经节切除术、血管重建术、动静脉转流术、截肢术等。

（五）心理和社会支持状况

病人因患肢持续性疼痛、肢端坏死及劳动能力的丧失，严重影响工作和生活而产生焦虑、急躁、悲观的情绪，甚至对治疗和生活失去信心；对于本病的相关知识缺乏了解；需要家庭成员对病人给予足够的支持。

【常见护理诊断/问题】

1. 慢性疼痛 与患肢缺血、组织坏死有关。

2. 活动无耐力 与患肢供血不足有关。

3. 组织完整性受损 与肢端坏疽、脱落、溃疡有关。

4. 焦虑 与患肢剧痛、久治不愈、对治疗丧失信心有关。

5. 潜在并发症 感染、出血、远端血管栓塞、移植血管闭塞等。

6. 知识缺乏 缺乏本病的预防及患肢功能锻炼方法的有关知识。

【护理目标】

1. 病人患肢疼痛缓解。

2. 病人活动耐力逐渐增加。

3. 病人患肢皮肤完整、无破损。

4. 病人心理压力减轻，情绪稳定。

5. 病人并发症得到有效预防或及时发现、及时处理。

6. 病人获得疾病预防的知识，并学会患肢的锻炼方法。

【护理措施】

（一）非手术治疗的护理/术前护理

1. 一般护理 ①绝对戒烟：在本病的治疗中，戒烟是所有治疗的基础。②保护患肢：注意肢体保暖，避免寒冷刺激，但禁止局部加温，以免局部温度升高增加组织耗氧量，加重局部缺血、缺氧；保持足部清洁、干燥，有足癣者宜及时治疗，切勿搔抓以免皮肤破溃而形成溃疡；已经发生溃疡或坏疽的部位，应避免受压、加强换药；遵医嘱应用抗生素。③疼痛护理：早期疼痛较轻的病人，可给予血管扩张药物、低分子右旋糖酐、中医中药等，改善血液循环，降低血液黏稠度。对于中、晚期疼痛剧烈的病人，可使用麻醉性镇痛药，但应避免成瘾，必要时可用连续性硬膜外阻滞止痛。

2. 病情观察　应定期测量肢体皮肤温度并记录，两侧对比，以观察疗效。密切观察患肢远端的皮温、色泽、感觉和动脉搏动等。进行抗凝治疗的病人，应注意观察其有无出血倾向。

3. 功能锻炼　适用于患肢尚未发生溃疡及坏疽的病人。指导病人进行 Buerger 运动，促进侧支循环的建立。鼓励病人每日适量活动，用疼痛出现的行走时间和行走距离作为活动量的指标。

> **考点提示**
> 指导病人进行 Buerger 运动的目的是促进侧支循环的建立。

4. 心理护理　因为患肢的持续疼痛、肢端坏死，甚至手术进行截肢等因素，病人常有焦虑、悲观的心理。医护人员应同情和体贴病人，帮助病人消除悲观情绪，树立战胜疾病的信心，使其积极配合治疗和护理。

（二）术后护理

1. 体位与活动　静脉血管重建手术后应制动 1 周，抬高患肢 30℃，以促进静脉血液回流。动脉血管重建手术后，应平置患肢并卧床制动 2 周。对于卧床制动者，应坚持做足背伸屈运动，促进局部血液循环。

2. 病情观察　密切观察血压、脉搏及切口渗血等情况；血管重建术后应密切观察患肢远端的皮温、色泽、感觉及脉搏强度以判断血管通畅情况，若发现肢端疼痛、麻木、苍白、动脉搏动减弱或消失时，应考虑手术部位可能发生了血管痉挛或继发血栓形成，及时通知医生处理；行抗凝治疗的病人，应注意观察其有无出血倾向。

3. 功能锻炼　鼓励病人早期进行肌肉收缩和舒张交替运动，促进血液回流和组织间液重吸收，有利于减轻患肢肿胀，避免发生下肢深静脉血栓形成。

（三）健康教育

1. 生活指导

（1）指导病人坚持戒烟，消除烟碱对血管的刺激作用。

（2）指导病人注意患肢保暖，避免受寒和外伤。

2. 康复指导

（1）指导病人进行 Buerger 运动，方法：病人平卧，将双下肢抬高 45°，维持 2~3 分钟，然后双足下垂于床边 2~3 分钟，同时踝部进行背屈、跖屈、左右摆动的运动，其次将足趾向上翘并尽量伸开，再向下收拢。恢复平卧位 2~3 分钟，同时进行踝部和足趾的运动。如此反复运动 5 遍为一次，每天进行 3~4 次。

（2）遵医嘱继续服用抗血小板聚集药物及扩血管药物，合理使用止痛药，注意药物的副作用。定期门诊复查。

【护理评价】

1. 病人患肢疼痛是否缓解。

2. 病人活动耐力是否增强。

3. 病人患肢皮肤是否完整、无破损。

4. 病人心理压力是否减轻。

5. 病人并发症是否得到有效预防或及时发现、及时处理。

6. 病人是否获得疾病预防的知识，并学会患肢的锻炼方法。

小　结

　　血栓闭塞性脉管炎是一种累及血管的炎症性、节段性和周期性发作的慢性闭塞性疾病。主要发生在四肢的中、小动静脉，尤其是下肢血管。长期吸烟，与本病的发病密切相关。根据病变发展程度可分为局部缺血期、营养障碍期和坏疽期；间歇性跛行是局部缺血期的典型表现；营养障碍期的主要表现是静息痛；当患肢动脉完全闭塞，侧支循环不足以代偿患肢血供时，会发生干性坏疽。一般检查方法有测定皮肤温度、跛行距离和跛行时间测定、Buerger 试验，影像学检查使用多普勒超声检查、动脉造影等。非手术治疗的主要治疗原则是解除血管痉挛、改善和促进患肢血液循环，防治局部感染。主要方法有抬高患肢、溶栓治疗、抗凝治疗、祛聚疗法。手术治疗的主要目的是增加肢体血液供应和重建动脉血流通路，手术方法主要有腰交感神经节切除术、血管重建术、动静脉转流术、截肢术等。护理重点是指导病人进行 Buerger 运动，促进侧支循环的建立，方法是让病人平卧，将双下肢抬高45°，维持2~3分钟，然后双足下垂于床边2~3分钟，同时踝部进行背屈、跖屈、左右摆动的运动，其次将足趾向上翘并尽量伸开，再向下收拢；恢复平卧位2~3分钟，同时进行踝部和足趾的运动；如此反复运动5遍为一次，每天进行3~4次。

第三节　深静脉血栓形成病人的护理

　　深静脉血栓形成（deep venous thrombosis，DVT）是血液在深静脉血管中非正常凝结而阻塞管腔，导致静脉回流障碍。血栓形成后，少数能够自行消融或局限于发生部位，大部分会扩散至整个肢体的深静脉干，如不及时治疗和处理，将造成不同程度的慢性深静脉功能不全，影响病人的生活和工作能力，严重者可致残。血栓脱落可导致肺栓塞，造成极为严重的后果。

知识拓展

下肢深静脉血栓形成的临床类型

　　根据急性期血栓形成的解剖部位分型：①周围型：包括股静脉血栓形成及小腿深静脉血栓形成。局限于股静脉的血栓形成，主要临床特征为大腿肿痛，由于髂-股静脉通畅，故下肢肿胀往往不严重。局限在小腿部的深静脉血栓形成，通常感觉小腿部疼痛或肿胀感，腓肠肌有压痛，足踝部轻度肿胀。若在膝关节伸直位，做踝关节过度背屈试验可导致小腿剧痛，为 Homans 征阳性。②中央型：即髂-股静脉血栓形成，左侧多见。起病骤急；局部疼痛，压痛；腹股沟韧带以下患肢肿胀明显；浅静脉扩张，尤以腹股沟部和下腹壁明显；在股三角区，可扪及股静脉充满血栓所形成的条索状物；伴有发热，但一般不超过38.5℃。③混合型：即全下肢深静脉血栓形成。无论是髂-股静脉血栓形成逆行扩散，抑或小腿肌肉静脉丛血栓形成顺行扩展，只要累及整个下肢深静脉系统，均为混合型。但后者发病隐匿，症状开始时轻微，直到髂-股静脉受累，才出现典型表现。凡发病急骤，无论髂－股静脉血栓形成逆行扩展或小腿肌肉静脉丛血栓形成顺行繁衍，只要血栓滋长，使患肢整个静脉系统几乎全部处于阻塞状态，同时引起动脉强烈痉挛者，称为"股青肿"。临床上表现为患肢剧烈疼痛，广泛肿胀，皮肤紧张、发亮并呈青紫色，有的可发生水疱，皮温明显降低，足背、胫后动脉搏动消失。全身反应明显，体温常达39℃以上，可出现休克及肢体静脉性坏疽。

【护理评估】

（一）健康史

1946年，Virchow提出血流缓慢、静脉损伤和血液高凝状态是导致深静脉血栓形成的三大因素，这些因素可导致血液系统的促凝物质增加、纤溶活性降低继而诱发血栓形成。全身主干静脉均可发病，尤其是下肢静脉，多见于左下肢。

（二）身体状况

1. 肿胀 患肢肿胀是最常见的症状，患肢组织张力高，急性期呈非凹陷性水肿，皮色泛红、皮温升高；肿胀严重时皮肤可出现水疱。由于血栓部位的不同，肿胀部位也有所差异。髂－股静脉血栓形成的病人，整个患侧肢体肿胀明显；而小腿静脉丛血栓形成的病人，肿胀仅局限在小腿；下腔静脉血栓形成的病人，两下肢均出现肿胀。肿胀大多在起病后第2～3天最重，之后逐渐消退。消退时先表现为组织张力减弱，再表现为患肢周径逐渐缩小，但很难恢复正常，除非血栓早期即被完全消除。

2. 疼痛 疼痛的原因主要有两个方面：一方面是因为血栓在静脉内引起炎症反应，使患肢局部产生持续性疼痛；另一方面是因为血栓堵塞静脉，使下肢静脉回流受阻，患侧肢体胀痛，直立时疼痛加重，抬高患肢时疼痛可减轻。在静脉血栓产生炎症反应的部位可有压痛。当踝关节过度背屈时，由于腓肠肌和比目鱼肌被动拉长而刺激小腿肌肉内病变的静脉，引起小腿肌肉深部疼痛，为Homans征阳性。由于挤压小腿有使血栓脱落的危险，故检查时用力不宜过大。

3. 浅静脉曲张 浅静脉曲张属于深静脉血栓形成后的代偿性反应，当主干静脉堵塞后，下肢静脉血液通过浅静脉回流而致浅静脉代偿性扩张，通常在发病1～2周后可见浅静脉曲张。

4. 股白肿 下肢深静脉急性栓塞时，下肢水肿在数小时内达到最高程度，肿胀呈可凹陷性及高张力，阻塞主要发生在股静脉系统内。当合并感染时，刺激动脉持续痉挛，可见全肢体的肿胀、皮肤苍白及皮下小静脉网状扩张，称为"股白肿"。

5. 股青肿 当下肢深静脉血栓广泛累及肌肉内静脉丛时，髂－股静脉及其侧支全部被血栓阻塞，组织张力极度增高，使下肢静脉处于严重的回流障碍，导致下肢动脉痉挛、肢体缺血甚至坏死。临床上表现为患肢疼痛剧烈、肿胀广泛，皮肤紧张发亮并呈青紫色，伴有水疱或血疱，皮温降低，足背、胫后动脉搏动明显减弱或消失，病人全身反应强烈，称为"股青肿"，是急性深静脉血栓形成最严重的类型。如不及时治疗，易出现休克及下肢湿性坏疽。

（三）辅助检查

1. 血管无损伤性检查法 近年来对诊断深静脉血栓形成的检查法有很大进展，包括放射性纤维蛋白原试验，超声波检查电阻抗体积描记法等血管无损伤性检查法。放射性纤维蛋白原试验对检查小腿深静脉血栓较敏感；超声波对检查髂-股静脉血栓形成最有价值。如采用上述两种检查法诊断仍尚难明确，仍需做静脉造影。

2. 下肢静脉顺行造影 造影X线片可显示静脉内球状或蜿蜒状充盈缺损，或静脉主干不显影、远侧静脉扩张，附近有丰富的侧支静脉，均提示静脉内有血栓形成。顺行静脉造影可了解血栓的部位和范围，是最可靠的检查方法。

3. D-二聚体浓度测定 主要反映纤维蛋白溶解功能，只要血管内有活化血栓形成并继发纤维溶解活动，D-二聚体就会升高。D-二聚体阴性一般可排除深静脉血栓形成；D-二聚体阳性者，需要进一步做影像学检查。

（四）处理原则

1. 非手术治疗 ①卧床休息和抬高患肢：急性深静脉血栓形成的病人需卧床休息1～2周，使血栓黏附于静脉内膜，减轻局部疼痛，促使炎症反应消退。开始起床活动时需穿弹力袜或用弹力绷带，以增加静脉回流量、减轻下肢肿胀。②抗凝疗法：是深静脉血栓形成最主要的治疗方法，其作用在于防止已形成的血栓扩大和新发血栓形成。③溶栓疗法：病程不超过72小时者，可应用纤维蛋白溶解剂。④其他药物：中分子量或低分子量右旋糖酐是治疗急性深静脉血栓形成的辅助药物，现已被广泛应用。

2. 手术治疗 下肢深静脉血栓形成一般不做手术取栓，但对于广泛性髂-股静脉血栓形成伴动脉血供障碍而肢体趋于坏疽者，则常需手术取栓。髂-股静脉血栓祛除术的手术时间一般在发病72小时内，尤以48小时内效果最好。手术时间越早，血栓与静脉壁粘连所致炎症反应程度越轻，静脉内膜破坏越小，继发血栓形成越少，手术取栓越彻底。

（五）心理和社会支持状况

本病起病突然，突发的下肢疼痛和肿胀可引起病人的焦虑和恐惧，对治疗和生活丧失信心。病人和家属对于预防和治疗本病缺乏相关的知识。

【常见护理诊断/问题】

1. 疼痛 与血栓在静脉内发生炎症反应和血栓堵塞静脉导致血流不畅有关。

2. 组织灌注量无效 与下肢静脉淤血有关。

3. 潜在并发症 出血、肺栓塞、血栓再形成。

4. 知识缺乏 缺乏深静脉血栓形成的治疗、护理及预防并发症的有关知识。

【护理目标】

1. 病人疼痛减轻或消失。

2. 病人组织灌注情况良好。

3. 病人的并发症得到有效预防，及时发现、及时处理。

4. 病人获得自我护理的知识。

【护理措施】

（一）非手术治疗的护理/术前护理

1. 休息与活动　急性深静脉血栓形成的病人需卧床休息 1～2 周，抬高患肢 20°～30°，嘱病人做足背屈伸运动，每日数十次，每次 3～5 分钟。开始起床活动时需穿弹力袜或用弹力绷带，适度地压迫浅静脉，以促进静脉回流。

2. 疼痛护理　病人患肢疼痛明显可给予止痛剂，禁止热敷和按摩患肢，以免血栓脱落造成肺动脉栓塞。

3. 病情观察　密切观察患肢疼痛的部位、持续时间、性质、程度，皮温、皮肤颜色、动脉搏动及肢体感觉，并每日进行测量、记录、比较。

4. 饮食护理　宜进食高纤维素、低脂的食物，预防便秘。避免腹内压增高，影响下肢静脉回流。

5. 药物治疗护理　①抗凝疗法：急性期一般先用肝素或低分子肝素静脉或皮下注射；急性期之后过渡到口服抗凝药物维持 3 个月以上，如华法林、利伐沙班等。②溶栓疗法：对于病程不超过 72 小时者效果较好，常用药物是尿激酶等。③其他治疗：祛聚药物包括低分子右旋糖酐、阿司匹林、丹参等，常用于辅助治疗。

6. 心理护理　应向病人解释疾病发生的原因及治疗方法，使其树立治疗的信心。对于手术的病人，要耐心向病人及家属解释手术方法的特点，指导其做好术前准备，解除病人的疑虑。

（二）术后护理

1. 按外科手术后一般护理常规及麻醉后常规护理。

2. 深静脉血栓形成取栓术后，观察患肢周径的变化，每日定时、定位测量肢体周径变化，观察患肢远端皮肤的温度、色泽、感觉和脉搏强度，以了解治疗效果。

3. 在使用溶栓药物、抗凝药物、纤溶药物治疗期间，观察药物的过敏反应、出血倾向等毒副作用，每周定时监测凝血功能。对胃黏膜有刺激性的药物予以饭后服用。

（三）健康教育

1. 指导病人正确使用弹力绷带及弹力袜。适当进行下肢肌肉的锻炼，当行走出现疼痛时立即休息，疼痛减轻后再继续。活动遵照循序渐进的原则，逐日增加活动量。避免长时间保持同一姿势。

2. 注意调整饮食，宜进食低脂和富含纤维素的食物，避免腹内压增高。多饮水，降低血液黏稠度，促进代谢废物排泄，防止血栓再形成。

3. 严格遵医嘱服用抗凝药物，用药期间注意观察有无出血倾向，每周复查凝血功能。

【护理评价】

1. 病人疼痛是否减轻或消失。

2. 病人组织灌注情况是否改善。

3. 病人的并发症是否得到有效预防，或及时发现、及时处理。

4. 病人是否获得自我护理的知识。

小结

深静脉血栓形成是血液在深静脉血管中非正常凝结而阻塞管腔，导致静脉回流障碍，全身主干静脉均可发病，尤其是下肢静脉，多见于左下肢。血流缓慢、静脉损伤和血液高凝状态是导致深静脉血栓形成的三大因素。患肢肿胀、疼痛是最常见的症状，浅静脉曲张属于深静脉血栓形成后的代偿性反应，下肢深静脉急性栓塞合并感染时，刺激动脉持续痉挛，可见全肢体的肿胀、皮肤苍白及皮下小静脉网状扩张，称为"股白肿"；当下肢深静脉血栓广泛累及肌肉内静脉丛时可引起"股青肿"，是急性深静脉血栓形成最严重的类型。下肢静脉顺行造影可了解血栓的部位和范围，是最可靠的检查方法。下肢深静脉血栓形成一般不做手术取栓，非手术治疗的方法主要有抬高患肢、溶栓治疗、抗凝治疗、祛聚疗法；但对于发病 72 小时内或广泛性髂-股静脉血栓形成伴动脉血供障碍而肢体趋于坏疽者应手术取栓，手术时间越早，效果越好。护理重点是药物治疗护理，急性期一般先采用抗凝治疗，给予肝素或低分子肝素静脉或皮下注射；急性期之后过渡到口服抗凝药物维持 3 个月以上，如华法林、利伐沙班等。对于病程不超过 72 小时者溶栓效果较好，常用药物是尿激酶等。

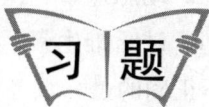

习题

一、选择题

【A1/A2 型题】

1. 下肢静脉曲张发病的根本原因是
   - A. 长期从事站立工作
   - B. 胸腔负压作用减低
   - C. 下肢肌肉收缩减弱
   - D. 皮下脂肪减少
   - E. 先天性静脉壁薄弱及发育不良

2. 下肢静脉曲张的主要临床表现是
   - A. 下肢静脉隆起
   - B. 下肢酸胀、乏力
   - C. 久站足部浮肿
   - D. 肢端坏死
   - E. 足部皮肤苍白、发冷、肌肉萎缩

3. 下肢静脉曲张病人手术治疗的禁忌证是
   - A. 深静脉不通畅
   - B. 大隐静脉瓣膜功能不全
   - C. 交通支瓣膜功能不全
   - D. 小腿溃疡
   - E. 下肢水肿

4. 下肢浅静脉曲张明显时在大腿中部扎止血带，松紧适度能阻断浅静脉血流，嘱病人做快速下蹲运动 20 次，如曲张静脉充盈明显减退，说明
   - A. 深、浅静脉交通支瓣膜功能不全
   - B. 大隐静脉入股静脉处瓣膜功能不全
   - C. 大隐静脉入股静脉处瓣膜功能良好
   - D. 深静脉通畅良好

E. 深静脉阻塞

5. 下肢静脉曲张剥脱术后护理，正确的是
  A. 卧床休息 10 天　　　　B. 患肢制动　　　　C. 只允许在床上活动
  D. 早期下床活动　　　　E. 1 周后方可行走

6. 下肢静脉曲张手术治疗后要指导病人适当地早期活动，其临床意义主要是
  A. 防止肺部并发症　　　　B. 防止皮肤压疮　　　　C. 防止下肢肌萎缩
  D. 防止深静脉血栓形成　　E. 防止泌尿系统并发症

7. 诊断原发性下肢静脉曲张最可靠的方法是
  A. 下肢静脉压测定　　　　B. 下肢静脉造影　　　　C. MRI 检查
  D. 深静脉通畅试验　　　　E. CT 检查

8. 治疗下肢静脉曲张最根本、有效的方法是
  A. 抬高患肢休息　　　　B. 注射硬化剂　　　　C. 手术治疗
  D. 弹力绷带包扎　　　　E. 穿弹力袜

9. 血栓闭塞性脉管炎早期典型的临床表现是
  A. 肢端发绀、发凉　　　　B. 下肢酸胀、乏力　　　　C. 静息痛
  D. 间歇性跛行　　　　E. 持续性疼痛

10. 出现间歇性跛行的主要原因是
  A. 动脉管壁增厚　　　　B. 动脉痉挛、供血不足　　　C. 静脉血栓形成
  D. 动脉栓塞　　　　E. 缺乏维生素

11. 血栓闭塞性脉管炎的护理，不正确的是
  A. 止痛，禁烟　　　　B. 指导抬腿运动　　　　C. 患肢用热水袋加温
  D. 保持患肢干燥　　　　E. 测皮温，观察疗效

12. 血栓闭塞性脉管炎病人营养障碍期的典型表现是
  A. 静息痛　　　　B. 间歇性跛行　　　　C. 游走性静脉炎
  D. 干性坏疽　　　　E. 湿性坏疽

13. 关于下肢深静脉血栓形成后综合征，下列描述不正确的是
  A. 浅静脉曲张　　　　　　　　B. 行大隐静脉高位结扎加剥脱术效果显著
  C. Homans 征阳性　　　　　　D. 长时间站立后下肢肿胀
  E. 需要长期弹力袜支持

14. 李某，女，46 岁，做下肢静脉瓣膜功能试验，先平卧，抬高患肢，待曲张静脉淤血排空后，在大腿根部扎止血带。病人站立后，30 秒内曲张静脉迅速充盈，说明
  A. 交通支瓣膜功能不全　　B. 小隐静脉瓣膜功能不全　　C. 深静脉瓣膜功能不全
  D. 大隐静脉瓣膜功能不全　　E. 血管内膜增生

15. 王某，男，40 岁，因下肢静脉曲张行高位结扎及剥脱术后 4 小时，因站立排尿，小腿部伤口处突然出血不止。紧急处理方法是
  A. 指压止血　　　　B. 用止血带　　　　C. 于站立位包扎
  D. 钳夹结扎　　　　E. 平卧，抬高患肢，加压包扎

16. 陈某，女，55 岁，左下肢血栓闭塞性脉管炎行动脉血管重建术后，患肢卧床制动
  A. 3 天　　　　B. 5 天　　　　C. 1 周

D. 2 周　　　　　　　　　E. 3 个月

【A3/A4 型题】

(17～18 题共用题干)

李某，男，56 岁，左小腿有数条蚯蚓状血管团，内有硬结并加重，诊断为下肢静脉曲张。

17. 检查深静脉是否通畅的试验是

A. 屈氏试验Ⅰ　　　　　　B. 屈氏试验Ⅱ　　　　　　C. Perthes 试验

D. 肢体抬高试验　　　　　E. 闭孔内肌试验

18. 行大隐静脉高位结扎加剥脱术，有关术后护理措施不正确的是

A. 监测并发症　　　　　　B. 定时做足背屈伸运动　　　C. 患肢穿弹力袜

D. 患肢制动 1 周　　　　　E. 抬高患肢

二、思考题

谭某，男，53 岁，吸烟史 30 余年。近半年来久站或走路时右腿沉重、酸痛、麻木，严重时小腿肌肉抽搐、疼痛，不得不停下来休息。查体：右足发凉，右侧足背动脉搏动较左侧弱。

请问：

1. 病人目前存在的主要护理问题是什么？

2. 若采取非手术治疗，主要的护理措施有哪些？

(郭慧东)

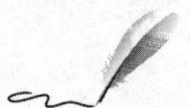

第二十四章　泌尿、男性生殖系统疾病病人的护理

学习目标

1. **掌握**　泌尿、男性生殖系统疾病的主要症状，泌尿、男性生殖系统疾病病人的护理评估、护理措施的内容和方法。

2. **熟悉**　泌尿、男性生殖系统疾病的常用检查方法及护理措施，泌尿、男性生殖系统疾病病人常见的护理诊断/问题。

3. **了解**　泌尿、男性生殖系统的解剖和生理，泌尿、男性生殖系统疾病的病理生理概要和护理目标。

4. 学会膀胱冲洗操作技术。

5. 具有敏锐的观察能力、沟通能力以及人文关怀能力。

第一节　泌尿、男性生殖系统疾病的主要症状

案例导入

　　杨某，男，69岁，前列腺增生症病史10年，有排尿困难，慢性尿潴留，每夜排尿3次以上，每次尿量约80ml，睡眠常受到影响。近日常不能控制排尿而尿湿衣裤，病人十分痛苦。

　　请问：

　　1. 病人尿失禁属于哪种类型？

　　2. 产生此类尿失禁的原因是什么？

一、排尿异常

1. 尿频（frequency of urination）　有尿意的排尿次数明显增加称为尿频。正常人膀胱容量男性约400ml，女性约500ml。一般白天排尿4~6次，夜间0~1次，每次尿量300~400ml。引起尿频的常见原因有泌尿与生殖系统炎症、膀胱结石、肿瘤、良性前列腺增生症等。由于炎性水肿或膀胱伸缩力降低可以引起膀胱容量减少，或者由于膀胱排空障碍导致持续性尿潴留而引起膀胱有效容量减少。若排尿次数增加而每次排尿量并不减少，甚至增多，可能为生理性因素引起，如饮水过多、食用利尿食物；或病理性因素所致，如糖尿病、尿崩症或肾浓缩功能障碍等所致。

2. 尿急（urgency of urination）　有尿意即迫不及待地要排尿而难以自控，但尿量却很

少。常与尿频同时存在。多见于膀胱炎症或膀胱容量显著缩小时，亦可见于焦虑或精神紧张者。

3. 尿痛（odynuria） 排尿时感到尿道疼痛。可发生在尿初、排尿过程中、尿末或排尿后。疼痛呈烧灼样，与膀胱、尿道、前列腺感染有关。尿频、尿急、尿痛常同时存在，三者合称为膀胱刺激征。

4. 排尿困难（difficulty of urination） 尿液不能通畅地排出。可表现为排尿迟缓、费力、射程变短，尿线无力、变细、分叉、滴沥等。多由膀胱以下尿路梗阻引起。

5. 尿潴留（urinary retention） 膀胱内充满尿液而不能排出。分为急、慢性两类。

（1）急性尿潴留 由于膀胱出口以下尿路严重梗阻、膀胱感觉或运动神经受损、膀胱括约肌收缩乏力所致。表现为突然不能排尿，膀胱尿液潴留，伴膀胱区胀痛难忍。常见于尿道外伤、尿道结石、急性前列腺炎、前列腺增生症、腰麻及会阴部手术后病人。

（2）慢性尿潴留 由于膀胱颈部以下尿路不完全性梗阻或神经源性膀胱所致。表现为逐渐加重的排尿困难，膀胱充盈，耻骨上膀胱区不适，严重时可出现充盈性尿失禁。多见于前列腺增生症、尿道狭窄、神经源性膀胱等疾病。

6. 尿失禁（incontinence of urination） 尿液不受主观意志控制地从尿道口流出。可分为四种类型。

（1）真性尿失禁 又称完全性尿失禁。指膀胱失去控尿能力，尿液连续从膀胱中流出，膀胱呈空虚状态。常见原因有尿道括约肌受损、先天性或获得性神经源性膀胱等疾病。

（2）假性尿失禁 又称充盈性尿失禁。指膀胱过度充盈，压力增高，引起尿液不断溢出。常见于前列腺增生症等原因所致慢性尿潴留。

（3）压力性尿失禁 当腹压突然增高（咳嗽、打喷嚏、大笑、屏气等）时，尿液不随意地流出。多见于女性，特别是多次分娩者、绝经期妇女。

（4）急迫性尿失禁 严重尿频、尿急时不能控制尿液而致失禁。常继发于膀胱的严重感染，可能是由于膀胱的不随意收缩引起。

7. 漏尿（leakage of urination） 尿液不经尿道口而由泌尿道瘘口流出，如输尿管阴道瘘、膀胱或尿道阴道瘘、脐尿道瘘等。

二、尿液异常

1. 尿量异常

（1）少尿（oliguria）成人24小时尿量少于400ml或每小时尿量少于17ml为少尿。

（2）无尿（anuria）成人24小时尿量少于100ml为无尿。

少尿或无尿提示肾功能障碍，是由于肾排出量减少引起，原因可以是肾前性、肾性和肾后性因素。无尿应与尿潴留区别，无尿膀胱是空虚的，而尿潴留是膀胱内有尿而排不出。

2. 血尿（hematuria） 尿液中含有血液。根据尿液含血量的多少可分为镜下血尿和肉眼血尿。

（1）镜下血尿 借助于显微镜见到尿中有红细胞者称为镜下血尿。一般认为离心尿每高倍视野中红细胞超过3个即有病理意义。

（2）肉眼血尿　肉眼能见到血色的尿，称为肉眼血尿。一般在 1000ml 尿中含 1ml 血液即呈肉眼血尿。根据血尿出现阶段的不同，肉眼血尿可分为：①初始血尿（initial hematuria）：血尿出现在排尿起始段。提示出血部位在尿道或膀胱颈部。②终末血尿（terminal hematuria）：血尿出现在排尿终末段。提示出血部位在后尿道、膀胱颈部或膀胱三角区。③全程血尿（total hematuria）：排尿的全过程都是血尿。提示出血部位在膀胱或其以上部位。

血尿程度与疾病严重性不成比例。血尿是否伴有疼痛对区别良、恶性泌尿系统疾病有重要意义。血尿伴排尿疼痛大多与尿石症有关，血尿伴膀胱刺激征提示泌尿系统感染，而间歇性无痛性血尿常应考虑泌尿系统肿瘤。

血尿应与色素尿（某些食物及药物引起）、血红蛋白尿、尿道滴血等进行鉴别。前尿道出血，血液自尿道口滴出是尿道滴血，并非血尿。

3. 脓尿（pyuria）　尿液中含大量白细胞，一般离心尿每高倍视野白细胞超过 3 个以上为脓尿。提示泌尿系统感染。

4. 乳糜尿（chyluria）　淋巴液进入尿路，使尿液呈乳白色，称为乳糜尿。其内含有脂肪、蛋白质，也可混有红、白细胞。若含有较多的红细胞，尿呈红褐色，称为乳糜血尿，多为丝虫病的后遗症。

5. 晶体尿（crystalluria）　是尿中有机或无机物质沉淀、结晶所致。常见于尿液中盐类呈过饱和状态时。排出时尿澄清，静置后有白色沉淀物，经加热或加酸后，尿液变清。

三、尿道分泌物

根据病因不同而表现为不同症状。大量黏稠黄色的脓性分泌物是淋菌性尿道炎的典型症状。少量无色或白色稀薄分泌物为支原体、衣原体所致非淋菌性尿道炎引起。慢性前列腺炎病人在晨起排尿前或排便后自尿道口流出少量白色、黏稠分泌物。血性分泌物提示尿道癌。

四、疼痛

为常见的重要症状。

1. 肾和输尿管痛　肾病变所导致的疼痛常位于肋脊角、腰部和上腹部，一般为持续性钝痛，亦可为锐痛。肾盂 – 输尿管连接处或输尿管急性梗阻时，可引起肾绞痛（renal colic），其特点是绞痛呈阵发性、剧烈难忍，病人辗转不安、大汗，伴恶心、呕吐；疼痛可沿输尿管行径放射至下腹、膀胱区、外阴或大腿内侧。

2. 膀胱痛　由于膀胱炎症、结石、肿瘤和急、慢性尿潴留等原因所致。急性尿潴留引起的疼痛常位于耻骨上区域，多为持续性胀痛，但慢性尿潴留可无疼痛或仅有不适感。膀胱炎症所导致的疼痛常呈烧灼痛或锐痛，男性病人常放射至阴茎头部及远端尿道，而女性病人则放射至整个尿道。

3. 前列腺痛　常由急、慢性前列腺炎症引起，表现为会阴、直肠、腰骶部疼痛，有时可牵涉到耻骨上区、腹股沟区及睾丸。

4. 阴囊痛　由睾丸或附睾病变引起，包括外伤、精索扭转、睾丸或附睾附属物扭转以及感染，其中以附睾炎最为多见。表现为阴囊不适、坠胀或疼痛，如睾丸扭转和急性附睾炎可引起睾丸剧烈疼痛。

小结

　　泌尿、男性生殖系统疾病的主要症状有排尿异常、尿液异常、尿道分泌物、疼痛。排尿异常包括尿频、尿急、尿痛、排尿困难、尿潴留、尿失禁、漏尿等；尿频、尿急、尿痛合称为膀胱刺激征。尿液异常包括尿量异常、血尿、脓尿、乳糜尿、晶体尿等；血尿程度与疾病严重性不成比例；血尿是否伴有疼痛对区别良、恶性泌尿系统疾病有重要意义，如血尿伴排尿疼痛大多与尿石症有关，血尿伴膀胱刺激征提示泌尿系统感染，而间歇性无痛性血尿常应考虑泌尿系统肿瘤。疼痛为泌尿、男性生殖系统疾病常见的重要症状，主要包括肾和输尿管痛、膀胱痛、前列腺痛、阴囊痛等，肾盂 – 输尿管连接处或输尿管急性梗阻时，可引起肾绞痛。

第二节　泌尿、男性生殖系统的常用检查及护理

案例导入

　　胡某，男，26 岁，车祸致右侧腰、腹部受伤，自觉右侧腰腹部疼痛伴血尿 3 小时入院。体检：T 36.5℃，P 110 次/分，R 24 次/分，BP 80/50mmHg。神志清醒，精神萎靡，表情痛苦，面色苍白，四肢湿冷。右侧腰腹部疼痛拒按，有轻度肌紧张和反跳痛。疑有泌尿系统损伤。

请问：

1. 哪些检查方法对明确诊断有帮助？

2. 哪项影像学检查作为首选检查项目？

3. 检查前后的护理配合有哪些？

一、实验室检查

1. 尿液检查

（1）尿常规　以新鲜晨尿为宜，盛在清洁容器内。男性包皮过长，应翻开包皮后收集；女性宜留取中段尿，避免混入白带或其他分泌物，月经期间不留经尿道排出的尿液。正常尿液淡黄、透明，比重 1.015～1.025，尿糖阴性，含极微量蛋白。离心沉淀后尿沉渣进行显微镜检查，观察有无白细胞、红细胞、细菌、管型及晶体。

（2）尿三杯试验　在尿流连续不断的情况下，取排尿最初 5～10ml 为第一杯，排尿最后 5～10ml 为第三杯，中间部分为第二杯。第一杯尿液异常，提示病变在尿道；第三杯尿液异常，提示病变在后尿道、膀胱颈或三角区；三杯尿液均异常，提示病变在膀胱或以上部位。

（3）尿细菌学检查　用于泌尿系统感染的诊断和临床用药指导。常用检查：①尿结核分枝杆菌检查：收集 12 小时或 24 小时尿液，尿沉渣经抗酸染色做涂片检查或结核分枝杆菌培养。②尿培养及菌落计数：男性取清洁中段尿，女性可经导尿获取标本；以耻骨上膀

胱穿刺留取标本最准确。若尿内菌落数超过 10^5 cfu/ml，提示为尿路感染；耻骨上膀胱穿刺取尿或病人尿频明显，尿内致病菌菌落数超过 10^2 cfu/ml 时即具有诊断意义。

（4）尿细胞学检查（urinary cytology） 宜取新鲜尿沉渣涂片检查，阳性结果提示可能有泌尿系统移行细胞肿瘤。用作膀胱肿瘤的初步筛选或术后随访。

（5）膀胱肿瘤抗原（bladder tumor antigen，BTA） 用于测定尿中有无肿瘤相关抗原，有定性和定量两种方法，定性方法检测简单，正确率在 70% 左右，阳性反应提示尿路上皮肿瘤存在可能。

2. 肾功能检查

（1）尿比重 反映肾浓缩功能和排泄废物功能。当肾功能受损时，肾浓缩功能进行性减弱，尿比重降低。尿比重固定或接近 1.010，提示肾浓缩功能严重受损。影响尿比重的因素较多，如缺水、尿中葡萄糖及蛋白等大分子物质可使比重增高。

（2）血肌酐和血尿素氮测定 二者为蛋白质代谢产物，主要经肾小球滤过排出。肾实质损害时，血肌酐和血尿素氮增高，其增高的程度与病情严重性成正比，故可判断病情和预后。血肌酐测定较血尿素氮精确。血尿素氮受分解代谢、饮食和消化道出血等多种因素影响。

（3）内生肌酐清除率 判断肾小球损害的敏感指标，能较早反映肾小球滤过功能。肌酐由肾小球滤过，内生肌酐清除率接近于用菊糖测定的肾小球滤过率，因方法简便，临床比较常用。内生肌酐清除率＝［尿肌酐（U）÷血肌酐（P）］×每分钟尿量（V）（ml/min），正常值为 90～110ml/min。

3. 前列腺特异性抗原（prostate specific antigen，PSA） PSA 是一种含有 237 个氨基酸的单链糖蛋白，由前列腺腺泡和导管上皮细胞分泌，具有前列腺组织特异性。血清 PSA 检测常采用放射免疫和酶联免疫测定法。正常男性血清 PSA 浓度为 0～4ng/ml，如血清 PSA ＞10ng/ml 应高度怀疑前列腺癌。

二、诊断性器械检查

1. 导尿检查 可用于诊断和治疗。

（1）适应证 ①收集无菌尿标本。②测定膀胱容量、压力、残余尿，注入造影剂确定有无膀胱损伤，探测尿道有无狭窄或梗阻。③解除尿潴留，持续引流尿液，膀胱内药物灌注等。

（2）禁忌证 急性尿道炎。

2. 尿道探条 用以检查尿道有无狭窄，同时也可用以扩张尿道。有不同型号的尿道探条，如用于扩张尿道，一般首选 18～20F 探条，以免过细探条之尖锐头部损伤或穿破尿道，在上述型号范围内依次从细到粗探查扩张。操作时动作轻柔，可使用黏膜局部麻醉，使其平滑地通过尿道进入膀胱，不能用暴力推进，两次尿道扩张的间隔时间不少于 3 日。

3. 膀胱尿道镜（cystourethroscope） 观察镜有 0°、30°、70° 等的视角，在表面麻醉或骶麻下，可在尿道、膀胱内进行全面检查，直接窥查尿道及膀胱内有无病变，通过膀胱镜可取活体组织做病理检查、钳取异物与破碎结石。通过插管镜经双侧输尿管口插入输尿管导管，收集肾盂尿送检或做逆行肾盂造影，亦可进行输尿管套石术或放置输尿管支架管做内引流。

（1）禁忌证　尿道狭窄、膀胱炎症、膀胱容量小于 50ml 者。

（2）并发症　尿道损伤与出血、急性尿路感染和急性尿潴留。

4. 输尿管镜和肾镜（ureteroscope and nephroscope）　输尿管镜分硬性和软性两种。该镜在临床被较广泛应用。在椎管麻醉下，将输尿管镜经尿道、膀胱置入输尿管及肾盂，肾镜通过经皮肾造瘘进入肾盏。可以直视窥查输尿管、肾盂内有无病变；亦可在直视下取石、碎石，切除或电灼肿瘤，取活体组织检查。

（1）适应证　尿石症、原因不明的肉眼血尿或细胞学检查阳性、输尿管造影显示充盈缺损等。

（2）禁忌证　全身出血性疾病、前列腺增生症、病变以下输尿管梗阻及其他禁忌膀胱镜检查者。

5. 尿流动力学测定（urodynamics）　借助流体力学及电生理学方法测定尿路输送、贮存与排出尿液的功能。尿流动力学检查可为排尿障碍病人的诊断、治疗方法的选择及疗效评定提供客观依据。常用的尿流动力学技术主要包括：①尿流率的测定。②各种压力测定。③肌电图测定。④动态放射学观察等。上尿路尿流动力学主要研究肾盏、肾盂及输尿管内尿液的输送过程；下尿路尿流动力学主要研究膀胱、尿道贮存及排出尿液的过程。

三、影像学检查

（一）超声检查

超声检查方便、无创伤，能显示各器官不同轴线及不同深度的断层图像，可动态观察病情的发展。已广泛应用于肾、肾上腺、膀胱、前列腺等疾病的筛选、诊断和随访，亦可用于介入治疗。临床上用于确定肾肿块性质、肾结石和肾积水；测定残余尿量及测量前列腺体积等。特殊的超声探头经直肠及膀胱内做 360°旋转检查，有助于对膀胱和前列腺肿瘤的诊断及分期。多普勒超声仪可显示血管内血流情况，确定动、静脉走向，用于诊断肾血管疾病和睾丸扭转、移植肾排斥反应的鉴别等。在超声引导下，可行穿刺、引流及活检等诊断和治疗。

（二）X 线检查

1. 尿路平片（plain film of kidney – ureter – bladder，KUB）　是所有泌尿系统 X 线检查的基础和重要部分。常规的泌尿系统平片应包括两侧肾脏、输尿管、膀胱及后尿道。可以显示肾轮廓、位置、大小，腰大肌阴影，阳性结石及肿瘤钙化影等。

护理要点：①肠道准备：为获得清晰的显影，除急诊情况以外，一般在摄片前 1 日应予少渣饮食并服泻剂排空肠道，摄片日晨禁食并排便，亦可于检查日晨做清洁灌肠以排空肠道内的气体及粪便，以免粪块或肠内积气影响显影效果。②摄片前 2～3 日禁用不透 X 线的铁剂、钡剂、铋剂等。

2. 排泄性尿路造影（excretory urography）　即静脉尿路造影（intravenous urography，IVU），由静脉注入有机碘造影剂（成人常用 60% 泛影葡胺 20ml；儿童用 76% 泛影葡胺，剂量以 1～1.5ml/kg 计算），分别于注射后 5 分钟、15 分钟、30 分钟、45 分钟摄片，肾功能良好者 5 分钟后即显影。可显示肾、输尿管、膀胱甚至尿道的解剖形态，判断有无扩张、移位、受压和充盈缺损，而且可以了解两肾的排泄功能。

（1）禁忌证　①妊娠及严重肝、肾疾病。②造影剂过敏者。

（2）护理要点 ①造影前按摄尿路平片常规做好肠道准备。②禁食、禁水 6 ~ 12 小时，使尿液浓缩，增加尿路造影剂浓度，显影更加清晰。③做碘过敏试验。

3. 逆行肾盂造影（retrograde pyelography，RP） 通过膀胱尿道镜行输尿管插管注入造影剂（常用 12.5% 碘化钠或 10% ~ 25% 泛影葡胺 5 ~ 10ml/每侧）能清晰显示肾盂、输尿管形态。适用于排泄性尿路造影显影不清晰或有禁忌证者，亦可注入气体作为阴性比衬，有助于判断阴性结石；体外冲击波碎石术（ESWL）时，输尿管插管注入造影剂以帮助输尿管结石定位和碎石。

（1）禁忌证 急性尿路感染及尿道狭窄。

（2）护理要点 ①造影前常规肠道准备，不必严格禁饮食。②操作中应动作轻柔，严格无菌操作，避免损伤。

4. 顺行肾盂造影（anterograde pyelography） 在 B 超定位指引下经皮穿入肾盂、肾盏，注入造影剂以显示上尿路形态。适用于排泄性尿路造影显影不良、逆行肾盂造影失败或有禁忌而疑为上尿路梗阻性病变时。

5. 膀胱造影（cystography）和尿道造影（urethrography） 膀胱造影是将导尿管插入膀胱后注入造影剂（常用 3% ~ 6% 碘化钠溶液 100 ~ 200ml）或空气后摄片。可显示膀胱形态及其病变，如膀胱损伤、憩室、肿瘤、瘘管等。尿道造影是将导尿管插入前尿道，或将注射器直接抵住尿道口，注入造影剂（常用 12.5% 碘化钠或 15% ~ 25% 泛影葡胺）后立即摄片；也可在做完膀胱造影后拔出导尿管，嘱病人排尿，在排尿时摄片。可显示男性尿道形态及其病变，如尿道狭窄、肿瘤、憩室、瘘管、畸形等。排尿期造影全尿道处于松弛状态，对观察尿道狭窄、瘘管等显影更为满意。

护理要点：①造影前按摄尿路平片常规做好肠道准备。②做碘过敏试验。

6. 血管造影（angiography） 主要有经股动脉穿刺插管行腹主动脉–肾动脉造影、选择性肾动脉造影及数字减影血管造影（DSA）。适用于肾血管疾病、肾损伤、肾实质肿瘤等，也可对有些肾肿瘤进行肾脏介入栓塞治疗等。数字减影血管造影（DSA）能清晰地显示血管影像，包括肾实质内小至 1mm 直径的血管，可精确诊断肾动脉及其分支的细小病变。

（1）禁忌证 ①严重凝血障碍者。②对碘过敏者。③全身急性感染、败血症、高热者。④严重衰弱者。⑤有多发栓子脱落危险的疾病，如风湿性心脏病。

（2）护理要点 ①造影前做碘过敏试验。②造影前 3 ~ 4 天禁服金属药物及钡餐造影剂。③造影前常规做肠道准备、皮肤准备，术前镇静。④造影后穿刺局部加压包扎，平卧 24 小时；注意观察足背动脉搏动、皮肤温度、皮肤颜色、感觉和运动情况。⑤造影后鼓励病人多饮水，必要时静脉输液 500 ~ 1000ml，以促进造影剂排泄。

7. CT 扫描 其分辨不同密度组织的能力较普通 X 线大为提高。通过 CT 平扫或对比增强扫描，适用于鉴别肾实质性和囊性疾病，确定肾损伤范围和程度，可为肾上腺、肾、膀胱、前列腺等部位肿瘤的诊断与分期提供可靠依据，能显示因腹部和盆腔转移而肿大的淋巴结、静脉内癌栓。

（三）磁共振成像（MRI）

通过三个切面观察图像，组织分辨力更高，不需造影剂，无 X 线辐射。能显示被检查器官的结构和功能，对分辨肾肿瘤的良性、恶性，判定膀胱肿瘤浸润膀胱壁的深度、前列腺癌分期，可以提供较 CT 更为可靠的依据。

磁共振血管成像（MRA）能较好地显示肾动脉，适用于了解肾动脉狭窄、肾静脉血栓形成、肾癌分期及侵犯肾血管的情况以及肾移植术后血管通畅情况等。

磁共振尿路成像（MRU）是一种磁共振水成像。无需造影剂和插管即能显示肾盏、肾盂、输尿管的结构和形态，是了解上尿路梗阻的无创性检查。

（四）放射性核素检查

放射性核素技术是通过体内器官对放射性示踪剂的吸收、分泌和排泄过程而显示其形态和功能。有助于疾病的诊断、疗效评价和随访。主要的放射性核素显像检查有肾图、肾显像、肾上腺显像等。

1. 肾图 根据示踪剂在肾内出现、排泄的时间以及肾内分布情况，测定肾小管分泌功能和显示上尿路有无梗阻，是一种分侧肾功能试验，反映尿路通畅及尿排出速率情况。

2. 肾显像 有静态和动态显像。静态显像仅显示放射性核素在肾内的分布图像，动态显像显示肾吸收、浓集和排出的过程。

3. 肾上腺显像 肾上腺皮质和髓质放射性核素显像对肾上腺疾病有诊断价值，如嗜铬细胞瘤的定位诊断。

4. 骨显像 可显示全身骨骼系统有无肿瘤转移，尤其是确定肾癌、前列腺癌骨转移的情况。

小 结

泌尿、男性生殖系统疾病常用检查项目包括实验室检查、诊断性器械检查和影像学检查。实验室检查有尿液、肾功能、前列腺特异性抗原检查；诊断性器械检查有导尿、尿道探条、膀胱尿道镜、输尿管镜和肾镜检查以及尿流动力学测定；影像学检查有超声、X 线、磁共振成像、放射性核素检查。为了诊断和治疗泌尿、男性生殖系统疾病，常需进行尿液、肾功能、导尿、膀胱尿道镜、输尿管镜和肾镜、超声、排泄性尿路造影、CT 扫描、磁共振成像等检查，护士需熟悉相应检查的护理配合要点。

第三节 泌尿系统损伤病人的护理

案例导入

杨某，男，50 岁，不慎跌倒，右后腰部撞击于一个水泥坎上，伤后病人感觉疼痛较严重，心慌，出汗，由旁人立即护送到医院就诊。入院检查：急性病容，面色苍白，脉搏 108 次/分，血压 82/50mmHg；右肾区饱满，压痛明显，无反跳痛及肌紧张。门诊 B 超检查：右肾轮廓不清晰，肾周积液。实验室检查：血常规提示血红蛋白 92g/L；尿常规提示尿外观呈红色，镜检红细胞满视野。门诊以"右肾部分裂伤"收住泌尿外科。

请问：

1. 病区值班护士应如何做好入院护理评估工作？评估时应注意哪些沟通礼仪？
2. 病人目前存在的主要护理问题是什么？值班护士应采取哪些护理措施？
3. 导致病人血压下降、脉搏增快的原因是什么？针对该病人的健康宣教重点是什么？

　　泌尿系统损伤以男性尿道损伤最多见，肾、膀胱损伤次之，输尿管损伤最少见。泌尿系统损伤的主要临床表现为出血和尿外渗。大出血可引起休克，血肿和尿外渗可继发感染，严重者可危及病人生命。

一、肾损伤病人的护理

　　肾的位置深在且隐蔽，受到腰肌、脊柱、肋骨和腹壁、腹腔内脏器、膈肌的保护，故不易受伤。但肾实质脆，包膜薄，周围有骨质结构，一旦遭受暴力打击也可引起损伤，如肋骨骨折的断端可穿入肾实质而使其受到损伤。肾损伤（injury of kidney）常合并有胸、腹部多脏器的复合伤。

　　根据肾损伤程度可分为以下4种病理类型（图24-1）。①肾挫伤：损伤仅局限于部分肾实质，形成肾瘀斑和（或）包膜下血肿，肾包膜及肾盂黏膜完整。损伤涉及肾集合系统可有少量血尿。一般症状轻微，常可自愈。大多数病人属此类损伤。②肾部分裂伤：肾实质部分裂伤伴有肾包膜破裂或肾盂、肾盏黏膜破裂，可形成肾周血肿或明显的血尿。通常不需手术治疗即可自愈。③肾全层裂伤：肾实质、肾包膜、肾盂与肾盏黏膜均裂伤，可引起广泛的肾周血肿、明显血尿、严重尿外渗。肾横断或碎裂时，可导致远端肾组织缺血、

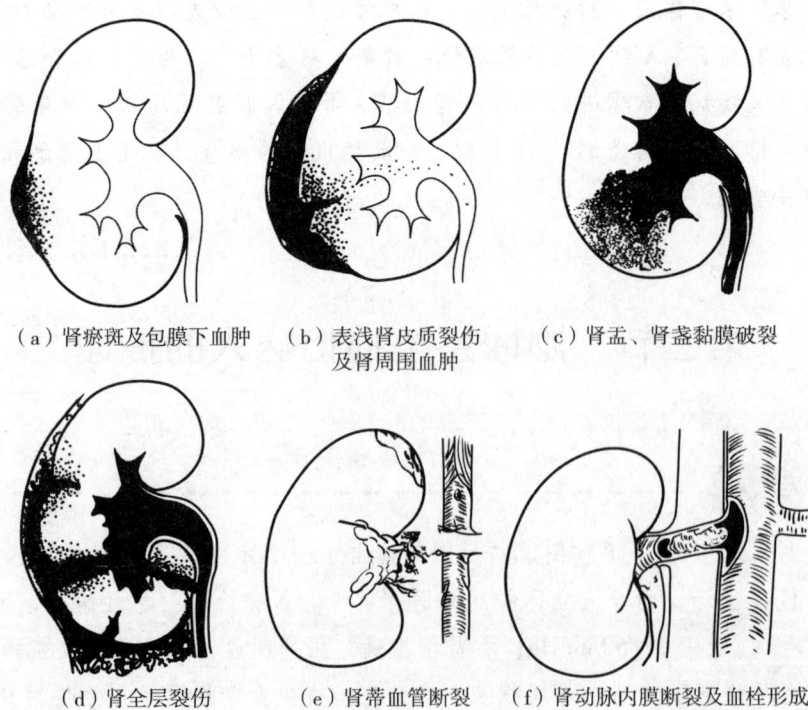

（a）肾瘀斑及包膜下血肿　　（b）表浅肾皮质裂伤　　（c）肾盂、肾盏黏膜破裂
　　　　　　　　　　　　　　　　 及肾周围血肿

（d）肾全层裂伤　　（e）肾蒂血管断裂　　（f）肾动脉内膜断裂及血栓形成

图24-1　肾损伤的病理类型

坏死。此类损伤症状明显，后果严重，需及时手术治疗。④肾蒂损伤：肾蒂血管损伤比较少见。肾蒂或肾段血管部分或全部撕裂，可发生大出血和休克，常来不及诊治就死亡。血管内膜损伤形成血栓可使肾功能丧失。此类损伤多发生于右肾，易被忽略，应迅速确诊并施行手术。

【护理评估】

（一）健康史

1. 开放性损伤　因弹片、枪弹、刀刃等锐器所致损伤，常伴有胸、腹部等其他器官的复合型损伤，损伤复杂而严重。

2. 闭合性损伤　临床最多见。因直接暴力（如撞击、跌打、挤压、肋骨或腰椎横突骨折等）或间接暴力（如对冲伤、突然暴力扭转等）所导致的损伤。直接暴力时由于腹部或腰背部受外力冲撞或挤压，是肾损伤最常见的原因。

> **考点提示**
> 　外力冲撞或挤压是肾损伤最常见的原因。

此外，在肾病变的基础上遇轻微的创伤，也可引起严重的"自发性"肾破裂。

（二）身体状况

1. 休克　严重肾全层裂伤、肾蒂损伤或合并其他脏器损伤时，因创伤和大量失血常发生休克，甚至危及生命。

2. 血尿　血尿是肾损伤病人最常见、最重要的症状。肾损伤病人大多有血尿。肾挫伤时血尿轻微，严重肾全层裂伤则呈大量肉眼血尿。血尿与损伤程度不成比例，如血块堵塞输尿管、肾盂或输尿管断裂、肾蒂血管断裂、肾动脉血栓形成时，血尿可不明显，甚至全无血尿。血尿停止后，可因感染或过早起床活动而出现继发性血尿。

> **考点提示**
> 　血尿是肾损伤病人最常见、最重要的症状。

3. 疼痛　肾包膜下血肿、肾周围软组织损伤、出血或尿外渗引起患侧腰腹部疼痛。血块通过输尿管时发生肾绞痛。血液、尿液渗入腹腔或合并腹内脏器损伤时，出现全腹疼痛和腹膜刺激症状。

4. 腰腹部肿块　血液、尿液渗入肾周围组织可使局部肿胀，形成肿块，有明显触痛和腰腹肌强直。

5. 发热　血肿、尿外渗易继发感染，甚至形成肾周脓肿或化脓性腹膜炎，出现全身中毒症状。

（三）辅助检查

1. 实验室检查　尿常规检查可见大量红细胞。血红蛋白含量与红细胞比容持续降低提示有活动性出血。周围血白细胞计数增多提示有感染。

2. 影像学检查

（1）B超　能提示肾损伤的部位和程度，有无包膜下和肾周血肿、尿外渗以及其他器官损伤，还可了解健侧肾情况。

（2）CT　可清晰显示肾皮质裂伤、尿外渗和血肿范围，显示无活力的肾组织，并可了解肝、脾、胰腺及大血管等的情况，

> **考点提示**
> 　CT是肾损伤首选的影像学检查方法。

为首选检查。

（3）排泄性尿路造影　使用大剂量造影剂静脉推注，可评价肾损伤的范围、程度和健侧肾功能。

（4）肾动脉造影　适用于排泄性尿路造影未能提供肾损伤的部位和程度，尤其是伤侧肾未显影的病例，做选择性肾动脉造影可显示肾动脉和肾实质损伤情况。若伤侧肾动脉完全梗阻，表示为外伤性血栓形成，宜紧急施行手术。

（四）处理原则

1. 急救处理　有大出血、休克者，需积极抢救，以维持生命体征的平稳。应迅速给予输液、输血以补充血容量，并确定有无合并其他脏器损伤，做好手术探查的准备。

2. 非手术治疗　轻微肾挫伤、多数肾裂伤可采用保守治疗。

3. 手术治疗

（1）开放性肾损伤　原则为手术探查，特别是枪伤或前腹壁进入的锐器伤。

（2）闭合性肾损伤　严重肾裂伤、肾碎裂、肾蒂损伤应尽早手术探查。保守治疗期间发生以下情况，须施行手术治疗：①经积极抗休克后生命体征未见改善，提示有内出血。②血尿逐渐加重，血红蛋白和红细胞比容继续降低。③腰腹部肿块明显增大。④疑有腹腔脏器损伤。手术方式包括肾修补术、肾部分切除术、肾切除术。血或尿外渗引起肾周脓肿时则行肾周引流术。对侧肾缺如或肾功能不全者禁忌做肾切除。

（五）心理和社会支持状况

对于突发伤害事故，病人和家属多有惊慌和恐惧。由于损伤后又出现大量肉眼血尿、疼痛、腰腹部肿块等，病人及家属常会对伤情、手术危险性、术后并发症表现出极大的担忧，对疾病的预后不了解会出现焦虑反应。家庭对医疗费用的承受能力，对治疗及康复过程的认知程度会影响对治疗、护理的配合和病人对治疗的信心。

【常见护理诊断/问题】

1. 焦虑/恐惧　与出现血尿，担心肾损伤后肾切除有关。

2. 组织灌注无效　与肾损伤、出血有关。

3. 急性疼痛　与肾损伤后肾周血肿、肾包膜紧张有关。

4. 体温过高　与血肿或尿外渗造成继发感染有关。

5. 知识缺乏　缺乏肾损伤后治疗及康复的知识。

【护理目标】

1. 病人焦虑与恐惧减轻或消失。

2. 病人循环血量得到有效的补充和维持。

3. 病人疼痛减轻或消失。

4. 病人未发生感染或感染得到有效控制，体温恢复正常。

5. 病人获得肾损伤治疗和康复的相关知识。

【护理措施】

（一）非手术治疗的护理

1. 心理护理　主动关心、帮助病人及家属了解治疗方法及预期效果，解除思想顾虑，取得配合。

2. 休息与活动 绝对卧床休息2~4周后，病情稳定，血尿消失1周后，才可以允许病人离床活动。通常损伤后4~6周肾挫裂伤才趋于愈合，过早、过多活动，可能引发再度出血。恢复后2~3个月不宜从事重体力劳动，不宜做剧烈运动。

考点提示
肾损伤病人需要绝对卧床休息2~4周。

3. 病情观察 病情观察的重点：①伤后2日内严密监测血压、脉搏、呼吸、神志并注意病人全身症状，观察有无休克征象。肾脏为实质性器官，结构比较脆弱，血流又很丰富，故开放性肾损伤约有85%合并休克，闭合性肾损伤约有40%合并休克。②动态观察血尿颜色的变化，若血尿颜色逐渐加深，说明出血加重。血尿为肾损伤的常见症状，常与损伤的程度有密切关系。③准确测量并记录腰腹部肿块的大小（测腹围），观察腹膜刺激征的轻重，以判断渗血、渗尿情况。④定时检测血红蛋白含量和血细胞比容，以了解出血情况及其变化。⑤定时观察体温和血白细胞计数，以判断有无继发感染。

4. 维持体液平衡 及时补充血容量，维持水、电解质及血容量的平衡，保持足够的尿量。必要时输血。遵医嘱应用止血药物，减少和控制出血。

5. 预防感染 遵医嘱早期应用广谱抗生素预防感染。

（二）手术治疗的护理

1. 术前准备 有手术指征者，应在抗休克同时，积极完善各项术前准备。危重病人尽量少搬动并避免不必要的检查，以免加重损伤和出血。解释手术治疗的必要性和重要性，取得配合。

2. 术后护理

（1）体位 麻醉作用消失且血压平稳者，可取半卧位，以利引流和呼吸。肾切除术后需卧床2~3天；肾修补、肾部分切除术后需卧床2周，以防止手术后出血。

（2）饮食 术后禁食2~3天，静脉输液维持代谢平衡，对肾切除术后的病人，输液速度不可过快，并注意有无输液反应。肠蠕动恢复后可进流质饮食，逐步过渡到普食。嘱病人多饮水。

（3）病情观察 ①密切观察生命体征变化，特别是术后24~48小时内，警惕术后出血发生。②观察伤口有无渗血、渗液。③观察肾周引流液的性质和量。④注意尿量和尿液性质的变化。⑤定时检测血、尿常规及肾功能。

（4）引流管护理 肾脏手术后常规留置肾周引流管，以引流渗血和渗液。应注意：①妥善固定，标识清楚，保持引流通畅。②严格无菌操作，防止逆行感染。③观察并记录引流液的量、性状和颜色。④一般于术后2~3天，引流量减少时可拔除引流管。

（5）预防感染 ①保持手术切口敷料清洁干燥，及时换药。②遵医嘱早期应用抗生素。③定时观察体温，了解白细胞计数变化，及时发现感染征象。④注意尿量及血尿的变化，遵医嘱及时进行血、尿常规及肾功能检测。

（6）心理护理 术后给病人及家属解释手术后恢复过程，引流管安放的必要性，告知其积极配合治疗和护理可加快康复。

（三）健康教育

1. 休息与活动 告诉病人2~3个月内不宜参加体力劳动和剧烈运动，肾损伤后4~6周肾挫裂伤才趋于愈合，过早活动易使血管内凝血块脱落，发生继发性出血。

2. 饮食与营养 加强营养，提高机体抵抗力；多饮水，保持足够的尿量，减少尿液对损伤创面的刺激，预防泌尿系统感染和结石的形成。

3. 用药指导 严重损伤致肾脏切除后，病人应注意保护健侧肾脏，忌用对肾有毒性的药物。

4. 定期复查 5年内定期复查，以便及时发现并发症。注意尿液颜色、排尿通畅程度及伤侧肾局部有无胀痛感觉，发现异常及时就诊。

【护理评价】

1. 病人焦虑与恐惧是否减轻或消失。

2. 病人循环血量是否得到有效补充和维持。

3. 病人疼痛是否减轻。

4. 病人感染是否得到有效预防与控制，体温是否恢复正常。

5. 病人是否获得肾损伤治疗和康复的相关知识。

二、膀胱损伤病人的护理

膀胱空虚时位于骨盆深处，受周围筋膜、肌肉、骨盆及其他软组织保护，不易受损伤。膀胱充盈时其壁紧张而菲薄，伸展至下腹部，在外力作用下可发生膀胱损伤（injury of bladder）。

根据膀胱损伤的程度，可分为以下2种类型：①膀胱挫伤：仅伤及黏膜或肌层，膀胱壁未穿破，局部出血或形成血肿，无尿外渗，可出现血尿。②膀胱破裂：分腹膜外型与腹膜内型（图24-2）。a. 腹膜外型：膀胱壁破裂，但腹膜完整。尿液外渗到膀胱周围组织及耻骨后间隙，引起腹膜外盆腔炎或

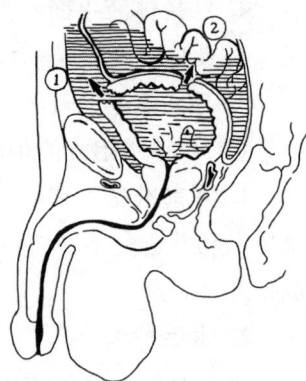

图24-2 膀胱损伤
①腹膜外型；②腹膜内型

脓肿。b. 腹膜内型：膀胱壁与覆盖的腹膜一并破裂，尿液流入腹腔，引起腹膜炎。多见于膀胱顶部和后壁损伤。有病变的膀胱过度膨胀，可发生"自发性"破裂。

【护理评估】

（一）健康史

1. 开放性损伤 由锐器或子弹贯通所致，常合并其他脏器或组织的损伤，如直肠、阴道损伤，形成腹壁尿瘘、膀胱直肠瘘或膀胱阴道瘘。

2. 闭合性损伤 在膀胱充盈时，下腹部遭撞击、挤压等，可致膀胱损伤。骨盆骨折片刺破膀胱壁可引起损伤。

3. 医源性损伤 经尿道做膀胱器械检查或治疗、下腹部手术等可引起膀胱损伤。

（二）身体状况

1. 休克 骨盆骨折所致剧痛、大出血，膀胱破裂引起尿外渗或腹膜炎，伤势严重，常发生休克。

2. 腹痛 腹膜外型膀胱破裂，尿外渗及血肿引起下腹部疼痛、肌紧张和压痛，直肠指检可触及有压痛的包块；腹膜内型膀胱破裂，尿液渗入腹膜腔，可引起急性腹膜炎症状，并有移动性浊音。

3. 血尿和排尿困难 病人有尿意，但不能排尿或仅排出少量血尿。尿外渗到膀胱周围、腹腔内，则无尿液自尿道排出。

4. 尿瘘　开放性损伤可出现体表伤口漏尿；如与直肠、阴道相通，则经肛门、阴道漏尿。闭合性损伤在尿外渗继发感染后破溃，可形成尿瘘。

（三）辅助检查

1. 导尿试验　膀胱破裂时，导尿管可顺利插入膀胱，但仅流出少量血尿或无尿流出。经尿管注入无菌生理盐水200ml，片刻后吸出，吸出量明显减少或明显增加，均提示膀胱破裂。

2. X线检查　腹部平片可显示出骨盆骨折。膀胱造影是诊断膀胱破裂最可靠的方法，自导尿管注入造影剂，拍摄前后位X线片，抽出造影剂后再摄片，发现造影剂外漏，则为膀胱破裂；排泄后的摄片更能显示遗留于膀胱外的造影剂。也可注入空气造影，若膈下出现游离气体，提示为腹膜内型膀胱破裂。

> **考点提示**
> 膀胱造影是诊断膀胱破裂最可靠的方法。

（四）处理原则

1. 紧急处理　有休克者应积极抗休克治疗；尽早使用抗生素预防感染。

2. 非手术治疗　膀胱挫伤或破裂口较小的腹膜外型损伤，留置导尿管持续引流尿液7~10天，并保持通畅；使用抗生素预防感染，多可自行愈合。

3. 手术治疗　膀胱破裂伴出血、尿外渗或合并其他脏器损伤者，须尽早施行手术。手术原则：①闭合膀胱壁缺损，耻骨上膀胱造瘘。②尿外渗部位充分引流。

（五）心理和社会支持状况

突发伤害事故，病人和家属多有惊慌和恐惧；对疾病的预后不了解会出现焦虑和担忧情绪；家庭对医疗费用的承受能力，对治疗及康复过程的认知程度会影响病人对治疗、护理的配合和对治疗的信心。

【常见护理诊断/问题】

1. 焦虑/恐惧　与膀胱损伤后疼痛和出现血尿有关。

2. 急性疼痛　与组织损伤、尿外渗致腹膜炎有关。

3. 排尿障碍　与膀胱损伤有关。

4. 潜在并发症　感染、休克。

5. 知识缺乏　缺乏膀胱损伤后治疗及康复的知识。

【护理目标】

1. 病人焦虑与恐惧减轻或消失。

2. 病人疼痛减轻或消失。

3. 病人排尿功能恢复正常。

4. 病人未发生并发症，或并发症得到及时发现和处理。

5. 病人获得膀胱损伤治疗和康复的相关知识。

【护理措施】

（一）非手术治疗的护理

1. 心理护理　主动关心、帮助病人及家属了解治疗方法及预期效果，解释采用目前治疗方法的可行性，解除思想顾虑，取得配合。

2. 病情观察　严密监测血压、脉搏、呼吸、神志并注意病人全身症状；观察有无排尿困难和血尿；注意观察疼痛的部位及程度，腹膜外型膀胱破裂疼痛局限于下腹部，腹膜内型膀胱破裂可由下腹扩散至全腹。

3. 维持体液平衡 迅速建立静脉通路，遵医嘱补充血容量，维持水、电解质、酸碱平衡。

4. 预防感染 做好留置尿管的护理，保持引流通畅。鼓励病人多饮水，增强尿道内冲洗作用，防止膀胱内凝血块形成。遵医嘱尽早应用广谱抗生素。

（二）手术治疗的护理

1. 术前准备 有休克者，首先纠正休克；应用抗生素，防治感染；留置导尿管引流尿液，减少尿外渗；有手术指征者，在抗休克的同时，紧急做好急诊手术前常规准备。

2. 术后护理 按腹部手术后一般护理，严密观察生命体征变化。重点做好耻骨上膀胱造瘘管的护理和耻骨后引流管的护理。

（1）耻骨上膀胱造瘘管的护理 ①保持引流通畅：妥善固定导管，注意有无血块堵塞与导管扭曲、受压、脱落等情况。②观察并记录引流液的量、性状和颜色：术后出血量多时需进行膀胱冲洗，可采用连续滴入、间断开放冲洗法，冲洗速度60滴/分，每隔25～30分钟开放导管1次，每次冲洗量≤100ml，膀胱部分切除者冲洗量≤50ml，待血色变淡后改为间断冲洗或每日2次；冲洗液可选用无菌生理盐水、0.02%呋喃西林；如引流液浑浊且坏死、脱落组织较多，说明膀胱内感染，可用0.2%～0.5%新霉素；铜绿假单胞菌感染者用2.2%苯氧乙醇、0.25%～0.5%醋酸溶液交替冲洗。③预防感染：引流管和引流袋的位置应低于膀胱，防止尿液回流而致逆行感染，或使用防止反流的引流袋；每日更换引流袋1次，更换过程严格无菌操作；每日用0.5%碘伏消毒瘘口并清除分泌物，消毒面积是以造瘘口为中心的自内向外15cm范围；同时用0.5%碘伏消毒引流管，方向自造瘘口向远端消毒10cm，并注意观察瘘口有无红肿、粘连以及分泌物的量、颜色和气味，消毒后覆盖无菌敷料；若发生漏尿、敷料浸湿或脱落，应及时更换；造瘘口周围皮肤可外涂氧化锌软膏保护；若有尿液外渗，可使用防漏膏；若造瘘口窦道已基本形成，无出血、肉芽形成，则每周消毒1次，平时保持局部清洁干燥。④拔管：造瘘管一般留置10～14天，拔前先夹管观察；若排尿困难或切口处漏尿，需延期拔管；拔管后用纱布堵塞并覆盖造瘘口，造瘘口处少量漏尿为暂时现象；长期置管者每间隔4～6周在无菌条件下更换造瘘管1次。

（2）耻骨后引流管的护理 引流管接负压吸引装置，持续或间歇吸出膀胱周围残留的渗出物。负压吸引管一般2～3天拔出。

（三）健康教育

1. 自我护理 膀胱造瘘或留置导尿管者，拔管前要进行膀胱功能训练。永久性膀胱造瘘者，应教会病人自我护理的方法：①引流管和引流袋的位置应低于膀胱。②间断轻柔挤捏引流管以促进沉淀物的排出。③发现阻塞应随时就诊，不可自行冲洗。④发现尿频、尿急、尿痛、尿中有血块等，应及时就诊。

2. 康复指导 膀胱破裂伴骨盆骨折，部分病人有勃起障碍，在伤愈后加强心理性勃起训练，或采用辅助治疗方法。

【护理评价】

1. 病人焦虑与恐惧是否减轻或消失。

2. 病人疼痛是否减轻或消失。

3. 病人排尿功能是否恢复正常。

4. 病人可能发生的并发症是否得到有效预防或及时发现和处理。

5. 病人是否获得膀胱损伤治疗和康复的相关知识。

三、尿道损伤病人的护理

案例导入

李某，男，22 岁，骑车时与人相撞，会阴部骑跨在车梁上，自述伤后会阴部剧痛。约 20 分钟后尿道外口滴血，不能自行排尿，急诊就医。体检：面色苍白，心率 100 次/分，血压 100/60mmHg，呼吸急促；会阴部皮下淤血，尿道外口滴血；导尿管不能插入膀胱。血常规和下腹部 X 线平片未见异常。收住泌尿外科。

请问：

1. 病区值班护士应如何做好入院护理评估工作？评估时应注意哪些沟通礼仪？

2. 此病人可能的诊断是什么？为进一步确诊需要做哪些检查？

3. 病人目前存在的主要护理问题是什么？值班护士应采取哪些护理措施？

尿道损伤（urethral injuries）多见于男性。男性尿道以尿生殖膈为界，分为前、后两段。前尿道包括阴茎部和球部，后尿道包括膜部和前列腺部。球部和膜部损伤最多见。早期处理不当，常发生尿道狭窄、尿瘘等并发症。

根据尿道损伤的程度可分为以下 3 种类型。①尿道挫伤：尿道黏膜层损伤，尿道海绵体完整。仅有水肿和出血，可以自愈。②尿道裂伤：尿道壁部分断裂。引起尿道周围血肿和尿外渗，愈合后可引起瘢痕性尿道狭窄。③尿道断裂：尿道完全离断，断端退缩、分离。血肿较大，发生尿潴留，用力排尿则引起尿外渗。

尿道球部损伤时，血液及尿液渗入会阴浅筋膜包绕的会阴浅袋，使会阴、阴囊、阴茎和下腹壁肿胀、淤血（图 24－3）；若处理不当或不及时，可发生广泛的皮肤、皮下组织坏死、感染和全身脓毒症。骨盆骨折致尿道膜部撕裂时，骨折及盆腔血管丛损伤可引起大出血，尿液沿前列腺尖处而外渗至耻骨后间隙和膀胱周围（图 24－4）。

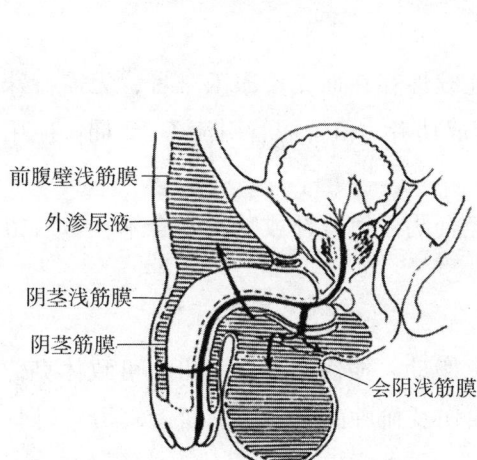

图 24－3　尿道球部损伤的尿外渗

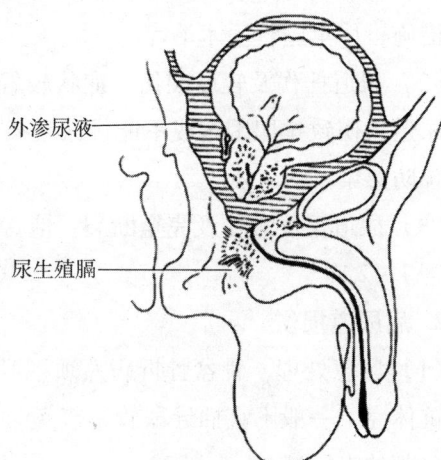

图 24－4　后尿道损伤的尿外渗

【护理评估】

（一）健康史

1. 开放性损伤 常因子弹、锐器伤所致，常伴有阴茎、阴囊、会阴部贯通伤。

2. 闭合性损伤 常因外来暴力所致，多为挫伤或撕裂伤。会阴部骑跨伤，将尿道挤向耻骨联合下方，引起尿道球部损伤。骨盆骨折引起尿生殖膈移位，产生剪切样暴力使尿道膜部撕裂或撕断。经尿道器械操作不当可引起球–膜交界处尿道损伤。

> **考点提示**
> 会阴部骑跨伤易致尿道球部损伤，骨盆骨折易致尿道膜部损伤。

（二）身体状况

1. 休克 骨盆骨折所致后尿道损伤，可引起创伤性或失血性休克。

2. 疼痛 前尿道损伤，受伤处疼痛，有时可放射到尿道外口，尤以排尿时更为剧烈。后尿道损伤，下腹部疼痛，局部肌紧张，并有压痛。

3. 尿道出血 前尿道破裂后，即使不排尿时也可见尿道外口流血，尿液可为血尿。后尿道损伤，尿道口无流血或仅见少量血液滴出。

4. 排尿困难 尿道挫裂伤后因局部水肿或疼痛致括约肌痉挛，发生排尿困难。尿道断裂时，则可发生尿潴留。

5. 血肿及尿外渗 尿道断裂后，用力排尿可使尿液从裂口处渗入周围组织，形成尿外渗。血肿、尿外渗易继发感染，严重者出现脓毒症。

（三）辅助检查

1. 直肠指检 骨盆挤压伤病人出现尿潴留，应考虑后尿道损伤。直肠指检可触及直肠前方有柔软、压痛的血肿，前列腺尖端可浮动。若指套有血液，提示合并直肠损伤。

2. 导尿 导尿可以检查尿道是否连续、完整。严格无菌下轻缓插入导尿管，若顺利进入膀胱，说明尿道连续性没有中断。一旦插入导尿管，应留置导尿1周以上，以引流尿液并支撑尿道。若一次插入困难，不应勉强反复试插，以免加重损伤和导致感染。

3. X线检查 骨盆前后位X线片显示骨盆骨折。尿道造影可确定损伤部位及程度。

（四）处理原则

1. 前尿道损伤

（1）**紧急处理** 尿道球部海绵体严重出血可致休克，应立即压迫会阴部止血，采取抗休克措施，尽早施行手术治疗。

（2）**尿道挫伤及轻度裂伤** 症状较轻、尿道连续性存在而无排尿困难者，无需特殊治疗；尿道损伤致排尿困难或不能排尿且插入导尿管成功者，留置尿管引流1~2周。应用抗生素预防感染、多饮水。

（3）**尿道重度裂伤及完全断裂** 应即时施行经会阴尿道修补或断端吻合术，术后留置导尿管1~2周。

2. 后尿道损伤

（1）**紧急处理** 骨盆骨折病人须平卧，勿随意搬动。损伤严重伴大出血可致休克，须及时抗休克。一般不宜插导尿管，以免加重局部损伤及血肿感染。尿潴留者，可行耻骨上膀胱穿刺抽出尿液。

（2）**手术治疗** 尿道吻合术是早期恢复尿道连续性最理想的方法，但常因伤情严重而难以施行。通常在局麻下做耻骨上高位膀胱造瘘并置管，3 周后夹管试排尿，若排尿通畅可拔除膀胱造瘘管；若不能排尿则提示尿道狭窄或闭锁，需待 3 个月后再行二期尿道手术。为了避免尿道断端远离而形成瘢痕假道，也可用尿道会师复位术。

3. 并发症处理

（1）尿道狭窄　尿道损伤后常并发尿道狭窄。为了预防尿道狭窄，拔除导尿管后首先每周进行 1 次尿道扩张，持续 1 个月以后仍需定期施行尿道扩张术。

（2）尿外渗　在尿外渗区做多个皮肤切口，深达浅筋膜下，彻底引流外渗尿液。

（3）直肠损伤　后尿道合并直肠损伤时应早期立即修补，并做暂时性结肠造瘘。若并发尿道直肠瘘，应等待 3 ~ 6 个月后再施行修补术。

（五）心理和社会支持状况

因损伤后出现血尿、排尿困难，病人常有恐惧、焦虑等；家属对伤情及手术预后的担心，也可能产生焦虑；病人及家属对医疗费用的承受能力，对疾病、治疗及康复过程的认知程度会影响对治疗、护理的配合和病人对治疗的信心。

【常见护理诊断/问题】

1. 急性疼痛　与局部损伤、尿液刺激损伤的尿道有关。

2. 排尿障碍　与尿道损伤有关。

3. 焦虑/恐惧　与担心尿道损伤后影响排尿和生育有关。

4. 潜在并发症　休克、感染。

【护理目标】

1. 病人疼痛减轻或消失。

2. 病人排尿功能恢复正常。

3. 病人焦虑与恐惧减轻或消失。

4. 病人未发生并发症，或并发症得到及时发现和处理。

【护理措施】

（一）术前护理

1. 病情观察　每隔 1 ~ 2 小时测量血压、脉搏、呼吸 1 次，并注意病人全身情况。保证休克病人输血、输液的通畅，补充血容量。

2. 术前准备　有手术指征者，在抗休克的同时，积极进行各项术前准备。危重病人尽量少搬动并避免不必要的检查，以免加重损伤和休克。

3. 心理护理　主动关心、帮助病人和家属了解治愈疾病的方法，解释手术治疗的必要性和重要性，解除思想顾虑，以取得配合。

（二）术后护理

1. 体位　麻醉作用消失且血压平稳者，可取半卧位，以利引流和呼吸。

2. 饮食　后尿道损伤术后病人，需禁食 2 ~ 3 日，待肠蠕动恢复后开始进食。前尿道损伤术后 6 小时、无麻醉反应者，即可正常饮食。术后第三天服缓泻剂以保持排便通畅。

3. 预防感染

（1）定时观察体温，了解血、尿白细胞计数变化，及时发现感染征象。

（2）加强损伤局部的护理，严格无菌操作。

（3）早期应用广谱抗生素。

（4）鼓励病人多饮水以增强尿道内冲洗作用，预防感染发生。

4. 伤口护理 保持手术切口敷料清洁干燥，观察引流物的量、颜色、性状及气味。下腹壁或会阴部切开引流处敷料渗湿应及时更换，避免污染手术切口。引流物一般于术后 3 ~ 4 日拔除，若发生感染或尿瘘则延长拔管时间。

5. 引流管护理

（1）尿管 尿道修补术、尿道吻合术及尿道会师复位术后均需留置导尿管，应做好引流管的护理。尿道修补术或尿道吻合术后，留置导尿管 1 ~ 2 周；尿道会师复位术后，留置导尿管 3 ~ 4 周，导尿管气囊内注入无菌生理盐水 20 ~ 25ml，用 0.45kg 重力牵引导尿管，牵引方向与躯干呈 45°，如此可使前尿道保持伸直状态，避免发生尿道阴茎 – 阴囊交界部压迫坏死；牵引 3 天后减重，至 1 周时解除牵引，再留置导尿管 2 ~ 3 周；拔管后应观察排尿情况，定期进行尿道扩张。

（2）膀胱造瘘管 若有耻骨上膀胱造瘘管，可于手术后 10 ~ 14 天试行夹管；排尿通畅者，次日即可拔管。

6. 骨折病人的护理 合并骨盆骨折者，应执行"骨盆骨折护理常规"。

7. 并发症的护理

（1）尿道狭窄 应配合医生定期施行尿道扩张术。术后嘱其多饮水，遵医嘱给予止血、抗感染等药物。

（2）尿外渗 对尿外渗区多处切开引流的病人，应观察引流液的量和性状，敷料浸湿应及时更换。

（3）直肠损伤 后尿道合并直肠损伤早期行修补并做暂时性结肠造瘘术者，参照"肠疾病病人的护理措施"进行护理。若并发尿道直肠瘘，应保持引流通畅和局部清洁，防治感染，加强营养，促进愈合，等待 3 ~ 6 个月后再施行修补术。

8. 心理护理 术后给予病人及家属心理上的支持，解释术后恢复过程，告知其术后疼痛、胃肠功能不全、各种引流管的安放多为暂时性，若积极配合治疗和护理可加快康复等。

（三）健康教育

1. 定期行尿道扩张 尿道损伤病人行尿道扩张，首先每周进行 1 次，持续 1 个月后逐渐延长间隔时间。虽然尿道扩张有痛苦，但其是防止尿道狭窄、解除排尿困难的有效措施，应忍耐并积极配合。

2. 康复指导 晚期尿道狭窄、膀胱或尿道直肠瘘的病人，需等待 3 ~ 6 个月后损伤部位瘢痕软化，再施行成形术或修补术。部分病人有勃起障碍，在伤愈后加强心理性勃起训练，或采用辅助治疗方法。

知识拓展

尿道扩张术

尿道扩张术是将尿道探子插入尿道内扩张狭窄的尿道，达到排尿通畅的目的。主要用于预防和治疗炎症性、外伤性及尿道手术后的尿道狭窄。尿道扩张术治疗尿道狭窄，一方面是起到对狭窄部位的机械扩张作用；另一方面起到按摩作用，增进局部血液循环，促进瘢痕软化和浸润吸收。方法：病人排空膀胱，取平卧位，两腿稍分开，或取截石位。消毒尿道口，局部麻醉后，探子涂以无菌润滑剂，将探子徐徐插入尿道口内，通过尿道狭窄部并固定1小时，再缓慢取出。扩张成功后根据排尿情况选择尿道扩张周期，两次扩张的间隔时间应在1周以上。在逐渐增大探子号码的同时，逐渐延长扩张术的间隔日期。尿道扩张术后一般均应服用抗菌药物1~2天，并嘱多饮水。有尿道出血者，应留观数小时，待出血停止后方可离去。尿道扩张术后出现严重并发症者，应收住院进一步治疗。

【护理评价】

1. 病人疼痛是否减轻或消失。
2. 病人排尿功能是否恢复正常。
3. 病人焦虑与恐惧是否减轻或消失。
4. 病人可能发生的并发症是否得到有效预防，及时发现和处理。

小 结

泌尿系统损伤以男性尿道损伤最多见，肾、膀胱损伤次之，输尿管损伤最少见。

肾损伤分肾挫伤、肾部分裂伤、肾全层裂伤和肾蒂损伤。锐器可致开放性肾损伤，直接暴力或间接暴力可致闭合性肾损伤，轻微创伤也可致"自发性"肾破裂，而直接暴力（外力冲撞或挤压）是肾损伤最常见的原因。肾损伤病人可有休克、血尿、疼痛、腰腹部肿块、发热等表现，其中血尿是肾损伤病人的常见症状。肾损伤病人血红蛋白含量与红细胞比容持续降低提示有活动性出血，血白细胞计数增高提示有感染；B超、CT、排泄性尿路造影、肾动脉造影可以发现肾损伤部位和程度、有无尿外渗或肾血管损伤以及健侧肾损伤情况，其中CT是肾损伤首选的影像学检查方法。肾挫伤、多数肾裂伤可采用非手术治疗，而开放性肾损伤、严重肾裂伤、肾碎裂、肾蒂损伤应尽早手术治疗。肾损伤病人采取非手术治疗期间应绝对卧床休息2~4周，伤后2日内严密监测病情变化以判断有无休克或继发感染，并遵医嘱用药以预防和控制休克与感染的发生。肾切除术后病人需卧床2~3天；肾修补、肾部分切除术后病人需卧床2周，以防止术后出血。恢复后2~3个月内不宜参加体力劳动和剧烈运动，以防继发性出血。术后24~48小时内严密监测病情变化，警惕术后出血发生；肾脏切除病人应注意保护健侧肾功能。

膀胱损伤分膀胱挫伤和膀胱破裂。锐器、挤压、撞击、骨盆骨折以及医疗操作等可致膀胱损伤。膀胱损伤病人可有休克、腹痛、血尿、排尿困难、尿瘘等表现。膀胱造影是诊断膀胱破裂最可靠的方法，导尿试验可作为膀胱破裂的辅助诊断方法。

膀胱挫伤或破裂口较小的腹膜外型损伤可采用非手术治疗，而膀胱破裂伴出血、尿外渗或合并其他脏器损伤应尽早手术治疗。膀胱损伤病人采取非手术治疗期间常需留置导尿管持续引流7~10天，应做好留置尿管的护理，保持引流通畅；鼓励病人多饮水，增强尿道内冲洗作用，防止膀胱内凝血块形成；遵医嘱尽早应用广谱抗生素，预防感染。有手术指征者，在抗休克的同时，紧急做好急诊手术前准备。术后按腹部手术后一般护理，严密观察生命体征变化，重点做好耻骨上膀胱造瘘管和耻骨后引流管的护理。

尿道损伤分尿道挫伤、尿道裂伤和尿道断裂。会阴部骑跨伤可引起尿道球部损伤，骨盆骨折易使尿道膜部撕裂或撕断，经尿道器械操作不当可引起球－膜交界处尿道损伤。尿道损伤病人可有休克、腹痛、尿道出血、排尿困难、血肿及尿外渗等表现。尿道挫伤、轻度裂伤可采用非手术治疗，而尿道重度裂伤、尿道断裂应尽早手术治疗。尿道损伤病人采取非手术治疗期间常需留置导尿管持续引流1~2周，应做好留置尿管的护理，保持引流通畅；鼓励病人多饮水；遵医嘱尽早应用广谱抗生素，预防感染。尿道损伤有手术指征者，应在抗休克的同时，做好急诊手术前准备。尿道修补术或尿道吻合术后需留置导尿管1~2周，尿道会师复位术后需留置导尿管3~4周，应做好引流管的护理；导尿管拔除后，需定期做尿道扩张术，以预防尿道狭窄。

第四节　尿石症病人的护理

案例导入

张某，男性，35岁，厨师，广东人，平素喜肉食，不喜蔬菜，不爱喝水。因活动后突发腰部剧烈疼痛，向下腹、会阴及大腿内侧放射，急来我院就诊。门诊尿液检查示镜下血尿，KUB平片示右肾盂内有多个直径0.3~0.5cm大小的结石，以肾结石收住泌尿外科。

请问：

1. 病区值班护士应如何做好入院护理评估工作？评估时应注意哪些沟通礼仪？

2. 病人目前存在的主要护理问题是什么？值班护士应采取哪些护理措施？

3. 该病人发生肾结石的相关因素有哪些？病区护士应如何做好病人的健康指导工作？

尿石症又称泌尿系统结石或尿路结石（urolithiasis），是肾结石（renal calculi）、输尿管结石（ureteral calculi）、膀胱结石（vesical calculi）和尿道结石（urethral calculi）的总称，为很常见的泌尿外科疾病。近年来，泌尿系统结石的治疗方法有了迅速发展，90%左右的泌尿系统结石可不再采用开放性手术治疗，一些复杂难治的肾结石也可以通过现代新技术治疗。

　　尿路结石在肾和膀胱内形成。绝大多数输尿管结石和尿道结石是结石排出过程中停留在该处所致。输尿管结石常停留或嵌顿于生理狭窄处，即肾盂 – 输尿管连接处、输尿管跨越髂血管处及输尿管 – 膀胱连接处，并以输尿管下 1/3 处最多见。尿路结石可引起泌尿道的直接损伤、梗阻、感染或恶性变。急性上尿路梗阻可导致平滑肌痉挛，引起肾绞痛，及时解除梗阻可不发生肾损害；慢性不完全性梗阻可导致肾积水，使肾实质逐渐受损而影响肾功能。尿路梗阻时更易继发感染，感染与梗阻又促使结石迅速长大或再形成新发结石。肾盂和膀胱黏膜可因结石的长期慢性刺激而发生恶变。

【护理评估】

（一）健康史

1. 病因　尿石症的形成机制至今尚未完全清楚。尿液中形成结石的盐类呈过饱和状态，尿中结晶抑制物的含量不足，以及核基质的存在，构成了结石形成的三大主要因素。虽然尿路结石形成的原因尚未明确，但和下列因素有关。

　　（1）流行病学因素　年龄、性别、职业、地理环境和气候、饮食成分和结构、水分摄入量、代谢和遗传等影响尿路结石的形成。肾与输尿管结石多见于 20～40 岁的青壮年，膀胱和尿道结石多发生在 10 岁以下的儿童和 50 岁以上的老年人。男性多于女性，约为 3：1。高温作业、外科医生、办公室工作人员等高发。南方多于北方，热带多发。大量摄入动物蛋白可增加肾结石形成的危险性，动物蛋白摄入过少容易形成膀胱结石。饮水少、高温环境工作使尿液浓缩晶体形成，易产生结石。家族遗传性疾病如胱氨酸代谢异常可致胱氨酸结石。

　　（2）尿液因素　①尿液中形成结石的尿沉渣结晶物质过多：尿液中钙、草酸或尿酸排出量增加。长期卧床、甲状旁腺功能亢进症、特发性高钙尿症及肾小管性酸中毒等，均使尿钙排出增加；痛风病人使尿酸排出增多；内源性合成草酸增加或肠道吸收草酸增加，可引起高草酸尿症。②尿 pH 改变：在碱性尿中易形成磷酸钙及磷酸镁铵结石，在酸性尿中易形成尿酸和胱氨酸结石。③尿液浓缩：尿量减少致尿液浓缩，尿中盐类和有机物质的浓度增高。④尿中抑制晶体形成的物质不足：如枸橼酸、焦磷酸盐、酸性黏多糖、肾钙素、镁等。

　　（3）泌尿系统局部因素　①尿路梗阻：尿液滞留导致晶体或基质沉积，继发尿路感染，有利于结石形成。②尿路感染：产生脲酶的细菌分解尿液中的尿素而产生氨，导致尿液碱化（pH≥7.2）而易使磷酸盐沉淀。细菌、感染产物及坏死组织可形成结石的核心。③尿路异物：尿路内存有不可吸收的缝线、长期留置的导管，可促使尿液中基质和晶体黏附，还易继发感染而诱发结石。

2. 尿路结石成分及其性质　草酸钙结石最常见，磷酸钙结石、磷酸镁铵结石、尿酸结石次之，胱氨酸结石罕见。

　　（1）草酸钙结石　我国最常见，质硬，粗糙而不规则，桑葚样，棕褐色，X 线片显影。

　　（2）磷酸钙结石和磷酸镁铵结石　易碎，表面粗糙，灰白色、黄色或棕色，易形成鹿角形结石，X 线片上呈分层影。

　　（3）尿酸结石　质硬，表面光滑，黄色或红棕色，X 线片不显影。

　　（4）胱氨酸结石　光滑，淡黄色或黄棕色，X 线片也不显影。但尿酸结石和胱氨酸结石在 B 超下可见强回声光团。

（二）身体状况

1. 肾和输尿管结石 主要表现是与活动有关的疼痛和血尿。其程度与结石的部位、大小、活动与否及有无损伤、感染、梗阻等有关。极少数病人可长期无自觉症状，直到出现感染或积水时才发现。

（1）疼痛 肾结石可引起肾区疼痛伴肋脊角叩痛。体积大、移动小的肾盂、肾盏结石可引起上腹和腰部钝痛。结石活动或引起输尿管完全性梗阻时，出现肾绞痛，表现为突然发生的阵发性绞痛，疼痛位于腰部或上腹部，并沿输尿管行径向下腹和外阴部放射，发作时伴出汗、恶心、呕吐。肾区有叩击痛。位于输尿管-膀胱壁段的结石或结石伴感染时可引起尿频、尿急、尿痛症状。

（2）血尿 病人活动或绞痛后出现肉眼或镜下血尿，以后者常见。有时活动后镜下血尿是上尿路结石的唯一临床表现。血尿的多寡与结石活动对尿路黏膜损伤的程度有关。

（3）其他症状 结石引起严重的肾积水时，可触到增大的肾脏。继发急性肾盂肾炎或肾积脓时，可有发热、畏寒、脓尿、肾区压痛。双侧上尿路完全性梗阻时可导致无尿。

2. 膀胱结石 典型症状为排尿突然中断，并感疼痛，疼痛放射至阴茎头部和远端尿道，常伴排尿困难和膀胱刺激症状。小儿常用手搓拉阴茎，跑跳或变换排尿姿势后，能使疼痛缓解而继续排尿。结石损伤膀胱黏膜可出现终末血尿，合并感染时膀胱刺激症状加重，并有脓尿。直肠指诊可扪及较大结石。

3. 尿道结石 表现为排尿困难、点滴状排尿及尿痛，甚至造成急性尿潴留。前尿道结石可沿尿道扪及。后尿道结石经直肠指诊可触及。

（三）辅助检查

1. 肾和输尿管结石

（1）实验室检查 尿常规检查可有镜下或肉眼血尿，有时可见较多的白细胞或尿沉渣结晶。感染性结石尿细菌培养呈阳性。当怀疑病人尿路结石与代谢状态有关时，应测定血和尿中的钙、磷、尿酸、草酸等，必要时做钙负荷试验。此外，应做肾功能测定。

（2）B 超检查 能发现 X 线平片不能显示的小结石和 X 线不显影结石，还能显示肾结构改变和肾积水等。对造影剂过敏、孕妇、无尿或肾功能不全者，不能做排泄性尿路造影，而 B 超可作为诊断方法。此外，可用于指引经皮介入肾造口术或指引经皮肾镜诊断和治疗的路径。

（3）X 线检查 目的是确定结石的存在、特点及解剖形态，确定是否需要治疗，决策合适的治疗方法。①尿路平片（KUB）：可显示 95% 以上的结石，侧位片可区别位于椎体之前的胆囊结石、肠系膜淋巴结钙化、静脉石等。结石过小、钙化程度不高或成分相对纯粹的尿酸结石，常不显示。②排泄性尿路造影：可显示结石所致尿路形态和肾功能改变，有无引起结石的泌尿系统局部因素。KUB 阴性结石可显示充盈缺损。③逆行肾盂造影：仅适用于其他方法不能确诊时。④CT 平扫：很少作为尿路结石病人首选的诊断方法。能发现以上检查不能显示的或较小的输尿管中、下段结石。有助于鉴别结石、肿瘤、血凝块等，以及了解有无肾畸形。

（4）肾图　可判断泌尿系统梗阻程度及双侧肾功能。

（5）内镜检查　包括肾镜、输尿管肾镜和膀胱镜检查。常用于 X 线平片检查未显示的结石，排泄性尿路造影有充盈缺损而不能确诊者，借助内镜可明确诊断和进行治疗。

2. 膀胱结石

（1）X 线平片　能显示绝大多数结石。

（2）B 超　能显示结石声影。

（3）膀胱镜检查　用于上述方法不能确诊时，可直观结石，并可发现膀胱病变。

3. 尿道结石

（1）B 超和 X 线　能确定诊断。

（2）膀胱镜检查　上述检查不能确诊时使用膀胱镜检查，能直接见到结石，有时可发现其他尿路病变。

（四）处理原则

1. 肾和输尿管结石　根据结石的大小、数目、位置，肾功能和全身情况，有无明确的病因及并发症，制定个体化的治疗方案。

（1）病因治疗　少数病人能找到结石的病因，如甲状旁腺功能亢进症，只要切除腺瘤，原有结石会自行溶解、消失；尿路梗阻者，只要解除尿路梗阻，可以避免结石复发。

（2）排石治疗　适用于结石 <0.6cm、光滑、无尿路梗阻，纯尿酸或胱氨酸结石的病人。直径 <0.4cm 的光滑结石 90% 可自行排出。排石方法：①每日饮水 2500～3000ml，昼夜均匀。②双氯芬酸钠栓剂：能减轻输尿管水肿，缓解疼痛，促进输尿管结石排出。③α 受体阻断剂（坦索罗辛）：可使输尿管下段平滑肌松弛，促进输尿管结石排出。④中医中药：治疗以清热利湿、通淋排石为主，佐以理气活血、软坚散结。常用的中成药有尿石通等。⑤溶石疗法：用于尿酸结石和胱氨酸结石。尿酸结石可口服别嘌醇，能降低血和尿中尿酸含量；口服枸橼酸氢钾钠或碳酸氢钠以碱化尿液，有利于尿酸和胱氨酸结石的溶解和消失；D‑青霉胺、α‑巯基丙酰甘氨酸、乙酰半胱氨酸有降低尿中胱氨酸含量及溶石作用。⑥适度运动：对结石排出有促进作用。

（3）体外冲击波碎石（extracorporeal shock wave lithotripsy，ESWL）　在 X 线、B 超定位下，将冲击波聚焦后作用于结石使之粉碎，然后随尿流排出。适用于肾及输尿管上段结石。直径 <2cm 的肾结石和直径 ≤1cm 的上段输尿管结石应首选 ESWL。

（4）手术治疗　①经皮肾镜取石或碎石术（percutaneous nephrostolithotomy，PCNL）：适用于直径 ≥2cm 的肾盂结石、肾盏结石及鹿角形结石。还可与 ESWL 联合应用治疗复杂性肾结石。②输尿管肾镜取石或碎石术（ureteropyeloscopic lithotomy or lithotripsy，URL）：适用于因肥胖、结石质硬、停留时间长而不能用 ESWL 的中、下段输尿管结石。③腹腔镜输尿管取石术（laparoscopic ureterolithotomy，LUL）：适用于直径 >2cm 的输尿管结石，原来考虑开放性手术，或经 ESWL、URL 手术治疗失败者。一般不作为首选方案。④开放性手术：仅适用于少数病人，如结石远端存在梗阻、部分泌尿系统畸形、结石嵌顿紧密及肾积水继发感染严重或病肾无功能等，需要开放性手术治疗。手术方式有输尿管切开取石术、肾盂切开取石术、肾实质切开取石术、肾部分切除术和肾切除术。

2. 膀胱结石　采用手术治疗去除结石，同时治疗病因。膀胱感染严重时，应用抗生素治疗。结石直径 <2～3cm 者用膀胱镜碎石钳机械碎石；较大结石需采用液电效应、超声或

弹道气压碎石；结石过大、过硬或有膀胱憩室时，宜采用耻骨上膀胱切开取石术。

3. 尿道结石　结石位于尿道舟状窝，可通过注入无菌液状石蜡后，轻轻推挤、钩取或钳出。前尿道结石可在良好麻醉下，压迫结石近端尿道后，注入无菌液状石蜡，再轻轻向远端挤出结石，切忌粗暴操作；若不能挤出，可钩取或钳出结石，或应用腔内器械碎石；尽量不做尿道切开取石。后尿道结石在麻醉下用尿道探条将结石轻轻推入膀胱，再按膀胱结石处理。

（五）心理和社会支持状况

无症状的结石病人往往表现为对疾病的不重视；有症状的病人，结石所致的剧痛、排尿困难，病人常焦虑不安；反复发作的泌尿系结石病人，对治疗效果显示悲观情绪。家庭对病人的支持力度等也会影响病人的心理感受和对治疗的信心。

【常见护理诊断/问题】

1. 急性疼痛　与梗阻存在或结石活动刺激有关。

2. 排尿障碍　与梗阻存在导致排尿不畅有关。

3. 焦虑　与疼痛和对疾病缺乏认识及担心肾衰竭有关。

4. 潜在并发症　感染、出血、输尿管"石街"形成。

5. 知识缺乏　缺乏尿石症有关病因和预防复发的知识。

【护理目标】

1. 病人疼痛减轻或消失。

2. 病人排尿型态恢复正常。

3. 病人焦虑减轻或消失。

4. 病人未发生并发症，或并发症得到及时发现和处理。

5. 病人能够掌握尿石症的相关病因及预防结石复发的方法。

【护理措施】

（一）非手术治疗的护理

1. 解痉镇痛　结石引发疼痛时，嘱病人卧床休息，深呼吸、分散注意力以减轻疼痛；局部热敷也可缓解痉挛性疼痛。肾绞痛发作时，遵医嘱应用解痉镇痛药，如注射阿托品、哌替啶、钙离子通道阻滞剂、黄体酮等，用药后注意观察药物疗效及不良反应。

> **考点提示**
>
> 防治尿路结石应多饮水。

2. 饮水指导　每日饮水量在 2500～3000ml，保持每日尿量在 2000ml 以上。大量饮水可降低尿中形成结石物质的浓度，减少晶体沉淀。合并感染时，尿量多可促进引流和内冲洗作用，有利于控制感染。

3. 活动指导　在病情允许的情况下，适当做一些跳跃或其他体育运动，改变体位，以促进结石排出。

4. 病情观察　观察病人疼痛是否减轻或消失；观察体温、尿液颜色与性状、尿及血白细胞计数，及早发现感染征象；观察尿液内结石排出情况，排出结石可做成分分析，以指导结石治疗与预防。

5. 控制感染　根据尿细菌培养及药物敏感试验选用抗生素。尿白细胞增多者，口服抗生素；体温高、血白细胞增多时，需输液和应用敏感的抗生素，及时控制感染。

（二）体外冲击波碎石的护理

1. 术前护理

（1）心理护理 向病人讲明该方法简单、安全、有效并可重复治疗，以解除病人恐惧心理，争取其主动配合。治疗前排空尿液，术中不能随意移动体位。

（2）术前准备 术前 3 日忌食产气食物，术前 1 日口服缓泻药，术日晨禁饮食；教会病人术中需配合的体位，以确保碎石定位的准确性；术晨复查泌尿系统 X 线或 B 超，了解结石是否移位或排出，复查后用平车接送病人，以免结石因活动而再次移位。

2. 术后护理

（1）饮食 若病人无药物反应，如头晕、恶心、呕吐等可正常进食。多饮水可增加尿量，促进结石排出。

（2）体位 术后病人应卧床休息并取患侧卧位 2 ~ 3 天，少活动，配合以多饮水。其目的是使碎石缓慢排出，以免碎石在下降时引起输尿管平滑肌强烈收缩，引发肾绞痛。同时防止大量碎石下降在输尿管形成"石街"，导致尿路梗阻、感染。合适的体位有助于结石的排出：①肾上、中盏结石与输尿管中、上段结石病人 ESWL 术后取立位，在无肾绞痛、血尿等并发症时可适当做跳跃、跑步等运动。②肾下盏结石病人 ESWL 术后取头低腰高、健侧卧位，身体冠状面与床面呈 45° ~ 60°；体位引流排石前 30 分钟病人饮水 500 ~ 1000ml，每次引流时间为 10 ~ 30 分钟，每日 2 ~ 3 次，同时轻轻拍击病人患侧肾区。但心、肺功能差，年老体弱者不推荐。③膀胱结石病人 ESWL 术后应取侧卧体位排尿，以免大量结石碎块排出时阻塞尿道内口，引起排尿困难；待结石大部分排出后，再取站立位排尿。结石较大、较多或伴有前列腺增生症病人常需留置导尿管 5 ~ 7 天。

（3）病情观察 严密观察和记录碎石后排尿及排石情况，淡红色血尿一般可自行消失。每次将尿液收集在容器中，以便观察尿中有无结石细砂排出，将尿液留置 1 ~ 2 分钟后再慢慢倒入滤网中，用少量清水冲洗结石后晾干，放入清洁容器中保留并送结石成分分析；定时摄腹部平片观察结石排出情况。若需再次治疗，间隔时间不少于 7 天。

（4）并发症的护理 ①血尿：最为常见的并发症。绝大多数血尿病人不需治疗完全可自愈。②石街：发生率 4% ~ 7%。多数为较大肾结石碎石术后发生。由于大量碎石堆积在输尿管与男性尿道内，没有排出而形成"石街"，阻碍尿液排出，以输尿管"石街"多见。病人有腰痛或不适等症状，可继发感染，甚至导致肾功能损害。一旦明确"石街"形成，可继续应用体外冲击波碎石术对"石街"进行治疗，如此法不能解除梗阻者，可采用经皮肾穿刺造瘘术或输尿管镜碎石术将结石击碎后排出，必要时也可以用开放性手术解除梗阻。③高热：少见，多为结石急性阻塞尿路继发感染，可预防性应用抗生素。同时做泌尿系统 X 线平片或 B 超检查，如发现有结石梗阻，应积极采取措施解除。梗阻一旦解除，症状即可缓解。

（三）手术治疗的护理

1. 术前护理

（1）心理护理 向病人及家属解释手术治疗的方法与优点、术中配合要求与注意事项，以解除病人思想顾虑，消除恐惧心理，更好地配合治疗与护理。

（2）控制感染 术前感染的控制是手术安全的保证。合并有泌尿系统感染者，遵医嘱应用抗生素控制感染。

（3）术前准备 ①术前检查：除常规检查外，应评估病人的凝血功能是否正常；近期服用阿司匹林、华法林等抗凝药物，应嘱病人停药，检查凝血功能正常后再行碎石术。②体位训练：术中病人需取截石位或俯卧位。俯卧位时病人有不适感，其呼吸、循环功能会受影响。因此，术前应指导病人做俯卧位练习，从俯卧 30 分钟开始，逐渐延长至 2 小时，以提高病人对术中体位的耐受力。③术前 1 日备皮，清洁皮肤，行交叉配血，术前晚清洁肠道。④对于输尿管切开取石术的病人，术前 1 小时拍摄 X 线腹平片，进行结石定位，摄片后保持定位时的体位。

2. 术后护理

（1）体位　上尿路结石术后取侧卧位或半卧位，以利引流。肾实质切开取石术及肾部分切除术的病人，应绝对卧床 2 周，以减轻肾的损伤，防止再出血。经膀胱镜钳夹碎石后，适当变换体位，促进排石。

（2）输液和饮食　肠蠕动恢复后，可进食；适当输液，并鼓励病人多饮水，达每日 2500~3000ml，以保证充足的体液入量；血压稳定者可用利尿剂，以增加尿量，达到内冲洗尿路和改善肾功能的目的。

（3）病情观察　严密观察和记录尿液颜色、量及患侧肾功能情况。

（4）引流管的护理　肾造瘘管：经皮肾镜取石术后常留置肾造瘘管，目的是引流尿液及残余碎石渣。护理要点：①妥善固定：搬运、翻身时，勿牵拉造瘘管，以防脱出。②防止逆流：引流管应低于肾造瘘口，或使用防反流的引流袋，以防引流液逆流引起感染。③保持引流通畅：妥善固定导管，防止引流管受压、折叠、堵塞和脱出。引流管不做常规冲洗，以免引起逆行感染；若发现引流管堵塞而挤捏无效时，应在医生的指导下，严格无菌操作，低压冲洗，冲洗量不超过 5~10ml。④观察记录：观察引流液的颜色、性状和量，并做好记录，发现异常应及时报告医生并配合处理。⑤拔管：术后 3~5 日，引流尿液转清、体温恢复正常，则可考虑拔管。拔管前先试行夹管 24~48 小时，观察病人有无排尿困难、腰腹痛、发热等症状，如无不适则可拔除。

双 J 管：碎石术后于输尿管内放置双 J 管，具有良好的内引流及支架的作用，可扩张输尿管，有助于小结石的排出，防止输尿管内"石街"形成。护理要点：①体位与活动：术后指导病人尽早取半卧位，病人术后可以下床活动，但尽量少活动，且不宜做四肢及腰部同时伸展动作，避免突然下蹲动作及重体力劳动，以免致双 J 管移位。②防尿液反流：多饮水、勤排尿，勿使膀胱过度充盈致尿液反流。③拔管：输尿管肾镜碎石术后无输尿管损伤者，一般留置双 J 管 1 周，输尿管黏膜剥脱、断裂时一般术后留置双 J 管 4~8 周，经 B 超或腹部 X 线平片复查确定无结石残留后，即可通过膀胱镜拔除。

（5）并发症的护理　①出血：经皮肾镜取石或碎石术后早期，肾造瘘管引流出血性尿液，一般 1~3 天后尿液转清。若术后短时间内造瘘管引出大量鲜红色血性液体，应警惕大出血。立即安慰病人，嘱其卧床休息，及时报告医师，遵医嘱应用止血药，同时夹闭造瘘管1~3 小时，使肾盂内压力增高，达到压迫止血的目的。病人出血停止，生命体征平稳后再开放肾造瘘管。双 J 管留置的病人可出现不同程度的血尿，可为肉眼血尿或镜下血尿，活动后往往加重。术后注意观察病人尿液颜色及尿量，鼓励饮水。若突然出现鲜红色尿液且有加重的趋势时，应及时就医。血尿严重时，可提前拔除双 J 管。②感染：尿路感染是发生率很高的并发症，致病菌最常见的是大肠埃希菌。主要表现为高热，体温可达 39℃~40℃以上，伴寒战，肾区疼痛，实验室检查发现尿液中有大量脓细胞，尿液细菌培养及菌落计数为阳性，血常规有急性感染征象。出现尿路感染时应遵医嘱使用抗生素，病人需养成良好的卫生习惯，多饮水。

（四）健康教育

1. 尿石症的预防

（1）饮水防石　每日饮水量在 2500～3000ml，以增加尿量、稀释尿液，可减少尿中晶体沉积。成人保持每日尿量在 2000ml 以上，尤其是睡前饮水，效果更好。

（2）饮食指导　根据结石成分、代谢状态调节饮食。含钙结石者宜食用含纤维丰富的食物，合理摄入钙量，限制牛奶、乳制品、豆制品、巧克力、坚果等含钙量高的食物，避免过量摄入动物蛋白。草酸盐结石者，应限制菠菜、红茶、番茄、土豆、芦笋等含草酸量高的食物。尿酸结石者，不宜服用含嘌呤高的食物，如动物内脏。

（3）药物预防　根据结石成分、血和尿钙、磷、尿酸、胱氨酸以及尿 pH，采用药物降低有害析晶成分、碱化或酸化尿液，预防结石复发。如别嘌醇可降低血和尿的尿酸含量，对含钙结石亦有抑制作用；D－青霉胺、α－巯基丙酰甘氨酸、乙酰半胱氨酸有降低尿胱氨酸含量及溶石作用；乙酰异羟肟酸可防止磷酸镁铵及磷酸钙结石的形成，并有溶石作用；维生素 B_6 有助于减少尿中草酸含量，氧化镁可增加尿中草酸溶解度；口服枸橼酸氢钾钠或碳酸氢钠以碱化尿液，有利于尿酸和胱氨酸结石的溶解和消失；口服氯化铵使尿液酸化，有控制磷酸镁铵及磷酸钙结石长大的作用。

（4）特殊性预防　伴甲状旁腺功能亢进症者，必须摘除腺瘤或增生组织。鼓励长期卧床者功能锻炼，防止骨质脱钙，减少尿钙排出。尽早解除尿路梗阻、感染、异物等因素。

2. 双J管的自我管理　部分病人行碎石术后带双J管出院，告知病人出院后若出现排尿疼痛、尿频、血尿时，多为双J管膀胱端刺激所致，一般多饮水和对症处理后可缓解；如果症状加重，应及时就医。嘱病人术后 4 周回院复查并拔除双J管。

3. 复诊指导　治疗后定期行尿液化验、X 线或 B 超检查，观察有无复发以及残余结石情况。若出现腰痛、血尿等症状，及时就诊。

【护理评价】

1. 病人疼痛是否减轻或消失。

2. 病人排尿型态是否恢复正常。

3. 病人可能发生的并发症是否得到有效预防、及时发现和处理。

4. 病人焦虑是否减轻或消失。

5. 病人能否掌握尿石症的相关病因和预防结石复发的方法。

小 结 ----------

尿路结石在肾和膀胱内形成。绝大多数输尿管结石和尿道结石是结石排出过程中停留在该处所致。尿路结石可引起泌尿道的直接损伤、梗阻、感染或恶性变。尿石症的形成机制复杂，与饮食、尿液浓缩、尿路梗阻等多种因素有关。肾和输尿管结石的主要表现是疼痛和血尿；膀胱结石的典型症状是排尿突然中断；尿道结石主要表现为排尿困难。B 超和尿路平片为泌尿系统结石的常规检查方法。尿路结石的治疗首先是控制症状（解痉镇痛），再根据结石大小、部位以及有无梗阻等采取排石治疗、体外冲击波碎石、内镜碎石术、开放性手术等治疗方法。尿石症病人非手术治疗期间护理的重点是解痉镇痛、指导病人多饮水及适当运动，加强病情观察及有效控制感染；体外冲击波碎石术后应加强体位指导，并观察排石情况及有无血尿、"石街"和高热等并发症。采用手术治疗的病人应做好常规术前准备，并进行截石位或俯卧位练习；术后重点是做好肾造瘘管、双J管的护理及观察有无出血、感染等并发症。尿石症的主要预防措施是多饮水，每日饮水量在2500～3000ml，以增加尿量、稀释尿液，可减少尿中晶体沉积。

第五节　肾结核病人的护理

案例导入

谢某，女，35岁，有肺结核病史。半年来反复出现尿急、尿频、尿痛和血尿。曾按"慢性肾盂肾炎"给予多种抗生素治疗无效，并逐渐加重。再次就诊。尿常规检查：尿液呈酸性，白细胞（＋＋＋）、红细胞（＋）；中段尿培养无细菌生长；尿沉渣找到抗酸杆菌。门诊以"肾结核"收住泌尿外科。

请问：

1. 病区值班护士应如何做好入院护理评估工作？评估时应注意哪些沟通礼仪？

2. 病人目前存在的主要护理问题是什么？值班护士应采取哪些护理措施？

3. 该病人发生肾结核的原因是什么？病区护士应如何做好病人的健康指导工作？

肾结核（renal tuberculosis）是由结核分枝杆菌引起的慢性、进行性、破坏性病变。绝大多数起源于肺结核，少数继发于骨关节结核或消化道结核。血行播散是肾结核的主要感染方式。肺结核经血行播散引起肾结核需3～10年或更长时间。

根据肾结核发展过程，可分为病理肾结核和临床肾结核。结核分枝杆菌经血行感染进入肾，主要在双侧肾皮质的肾小球周围毛细血管丛内，形成多发性微小结核病灶。由于该处血液循环丰富，修复力较强，若病人免疫状况良好，感染细菌的数量少或毒力较小，病变可以自行愈合，临床上常不出现症状，但尿中可查到结核分枝杆菌，称为病理肾结核。如果病人免疫力低下，细菌数量大或毒力较强，肾皮质内的病灶不愈合且逐渐扩大，结核分枝杆菌经肾小管达到髓质的肾小管袢，由于该处血流缓慢、血液循环差，易发展为肾髓质结核；病变在肾髓质继续发展，穿破肾乳头到达肾盏、肾盂，发生结核性肾盂肾炎，出现临床症状及影像学改变，称为临床肾结核。绝大多数为单侧病变。结核病变可经肾盂黏膜表面、黏膜下层和尿液的直接接触扩散至输尿管、膀胱和尿道。

肾结核的病理变化主要有结核结节、溃疡空洞、纤维钙化。早期病变主要是肾皮质内多发性结核结节，发展成肾髓质结核后，病变不能自愈并进行性发展，结核结节彼此融合，形成干酪样脓肿，从肾乳头处破溃，进入肾盏、肾盂形成溃疡空洞，肾盏颈或肾盂出口因纤维化发生狭窄，可形成局限的闭合脓肿或结核性脓肾。部分病人抵抗力增强，干酪样物质浓缩而不发生液化，引起广泛的纤维组织增生和钙化；少数病人肾脏广泛钙化，输尿管完全闭塞，含有结核分枝杆菌的尿液不能流入膀胱，膀胱内继发性结核病变逐渐好转和愈合，膀胱刺激症状也逐渐缓解甚至消失，尿液检查趋于正常，这种情况称之为"肾自截"（autonephrectomy）。

肾结核病变直接向下蔓延或者病灶中结核杆菌经尿液播散，可累及输尿管黏膜、黏膜下层甚至肌层，形成结核结节、干酪样坏死及溃疡，病变修复后管壁纤维化，致输尿管管壁增粗变硬，管腔呈节段性狭窄，尿流下行受阻，引起肾积水。病变广泛时输尿管僵硬呈索条状而缩短，导致膀胱内输尿管口向上内缩而呈"凹陷的洞穴"一样表现。

肾结核侵及输尿管而管腔通畅，结核病变的直接蔓延或结核杆菌在膀胱内接触播散，均可导致膀胱结核的发生。最初引起黏膜充血、水肿，以后形成结核结节或溃疡，病变常从肾脏病变的同侧膀胱输尿管口周围开始，逐渐扩散至膀胱的其他部位。病变发展并侵入肌层，引起膀胱壁广泛纤维化和瘢痕形成，使膀胱壁失去伸缩的能力而致容量缩小，如膀胱容量不足 50ml 时，称为挛缩膀胱（contractcd bladder）。膀胱结核病变及挛缩膀胱可引起健侧输尿管口狭窄或闭合不全，导致肾盂尿液梗阻或膀胱尿液反流，引起该侧肾积水。挛缩膀胱和对侧肾积水都是肾结核常见的晚期并发症。少数膀胱结核可蔓延引起尿道结核，其病理改变主要是结核性溃疡、纤维化导致尿道狭窄，引起排尿困难，加剧肾功能损害。

【护理评估】

（一）健康史

肾结核好发于 20～40 岁的青壮年，男性多见。主要由肺结核、消化系统或骨关节结核病灶中的结核分枝杆菌经血行播散至肾脏所致。

> **考点提示**
>
> 肾结核主要经血行播散。

（二）身体状况

肾结核病灶在肾，症状在膀胱。早期临床肾结核，仅尿中有少量白细胞和结核分枝杆菌。病变进一步发展，可出现下列典型的临床表现。

1. 尿频、尿急、尿痛 是肾结核病人的典型症状之一。尿频往往最早出现，起初是因含结核分枝杆菌的脓尿刺激膀胱黏膜所致，以后结核病变蔓延至膀胱，尿频加重，并同时有尿急、尿痛。膀胱病变越严重，上述现象越显著。晚期膀胱挛缩，每日排尿可达数十次，甚至出现尿失禁。

2. 血尿 是肾结核的重要症状，多为终末血尿。常因结核性膀胱炎、干酪样坏死及溃疡出血所致。膀胱或肾血管被破坏，也可为全程血尿。

3. 脓尿 是肾结核的常见症状。表现为显微镜下脓尿至肉眼脓尿，甚至呈"洗米水样"尿，并含有碎屑或絮状物。

4. 肾区疼痛和肿块 肾结核一般不出现疼痛，少数结核病变影响肾包膜或输尿管被血块、干酪样坏死物质堵塞，可发生腰部钝痛或绞痛。结核性脓肾或健侧巨大肾积水时可出现腰部肿块。

5. 全身症状 常不明显。晚期肾结核可有发热、盗汗、消瘦、贫血、虚弱、食欲减退和血沉增快等典型结核症状。双侧肾结核或健侧肾积水时，可出现恶心、呕吐、浮肿、贫血、少尿等慢性肾功能不全表现。

（三）辅助检查

1. 尿液检查 尿呈酸性，蛋白阳性，有脓细胞和红细胞。24 小时尿沉渣找抗酸杆菌，连续 3 次,阳性率在 50% ~70%。尿结核分枝杆菌培养阳性者是泌尿系统结核的可靠诊断依据,但需 4~8 周方有结果,所以影响临床诊断和治疗。近年来用放射免疫测定法或酶联免疫吸附试验等免疫学方法,测定血清和尿中结核相关抗原与抗体,对诊断肾结核有重要意义。聚合酶链式反应技术作为泌尿系统结核的诊断方法已逐渐推广应用。

2. 影像学检查 对确诊肾结核,判断病变严重程度,决定治疗方案非常重要。以 X 线检查最为重要。

(1)B 超 对中、晚期病例可确定病变部位、明确健侧肾有无积水及膀胱是否挛缩。

(2)X 线 泌尿系统平片可见到病肾局灶、斑点状或广泛钙化影。排泄性尿路造影可了解患侧肾功能、病变程度及其范围。早期肾结核表现为肾盏边缘不光滑如虫蛀状,继而肾盏、肾盂不规则扩大或模糊变形,形成空洞;若肾脏广泛破坏、肾功能减退或完全丧失,则肾盏、肾盂不显影。输尿管结核可显示管壁僵硬,管腔节段性狭窄且边缘不整。

(3)CT 和 MRI CT 在显示肾脏和输尿管的解剖方面优于超声和静脉(排泄性)尿路造影。CT 对中、晚期肾结核能清晰显示扩大的肾盏和肾盂、肾皮质空洞及钙化灶,三维成像还可显示输尿管全长病变。MRI 水成像对于肾结核对侧肾积水可有良好显示。

3. 膀胱镜检查 是肾结核的重要诊断手段,可以直接看到膀胱内的典型结核病灶变化而确诊。早期膀胱结核可见膀胱黏膜有充血水肿及结核结节,病变范围多围绕在肾脏病变的同侧膀胱输尿管口周围,以后向膀胱三角区和其他部位蔓延。较严重的膀胱结核可见黏膜广泛充血、水肿,有结核结节和溃疡空洞,输尿管口向上回缩而呈"洞穴样"变化,有时可见脓尿喷出。病变严重者膀胱出现挛缩,当容积小于 50ml 时,不宜做膀胱镜检查。

(四)处理原则

应根据全身和局部情况决定治疗方法。主要采用全身抗结核药物治疗、病肾切除手术及并发症的治疗。

1. 抗结核药物治疗 适用于早期肾结核,如尿中有结核分枝杆菌而影像学上肾盏、肾盂无明显改变,或仅见 1~2 个肾盏呈不规则虫蛀状,在正确应用抗结核药物治疗后多能治愈。常用药物如异烟肼 300mg、利福平 600mg、吡嗪酰胺 1.0g、乙胺丁醇 750mg,可选 2~3 种药联合交替应用。一般至少治疗半年以上,服药期间须注意药物的肝、肾毒性。

2. 手术治疗 药物治疗 6~9 个月无效,肾结核破坏严重者,应在药物的配合下行手术治疗。术前抗结核治疗至少 2 周。

(1)肾切除术 一侧肾结核破坏严重,而对侧肾正常,应切除病肾。双侧肾结核一侧广泛破坏呈"无功能"状态,另一侧病变轻,经抗结核药物治疗一段时间后,择期切除病变严重的一侧肾。肾结核对侧肾积水,根据肾积水情况及肾功能代偿情况而定,代偿好者先切除无功能肾;代偿不良者则应先引流肾积水,挽救肾功能,而后再切除结核病侧肾。

(2)保留肾组织的肾结核手术 ①肾部分切除术:适用于结核病灶局限在肾的一极。②肾结核病灶清除术:适用局限于肾实质表面的闭合性结核性脓肿,与肾集合系统不相通。此类手术现很少采用。

(3)解除输尿管狭窄的手术 ①狭窄位于中、上段者:可切除狭窄段,输尿管对端吻合术。②狭窄靠近膀胱者:切除狭窄段,输尿管膀胱吻合术,放置双 J 型输尿管支架引流管,术后 1~2 个月拔除。

（4）挛缩膀胱的手术治疗　①肾结核并发挛缩膀胱，在患肾切除及抗结核治疗 3~6 个月，待膀胱结核完全愈合后，对侧肾功能正常、无结核性尿道狭窄的病人，可行肠膀胱扩大术。②挛缩膀胱的男性病人有前列腺、精囊结核引起后尿道狭窄者，不宜行肠膀胱扩大术，尤其并发对侧输尿管扩张、肾积水明显者，为改善和保护积水肾仅有的功能，应施行输尿管皮肤造口、回肠膀胱或肾造口等尿流改道术。

（五）心理和社会支持状况

肾结核病程长，出现血尿、脓尿时需要手术治疗，病人可有焦虑、恐惧；由于结核病人具有传染性，病人在与亲友或家属交往中易产生自卑心理。家庭对病人的支持力度等也会影响病人的心理感受及对治疗的信心。

【常见护理诊断/问题】

1. 排尿障碍　与结核性膀胱炎、膀胱挛缩有关。

2. 营养失调：低于机体需要量　与机体消耗过多，补充不足有关。

3. 焦虑　与病程长、病肾切除、晚期并发症有关。

4. 潜在并发症　感染、肾功能不全、术后出血、肝功能损害。

【护理目标】

1. 病人排尿功能恢复正常。

2. 病人的营养状况得到改善和维持。

3. 病人焦虑减轻或消失。

4. 病人未发生并发症，或并发症得到及时发现和处理。

【护理措施】

（一）术前护理

1. 一般护理

（1）饮食　鼓励病人进营养充分、富含维生素饮食，必要时静脉补充营养，以改善全身营养状况。

（2）饮水　多饮水，增强尿路内冲洗作用，以减轻结核性脓尿对膀胱的刺激。

（3）休息　保证休息，适当户外活动，以增强体质。

2. 用药护理　术前均需一定时间的抗结核药物治疗，定期协助做好尿液常规和尿结核分枝杆菌检查、泌尿系统造影，以观察药物治疗效果。同时注意观察药物的副作用和对肝、肾功能的损害，及早发现，及时处理。

3. 心理护理　临床肾结核为进行性疾病，不经治疗不能自愈。向病人讲明全身支持治疗可增强抵抗力，合理的药物治疗及必要的手术治疗可消除病灶、缩短病程。告知病人单纯肾结核一般是不传染的，只有尿液中含有结核分枝杆菌，他人接触到尿液才有可能被传染，消除病人的焦虑情绪，保持愉快心情和良好的心理状态，促进康复。

4. 术前护理　遵医嘱完善术前检查；术前 1 日备皮、配血；术前晚清洁肠道。对于肾积水病人，需经皮留置引流管处理肾积水，待肾功能好转后再行手术治疗，需做好引流管及皮肤护理。

（二）术后护理

1. 病情观察

（1）观察有无内出血　密切观察病人的血压、脉搏及有无发生术后出血的征象。当肾部分切除或肾病灶切除术后的病人出现大量血尿；肾切除术后病人手术残腔引流出血性液体，24 小时未减少，每小时超过 100ml 或达 300～500ml；术后 7～14 日内因咳嗽、便秘等情况突然出现虚脱、血压下降、脉搏加快等症状时；均提示有内出血可能。应尽快通知医师并协助处理。

（2）观察健肾功能 一侧肾切除，另一侧肾能否完成代谢需要，这是肾结核手术后护理观察最关键的一点。因此要连续 3 日准确记录 24 小时尿量，且观察第一次排尿的时间、尿量、尿液颜色。若手术后 6 小时仍无排尿或 24 小时尿量减少，说明健肾功能可能有障碍，应通知医师处理。

2. 体位与活动 肾切除术病人血压平稳后可取半卧位。鼓励其早期活动，以减轻腹胀、利于引流和机体恢复。肾病灶切除或肾部分切除术后的病人，应卧床 1～2 周，减少活动，以避免继发性出血或肾下垂。

3. 饮食 因手术刺激后腹膜，病人多有腹胀，待肛门排气后开始进易消化、营养素完全的食物。

4. 抗结核治疗 术后继续抗结核治疗 6～9 个月，防止结核复发。

5. 预防感染 结核病灶使人体免疫能力降低，因尿路梗阻或手术创伤等因素，可能引起感染。术后须注意：①观察体温及血白细胞计数变化。②保证抗生素的正确应用。③切口敷料渗湿及时更换。④充分引流，适时拔管、减少分泌物及异物刺激，预防感染发生。

6. 引流管的护理 按"泌尿系统引流管护理常规"进行护理。

（三）健康教育

1. 康复指导 加强营养、注意休息、适当活动、避免劳累，以增强机体抵抗力，促进恢复。有肾造瘘者注意自我护理，防止继发感染。肾结核一般是不传染的，但其病人尿液中含有结核分枝杆菌，如接触到含有结核分枝杆菌的尿液有可能被传染，因此应注意便具及尿液的消毒。

2. 用药指导

（1）术后继续抗结核治疗 6～9 个月，以防结核复发。

（2）坚持联合、规律、全程用药，不可随意间断或减量、停药，不规则用药可产生耐药性而影响治疗效果。

（3）用药期间须注意药物毒副作用，定期复查肝、肾功能，若出现恶心、呕吐、耳鸣、听力下降等症状，及时就诊。

（4）勿用对肾脏有害的药物，如氨基糖苷类、磺胺类抗菌药物等，尤其是双侧肾结核、孤立肾结核、肾结核对侧肾积水的病人更应注意。

3. 定期复查 术后每月检查尿常规和尿结核分枝杆菌，连续半年尿中无结核分枝杆菌称为"稳定转阴"。5 年不复发可认为治愈。

【护理评价】

1. 病人排尿功能是否恢复正常。

2. 病人的营养状况是否得到改善和维持。

3. 病人焦虑是否减轻或消失。

4. 病人可能发生的并发症是否得到有效预防、及时发现和处理。

小　结

　　肾结核好发于 20~40 岁的青壮年，男性多见。主要由肺结核、消化系统或骨关节结核病灶中的结核分枝杆菌经血行播散至肾脏所致。结核病变可经肾盂黏膜表面、黏膜下层和尿液的直接接触扩散至输尿管、膀胱和尿道。肾结核病灶在肾，症状在膀胱。尿频是肾结核的最早期症状，尿频、尿急、尿痛是肾结核的典型症状之一，可伴有血尿、脓尿、肾区疼痛、全身结核症状等。尿结核杆菌检查、影像学检查和膀胱镜检查对诊断肾结核有重要意义。应根据全身和局部情况决定治疗方法，主要采用全身抗结核药物治疗、病肾切除手术及并发症的治疗。抗结核药物治疗适用于早期肾结核、结核范围局限、无空洞性破坏及结核性肾脓肿。药物治疗 6~9 个月无效，肾结核破坏严重者，应在药物的配合下行手术治疗，术前抗结核用药不应少于 2 周。术前护理重点是支持治疗、药物疗效及不良反应的观察；术后护理重点是预防术后出血和感染、抗结核治疗等，术后坚持联合、规律、全程用药，继续抗结核治疗 6~9 个月，以防结核复发，5 年不复发可认为治愈。

第六节　良性前列腺增生症病人的护理

案 例 导 入

　　李某，男，66 岁，前列腺增生症病史 8 年，近 1 年排尿困难逐渐加重，排尿踌躇、尿线变细，夜尿次数明显增多，每晚达 7~8 次。10 小时前因饮酒后发生严重排尿困难，不能自行排尿，现下腹部胀痛难忍，有少量尿液从尿道口自行流出，急来我院就诊。门诊 B 超提示前列腺Ⅲ度增生。收住泌尿外科。

请问：

1. 病区值班护士应如何做好入院护理评估工作？评估时应注意哪些沟通礼仪？
2. 病人目前存在的主要护理问题是什么？值班护士应采取哪些护理措施？
3. 病人同意手术后，护士需做哪些护理工作？与病人沟通时应注意哪些问题？

　　良性前列腺增生症（benign prostatic hyperplasia，BPH）简称前列腺增生症，是引起中老年男性排尿障碍原因中最为常见的一种良性疾病。主要表现为组织学上的前列腺间质和腺体成分的增生、解剖学上的前列腺增大（benign prostatic enlargement，BPE）、下尿路症状（lower urinary tract symptoms，LUTS）为主的临床症状以及尿流动力学上的膀胱出口梗阻（bladder outlet obstruction，BOO）。

> **考点提示**
>
> 　　良性前列腺增生是引起中老年男性排尿障碍最常见的原因。

　　正常前列腺组织分为外周带（占 70%）、中央带（占 25%）、移行带（占 5%），前列腺增生主要发生于移行带（图 24-5），增生组织呈多发结节，并逐渐增大。增生的腺体将外周的腺体挤压萎缩而形成前列腺外科包膜，与增生的腺体有明显的界限，手术易于分离。

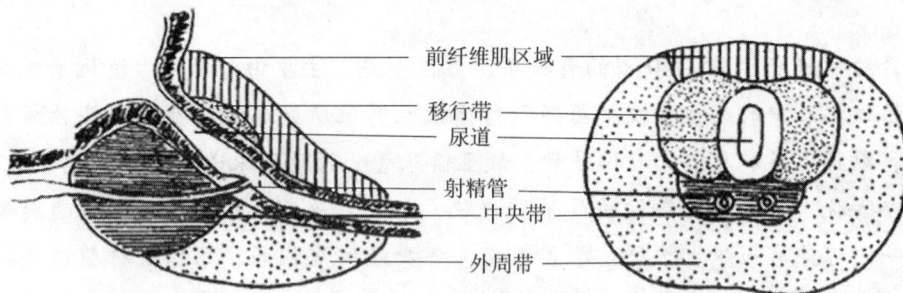

前纤维肌区域
移行带
尿道
射精管
中央带
外周带

图 24-5　前列腺正常解剖

增生使前列腺段尿道部伸长、弯曲、受压而变窄，引起排尿困难。此外，前列腺内尤其是围绕膀胱颈部的平滑肌内含有丰富的 α 肾上腺素能受体，这些受体的激活使该处平滑肌收缩，可明显增加前列腺尿道部的阻力。

前列腺增生及 α 肾上腺素能受体兴奋致后尿道平滑肌收缩，造成膀胱出口梗阻。为了克服排尿阻力，逼尿肌增强其收缩能力，逐渐代偿性肥大，肌束形成粗糙的网状结构，加上长期膀胱内高压，膀胱壁出现小梁结构或假性憩室。如膀胱容量减小，逼尿肌退变，顺应性差，出现逼尿肌不稳定收缩，病人表现为明显尿频、尿急和急迫性尿失禁。如梗阻长期未能解除，逼尿肌萎缩，失去代偿能力，收缩力减弱，导致膀胱不能排空而出现残余尿量。随着残余尿量增加，膀胱壁变薄，膀胱无张力性扩大，可出现充盈性尿失禁或无症状慢性尿潴留，尿液反流引起上尿路积水及肾功能损害。梗阻引起膀胱尿潴留，还可继发感染和结石形成。

【护理评估】

（一）健康史

前列腺增生症的病因尚不完全清楚，前列腺的正常发育与男性激素有关。目前认为年龄增大和有功能的睾丸是发病的两个重要因素，二者缺一不可。随着年龄增长，前列腺也随之增大，男性在 35 岁以后前列腺可有不同程度的增生，多在 50 岁以后出现临床症状。年龄逐渐增大，睾酮、双氢睾酮以及雌激素失去平衡是前列腺增生的重要基础。

（二）身体状况

1. 尿频　尿频是前列腺增生症病人最常见的早期症状。早期仅表现为夜尿次数明显增多，随梗阻加重，白天也可出现尿频。早期因前列腺充血刺激引起。随着病情发展，梗阻加重，残余尿量增多，膀胱有效容量减少，尿频更加明显。

2. 排尿困难　进行性排尿困难是前列腺增生症病人的典型表现。主要表现为排尿迟缓、排尿踌躇、射程缩短，尿线变细而无力，排尿时间延长。梗阻严重，残余尿量增多，常需用力并增加腹压以助排尿，排尿终末常有尿不尽感。

3. 尿潴留　在排尿困难的基础上，如有受凉、劳累、饮酒等诱因可使前列腺突然充血、水肿，发生急性尿潴留。病人膀胱极度膨胀、疼痛、尿意频繁、辗转不安。可发生于前列腺增生症的任何阶段。

> **考点提示**
> 尿频是前列腺增生症病人最常见的早期症状。

> **考点提示**
> 进行性排尿困难是前列腺增生病人的典型表现。

4. 尿失禁　前列腺增生致尿道梗阻加重达一定程度时，膀胱内过多的残余尿量可使膀胱逼尿肌功能受损、收缩力减弱，逐渐发生尿潴留并出现尿失禁。由于膀胱过度充盈，膀胱内压增高超过尿道阻力后，尿液可从尿道口溢出，称充盈性尿失禁。

5. 其他症状　前列腺增生时因局部充血，可发生无痛性血尿。若并发感染或结石，可有尿频、尿急、尿痛等膀胱刺激症状。少数病人晚期可出现肾积水和肾功能不全表现。

（三）辅助检查

1. 直肠指诊　是重要的检查方法，需在排空膀胱后进行。指检时多数病人可触到增大的前列腺，表面光滑，质韧、有弹性，边缘清楚，中间沟变浅或消失，即可做出初步诊断。指诊结束时应注意肛门括约肌张力是否正常。

2. B超检查　可经腹壁、直肠或尿道途径进行。经腹壁超声检查时膀胱需要充盈，扫描可清晰显示前列腺体积大小、增生腺体是否突入膀胱，还可以测定膀胱残余尿量。经直肠超声扫描对前列腺内部结构分辨更为精确，目前已普遍被采用。B超还可以了解膀胱有无结石以及上尿路有无继发积水等病变。经尿道途径超声检查因有创伤，目前临床较少使用。

3. 尿流动力学检查　包括尿流率、膀胱压、尿道压，可判断逼尿肌功能及损害程度。在前列腺增生时，最大尿流率和平均尿流率降低，排尿时间延长。检查时要求排尿在150～200ml，前列腺增生引起下尿路梗阻时，最大尿流率<15ml/s，表明排尿不畅；最大尿流率<10ml/s则表明梗阻更为严重。

4. 血清前列腺特异性抗原（PSA）测定　前列腺体积较大、有增生结节或质地较硬时，应动态测定血清PSA，以排除合并前列腺癌的可能性。正常男性血清PSA浓度为0～4ng/ml，如血清PSA>10ng/ml应高度怀疑前列腺癌。

5. 残余尿测定　残余尿量的多少反映膀胱代偿功能衰竭的严重程度，是重要的诊断步骤之一，也是决定手术治疗方案的因素之一。测定方法有：排尿后导尿法、B超测定法、膀胱造影法。

6. 膀胱镜检查　能直接观察前列腺各叶的增生情况，并可了解膀胱内有无其他病变，如肿瘤、结石、憩室等，从而决定手术治疗的方式。

7. 膀胱造影　对不能进行膀胱镜检查的病例可行膀胱造影，除观察膀胱颈部充盈缺损外，还可观察有无膀胱结石、肿瘤、憩室及输尿管尿液反流等。

（四）处理原则

1. 非手术治疗

（1）观察等待　前列腺增生未引起明显梗阻症状而不影响生活者，一般无需处理，可观察等待。但需进行健康指导、密切随访，如症状加重，应选择其他治疗方法。

（2）药物治疗　梗阻较轻或难以耐受手术治疗的病人，可采用药物治疗。治疗前列腺增生的药物很多，目前常用的药物有三大类：①α_1受体阻断剂：可降低平滑肌张力，减少尿道阻力，改善排尿功能。常用特拉唑嗪、阿夫唑嗪、坦索罗辛等。②激素类药物：如5α还原酶抑制剂非那雄胺（保列治），可降低前列腺内双氢睾酮含量，服药3个月后可以使前列腺缩小，改善排尿功能。雌激素过去较常用，但因对心血管毒副作用大，现很少应用。③植物类药物：代表药物有普适泰（舍尼通）和各种中成药，可改善症状，且副作用小。

（3）其他治疗　用于尿道梗阻严重又不适宜手术者。方法有：①经尿道激光治疗。

②经尿道气囊高压扩张术。③经尿道微波热疗和经尿道针刺消融术。④前列腺尿道金属支架置入治疗。

2. 手术治疗 前列腺增生梗阻严重、残余尿量超过50ml、症状明显而经药物治疗效果不好，身体能耐受手术者，应考虑手术治疗。手术只切除前列腺外科包膜以内的增生部分。手术方法包括经尿道前列腺电切术（TURP）、经尿道前列腺切开术（TUIP）和开放性前列腺摘除术（常用术式有耻骨上前列腺摘除术和耻骨后前列腺摘除术）。作为 TURP 或 TUIP 的替代治疗手段，经尿道前列腺电气化术（TUVP）、经尿道前列腺等离子双极电切术（TUPKP）和经尿道等离子前列腺剜除术（TUKEP）目前也应用于外科治疗。

（五）心理和社会支持状况

发病早期，由于症状不明显，病人往往不重视；随着病情的发展，尤其是夜尿次数增多，影响自己及他人休息、睡眠，也影响自己日常生活，即开始出现烦躁、焦虑；常表现为治疗心切；当需要手术时，病人又担心手术会出现危险而产生恐惧；家庭对病人的支持力度等也会影响病人的心理感受和对治疗的信心。

知识拓展

国际前列腺症状（I-PSS）评分

I-PSS 评分标准是目前国际公认的判断 BPH 病人症状严重程度的最佳手段。I-PSS 评分是 BPH 病人下尿路症状严重程度的主观反映，它与最大尿流率、残余尿量以及前列腺体积无明显相关性。

国际前列腺症状（I-PSS）评分表

在最近一个月内，您是否有以下症状？	无	在5次中					症状评分
		少于1次	少于半数	大约半数	多于半数	几乎半数	
1. 是否经常有尿不尽感？	0	1	2	3	4	5	
2. 两次排尿间隙是否经常小于2小时？	0	1	2	3	4	5	
3. 是否曾经有间断性排尿？	0	1	2	3	4	5	
4. 是否有排尿不能等待的现象？	0	1	2	3	4	5	
5. 是否有尿线变细的现象？	0	1	2	3	4	5	
6. 是否需要用力及使劲才能开始排尿？	0	1	2	3	4	5	
7. 从入睡到晨起一般需要起来排尿几次？	没有	1次	2次	3次	4次	5次	
症状评分 =	0	1	2	3	4	5	

注：根据 I-PSS 评分（总分 0~35 分），病人分类如下：0~7 分为轻度；8~19 分为中度；20~35 分为重度。

生活质量指数（QOL）评分

QOL 评分（0~6 分）是了解病人对其目前下尿路症状水平伴随其一生的主观感受，其主要关心的是 BPH 病人受下尿路症状困扰的程度及其是否能够忍受，因此又称为困扰评分（bother of score）。

生活质量指数（QOL）评分表

	高兴	满意	大致满意	还可以	不太满意	苦恼	很糟
如果在您今后的生活中始终伴有现在的排尿症状，您认为如何？	0	1	2	3	4	5	6
生活质量评分（QOL）=							

【常见护理诊断/问题】

1. 排尿障碍 与前列腺增生致尿路梗阻、逼尿肌损害有关。

2. 急性疼痛 与尿潴留、导管刺激、膀胱痉挛、术后切口有关。

3. 潜在并发症 术后出血、TURP综合征、膀胱痉挛、血栓和栓塞。

4. 知识缺乏 缺乏前列腺增生症相关治疗、护理及预防并发症的知识。

【护理目标】

1. 病人排尿型态紊乱得以改善。

2. 病人疼痛减轻或消失。

3. 病人未发生并发症，或并发症得到及时发现和处理。

4. 病人获得前列腺增生症相关治疗、护理及预防并发症的知识。

【护理措施】

（一）非手术治疗的护理/术前护理

1. 饮食护理 为避免急性尿潴留的发生，嘱病人吃粗纤维、易消化食物，以防便秘；忌饮酒及辛辣食物；鼓励病人多饮水，勤排尿，不憋尿。

2. 引流尿液 急性尿潴留时病人尿意窘迫，非常痛苦，须紧急处理，应行导尿术以引流尿液，如导尿管不能插入，可行耻骨上膀胱穿刺造瘘术。残余尿量多或有尿潴留致肾功能不全者，应留置导尿持续引流，改善膀胱逼尿肌和肾功能。有尿路感染时，做好管道护理，应使用抗生素，定时进行膀胱冲洗。

3. 术前准备 做好术前常规准备的同时，要考虑前列腺增生症病人大多为老年人，常合并慢性疾病，术前应评估病人的身体状况；对合并有心肺疾患、糖尿病等，应积极治疗，以提高病人对手术的耐受能力。

4. 心理护理 尿频影响病人休息、睡眠及日常活动，排尿困难及尿潴留给病人带来痛苦，应向病人解释疾病发生的原因及治疗方法，适应疾病带来的不适。决定手术的病人，要耐心向病人及家属解释手术方法的特点，说明术前准备的重要性，解除病人的疑虑。

（二）术后护理

1. 体位 平卧2日后改半卧位，固定或牵引气囊导尿管，防止病人坐起或肢体活动时，气囊移位而失去其压迫膀胱颈口之作用，导致出血。手术1周后，逐渐离床活动。

2. 病情观察 严密观察病人意识状态及生命体征，病人多为高龄，由于麻醉和手术刺激可引起心、脑、肺并发症，应加强观察和护理。

3. 饮食护理 术后6小时胃肠道功能恢复，可进流质饮食，鼓励多饮水；1~2日后无腹胀者即可恢复正常饮食。进易消化、富含纤维的食物，预防便秘，避免腹压增高。

4. 膀胱冲洗的护理 术后立即将三腔气囊导尿管或耻骨上膀胱造瘘管连接膀胱冲洗装置，用生理盐水持续冲洗膀胱3~5日，防止血凝块堵塞导尿管（图24-6）。

护理要点：①妥善固定导管：三腔气囊导尿管有压迫止血、引流尿液和施行膀胱冲洗三种作用。导尿管气囊内注入生理盐水20~30ml，取一根粗细合适的纱布条缠绕尿管并打一个活结置于尿道外口，将纱布结往尿道口轻推，直至压迫尿道口，注意松紧度适宜；或将导尿管固定在病人一侧大腿内侧并稍加牵引，牵引侧下肢伸直制动，需告知病人不可自行移开，直至解除牵引为止，防止因病人坐起或肢体活动致气囊移位，影响压迫止血效果。②冲洗液温度适宜：用于冲洗的生理盐水温度控制在25℃~30℃，可有效预防膀胱痉挛的发生。③及时调整冲洗速度：根据尿色调整冲洗速度，色深则快、色浅则慢。④确保冲洗管道通畅：若血凝块堵塞导管致引流不畅，应及时采用挤捏导管、加快冲洗速度、调整导管位置等方法处理，如无效可用注射器吸取无菌生理盐水反复抽吸冲洗，直至引流通畅，以防造成膀胱充盈、膀胱痉挛而加重出血。⑤准确观察和记录引流液的量与颜色：术后通过导尿管引流出来的液体为肉眼血尿，随着时间延长，颜色变浅；若颜色加深，应警惕活动性出血，需及时通知医生。准确记录冲洗量和排出量，尿量＝排出量－冲洗量。

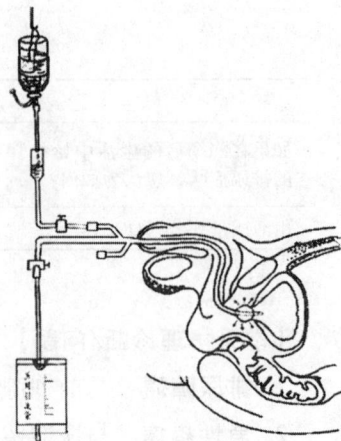

图24-6 膀胱冲洗

> **考点提示**
>
> 气囊导尿管的作用：压迫止血、引流尿液和施行膀胱冲洗。

5. 并发症的预防及护理

（1）出血 是术后护理的重点。术后早期都有肉眼血尿，以后逐渐变淡；术后6~10日，可因组织坏死、用力排便、久坐致出血；TURP术后3周因感冒、酗酒、刺激、活动增加致电凝痂皮脱落而引发出血。因此，术后1周内避免用力排便及便秘，禁止灌肠或肛管排气，以免刺激前列腺窝引起出血；便秘时，可口服缓泻剂。手术1周后，逐渐离床活动。

（2）TURP综合征 行TURP手术后病人应观察有无TURP综合征。发生原因是术中大量的冲洗液被吸收使血容量急剧增加，形成稀释性低钠血症。病人可在术后几小时内出现烦躁、恶心、呕吐、抽搐、昏迷，严重者出现肺水肿、脑水肿、心力衰竭等。此时应立即吸氧；遵医嘱给予利尿剂、脱水剂，减慢输液速度；静脉滴注3%高渗氯化钠溶液纠正低钠血症。

（3）膀胱痉挛 前列腺手术后，膀胱痉挛是经常出现的问题。膀胱痉挛可引起阵发性剧痛、诱发出血，多因逼尿肌不稳定、导管刺激、血块堵塞冲洗管等原因引起。此时应嘱病人深呼吸，放松腹部肌肉张力；确保冲洗和引流通畅；术后留置硬脊膜外麻醉导管，按需定时注射小剂量吗啡有良好效果；严重者遵医嘱给予解痉药物。

（4）血栓和栓塞 鼓励病人在病情允许的情况下进行床上活动及离床活动，以预防血栓形成。

6. 引流管的护理

（1）引流管的护理 各种引流管应贴标签，分别记录引流情况，保持引流通畅，防止导尿管脱出、受压、扭曲和堵塞。每日用消毒棉球或生理盐水棉球擦拭尿道外口2次，以免引起泌尿系统逆行感染。

（2）引流管拔出时间　①耻骨后引流管：术后 3 ~ 4 日待引流量很少时拔出。②导尿管：TURP 术后 3 ~ 5 日尿液颜色转为清澈，即可拔出导尿管。耻骨上前列腺切除术后 5 ~ 7 日、耻骨后前列腺切除术后 7 ~ 9 日拔出导尿管。③膀胱造瘘管：术后 10 ~ 14 日，试行经尿道排尿通畅后即可拔出；然后用凡士林油纱布填塞瘘口，排尿时用手指压迫瘘口敷料以防漏尿，2 ~ 3 日瘘口可自愈。

（三）健康教育

1. 生活指导

（1）前列腺增生症采用药物或其他非手术疗法者，应避免因受凉、劳累、饮酒、便秘而引起急性尿潴留。

（2）前列腺增生症术后进易消化、富含纤维的食物，预防便秘。

（3）术后 1 ~ 2 个月内避免剧烈活动，如跑步、骑自行车、性生活等，防止继发性出血。

2. 康复指导

（1）复查指导　术后前列腺窝的修复需 3 ~ 6 个月，应定期化验尿、复查尿流率及残余尿量。如出现排尿异常应及时就诊。

（2）提肛肌训练　如有溢尿现象，应指导病人有意识地经常锻炼提肛肌，以尽快恢复尿道括约肌功能。其方法是：吸气时缩肛，呼气时放松肛门括约肌。

3. 心理指导　前列腺切除术后常会出现逆行射精，不影响性交。原则上经尿道前列腺电切术后 1 个月、经膀胱前列腺切除术后 2 个月可恢复性生活。少数病人出现阳痿，可先采取心理治疗，同时查明原因，进行针对性治疗。

【护理评价】

1. 病人排尿障碍是否得到改善。

2. 病人疼痛是否减轻或消失。

3. 病人可能发生的并发症是否得到有效预防、及时发现和处理。

4. 病人是否获得前列腺增生症相关治疗、护理及预防并发症的知识。

小　结

　　良性前列腺增生症是引起中老年男性排尿障碍原因中最为常见的一种良性疾病。目前认为年龄增大和有功能的睾丸是发病的两个重要因素。尿频是最常见的早期症状；进行性排尿困难是典型表现；任何阶段都可出现尿潴留。直肠指诊是简单而重要的检查方法；B 超可清晰显示前列腺体积大小、增生腺体是否突入膀胱，还可以测定膀胱残余尿量；最大尿流率可反映前列腺增生梗阻程度，最大尿流率 <15ml/s 表明排尿不畅，最大尿流率 <10ml/s 则表明梗阻更为严重；动态测定血清 PSA，可以排除合并前列腺癌的可能性，正常男性血清 PSA 浓度为 0 ~ 4 ng/ml，如血清 PSA >10ng/ml 应高度怀疑前列腺癌。残余尿量的多少反映膀胱代偿功能衰竭的严重程度，也是决定手术治疗方案的因素之一。测定方法有：排尿后导尿法、B 超测定法、膀胱造影法。未引起明显梗阻症状而不影响生活者，可观察等待；梗阻较轻或难以耐受手术治疗的病人，可采用药物治疗；梗阻严重、残余尿量超过 50ml、症状明显而经药物治疗效果不好，身体能耐受手术者，应手术治疗，首选 TURP。术前护理的重点是做好常规术前准备，评估病人的手术耐受力；如出现急性尿潴留应紧急行导尿术或耻骨上膀胱穿刺造瘘术以引流尿液。术后护理的重点是三腔气囊导尿管的护理。三腔气囊导尿管有压迫止血、引流尿液和施行膀胱冲洗三种作用。应妥善固定导管，控制冲洗液温度在 25℃ ~ 30℃；观察并记录膀胱冲洗液的颜色与量，并根据尿色调整冲洗速度，色深则快、色浅则慢；确保冲洗管道通畅。

第七节　泌尿、男性生殖系统肿瘤病人的护理

案例导入

张某，男，52 岁，因无痛性肉眼血尿 2 个月入院，血尿为间歇性、全程性。既往无特殊病史。查体：腰部无肿块，双肾未扪及，肾区无血管杂音。B 超发现左肾实质占位性病变，42mm×36mm 大小。静脉尿路造影除左肾中盏受压变形外，其他形态和功能正常。门诊 B 超提示肾肿瘤。收住泌尿外科。

请问：

1. 病区值班护士应如何做好入院护理评估工作？评估时应注意哪些沟通礼仪？

2. 病区护士需指导和协助病人做哪些检查？

3. 病人同意手术后，护士需做哪些护理工作？与病人沟通时应注意哪些问题？

泌尿、男性生殖系统各部位都可发生肿瘤，最常见的是膀胱癌，其次是肾肿瘤。欧美国家最常见的是前列腺癌，近年来前列腺癌在我国有明显增长趋势。我国过去常见的阴茎癌的发病率随着卫生状况改善，现已明显下降。

一、肾癌病人的护理

肾癌（renal carcinoma）是起源于肾实质泌尿小管上皮系统的恶性肿瘤，又称肾细胞癌（renal cell carcinoma，RCC）、肾腺癌，占肾脏恶性肿瘤的 80% ~ 90%。

肾癌常累及一侧肾，多单发，10% ~ 20% 为多发病灶，肿瘤多位于肾的上、下两极，双侧先后或同时发病者仅占散发性肾癌的 2% ~ 4%。瘤体多为类圆形的实性肿瘤，外有假包膜。切面呈黄色，肿瘤内可有出血、坏死和钙化，少数为多囊性。

2004 年 WHO 分类的肾细胞癌病理类型：①肾细胞癌常见病理类型：肾透明细胞癌、多房囊性肾细胞癌、乳头状肾细胞癌（Ⅰ型和Ⅱ型）、肾嫌色细胞癌。②肾细胞癌少见病理类型：肾 Bellini 集合管癌和肾髓质癌、$Xp11.2$ 易位性肾癌、神经母细胞瘤相关性肾细胞癌、肾黏液性小管状及梭形肾细胞癌。多房囊性肾细胞癌、乳头状肾细胞癌病人 5 年生存率高于肾透明细胞癌，肾嫌色细胞癌预后更好。

肾癌局限在包膜内时恶性度小。肿瘤穿透假包膜后，向外可侵及肾周筋膜和邻近器官组织；向内侵及肾盏、肾盂；也可侵及肾静脉、下腔静脉形成癌栓，经血行、淋巴转移至

肺、脑、肝、骨等，淋巴转移最先到肾蒂淋巴结。

【护理评估】

（一）健康史

肾癌占成人恶性肿瘤的 2%～3%，肾癌高发年龄为 50～70 岁，男女发病比例约为 2：1，城市居民发病率高于农村居民。肾癌的病因至今尚未明确。目前认为与吸烟、肥胖、职业接触（石棉、皮革等）、遗传因素（如抑癌基因缺失）、高血压及抗高血压治疗等有关。

（二）身体状况

早期多无明显症状。

1. 血尿、疼痛和肿块 间歇性无痛性肉眼血尿为常见症状，表明肿瘤已侵入肾盏、肾盂。疼痛常为腰部钝痛或隐痛，多由于肿瘤生长牵张肾包膜或侵犯腰肌、邻近器官所致；血块通过输尿管时可发生肾绞痛。肿瘤较大时在腹部或腰部易被触及肿

> 考点提示
> 肾癌的血尿特点是间歇性无痛性肉眼血尿。

块。多数病人仅出现上述表现的一项或两项，三项都出现者仅占 10% 左右，出现上述表现中任何一项都是病变发展到晚期的征象。

2. 副肿瘤综合征 10%～40% 的肾癌病人可出现副肿瘤综合征，容易与其他全身性疾病症状相混淆，必须注意鉴别。常见表现有高血压、贫血、体重减轻及恶病质、发热、红细胞增多症、肝功能异常、高钙血症、高血糖、血沉增快、神经-肌肉病变、淀粉样变性、溢乳症、凝血机制异常等。发热可能因肿瘤坏死、出血、毒性代谢物质吸收所引起。近来研究发现，肿瘤能异位分泌白细胞介素-6，可能为内生致热原。高血压可能因瘤体内动、静脉瘘或肿瘤压迫肾血管，肾素分泌过多所致。同侧阴囊内可发现精索静脉曲张，平卧后不消失，提示肾静脉或下腔静脉内有癌栓形成。

3. 转移症状 临床上有 25%～30% 的病人出现转移症状，如病理性骨折、咳嗽、咯血、局限性神经系统缺损征象及转移部位出现疼痛等。

（三）辅助检查

1. B超 能鉴别肾实质性肿块与囊性病变，是最简便且无创伤的检查方法，发现肾癌的敏感性高。有些无症状的肾癌，常在体检时被 B 超发现。

2. X线检查 泌尿系统平片（KUB）可见肾外形增大，偶见肿瘤散在钙化；静脉尿路造影（IVU）可见肾盏、肾盂因肿瘤挤压或侵犯，出现不规则变形、狭窄、拉长、移位或充盈缺损；排泄性尿路造影不显影时，可行逆行肾盂造影。

3. CT、MRI CT 对肾癌的确诊率高，能显示肿瘤大小、部位以及邻近器官有无受累，是目前诊断肾癌最可靠的检查方法。MRI 对肾癌诊断的准确性与 CT 相仿，但在显示下腔静脉内有无瘤栓方面则优于 CT。

（四）处理原则

1. 手术治疗 ①根治性肾切除术：是局限性肾癌首选治疗方法。切除范围包括患肾、肾周脂肪及筋膜、区域肿大淋巴结。肾上极肿瘤和肿瘤累及肾上腺时，需切除同侧肾上腺、肾门旁淋巴结。瘤体较大者术前做肾动脉栓塞，可减少术中出血。术中首先结扎肾蒂血管以减少出血和癌细胞的扩散。近年来应用腹腔镜根治性肾切除术，具有创伤小、术后恢复

快等优点。②肾部分切除术：对位于肾上、下极直径小于3cm的肾癌以及孤立肾肾癌或双侧肾癌，可考虑做保留肾单位的肾部分切除术。开放性肾部分切除术目前仍是肾部分切除术的标准治疗技术。

2. 放射及化学治疗　肾癌对放射及化学治疗不敏感。

3. 免疫治疗　对预防和治疗转移癌有一定疗效。应用生物制剂干扰素 - α、白细胞介素 -2 等免疫治疗，对预防和治疗转移癌有一定疗效。

（五）心理和社会支持状况

由于早期仅有间歇性无痛性血尿的表现，病人往往不够重视。随着病情逐渐加重，病人开始烦躁不安。一旦确诊，病人往往感到恐惧和绝望，稳定下来后，往往希望得到及时、良好的治疗。家庭对医疗费用的支持状况，家属对疾病、治疗方式、预后的认知程度会影响病人治疗方式的选择与决策。

【常见护理诊断/问题】

1. 营养失调：低于机体需要量　与营养物质摄入不足、长期血尿、癌肿消耗、手术创伤有关。

2. 焦虑/恐惧　与对癌症的恐惧、担心疾病愈后、害怕手术有关。

3. 潜在并发症　出血、感染。

【护理目标】

1. 病人营养状况改善。

2. 病人焦虑与恐惧减轻或消失。

3. 病人未发生并发症，或并发症得到及时发现和处理。

【护理措施】

（一）术前护理

1. 心理护理　关心体贴病人，告知手术治疗的必要性和可行性，以稳定病人情绪，树立治疗信心，积极配合治疗。

2. 观察病情　观察体温、尿液颜色、疼痛性质等。

3. 营养支持　纠正贫血，改善病人的营养状况。

（二）术后护理

1. 体位　麻醉过后，血压平稳，可取半卧位。肾全切除术后病人应卧床2~3天，肾部分切除术后病人应卧床1~2周。

2. 引流管护理　做好引流管的护理，保持伤口引流管的通畅。

3. 病情观察　根治性肾切除术后由于手术床面积大，腹膜后可能有广泛渗血；左侧肾癌切除术时可合并脾损伤，术后可能有腹腔内出血。故术后应密切观察生命体征、出血倾向、引流液量及颜色，保证输血、输液通畅，及时发现腹腔内出血和休克征象，及时治疗；注意观察病人有无憋气、呼吸困难等症状，以及早发现有无胸膜破裂征象，一旦表现异常及时通知医生；术后要监测24小时尿量及肾功能，防止肾衰竭。

4. 饮食护理　术后禁食，肠功能恢复后可进食；需加强营养，增强机体抵抗力。

（三）健康教育

1. 生活指导　充分休息，适度运动；保持乐观心态；合理膳食，加强营养。

2. 用药指导 避免使用对肾有损害的药物，注意保护肾功能。

3. 复诊指导 肾癌术后定期复查肝、肾、肺等重要脏器功能，及早发现转移癌病灶。第一次随诊可在术后4~6周进行，主要评估肾脏功能、术后恢复状况以及有无手术并发症。保留肾单位的肾部分切除术病人于术后4~6周行肾CT扫描，了解肾脏形态变化，为今后的复查做对比之用。

【护理评价】

1. 病人营养状况是否改善。

2. 病人焦虑与恐惧是否减轻或消失。

3. 病人可能发生的并发症是否得到有效预防、及时发现和处理。

二、膀胱癌病人的护理

膀胱癌（carcinoma of bladder）是泌尿系统最常见的肿瘤。发病率在我国泌尿生殖系统肿瘤中占第一位，近10多年发病率呈现逐年增长趋势，45岁以后发病率逐渐增加，高发年龄为50~70岁，男女发病比例约为4：1，城市居民发病率高于农村居民。

膀胱癌的病理与肿瘤的组织类型、细胞分化程度、生长方式和浸润深度有关，其中以细胞分化程度和浸润深度最为重要。①组织类型：95%以上为上皮性肿瘤，其中绝大多数为移行细胞乳头状癌；鳞癌和腺癌各占2%~3%。近1/3的膀胱癌为多发性肿瘤。②分化程度：为了更好地反映肿瘤的危险倾向，2004年WHO将膀胱等尿路上皮性肿瘤分为乳头状瘤、低度恶性潜能的乳头状尿路上皮性瘤、低级别乳头状尿路上皮性癌和高级别乳头状尿路上皮性癌。③生长方式：分为原位癌、乳头状癌和浸润性癌。原位癌局限于黏膜内，无乳头向膀胱腔凸出，亦无浸润基底膜现象。移行细胞癌多为乳头状，低分化者常有浸润。鳞癌和腺癌为浸润性癌。不同生长方式可单独或同时存在。④浸润深度：是临床（T）和病理（P）分期的依据。多采用TNM分期标准：Tis原位癌；T_a无浸润的乳头状癌；T_1浸润黏膜固有层；T_2浸润肌层，又分为T_{2a}浸润浅肌层（肌层内1/2）、T_{2b}浸润深肌层（肌层外1/2）；T_3浸润膀胱周围脂肪组织，又分为T_{3a}显微镜下发现肿瘤侵犯膀胱周围组织、T_{3b}肉眼可见肿瘤侵犯膀胱周围组织；T_4浸润前列腺、子宫、阴道（T_{4a}）及盆壁、腹壁（T_{4b}）等邻近器官。临床上习惯将Tis、T_a和T_1期肿瘤称为表浅膀胱癌。病理分期（P）同临床分期（T）（图24-7）。⑤转移途径：肿瘤扩散以直接向膀胱壁内浸润为主，直至累及至膀胱外组织和邻近器官。淋巴转移是最主要的转移途径，主要转移至盆腔淋巴结。血行转移多在晚期，主要转移到肝、肺、骨和皮肤等处。高级别乳头状尿路上皮性癌容易发生浸润和转移。

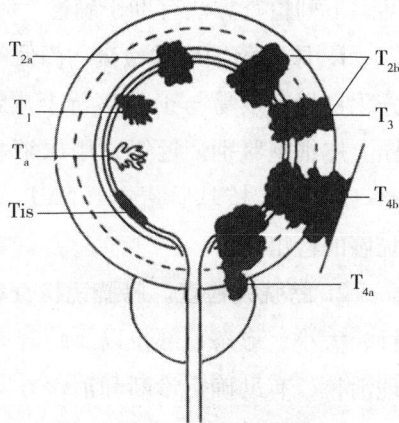

图24-7 膀胱肿瘤分期

【护理评估】

（一）健康史

膀胱癌病因很多，一般认为与下列危险因素有关。

1. 吸烟 是目前最为肯定的膀胱癌致病危险因素，30%~

> **考点提示**
> 长期大量吸烟是膀胱癌最常见的危险因素。

50%的膀胱癌与吸烟有关。吸烟量越大，吸烟史越长，发生膀胱癌的危险性也越大。

2. 化学致癌剂　职业因素是最早获知的膀胱癌致病危险因素，约20%的膀胱癌由职业因素引起。长期接触某些致癌物质，如染料、纺织、皮革、塑料、橡胶、油漆、印刷等，发生膀胱癌的危险性显著增加。现已肯定的主要致癌物质是β-萘胺、联苯胺、4-氨基双联苯等。

3. 膀胱慢性感染与异物长期刺激　慢性感染，如细菌、血吸虫及HPV感染等会增加膀胱癌的发生危险；长期膀胱结石刺激容易诱发膀胱癌，以鳞癌多见。

4. 其他　长期应用环磷酰胺、滥用含非那西丁的止痛药、长期食用人造甜味剂等，均可能为膀胱癌的致病因素。

（二）身体状况

1. 血尿　是膀胱癌最常见和最早出现的症状，常表现为间歇性无痛性肉眼血尿，多为全程血尿，终末加重。出血量多少不等，严重时有血凝块，出血可自行停止，容易造成"治愈"或"好转"的错觉。出血量多少与肿瘤大小、数目、恶性程度并不一致。

> **考点提示**
> 间歇性无痛性肉眼血尿是膀胱癌最常见和最早出现的症状。

2. 尿频、尿急、尿痛　多为膀胱癌的晚期表现，常因肿瘤坏死、溃疡和合并感染所致。多见于弥漫性原位癌或浸润性膀胱癌病人，而T_a、T_1期肿瘤常无此类症状。

3. 排尿困难和尿潴留　膀胱三角区及颈部肿瘤可梗阻膀胱出口，造成排尿困难，甚至尿潴留。

4. 其他　肿瘤浸润膀胱输尿管口可引起肾积水。晚期有下肢水肿、贫血、体重下降、盆腔肿块等表现。

（三）辅助检查

中老年出现无痛性肉眼血尿，应首先考虑泌尿系统肿瘤的可能，其中尤以膀胱肿瘤多见。下列检查方法有助于确诊。

1. 尿脱落细胞学检查　简便易行，可作为血尿的初步筛选。分化良好者不易与正常移行上皮细胞以及炎症、结石引起的变异上皮细胞鉴别。近年采用尿液检查端粒酶活性、膀胱肿瘤抗原（BTA）、核基质蛋白（NMP_{22}、BLCA-4）等有助于提高膀胱癌的检出率。

> **考点提示**
> 膀胱镜检查和活检是诊断膀胱癌最可靠的方法。

2. 膀胱镜检查　膀胱镜检查和病理活检是诊断膀胱癌最可靠的方法。能明确肿瘤的数目、大小、形态、部位以及膀胱周围黏膜的异常情况，同时可以对肿瘤和可疑病变进行病理活检，有助确定诊断和治疗方案。

3. 影像学检查

（1）B超　可发现直径0.5cm以上的膀胱肿瘤，可作为病人的最初筛选。能了解肿瘤位置、大小、数目、形态、浸润范围等，初步确定临床分期。

（2）X线　排泄性尿路造影可了解肾盂、输尿管有无肿瘤以及膀胱肿瘤对上尿路的影响，如患侧肾积水或显影差提示肿瘤浸润输尿管口。膀胱造影可见充盈缺损。

（3）CT、MRI　可了解肿瘤浸润深度及局部转移病灶。

（四）处理原则

以手术治疗为主的综合治疗。

1. 手术治疗 根据肿瘤的病理及病人全身情况选择手术方法。原则上 T_a、T_1 和局限的 T_2 期肿瘤，可采用保留膀胱的手术；较大、多发、多次复发以及 T_2、T_3、T_{4a} 期肿瘤应行膀胱全切除术。

（1）经尿道膀胱肿瘤切除术（transurethral resection of bladder tumor，TURBT） 适用于表浅膀胱癌（T_a、T_1）的治疗。术后采用卡介苗（BCG）、噻替哌、多柔比星、羟基喜树碱等膀胱内灌注化疗。该手术术式具有创伤小、恢复快、效果好等优点。术后常规留置导尿管引流尿液，并做膀胱冲洗。

（2）膀胱部分切除术（partialcystectomy） 适用于 T_2 期分化良好、局限的膀胱癌。切除范围包括距肿瘤边缘 2cm 以内的全层膀胱壁，如肿瘤累及输尿管口，切除后需作输尿管膀胱吻合。术后除常规留置导尿管外，还需留置耻骨后引流管引流渗血渗液。

（3）根治性膀胱全切除术（radical total cystectomy） 是治疗膀胱浸润性癌的基本方法。适用于较大、多发、多次复发以及 T_2、T_3、T_{4a} 期肿瘤的治疗。切除范围包括膀胱及其周围脂肪组织、输尿管远端，并行盆腔淋巴结清扫术；男性应包括前列腺和精囊，女性应包括子宫、部分阴道前壁和附件。膀胱全切除术后须行尿流改道和膀胱替代，方法有原位新膀胱术、回肠膀胱术、输尿管皮肤造口术等。

2. 化学治疗 可行手术的 T_2、T_3、T_{4a} 病人选择新辅助化疗联合根治性膀胱切除术，可以提高术后生存期，化学治疗可选用顺铂、多柔比星、甲氨蝶呤、长春新碱等。对保留膀胱的病人，术后可行膀胱内灌注 BCG 及其他化疗药物，可以预防或推迟肿瘤复发。

3. 放射治疗 膀胱癌的放疗可分为根治性放疗、辅助性放疗和姑息性放疗。

（五）心理和社会支持状况

由于早期仅有间歇性无痛性血尿的表现，病人往往不够重视。随着病情逐渐加重，病人开始烦躁不安。一旦确诊，病人往往感到恐惧和绝望，稳定下来后，往往希望得到及时、良好的治疗。膀胱癌如需施行根治性膀胱全切除术，则术后须重建膀胱并行尿流改道，病人会有焦虑、悲观情绪。

【常见护理诊断/问题】

1. 焦虑/恐惧 与对癌症的恐惧、害怕手术有关。

2. 自我形象紊乱 与膀胱全切除术后尿流改道、造瘘口或引流装置的存在、不能主动排尿有关。

3. 潜在并发症 出血、感染。

【护理目标】

1. 病人焦虑与恐惧减轻或消失。

2. 病人能接受自我形象的改变。

3. 病人未发生并发症，或并发症得到及时发现和处理。

【护理措施】

（一）术前护理

1. 心理护理 病人可表现为对癌症的否认，对预后的恐惧及不接受尿流改道。应根据病人的具体情况，进行耐心的心理疏导，以消除其恐惧、焦虑、绝望的心理。膀胱癌根治术后虽然改变了正常的排尿生理，但目的是避免复发、延长寿命。

2. 病情观察 血尿程度与肿瘤病理程度不一定成正比，应每日观察并记录排尿情况和血尿程度；病程长、体质差、晚期肿瘤出现明显血尿者，应卧床休息，做好记录。如有膀胱刺激征，多为膀胱癌的晚期表现，常因肿瘤坏死、溃疡和合并感染所致。

3. 营养支持 嘱病人食用高蛋白、易消化、营养丰富的食品，以纠正贫血、改善全身营养状况。多饮水可稀释尿液，以免血凝块引起尿路堵塞。

4. 术前准备 行膀胱全切除、肠道代膀胱术的病人，按肠切除术准备。拟做双侧输尿管皮肤造口术的病人，术前彻底清洁腹壁皮肤，有利于成形皮肤乳头的成活，防止感染。

（二）术后护理

1. 病情观察 膀胱癌全切除术后，由于手术创面大，渗血可能较多。因此应严密观察生命体征，保证输血、输液通畅。早期发现休克的症状和体征，及时进行治疗和护理。

2. 体位 病人术后麻醉期已过、血压平稳，可取半卧位。膀胱全切除术后卧床 8 ~ 10 日，避免引流管脱落引起尿液渗漏。

3. 饮食 经尿道膀胱肿瘤切除术后 6 小时，可正常进食。多饮水可起到尿路内冲洗作用。膀胱部分切除术和膀胱全切除、双输尿管皮肤造口术后，待肛门排气，进富含维生素及营养丰富的饮食。回肠膀胱术、可控性回肠膀胱术后按肠吻合术后饮食护理，禁食期间给予静脉营养。

4. 预防感染 定时测体温及血白细胞变化，观察有无感染发生。保持造瘘口周围皮肤清洁干燥，定时翻身、叩背、咳痰；若痰液黏稠者予以雾化吸入、适当活动等措施，可预防感染发生。

5. 引流管的护理

（1）保持引流通畅 妥善固定各种导管，注意有无导管堵塞、扭曲、受压、脱落等情况，保持引流通畅。回肠膀胱或可控性回肠膀胱因肠黏膜分泌黏液，易堵塞引流管，注意及时挤压将黏液排出；一般于术后 3 日开始用生理盐水或 5% 碳酸氢钠溶液进行冲洗，冲洗液温度在 36℃ 左右，每次注入冲洗液 30 ~ 50ml，低压缓慢冲洗，反复多次，至冲洗液澄清为止，每日 1 ~ 2 次。

（2）观察记录 引流管多者应准确标识，观察并分别记录引流液的颜色、性状及量。

（3）拔管时间 ①导尿管：目的是引流尿液、膀胱冲洗及训练新膀胱的容量，待新膀胱容量达 150ml 以上便可拔除。②输尿管支架引流管：目的是支撑输尿管、引流尿液，一般于术后 10 ~ 14 日拔除。③新膀胱造瘘管：目的是引流尿液、新膀胱冲洗；一般于术后 2 ~ 3 周，经造影显示新膀胱无尿瘘及吻合口无狭窄后可拔除。④盆腔引流管：主要是引流盆腔的积液与积血，观察有无活动性出血与尿瘘发生；一般于术后 3 ~ 5 日拔出。

6. 造口护理 观察造口颜色、有无回缩及刺激性皮炎等；及时清除造口及周围皮肤黏液，使尿液顺利流出；术后造口周围皮肤可见白色粉末状结晶物，系细菌分解尿酸而形成，可先用白醋清洗，后用清水清洗。

（三）健康教育

1. 康复指导

（1）术后适当锻炼，加强营养，增强体质。

（2）禁止吸烟，对密切接触致癌物质者加强劳动保护，可能会防止或减少膀胱肿瘤的发生。

2. 用药指导　病情允许，术后尽早行放疗和化疗。膀胱保留术后病人能憋尿者，即行膀胱灌注化疗或膀胱灌注免疫治疗，以预防或推迟肿瘤复发。指导病人灌注前避免大量饮水，排空膀胱；无菌操作下置入尿管，将膀胱内尿液充分引出；将经蒸馏水或等渗盐水稀释后的药液缓慢注入膀胱；药物灌入膀胱后可即刻拔除尿管或仍保留尿管；嘱病人依次取俯、仰卧位与左、右侧卧位，每15分钟轮换体位1次，共2小时；嘱病人在治疗后的24小时内多饮水。

（1）化学药物膀胱灌注治疗　目前推荐的治疗方案：①术后即刻灌注：适用于所有非肌层浸润性膀胱癌，在术后24小时内完成。②早期灌注：适应于中危和高危非肌层浸润性膀胱癌。术后1周开始，每周1次，疗程共4~8周。③维持灌注：适应于中危和高危非肌层浸润性膀胱癌。早期灌注结束后，每月1次，疗程共6~12个月。

（2）卡介苗（bacillus calmette – guerin，BCG）膀胱灌注免疫治疗　目前尚无统一的灌注方案。一般于术后2周开始，每周1次，共6周；然后间隔6周，再连续每周1次，共灌注3次；以后每6个月连续灌注3次，每周1次，至少维持灌注1年以上。

3. 定期复查

（1）浸润性膀胱癌术后定期复查肝、肾、肺等脏器功能，及早发现转移癌病灶。

（2）放疗、化疗期间，定期查血、尿常规，一旦出现骨髓抑制，应暂停治疗。

（3）膀胱癌保留膀胱的病人，术后应严密随访，每3个月复查膀胱镜1次，1年无复发者酌情延长复查时间。

4. 自我护理

（1）尿流改道术后腹部佩戴接尿器者，应学会自我护理，避免接尿器的边缘压迫造瘘口，保持清洁，定时更换尿袋。

（2）可控性回肠膀胱术后，开始每2~3小时导尿1次，逐渐延长间隔时间至每3~4小时1次；导尿时要注意保持清洁，定期用生理盐水或5%碳酸氢钠溶液冲洗新建膀胱，清除黏液及沉淀物，防止发生上行感染。

（3）原位新膀胱术后应指导病人进行新膀胱功能训练。包括：①贮尿功能：夹闭导尿管，定时放尿，开始每30分钟放尿1次，逐渐延长至1~2小时；放尿前收缩会阴部，轻压下腹，逐渐形成新膀胱容量。②控尿功能：收缩会阴部及肛门括约肌10~20次/日，每次维持10秒。③排尿功能：选择特定的时间排尿，如餐前30分钟，晨起或睡前；定时排尿，白天每2小时左右排尿1次，夜间2次，减少尿失禁。

【护理评价】

1. 病人焦虑与恐惧是否减轻或消失。

2. 病人能否接受自我形象的改变。

3. 病人可能发生的并发症是否得到有效预防、及时发现和处理。

三、前列腺癌病人的护理

前列腺癌（carcinoma of prostate）是老年男性常见病，在欧美国家发病率极高，目前在美国前列腺癌的发病率已超过肺癌，成为第一危害男性健康的恶性肿瘤。我国近年发病率也迅速增加，城市居民发病率高于农村居民。

前列腺癌好发于腺体外周带，易侵犯前列腺尖部。大多数呈多病灶、分化良好的腺癌。①组织学类型：约98%的前列腺癌为腺癌，起源于腺细胞；其余的2%中，90%是移行细胞癌，10%为神经内分泌癌和肉瘤。②转移途径：前列腺癌可局部浸润或经淋巴、血行转移。较常见的转移途径是淋巴转移及经血行转移至骨骼。③病理学分级：前列腺癌的病理学分级是根据腺体分化程度以及肿瘤的生长方式来评估其恶性程度。临床推荐使用 Gleason 评分系统。前列腺癌组织分为主要分级区和次要分级区，每区的 Gleason 分值为 $1 \sim 5$ 分（第1级1分，分化好；每递升1级增加1分；第5级5分，为未分化型）。Gleason 评分是把主要分级区和次要分级区的 Gleason 分值相加，形成癌组织分级常数。G_x 病理学分级不能评价；G_1 分化良好（轻度异型性，Gleason $2 \sim 4$ 分）；G_2 分化中等（中度异型性，Gleason $5 \sim 7$ 分）；$G_{3 \sim 4}$ 分化差或未分化（重度异型性，Gleason $8 \sim 10$ 分）。④临床分期：前列腺癌分期可以指导治疗方法选择和评价预后。对前列腺癌现多采用 2002 年 UICC/AJCC 的 TNM 分期系统，内容如下（表 24 – 1）。

表 24 – 1　前列腺癌的 TNM 分期

T（原发肿瘤）		N（区域淋巴结）		M（远处转移）	
T_x	原发肿瘤不能评价	N_x	区域淋巴结无法评价	M_x	远处转移无法评价
T_0	无原发肿瘤的依据	N_0	无区域淋巴结转移	M_0	无远处转移
T_1	不能被扪及和影像学无法发现的临床隐匿性肿瘤	N_1	区域淋巴结转移	M_1	有转移
T_{1a}	偶发肿瘤体积 < 所切除组织体积的 5%			M_{1a}	有区域淋巴结以外的淋巴结转移
T_{1b}	偶发肿瘤体积 > 所切除组织体积的 5%			M_{1b}	骨转移
T_{1c}	穿刺活检发现的肿瘤（如由于 PSA 升高）			M_{1c}	其他远处器官转移
T_2	局限于前列腺内的肿瘤				
T_{2a}	肿瘤局限于单叶的 1/2（≤1/2）				
T_{2b}	肿瘤超过单叶的 1/2，但局限于该单叶				
T_{2c}	肿瘤侵犯两叶				
T_3	肿瘤突破前列腺包膜				
T_{3a}	肿瘤侵犯前列腺包膜（单侧或两侧）				
T_{3b}	肿瘤侵犯精囊				
T_4	肿瘤固定或侵犯除精囊外的其他邻近组织结构，如膀胱颈、尿道外括约肌、直肠、肛提肌和（或）盆壁				

根据以上情况进行组合，可把前列腺癌分为以下各期。

Ⅰ期　$T_{1a} N_0 M_0$，G_1。

Ⅱ期　$T_{1a} N_0 M_0$，G_2 或 $G_{3 \sim 4}$；$T_{1b \sim 2} N_0 M_0$，任何 G。

Ⅲ期　$T_3 N_0 M_0$。

Ⅳ期　$T_4 N_0 M_0$，任何 G；$N_1 M_0$，任何 T，任何 G；M_1，任何 T、N，任何 G。

【护理评估】

（一）健康史

病因尚不明确，可能与年龄、种族、遗传、食物、环境、性激素等有关。年龄是前列腺癌的主要危险因素，前列腺癌在小于45岁的男性中非常少见，但随着年龄的增大，前列腺癌的发病率急剧升高；美籍非洲人患前列腺癌的危险性远高于白种人；有家族史者发病风险增加，有家族发病倾向者发病年龄越低，其后代的发病危险性越大；高脂肪饮食是前列腺癌的危险因素，经常食用高动物脂肪食物的男性是前列腺癌的易发人群；接触金属镉能够增加前列腺癌的易患危险；体内雄激素水平高也是前列腺癌的可能诱因，雄激素可以促进前列腺癌的生长。

（二）身体状况

早期前列腺癌常无症状。肿瘤增大时可压迫膀胱颈部出现梗阻、排尿困难、尿失禁、尿潴留、血尿等表现。晚期转移癌可有腰腿痛、贫血、下肢水肿、骨痛、截瘫、病理性骨折等。

（三）辅助检查

1. 直肠指诊　可发现前列腺结节，表面不规则，质地坚硬如石。

2. 实验室检查　前列腺特异性抗原（prostateic specific antigen，PSA）作为前列腺癌的肿瘤标记物，在临床上有很重要的作用。可作为前列腺癌的筛选检查方法。正常男性血清PSA 浓度为 $0 \sim 4$ng/ml，如血清 PSA > 10ng/ml 应高度怀疑前列腺癌。

3. 影像学检查　B 超检查能够对前列腺癌进行较可靠的分期，有重要的诊断意义；另外还可为前列腺穿刺活检进行精确定位，同时也能观察到前列腺周围的肿瘤浸润情况。CT 对于早期前列腺癌诊断价值不大。MRI 对于前列腺癌诊断优于其他影像学检查。

4. 前列腺穿刺活检　前列腺系统性穿刺活检是诊断前列腺癌最可靠的检查。六针法穿刺活检在临床的应用比较广泛。具体方法是在前列腺的两叶，从前列腺尖部、中部、基底部各穿 1 针，共 6 针。穿刺一般是在 B 超或经直肠超声（TRUS）引导下进行。

（四）处理原则

前列腺癌的治疗应根据病人年龄、全身状况、临床分期及病理分级等因素综合考虑。

1. 等待观察　前列腺增生手术标本中偶然发现的局限性癌（T_{1a} 期），一般病灶小、细胞分化好者可以不做处理，严密观察并随诊。

2. 根治性前列腺切除术　局限在前列腺包膜以内（T_{1b}、T_2 期）的癌可以行根治性前列腺切除术，也是治疗前列腺癌的最佳方法。但仅适于年龄较轻，能耐受手术的病人。国内推荐开放式耻骨后前列腺癌根治术、腹腔镜前列腺癌根治术。

3. 内分泌治疗　T_3、T_4 期前列腺癌以内分泌治疗为主，可行睾丸切除术，配合抗雄激素制剂治疗，如比鲁卡胺、氟硝丁酰胺等药物间歇治疗可提高生存率。

4. 放射治疗　放射性核素粒子植入治疗主要适用于 T_2 期以内的前列腺癌，疗效肯定，并发症少，微创而安全。外放射治疗对前列腺癌的局部控制有效，适用于局部有扩散的前列腺癌，尤其适用于经内分泌治疗无效者。

5. 化学治疗　对内分泌治疗失败的病人也可行化学治疗，但总体效果并不理想。

（五）心理和社会支持状况

由于早期前列腺癌一般无症状，进展期肿瘤症状明显，且随着病情逐渐加重，症状也加重，一旦确诊，病人往往感到恐惧和绝望。病人情绪稳定后，往往希望得到及时、良好的治疗。前列腺癌发展缓慢，病程较长，病人可能会有焦虑、悲观情绪。

【主要护理诊断/问题】

1. 营养失调：低于机体需要量　与癌症消耗、手术创伤、早期骨转移有关。

2. 焦虑/恐惧 与对癌症的恐惧、害怕手术等有关。

3. 潜在并发症 出血、感染等。

【护理目标】

1. 病人营养状况改善。

2. 病人焦虑与恐惧减轻或消失。

3. 病人未发生并发症，或并发症得到及时发现和处理。

【护理措施】

（一）术前护理

1. 营养支持 前列腺癌早期无症状，病人有症状就医时多已属中、晚期，且多有不同程度的机体消耗。对这类病人在有效治疗疾病的同时，需给予营养支持，告知病人保持丰富的膳食营养，尤其多食富含多种维生素的食物，多饮绿茶。必要时给予肠内、外营养支持。

2. 心理护理 多与病人沟通，解释病情，前列腺癌恶性程度属中等，经有效治疗后疗效尚可，5 年生存率较高。让病人充分了解自己的病情，如手术创伤不大、恢复较快等，从而减轻思想压力，稳定情绪，消除恐惧、焦虑心理。

3. 术前准备 做好术前常规准备。为避免术中损伤直肠，需做肠道准备。

（二）术后护理

1. 休息与饮食 卧床休息 3 ~ 4 日后可下床活动。肛门排气后可进流质饮食，逐渐过渡到普食。

2. 并发症的预防及护理 ①出血：根治性手术后有继发出血的可能，若血压下降、脉搏增快、引流管内引出鲜血并立即凝固，每小时量超过 100ml 以上，提示继发出血，应立即通知医师处理。②感染：加强各项基础护理措施，保持切口清洁，敷料渗湿及时更换，保证引流管通畅且固定牢靠。应用广谱抗菌类药物预防感染。发现感染征象时立即通知医师处理。

（三）健康教育

1. 康复指导 适当锻炼，加强营养，增强体质。动物脂肪、红色肉类是前列腺癌的危险因素，应少吃；豆类、谷物、蔬菜、水果、绿茶对预防本病有一定作用，可以多吃。

2. 用药指导 雌激素、磷酸雌二醇氮芥均能抑制前列腺癌的进展，但容易出现心血管、肝、肾、肺等并发症，故用药期间应严密观察。

3. 复诊指导 定期检测 PSA 可作为判断预后的重要指标。若有骨痛，应做放射性核素骨扫描检查，确定有骨转移者可加用放射治疗。

【护理评价】

1. 病人营养状况是否改善。

2. 病人焦虑与恐惧是否减轻或消失。

3. 病人可能发生的并发症是否得到有效预防、及时发现和处理。

小结

　　肾癌的病因至今尚未明确。目前认为与吸烟、肥胖、职业接触（石棉、皮革等）、遗传因素（如抑癌基因缺失）、高血压及抗高血压治疗等有关。血尿、疼痛、肿块称为肾癌"三联征"，出现其中任何一项都是病变发展到晚期的表现。CT是目前诊断肾癌最可靠的检查方法。根治性肾切除术是局限性肾癌首选治疗方法。术后护理的重点是防治腹腔内出血和监测肾功能。

　　膀胱癌病因很多，一般认为与吸烟、长期接触化学致癌物、遗传等多种危险因素有关。膀胱镜和病理活检是目前最可靠的检查方法。间歇性无痛性肉眼血尿是膀胱癌最常见和最早出现的症状；尿频、尿急、尿痛多为膀胱癌的晚期表现。膀胱癌的治疗应采用以手术治疗为主的综合治疗。原则上T_a、T_1和局限的T_2期肿瘤，可采用保留膀胱的手术；较大、多发、多次复发以及T_2、T_3、T_{4a}期肿瘤应行膀胱全切除术。凡保留膀胱的手术治疗，术后应严密随访，做好膀胱灌注化疗的护理；膀胱全切除并行尿流改道者，应重点做好引流管的护理。

　　前列腺癌病因尚不明确，可能与年龄、种族、遗传、食物、环境、性激素等有关。早期前列腺癌常无症状，肿瘤增大可压迫膀胱颈出现尿路梗阻症状。直肠指诊联合PSA检查是目前公认的早期最佳筛选方法，前列腺穿刺活检可获得诊断依据。有手术指征者，根治性前列腺切除术是治疗前列腺癌的最佳方法。手术前、后护理措施参照"良性前列腺增生症病人的术前与术后护理"。对化疗病人还应做好用药指导。

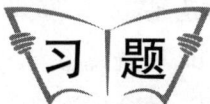

习题

一、选择题

【A1/A2型题】

1. 肾损伤最常见的症状是
   　A. 疼痛　　　　　　　　　B. 肿块　　　　　　　　　C. 血尿
   　D. 休克　　　　　　　　　E. 感染

2. 肾损伤非手术治疗的卧床时间至少为
   　A. 1周　　　　　　　　　B. 2周　　　　　　　　　C. 3周
   　D. 4周　　　　　　　　　E. 5周

3. 肾损伤的处理中首选的检查方法是
   　A. CT检查　　　　　　　　B. KUB + IVP检查　　　　C. B超检查
   　D. MRI检查　　　　　　　E. DSA检查

4. 为鉴别后尿道损伤与膀胱损伤，首选的检查是
   　A. CT　　　　　　　　　　B. 尿道、膀胱造影　　　　C. 肾功能检查
   　D. KUB　　　　　　　　　E. 尿道膀胱镜

5. 后尿道损伤最常见的后期并发症是

   A. 尿道直肠瘘   B. 直肠损伤   C. 尿外渗

   D. 尿道狭窄   E. 阳痿

6. 属于膀胱结石的典型症状是

   A. 尿频、尿急   B. 排尿中断   C. 血尿

   D. 脓尿   E. 尿潴留

7. 肾结核的播散途径是

   A. 呼吸道   B. 血液循环   C. 消化道

   D. 直接蔓延   E. 淋巴循环

8. 女性病人有低热和腰痛，有膀胱刺激征和血尿，应首先考虑

   A. 急性膀胱炎   B. 急性肾盂肾炎   C. 泌尿系统结核

   D. 膀胱结石   E. 膀胱肿瘤

9. 老年男性进行性排尿困难，最可能的原因是

   A. 前列腺增生症   B. 前列腺癌   C. 膀胱肿瘤

   D. 膀胱颈纤维化   E. 尿道狭窄

10. 前列腺增生症最早出现的症状是

   A. 尿线变细   B. 尿频及夜尿次数增多   C. 尿滴沥

   D. 急性尿潴留   E. 尿失禁

11. 前列腺增生症最主要的症状是

   A. 排尿困难   B. 尿频   C. 血尿

   D. 尿潴留   E. 肾积水

12. 诊断前列腺增生症最简单的方法是

   A. 膀胱造影   B. 膀胱镜检查   C. 直肠指诊

   D. 超声波检查   E. 残余尿测定

13. 泌尿系统肿瘤血尿的特点是

   A. 肉眼血尿，终末尿痛   B. 间歇性无痛性全程血尿   C. 血红蛋白尿

   D. 镜下血尿   E. 终末血尿

14. 叶某，女，25岁，因外伤致肾损伤住院治疗，应特别引起护士注意的指征是

   A. 血尿颜色变浅   B. 血红蛋白含量增高   C. 腹围增加

   D. 持续疼痛   E. 体温稍高

15. 李先生，68岁，患前列腺增生症。入院后经尿道行前列腺电切术，术后给予膀胱冲洗，发现病人冲洗液流出呈鲜红色。此时护士应该

   A. 遵医嘱给予止血药   B. 应用冰盐水冲洗   C. 加快冲洗速度

   D. 夹闭导尿管   E. 加快引流速度

16. 杨某，男，20岁，从3m高处跌下骑跨于木杆上。经检查，阴茎、会阴部和下腹壁青紫肿胀，排尿困难，尿道口滴血。应考虑为

   A. 会阴部挫伤   B. 下腹部挫伤   C. 前尿道损伤

   D. 后尿道损伤   E. 膀胱损伤

17. 林某，男，30岁，近2个月来腰部有隐痛，呈钝痛。今天上午7时突然发作阵发性刀割样疼痛，病人辗转不安、呻吟呼痛、面色苍白，镜下血尿。应考虑为

    A. 肾结石　　　　　　　　B. 阑尾炎　　　　　　　　C. 肠扭转

    D. 胆囊炎　　　　　　　　E. 肾肿瘤

18. 王某，男，10岁，1年来时有尿频、尿急、尿痛和排尿困难，尿流中断，改变体位后又能继续排尿。首先应考虑

    A. 急性膀胱炎　　　　　　B. 前列腺炎　　　　　　　C. 尿道狭窄

    D. 膀胱结石　　　　　　　E. 输尿管结石

19. 张某，男，35岁，右下腹突发性绞痛，右肾区酸胀，恶心、呕吐伴肉眼血尿，诊断为肾结石。关于非手术治疗保守排石的叙述，不正确的是

    A. 适当应用止痛剂镇痛　　B. 每日饮水量1000ml左右　　C. 加强运动

    D. 必要时使用抗生素　　　E. 适当减少蛋白质摄入

20. 宁某，男，68岁，因间歇性无痛性肉眼血尿，诊断为膀胱癌入院。诊断膀胱癌最可靠的方法是

    A. B超　　　　　　　　　B. 双合诊　　　　　　　　C. 血尿和膀胱刺激征

    D. 尿脱落细胞学检查　　　E. 膀胱镜和活组织病理检查

【A3/A4型题】

(21~25题共用题干)

杨某，男，60岁，上腹部隐痛2个月余，伴肾区叩击痛，镜下血尿。B超显示：双肾均有一结石，直径约0.8cm×0.9cm。静脉肾盂造影（IVP）示肾功能正常，双侧输尿管通畅。

21. 目前适宜的治疗方法是

    A. 中药排石　　　　　　　B. 多饮水　　　　　　　　C. 体外冲击波碎石（ESWL）

    D. 经皮肾镜取石　　　　　E. 肾切开取石

22. 术后病人应取的体位是

    A. 平卧位　　　　　　　　B. 俯卧位　　　　　　　　C. 患侧卧位

    D. 半坐卧位　　　　　　　E. 头低足高位

23. 治疗后当天出现血尿，且有碎石排出，次日出现肾绞痛、发热、尿闭，考虑病人出现了

    A. 肾挫伤　　　　　　　　B. 急性肾盂肾炎　　　　　C. 输尿管碎石梗阻

    D. 急性肾小管坏死　　　　E. 血凝块梗阻

24. 目前的处理方法是

    A. 补液，保证尿量　　　　B. 利尿剂利尿　　　　　　C. 中药排石

    D. 解痉，止痛　　　　　　E. 手术

25. 若此病人需再次接受ESWL治疗，间隔时间至少为

    A. 3天　　　　　　　　　B. 5天　　　　　　　　　C. 7天

    D. 10天　　　　　　　　　E. 2周

二、思考题

张某，男，67岁，排尿困难5年，每日夜尿3~5次，入院治疗。一般情况好，直肠指

诊示前列腺明显增大。B 超示前列腺 $5.0cm \times 5.0cm \times 4.5cm$。在硬膜外麻醉下行 TURP 手术。术中出血 100ml，回病房后膀胱冲洗通畅，冲洗液呈淡血色。术日晚出现烦躁不安，不合作，血压 230/130mmHg，血红蛋白 150g/L，血 Na^+ 128mmol/L，血 K^+ 4.7mmol/L，血 Cl^- 112mmol/L。

请问：

1. 病人可能出现了何种并发症？可能的原因是什么？

2. 目前需要如何处理？

（易淑明）

第二十五章　骨与关节疾病病人的护理

扫码"学一学"

第一节　骨科常用诊疗技术及护理

一、牵引及护理

牵引（traction）是骨科治疗中常用的一种复位和固定方法，是利用持续性牵引力和对抗牵引力之间的相互作用而达到复位和固定目的。牵引不当，可以影响复位和固定的效果，引起许多并发症，护士要熟练掌握牵引病人的护理。

（一）牵引的适应证和目的

1. 适应证　牵引常用于骨折手法复位有困难或夹板、石膏固定失败者；某些骨病的治疗，防止肢体畸形，减轻疼痛，预防病理性骨折；关节脱位的复位及制动；骨与关节疾病治疗前准备。

2. 目的和作用　骨折、脱位的复位和固定；肢体挛缩的矫正；解除肌肉痉挛，减轻疼痛；改善静脉回流，消除肢体肿胀，为手术和手法复位创造条件；便于患肢的制动，便于伤口的观察、冲洗和换药。

（二）牵引方法

有皮牵引、骨牵引和兜带牵引三种。

1. 皮牵引　分为两种：一种是胶布牵引（图25-1），另一种是海绵带牵引。胶布牵引是利用胶布与皮肤的粘合力进行牵拉而起牵引作用。海绵带牵引是应用泡沫塑料布包压于肢体皮肤上，利用肌肉附着点，将牵引力传递给骨骼而起牵引作用。

2. 骨牵引　是将不锈钢针穿过骨质，直接牵拉骨骼而起牵引作用（图25-2）。

3. 兜带牵引　是利用布带或海绵兜带托住身体突

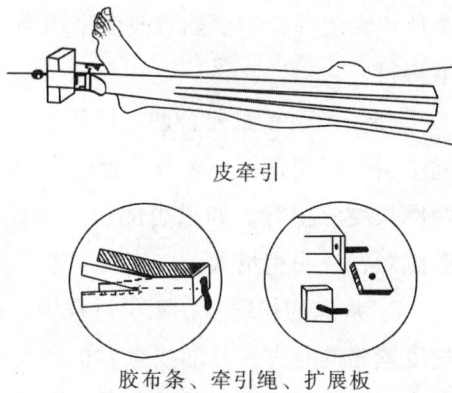

皮牵引

胶布条、牵引绳、扩展板

图25-1　皮牵引

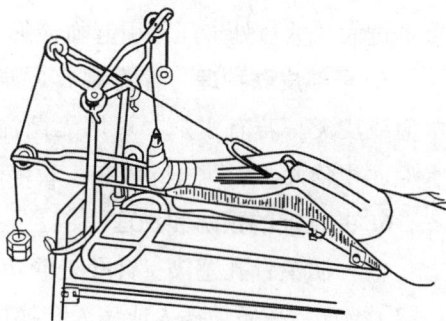

图25-2　骨牵引

出部位施加牵引力。包括：枕颌带牵引、骨盆带牵引、骨盆悬吊牵引。

（三）牵引病人的护理

1. 生活护理　牵引病人一般取平卧位；牵引期间，给予高蛋白、高能量、高维生素、易消化、易吸收饮食；防止便秘，做好大、小便护理；始终保持床单的清洁，及时更换内衣；做好口腔护理，保持口腔清洁。

2. 保持有效牵引

（1）设置对抗牵引　牵引力较大时，在平整的床上，病人易被牵拉移位，影响牵引效果，因此要做对抗牵引。将牵引的床端抬高 15~30cm，利用体重形成与牵引力方向相反的对抗牵引力。

（2）消除阻力　牵引线保持在滑轮的滑槽内；被褥与衣物不能压在牵引绳上；滑轮灵活；牵引重量不能触地或中途受阻；牵引肢体的远端不能受阻，如抵住床栏、枕被、架托等，如有阻力须及时解除。

（3）防止松脱　皮牵引注意胶布和绷带一旦发生松散、脱落，则容易造成皮肤损伤。对于颅骨牵引病人，每天巡回病房应检查牵引弓的螺母，一旦发生松动须及时拧紧，防止脱落。骨牵引注意骨圆针位置是否正常，有无与支托摩擦。所选用的各种支架，如托马氏架、勃朗氏架大小要合适，以达到有效固定和支持肢体的作用。支架上的托带要平整光滑。

（4）位置正确　牵引期间，保持正确的位置，躯干伸直，骨盆放正，牵引方向与力线呈一直线。小儿双腿悬吊牵引时，臀部必须离开床面，以产生反牵引力。告知家属不要随意放松牵引绳，不要随意改变牵引重量和牵引方向，搬动和改变体位时，应在护士的指导下进行。

（5）牵引重量要合适　重量过轻，骨折的重叠移位得不到纠正；重量过重则将造成过度牵引，引起骨折不愈合或延迟愈合。每天测量两侧肢体的长度，在牵引后 24~48 小时，两侧长度应相等，如果患侧短、健侧长，说明重量太轻，应加大牵引重量；如果患侧长、健侧短，说明重量太重，应减少牵引重量。每次以增减 0.5kg 为宜，逐渐调适。

3. 疼痛的护理　在牵引过程中，病人可出现不同程度的疼痛。多疏导病人，使其放松过度紧张的心理，分散注意力；调整牵引重量及牵引方向，放置正确的牵引体位。对于并发症引起的疼痛，要及时发现、及时处理。严重者，遵医嘱给予止痛剂。

4. 维持有效血液循环　每天巡查病房，要观察肢端血液循环、运动和感觉情况。如果出现苍白、剧痛、麻木、皮温下降、脉搏减弱或消失，要及时检查是否有包扎过紧、牵引重量过大、关节处卡压等引起血液循环障碍的情况，根据原因分别给予处理。

5. 局部皮肤护理　注意观察皮牵引病人胶布边缘皮肤有无水疱或皮炎。若有水疱，可用无菌注射器抽吸并给予换药。若水疱面积较大，立即去除胶布，暂停牵引或换用其他牵引方法。

6. 并发症的预防和护理

（1）防治针孔感染　针孔处滴 70% 乙醇或 0.75% 碘伏消毒 1~2 次/日。在搬动病人或病人转换体位时，避免牵引针左右移动；如发现牵引针偏移，经严格消毒后再进行调整，或者报告医生，切不可随意推拉牵引针。针孔局部血痂不要随意清除，针孔处有分泌物时，用棉签拭去，严格消毒，以防痂下积脓。继发感染时，使用有效的抗生素，彻底引流，及时换药。严重者，拔去骨圆针，换位牵引。

（2）肺部感染 骨牵引需要长期卧床，因而可能导致呼吸道排痰不畅，堵塞细支气管，引起肺不张，继发感染而形成坠积性肺炎。预防措施：每天协助病人定时翻身、拍背，促进痰液排出，吸烟者戒烟，痰液黏稠者可雾化吸入；指导病人进行深呼吸，用力咳嗽。

（3）关节僵硬 骨牵引处于被动体位，关节缺乏锻炼，关节腔的渗出物和纤维蛋白沉积，易发生粘连；损伤导致关节腔积血，血液机化造成粘连；关节囊和周围肌肉的挛缩，导致了不同程度的关节运动障碍。故对骨牵引病人，要鼓励和协助其进行主动和被动活动。

（4）血栓性静脉炎 指导病人进行有规律的功能锻炼，如股四头肌等长收缩、各关节的全范围活动。

（5）其他并发症 足下垂、便秘、泌尿系统感染和压疮的护理，详见《基础护理学》。

二、石膏固定及护理

石膏固定（plaster immobilization）是骨科常用的一种固定方法，虽然是一种治疗骨科疾病的措施，但也有许多并发症。因此，护理时必须严密观察，及时处理并发症，以确保治疗效果。

（一）适应证

骨折复位后的固定；关节损伤和关节脱位复位后的固定；周围神经、血管、肌腱断裂或损伤以及皮肤缺损经手术修复后的制动；急、慢性骨与关节炎症的局部制动；骨与关节畸形矫正术后位置的维持和固定。

（二）常用类型

常用的石膏类型：固定躯干的有石膏床、石膏背心、石膏围腰、石膏围领；固定肩、髋关节的人字石膏；固定上肢的石膏托、石膏夹、长短石膏管型；固定下肢的石膏托、长短石膏管型等。

（三）固定后护理

1. 患肢制动、抬高并加强生活护理 卧床病人，加强基础护理，给予高蛋白、高热量、高维生素、高膳食纤维的食物，鼓励多饮水、保持二便通畅，加强大、小便的护理，保持床单的清洁。

2. 病情观察 除观察生命体征外，重点观察患肢末梢的感觉、运动、血运情况，肢体的疼痛、肿胀程度和石膏的松紧度。如有异常，及时处理或报告医生。

3. 石膏未凝固的护理 冬季温度比较低，可用灯泡烘烤、红外线照射、热吹风机吹干等，加速石膏凝固；避免硬物或不平整物品压迫，放置于平软的支托上，以免石膏内形成许多凸起，压迫肢体局部形成溃疡；石膏未凝固时切勿活动关节，切勿搬动病人，避免石膏断裂和变形；必须搬动时用手掌托起石膏，切忌用手指捏、提石膏。

4. 保持石膏清洁干燥 会阴及臀部附近的石膏易受大、小便污染，尤其是小儿。患肢有伤口，要及时换药，伤口周围覆盖厚敷料，并及时清除伤口分泌物；在冲洗伤口时，开窗口周围需要足够的纱布填塞，防止冲洗液或脓液流入石膏内，避免石膏软化。如果石膏发生断裂、松动或污染严重应及时更换。

5. 保持患肢血运良好 石膏干固后，抬高患肢，促进静脉和淋巴回流，减轻肿胀。寒冷季节要注意保暖，以促进患肢远端的血运。如出现血运障碍，立即通知医生行石膏剪开减压、局部开窗减压、更换甚至拆除石膏。石膏固定后，表面发现血迹，在血迹边缘用记号笔划圈标记，并注明日期和时间；若血迹继续扩大，则通知医生紧急处理。

6. 防治压迫 石膏固定时如出现疼痛，分析原因，做出相应的处理。如果有压痕，拆除石膏，将凸起处压平，再固定；如果为石膏边缘不光滑，可将其边缘修剪整齐；如果为肢体肿胀所致，可抬高患肢，或放松石膏。根据肿胀的情况，及时调节石膏的松紧度。切勿往石膏内填塞棉花，越填塞，内部的压力越高，疼痛越严重。

7. 功能锻炼 石膏固定期间，指导病人进行功能锻炼，早期做非固定肢体的活动，固定肢体做肌肉舒缩运动，每天坚持被动与主动活动，减少骨质脱钙、肌肉萎缩、关节僵直等。

8. 解除固定 拆除石膏后，用温水清洗皮肤，涂氧化锌软膏等皮肤保护剂，指导病人继续进行功能锻炼，促进各关节功能恢复。

9. 预防并发症 石膏固定常见并发症包括缺血性肌挛缩或肢体坏死与压疮、坠积性肺炎、石膏综合征、失用性骨质疏松及化脓性皮炎等。注意观察末梢循环，保护骨隆突部位，避免受压。定时翻身、叩背、咳痰。指导病人进行功能锻炼。

三、小夹板固定及护理

小夹板固定（splintage）是我国独创的一种固定方法，很早就应用于我国骨伤科治疗骨折，至今临床上仍延用。

（一）适应证

主要用于四肢长骨骨折的固定，在股骨骨折及其他不稳定性四肢长骨骨折，常需配合牵引方法。小夹板固定可发生并发症，大多数病人固定后成为门诊病人，给病情观察带来一定困难。

（二）护理

1. 体位 抬高患肢，促进血液循环，减轻肿胀和疼痛。

2. 捆扎带松紧适度 一般捆扎后以系带或布带可上下移动 1cm 为度。

3. 病情观察 固定期间严密观察患肢末梢血运、感觉及运动情况，如有异常及时调整，以防发生骨筋膜室综合征。门诊病人，需告知家属及本人，如果出现末梢肿胀、青紫、麻木、疼痛、活动障碍、脉搏减弱或消失，及时返院复诊。

4. 健康教育

（1）复查指导 固定后前 3 日每天来院复查一次，随着肿胀的加重或减轻，可能出现固定过紧或过松，以便及时调整、有效固定。定期拍摄 X 线片，以便了解骨折有无移位，以避免发生畸形愈合，影响外观和功能。

（2）功能锻炼 指导病人进行功能锻炼，参照本节"石膏固定及护理"。

四、关节镜检查及护理

关节镜检查（arthroscopy）是应用于关节腔内部检查的一种内镜，多用于膝关节检查，借助它可以直接观察滑膜、软骨、半月板与韧带，特别是通过关节镜技术获取滑膜活组织，更为诊断各种关节炎提供了病理依据。它在各种滑膜炎的诊断、治疗及科研工作中起着其他手段所不能代替的作用。它不只为关节疾病提供直观的信息，同时可在非开放性手术条件下进行关节内病变组织的切除和修复，具有痛苦少、恢复快，减少术后并发症和手术费用等优点。

尽管关节镜能提供直观的诊断信息，但它毕竟是一个有创伤的手术，故一般都应在详细采集病史、全面体格检查及必要的辅助检查（包括关节液分析）之后，尚不能明确诊断时应用。检查后出现的并发症有感染、软骨和关节囊的损伤、关节内出血和外伤性关节炎，故检查中除应严格坚持无菌手术操作方法外，还要进行精心细致的护理。

（一）术前护理

1. 心理护理 向病人解释手术的目的，术后有一段时间不能行走，需通过功能锻炼后逐渐恢复，使病人有充分的思想准备，减少心理焦虑。

2. 休息 使病人卧床休息，抬高患肢，保持术区皮肤清洁无损。

3. 术前准备 完善各项常规检查，如血、尿常规，出、凝血功能以及心电图检查。做血型测定、交叉配血及常规药物过敏试验；常规备皮，备皮后修剪指甲，做到全身清洁。术前 8～12 小时开始禁食，术前 4 小时禁饮。

4. 术日晨护理 术日早晨按医嘱给予术前用药。

（二）术后护理

1. 体位 执行硬膜外麻醉常规护理，术后 6 小时取平卧位。

2. 抬高患肢 一般用枕头或软垫，使患肢抬高约 20cm，保持膝关节接近伸直位，减轻肿胀。

3. 消肿 给予膝关节冰敷，可减轻手术后膝关节滑膜创伤性炎症反应，缓解水肿。

4. 病情观察

（1）定时观察并记录体温、脉搏、呼吸、血压。

（2）一般伤口采用大棉垫或弹力绷带加压包扎，如果伤口渗血较多，应及时更换敷料。

（3）观察患肢末梢血液循环，足趾的颜色、温度、感觉及运动，以防止由于包扎过紧而引起血液循环障碍。

5. 指导功能锻炼 术后第一天可开始练习股四头肌等长收缩，通过肌肉的收缩和舒张，促进血液回流、减轻肿胀，为抬腿运动做好准备。术后第二天开始做抬腿运动。如果关节腔内积液消退，可做膝关节伸屈练习，过早进行康复锻炼会加重关节腔内积液。

（1）直腿抬高运动 方法：踝关节前屈、膝关节伸直，然后将腿抬高到与床面呈 45°，维持此姿势 10～30 秒钟，最后将腿放下，并完全放松。每组 5～10 次，每天 3～5 组，并逐渐增加。如果出现膝关节后部和小腿肌肉疼痛，应适当减少运动量。

（2）屈膝功能锻炼 方法：先用健腿托住手术一侧患腿，使身体坐起并转到床旁，膝关节凭借重力垂至床下，即能达到 90° 屈膝；然后再将健腿放到患侧小腿的上方，轻轻用力向后压，即可增加屈膝角度，用力大小以能够忍受为度。

（3）压腿运动 目的是恢复膝关节的功能。方法：将患腿放于病床上，踝下垫软枕，病人自己用手持续在膝部加压；每天的屈伸活动不仅要保证数量，而且要注意质量。

6. 引流管护理 关节镜术后常在关节内放置一根负压引流管，以将关节内的液体和出血吸引出来，这会使术后关节感到不适。引流管一般要在 1 天之后拔出，拔管后疼痛会显著减轻。

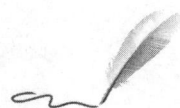

（三）健康教育

1. 功能锻炼　术后 7～10 天拆线，出院后继续进行适当的锻炼，主要是做对股四头肌功能康复有益的直腿抬高运动。关节肿胀和小腿肌肉疼痛是运动过度的表现。注意膝关节保暖，夜间抬高下肢。按要求进行下肢的功能康复锻炼，直至关节疼痛消失、下肢行走恢复正常为止。

2. 定期随访

小结

骨科病人常见一般护理技术包括牵引、石膏固定、小夹板固定、关节镜检查等。

牵引是骨科治疗中常用的一种复位和固定方法，是利用持续性牵引力和对抗牵引力之间的相互作用而达到复位和固定作用。牵引方法有皮牵引、骨牵引和兜带牵引三种。牵引病人需要进行生活护理、保持有效牵引、疼痛的护理、维持有效血液循环、局部皮肤护理、并发症的预防和护理。

石膏固定是骨科常用的一种固定方法，虽然是一种治疗骨科疾病的措施，但也有许多并发症。固定后需要患肢制动与抬高并加强生活护理、病情观察、石膏未凝固的护理、保持石膏清洁干燥、保持患肢血运良好、防治压迫、功能锻炼、解除固定、预防并发症。

小夹板固定是我国独创的一种固定方法，主要用于四肢长骨骨折的固定。小夹板固定可发生并发症，需要掌握注意事项。

关节镜检查是应用于关节腔内部检查的一种内镜，借助它可以直接观察滑膜、软骨、半月板与韧带，特别是通过关节镜技术获取滑膜活组织，更为诊断各种关节炎提供了病理依据。

第二节　骨折病人的护理

案例导入

张某，男，24 岁，车祸致右小腿疼痛、肿胀、流血 1 小时余。被人送入医院。查体：右小腿中段肿胀、畸形，内侧皮肤有一长 2cm 裂口，流鲜血，骨质外露，有反常活动；右足背动脉搏动有力，感觉正常，足趾活动正常。X 线检查报告：右胫、腓骨中段横断性骨折。

请问：

1. 在现场对病人采取哪些急救措施？
2. 病人目前存在哪些护理诊断/问题？
3. 对病人进行哪些护理措施？

一、概述

骨折（fracture）是指骨的连续性和（或）完整性中断。

1. 骨折分类

（1）根据骨折端是否与外界相通分类 ①闭合性骨折：骨折处皮肤或黏膜完整，骨折端不与外界相通。②开放性骨折：骨折处皮肤或黏膜破裂，骨折端直接或间接与外界相通，易发生感染。

（2）根据骨折时间的长短分类 ①新鲜骨折：2周以内为新鲜骨折。②陈旧骨折：2周以上为陈旧骨折。

（3）根据骨折线的方向和形态分类 可分为横形骨折、斜形骨折、粉碎性骨折、螺旋形骨折、凹陷骨折、嵌插骨折、裂缝骨折、青枝骨折、骨骺分离（又称骨骺滑脱）、星状骨折、压缩骨折。

（4）根据骨折的程度分类 ①完全性骨折：骨的完整性或连续性完全中断，多见于管状骨骨折，骨折后形成远、近两个或两个以上的骨折段，横形、斜形、螺旋形及粉碎性骨折等均属完全性骨折。②不完全性骨折：骨的完整性或连续性部分中断，如裂缝骨折、青枝骨折等均属不完全性骨折。

（5）根据骨折端的稳定程度分类 ①稳定性骨折：骨折端不易移位或复位后经适当的外固定不易发生再移位者称稳定性骨折，如裂缝骨折、青枝骨折、嵌插骨折、长骨横形骨折、轻度压缩骨折等。②不稳定性骨折：骨折端易移位或复位后仍易发生再移位者称不稳定性骨折，如斜形骨折、螺旋形骨折、粉碎性骨折等。

2. 骨折愈合过程

（1）血肿机化演进期 骨折部位形成的血肿随着纤维蛋白渗出，毛细血管增生，成纤维细胞、吞噬细胞侵入而被逐步清除机化，形成肉芽组织，进而演变成纤维结缔组织，使骨折两断端联在一起，称为纤维连接，大约在骨折后2周完成。

（2）原始骨痂形成期 骨折断端的骨内膜和骨外膜通过膜内化骨形成内骨痂和外骨痂，骨折断端之间以及骨髓腔内的纤维组织通过软骨内化骨形成环状骨痂和髓腔内骨痂，这些原始骨痂不断钙化加强，这个过程需要4~8周。X线上可见骨折处四周有梭形骨痂阴影，此时骨折线仍可见。

（3）骨痂改造塑型期 原始骨痂中新生骨小梁逐渐增加、排列逐渐规则致密，坏死骨组织被清除、替代，骨折部位形成骨性连接，一般需要8~12周左右。最终骨折的痕迹可以从组织学和放射学上完全消失。

3. 影响骨折愈合的因素

（1）全身因素 ①年龄：不同年龄骨折愈合差异很大，如新生儿股骨骨折只需2周即可达坚固愈合，成人股骨骨折一般需3个月左右。②健康状况：健康状况欠佳，特别是患有慢性消耗性疾病者，骨折愈合时间明显延长。

（2）局部因素 ①骨折的类型和数量：螺旋形和斜形骨折，骨折断端接触面大，愈合较快；多发性骨折、横形骨折断端接触面小，愈合较慢。②骨折部位的血液供应：是影响骨折愈合的重要因素，血液供应丰富，骨折愈合快；血液供应较差，如胫骨干中、下1/3骨折，滋养动脉断裂，骨折愈合较慢，股骨颈囊内骨折甚至容易发生缺血性坏死。③软组织损伤程度：严重的软组织损伤，可以破坏骨折局部的血液供应，影响骨折的愈合。④软组织嵌入：若有肌肉、肌腱等组织嵌入两骨折端之间，影响骨折的复位，阻碍两骨折端的对合及接触，则骨折难以愈合甚至不愈合。⑤感染：开放性骨折，局部感染可导致化脓性骨髓炎，严重影响骨折愈合。

(3) 治疗方法的影响 ①反复多次的手法复位：可损伤局部软组织和骨外膜，不利于骨折愈合。②切开复位：软组织和骨膜剥离过多影响骨折段血供，可能导致骨折延迟愈合或不愈合。③开放性骨折：清创时过多地摘除碎骨片，造成骨质缺损，影响骨折愈合。④持续骨牵引治疗：牵引力过大，可造成骨折段分离，并可因血管痉挛而致局部血液供应不足，导致骨折延迟愈合或不愈合。⑤骨折固定不牢靠：骨折处仍受到剪切力和旋转力的影响，干扰骨痂生长，不利于骨折愈合。⑥过早和不恰当的功能锻炼，可能妨碍骨折部位的固定，影响骨折愈合。

【护理评估】

(一) 健康史

骨折可由创伤和骨骼疾病所致。外伤性骨折多见，骨质的严重病变可发生病理性骨折。

1. 外伤性骨折 外伤性骨折可见于以下情况。

(1) 直接暴力 骨折发生在骨受力的部位（图 25-3）。多发生横断骨折和粉碎性骨折。

(2) 间接暴力 骨折发生在骨受力以外的部位（图 25-4），经过骨的传导而导致。多发生斜形骨折、螺旋形骨折、压缩骨折。

(3) 牵拉暴力 肌肉强烈收缩或肌腱强力牵拉其附着处的骨质，使其发生骨折（图 25-5）。又称撕脱骨折。

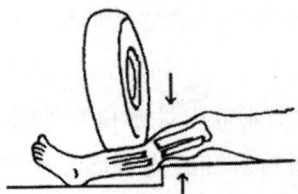

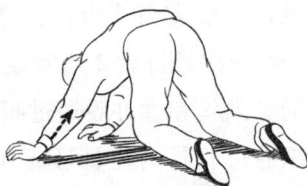

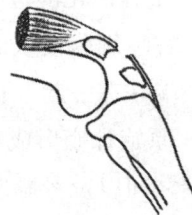

图 25-3　直接暴力所致骨折　　图 25-4　间接暴力所致骨折　　图 25-5　牵拉暴力所致骨折

(4) 疲劳应力 是指平时的负重力、劳动和行走的力，长期反复作用于骨的某个部位而导致骨折，又称疲劳性骨折。如长途行军所致第二、三跖骨骨折（又称"行军足"）。

2. 病理性骨折 骨质病变（如肿瘤、结核、骨髓炎等疾病破坏），使其韧度和硬度下降，在轻微外力作用下即可导致骨折。

(二) 身体状况

骨折病人的身体表现与骨折的部位、骨折的程度、有无并发症等有关。

1. 症状 骨折局部出现疼痛、肿胀，活动时疼痛加剧。

2. 体征

(1) 一般体征 压痛、瘀斑；伤侧肢体活动障碍。开放性骨折病人可见到伤口、出血并有骨质外露。骨折后出血量较大时，血肿吸收可引起低热，一般不超过 38℃；开放性骨折病人出现高热时，考虑感染的可能。

（2）骨折的特有体征　畸形、反常活动、骨擦音或骨擦感。畸形是由于骨折端的移位所致。反常活动是指正常情况下肢体非关节部位出现类似于关节部位的活动。骨擦音或骨擦感是指两骨折端相互摩擦时，产生的声音或触感。在临床上只要出现骨折的特有体征，就表示有骨折发生；但没有骨折的特有体征不能排除骨折，如青枝骨折和裂缝骨折。在检查骨折特有体征时，切忌反复检查，以免增加病人的痛苦或造成神经、血管的损伤。

3. 并发症

（1）早期并发症　①休克：多见于多发性骨折或严重的合并伤，因剧烈的疼痛和（或）大出血所致。可出现面色苍白、脉搏细数、呼吸急促、血压下降、尿量减少等休克表现。②神经损伤：骨折端刺破神经或压迫神经，使其相应肢体的感觉减退或消失，肌力减退，肢体运动功能障碍，生理反射减弱或消失。③血管损伤：骨折时，邻近的血管被骨折端刺破或压迫，使其肢体远端血液循环障碍；或由于石膏绷带包扎过紧压迫所致。表现为皮肤苍白、发凉、脉搏减弱或消失；有时出现肿胀、青紫、水疱；严重时肢体发生坏死。④感染：多见于开放性骨折，细菌进入伤口内，引起化脓性骨髓炎或全身脓毒症。局部出现红、肿、热、痛和流脓；全身有高热（体温超过38.5℃）、头痛、乏力、全身不适、食欲下降等。⑤骨筋膜室综合征：多见于前臂和小腿闭合性骨折。是由于骨折时出血、水肿，导致骨筋膜室内的压力增高或包扎过紧，局部压迫血管造成骨筋膜室内肌肉和神经因急性缺血而产生的一系列早期症候群。主要表现有局部剧烈疼痛、肿胀、皮肤张力增高，有时可见到水疱，肢体呈微屈曲状态，被动伸展时产生剧痛，远端动脉搏动减弱或消失。⑥脂肪栓塞：常见于四肢管状骨骨折。骨折导致骨髓破坏，脂肪滴经破裂的静脉窦进入血液循环，引起肺、脑、肾等部位栓塞。通常发生在骨折后48小时内，早期出现呼吸费力、呼吸加快、心前区压迫感，随之出现呼吸困难、发绀、心率加快、血压下降、意识障碍、抽搐等。⑦内脏损伤：颅骨骨折引起脑损伤；肋骨骨折可损伤肺、肝、脾；骨盆骨折可损伤膀胱、尿道和直肠等。

（2）晚期并发症　①关节僵硬：长期固定的关节得不到活动，韧带、关节囊、肌肉、肌腱发生痉挛，使关节处于制动的状态，活动范围明显减少，达不到功能康复的要求。②创伤性骨化（骨化性肌炎）：常见于关节脱位或关节附近骨折，骨折后骨膜剥离形成骨膜下血肿，血肿机化并在关节附近的软组织内广泛骨化，主要表现为关节活动功能障碍。③愈合障碍：常由全身情况较差或骨折处骨质血供不良、骨断端分离或有软组织嵌入、复位或固定不妥当、过早和（或）过度活动、局部感染等诸多因素引起。④畸形愈合：多由复位或固定不当、过早负重活动等，引起的骨折端移位愈合。⑤创伤性关节炎：关节内骨折使关节面不平滑或肢体骨折后畸形愈合，使关节活动应力紊乱，均可造成创伤性关节炎。活动时关节疼痛，多见于膝、踝等负重关节。⑥缺血性骨坏死：骨折处骨质因血供障碍而坏死，如股骨颈骨折可导致股骨头坏死。⑦缺血性肌挛缩：是肢体重要血管损伤及骨筋膜室综合征的晚期结果。缺血肌群变性、坏死、机化而出现挛缩，如发生在前臂掌侧即表现为"爪形手"畸形（Volkmann挛缩）（图25-6）。⑧其他并发症：长期卧床也可引起压疮、泌尿系统感染及结石、坠积性肺炎等。

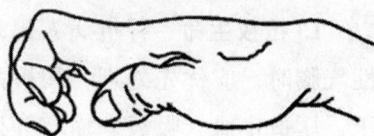

图25-6　前臂缺血性肌挛缩典型表现（"爪形手"）

（三）辅助检查

1. 实验室检查　血、尿常规检查，可了解骨折是否合并感染及泌尿系统损伤。

2. 影像学检查　骨折首选 X 线检查，可以了解是否发生骨折，掌握骨折的程度及分类，判断治疗的效果及骨折愈合情况。CT、MRI 可以了解脊柱骨折及脊髓损伤的程度。

（四）处理原则

骨折的治疗原则是复位、固定、功能锻炼。复位方法有手法闭合复位、手术切开复位、牵引复位。固定方法有外固定和内固定，外固定包括小夹板固定、石膏固定、外固定器固定、牵引固定，牵引固定包括皮牵引、骨牵引、兜带牵引；内固定包括螺丝钉内固定、钢板内固定、髓内钉内固定、克氏针内固定、张力带内固定等。功能锻炼分为早期、中期、后期三个阶段。

> **考点提示**
> 骨折的治疗原则是复位、固定、功能锻炼。

（五）心理和社会支持状况

突如其来的骨折、疼痛、行动障碍、影响日常生活、长时间的住院治疗、严重时需要截肢导致残疾等，病人心理上难以接受，常表现出忧虑、失眠、烦躁、情绪激动。家庭及社会对病人治疗的经济支持力度、骨折的并发症与后遗症都会影响病人的心理感受，从而产生焦虑。

【常见护理诊断/问题】

1. 急性疼痛　与骨折端的刺激、肢体肿胀、固定不当、感染等有关。

2. 躯体移动障碍　与疼痛、制动、外固定等有关。

3. 有感染的危险　与开放性骨折、压疮、长期卧床等有关。

4. 焦虑　与生活不能自理、担心肢体残疾等有关。

5. 潜在并发症　休克、感染、血管损伤、神经损伤、脂肪栓塞、骨筋膜室综合征、关节僵硬等。

【护理目标】

1. 病人疼痛得到缓解。
2. 病人躯体移动障碍得到有效帮助和康复。
3. 伤口感染得到有效控制和预防。
4. 病人的焦虑得到减轻或缓解。
5. 骨折并发症得到有效预防和控制。

【护理措施】

（一）骨折现场急救护理

1. 抢救生命　骨折病人出现呼吸与心搏停止、休克、大出血、窒息、张力性或开放性气胸时，应优先处理，积极配合医生或独立进行现场急救，如人工呼吸、胸外心脏按压、压迫止血、吸氧、输液等处理。观察呼吸、脉搏、血压、神志变化，并做详细记录。使用止血带止血时，标明止血时间，每小时放松 1～2 分钟，以防长时间的缺血而致发生肢体坏死。

2. 保护伤口 开放性骨折，用无菌敷料或清洁的布类进行包扎，以防细菌侵入并进行压迫止血；如果骨折外露，远端肢体动脉搏动减弱，可沿肢体方向稍做牵拉，以解除压迫。不做现场骨折端复位，先用无菌敷料或清洁的布类进行包扎。

3. 固定骨折 患肢做简单固定，首选小夹板固定；也可利用自身健侧肢体进行固定，上肢用纱布绷带固定于躯干上，下肢双侧并拢用纱布绷带固定。以达到防止继续损伤、减轻疼痛、便于搬动的目的。

4. 搬动转运 经过简单的现场处理后，快速将病人送往附近医院进行治疗。搬动骨盆骨折者，先行骨盆兜带固定或平拉下肢搬动或将病人平行托起、平行放下，防止骨盆分离和上移。颈椎骨折者，保持头颈中立位，不能屈曲、旋转，防止脊髓损伤。转运病人时，选用合适的转运工具，如救护车等。

（二）非手术治疗护理/术前护理

1. 心理护理 向病人及其家属解释骨折愈合是一个循序渐进的过程，积极配合治疗、正确进行功能锻炼，可取得良好效果，以增强病人的安全感与信任感；治疗期给予同情与理解，尽可能满足病人身体与心理上的要求；康复期多给予鼓励与安慰，使其尽快适应环境并恢复病前的生活习惯。

2. 减轻疼痛 病人诉说疼痛时，应仔细检查，找出原因，如感染、缺血、压迫等，给予正确处理；疼痛严重时可遵医嘱给予止痛剂；护理操作时，动作应轻柔；移动病人时，必须对患肢妥善保护；冷敷、抬高患肢可以减轻肿胀；热敷可减轻因肌肉痉挛所致疼痛，严重循环不良者不用。

3. 病情观察 骨折早期应注意肢端血运、感觉、运动；多发性与复杂性骨折者，注意生命体征与胸、腹部情况，及时发现与处理合并症和并发症；治疗期与康复期应注意各肌群与关节的形态及功能，定期 X 线复查以了解骨折愈合情况及有无晚期并发症。

4. 安置合适的体位和肢位 下肢骨折常取卧位，但需经常更换卧姿，防止压疮和坠积性肺炎；变换体位时，应以不影响骨折的固定为原则。使用托马氏、勃朗氏双下肢悬吊牵引架的病人，应满足相应的体位要求。

5. 外固定护理 观察外固定装置是否正常，夹板松紧度是否合适，石膏有无断裂、石膏筒内肢体是否松动或挤压、牵引重量是否适宜、牵引滑轮是否灵活、牵引锤是否落地。

6. 术前准备 做好皮肤准备，四肢手术病人要修剪指（趾）甲，清洗备皮范围内的皮肤。

（三）术后护理

1. 体位 体位合适，抬高患肢，可减轻肿胀并促进血液循环。

2. 饮食护理 饮食应以高钙、高热量、高蛋白、高维生素饮食为主。长期卧床会导致患者胃肠蠕动减慢，常会发生便秘现象，还应鼓励患者多进食富含粗纤维的食物，多吃新鲜蔬菜、水果，保持排便通畅。多饮水，防止泌尿系统结石与感染。

3. 生活护理 鼓励病人在患肢固定制动期间进行力所能及的活动，为其提供必要的帮助，如协助进食、进水、排便和翻身等。

4. 伤口护理 观察伤口有无渗血及肢端血供、感觉、运动情况，有无疼痛、肿胀、肢端麻木等异常。

5. 功能锻炼　目的是改善肢体血运循环，防止肌肉萎缩、关节僵硬、骨质脱钙。早期（伤后 1～2 周）以肌肉舒缩活动（等长收缩）为主，主要是被动活动，禁行有害于骨折稳定的活动，注意骨折部上、下端关节禁止活动；中期（伤后 2～3 周）以骨折远、近侧关节活动（等张收缩）为主，由被动运动转为主动运动，但不宜行肢体持重与负重；后期（伤后 6～8 周）以关节为主的全面功能锻炼，从而恢复关节正常活动范围和肢体正常负重功能。

（四）健康教育

1. 功能锻炼　告知病人出院后功能锻炼的意义和方法，向患者和家属详细说明有关夹板、石膏或外固定器械的使用和护理知识。指导患者使用辅助用物，提高自我照顾的能力，增强康复信心。指导家属如何协助患者完成各项活动。

2. 安全指导　指导患者及家属评估家庭环境的安全性，防止再损伤。

3. 定期复诊　告知患者如何识别常见并发症。如有异常情况发生，应及时到医院就诊。

【护理评价】

1. 病人疼痛是否得到缓解。

2. 病人躯体移动障碍是否得到有效帮助。

3. 伤口感染是否得到有效控制和预防。

4. 病人的焦虑是否减轻或缓解。

5. 骨折并发症是否得到有效预防和控制。

二、常见四肢骨折病人的护理

（一）肱骨干骨折

肱骨干骨折（fracture of the shaft of humerus）是发生在肱骨外科颈下 1～2cm 至肱骨髁上 2cm 段内的骨折。多发于青少年，肱骨中、下 1/3 段骨折容易合并桡神经损伤。

【护理评估】

上臂有外伤史或骨质病变史。伤后局部出现剧烈疼痛，上肢短缩，可有成角畸形，肿胀明显，有时波及前臂和手掌，皮下瘀斑，上肢活动障碍，有反常活动、骨擦音或骨擦感。肱骨中、下 1/3 骨折合并桡神经损伤可致垂腕畸形，各手指掌指关节不能背伸，拇指不能伸直，前臂旋后障碍，手背桡侧皮肤感觉减退或消失等。治疗一般选用手法复位外固定，如石膏固定或小夹板固定，固定在屈肘 90°位，用三角巾悬吊，成人 6～8 周，儿童 4～6 周；也可选用手术复位内固定。

【常见护理诊断/问题】

1. 急性疼痛　与骨折端的刺激、肢体肿胀、固定不当等有关。

2. 潜在并发症　骨筋膜室综合征、创伤性骨化、骨折畸形愈合等。

【护理措施】

1. 止痛　疼痛者，可遵医嘱给予止痛剂；闭合性骨折手法复位者，用吊带或三角巾将患肢托起抬高，以促进静脉回流，减轻肢体肿胀与疼痛。

2. 病情观察　固定期间观察患肢远端末梢血液循环、感觉、运动情况，随时调节固定物的松紧度，避免固定过紧影响肢体的血液循环。

3. 活动　后期加强肢体功能锻炼，防止肌肉萎缩等并发症。

4. 抗感染　开放性骨折先包扎止血，保护创口，避免继续出血，防止细菌污染。及时协助医生进行清创缝合，清创术后妥善固定并适时换药，遵医嘱使用抗生素和TAT，促进伤口愈合。

（二）肱骨髁上骨折

肱骨髁上骨折（supracondylar fracture of the humerus）是指肱骨髁上约2cm以内的骨折。多见于10岁以下儿童。根据受伤机制可分为伸直型和屈曲型两种，以伸直型多见。肱骨髁上骨折容易合并正中神经、肱动脉损伤和骨筋膜室综合征。

【护理评估】

有外伤史。伤后肘部弥漫性肿胀、瘀斑、疼痛、功能障碍，有时可有张力性水疱，外观呈"枪托样"双屈曲畸形；肘后凸起，患肢处于半屈曲位；可有骨擦音及反常活动，肘部可扪及骨折断端，肘后三角关系正常。当合并正中神经损伤时，表现为"猿手"（大鱼际萎缩，骨间肌萎缩，拇指不能对掌，桡侧三个手指不能屈曲，手的外形类似猿的手掌，故称"猿手"）；尺神经损伤时，表现为"爪形手"（尺侧两指呈屈曲畸形，桡侧三指可伸直，在手指伸直时，其外形类似鸟的爪子，故称"爪形手"）。手指伸直引起剧烈疼痛为前臂屈肌缺血早期症状，对于早期诊断骨筋膜室综合征有重要的参考价值。治疗开放性骨折者先协助进行清创缝合，再进行固定；闭合性骨折者一般选用手法复位石膏外固定，失败者可用手术切开复位克氏针内固定。

【常见护理诊断/问题】

1. 不依从行为　与患儿年龄小、缺乏对健康的正确认识有关。

2. 潜在并发症　骨筋膜室综合征、创伤性骨化、骨折畸形愈合等。

【护理措施】

密切观察石膏固定及夹板固定的松紧度，必要时及时调整。观察患肢末梢血液循环、肿胀、疼痛程度，抬高患肢，注意有无骨筋膜室综合征发生。指导进行功能锻炼，复位后尽早开始手指与腕关节屈伸活动及上臂肌肉的主动舒缩运动，4~6周后拆除外固定，开始肘关节屈伸活动。手术切开复位内固定者，术后2周即可开始肘关节活动。

（三）桡骨远端骨折

桡骨远端骨折（fracture of the distal radius）是指距桡骨远端关节面3cm以内的骨折。以Colles骨折（即桡骨远端伸直型骨折，是指跌倒后，手掌先着地，骨折的远端移向桡背侧、近端移向掌侧的骨折）最多见，常发生在中老年人。

【护理评估】

有外伤史。Colles骨折的典型表现为伤侧腕关节肿胀、疼痛、功能障碍，压痛明显，活动受限，正面呈"枪刺刀"样畸形，侧面呈"餐叉"样畸形（图25-7）。治疗主要以手法复位石膏绷带或小夹板外固定为主。

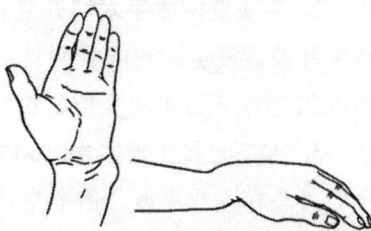

图25-7　Colles骨折畸形

（左："枪刺刀"样畸形；右："餐叉"样畸形）

【常见护理诊断/问题】

1. 急性疼痛 与骨折端的刺激、肢体肿胀、固定不当等有关。

2. 潜在并发症 关节僵硬、骨折畸形愈合等。

【护理措施】

手法复位后，石膏固定在屈腕、尺偏位；2 周后更换石膏，固定在功能位。固定期间，进行手部肌肉舒缩运动，拆除石膏后，进行功能锻炼。

（四）股骨颈骨折

股骨颈骨折（fracture of femoral neck）是指股骨头与转子间嵴之间的骨折。多发生于老年人，尤以老年女性多见。股骨颈血供较差，骨折不愈合率高，易发生股骨头缺血性坏死及塌陷。

【护理评估】

有外伤史。伤后髋关节处疼痛，不能站立行走，患肢呈现轻度屈髋、屈膝、内收或外展、外旋、短缩畸形。大粗隆上移，髋部有压痛，纵向叩击痛阳性。股骨颈骨折在 X 线片上按骨折线位置可分为：头下型、经颈型、基底型。按 Pauwels 角（远端骨折线与两侧髂嵴连线的夹角）大小分为：①内收型骨折，Pauwels 角大于 50°。②外展型骨折，Pauwels 角小于 30°。前者骨折不稳定，后者稳定。股骨颈骨折的治疗主要是手术治疗。

【常见护理诊断/问题】

1. 急性疼痛 与骨折端的刺激、肢体肿胀、固定不当等有关。

2. 躯体移动障碍 与疼痛、制动、牵引等有关。

3. 焦虑 与生活不能自理、担心肢体残疾等有关。

4. 潜在并发症 股骨头缺血性坏死、骨折不愈合等。

【护理措施】

1. 非手术治疗 无明显移位的骨折、嵌入型或外展型等稳定性骨折，年龄太大，全身情况差，或合并有严重心、肝、肾、肺功能障碍者，采用非手术治疗。可穿防旋鞋；下肢持续皮牵引，一般持续牵引 6~8 周，保持患肢中立位。牵引期间注意股四头肌、踝关节的功能锻炼，3 个月后考虑扶拐下地行走，但患肢不负重，6 个月后弃拐行走。

2. 手法复位或手术切开复位及内固定 目前临床多采用此法，以利于病人早期活动，减少并发症发生。对内收型骨折、有移位骨折及青少年骨折，先行皮牵引或骨牵引，尽早在 X 线透视下行手法复位，然后加压螺丝钉内固定。

3. 人工股骨头置换术 60 岁以上老年人、股骨颈头下型骨折有明显移位或旋转者、并发股骨头坏死或不愈合但全身情况较好者，行人工股骨头置换术或全髋关节置换术。股骨颈骨折选择手术治疗者做好手术前准备；手术后观察伤口情况，及时换药，促进伤口愈合。股骨颈骨折手术后常规进行牵引，防止臀肌痉挛引起股骨头坏死。有外固定者，做好外固定的护理，详见本章第一节"牵引、石膏固定及护理"。

（五）股骨干骨折

股骨干骨折（fracture of the shaft of the femur）是指股骨转子以下、股骨髁以上部位的骨折。多见于青壮年。儿童的股骨干骨折可能为不完全性骨折或青枝骨折；成人股骨干骨折后，内出血可达 500 ~ 1000ml。

【护理评估】

1. 健康史　多数骨折由强大的直接暴力所致，少数骨折由间接暴力所致。前者多引起横断骨折或粉碎性骨折，后者多引起斜形骨折或螺旋形骨折。骨折端因暴力作用的方向、肌群的收缩、下肢本身重力的牵拉和不适当的搬运与手法整复，可能发生各种不同的移位。①股骨干上 1/3 骨折：骨折近端屈曲、外展及外旋移位，骨折远端则向后上、向内移位。②股骨干中 1/3 骨折：骨折向外成角畸形。③股骨干下 1/3 骨折：骨折近端内收、向前移位，骨折远端多向后倾斜，形成短缩畸形，有压迫或损伤腘动脉、腘静脉、胫神经或腓总神经的危险。

2. 身体状况　患肢疼痛、肿胀，远端肢体异常扭曲，活动受限、不能站立和行走。查体可见患肢明显畸形、压痛并可出现反常活动、骨擦音。少数可有休克的症状。若有血管损伤，可出现患侧足背动脉搏动减弱或消失，甚至肢体坏死。若有神经损伤，可出现足趾感觉减弱或消失，坐骨神经损伤表现为足下垂、足趾背伸无力和足部感觉障碍等典型症状与体征。X 线片可确定骨折部位及移位情况。

3. 治疗原则　①悬吊皮牵引：适用于 3 ~ 4 岁以下患儿，牵引 3 ~ 4 周后，根据 X 线片显示骨折愈合者方可去除牵引。②骨牵引：适用于各类型股骨干骨折的治疗，可选胫骨结节或股骨髁上牵引，牵引一般持续 8 ~ 10 周。③手术切开复位内固定：适应于成年人骨折，常用加压钢板内固定、带锁髓内钉内固定。④开放性骨折：及早清创缝合及手术切开复位内固定或外固定。

【常见护理诊断/问题】

1. 急性疼痛　与骨折端的刺激、肢体肿胀、固定不当等有关。

2. 躯体移动障碍　与疼痛、制动、外固定等有关。

3. 焦虑　与生活不能自理、担心肢体残疾等有关。

4. 潜在并发症　股骨缺血性坏死、骨折不愈合等。

【护理措施】

休克者按休克病人进行护理（详见第四章"休克病人的护理"）。牵引病人做好牵引护理（详见本章第一节"牵引及护理"）。做好皮肤护理、排泄护理等基础护理。手术病人则做好手术前的准备及术后护理，手术后鼓励进食促进骨愈合的食物，如牛奶、鸡蛋等；保持下肢中立位，防止足下垂；及时换药拆线，防治切口感染；做好术后石膏固定的护理，骨折愈合后加强功能锻炼。1 个月后可拆除石膏后下地，但患肢不负重；2 ~ 3 个月后行 X 线复查，若骨折已达到骨性愈合，可酌情使用单拐而后逐渐弃拐行走。

（六）胫腓骨骨折

胫腓骨骨折（fracture of the tibia and fibula）是指自胫骨平台以下至足踝以上部分发生骨折。

多见于青壮年和儿童。是四肢最常见的骨折之一，占全身各类骨折的 13% ~ 17%。胫骨内侧紧贴皮下，直接外伤常引起开放性骨折，并易合并感染。胫骨中、下 1/3 交界处骨折处因供血不足，常发生骨折延迟愈合或不愈合。

【护理评估】

有外伤史。伤肢局部疼痛、肿胀、畸形、反常活动及活动受限，注意伤肢有无进行性肿胀，皮肤紧张、发亮、发凉、起水疱，肌肉发硬、足背动脉减弱、肢体颜色发绀或苍白等骨筋膜室综合征征象。若腓总神经损伤，出现足下垂，伤肢感觉、运动障碍。治疗方法有手法复位外固定、牵引、外固定支架和手术切开复位内固定等。

【常见护理诊断/问题】

1. 急性疼痛 与骨折端的刺激、肢体肿胀、固定不当等有关。

2. 潜在并发症 骨筋膜室综合征、骨折不愈合、骨折畸形愈合等。

【护理措施】

患肢固定抬高，促进血液循环、减轻肿胀。观察足背动脉搏动、足趾运动。开放性骨折及时清创缝合，伤口及时换药，促进愈合。参照功能锻炼的原则指导病人正确地进行早期康复活动及功能锻炼。

三、脊柱骨折和脊髓损伤病人的护理

脊柱骨折（fracture of the spine）又称脊椎骨折，是临床中一种较严重且复杂的创伤，其发病率占全身骨折的 5% ~ 6%。脊髓损伤（spinal cord injury）是脊柱骨折的严重并发症，常导致截瘫，造成病人终生残疾，还会继发其他器官系统并发症，危及病人生命。

截瘫是脊髓受压或受到破坏引起的脊髓神经功能障碍。根据脊髓受损程度可分为不完全性截瘫和完全性截瘫。不完全性截瘫指损伤平面以下的感觉、运动、反射、括约肌功能部分丧失；完全性截瘫指损伤平面以下的感觉、运动、反射、括约肌功能全部丧失。截瘫病人长期卧床，易形成压疮、泌尿系统感染、肺部感染三大并发症，常危及病人生命。并发症是截瘫病人的主要死因，预防并发症是护理工作的重点。

【护理评估】

（一）健康史

脊柱骨折多由间接暴力引起，少数由直接暴力引起。脊柱骨折移位，碎骨片与破碎的椎间盘挤入椎管内直接压迫脊髓，椎管内形成的血肿亦可压迫脊髓；火器伤也可直接损伤脊髓。脊髓肿瘤或脊柱结核也可损伤脊髓并引致病理性脊椎骨折。

（二）身体状况

1. 脊柱骨折 骨折部位疼痛、肿胀、淤血、瘀斑，局部有明显的压痛、叩击痛，棘突隆起，脊柱活动受限。腰背部肌肉痉挛，不能翻身起立，翻身时疼痛加重。骨折局部可扪及局限性后凸畸形。腹膜后血肿可刺激腹腔神经节，使肠蠕动减慢，常出现腹胀、腹痛等症状，有时需与腹腔脏器损伤相鉴别。

2. 脊髓损伤 损伤早期为弛缓性截瘫，常在 3 ~ 6 周后逐渐转变为痉挛性截瘫。

（1）脊髓震荡 属最轻微的脊髓损伤。损伤后脊髓有暂时性功能抑制，呈弛缓性瘫痪，损伤平面以下的运动、感觉、反射及括约肌功能全部丧失，常在数分钟或数小时内逐渐恢复，最后可完全恢复。无组织形态学病理变化。

（2）脊髓挫伤 脊髓实质性破坏，脊髓外观完整，但内部有出血、水肿、神经细胞破坏和神经传导纤维束的中断。表现为受伤平面以下单侧或双侧同一水平面以下的感觉、运

动、反射及括约肌功能全部暂时消失或减弱。其预后取决于脊髓挫伤程度、内部出血量及受压程度及解除压迫的时间。

（3）脊髓断裂　脊髓的连续性中断，可为完全性或不完全性。不完全性常伴有挫伤，又称挫裂伤。完全性断裂愈后极差，表现为损伤平面以下的感觉、运动、反射及括约肌功能完全丧失。

（4）脊髓圆锥损伤　第1腰椎骨折可造成脊髓圆锥损伤。主要表现为会阴部皮肤呈"马鞍状"感觉减退或消失，二便失禁、尿潴留和性功能障碍，双下肢的感觉、运动正常。

（5）马尾神经损伤　第2腰椎以下骨折、脱位可引起马尾神经损伤，主要表现为受伤平面以下弛缓性瘫痪，感觉、运动功能障碍以及括约肌功能丧失，肌张力降低，腱反射消失，无锥体束征。

3. 并发症

（1）压疮　长时间卧床，骨隆突部位皮肤长期受压，局部出现发红、水疱、糜烂，形成压力性溃疡。

（2）泌尿系统感染　有尿频、尿急、尿痛、发热等表现。

（3）肺部感染　有咳嗽、咳痰、呼吸困难、发热等表现。

4. 瘫痪程度估计　常以截瘫指数来估计瘫痪程度。截瘫指数由感觉、运动、括约肌功能（大、小便）障碍程度来决定，分为"0、1、2"三个级别。"0"代表功能正常或接近正常；"1"代表功能部分丧失；"2"代表功能全部丧失或接近全部丧失。将此三项的级别相加后所得到的数值，即为截瘫指数。如某病人自主运动全部丧失，感觉、括约肌功能部分丧失，则该病人的截瘫指数为 2＋1＋1＝4。三种功能全部正常的截瘫指数为0；三种功能全部丧失的截瘫指数为6。在护理过程中，从截瘫指数可反映脊髓损伤的程度、病情发展情况等。如果截瘫指数越来越大，说明病情加重；反之，说明病情减轻。

（三）辅助检查

1. 血、尿常规检查　了解有无泌尿系统或其他部位的感染。

2. X线检查　了解有无脊柱骨折及其骨折类型、部位，椎管有无狭窄；椎体有无破坏及其程度；有无脊髓肿瘤、脊柱结核。

3. CT、MRI检查　是首选辅助检查。CT检查可在横截面上显示骨性结构对椎管的压迫程度和方向，有利于正确判断脊髓损伤的部位，制定正确的手术计划。MRI检查能在轴位显示椎管受压情况，于矢状位显示脊髓的受压情况。此外，MRI对脊髓损伤的程度可做出判断。

（四）处理原则

1. 急救　优先抢救危及伤员生命安全的严重颅脑损伤、胸部或腹部脏器损伤、休克等。

2. 恢复脊柱的稳定性　及早解除对脊髓的压迫是保证脊髓功能恢复的首要措施。

3. 复位固定　脊柱胸腰段稳定性骨折，平卧硬板床，腰部垫高，3～4周后即可在胸背支架保护下离床活动。胸腰段单纯压缩骨折，椎体压缩高度超过 1/5 的中青年病人可用两桌法或双踝悬吊法过仰伸复位。不稳定性骨折闭合手法复位，复位后石膏背心固定3个月可下床活动。颈椎骨折或脱位，轻者用枕颌带牵引复位，牵引重量 3～5kg；压缩移位严重者，可持续颅骨牵引复位，牵引重量可增加到 6～10kg，复位后用头胸石膏或头胸支架固定3个月。牵引复位失败者和脊柱骨折严重者采用手术治疗。

4. 截瘫的治疗 截瘫早期主要是去除原发疾病，及早进行脊髓探查、减压、电针与推拿、按摩治疗；后期重点是预防并发症，功能康复锻炼，鼓励生活自理。

5. 功能锻炼 单纯压缩骨折病人卧床 3 日后开始进行腰背部肌肉锻炼，利用背伸肌的肌力和背伸姿势使脊柱过伸，借助椎体前方的前纵韧带和椎间盘纤维环的张力，使压缩的椎体自行复位，恢复原状。严重的胸腰椎骨折和骨折脱位者也要进行腰背肌功能锻炼。

（五）心理和社会支持状况

病人对突如其来的外伤所致截瘫没有心理准备，对日后的工作、生活不能自理充满担忧，表现为烦躁、焦虑，甚至绝望。

【常见护理诊断/问题】

1. 躯体移动障碍 与肌肉瘫痪等有关。

2. 清理呼吸道无效 与长期卧床痰液引流不畅等有关。

3. 有皮肤完整性受损的危险 与长期卧床、躯体不能自主活动、皮肤受压等有关。

4. 体温异常 与脊髓损伤、自主神经系统功能紊乱等有关。

5. 潜在并发症 泌尿系统感染、肺部感染、压疮等。

【护理目标】

1. 病人日常生活得到有效帮助。

2. 病人呼吸道得到有效清理。

3. 病人皮肤清洁、完整。

4. 病人体温维持在正常范围。

5. 病人并发症得到有效预防和控制。

【护理措施】

（一）非手术治疗的护理/术前护理

1. 现场急救 先抢救生命，再转运病人。

（1）抢救生命 首先处理呼吸与心搏骤停、气道梗阻窒息、大出血、休克、脑疝等危及生命的并发症。

（2）搬运病人 生命体征平稳后，及时转运病人。凡疑有脊柱骨折者，采用三人搬运法，使病人脊柱保持正常生理曲线，切忌使脊柱过伸、过屈、旋转，三人同时用手将病人平托平放至木板上；人少时可用整体滚动法。颈椎损伤的病人，采用四人搬运法，要有专人扶托下颌和枕骨，沿纵轴略加牵引力，使颈部保持中立位，病人置于木板上后用沙袋或折叠好的衣物放在其头颈两侧，防止头部转动，并保持呼吸道通畅。

2. 体位 采取平卧硬板床，协助、指导病人经常变换体位，注意轴式翻身。待基本愈合后指导病人进行适当活动。

3. 饮食护理 根据病人的饮食习惯及口味调配饮食，提供能刺激食欲、营养丰富、易消化吸收的食物，进而提高机体抵抗力；鼓励病人多吃新鲜蔬菜、水果，多饮水，以利大、小便通畅，预防泌尿系统感染。

4. 病情观察 注意定时监测生命体征，伤后每隔 1~2 小时测体温、脉搏、呼吸、血压 1 次；观察有无咳嗽、咳痰、呼吸困难，有无尿频、尿急、尿痛；骨隆突部位有无红肿、糜烂。截瘫病人，观察肢体的感觉、运动、反射和自主神经功能恢复情况。

5. 生活护理 在护理生活能力低下或不能自理的病人时，尽量满足病人的生活要求，照顾好病人的洗漱、饮食、二便，定期沐浴、更换衣裤；保持会阴部、被褥、床单的清洁；定期指导病人用力咳嗽，促使肺膨胀和排痰，轻拍背部有利于分泌物的排出，从而预防肺部感染；肢体处于功能位，防止肢体畸形；鼓励病人进行自主活动，提高生活自理能力。

6. 皮肤护理 预防压疮是护理工作的重要任务。详见《基础护理学》。

7. 药物治疗的护理 遵医嘱及时用药，预防治疗药物的毒副作用和不良反应，观察药物疗效。

8. 牵引护理 使用枕颌带牵引和颅骨牵引病人，做好牵引护理，详见本章第一节"牵引及护理"。

9. 心理护理 关心病人，了解病人及家属的想法和情绪，对因护理，鼓励病人树立战胜疾病的信心。向病人及家属解释有关治疗、护理和功能康复锻炼的目的和意义，教会病人及家属进行自我心理调节。

（二）术后护理

1. 体位 生命体征平稳后，采取平卧位，按时翻身，局部按摩。待骨折基本愈合后，起床活动。

2. 饮食 手术后禁饮、禁食，待肠功能恢复后，逐渐给予饮食，由流质、半流质饮食到普食。多饮水，防止泌尿系统感染；多吃蔬菜、水果，保持排便通畅。

3. 病情观察 观察生命体征的变化，防止窒息。观察伤口有无出血、有无感染的发生、有无感觉平面的改变，以判断椎管内有无出血等。观察运动、感觉、反射、自主神经功能有无改善。

4. 维持体液平衡 遵医嘱补液、营养支持。

5. 控制感染 遵医嘱使用抗生素，预防感染。

6. 做好切口及各种引流管的护理 注意切口有无渗血、渗液，及时换药；妥善固定，记录引流液的质和量、颜色与性状，保持引流通畅，严格无菌技术操作，防止感染，根据病人引流情况，适时拔管。

7. 心理护理 术后与病人及家属进行有效沟通，正视现实，鼓励克服困难，进行主动功能锻炼。

（三）并发症护理

1. 呼吸道并发症护理 一般在1周内发生呼吸道感染，吸烟者发病率明显提高，呼吸道感染、痰液堵塞气管可导致病人窒息死亡。卧床病人禁止吸烟，鼓励病人进行深呼吸和有效咳嗽排痰，教会病人腹式呼吸。痰液不易咳出时可雾化吸入，每2小时翻身拍背1次。高位截瘫者，及早气管切开并应用呼吸机辅助呼吸。

2. 泌尿系统并发症护理 由于括约肌功能的丧失，病人因尿潴留需长期留置导尿管，容易发生泌尿系统感染和结石。防治方法：留置导尿管时，严格无菌操作，每日用生理盐水冲洗膀胱1~2次，会阴部护理2~4次；持续导尿2~3周后改为导尿管定期夹闭与开放，每隔4~6小时开放1次，其余时间夹闭，使膀胱充盈，以训练膀胱的自主节律性，避免膀胱挛缩；及时更换导尿管，防止导尿管堵塞或引流不通畅，形成逆行感染；鼓励病人多饮水。3周后可考虑拔除导尿管，进行人工排尿，教会病人在膀胱区按摩加压并排空尿液，以训练膀胱自律性排尿功能。

3. 体温失调的护理 颈段脊髓损伤后，自主神经系统功能紊乱，受伤平面以下皮肤不能出汗，对气温的变化丧失了自主调节和适应能力，常易产生高热，可达40℃以上。处理方法：将病人安置在有空调的房间，控制室温在22℃~25℃左右；物理降温，如酒精擦浴、冰水灌肠、冰袋外敷；药物疗法，如冬眠降温。

（四）健康指导

教会病人及家属保持肢体于功能位，防止足下垂。定时被动活动瘫痪肢体，并配合理疗或按摩、针灸，也可使用肢体功能锻炼器（CPM）进行被动活动。伤后3个月逐渐可以练习坐起，由床上移到轮椅上，训练使用轮椅。上肢、背部肌肉有了力量后保持正常坐姿，逐渐可以练习站立。借助于下肢支架或他人扶持下，学会从轮椅移到双杠上活动，在双杠范围内练习行走对病人肢体功能康复最为有利。

【护理评价】

1. 病人日常生活是否得到有效帮助。

2. 病人呼吸道是否得到有效清理。

3. 病人皮肤是否清洁、完整。

4. 病人体温是否恢复正常。

5. 病人并发症是否得到有效预防和控制。

四、骨盆骨折病人的护理

在躯干骨损伤中，骨盆骨折（pelvic fracture）的发生率仅次于脊柱损伤，常合并静脉丛和动脉损伤，以及盆腔内脏器的损伤。

按骨盆骨折位置与数量分为：①骨盆边缘撕脱骨折：发生于肌肉猛烈收缩而造成骨盆边缘肌肉附着点撕脱骨折，骨盆环不受影响。最常见的有髂前上棘撕脱骨折、髂前下棘撕脱骨折和坐骨结节撕脱骨折。②骶尾骨骨折：包括骶骨骨折和尾骨骨折。后者通常于跌倒坐地时发生，一般移位不明显。③骨盆环单处骨折：包括髂骨骨折、闭孔环骨折、轻度耻骨联合分离和轻度骶髂关节分离。此类骨折不会引起骨盆环变形。④骨盆环双处骨折伴骨盆变形：包括双侧耻骨上、下支骨折；耻骨上、下支骨折合并耻骨联合分离、合并骶髂关节脱位或合并髂骨骨折；髂骨骨折合并骶髂关节脱位；耻骨联合分离合并骶髂关节脱位等。产生这类骨折的暴力通常较大，往往并发症也较多。

【护理评估】

（一）健康史

骨盆骨折多由直接暴力挤压骨盆所致。年轻人骨盆骨折主要是由于交通事故和高处坠落引起，老年人最常见的原因是摔倒。

（二）身体状况

1. 症状 病人髋部肿胀、疼痛，不敢坐起或站立。有大出血或严重内脏损伤者可有面色苍白、出冷汗、脉搏细数、烦躁不安等低血压和休克早期表现。

2. 体征

（1）**骨盆分离试验与挤压试验阳性** 检查者双手交叉撑开两侧髂嵴，此时两骶髂关节的关节面更紧贴，而骨折的骨盆前环产生分离，如出现疼痛即为骨盆分离试验阳性。检查者用双手挤压病人的两侧髂嵴，伤处出现疼痛为骨盆挤压试验阳性。在进行上述两项检查时偶尔会闻及骨擦音。

（2）肢体长度不对称　用皮尺测量胸骨剑突与两侧髂前上棘之间的距离，骨盆骨折向上移位的一侧长度较短。也可测量脐孔与两侧内踝尖端之间的距离。

（3）会阴部瘀斑　是耻骨和坐骨骨折的特有体征。

（三）辅助检查

X 线检查可显示骨折类型及骨折块移位情况，但骶髂关节情况以 CT 检查更为清晰。只要情况许可，骨盆骨折病人都应做 CT 检查。先抢救休克和各种危及生命的并发症，再处理骨折。

（四）处理原则

1. 非手术治疗

（1）卧床休息　骨盆边缘性骨折、骶尾骨骨折和骨盆环单处骨折时无移位与骨盆环变形，以卧床休息为主，卧床 3～4 周或至症状缓解即可。骨盆环单处骨折者用多头带做骨盆环形固定，可以减轻疼痛。

（2）牵引　单纯性耻骨联合分离且较轻者可用骨盆兜带悬吊牵引固定。但由于治疗时间较长，目前大都主张手术治疗。

2. 手术治疗　对骨盆环双处骨折伴骨盆变形者，多主张手术复位及内固定，再加上外固定支架。

（五）心理和社会支持状况

病人对突如其来的外伤所致骨盆骨折没有心理准备，对日后的工作、生活不能自理充满担忧，表现为烦躁、焦虑，甚至绝望。

【常见护理诊断/问题】

1. 体液不足　与骨盆损伤、出血有关。

2. 潜在并发症　失血性休克、膀胱损伤、尿道损伤、直肠损伤或神经损伤等。

【护理目标】

1. 病人体液恢复正常。

2. 病人并发症得到有效预防和控制。

【护理措施】

（一）急救处理

有危及生命的并发症时应先抢救生命，对休克病人进行抗休克治疗，然后处理骨折。

（二）合并伤的观察和护理

骨盆骨折常伴有严重合并伤，如腹膜后血肿、腹腔内脏损伤、膀胱或后尿道损伤、直肠损伤和神经损伤。这些合并伤常较骨折本身更为严重，因此应进行重点观察和护理。

1. 腹膜后血肿　骨盆各骨主要为松质骨，邻近又有许多动脉和静脉丛，血液循环丰富。骨折后巨大血肿可沿腹膜后疏松结缔组织间隙蔓延至肾区或膈下，病人可有腹痛、腹胀等腹膜刺激症状。大出血可引发失血性休克，甚至造成病人迅速死亡。护士应严密观察生命体征和意识变化，立即建立静脉输液通道，遵医嘱输血、输液，及时纠正血容量不足。若经抗休克治疗仍不能维持血压，应配合医师及时做好手术准备。

2. 腹腔内脏损伤　肝、肾、脾等实质脏器损伤可引发腹痛与失血性休克；胃肠道等空腔脏器损伤可表现为急性弥漫性腹膜炎。护士应严密观察病人的意识和生命体征，观察有无腹痛、腹胀或腹膜刺激征等表现，及时发现和处理腹腔内脏损伤。

3. 膀胱或后尿道损伤　尿道损伤远比膀胱损伤多见。注意观察有无血尿、无尿或急性腹膜炎等表现，及时发现和处理并发症。尿道损伤时需行修补术，留置导尿管2周。注意保持引流管固定、通畅并记录引流液情况，每日用0.2%碘伏或生理盐水棉球擦洗尿道口，避免逆行感染，必要时行膀胱冲洗。

4. 直肠损伤　较少见。直肠破裂如发生在腹膜返折以上可引起弥漫性腹膜炎；如在返折以下，则可发生直肠周围感染。应要求病人严格禁食，遵医嘱静脉补液，合理应用抗生素。由于行直肠修补术时还需做临时的结肠造瘘口，以利于直肠功能恢复，因此应做好造瘘口护理。

5. 神经损伤　主要是腰骶神经丛与坐骨神经损伤。注意观察病人是否有括约肌功能障碍，下肢某些部位感觉减退或消失，肌萎缩、肌无力或瘫痪等表现，发现异常及时报告医师。

（三）骨盆兜带悬吊牵引护理

骨盆兜带用厚帆布制成，其宽度上抵髂骨翼、下达股骨大转子，依靠骨盆挤压合拢的力量，使耻骨联合分离复位。选择宽度适宜的骨盆兜带，悬吊重量以将臀部抬离床面为宜，不要随意移动，保持兜带平整，排便时尽量避免污染兜带。

（四）体位和活动

卧床休息期间，髂前上、下棘撕脱骨折者可取髋、膝屈曲位；坐骨结节撕脱骨折者应取大腿伸直、外旋位；骶尾骨骨折者可在骶部垫置气圈或软垫。帮助病人更换体位，骨折愈合后才可取患侧卧位。行牵引者12周以后可负重。长期卧床者需练习深呼吸，进行肢体肌肉等长舒缩。允许下床后，可使用助行器或拐杖，以减轻骨盆负重。

【护理评价】
1. 病人体液是否恢复正常。
2. 病人并发症是否得到有效预防和控制。

小结

骨折是指骨的连续性和（或）完整性中断。骨折的病因可分为外伤性和病理性。骨折一般体征包括压痛、瘀斑、伤侧肢体活动障碍。骨折的特有体征有畸形、反常活动、骨擦音或骨擦感。骨折的治疗原则是复位、固定、功能锻炼。骨折现场急救护理要点包括抢救生命、保护伤口、固定骨折、搬动转运。

常见四肢骨折：①肱骨干骨折是发生在肱骨外科颈下1～2cm至肱骨髁上2cm段内的骨折，肱骨中、下1/3骨折合并桡神经损伤可致垂腕畸形。②肱骨髁上骨折是指肱骨髁上约2cm以内的骨折，外观呈"枪托样"双屈曲畸形，肘后凸起，患肢处于半屈曲位，可有骨擦音及反常活动，肘部可扪及骨折断端，肘后三角关系正常；当合并正中神经损伤时表现为"猿手"，尺神经损伤时表现为"爪形手"。③桡骨远端骨折是指距桡骨远端关节面3cm以内的骨折，以Colles骨折最多见，正面呈"枪刺刀"样畸形，侧面呈"餐叉"样畸形。④股骨颈骨折是指股骨头与转子间嵴之间的骨折，患肢呈现轻度屈髋、屈膝、内收或外展、外旋、短缩畸形。⑤股骨干骨折是指股骨转子以下、股骨髁以上部位的骨折，可见患肢明显畸形、压痛并可出现反常活动、骨擦音。⑥胫腓骨骨折是指自胫骨平台以下至足踝以上部分发生骨折，伤肢局部疼痛、肿胀、畸形、反常活动及活动受限。骨折病人的常见护理措施包括止痛、病情观察、活动指导、抗感染等。

脊柱骨折又称脊椎骨折，多由间接暴力引起，骨折部位疼痛、肿胀、淤血、瘀斑，局部有明显的压痛、叩击痛，棘突隆起，脊柱活动受限。脊髓损伤是脊柱骨折的严重并发症，常导致截瘫，截瘫是脊髓受压或受到破坏引起的脊髓神经功能障碍。截瘫病人长期卧床，易形成压疮、泌尿系统感染、肺部感染三大并发症，预防并发症是护理工作的重点。

骨盆骨折多由直接暴力挤压骨盆所致，出现骨盆分离试验与挤压试验阳性，肢体长度不对称，会阴部瘀斑。骨盆骨折常伴有严重并发症，如腹膜后血肿、腹腔内脏损伤、膀胱或后尿道损伤、直肠损伤和神经损伤，这些并发症应进行重点观察和护理。

第三节　关节脱位病人的护理

案例导入

李某，女，27岁，3年前乘车回家，途中车祸，事后以左髋关节脱位到本市人民医院治疗，给予局麻后手法复位，9日后自己要求出院。下地劳动，逐渐出现左髋疼痛、跛行，越来越重。近几月来明显加重，今日来本院门诊就诊，门诊给予X线摄片，诊断为"股骨头坏死"，收入院。

请问：

1. 病人股骨头坏死的原因有哪些？
2. 关节脱位的处理原则是什么？
3. 对病人如何进行护理？

一、概述

关节脱位（articulardislocation）是指关节面失去正常的对合关系，俗称"脱臼"。多见于儿童、青壮年。以肩关节脱位和肘关节脱位最为常见，髋关节次之。

关节脱位的分类：①按脱位后关节腔是否与外界相通分为：开放性脱位和闭合性脱位。开放性脱位者关节脱位后关节腔与外界相通，细菌容易进入，引起关节的化脓性感染；闭合性脱位者关节脱位后关节腔与外界不相通，细菌不易侵入。②按脱位程度分为：全脱位和半脱位。全脱位指关节面对合关系完全丧失；半脱位指关节面对合关系部分丧失，如桡骨小头半脱位等。③按脱位发生的时间长短分为：新鲜脱位和陈旧脱位。新鲜脱位指关节脱位时间在2周以内，关节腔内无肉芽组织生长，手法复位容易成功；陈旧脱位指关节脱位时间在2周以上，关节内长满肉芽组织，手法复位较困难，需要手术切开复位。④按脱位发生的原因分为：创伤性脱位、病理性脱位、习惯性脱位、先天性脱位。

【护理评估】

（一）健康史

1. 创伤 暴力作用于正常关节，是导致创伤性关节脱位的最常见原因。创伤性关节脱位后，关节囊及韧带松弛或在骨附着处被撕脱，使关节失去稳定性，在轻微外力作用下即可发生再脱位，如此反复，称为习惯性脱位。以肩关节和颞下颌关节多见。

2. 病理改变 关节疾病引起关节的相关结构破坏，使关节囊松弛、关节头变小、关节腔增大，因此可引起病理性脱位。常见于关节结核或肿瘤、类风湿关节炎、化脓性关节炎等。

3. 先天性关节发育不良 胚胎发育异常或胎儿在生长发育过程中受到母体某些有害因素的影响，使关节头发育不良、关节窝过大，可引起先天性关节脱位。多见于髋关节。

（二）身心状况

不同关节脱位有不同表现，但具有如下共同特点。

1. 症状 关节肿胀、疼痛，活动时疼痛加剧。

2. 体征 一般体征有淤血、瘀斑、局部压痛、关节功能障碍。有时可见伤口，有血液和关节液从伤口流出。专有体征包括畸形、弹性固定和关节盂空虚。

（1）畸形 关节脱位后骨端移位导致外形的改变，产生各种畸形，可在关节附近的部位触及到关节头，肢体长度可发生改变。

（2）弹性固定 脱位产生疼痛，使关节周围的肌肉发生痉挛，加之关节囊和周围韧带的牵拉，使患肢固定于某种异常位置，当被动活动时感到有弹性阻力。

（3）关节盂空虚 关节脱位后在体表可触及关节盂，其附近可以触及到脱位的骨端。

3. 并发症 早期可合并复合伤、休克等，局部可合并骨折以及神经、血管损伤；晚期可发生骨化性肌炎、缺血性骨坏死和创伤性关节炎等。

（三）辅助检查

1. X 线检查 可明确诊断，了解脱位的程度与类型、是否合并有骨折，指导复位，判断疗效。X 线检查是关节脱位临床诊断最常用、最简便的方法。

2. CT 检查 CT 检查主要用于髋关节脱位和脊髓、脊柱损伤，通过三维成像，可明显地看到是否合并有髋臼骨折、股骨头坏死或脊髓损伤。

（四）处理原则

治疗原则是复位、固定、功能锻炼。开放性脱位，及早进行清创缝合、预防感染、复位、固定、功能锻炼。对于新鲜闭合性脱位采取复位、固定、功能锻炼。对于陈旧性脱位、手法复位失败、合并有关节内骨折和有并发症的脱位以及病理性脱位行手术切开复位、固定、功能锻炼。

（五）心理和社会支持状况

病人对关节脱位引起的疼痛、功能障碍以及对治疗效果、预后与治疗费用的担忧，使病人及其家属产生焦虑和烦躁情绪。对于病理性脱位，尤其是骨关节肿瘤，肢体的功能暂时性或永久性丧失，病人容易产生悲观、失望心理，甚至轻生念头。

【常见护理诊断/问题】

1. 急性疼痛　与关节周围软组织损伤等有关。

2. 躯体移动障碍　与脱位后关节功能丧失、制动等有关。

3. 潜在的并发症　血管损伤、周围神经损伤等。

【护理目标】

1. 疼痛得到减轻或缓解。

2. 躯体移动障碍得到有效帮助。

3. 并发症得到有效预防和控制。

【护理措施】

（一）急症护理

开放性关节脱位，积极做好清创前准备，及时配合医生实施清创术。闭合性关节脱位，配合医生进行复位、固定。

（二）非手术治疗护理/术前护理

1. 体位与活动　卧床休息，患肢抬高制动以促进血液回流和减轻疼痛。在病情允许的情况下，离床活动。

2. 饮食　给予高蛋白、高热量、高维生素、粗纤维饮食，多饮水，保持大、小便通畅，促进愈合。

3. 加强基础护理　保持床单清洁干燥，加强皮肤、呼吸、口腔、泌尿系统的护理，防止压疮、肺部感染、口腔溃疡和泌尿系统感染。

4. 病情观察　观察局部肿胀和血肿变化、复位后症状和体征是否消失、有无再脱位的危险。伤后有神经、血管损伤者，认真观察复位后有无好转（如感觉、运动、反射功能是否恢复）、末梢血运是否好转和动脉搏动是否恢复。

5. 减轻疼痛　外伤性脱位，有效止痛的方法是在无痛下及时进行复位，多数病人经复位固定后疼痛减轻或消失。如果复位后疼痛仍存在，查明原因，做针对性处理。伤后当天冷敷，以减轻肿胀和疼痛；24小时后进行热敷，必要时遵医嘱使用止痛剂。病理性脱位，主要是治疗原发疾病，遵医嘱使用止痛剂。进行各种护理操作时，动作轻柔，避免对病人造成不必要的痛苦。

知识链接

伤后冷敷

损伤后局部血管断裂、通透性增高，导致出血形成血肿以及水肿形成局部肿胀。冷敷主要使血管收缩，减少出血渗出，减轻局部血肿、肿胀和疼痛。方法是在损伤局部覆盖冷毛巾，温度在4℃左右。不可直接敷冰块或冰袋，防止局部冻伤。

6. 复位后护理　复位后，肩、肘关节选用三角巾悬吊固定，并抬高患肢3~4周，3周后根据病情进行功能锻炼；过早进行功能锻炼，容易形成习惯性脱位。髋关节脱位复位后，选用皮牵引固定于外展位 3 周，避免髋关节内收、内旋、屈曲，防止发生再脱位；3 个月内不能负重，6 个月内不能劳动，防止股骨头发生缺血性坏死。病理性脱位、陈旧脱位和习惯性脱位，选用手法复位或手术复位，石膏外固定。"石膏固定及护理"详见本章第一节。

7. 心理护理 对于不同的脱位类型，病人的心理反应不同。与病人多交流，了解其心理感受，正确引导病人正视疾病。介绍疾病发生、治疗、预后、康复锻炼的目的，给予精神安慰，减轻紧张心理，使其树立起战胜疾病的信心，配合治疗、护理操作。

8. 功能锻炼 向病人及家属解释功能锻炼的目的、意义、方法和重要性，正确指导病人进行功能锻炼。固定期间，非固定关节进行功能锻炼；固定关节做肌肉舒缩活动。固定解除后逐渐进行主动锻炼，防止肌肉萎缩和关节粘连。在锻炼过程中，要遵循从小到大、循序渐进的活动原则，切忌粗暴被动锻炼。在锻炼的过程中可配合理疗、推拿、按摩、外用活血化瘀药物，促进关节功能早日恢复。肩关节主要锻炼前屈、后伸、旋转、环转和上举功能；肘关节主要锻炼屈伸功能；髋关节主要锻炼屈伸、内收、外展、负重和行走功能。

9. 手术前准备 常规进行术前准备。

（三）术后护理

1. 体位 肩、肘关节脱位手术复位后，石膏固定并抬高，以利于静脉回流、减轻肿胀。髋关节脱位手术复位后，石膏固定于外展位并抬高，防止髋关节屈曲、内收、旋转。

2. 病情观察 手术后密切观察生命体征，包括体温、脉搏、呼吸、血压，直至平稳。观察伤口有无出血、出血量和速度，如果量大、速度快须及时报告医生，及时进行止血。观察伤口有无红、肿、热、痛、流脓等感染征象。观察远端肢体动脉搏动、末梢血运情况和有无肿胀。观察末梢感觉和运动情况，了解神经是否损伤。一旦发现不良反应，及时报告医生。

3. 预防感染 术后及时进行换药，保持切口清洁干燥，防止感染，促进愈合。必要时遵医嘱使用有效的抗生素。

4. 功能锻炼 同"术前护理"。

（四）健康教育

加强安全教育，增强安全意识，防止发生关节脱位。门诊病人，向家属和病人交代清楚，回家后坚持牢靠固定。固定期间要进行关节周围肌肉的舒缩活动和邻近关节的主动或被动活动；拆除固定后开始进行全关节的康复活动并锻炼关节周围肌肉。观察局部肿胀、疼痛情况，如有异常及时来医院复诊。习惯性脱位者注意保护，避免再发生脱位。

【护理评价】

1. 病人疼痛是否得到减轻或缓解。

2. 病人躯体移动障碍是否得到有效帮助。

3. 并发症是否得到有效预防和控制。

二、常见关节脱位病人的护理

临床上常见的关节脱位有肩关节、肘关节、髋关节脱位。其中以肩关节脱位最多见，其次是肘关节脱位，髋关节脱位相对少见。

（一）肩关节脱位病人的护理

肩关节脱位（dislocation of the shoulder joint）多见于男性，好发于 20 ~ 50 岁青壮年人，约占全身关节脱位的 50% 。以间接暴力所致外伤性脱位多见。脱位后根据肱骨头的位置，可分为前脱位、后脱位。临床以前脱位多见。

【护理评估】

有上肢外展、外旋或后伸着地受伤史。肩部疼痛、肿胀、肩关节活动障碍。伤肢轻度外展，弹性固定于轻度外展、内旋位，肘屈曲。常用健侧手托住患侧前臂行走。呈"方肩"畸形（图25－8），肩峰突出，肩峰下肩胛盂处空虚。在腋下、喙突下或锁骨下可摸到肱骨头。Dugas 征阳性：患侧肘部紧贴胸壁时，其手搭不到健侧肩部；或手搭在健侧肩部时，肘部不能贴近胸壁。牵拉或压迫腋神经或臂丛神经内侧束时，患侧上肢出现运动障碍、感觉异常、反射减弱或消失。损伤腋动脉时，引起上肢血液循环障碍。肩关节脱位常用足蹬法（Hippocrates 法）、旋转法（Kocher 法）复位。治疗不当可形成习惯性脱位。

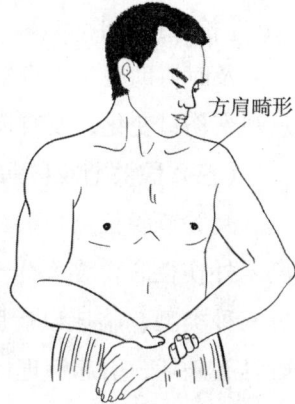

图 25 － 8 方肩畸形

【常见护理诊断/问题】

1. 急性疼痛 与关节周围软组织损伤及神经受压等有关。

2. 躯体移动障碍 与脱位后关节功能丧失、疼痛、制动等有关。

3. 潜在的并发症 血管损伤、周围神经损伤等。

【护理措施】

对于闭合性脱位，协助医生复位、固定，用三角巾固定于屈肘90°位 3 ~ 4 周。3 周后根据情况进行功能锻炼，如提前锻炼容易形成习惯性脱位。对于开放性脱位，立即行清创缝合、复位、固定，术后观察伤口变化及末梢血液循环，如有异常及时报告医生。

（二）肘关节脱位病人的护理

肘关节脱位（dislocation of the elbow joint）多发于青壮年，以间接暴力所致外伤性脱位多见。根据尺、桡骨近端移位的情况，可分为前脱位、后脱位。临床以后脱位多见。

【护理评估】

上肢外伤后，肘部疼痛、肿胀、畸形、功能障碍。肘后空虚感，鹰嘴后凸明显；肘关节弹性固定于半伸直位；肘后三角关系失常。后脱位可合并尺神经损伤、尺骨喙突骨折；前脱位多伴有尺骨鹰嘴骨折；闭合性肘关节脱位常用推拉手法复位外固定。陈旧性和开放性脱位者行手术复位、固定。

知 识 链 接

肘后三角

在正常情况下，肘伸直时，尺骨鹰嘴和肱骨内、外上髁三点呈一直线；屈肘时则呈一等腰三角形。肘关节脱位时上述关系丧失。

【常见护理诊断/问题】

1. 急性疼痛　与关节周围软组织损伤及神经受压等有关。

2. 躯体移动障碍　与脱位后关节功能丧失、疼痛、制动等有关。

3. 潜在的并发症　血管损伤、周围神经损伤等。

【护理措施】

及时协助医生进行复位，屈肘90°位固定3周后，进行功能锻炼。手术复位、固定后注意观察伤口变化，及时换药，保持局部清洁。

（三）髋关节脱位病人的护理

髋关节脱位（dislocation of the hip joint）分为外伤性脱位、病理性脱位及先天性脱位。外伤性脱位多发生于青壮年。根据股骨头脱位后的位置分为前、后脱位和中心性脱位三种类型，临床以后脱位最常见。髋关节结核与肿瘤、化脓性髋关节炎等导致髋臼和股骨头破坏，引起病理性脱位。髋关节先天发育不良，出生后即发生脱位，称为先天性髋关节脱位。

【护理评估】

1. 髋关节后脱位　下肢弹性固定于屈曲、内收、内旋位，足尖触及健侧足背，患肢短缩（图25－9）。腹股沟部关节腔空虚，髂骨后可摸到突出的股骨头。大转子上移征阳性。有时出现坐骨神经损伤，表现为足下垂。

2. 髋关节前脱位　下肢呈屈曲、外展、外旋畸形。腹股沟处肿胀、疼痛，可触及移位的股骨头。患肢很少短缩，可有延长，大粗隆突出，可位于髂前上棘与坐骨结节连线之下，有时在闭孔前可摸到股骨头。可有股神经和闭孔神经损伤，大腿内侧感觉麻木。

髋关节脱位常用提拉法（Allis 法）复位。治疗不当，容易发生股骨头坏死。

【常见护理诊断/问题】

1. 急性疼痛　与关节周围软组织损伤及神经受压等有关。

2. 躯体移动障碍　与脱位后关节功能丧失、疼痛、制动等有关。

3. 潜在的并发症　血管损伤、周围神经损伤等。

【护理措施】

协助医生在无痛局麻下进行复位，复位后皮牵引2~3周，牵引期间保持足中立位，防止足下垂。3个月后下地活动，不能负重；6个月后方可进行负重劳动，避免股骨头受压而致缺血性坏死。卧床期间加强基础护理，防治并发症。

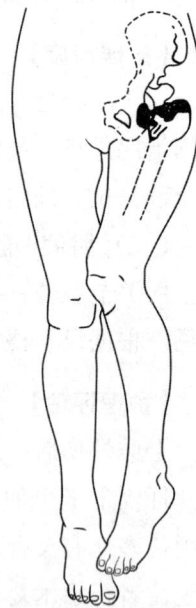

图25－9　髋关节后脱位

小 结

关节脱位是指关节面失去正常的对合关系。一般体征有淤血、瘀斑、局部压痛、关节功能障碍，专有体征包括畸形、弹性固定和关节盂空虚。治疗原则是复位、固定、功能锻炼。急症护理中，开放性关节脱位积极做好清创前准备，及时配合医生实施清创术；闭合性关节脱位配合医生进行复位、固定。临床上常见的关节脱位有肩关节、肘关节、髋关节脱位。其中以肩关节脱位最多见，其次是肘关节脱位，髋关节脱位相对少见。

肩关节脱位以间接暴力多见，呈"方肩"畸形，Dugas征阳性。肘关节脱位多发于青壮年，以间接暴力多见，肘后空虚感，鹰嘴后凸明显，肘关节弹性固定于半伸直位，肘后三角关系失常。髋关节脱位分为外伤性、病理性和先天性3种类型，临床以后脱位多见，表现为下肢弹性固定于屈曲、内收、内旋位，足尖触及健侧足背，患肢短缩，腹股沟部关节腔空虚，髂骨后可摸到突出的股骨头，大转子上移征阳性。关节脱位病人的护理措施包括指导体位与活动及饮食、加强基础护理、病情观察、解除疼痛、心理指导、复位后的功能锻炼、围手术期护理等，在术后重点关注病人的体位指导、观察病情及术后并发症控制、预防感染、功能锻炼。

第四节　骨与关节化脓性感染病人的护理

一、化脓性骨髓炎病人的护理

案例导入

孙某，男孩，8岁，体温38.3℃，右膝关节上方疼痛，病人不愿意负重，休息时处于屈曲位。入院做X线检查，疑为右股骨远端骨髓炎。

请问：

1. 该疾病的常见致病菌是什么？
2. 该病人目前的主要护理诊断/问题有哪些？
3. 对该病人应实施哪些护理措施？

化脓性骨髓炎（pyogenic osteomyelitis）是以化脓性细菌为主所引起骨髓、骨质、骨膜的化脓性感染。是骨科的常见疾病，好发于10岁以下儿童。按病程及病理改变，可分为急性骨髓炎和慢性骨髓炎；按病因分为血源性骨髓炎和外伤性骨髓炎，以急性血源性骨髓炎最常见。本节主要介绍急性血源性骨髓炎病人的护理。

骨髓炎好发于长骨的干骺端。细菌从人体其他部位的感染性病灶进入血流，随着血流到达干骺端；儿童干骺端血管网丰富，血流缓慢，细菌易于滞留并生长繁殖；越靠近关节，越容易受损伤，使局部抵抗力下降，细菌侵入发生感染。

【护理评估】

(一) 健康史

急性血源性骨髓炎（acute hematogenous osteomyelitis）致病菌以金黄色葡萄球菌最常见，其次是乙型溶血性链球菌、大肠埃希菌、肺炎链球菌等。发病前大多有身体其他部位的化脓性感染病灶，如疖、痈、扁桃体炎、中耳炎等，原发灶处理不当或身体抵抗力下降，化脓性致病菌侵入血液循环发生菌血症或

脓毒症，菌栓进入骨营养动脉，停滞于长骨干骺端的毛细血管内生长繁殖，引起急性血源性骨髓炎。

(二) 身体状况

1. 症状　起病急骤，进展快。全身中毒症状明显，出现头痛、全身乏力、不适、寒战、高热。局部早期症状表现为活动后疼痛，随着病情发展，疼痛逐渐加重，出现肿胀、皮温升高。严重时，抱膝而坐，疼痛呻吟，彻夜不眠，尤其是骨膜下脓肿形成者疼痛最明显。当骨膜下脓肿穿破骨膜形成深筋膜脓肿时，疼痛可减轻。

2. 体征　体温可达39℃以上，呈稽留热，严重者可发生昏迷。早期局部红、肿、热不明显；形成骨膜下脓肿时，局部压痛明显，患肢呈半屈曲状，活动时加重；脓肿破溃侵入周围组织时，有明显的红、肿、热、痛；脓肿穿破皮肤后，脓液流出，局部形成窦道，反复流脓，有时有死骨流出。

3. 并发症

(1) 休克　病变严重时可发生感染性休克。

(2) 病理性骨折　发病后如得不到及时治疗或治疗不当，骨质破坏严重，在发病后1~2周可并发病理性骨折。

(三) 辅助检查

1. 血液检查　急性期血液中白细胞计数增高，可达10×10^9/L以上，中性粒细胞百分比可达90%以上。病情危重者白细胞计数降低，并出现中毒颗粒。

2. 穿刺　局部分层穿刺抽出脓液，是骨髓炎确定诊断的检查依据。

3. 细菌学检查　脓液和分泌物可做涂片、细菌培养及药物敏感试验，以明确诊断并有助治疗时选择敏感的抗生素。

4. 影像学检查　急性骨髓炎发病2周以内，X线片无改变。2周后，X线片示干骺端骨质疏松，可见有散在的虫蚀样骨质破坏，向骨髓腔蔓延，骨皮质变薄，有死骨形成，骨膜呈洋葱皮样增生。CT检查可见骨内小脓肿，膜下脓肿，死骨、死腔。

(四) 处理原则

1. 非手术治疗　包括患肢抬高、制动、固定，促进血液回流，减轻肿胀和疼痛。早期、足量、联合应用抗生素，全身支持疗法。

2. 手术治疗　切开引流，清除死骨，消灭死腔，有效抗炎。手术方式为钻孔引流术或开窗减压引流并置管冲洗。术后石膏固定，以防肢体发生畸形和病理性骨折，加强营养，促进愈合。

(五) 心理和社会支持状况

病人常因发热、患肢疼痛及变形，病程迁延不愈而产生恐惧、焦虑、自卑等心理。儿

童心理脆弱、对病痛的承受力差，易情绪低落、哭闹、不配合治疗。其家属也常因对本病缺乏了解以及对病人的担忧而焦虑。

【常见护理诊断/问题】

1. 体温过高　与细菌感染毒素吸收有关。

2. 急性疼痛　与炎症介质刺激有关。

3. 躯体活动障碍　与疼痛及患肢制动有关。

4. 焦虑　与担心手术、预后有关。

5. 潜在并发症　病理性骨折、脓毒症等。

【护理目标】

1. 病人体温恢复正常。

2. 病人疼痛得到减轻或缓解。

3. 病人躯体移动障碍得到有效帮助。

4. 病人焦虑症状减轻或消失。

5. 病人并发症得到有效预防和控制。

【护理措施】

（一）非手术治疗的护理/术前护理

1. 体位　取平卧位，维持肢体功能位，限制患肢活动，必要时抬高患肢，以减轻疼痛，促进炎症吸收，防止关节畸形和病理性骨折。

2. 饮食　加强营养，提高机体的抗病能力。给予高蛋白、高热量、高维生素、易消化、易吸收的饮食。多吃水果和蔬菜，补充维生素，防止便秘。

3. 病情观察　观察生命体征，特别是体温的变化。观察局部红、肿范围，了解治疗效果。观察畸形、反常活动，判断有无病理性骨折。

4. 维持正常体温　高热者物理降温，必要时遵医嘱应用降温药物。

5. 控制感染　遵医嘱早期、足量、联合、有效、全程应用抗生素。使用抗生素前采血送检做细菌培养及药物敏感试验。采血宜在寒战、高热时进行，采血后及时送检。使用抗生素注意其配伍禁忌，合理安排用药时间，注意观察治疗效果，谨防药物不良反应。发现不良反应及时通知医师。体温正常后，继续使用抗生素治疗3周，以巩固疗效。

6. 营养支持　遵医嘱补液，纠正水、电解质及酸碱平衡紊乱。遵医嘱少量多次输新鲜血液或血浆，以提高病人的机体抵抗力、纠正贫血与低蛋白血症。

7. 缓解疼痛　抬高患肢，减轻肿胀，缓解疼痛。皮牵引或石膏固定，解除肌肉痉挛，减轻疼痛。在护理操作时，动作轻柔，减少刺激，避免诱发疼痛。疼痛严重时，遵医嘱使用镇痛剂。

8. 伤口护理　有窦道者，手术前及时换药，保持局部清洁、干燥，使伤口及时愈合。待局部条件改善后，才可手术。

9. 心理护理　多关心、体贴病人，做好各种生活护理，以精湛的护理技术，赢得病人信赖。多与病人及其家庭沟通，介绍治疗方法以及用药后反应。鼓励病人多与他人接触，提供娱乐环境，分散病人注意力。使病人树立起战胜病魔的信心，积极配合医护操作。

（二）术后护理

1. 体位 手术后根据麻醉需要，采取适当体位，麻醉过后，根据情况固定、抬高患肢。

2. 饮食 给予高蛋白、高热量、高维生素、易消化、易吸收饮食。

3. 病情观察 监测生命体征直到平稳为止。注意伤口出血，观察引流液的颜色、量和性状，石膏固定者观察末梢血运。

4. 控制感染 遵医嘱使用抗生素预防和控制感染，注意抗生素的毒副作用。

5. 闭式灌洗引流的护理

（1）明确目的 闭式灌洗引流的目的是清除和引流脓液，引流持续2~3周，向病人及家属说明目的，争取积极配合。

（2）合理灌洗 灌洗管和引流管的闭式连接，灌洗管上连灌洗液瓶（袋），引流管下接一次性负压引流器或负压引流瓶（图25-10），并保持负压状态。滴入管高于伤口60~70cm，负压引流器（瓶）位置低于伤口50cm。灌洗液为含抗生素的生理盐水溶液或仅为生理盐水溶液，前者按医嘱配制浓度，缓慢滴入，以利药物在局部吸收；后者用于灌注，快灌-慢滴交替进行。术后24小时内滴入速度要快，以后逐日减慢滴速至50~60滴/分，直到冲洗液清亮、症状缓解为止。冲洗期间，记录冲洗液和引流液之间量、颜色、性质的差异，出入量差异较大时需调整引流管位置。更换冲洗液时，要严格执行无菌操作。

（3）通畅引流 避免引流管扭曲、压迫，如为血块、脓栓堵塞，可用20~50ml注射器在无菌条件下从引流管处进行抽吸，以通畅引流。

（4）拔管 引流通畅、量减少，体温正常，且连续3次引流液细菌培养阴性，说明效果好，可以考虑拔管。

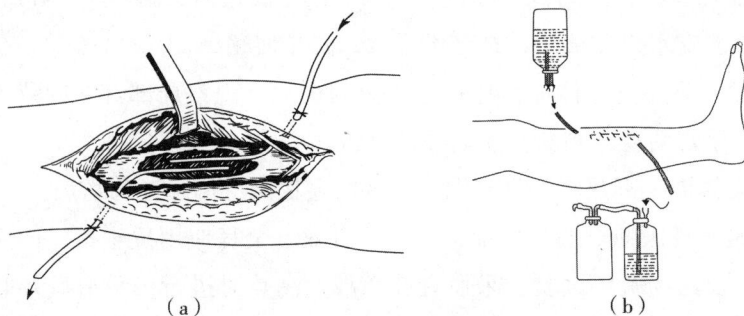

图25-10 骨髓腔闭式灌洗引流

（a）骨开窗减压引流； （b）骨髓腔闭式灌洗、负压引流术

6. 心理护理 与病人及家属有效沟通，鼓励病人树立起战胜疾病的信心，坚持继续治疗。

7. 功能锻炼 适当功能锻炼，防止肌肉萎缩、关节僵硬等并发症。

（三）健康指导

1. 疾病指导 向病人及家属宣传骨髓炎的有关知识。教育病人坚持长期治疗，强调术后继续使用抗生素的必要性和重要性。

2. 饮食指导 指导病人伤口护理及饮食调节，鼓励摄入高热量、高蛋白、高维生素饮食。增强机体抵抗力，促进伤口愈合。

3. 功能锻炼 指导病人进行功能锻炼，尽可能恢复肢体功能。

【护理评价】

1. 病人体温是否恢复正常。

2. 病人疼痛是否得到减轻或缓解。

3. 病人躯体移动障碍是否得到有效帮助。

4. 病人焦虑症状是否减轻或消失。

5. 病人并发症是否得到有效预防和控制。

二、化脓性关节炎病人的护理

化脓性关节炎是指发生在关节腔内的化脓性感染。好发于髋关节和膝关节，其次为肘关节和踝关节。多见于小儿，尤以营养不良的小儿居多，男性多于女性，成年人创伤后感染所致者多见。

【护理评估】

（一）健康史

化脓性关节炎多由身体其他部位和邻近关节部位化脓性病灶内的细菌通过血液循环播散或直接蔓延至关节腔所致；其次，开放性关节损伤后继发感染也是致病原因之一。约85%的致病菌为金黄色葡萄球菌，其次分别为白色葡萄球菌、淋病奈瑟球菌、肺炎链球菌及大肠埃希菌等。

> **考点提示**
>
> 化脓性关节炎以金黄色葡萄球菌最常见

（二）身体状况

1. 症状　起病急骤，全身不适、乏力，食欲减退，寒战、高热，体温可达39℃以上，甚至可出现谵妄与昏迷，小儿多见惊厥，病变关节处疼痛剧烈。

2. 体征

（1）浅表关节病变　可见关节红、肿、热，局部压痛明显，浮髌试验可为阳性。病人为缓解疼痛，关节多处于半屈曲位。

（2）深部关节病变　如髋关节，因有皮下组织和周围肌覆盖，局部红、肿，热不明显。由于疼痛，关节常处于屈曲、外展、外旋位，病人为避免疼痛常常拒绝做关节检查。

（三）辅助检查

1. 实验室检查　血白细胞计数和中性粒细胞比例增高，红细胞沉降率增快，C-反应蛋白增加，血培养可检出病原菌。

2. 影像学检查　早期X线片可见关节周围软组织肿胀，关节间隙增宽，后期关节间隙变窄或消失，关节面毛糙，可见骨质破坏或增生，甚至出现关节畸形和骨性强直。

3. 关节腔穿刺　穿刺液呈浆液性、纤维蛋白性或脓性，镜下可见大量脓细胞。穿刺液细菌培养可明确致病菌。

（四）治疗原则

早期诊断，早期治疗，避免遗留严重并发症。

1. 非手术治疗

（1）全身治疗　①应用抗生素：早期、足量、全身性使用抗菌药物，而后可根据关节液细菌培养及药物敏感试验结果选择和调整抗生素。②支持治疗：加强支持治疗，以提高全身抵抗力。

（2）局部治疗　①关节腔内注射抗生素：关节穿刺，抽出积液后注入抗生素，每日1～2次，直至关节液清亮、体温正常。②关节腔灌洗：适用于表浅大关节，如膝关节感染者。在关节部位取两个不同点进行穿刺，经穿刺套管置入灌注管和引流管。每日经灌注管滴入含抗生素的生理盐水溶液2000～3000ml，直至引流液清澈、细菌培养阴性后停止灌流；待引流数天至无引流液可吸出、局部症状和体征消退即可拔管。

2. 手术治疗

（1）关节引流　可缓解关节腔的压力和破坏，减轻毒血症反应。方法有：①关节穿刺引流，用生理盐水冲洗，每天1次。②关节切开引流术：若关节穿刺不能控制症状，或关节位置难做穿刺术，应及时切开引流。适用于难以进行关节腔灌洗的较深大关节化脓者。手术时彻底清除关节腔内的坏死组织、纤维素性沉积物并用生理盐水冲洗后再于关节腔内置入硅胶引流管，进行持续性灌洗。③关节镜灌洗术：比手术切开引流创伤小，可最大限度反复灌洗关节腔。

（2）关节矫形术　适用于关节功能严重障碍者。常用手术方式为关节融合术或截骨术。

【常见护理诊断/问题】

1. 体温过高　与关节的化脓性感染有关。

2. 疼痛　与关节感染有关

3. 有废用综合征的危险　与活动受限有关

【护理措施】

（一）维持病人体温在正常范围

1. 降温　病人高热期间采取有效的物理或药物等降温措施。

2. 控制感染　根据医嘱合理应用抗生素控制关节腔内感染。

3. 保持创面清洁和引流通畅　及时更换创面敷料，注意观察引流液的量、颜色、性质；避免因为引流管堵塞而导致关节腔内脓液聚集，使感染难以控制而引起发热。

（二）缓解疼痛

1. 休息和制动　急性期病人应适当休息，抬高患肢，促进局部血液回流和减轻肿胀，以减轻疼痛。保持患肢于功能位，以预防关节畸形和病理性脱位。

2. 止痛　采取非药物措施，如听音乐、聊天等以分散注意力；或药物止痛，如服用镇痛剂。

（三）功能锻炼

为防止长期制动导致的肌萎缩和减轻关节粘连，急性期病人可做患肢骨骼肌的等长收缩和舒张运动；待炎症消退后，关节未明显破坏者可进行关节伸屈功能锻炼。

（四）健康教育

1. 用药指导　按医嘱继续服药。

2. 功能锻炼　坚持功能锻炼，如股四头肌的收缩练习、髋膝关节的屈伸活动等，防止关节僵硬及萎缩的发生。

3. 定期复查　发生关节软骨破坏、关节畸形者更应注意长期复查。

小　结

化脓性骨髓炎是以化脓性细菌为主所引起骨髓、骨质、骨膜的化脓性感染。致病菌以金黄色葡萄球菌最多见，好发于长骨的干骺端。全身中毒症状明显，有头痛、全身乏力、不适，寒战、高热等症状；局部表现早期有活动后疼痛，随着病情发展，疼痛逐渐加重，出现肿胀、皮温升高。处理原则包括患肢抬高、制动、固定，促进血液回流，减轻肿胀和疼痛；早期、足量、联合应用抗生素；全身支持疗法；严重者可施行钻孔引流术或开窗减压引流并置管冲洗，术后石膏固定，以防肢体发生畸形和病理性骨折。护理措施主要包括密切观察病情，合理应用抗生素，控制感染，维持正常体温，缓解病人疼痛，做好伤口护理和闭式灌洗引流的护理；指导病人采取正确的体位，进食高蛋白、高热量、高维生素、易消化、易吸收饮食，正确进行功能锻炼。

化脓性关节炎是指发生在关节腔内的化脓性感染。好发于髋关节和膝关节，其次为肘关节和踝关节。多见于小儿，尤以营养不良的小儿居多，男性多于女性，成年人创伤后感染所致者多见。致病菌主要为金黄色葡萄球菌。起病急骤，全身不适、乏力、食欲减退，寒战、高热，体温可达 39℃ 以上，甚至可出现谵妄与昏迷，小儿多见惊厥，病变关节处疼痛剧烈。主要体征是病变关节功能障碍。关节腔穿刺液细菌培养可明确致病菌。早期诊断、早期治疗是治愈感染，避免遗留严重并发症的关键。护理的重点是维持病人体温在正常范围，缓解疼痛，指导病人坚持功能锻炼。

第五节　骨与关节结核病人的护理

案例导入

郑某，男，36 岁，右膝关节疼痛、肿胀 2 个月余。2 个月前不明原因出现右膝关节疼痛，尚可耐受，未引起重视。近日来疼痛加剧，出现肿胀，不能负重。检查右膝关节轻度屈曲，肿胀明显，皮肤不红，温度不高，压痛不明显。浮髌试验阳性。右膝关节穿刺抽出 6ml 淡黄色液体。X 线检查示：右膝关节面毛糙，关节间隙变窄。临床诊断：右膝关节结核。

请问：

1. 值班护士如何做好入院护理评估工作？
2. 病人目前的主要护理诊断/问题有哪些？
3. 需要对病人实施哪些护理措施？

骨与关节结核（tuberculosis of bone and joint）属于全身结核的一部分，常继发于肺结核、胸膜结核和消化道结核。多见于年轻人，好发部位依次为脊柱、膝关节、髋关节及肘关节。关节结核病变初期为单纯滑膜结核或骨结核，逐渐发展为全关节结核，严重时致关节毁损、功能丧失。

【护理评估】

（一）健康史

骨与关节结核的病原菌为结核分枝杆菌。可从身体的原发病灶经血液循环或淋巴途径播散而到达骨与关节进行繁殖，破坏骨质及关节。

（二）身体状况

1. 症状 起病缓慢，有低热、盗汗、乏力、食欲缺乏、消瘦、贫血等结核中毒表现。局部早期疼痛不明显，常为局部隐痛和钝痛，随着病情进展逐渐加剧，活动后尤甚，休息后减轻；儿童常因剧痛而"夜啼"；疼痛向背部、腹部及下肢放射。

2. 体征

（1）肿胀 浅表关节结核可有积液、肿胀，后期肌肉萎缩，关节呈梭形肿胀。

（2）畸形 脊柱结核可呈"驼背"畸形，甚至使脊髓受压而发生截瘫；膝关节结核可呈"鹤膝"畸形；髋关节结核可致髋关节屈曲、内收、内旋畸形，并可致髋关节病理性脱位，患肢相对缩短。

（3）结核性脓肿 病灶局部形成脓肿，但无红肿、发热等急性炎症反应，故称为"寒性脓肿"或"冷脓肿"。脓肿破溃后可形成窦道，有干酪样坏死组织流出，周围皮肤色素沉着，瘢痕形成；脊柱结核冷脓肿可压迫脊髓导致肢体瘫痪，也可流注到腰背部、腹股沟区。

（4）特殊体征 脊柱结核拾物试验阳性；膝关节结核可有浮髌试验阳性；髋关节结核托马斯（Thomas）征阳性、"4"字试验阳性。

（三）辅助检查

1. 实验室检查

（1）血液检查 血红蛋白含量和红细胞计数下降；白细胞计数一般正常，合并化脓性细菌感染时升高；红细胞沉降率在病变活动期明显增快。

（2）结核杆菌培养 单纯冷脓肿穿刺液结核杆菌培养阳性率约为70%。

2. 影像学检查 MRI 具有早期诊断价值。起病 2 个月后 X 线检查才可发现改变。CT 能显示冷脓肿及骨关节病灶。

（四）处理原则

1. 非手术治疗 使用有效的抗结核药物，应早期、联合、适量、规律和全程应用。注意休息、加强营养，局部制动，关节腔内可注射抗结核药物。

2. 手术治疗 有脓肿切开引流术、病灶清除术、关节融合术、关节置换术、截骨融骨术。

（五）心理和社会支持状况

骨与关节结核病程缓慢，治疗时间较长，需要长时间连续服药，治疗效果多不理想，严重者可导致畸形，影响病人身体功能，病人常有不同程度的焦虑、恐惧、悲观等不良情绪。

【常见护理诊断/问题】

1. 慢性疼痛 与炎症反应等有关。

2. 营养失调：低于机体需要量 与长期慢性机体消耗等有关。

3. 活动无耐力 与营养失调、疼痛、关节功能障碍等有关。

4. 皮肤完整性受损 与脓肿破溃、窦道经久不愈等有关。

5. 潜在并发症 关节功能障碍、畸形、病理性骨折等。

【护理目标】

1. 病人疼痛得到减轻或缓解。

2. 病人营养状况改善。

3. 病人活动能力恢复正常。

4. 病人皮肤保持完整。

5. 病人并发症得到有效预防和控制。

【护理措施】

（一）非手术治疗的护理/术前护理

1. 休息与制动 脊柱结核应卧床休息，颈椎结核用颈托固定（图25-11），胸、腰椎结核用腰围石膏背心保护。髋、膝关节结核卧床制动，行皮牵引或石膏固定，一般固定1~3个月。

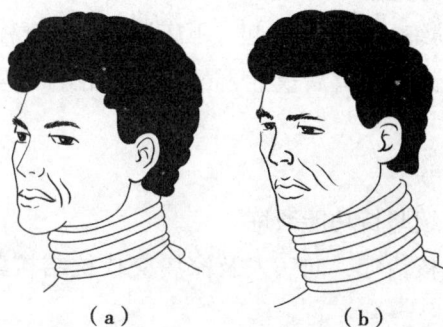

图25-11 颈椎结核充气式颈托固定

（a）充气前；（b）充气后

2. 加强营养 指导和鼓励病人进食高蛋白、高热量、富含维生素的食物。肝功能和消化功能不良者，给予低脂、优质蛋白、清淡的膳食，以减轻胃肠及肝脏的负担。有贫血者可考虑输新鲜血，保持血红蛋白含量在100g/L以上。

3. 皮肤护理 长期卧床、营养低下等原因，易出现皮肤破损。保持病人床单位整洁、干燥、平坦、舒适，常擦浴、更衣，鼓励在床上活动肢体，做好预防压疮的护理。

4. 病情观察 观察生命体征，特别是体温的变化。注意局部脓液的变化，重点是脓液色泽、性状、气味、量的改变，局部疼痛、肿胀变化，以观察治疗效果。并发症观察，如肌肉萎缩、关节强直、病理性骨折等。注意观察抗结核药物治疗的不良反应。

5. 抗结核治疗 骨与关节结核手术前，常规联合应用抗结核药物至少2~4周，以改善全身症状，避免术后病变复发或扩散。有窦道合并感染者，用广谱抗生素至少1周。

6. 疼痛护理 保持病房清洁、舒适、空气流通、阳光充足，卧床休息，减少活动，减轻肢体负荷，缓解疼痛。局部制动，防止病理性骨折和截瘫。多参加娱乐活动，室内放音乐和看电视，以分散病人的注意力。

7. 心理护理 骨与关节结核病程长，体能消耗大，生活自理能力下降，易产生焦虑。用药可长达2年左右，药物可引起不良反应，对病人的心理有一定影响。在护理时必须耐心细致，解除病人顾虑，树立起战胜疾病的信心，积极配合治疗。

（二）术后护理

1. 体位 根据麻醉及手术方式选择体位。颈椎结核术后需用颈托或沙袋固定颈部，髋、膝关节结核术后保持功能位，脊柱结核术后脊柱不稳定者或脊柱融合术后，必须局部确切牢靠制动，避免继发损伤及植骨块脱落压迫脊髓等。

2. 饮食 给予高蛋白、高热量、高维生素、易消化、易吸收食物。

3. 病情观察

（1）严格监测生命体征 如有脉率增快、血压下降等情况，可能有出血或血容量不足，适当加快输液并报告医生。胸椎结核病灶清除术后，出现呼吸困难，可能为气胸所致，及时通知医生并协助处理。

（2）局部观察 髋、膝关节术后注意观察肢端温度、色泽改变，及时发现并处理患肢缺血性或淤血性改变。

4. 抗结核治疗 继续按疗程使用抗结核药。

5. 并发症护理 防止肌肉萎缩及关节僵硬，长期卧床病人在不影响病情的情况下尽早进行肢体被动、主动活动，主动练习翻身、坐起、下床活动。对脊柱不稳定者，切忌随意搬动。

6. 心理护理 手术后病人会留有后遗症，鼓励病人正视现实，进行主动锻炼，尽可能恢复肢体功能。

（三）健康指导

1. 功能锻炼 出院后继续坚持功能锻炼。

2. 用药指导 坚持抗结核治疗，向病人及家属交代抗结核药物的剂量、用法、副作用及药物的保存方法。

【护理评价】
1. 病人疼痛是否得到减轻或缓解。
2. 病人营养状况是否改善。
3. 病人活动能力是否恢复正常。
4. 病人皮肤是否保持完整。
5. 病人并发症是否得到有效预防和控制。

小 结

骨与关节结核好发部位依次为脊柱、膝关节、髋关节及肘关节。起病缓慢，有低热、盗汗、乏力、食欲缺乏、消瘦、贫血等结核中毒表现。儿童常因剧痛而"夜啼"；膝关节结核可呈"鹤膝"畸形；脊柱结核可呈"驼背"畸形；脊柱结核拾物试验阳性；膝关节结核可有浮髌试验阳性；髋关节结核Thomas征阳性、"4"字试验阳性。使用有效的抗结核药物，应早期、联合、适量、规律和全程应用。注意休息、加强营养，局部制动，关节腔内可注射抗结核药物。非手术治疗或术前病人要指导其休息与制动、加强营养、皮肤护理、病情观察、合理使用抗结核药物、疼痛护理、心理护理。术后护理需指导病人体位、饮食，继续抗结核药物应用、观察病情、并发症护理以及开展心理指导与功能锻炼。

第六节　骨肿瘤病人的护理

案例导入

刘某，男，20岁，2个月前因左膝关节疼痛，以"左膝关节炎"在外院行局部消炎等治疗，未见明显好转。1周前疼痛加重，来院就诊。查体：左膝部肿块，边界不清，压痛明显，局部皮温高，静脉怒张，左膝关节屈曲位，不能伸直。X线检查：左股骨下端骨质呈浸润性破坏，部分骨膜顶起，可见明显的"Codman三角"，形成的反应骨和肿瘤骨呈现"日光射线"现象。肺纹理清晰。

请问：

1. 护士如何开展护理评估工作？
2. 如何对病人进行疼痛护理？
3. 如何做好术前准备工作？

一、概述

凡发生在骨内或起源于各种骨组织成分的肿瘤，不论是原发性、继发性还是转移性肿瘤，统称为骨肿瘤。

原发性骨肿瘤中，良性比恶性多见。良性骨肿瘤以骨软骨瘤和软骨瘤多见，恶性骨肿瘤以骨肉瘤和软骨肉瘤多见。骨肿瘤发病与年龄有关，如骨肉瘤多发生于青少年，骨巨细胞瘤主要发生于成人。解剖部位对肿瘤的发生很有意义，骨肿瘤多见于长骨生长活跃的部位即干骺端，如胫骨远端、胫骨近端、肱骨近端，而骨骺则通常很少受影响。

【护理评估】

（一）健康史

骨肿瘤的发病因素很复杂，目前还没有确切的病因。内因有素质学说、基因学说、内分泌学说等；外因有化学元素物质和内外照射慢性刺激学说、病毒感染学说等。部分多发性骨软骨瘤和骨纤维异常增殖症与家族遗传有关。

（二）身体状况

1. 疼痛和压痛　疼痛是生长迅速的肿瘤最显著的症状。良性肿瘤多无疼痛。恶性肿瘤几乎均有局部疼痛，开始时为间歇性、轻度疼痛，以后发展为持续性剧痛、夜间痛，并可有压痛。良性肿瘤恶变或合并病理性骨折，疼痛可突然加重。疼痛及压痛开始较轻，以后显著，最后形成剧烈疼痛。

2. 肿块和肿胀　良性肿瘤表现为质硬而无压痛的肿块，生长缓慢，通常被偶然发现。局部肿胀和肿块发展迅速多见于恶性肿瘤。局部血管怒张反映肿瘤的血运丰富，多属恶性。

3. 功能障碍和压迫症状　邻近关节的肿瘤，由于疼痛和肿胀可使关节活动功能障碍。脊髓肿瘤不论是良性、恶性都可引起压迫症状，甚至出现截瘫。位于骨盆的肿瘤可造成消化道和泌尿道机械性梗阻症状。

4. 病理性骨折 轻微外伤引起病理性骨折是某些骨肿瘤的首发症状，也是恶性骨肿瘤和骨转移癌的常见并发症。创伤常引起肿瘤的早期发现，但不会导致肿瘤。

晚期恶性骨肿瘤可出现贫血、消瘦、食欲差、体重下降、低热等全身症状。远处转移多为血行转移，偶见淋巴转移。

（三）辅助检查

1. 实验室检查 骨肿瘤病人，除全面常规化验检查外，注意检查血钙、血磷、酸性磷酸酶和碱性磷酸酶。骨组织迅速破坏时，血钙增高；成骨性肿瘤如骨肉瘤，血清碱性磷酸酶升高；男性酸性磷酸酶增高，提示骨转移癌来自晚期前列腺癌。

2. 影像学检查

（1）X线表现 骨内的肿瘤性破坏表现为溶骨型、成骨型、混合型。有些骨肿瘤的反应骨可表现为骨质沉积。临床上将肿瘤细胞产生的类骨组织，称为肿瘤骨。不同肿瘤各有其特征性改变。骨软骨瘤可见病灶处长管骨干骺端有蒂状、鹿角状骨性突起，软骨帽不规则钙化。骨巨细胞瘤可见病灶部位骨前、后端呈偏心性溶骨性破坏，皮质膨胀变薄，呈"肥皂泡样"改变，无骨膜反应。若骨膜被肿瘤掀起，在骨膜下产生新骨，呈现出三角形的骨膜反应阴影，称为 Codman 三角，多见于骨肉瘤。若骨肿瘤生长迅速，超出骨皮质范围，同时伴有血管长入，肿瘤骨与反应骨沿放射状血管方向沉积，表现为"日光射线"形态。

（2）CT 和 MRI 检查 可以为骨肿瘤的存在及确定骨肿瘤的性质提供依据，也可清晰显示肿瘤范围，识别肿瘤侵袭的程度及其与邻近组织的关系。

3. 病理检查 病理组织学检查是骨肿瘤最后确诊的唯一可靠检查。按标本采集方法分为穿刺活检和切开活检两种。

（四）处理原则

1. 良性骨肿瘤 一般手术切除。

2. 恶性骨肿瘤 采取手术为主的综合治疗，包括术前与术后化疗、放疗、免疫及中药治疗，力争既切除肿瘤又保全肢体。

（五）心理和社会支持状况

病人对于骨肿瘤预后、手术、康复知识了解少，害怕手术，害怕肢体缺如，引起恐惧、焦虑心理，担忧巨额医疗费用、家庭经济承担困难以及无法得到社会的有效支持，表现出焦虑、烦躁、抑郁；担忧残疾、化疗、放疗引起的自我形象改变，对生活丧失信心，产生悲观、绝望心理。

【常见护理诊断/问题】

1. 焦虑与恐惧 与肢体功能障碍和对预后担忧有关。

2. 疼痛 与肿瘤浸润和压迫神经、病理性骨折、手术创伤等有关。

3. 躯体活动障碍 与肢体疼痛、骨折、制动有关。

4. 潜在的并发症 病理性骨折、关节脱位。

【护理目标】

1. 病人焦虑与恐惧减轻或消失。

2. 病人疼痛得到减轻或缓解。

3. 病人躯体活动恢复正常。

4. 病人并发症得到有效预防和控制。

【护理措施】

(一)非手术治疗的护理/术前护理

1. 心理护理 根据病人的年龄、性别、文化程度、对肿瘤的认识和对治疗的态度，多与病人和家属交谈，要同情、关心、开导病人，理解病人的情绪反应。向其介绍近年来骨肿瘤治疗方法和进展，手术治疗、放疗、化疗的重要性，鼓励病人积极配合治疗。介绍治疗成功病人与其交流，树立战胜疾病的信心。

2. 加强营养 鼓励病人多食用高热量、高维生素和易消化食物，多食水果、蔬菜，多饮水，对进行化疗后食欲极度低下的病人更应注意营养补充，必要时行营养支持疗法。

3. 疼痛护理 指导病人避免诱发或加重疼痛，协助病人采取舒适体位，转移注意力等。疼痛较重者，可按 WHO 推荐的"三阶梯止痛"方案止痛，参见第十章"肿瘤病人的护理"。

4. 术前准备 根据手术部位进行必要的准备，术前 3 日开始备皮；骶尾部手术，术前 3 日开始服肠道抗菌药，术前日晚和术日晨清洁灌肠等。

(二)术后护理

1. 观察病情 观察生命体征变化；手术部位有无出血、水肿、皮肤坏死和感染；石膏固定病人加强其护理。

2. 体位 根据麻醉方式采取合适的卧位，术后 24 ~ 48 小时应抬高患肢，预防肿胀。

3. 功能锻炼 术后早期卧床休息，避免过度活动，以后可根据康复情况开始床上活动和床旁活动。术后 48 小时开始进行肌肉等长舒缩，促进血液循环，防止关节粘连。行人工关节置换术者，术后 2 ~ 3 周开始关节的功能锻炼。学会正确使用拐杖、轮椅等协助活动。

4. 截肢术后病人护理

(1)**体位** 下肢截肢者，每 3 ~ 4 小时俯卧 20 ~ 30 分钟，并将残肢以枕头支撑，压迫向下；仰卧位时，不可抬高患肢，以免造成膝关节的屈曲挛缩。

(2)**观察和预防术后出血** 注意观察截肢术后肢体残端渗血情况，创口引流液的性质和引流量。对渗血较多和出血量较大者，应立即扎止血带止血，并告知医师，配合处理，故截肢术后病人床旁应常规放置止血带，以备急用。

(3)**幻肢痛** 绝大多数截肢病人在术后相当长的一段时间内感到已切除的肢体仍然有疼痛或其他异常感觉，称为幻肢痛。疼痛多为持续性，尤以夜间为甚，属精神因素性疼痛。引导病人注视残肢，接受截肢的现实。应用放松疗法等心理治疗手段消除幻肢痛。对于持续时间长的病人，可轻叩残端，或用理疗、封闭、神经阻断的方法消除幻肢痛。

(4)**残肢功能锻炼** 一般术后 2 周，伤口愈合后开始功能锻炼。方法是用弹性绷带每日反复包扎，均匀压迫残端，促进软组织收缩；残端按摩、拍打及蹬踩，增加残端的负重能力。制作临时义肢，鼓励病人拆线后尽早使用，可消除水肿，促进残端成熟，为安装义肢做准备。

（三）健康教育

1. 心理指导　通过讲解骨肿瘤的综合治疗方法及其他病人的现身说法，指导病人保持平稳心态，树立战胜疾病的信心。

2. 康复指导　指导病人进行各种形式的功能锻炼，最大限度地提高生活自理能力。

3. 定期复查　教会病人自我检查和监测，出现异常情况如肢体肿胀、疼痛等及时就诊。

【护理评价】

1. 病人焦虑与恐惧是否减轻或消失。

2. 病人疼痛是否得到减轻或缓解。

3. 病人躯体活动是否恢复正常。

4. 病人并发症是否得到有效预防和控制。

二、常见骨肿瘤病人的护理

1. 骨软骨瘤　最为常见的良性肿瘤，是位于骨表面的骨性突起物，顶面有软骨帽，中间有髓腔。多发生于青少年，随机体发育而增大，当骨骺线闭合后，其生长也停止。骨软骨瘤可分为单发性和多发性两种，单发性骨软骨瘤也称外生骨疣；多发性骨软骨瘤也称骨软骨瘤病，多数有家族遗传史，具有恶变倾向。多见于长骨干骺端，如股骨远端、胫骨近端和肱骨近端。

（1）临床表现　局部有生长缓慢的骨性包块，本身无症状，多因压迫周围组织如肌腱、神经、血管等影响功能而就医，多发性骨软骨瘤可妨碍正常长骨生长发育，以致患肢有短缩、弯曲畸形。

（2）治疗原则　一般无需治疗。若肿瘤过大、生长较快或影响功能，应考虑做切除术。切除范围应较广，要包括肿瘤基底部分正常骨组织，避免遗漏而引起复发。

2. 骨巨细胞瘤（giant cell tumor of the bone）　为交界性或生物学行为不确定的肿瘤，可分为巨细胞瘤和恶性巨细胞瘤。巨细胞瘤是一种良性的、局部侵袭性的肿瘤；恶性巨细胞瘤表现为原发性骨巨细胞性质的恶性肉瘤，或原有骨巨细胞瘤的部位发生恶变（继发性）。骨巨细胞瘤好发于 20～40 岁，女性略多，好发部位为长骨干骺端和椎体，特别是股骨远端和胫骨近端。

（1）临床表现　主要表现为疼痛和肿胀，与病情发展有关。局部肿胀压之有"乒乓球样"感觉和压痛，病变的关节活动受限。

（2）治疗原则　以手术治疗为主，采用切除术加灭活处理，再植入自体或异体骨或骨水泥，但易复发。对复发者，应做肢体切除或节段切除术或假体植入术。在手术不易施行或切除后对功能影响过大者，可考虑放射治疗；但少数病人照射后可发生恶变。

3. 骨肉瘤　是一种最常见的恶性骨肿瘤，特点是肿瘤产生骨样基质。该瘤恶性程度极高、预后极差，可于数月内出现肺部转移。好发于青少年，好发部位为股骨远端、胫骨近端和肱骨近端的干骺端。

（1）临床表现　主要症状为局部疼痛，多为持续性，逐渐加重，夜间尤重。可伴有局部肿块，附近关节活动受限，局部表现为皮温升高、静脉怒张。可伴有全身恶病质表现，可导致病理性骨折。

（2）治疗原则 诊断明确后，应尽早做截肢术或关节离断术，手术前、后配合化疗和放疗可能提高疗效，单纯应用化疗或放疗效果不大。

小 结

骨科病人常见原发性骨肿瘤中，骨软骨瘤是最为常见的良性肿瘤，骨巨细胞瘤为交界性或生物学行为不确定的肿瘤，可分为巨细胞瘤和恶性巨细胞瘤。骨肉瘤是一种最常见的恶性骨肿瘤，特点是肿瘤产生骨样基质。良性肿瘤多无疼痛。恶性肿瘤几乎均有局部疼痛，开始时为间歇性、轻度疼痛，以后发展为持续性剧痛、夜间痛，并可有压痛。良性肿瘤表现为质硬而无压痛的肿块，生长缓慢，通常被偶然发现。局部肿胀和肿块发展迅速多见于恶性肿瘤。X线特征性表现不同：骨软骨瘤可见病灶处长管骨干骺端有蒂状、鹿角状骨性突起，软骨帽不规则钙化。骨巨细胞瘤可见病灶部位骨前后端呈偏心性溶骨性破坏，皮质膨胀变薄，呈"肥皂泡样"改变，无骨膜反应。若骨膜被肿瘤掀起，在骨膜下产生新骨，呈现出三角形的骨膜反应阴影，称为Codman三角，多见于骨肉瘤。若骨肿瘤生长迅速，超出骨皮质范围，同时伴有血管长入，肿瘤骨与反应骨沿放射状血管方向沉积，表现为"日光射线"形态。骨肿瘤病人非手术治疗及术前护理包括心理指导、加强营养、合理止痛。术后密切观察病情、指导病人体位与活动，截肢病人要观察和预防术后出血、治疗幻肢痛并开展残肢功能锻炼。

第七节　颈肩痛和腰腿痛病人的护理

案例导入

汤某，男，42岁，双下肢无力4个月，右侧明显，近2个月行走不稳，右手不能系纽扣。无外伤史，无发热。查体：颈背部无明显压痛，双上肢前臂、手及上臂尺侧皮肤感觉减退，右侧尤其明显，四肢肌张力增高，肱二头肌反射亢进，双侧膝、踝反射亢进，右踝阵挛阳性。

请问：

1. 病人最有可能的临床诊断是什么？
2. 病人目前的主要护理诊断有哪些？
3. 如何进行术前护理工作？

一、颈椎病病人的护理

颈椎病（cervical spondylosis）又称颈椎综合征，是指因颈椎间盘退变及继发性改变，刺激或压迫相邻脊髓、神经、血管和食管等组织，并引起相应的症状和体征。发病年龄多在中年以上，男性较多，好发于 $C_{5\sim6}$、$C_{6\sim7}$ 椎间盘。

【护理评估】

（一）健康史

1. 颈椎间盘退行性变 是颈椎病发生和发展的最基本原因。随着年龄的增长，椎间盘的纤维环和髓核的水分逐渐减少，椎间盘逐渐变薄，使关节囊、韧带松弛，椎体、椎间关节及其周围韧带变性、增生、钙化。形成颈椎不稳定的恶性循环，最后发生脊髓、神经、血管受到刺激或压迫的相应表现。

2. 损伤 分为急性损伤和慢性损伤，急性损伤即创伤，可诱发或加重颈椎病；慢性损伤如长久伏案工作，可加速颈椎病的发展过程。

3. 先天性颈椎管狭窄 此类病人颈椎退行性变比较轻，但可以出现压迫或刺激脊髓、神经、血管的临床症状和体征。

4. 风湿寒冷 是诱发颈椎病的因素。

（二）身体状况

不同类型颈椎病，有不同的临床表现。

1. 神经根型 最常见，占颈椎病的50%～60%，是由于颈椎间盘向侧后方突出、关节突增生并肥大，刺激或压迫神经根所致。临床上开始多为颈肩痛，短期内加重，并向肩部及上肢放射。皮肤可有麻木、过敏等感觉异常。上肢肌力减退、肌萎缩，手指运动不灵活。颈部肌痉挛。颈肩有压痛，颈部和肩关节活动有不同程度受限。上肢牵拉试验阳性：检查者一手扶患侧颈部，一手握患腕，双手反向牵拉，即出现患侧上肢的放射痛和麻木感；压头试验阳性：病人端坐，头后仰并偏向患侧，检查者用手掌在其头顶加压，出现颈项痛并向患手放射。

2. 脊髓型 是颈椎病最严重的一型，占颈椎病的10%～15%。颈椎间盘退行性变造成脊髓受压和缺血，引起脊髓神经传导功能障碍。表现为手部麻木，运动不灵，四肢无力，手握力减退，精细活动失调，步态不稳，有踩棉花样感觉。后期可出现大、小便功能障碍，如尿频或排尿、排便困难等。肌力减退，四肢腱反射活跃或亢进，腹部反射、提睾反射和肛门反射减退或消失。Hoffmann 征、髌阵挛及 Babinski 征等病理反射阳性。

3. 椎动脉型 由于颈椎横突孔增生狭窄、颈椎稳定性下降，椎间关节活动移位等直接刺激或压迫椎动脉，造成椎－基底动脉供血不全所致。表现为椎动脉供血不足的症状：①眩晕，最常见；多伴有复视、耳鸣、恶心、呕吐等。②猝倒，表现为四肢麻木、软弱无力而跌倒，多在头部突然活动或改变姿势时发生。③头痛，表现为发作性胀痛，以枕部、顶部为主；发作时可出现恶心、呕吐、出汗、流涎、心慌、憋气及血压改变等自主神经功能紊乱症状；病人颈部疼痛，活动受限。

4. 交感神经型 由于颈椎结构退行性病变刺激或压迫颈部交感神经节后纤维所致。表现为一系列交感神经功能异常症状。①交感神经兴奋症状，如偏头痛、视物模糊、眼球胀痛、耳鸣、听力下降、心律失常、心前区疼痛、血压增高等；②交感神经抑制症状，如畏光、流泪、头晕、眼花、血压下降等。

5. 其他 除以上4种类型外，临床还有颈型、食管型及复合型颈椎病。①颈型颈椎病，较少出现，由颈椎间盘退行性变引起颈椎局部或反射性引起枕、颈、肩部疼痛，颈部活动受限。②食管型颈椎病，较少见，少数病人椎体前缘有较大的骨赘增生，压迫前方食管引起吞咽不适或吞咽困难。③复合型颈椎病，即同时兼有上述两种或多种类型表现的颈椎病。

（三）辅助检查

1. 颈部 X 线　检查拍摄正位、侧位及左、右斜位片，显示颈椎生理前凸减少或消失，椎间隙变窄，椎体的前、后缘增生，钩椎关节、关节突增生等退行性变。

2. CT 或 MRI　可提示椎间盘突出，椎管及神经根管狭窄及脊神经受压情况。

（四）处理原则

神经根型、椎动脉型、交感神经型颈椎病以非手术治疗为主。经保守治疗半年无效或影响正常工作和生活及脊髓型颈椎病症状逐渐加重者须及时手术治疗。非手术治疗主要措施有卧床休息、枕颌带牵引、颈围或颈托固定、推拿按摩、理疗、药物治疗等；手术方式有椎间盘摘除术、椎间植骨融合术、前路侧方减压术、颈椎半椎管切除减压或全椎板切除术、椎管成形术等。

（五）心理和社会支持状况

病人有无焦虑、恐惧，对治疗失去信心等不良情绪。需手术治疗的病人，了解病人及家属对手术与术后康复过程及可能出现的后遗症等心理状态和认知程度、社会及家庭对病人的支持程度。

【常见护理诊断/问题】

1. 慢性疼痛　与血管、神经受压或刺激等有关。

2. 有受伤的危险　与椎动脉供血不足引起的眩晕等有关。

3. 躯体移动障碍　与神经受压等有关。

4. 自理缺陷　与颈肩痛及活动受限、脑供血不足等有关。

5. 知识缺乏　缺乏颈椎病的防治及功能锻炼方法的知识。

【护理目标】

1. 病人的疼痛得到减轻或缓解。

2. 病人没有受伤。

3. 病人能恢复躯体移动。

4. 病人生活得到最大限度的自理。

5. 病人获得有关颈椎病的预防及功能锻炼的知识。

【护理措施】

（一）非手术治疗护理/术前护理

1. 生活护理　去枕平卧硬板床，保持颈椎平直，头部加枕垫使颈部后伸，以增加舒适感，协助料理日常生活，防止行走不稳、眩晕、猝倒导致损伤；给予营养丰富、易消化、易吸收、富含纤维素的食物。

2. 病情观察　观察枕颌带牵引效果，头、颈及上肢疼痛、麻木的变化，上肢运动、感觉改变。观察药物的疗效及毒副作用。

3. 枕颌带牵引护理　病人取坐位或卧位，头微屈曲，牵引重量 2～6 kg（图 25－12），每日 1～2 次，每次 0.5～1 小时，15 日为一个疗程。牵引后症状加重或出现不良反应，如出现头晕、恶

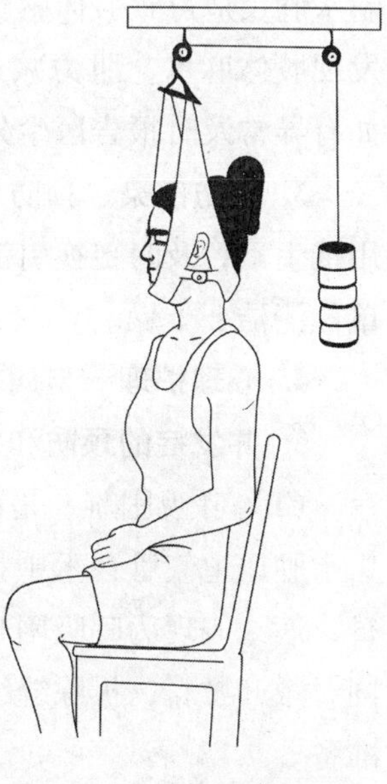

图 25－12　枕颌带牵引

心等立即停止，可改用其他方法。脊髓型颈椎病不适宜牵引。

4. 制动 选择合适的颈托或围领，限制颈椎过度活动，不影响病人日常生活。

5. 理疗 改善颈肩部血液循环，松弛肌肉，促进炎性水肿消退及止痛，如超短波、红外线、热疗、磁疗等。

6. 推拿按摩 对减轻肌肉痉挛、改善局部血液循环有一定效果。由专业人员操作，手法轻柔，一般每日1次，每次20~30分钟。脊髓型颈椎病禁用，否则易导致脊髓受伤。

7. 用药护理 遵医嘱使用非甾体类抗炎药、肌松药及镇静药等药物，长期使用注意毒副作用。

8. 手术前准备 遵医嘱完善各项检查，备皮、皮试、禁食水等。做好适应性训练，如训练颈部过伸位，呼吸功能训练，气管、食管推移训练等，以适应手术，预防并发症。另外，术前床旁常规准备气管切开包。

气管、食管推移训练适用于前路手术病人，以适应术中牵拉气管、食管的操作。指导病人用自己的2~4指插入切口侧的内脏鞘与血管神经鞘间隙处，持续将气管、食管向非手术侧推移；术前3~5日开始，每次10~20分钟，每日3次；以后逐渐增至每日4次，每次30~60分钟；使气管推移超过前正中线。

9. 心理护理 与病人及家属多沟通，掌握心理动态，消除对手术的恐惧心理，说明手术的必要性和重要性，使病人及家属有充分的心理准备，增强信心，配合治疗。

（二）术后护理

1. 体位与活动 平卧位或半卧位，颈部两侧置沙袋或佩戴颈围，松紧适度。搬动病人或翻身时切勿旋转颈部。行植骨固定、椎体融合术后病人颈部制动，应采用颈领、头-颈-胸石膏、枕颌带或颅骨牵引等进行固定。用颈领（围）、头-颈-胸石膏固定时，松紧度应适宜，保证固定确切；用枕颌带或颅骨牵引时，做好牵引的护理。咳嗽、打喷嚏时用手轻按手术部位以保护和制动。

2. 病情观察 术后观察生命体征，保持呼吸道通畅，低流量吸氧。注意伤口渗血情况，警惕压迫气管而窒息，保持伤口内负压引流装置通畅。观察肢体感觉、运动功能。术后脊髓水肿反应可致肢体感觉、运动功能障碍，术后48小时为水肿高峰期，每小时观察一次，发现肢体麻木、肌力减退时，立即报告医生做相应处理。观察引流液的量、性状、色泽，如有异常及时报告医生处理。

3. 预防感染 预防切口感染、压疮、肺部感染等并发症。术后有感染征象，遵医嘱使用抗生素，及时更换引流袋。协助医生进行局部换药，及时翻身拍背，局部按摩。保持床单位清洁、干燥。

4. 心理护理 与病人进行有效沟通，鼓励病人克服疼痛进行功能锻炼。

5. 并发症的预防和护理

（1）**呼吸困难** 是前路手术最危急的并发症，常见原因有：切口内出血压迫气管；喉头水肿压迫气管；术中损伤脊髓或移植骨块松动、脱落压迫气管等。多发生于术后1~3日，病人表现为呼吸困难、烦躁、发绀等。一旦发现呼吸困难及窒息先兆，立即报告医生，同时敞开敷料，拆除缝线，清除血肿，解除气管压迫，必要时做好气管切开及再次手术的准备。

（2）**术后出血** 多见于术后当日，尤其是12小时内。若术后24小时出血量超过

200ml，检查是否有活动性出血；若引流量多且呈淡红色，可能有脑脊液漏发生，及时报告医生处理。常因骨面渗血或术中止血不完善所致。出血量大可导致呼吸困难、窒息而危及病人生命。因此，密切监测颈部肿胀及出血情况。

（3）脊髓神经损伤　因手术牵拉、周围血肿压迫所致。表现为：声音嘶哑、四肢感觉和运动障碍及大、小便功能障碍。术后密切观察，及时发现，尽早通知医生进行处理。

（4）植骨块脱落、移位　多发生在术后 5～7 日内，由于颈椎固定不牢靠、活动不当引起。因此，颈椎术后要重视体位护理。

（三）健康指导

1. 疾病指导　介绍颈椎病的发病原因、表现及防治常识。指导在日常生活、休息和工作时注意纠正头、颈、肩的不良姿势。睡眠时，保持颈、胸、腰部自然曲度，以髋、膝部略屈曲为佳。避免头颈部过伸或过屈。枕头以选择中间低、两头高，透气性好，长度超过肩宽 10～16cm，高度以高出头颈部枕后 10cm 为宜。

2. 避免损伤　行走或劳动时注意避免损伤颈肩部。乘车时应抓好扶手，系好安全带，以防急刹车扭伤颈部。

3. 功能锻炼　长期伏案工作者应间歇远视、定时头颈部仰伸活动，以缓解颈部肌肉慢性劳损。

【护理评价】

1. 病人的疼痛是否得到减轻或缓解。
2. 病人是否受伤。
3. 病人是否恢复躯体移动。
4. 病人生活是否得到最大限度的自理。
5. 病人是否获得有关颈椎病的预防及功能锻炼的知识。

二、腰椎间盘突出症病人的护理

腰椎间盘突出症（lumbar disc herniation）是指由于椎间盘变性、纤维环部分或全部破裂、髓核组织突出，刺激或压迫马尾神经或脊髓神经根所引起的一种综合征。是腰腿痛最常见的原因之一。多见于 20～50 岁的男性，好发于 $L_{4\sim5}$ 椎间盘，其次是 $L_5\sim S_1$。根据病理变化和 CT、MRI 所见可划分为以下类型：膨出型、突出型、脱出型、游离型和 Schmorl 结节及经骨突出型。

【护理评估】

（一）健康史

1. 椎间盘退行性变　是腰椎间盘突出症的基本病因。随着年龄增长，纤维环和髓核水分减少，弹性降低，椎间盘变薄，易于脱出。

2. 急性或慢性损伤　长期处于坐位，加之震动、颠簸，使腰椎间盘所承受压力过大导致椎间盘退变和突出。腰部过度负荷时，髓核向后移动，引起后方纤维环破裂。外伤是诱发腰椎间盘突出的重要因素。

3. 遗传因素　小于 20 岁的青少年病人中约 32% 有阳性家族史。

4. 妊娠　妊娠期体重突然增长，腹压增加，韧带相对松弛，腰骶部较平时承受更大的重力，增加了腰椎间盘膨出的机会。

5. 发育异常 腰椎骶化或骶椎腰化和关节突不对称等腰骶部先天发育异常，均会增加腰椎间盘的损害。

（二）身体状况

1. 症状

（1）腰痛 最常见。是大多数病人最早出现的症状，发生率约90%以上为急性剧痛或慢性隐痛，弯腰、咳嗽、打喷嚏、排便时加重，休息后可缓解，腰痛可向下肢放射。

考点提示

腰椎间盘突出症最早出现的症状是腰痛。

（2）坐骨神经痛 腰椎间盘突出多发生于 $L_{4\sim5}$ 和 $L_5 \sim S_1$ 椎间隙，约97%的病人出现坐骨神经痛。典型的坐骨神经痛是从腰部向臀部、大腿后方、小腿外侧直到足部的放射痛。约60%病人在打喷嚏或咳嗽时由于腹压增加而使疼痛加剧。下肢感觉障碍早期表现为痛觉敏感，病情较重者出现感觉迟钝或麻木。腿痛重于腰痛是椎间盘突出症的临床特点。

（3）马尾神经受压症状 中央型或脱出－游离型腰椎间盘突出症常压迫马尾神经，出现大、小便障碍，鞍区感觉异常。

2. 体征

（1）腰椎侧凸 是腰椎为了减轻神经根压迫所引起疼痛的姿势性代偿畸形。

（2）腰部活动受限 腰部各方向的活动均受到不同程度影响，其中以前屈受限最明显。

（3）压痛、叩击痛 在病变棘突旁侧1cm处可有深压痛、叩击痛，疼痛向下肢放射。

（4）直腿抬高及加强试验阳性 病人取平卧位，膝关节伸直，被动抬高下肢，抬高在60°以内即出现疼痛，称为直腿抬高试验阳性。缓慢降低患肢高度，待痛觉消失，再被动背屈患肢踝关节，若又出现坐骨神经放射痛，称为直腿抬高加强试验阳性。

（5）感觉减退、肌力下降及腱反射改变 L_5 神经根受累时，患侧小腿前外侧和足内侧的痛、触觉减退，足趾背伸肌力下降；S_1 神经根受累时，外踝附近及足外侧的痛、触觉减退，足跖屈肌力减弱，踝反射减弱或消失。马尾神经受压则肛门括约肌张力下降及肛门反射减弱或消失。

（三）辅助检查

1. X线检查 X线平片可直接反映腰椎有无侧凸、椎间隙有无狭窄等。

2. CT和MRI 可显示骨性椎管形态，黄韧带是否增厚及椎间盘突出的大小、方向等，对本病有较大诊断价值。MRI还可全面观察腰椎间盘有无病变，也可通过不同层面的矢状位了解髓核突出的程度和位置，鉴别是否存在椎管内其他占位性病变。

3. 肌电图检查 对定位诊断和鉴别诊断有一定帮助。

（四）处理原则

初次发作、病程较短及早期症状较轻者，可采用非手术治疗，约80%的病人可缓解或治愈。治疗措施包括：绝对卧床休息、骨盆牵引、物理治疗、推拿按摩、皮质激素硬膜外注射、髓核化学溶解法、佩戴腰围等。对于急性发作并具有明显马尾神经症状，诊断明确且经系统保守治疗无效，或症状较重而影响工作和生活，或合并腰椎管狭窄症者可采用手术治疗。常用手术方式有：椎板切除术和髓核摘除术、椎间盘切除术、脊柱融合术、经皮穿刺髓核摘除术。

（五）心理和社会支持状况

病人因长时间的急、慢性腰腿痛，给生活和工作带来不便，给身体和心理造成很大的痛苦，生活质量下降。病人有焦虑、恐惧，对治疗失去信心等不良情绪。

【常见护理诊断/问题】

1. 慢性疼痛 与髓核压迫引起的刺激和炎症等有关。

2. 躯体移动障碍 与神经功能障碍等有关。

3. 知识缺乏 缺乏腰椎间盘突出症的防治及功能锻炼知识。

【护理目标】

1. 病人疼痛得到减轻或缓解。

2. 病人的生活得到帮助。

3. 病人及其家属获得腰椎间盘突出症的防治及功能锻炼知识。

【护理措施】

（一）非手术治疗的护理/术前护理

1. 体位与休息 急性期严格卧硬板床休息，3~4周后多数可好转，卧床可减轻负重和体重对椎间盘的压力，有利于突出的椎间盘回缩，缓解肌肉痉挛引起的疼痛。起床活动时，必须戴腰围，以加强腰椎的稳定性。卧床3周后可戴腰围下床活动。卧床期间坚持深呼吸和四肢肌肉、关节的功能锻炼，以促进血液循环，预防肺内感染及肌肉萎缩。3个月内不做弯腰持物动作。

2. 饮食 卧床休息期间，给予易消化、易吸收、高蛋白、高热量、高维生素饮食。多饮水，防止泌尿系统感染。

3. 病情观察 牵引期间，观察牵引是否有效，牵引带有无松动，疼痛是否减轻。

4. 保持有效牵引 行骨盆持续牵引可增宽椎间隙，促进椎间盘突出物回缩，减轻对神经根的刺激或压迫。牵引重量根据个体差异在7~15kg之间，抬高床尾做反牵引。每日2次，每次1~2小时，持续3~4周。孕妇、高血压和心脏病病人禁用。

5. 理疗和推拿按摩 可缓解肌痉挛，对某些早期病人有效。

6. 佩戴腰围 一般在急性期过后，起床活动时佩戴，可对腰椎起到保护和制动作用。

7. 心理护理 向病人解释常用的非手术治疗方法及注意事项，手术的必要性和重要性，病情加重的原因，消除病人焦虑、紧张心理，积极配合治疗和护理。

（二）术后护理

1. 体位与活动 术后平卧，2周后戴腰围起床活动，以防神经根粘连。

2. 饮食 给于高蛋白、高热量、高维生素饮食。

3. 病情观察 术后观察生命体征，下肢的运动、感觉和反射功能，切口出血及引流情况。

4. 切口及引流管的护理 保持切口局部清洁，及时进行换药。放置引流管的病人，妥善固定，保持引流通畅，及时更换引流瓶，观察引流液的颜色、量及性状，注意有无脑脊液流出，有无活动性出血等，若有异常及时报告医生。

5. 心理护理 与病人及家属有效沟通，解除对术后并发症的顾虑，鼓励病人克服困难进行主动功能锻炼。

6. 功能锻炼 ①术后 1 日开始进行股四头肌舒缩和直腿抬高锻炼，每分钟 2 次，"抬"与"放"时间相等，每次 15~30 分钟，每日 2~3 次，以能耐受为限；逐渐增加抬高幅度，以防神经根粘连。②卧床期间坚持定时进行四肢肌肉、关节的功能锻炼，以防止肌肉萎缩、关节僵硬。③指导腰背肌功能锻炼，以增加腰背肌肌力、预防肌肉萎缩、增强脊柱稳定性。非急性期病人及手术后恢复期均可进行。一般术后第 7 日即可开始，先用飞燕式锻炼法、五点支撑法，1~2 周后改为三点支撑法（图 25-13）。每日 3~4 次，根据病人情况每次锻炼 50 组。锻炼时遵照循序渐进的原则。如腰椎有破坏性改变、内固定物植入、感染性疾病、年老体弱及心、肺功能不佳的病人，不宜进行腰背肌功能锻炼。④行走训练，制定活动计划，帮助病人按时下床活动。一般卧床 2 周后借助腰围或支架下床活动。

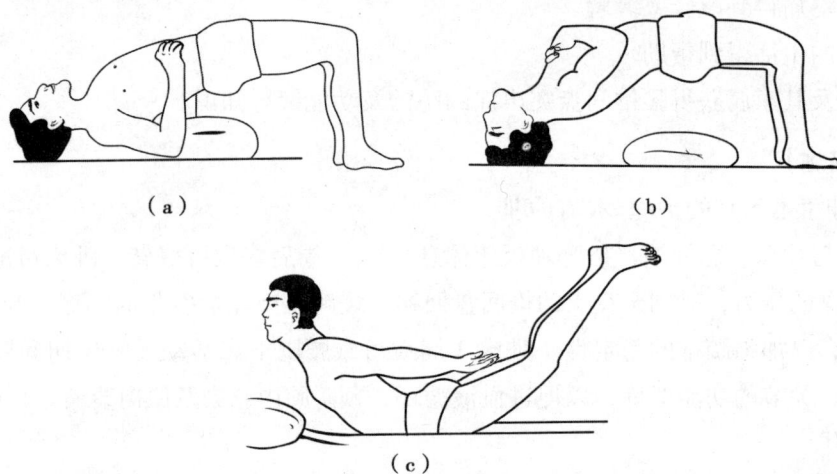

图 25-13　腰背肌功能锻炼示意图
（a）五点支撑法；（b）三点支撑法；（c）飞燕式锻炼法

7. 并发症的观察与护理 常见并发症为神经根粘连和脑脊液漏。注意观察下肢的感觉、运动及疼痛情况，并与健侧和术前对比。若引流袋内引流出淡黄色液体，同时病人出现头痛、呕吐等症状，应考虑发生了脑脊液漏，须立即报告医生进行处理。同时适当抬高床尾，去枕卧位 7~10 日，直到脑脊髓膜愈合。

（三）健康指导

1. 预防指导 指导病人采取正确的坐、卧、立、行和劳动姿势，以减少急、慢性损伤发生的机会。避免长时间用同一姿势站立或坐位。长时间伏案工作者，注意桌、椅高度，积极参加工间操活动，定时改变姿势，避免慢性损伤；勿长时间穿高跟鞋站立或行走。正确应用人体力学原理劳动，避免损伤。弯腰取物时注意姿势，最好采用屈髋、屈膝下蹲方式，减少对椎间盘后方的压力。常弯腰劳动者，定时伸腰、挺胸活动，并使用腰围。

2. 功能锻炼 出院后加强腰背肌锻炼，以增加脊柱的内在稳定性。

【护理评价】

1. 病人疼痛是否得到减轻或缓解
2. 病人的生活是否得到帮助。
3. 病人是否获得腰椎间盘突出症的防治及功能锻炼知识。

小结

　　骨科病人常见颈椎病又称颈椎综合征，好发于 $C_{5\sim6}$、$C_{6\sim7}$ 椎间盘。常见病因有颈椎间盘退行性变、急性或慢性损伤、先天性颈椎管狭窄、风湿寒冷等。临床分型有神经根型、脊髓型、椎动脉型、交感神经型、颈型、食管型及复合型颈椎病。非手术治疗及术前护理主要包括生活护理、病情观察、枕颌带牵引、制动、理疗、推拿按摩、用药护理等。术前要遵医嘱完善各项检查、备皮、皮试、禁食水等；做好适应性训练，预防并发症，床旁常规准备气管切开包；开展心理指导。术后护理重点在指导体位与活动以及预防切口感染、压疮、肺部感染等并发症。

　　腰椎间盘突出症是腰腿痛最常见的原因之一。好发于 $L_{4\sim5}$ 椎间盘，其次是 $L_5\sim S_1$。根据病理变化和 CT、MRI 所见可划分为以下类型：膨出型、突出型、脱出型、游离型和 Schmorl 结节及经骨突出型。常见病因有椎间盘退行性变、急性或慢性损伤、遗传因素、妊娠、发育异常等。最早出现的症状是腰痛，绝大多数病人出现坐骨神经痛；中央型或脱出-游离型腰椎间盘突出症常压迫马尾神经，出现大、小便障碍，鞍区感觉异常。常见体征有腰椎侧凸、腰部活动受限、压痛、叩击痛、直腿抬高及加强试验阳性、感觉减退、肌力下降及腱反射改变。非手术治疗及术前护理包括指导病人体位与休息、饮食，骨盆持续牵引、理疗和推拿按摩、佩戴腰围。术后护理重点在于切口及引流管的护理、功能锻炼以及并发症的观察与护理。

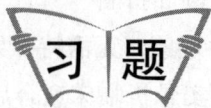

习题

一、选择题

【A1/A2 型题】

1. 下列属于不稳定性骨折的是
    A. 横形骨折　　　　B. 斜形骨折　　　　C. 压缩骨折
    D. 青枝骨折　　　　E. 裂缝骨折

2. 在护理骨牵引病人时，如牵引过度可引起
    A. 肌肉萎缩　　　　B. 肢体畸形　　　　C. 骨愈合障碍
    D. 剧烈疼痛　　　　E. 骨损伤

3. 急性化脓性骨髓炎的好发部位是
    A. 胸骨　　　　　　B. 脊椎骨　　　　　C. 短骨骨干
    D. 长骨干骺端　　　E. 指骨和掌骨

4. 护士对颈椎病病人进行术后出院指导，正确的是
    A. 每天做快速转头运动锻炼
    B. 1 个月后疾病症状可完全消失
    C. 日常生活中减少颈部活动，尽量保持颈部固定

D. 枕头高度以头颈部未压上时有一拳高为宜

E. 适度颈部锻炼，避免过度后伸

5. 骨折的晚期并发症，正确的是

A. 肱骨髁上骨折致骨化性肌炎

B. 开放性胫腓骨骨折并发创伤性骨髓炎

C. 股骨干骨折致肺血管栓塞

D. 尺桡骨双骨折致前臂骨筋膜室综合征

E. 肱骨干骨折致垂腕征

6. 某病人上臂管型石膏固定 2 天后，石膏内骨隆突处皮肤有持续疼痛，手部皮肤红润而温暖，主动和被动伸指功能正常。应高度怀疑石膏内出现了

A. 压疮   B. 化脓性皮炎   C. 皮肤湿疹

D. 肢体过度肿胀   E. 肢端血运障碍

7. 男孩，8 岁，被自行车撞伤后左股骨干横断性闭合性骨折，骨折断端重叠移位 3cm。宜采用的治疗方法是

A. 水平皮肤牵引   B. 皮肤悬吊牵引   C. 肱骨髁上骨牵引

D. 切开复位内固定   E. 经皮穿刺针牵引

8. 钱女士，60 岁，因左胫腓骨粉碎性骨折行石膏绷带包扎固定。护士对其进行以下指导，不正确的一项是

A. 应按要求做肌肉和关节功能锻炼

B. 左小腿应垫高，以超过心脏水平为宜

C. 保持石膏清洁干燥，防止受潮和折断

D. 石膏固定部位疼痛属于正常现象，无需特殊处理

E. 一般 3 个月左右，X 线片证实骨折临床愈合后，即可拆除石膏

9. 女性，60 岁，跌倒致右股骨颈骨折，现给予持续皮牵引处理。该病人最易发生的并发症是

A. 休克   B. 右坐骨神经损伤   C. 髋关节创伤性关节炎

D. 右股骨头缺血性坏死   E. 骨化性肌炎

10. 女性，23 岁，溜冰时不慎跌倒，主诉当时右手掌撑地，右腕部剧痛。查体见右腕部肿胀，活动障碍，局部呈"餐叉样"畸形。该病人可能出现了

A. 桡骨远端伸直型骨折   B. 桡骨远端屈曲型骨折   C. 腕关节扭伤

D. 掌骨骨折   E. 腕骨骨折

11. 女性，68 岁，诊断为脊髓型颈椎病。下列叙述中不合适的是

A. 可引起截瘫   B. 可导致大、小便失禁

C. 早期可行按摩、牵引治疗   D. 早期应积极手术治疗

E. MRI 可见脊髓受压征象

12. 男性，30 岁，腰痛 3 个月，体温 37.9℃，疲乏，夜间盗汗。体检：$L_{1\sim2}$ 棘突叩击痛。X 线可见 $L_{1\sim2}$ 椎体有溶骨性坏死，椎间盘受累。最可能的诊断是

A. $L_{1\sim2}$ 椎体巨细胞瘤   B. $L_{1\sim2}$ 椎体血管瘤   C. $L_{1\sim2}$ 椎体结核

D. $L_{1\sim2}$ 化脓性骨髓炎　　　E. $L_{1\sim2}$ 椎体骨折

13. 男性，30岁，因左小腿骨折被送进急诊室。此时护士为他做的最重要工作是

  A. 拿来夹板，临时固定　　　B. 做石膏托固定　　　C. 给予止痛剂

  D. 提供一张床铺　　　E. 送去一杯水，做好安慰

14. 男孩，7岁，右膝部碰伤后6天开始持续高热、寒战，患肢活动受限。左胫骨上端剧痛，伴有深压痛。血白细胞计数 $21\times10^9/L$，中性粒细胞百分比90%。X线片正常。考虑诊断可能是

  A. 左膝化脓性关节炎　　　B. 急性血源性骨髓炎　　　C. 急性蜂窝织炎

  D. 膝关节结核　　　E. 创伤性关节炎

【A3/A4 型题】

（15～17题共用题干）

  男性，30岁，司机，既往体健。2个月前无明显诱因出现腰背部疼痛，休息时症状减轻，劳累时加重。3天前腰部扭伤后疼痛加剧并向左下肢放射。体检：腰部外观正常，弯腰活动受限，第4～5腰椎棘突和棘突间有压痛。

15. 此病人最可能的诊断是

  A. 腰椎结核　　　B. 腰椎间盘突出症　　　C. 腰椎管狭窄症

  D. 腰肌筋膜炎　　　E. 急性腰扭伤

16. 该病人还可能出现的典型体征是

  A. 托马斯征阳性　　　B. Buerger 试验阳性　　　C. 浮髌试验阳性

  D. 拾物试验阳性　　　E. 直腿抬高试验阳性

17. 对该病人首选的处理方法是

  A. 手术　　　B. 理疗　　　C. 骨盆牵引

  D. 卧硬板床　　　E. 使用止痛药

（18～19题共用题干）

  男性，15岁，2周前出现右膝部间歇性疼痛和肿胀，拒按，休息后不缓解，且逐渐出现轻度跛行。X线可见右股骨下段骨质破坏，边界模糊，可见 Codman 三角。被高度怀疑患有骨肉瘤。

18. 骨肉瘤病人的年龄多在

  A. 10岁以下　　　B. 10～20岁　　　C. 20～30岁

  D. 30～40岁　　　E. 40岁以上

19. 上述 X 线片中 Codman 三角是指

  A. "三角形"骨膜反应阴影　　　　B. "三角形"骨质破坏

  C. 膝部软组织肿胀呈"倒三角形"　　　D. 肿瘤血管长入呈"三角形"分布

  E. 新生骨向骨外生长，基底广、尖部小，呈"三角形"

（20～22题共用题干）

  男性，14岁，后仰跌倒，摔伤左肘关节，局部疼痛、肿胀、功能障碍。体检：左肘关节明显肿胀、压痛，尺骨鹰嘴向后突出，肘关节半屈曲位，肘后三角关系破坏。

20. 该病人最有可能的诊断是

  A. 左肘关节前脱位　　　B. 左肘关节后脱位　　　C. 左肱骨髁上骨折

D. 左尺骨鹰嘴骨折　　　　　　E. 左桡骨小头脱位

21. 首选的检查是

    A. X 线检查　　　　　　B. B 超　　　　　　C. CT

    D. 放射性核素扫描　　　　E. 关节腔穿刺

22. 一旦确诊，首选的处理方法是

    A. 手术切开复位　　　　B. 手法复位　　　　C. 骨牵引复位

    D. 皮牵引复位　　　　　E. 外展支架固定，消肿后手术切开复位

（23～25 题共用题干）

男性，45 岁，高处坠落后出现严重呼吸困难，四肢不能活动。查体：颈部压痛，四肢瘫痪，高热，肺部有较重的痰鸣音。X 线摄片示 $C_{4\sim5}$ 骨折，合并脱位。

23. 对该病人应首先采取下列哪项措施

    A. 手法复位固定　　　　B. 使用呼吸兴奋剂　　　　C. 气管切开

    D. 吸氧　　　　　　　　E. 吸痰

24. 导致呼吸困难的最主要原因是

    A. 腹胀引起膈肌上移　　B. 呼吸肌麻痹　　　　C. 水肿压迫呼吸中枢

    D. 痰液堵塞气管　　　　E. 气管受压

25. 应如何搬运该病人

    A. 一人背起病人搬运

    B. 一人抱起病人搬运

    C. 两人搬运，一人抬头、一人抬脚

    D. 三人将病人平托到木板上

    E. 四人搬运，三人将病人平托到木板上，一人固定头部

（26～28 题共用题干）

男性，10 岁，3 天来突然高热 39℃，右膝及右大腿剧痛，膝关节活动后疼痛加剧，不能行走。患膝伸直位，膝及小腿上部皮温高，局部红肿，有深压痛。化验：血白细胞计数 $18 \times 10^9/L$，中性粒细胞百分比 90%。

26. 最可能的诊断应是

    A. 急性蜂窝织炎　　　　B. 急性化脓性膝关节炎　　　　C. 风湿性关节炎活动期

    D. 急性化脓性骨髓炎　　E. 尤文肉瘤

27. 最有力的诊断依据是

    A. 高热，局部红肿

    B. 高热，局部疼痛

    C. 血白细胞计数及中性粒细胞百分比增高

    D. 全身情况差，食欲减退

    E. 局部穿刺有脓液

28. 若穿刺液镜检有大量脓细胞，最好的治疗方法是

    A. 支持疗法　　　　　　B. 患肢制动　　　　C. 关节穿刺，注入药物

    D. 大量有效抗生素　　　E. 全身使用抗生素＋切开引流

二、思考题

病人，女，50 岁，因"摔伤致左下肢疼痛，活动受限 1 小时"急诊平车入病房。入院时神志清，痛苦貌，T 36.5℃，P 80 次/分，BP 125/70mmHg；左下肢肿胀明显，呈现缩短、成角畸形，触之有骨擦感，左足背动脉搏动可触及，左足趾活动好，末梢血循好，诉无感觉麻木。X 线示：左胫腓骨粉碎性骨折。入院后予以左下肢石膏固定，完善术前检查，在蛛网膜下隙－硬脊膜外联合麻醉下行骨折切开复位、髓内钉内固定术，术后安返病房。

请问：

1. 病人存在的护理诊断有哪些？
2. 石膏固定及护理的观察要点是什么？
3. 如何进行骨筋膜室综合征的观察？

（金　耀）

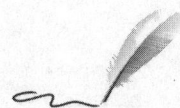

第二十六章　皮肤病病人的护理

学习目标

1. **掌握**　常见皮肤病的护理评估、护理措施的内容和方法。
2. **熟悉**　常见皮肤病的常见护理诊断/问题。
3. **了解**　皮肤的解剖和生理，常见皮肤病的病理生理概要和护理目标。
4. 学会各种外用药物的使用方法。
5. 具有敏锐的观察能力、沟通能力以及人文关怀能力。

第一节　概　述

案例导入

王某，女，45岁，头面部红斑、肿胀伴瘙痒1天。病人发病前2天曾染发，次日头面部出现红斑、肿胀、渗液，随后眼睑水肿明显，自觉灼热、瘙痒。查体：T 37.5℃，头面部皮肤红斑、肿胀、水疱、糜烂、渗出，双眼睑明显肿胀，浅表淋巴结未触及肿大，心、肺未见异常。

请问：

1. 病人有哪些皮肤病相关症状和体征？
2. 如何帮助病人缓解瘙痒症状？
3. 如何指导病人用药？

一、皮肤的结构和功能

（一）皮肤的结构

皮肤是人体最大的器官，被覆于体表。皮肤（包括皮下组织）约占体重的16%，正常成人皮肤的面积为 $1.5 \sim 2 m^2$。皮肤的厚度因人而异，通常为 $0.5 \sim 4.0 mm$（不包括皮下组织在内）。

皮肤由表皮、真皮和皮下组织组成，其间含有皮肤附属器（如毛发、毛囊、皮脂腺、汗腺、指甲或趾甲）以及血管、淋巴管、神经和肌肉。

1. 表皮　表皮为皮肤的最外层，属于复层鳞状上皮，主要由角质形成细胞、黑色素细胞、朗格汉斯细胞和麦克尔细胞等构成。角质形成细胞是表皮的主要细胞，根据分化阶段，表皮由深至浅依次分为五层：基底层、棘细胞层、颗粒层、透明层和角质层。

2. 真皮　真皮位于表皮和皮下组织之间，主要由纤维、基质和细胞组成，由浅至深分为乳头层和网状层两层。

3. 皮下组织　位于真皮下方，其下与肌膜等组织相连，由疏松结缔组织和脂肪小叶构成，又称皮下脂肪层，含有血管、淋巴管、神经、小汗腺和顶泌汗腺等。

4. 皮肤附属器　包括毛发、毛囊、皮脂腺、外泌汗腺（亦称小汗腺）、顶泌汗腺（亦称大汗腺）和指（趾）甲等。

5. 皮肤的血管、淋巴管、神经和肌肉　真皮中的乳头下血管丛（浅丛）和真皮下血管丛（深层）可以起到营养作用和调节体温等作用。皮肤毛细淋巴管沿血管走行，并汇入淋巴结。皮肤的神经有感觉神经和运动神经，前者能将触觉、痛觉、热觉、冷觉、温觉、压觉及复合觉等传入中枢神经系统，后者可以调节皮肤的血管、平滑肌和汗腺的功能。皮肤的肌肉除少数横纹肌外，主要为平滑肌。立毛肌由平滑肌纤维束构成，寒冷或紧张时立毛肌就会收缩，使毛发直立而形成"鸡皮疙瘩"。

（二）皮肤的生理功能

皮肤除有屏障、吸收、分泌、排泄、感觉和调节体温等生理功能外，还参与各种物质的代谢。皮肤也是一个重要的免疫器官，除积极参与免疫反应外，还具有免疫监视的功能，使机体更好地适应外环境的各种变化。

二、皮肤病病人的护理要点

皮肤病的护理要点除了开展心理护理、系统护理外，还应做好皮肤护理，皮肤护理是提高皮肤病治疗效果的重要保证。

【护理评估】

（一）健康史

引起皮肤病的病因很多，如各种感染、变态反应（包括动物性、植物性、化学性等物质所引起的变态反应）及各种不良刺激等。某些皮肤病与年龄、性别、种族、气候与季节、职业、遗传、个人卫生、生活习惯、社会、地理等因素也有一定的关系。还应了解近期用药史，既往有无类似病史、药物过敏史、家族中有无类似疾病史等。了解皮肤病病人患病的时间、地点、部位，疾病的发生与发展及治疗情况等。

（二）身体状况

1. 症状　局部症状主要有瘙痒、疼痛、烧灼、麻木感、蚁行感等，其中瘙痒是皮肤病最常见的症状。全身症状有畏寒、发热、乏力、食欲减退、关节痛等。此外，某些皮肤病由全身性疾病引起，病人可伴有其他系统相关症状。

2. 体征　是指可用视觉或触觉检查出来的皮肤、黏膜病变，通常称皮肤损害（简称皮损），亦称皮疹。根据发生时间及病理生理机制，又把皮损分为原发性和继发性两大类。

（1）原发性皮损　是皮肤病理变化直接产生的结果。

1）斑疹　为皮肤黏膜局限性颜色改变，形状可为圆形、卵圆形或不规则形，与周围皮肤平齐。可分为红斑、出血斑、色素沉着及色素减退（或脱失）斑等。直径超过1cm时，称为斑片。

2）丘疹　为局限、隆起皮面的实质性皮损，直径一般小于1cm。皮疹稍隆起，外观介于斑疹与丘疹之间，称为斑丘疹；丘疹表面有水疱或脓疱时分别称为丘疱疹或丘脓疱疹。

3）斑块　为直径大于1cm的隆起性、扁平皮损。多为丘疹扩大或由数个丘疹融合形成。

4）风团　为暂时性、水肿性、隆起性皮损。由真皮浅层水肿引起，皮损大小形态不一、边缘不规则。皮损一般发生迅速，消退亦可迅速。

5）水疱和大疱　为高出皮面，内含液体的局限性、腔隙性皮损，水疱大于1cm者称大疱。

6）脓疱　为高出皮面，内含脓液的局限性、腔隙性皮损。疱液可浑浊、稀薄或黏稠，由感染或非感染因素引起。

7）结节　为局限性、实质性、深在性皮损。病变常深达真皮或皮下组织，可隆起于皮面或仅可触及。

8）囊肿　为内含有液体或黏稠物及细胞成分的囊性皮损。一般位于真皮或皮下组织，有时需触诊方可查出，触之有囊性感。

（2）继发性皮损　可由原发性损害转变而来，或是由原发性损害经机械性损伤（如搔抓）及处理不当等所产生的病变。

1）鳞屑　为脱落或即将脱落的角质层，因角化过度或者角化不全引起。

2）浸渍　为皮肤长期浸水或受潮湿所致表皮松软、变白、起皱，摩擦后患处表皮易脱落而裸露出糜烂面，容易继发感染。

3）抓痕　为搔抓或摩擦导致的表皮或真皮浅层的缺损，呈线状或点状。常见于剧烈瘙痒性皮肤病。

4）糜烂　表皮或黏膜局限性缺损，治愈后一般不留瘢痕。

5）溃疡　为皮肤或黏膜的局部缺损所形成的创面，可深达真皮或真皮以下，愈合后可留瘢痕。

6）裂隙　亦称皲裂，系皮肤的线条状裂口，深度常可达真皮，多发生于掌跖、指（趾）、口角以及肛周等处。

7）痂　由皮损表面的浆液、脓液、血液、药物以及脱落组织等混合干涸而形成。其颜色可因内含成分不同而异。

8）苔藓样变　亦称苔藓化，表现为边缘清楚的皮肤局限性浸润性肥厚，皮沟加深，皮嵴突起，表面粗糙。

9）萎缩　是皮肤组织的一种退行性变所引起的皮肤变薄。可发生于表皮、真皮或皮下组织。

10）瘢痕　为真皮或真皮以下组织的缺损或病变后，经新生结缔组织修复而成。可分为增生性、萎缩性瘢痕等。

（三）辅助检查

常见检查有病原体检查、皮肤组织病理学检查、免疫学检查、斑贴试验、划痕试验、细胞学检查、X线检查等。

（四）处理原则

皮肤病的治疗方法主要包括系统药物治疗、外用药物治疗、物理治疗和手术治疗等。

1. 系统药物治疗　常用药物有抗组胺类药物、糖皮质激素、抗生素、抗病毒药、维A

酸类、免疫抑制剂及调节剂等。

2. 外用药物治疗　外用药物治疗在皮肤病治疗中占有重要的地位。合理选择并使用外用药是治疗皮肤病的重要手段，若应用不当，可引起不良反应。常用外用药物的治疗原则如下。

（1）正确选用药物种类　根据病因、病理变化和自觉症状等选择不同性质的药物。

（2）正确选用药物剂型　根据临床症状、皮损特点和不同病期选择剂型。如急性期仅有红斑、丘疹和水疱而无糜烂、渗液，可选用粉剂或洗剂；有糜烂、渗出较多者，可用溶液湿敷；有糜烂但渗出不多可用糊剂。亚急性期少量渗出者，可用糊剂或油剂；若无渗出或以干燥鳞屑为主，宜用乳剂。慢性皮炎可选用乳剂、软膏剂、硬膏剂、酊剂等。单纯瘙痒而无皮损者，可用乳剂、酊剂、醋剂等。

（3）向病人具体解释用药方法和注意事项。

3. 物理治疗　常用物理治疗包括微波治疗、激光治疗、冷冻治疗、放射治疗、光疗法、电疗法、水疗法等。

4. 手术治疗　常用的皮肤外科手术治疗包括切割术、体表外科手术、皮肤或毛发移植术等。

（五）心理和社会支持状况

皮肤病病人均有不同程度的皮肤黏膜损害，常伴有疼痛、瘙痒，甚至影响外观，会直接影响病人的情绪。慢性复发性皮肤病如慢性湿疹、银屑病等，目前缺乏有效的根治手段，病人易出现焦虑、悲观等情绪。某些与精神因素相关的皮肤病，如瘙痒症、慢性单纯性苔藓等，会因不良的心理刺激而诱发或加重病情。评估病人对疾病及相关知识的了解程度，能否积极面对和配合治疗。

【常见护理诊断/问题】

1. 皮肤完整性受损　与皮疹或搔抓引起皮肤破损有关。

2. 睡眠型态紊乱　与皮肤瘙痒、疼痛有关。

3. 自我形象紊乱　与暴露部位皮损有关。

4. 焦虑　与突然发病、疾病顽固而缺乏治疗信心有关。

5. 有感染的危险　与皮肤破损有关。

6. 知识缺乏　缺乏皮肤病的防治、预后、用药方法等知识。

【护理目标】

1. 病人皮损症状减轻，逐步愈合。

2. 皮肤瘙痒等不适得到改善，睡眠质量提高。

3. 病人能接受现实，能积极应对自我形象的变化。

4. 病人情绪稳定，心理焦虑程度明显减轻或消失。

5. 病人无继发感染发生或感染得以及时被发现并得到有效处理。

6. 病人能了解疾病相关知识，积极配合治疗和护理。

【护理措施】

1. 饮食护理　发病期间忌食用使皮肤病的病情发展或加重的食物，如辛辣食物、浓茶、酒类等。变态反应性皮肤病病人，还应避免食用鱼虾、蟹贝、牛羊肉、蛋类等。在光化学疗法治疗期间应避免食用光敏性食物。

2. 瘙痒的护理 皮肤病的皮损常伴有不同程度的瘙痒，要指导病人注意个人卫生、保持皮肤清洁，修剪指甲，劝说病人避免搔抓和烫洗患处。告知病人穿宽松棉质衣裤，避免衣服摩擦患处增加瘙痒。积极寻找和去除病因，指导病人采取转移注意力的方式减轻症状（如看电视、听音乐、与人聊天等），可采用轻轻拍打代替搔抓，夜间可戴手套睡觉配合应用止痒药物；瘙痒严重影响病人睡眠和情绪时，遵医嘱给予抗组胺类或镇静药物。

3. 外用药物的护理

（1）向病人交代清楚用药方法、用量、范围和次数等，多种外用药联合使用时要注意避免交叉反应与不良药物相互作用。

（2）注意外用药的使用浓度，特别是刺激性药物，应先用低浓度的药物，逐渐增加浓度，根据病情需要和病人耐受程度进行调整。

（3）用药前应考虑病人的个体情况，如病人的年龄、性别，皮损部位、性质和范围，以及当时季节、气候等。婴幼儿、特殊生理时期妇女以及面部、口腔、乳房下部等处的皮肤和黏膜不宜使用刺激性强的药物。妊娠期妇女使用外用药时要注意药物吸收引起的全身反应以及对胎儿的致畸作用。

（4）告知病人可能出现的不良反应及预防与处理措施。若发生药物不良反应，须立即停药并报告医生，进行适当处理。

4. 换药护理 换药需注意无菌操作并于适宜室温、保暖条件下进行。要掌握药物剂量和浓度，避免全身湿敷或湿敷时间过长，以致药物吸收中毒。换药首先应清洁创面，使药物与皮损充分接触并发挥作用。常用换药方法如下。

（1）湿敷法 一般用开放性冷湿敷法。患处先垫以塑料布或橡皮单，以 4~6 层纱布浸入药液中，取出后挤至不滴水为度，摊开后将其紧密贴敷于皮损处，一般每天 2~3 次，每次持续约 30 分钟，根据病情需要可调整次数和时间。湿敷面积每次不得超过体表面积的 1/3，避免某些药物透皮吸收中毒。

（2）涂药法

1）粉剂与洗剂 粉剂用干棉球或粉扑蘸粉撒布，每日 3~4 次。洗剂临用时先充分摇匀，用排笔或棉签外搽，每日 3~4 次。有糜烂、渗出者不宜用粉剂、洗剂。

2）乳剂 每日外涂 2~3 次，将药物涂于患处，可稍用力按摩，直至乳剂颜色消失。

3）糊剂与软膏剂 每日外涂，也可将药物涂于纱布上，贴敷患处，包扎固定。浸润、肥厚、苔藓化皮损，可局部涂药后加塑料薄膜封包，以促进药物渗透，但此法易继发感染，不宜久用。

5. 其他护理 皮肤病可以是全身性疾病的一种局部表现，例如系统性红斑狼疮、皮肌炎、硬皮病、天疱疮、药物性皮炎、皮肤肿瘤等，此时除皮肤病的一般护理外，还需按内科常规护理，防止并发症。

6. 心理护理 病人症状常表现在体表，可直接影响病人的情绪和心理。护理人员在护理过程中，应同情、关心和体贴病人。全面收集资料，评估病人在不同阶段存在的心理问题并分析原因，给予相应有针对性的心理护理及健康宣教，向病人介绍皮肤病的病因、对机体健康的影响、防治方法、疾病转归等，消除病人的思想顾虑，使病人树立战胜疾病的信心，积极配合治疗。

7. 健康指导

（1）向病人讲解皮肤病的基本知识，注意个人卫生，保持皮肤清洁。

（2）指导局部及全身用药的方法，注意观察药物的毒副作用。

（3）积极寻找病因，避免诱发因素。

（4）指导病人加强锻炼，提高机体免疫力。

【护理评价】

1. 病人皮损是否减轻或消失。

2. 病人睡眠是否改善。

3. 病人是否能应对自我形象的改变。

4. 病人焦虑心理是否减轻或消失。

5. 病人感染是否得到有效预防，及时发现、及时处理。

6. 病人是否获得自我护理的知识。

第二节　变态反应性皮肤病病人的护理

一、接触性皮炎病人的护理

接触性皮炎（contact dermatitis）是皮肤、黏膜接触某些外源性物质后在接触部位发生的急性或慢性皮肤炎症反应。

【护理评估】

（一）健康史

引起本病的因素可分为原发性刺激物和接触性致敏物。原发性刺激物常有很强的刺激性或毒性，接触后任何人都可以发病；接触性致敏物刺激性弱，多数接触者不发病，仅有少数人接触后经过一定时间的潜伏期，在接触部位发生变态反应性炎症，多与Ⅳ型变态反应有关。了解病人近期有无明显或可疑的接触史，询问是否接触过强酸、强碱等强烈刺激性物质，是否接触过化学物质（如外用药、化妆品、染发剂、染料、橡胶、塑料、杀虫剂等）、植物（如漆树、荨麻等）、动物毛皮、皮革及重金属等。

（二）身体状况

1. 急性接触性皮炎　急性发病，典型皮损表现为境界清楚的红斑，其上有丘疹或丘疱疹，重者局部红肿明显，并有水疱、大疱、糜烂和渗出，伴瘙痒或灼痛。皮损发生的部位多局限于接触部位，其形态与接触物形状基本一致。有时搔抓可将接触物质带至其他部位而引起继发性病变。严重病例还可出现发热、头痛等全身症状。

2. 亚急性或慢性接触性皮炎　若接触物的刺激性较弱或浓度较低，皮损开始可呈亚急性，表现为轻度红斑、丘疹，境界不清楚；反复发作时皮损呈慢性皮炎、苔藓样变。

此外，特殊类型接触性皮炎包括化妆品皮炎、尿布皮炎、漆性皮炎等。

> **考点提示**
> 诊断接触性皮炎最常做的皮肤试验是斑贴试验。

（三）辅助检查

本病可通过激发试验和斑贴试验来协助诊断。

知 识 链 接

斑贴试验

斑贴试验是将含有变应原的斑贴敷在病人的背部或上臂外侧皮肤，一般于48小时后去除，间隔30分钟观察结果，做首次判断。可在去除48~96小时后做第二次判断，局部皮肤出现红斑、浸润、丘疹或水疱即为阳性。主要用于检测Ⅳ型变态反应，协助寻找致敏因素。结果分析如下。

"－"阴性：受试部位无任何反应；

"±"可疑：轻微发红或瘙痒；

"＋"弱阳性：红斑、丘疹；

"＋＋"强阳性：水肿性红斑、丘疹；

"＋＋＋"超强阳性：显著红斑、丘疹及大疱，直径超出1cm。

（四）处理原则

积极查找病因、脱离接触物并积极对症处理。

1. 局部治疗 皮损早期红肿明显者可用炉甘石洗剂，糜烂、渗出者可用3%硼酸溶液或生理盐水冷湿敷；亚急性期渗出少者可外用糖皮质激素糊剂或氧化锌油剂，对于无渗出者可用糖皮质激素乳膏剂；慢性期可用具有抗炎作用的制剂。

2. 全身治疗 根据病情轻重情况，酌情口服抗组胺药或糖皮质激素。

【常见护理诊断/问题】

1. 皮肤完整性受损 与皮疹或搔抓引起皮肤破损有关。

2. 舒适度受损 与瘙痒有关。

3. 睡眠型态紊乱 与皮肤瘙痒、不适有关。

4. 知识缺乏 缺乏对该病相关防治知识。

【护理措施】

1. 瘙痒的护理 保持适宜的温度和湿度，局部可用冷湿敷，必要时外用止痒剂或全身应用抗组胺药、镇静类药物。避免用热水烫洗、肥皂液洗涤及搔抓患处。

2. 用药护理 严格遵医嘱用药，注意观察疗效和不良反应，必要时调整用药和剂量。局部外用糖皮质激素时，要选择合适的用量，若用量过多会引起表皮血管扩张、皮肤变薄等副作用。长期口服糖皮质激素可引起感染、高血压、肌肉萎缩、骨质疏松等不良反应，突然停药会导致反跳现象。

3. 心理护理 安抚病人，消除因疾病引起的各种顾虑和焦躁心理，使病人能积极配合治疗。

4. 健康教育

（1）积极寻找致病因素，避免接触易致敏物。若接触易致敏刺激物，要立即以清水反复冲洗并及时就医。

（2）指导病人正确用药，避免使用刺激性强的外用药，注意观察药物的不良反应。

二、湿疹病人的护理

湿疹（eczema）是一种有明显渗出倾向的炎症性皮肤病，可累及皮肤表皮及真皮浅层。

【护理评估】

（一）健康史

湿疹的病因及发病机制尚不清楚，可能与多种内、外因素有关。询问病人有无过敏史，发病前是否进食过鱼虾、牛羊肉等食物；有无化妆品、肥皂、动物毛皮、花粉、尘螨等接触史；是否存在焦虑、紧张、疲劳、失眠等神经精神因素，是否有免疫功能异常、慢性病灶感染（如慢性胆囊炎、鼻窦炎、肠道寄生虫病等）、代谢和内分泌紊乱（如月经失调、妊娠期）等其他相关疾病。

（二）身体状况

1. 急性湿疹 典型皮损表现为在红斑、水肿的基础上出现密集的粟粒大小丘疹、丘疱疹或小水疱，常融合成片，皮疹为多形性改变，界限不清。常因搔抓形成糜烂、渗出、结痂，如发生感染可形成脓疱。好发于头面部、手足、前臂、小腿及外阴、肛门等处，常呈对称分布。可伴局部淋巴结肿大及发热等表现。

2. 亚急性湿疹 急性炎症减轻后或治疗不及时，可进入亚急性阶段，也可起病即呈亚急性表现。皮疹面积较小，红肿及渗出较急性期有所减轻，皮损呈暗红色，以小丘疹、丘疱疹、鳞屑和结痂为主，伴明显瘙痒，病程较长。

3. 慢性湿疹 由急性、亚急性湿疹反复发作而形成，也可一开始就有慢性湿疹表现。患处皮肤在浸润性暗红斑基础上有丘疹、鳞屑，局部肥厚，表面粗糙，呈苔藓样变，可有抓痕、血痂，出现色素沉着或色素减退。病程缓慢，病情时轻时重。

（三）辅助检查

血常规检查可有白细胞计数增高、嗜酸性粒细胞百分比增高，必要时可行皮肤组织病理学检查。

（四）处理原则

积极消除病因，避免可疑致病因素；控制症状，减少复发。

1. 局部治疗 急性期无糜烂、渗出者，可用炉甘石洗剂；渗液多者，用3%硼酸溶液等冷湿敷，渗液减少后交替使用氧化锌油剂和糖皮质激素乳膏剂。亚急性期可选用糖皮质激素乳膏剂或糊剂。慢性期选用软膏剂、硬膏剂、酊剂等，可合用保湿剂等。

2. 全身治疗 根据病人情况和适应证选择合适的药物治疗，并注意药物使用禁忌证和不良反应。

【常见护理诊断/问题】

1. 舒适度改变 与湿疹引起剧烈瘙痒有关。

2. 皮肤完整性受损 与皮疹或搔抓引起皮肤破损有关。

3. 焦虑 与皮疹反复发作、迁延不愈有关。

4. 潜在并发症 感染。

【护理措施】

1. 寻找和去除病因 帮助病人寻找并避免接触诱发或加重的因素，结合系统性检查，若存在诱发湿疹的全身性疾病，应予以相应治疗。

2. 饮食护理 饮食清淡，给予高热量、高蛋白、高维生素、易消化饮食，忌食辛辣刺激性食物和鱼虾等易致敏食物。

3. 瘙痒的护理 消除刺激因素，避免用热水烫洗、碱性肥皂液洗涤及过度搔抓，可局部外用止痒剂。遵医嘱给予抗组胺药、镇静类药。

4. 用药护理 遵医嘱用药，指导病人正确掌握用药方法，观察局部皮肤变化，注意观察药物治疗效果及不良反应。

5. 预防继发性感染 保持皮肤的清洁卫生，加强对皮损部位的护理，必要时使用抗生素。

6. 心理护理 因为湿疹病程较长，易于复发，可使病人情绪低落、紧张、焦躁不安，而这些精神因素又可使湿疹加重。护士应关心病人，向病人介绍湿疹的基本知识，树立治愈疾病的信心，积极配合治疗。

7. 健康教育

（1）指导病人寻找和避免环境中的致敏物质。

（2）注意个人卫生，穿宽松、清洁、棉质的内衣裤。

（3）生活规律，调整心态，避免过度劳累和紧张。

（4）告知病人遵医嘱坚持用药，直至治愈。

三、荨麻疹病人的护理

荨麻疹（urticaria）是由皮肤、黏膜小血管扩张及通透性增加而发生的一种暂时性、局限性水肿，俗称"风疹块"。

【护理评估】

（一）健康史

荨麻疹病因复杂，发病机制分为免疫反应和非免疫反应，多数病人找不到确切的病因。常见病因如下。①食物及食品添加剂：如鱼虾、蟹贝、牛奶、蛋类等动物性蛋白，蕈类、番茄、大蒜等植物性食品，以及某些食品添加剂。②药物：如青霉素类、磺胺类、阿司匹林、阿托品、吗啡、奎宁、疫苗、血清制品等。③感染：微生物及寄生虫引起的急、慢性感染。④呼吸道吸入物及皮肤接触物：如花粉、灰尘、动物皮屑、蛇毒、昆虫毒素、荨麻等。⑤物理因素：如冷热刺激、日光、摩擦及压力等。⑥精神因素和内分泌改变：如精神紧张、情绪波动等。⑦系统性疾病：如类风湿关节炎、系统性红斑狼疮、恶性肿瘤等。

（二）身体状况

1. 急性荨麻疹 起病急，病人常突然自觉皮肤瘙痒，随即出现大小不等的圆形、椭圆形或不规则形风团，颜色可呈红色或苍白色，风团常融合成片，或泛发全身，亦可局限。持续时间一般不超过24小时，消退后不留瘢痕，但可反复发作。消化道黏膜受累时，可伴恶心、呕吐、腹痛、腹泻等症状；累及喉头、呼吸道时，可伴喉头水肿、呼吸困难，甚至窒息死亡。重者还会出现脉搏细速、脉压缩小、血压下降等过敏性休克症状。

2. 慢性荨麻疹 荨麻疹反复发作超过6周以上，而且每周发作至少2次。病人表现与急性荨麻疹相似，但全身症状一般较轻，有时可急性发作。

3. 特殊类型荨麻疹

（1）人工荨麻疹 又称皮肤划痕征。表现为用指甲搔抓或用钝器划过皮肤后，沿划痕出现条状隆起性风团。

（2）胆碱能性荨麻疹　多于运动、热刺激、情绪紧张、摄入热食或酒类后数分钟发生。皮疹为直径 1~3mm 大小的风团，周围有明显的红晕，散在分布，互不融合，多散发于躯干上部或四肢。常伴瘙痒或仅有瘙痒而无皮疹，偶然伴发乙酰胆碱的全身反应，重者可晕厥。

此外，还有日光性荨麻疹、压力性荨麻疹、热性荨麻疹、接触性荨麻疹、运动性荨麻疹等类型。

（三）辅助检查

血常规可见嗜酸性粒细胞增多。可做相关试验（如运动、热水、日光、冰块激发）、变应原检测等以进一步明确诱因。考虑与系统性疾病有关者可行相应检查。

（四）处理原则

查找和去除病因，避免各种诱发因素，予抗过敏和对症治疗。

1. 局部治疗　局部治疗一般以止痒为主要目的，常外用炉甘石洗剂等。

2. 全身治疗　根据不同类型的荨麻疹应用不同药物。

（1）急性荨麻疹　可选用抗组胺药，首选第二代 H_1 受体拮抗剂，联用钙剂和维生素 C；解痉药可用于伴有腹痛者；有感染者，进行抗感染治疗；病情严重者，立即抢救。

（2）慢性荨麻疹　应积极寻找发病诱因，以抗组胺药治疗为主。

（3）特殊类型荨麻疹　在服用抗组胺药的基础上，根据不同类型的荨麻疹选用不同的对症、对因治疗药物。

【常见护理诊断/问题】

1. 舒适度改变　与皮肤瘙痒有关。

2. 焦虑　与皮疹突发，反复发作、迁延不愈有关。

3. 潜在并发症　休克、喉头水肿、窒息等。

【护理措施】

1. 观察病情及急救配合　严密观察病情变化，监测生命体征，做好急救准备与配合。病人伴有休克、急性喉头水肿及呼吸困难者，立即平卧，吸氧，保持呼吸道通畅，积极配合医师急救；立即皮下或肌内注射0.1%肾上腺素，心脏病或高血压病人慎用；迅速建立静脉通道，肌注或静滴糖皮质激素如地塞米松，并配合其他处理；病人主诉咽部异物感时，提示病人有轻微喉头水肿，若出现呼吸困难、窒息等症状，提示病人已发生喉头水肿的危急情况，必要时协助医师行气管切开；病人发生心跳、呼吸骤停时，应立即行心肺复苏术。

2. 一般护理　发病期间，饮食宜清淡，营养丰富，富含维生素、易消化，忌进辛辣、酒等刺激性及可疑致病的饮食，酌情给予半流食；嘱病人多饮水，保持排尿、排便通畅；避免冷、热环境刺激，情绪激动和剧烈运动。

3. 用药护理　注意观察药物的不良反应，告知服用抗组胺药物的病人应禁止从事高空作业及驾驶工作，以免发生意外；应用静脉注射钙剂时要严格控制滴速，防止外漏；静滴糖皮质激素时滴速不宜过快；观察疗效，根据风团出现时间调整药物剂量。

4. 心理护理　急性荨麻疹病人因起病急，可伴有休克、喉头水肿等，病人容易出现焦虑、恐惧等。慢性荨麻疹病程长，易复发，难以治愈；应解除病人的精神负担，使其积极配合治疗。

5. 健康教育

（1）向病人介绍荨麻疹的防治知识，寻找诱发因素并加以避免。

（2）指导病人对瘙痒症状进行自我护理，坚持遵医嘱用药，注意观察药物的不良反应。

四、药疹病人的护理

药疹（drug eruption）亦称药物性皮炎，是药物不良反应中最常见的反应，是指药物经各种途径进入机体后，在皮肤黏膜上引起的炎症反应。

【护理评估】

（一）健康史

绝大部分药物在一定条件下都有引起药疹的可能。引起药疹的常见药物有：抗生素类、解热镇痛药、镇静催眠药、抗癫痫药、疫苗、各种血清制剂、抗痛风药以及某些中草药等。应详细了解病人既往有无药物过敏史，本次发病前用药情况如药物种类、剂量，用药时间、方法及停药时间等。

（二）身体状况

药疹的临床表现多种多样，临床上常见有以下几种类型。

1. 固定型药疹　皮损的发生具有固定性，好发于口唇、口周、龟头、肛门等处，亦常见于躯干、四肢等处。表现为水肿性斑疹或斑片，多为圆形或椭圆形，呈鲜红色或紫红色，境界清楚。炎症重者在红斑上可发生水疱或大疱，水疱破损后形成糜烂渗出性创面。皮损多为单发，也可多发，炎症消退后有色素沉着。病人多无全身症状，仅自觉轻度瘙痒。

2. 麻疹型或猩红热型药疹　是最常见的药疹。临床上麻疹型药疹的皮损形态与麻疹所致皮疹类似，猩红热型药疹的皮损形态与猩红热皮疹类似。皮疹泛发者可伴发热等全身症状，但较麻疹或猩红热轻。若未及时发现病因且治疗不及时，可进展为重型药疹。

3. 荨麻疹型药疹　较常见，皮疹与急性荨麻疹相似，但持续时间较长，可伴血清病样反应，有时也表现为慢性荨麻疹，严重时可出现过敏性休克。

4. 多形红斑型药疹　皮损为豌豆至蚕豆大小的水肿性红斑、丘疹，为圆形或椭圆形，中心呈紫红色（虹膜现象），常有水疱。皮疹对称分布，好发于四肢伸侧，病人自觉瘙痒。重者皮疹泛发全身，疼痛剧烈，可发展为重症多形红斑型药疹。

5. 大疱性表皮松解型药疹　是最严重的药疹，病人病死率最高。起病急，病情进展快。典型皮损为弥漫性暗红色或紫红色斑片，常初起于面、颈、胸部等处，迅速泛发全身，随即出现大小不等的水疱或大疱，疱壁松弛，稍擦即破而形成糜烂面，伴有大量渗出，可形成大面积表皮松解坏死，表现类似浅Ⅱ度烧伤，病人自觉疼痛明显。病人全身症状显著，重症病人可因感染、肝肾功能障碍、水与电解质紊乱等而死亡。

6. 剥脱性皮炎型药疹　亦属重型药疹，皮损开始多为麻疹样或猩红热样，皮损逐渐加重，出现全身皮肤弥漫性潮红、肿胀，伴有糜烂、渗出，可累及口腔黏膜和眼结膜。至2～3周后，红肿渐消退，全身皮肤脱屑呈鳞片状或落叶状，手、足部皮肤可呈手套、袜子样剥脱，毛发和指（趾）甲亦可脱落。病人全身症状明显严重时可合并支气管肺炎、肝损害、肾炎等，可因全身衰竭或继发感染而死亡。

（三）辅助检查

分为体内和体外试验两大类，体内试验包括皮肤试验和口服药物激发试验，有一定危险性，应在试验前准备抢救药物，禁用于速发型变态反应性药疹和重型药疹。体外试验方法有嗜碱性粒细胞脱颗粒试验、放射变应原吸附试验、淋巴细胞转化试验等。

（四）处理原则

停用一切可疑药物，加速药物及其代谢产物的排泄；对症及支持治疗；预防和积极治疗并发症。

1. 轻型药疹　停用致敏或疑似致敏药物，皮损多迅速好转。给予抗组胺药、维生素 C 等，必要时予小剂量泼尼松。好转后逐渐减量至停药。

2. 重型药疹　及时抢救，加强护理，减少并发症、降低死亡率。重型药疹要早期、足量应用糖皮质激素，纠正水、电解质和酸碱平衡紊乱，加强支持治疗。选用抗生素防治继发感染时，注意观察用药后的不良反应，避免药物交叉过敏。配合局部治疗。

【常见护理诊断/问题】

1. 皮肤完整性受损　与皮疹或搔抓引起皮肤破损有关。

2. 焦虑/恐惧　与突然发病、皮损严重、担心治疗效果等有关。

3. 营养失调　与代谢及消耗增加、口腔黏膜破溃等有关。

4. 潜在并发症　感染、水与电解质紊乱、器官功能衰竭等。

【护理措施】

1. 病情观察　密切观察皮损的变化和药物不良反应，危重病人应严密监测生命体征、记录每天液体出入量，注意监测水、电解质和酸碱平衡的变化及心、肝、肾等重要器官功能，做好急救准备。

2. 一般护理

（1）立即停用一切可疑药物，促进致敏药物的排泄。

（2）指导病人进食，给予高热量、高蛋白、富含维生素、易消化的流质或半流质饮食。加强支持疗法，维持血容量，必要时可输新鲜血液、血浆或人血白蛋白。

（3）保持呼吸道通畅，及时为病人翻身拍背，促进咳嗽、排痰。

（4）保持空气清洁和适宜的温度、湿度。保持皮肤清洁卫生，避免局部皮肤受到摩擦损伤。

（5）躁动不安者要专人护理，床上加护栏，必要时进行约束。

3. 皮损护理

（1）保持创面清洁、干燥，及时清除分泌物和坏死组织。大疱应在严格无菌操作下抽去疱液，保持疱壁的完整性。皮损广泛者采用干燥暴露疗法，注意保暖。协助病人翻身，局部垫置空心圈或气圈。

（2）重型药疹病人的眼、鼻、口和外生殖器黏膜易受累，要加强清洁和护理。病人眼部受累时，可用生理盐水定期冲洗，滴眼液滴入处置，睡前涂眼膏，避免发生结膜粘连，避免角膜暴露干燥而发生溃疡。注意检查口腔黏膜有无破溃或感染，每日做好口腔护理。

4. 心理护理　护士应多与病人交流，使病人了解药疹病情的发展过程，减轻恐惧感，积极配合治疗和护理。

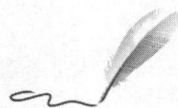

5. 健康教育

（1）宣传药疹的防治知识，避免病人盲目滥用药物。

（2）将致病药物记入病历首页或建立药物禁忌卡，并告知病人及家属要牢记，每次就诊时告知医师。

（3）用药时如出现瘙痒、灼热、红斑或原因不明的发热等表现，应立即停用可疑药物，并及时就诊。

第三节　感染性皮肤病病人的护理

一、脓疱疮病人的护理

脓疱疮（impetigo）俗称"黄水疮"，是一种由化脓性球菌引起的急性化脓性皮肤病，具有接触传染性，可在儿童中造成流行。

【护理评估】

（一）健康史

致病菌主要为金黄色葡萄球菌和（或）乙型溶血性链球菌。评估病人所生活的外界环境和卫生状况，近期是否有引起机体抵抗力低下的因素，是否有皮肤破损等。

（二）身体状况

1. 寻常型脓疱疮　多见于儿童。好发于头面部暴露部位，传染性强。初期局部皮肤出现红色斑点或丘疹，其上有小水疱，迅速变成脓疱，其周围可见明显的红晕。

2. 大疱型脓疱疮　好发于头面、躯干或四肢等暴露部位，初起为米粒大小的水疱，迅速变大，水疱很快变为脓疱，脓液沉积于疱底呈半月形，周围无明显红晕。本型发生于新生儿时，常伴高热，又称新生儿脓疱疮。

3. 深部脓疱疮　主要由溶血性链球菌引起，多发生于营养不良的儿童或老年人。皮损初起为脓疱，病变渐扩展到组织深部，表面可形成黑褐色痂壳，脱痂后形成溃疡，常伴有疼痛。

4. 葡萄球菌性烫伤样皮肤综合征（SSSS）　多累及婴儿，表现为红斑基础上出现松弛性水疱及大面积表皮剥脱，外观似烫伤样。

（三）辅助检查

血常规检查示白细胞计数及中性粒细胞比例增高，脓液培养可发现致病菌。

（四）处理原则

保持局部清洁，保护创面，消毒隔离。局部治疗以杀菌、消炎、干燥为主，重症病人予抗感染及对症支持治疗。

【常见护理诊断/问题】

1. 皮肤完整性受损　与皮疹或搔抓引起皮肤破损有关。

2. 焦虑　与皮损严重、病程长等有关。

3. 潜在并发症　自体接种感染、败血症、急性肾炎等。

【护理措施】

1. 病情观察　密切观察病人的生命体征，有无体温过高、过低，头痛、脉搏细速等全身感染征象，以及有无合并急性肾炎、肺炎、脑膜炎等征象。

2. 一般护理

（1）做好消毒隔离措施，避免接触传染，护理病人时应穿隔离衣、戴手套。及时消毒周围环境及被污染的衣物及用品，换药后敷料应焚烧或灭菌处理。

（2）保持皮肤、床铺的清洁，避免搔抓和摩擦患处。

（3）加强营养，提高机体抵抗力，适当限制高糖食物。

3. 创面护理　保持皮肤的完整性，注意创面清洁，按医嘱正确用药。脓疱未破溃时，可外用炉甘石洗剂；脓疱较大时，先消毒局部皮肤，再抽疱液。避免脓液外溢至正常皮肤上，以防自体接种感染。

4. 健康教育

（1）病人应隔离，不与别人密切接触，防止交叉感染。

（2）在托儿所、幼儿园等集体场所一旦发现脓疱疮患儿，应立即隔离治疗。

（3）注意皮肤卫生，勤洗澡，勤换衣物。

（4）及时治疗瘙痒性皮肤病。

二、浅部真菌病病人的护理

浅部真菌病（superficial mycosis）是皮肤癣菌侵犯表皮、毛发、甲板而引起的真菌性皮肤病，又称皮肤癣病，简称癣。

【护理评估】

（一）健康史

浅部真菌主要指皮肤癣菌，主要通过与癣病病人或患癣动物有直接或间接接触而传染。了解病人的居住环境和卫生状况，询问病人是否与患癣病的人或动物密切接触，是否接触被病人污染的物品，是否长期使用糖皮质激素、广谱抗生素等药物，是否患有糖尿病、慢性消耗性疾病等。

（二）身体状况

按其侵犯部位，临床可分为头癣、体癣、股癣、手癣、足癣和甲癣等。

1. 头癣

（1）黄癣　起初皮损为覆有鳞屑的针尖大小淡黄红色斑点，以后干燥结痂，形成淡黄色的厚痂，伴有鼠臭味。如不及时医治可破坏毛囊，愈后可形成萎缩性瘢痕及永久性脱发。

（2）白癣　典型表现为灰白色鳞屑性斑片，境界清楚，皮损周围可出现数片较小的相同损害。斑内头发长出头皮约5mm左右即易折断，病发根部包绕灰白色菌鞘。至青春期可自愈，不留瘢痕。

（3）黑点癣　较少见，病发刚长出头皮即折断，毛囊口处断发呈黑点状。病程长，可经久不愈，治愈后常形成瘢痕及永久性脱发。

2. 体癣、股癣　体癣发生于除头皮、毛发、掌跖、甲板以外的光滑皮肤，典型皮损表现为单环形或多环形鳞屑型斑片，境界清楚，皮损边缘分布丘疹、水疱，中央炎症消退。股癣发生于腹股沟、会阴、肛周和臀部，伴剧烈瘙痒，多见于男性或久坐者。

3. 手癣和足癣　是最常见的皮肤癣菌感染，常伴有瘙痒症状。

（1）水疱型　好发于指（趾）间、掌跖、足侧缘，皮损初起为针尖大小深在水疱，壁厚不易破溃。成群或散在分布，数天后疱液干涸，呈领圈状或片状脱屑。

（2）浸渍糜烂型　好发于指（趾）间缝。患处皮肤浸渍变白，表皮剥脱后可见红色糜烂面，继发细菌感染后有臭味。

（3）角化过度型　好发于足跟及掌跖，患处皮肤增厚、粗糙、脱屑、干燥，易发生皲裂而引起疼痛。冬季症状明显。

4. 甲癣　患甲变色、浑浊，甲板增厚、变脆，表面高低不平，甲前缘残缺不齐。逐渐累及整个甲板，呈灰白色或灰褐色。可由 1～2 个甲累及其他或全部甲。

（三）辅助检查

取病变处鳞屑或甲屑直接镜检，可见真菌的菌丝和孢子，可做真菌培养明确致病真菌类型。

（四）处理原则

抗真菌治疗，选择有效抗真菌药，保持局部清洁、干燥，防止并发症。

1. 头癣　对头癣病人进行剪发、洗头、服药、搽药和消毒的综合治疗，严格床边隔离。

2. 体癣和股癣　用温水清洁后可外用酮康唑、咪康唑等，皮损广泛者在局部治疗的基础上可口服伊曲康唑等。

3. 手癣和足癣　以外用抗真菌药物治疗为主。

4. 甲癣　抗真菌外用药物治疗和全身治疗联用。

【常见护理诊断/问题】

1. 皮肤完整性受损　与皮疹或搔抓引起皮肤破损有关。

2. 舒适度改变　与皮损引起瘙痒、疼痛有关。

3. 潜在并发症　感染。

4. 知识缺乏　缺乏疾病相关知识。

【护理措施】

1. 一般护理　保持皮肤清洁、干燥，避免搔抓及各种不良刺激。加强隔离消毒，病人的衣物、鞋袜、被服、生活用品等需要严格消毒，不与别人共用。头癣病人严格床边隔离。

2. 用药护理　指导病人合理用药，密切观察药物的不良反应。两性霉素 B 可引起寒战、高热、肾损害等；伊曲康唑可引起胃肠道反应、氨基转移酶升高等；酮康唑有较严重的肝脏毒性；氟康唑可引起皮损、胃肠道反应等。病人服药期间，每个月应定期检查肝功能及血常规，若有异常须及时报告医师。

3. 心理护理　耐心向病人解释疾病的预防、治疗和转归，消除病人的思想顾虑，取得病人的配合。对永久性秃发者，可建议病人佩戴假发，以使其保持良好心态。

4. 健康教育

（1）指导病人在治疗的同时应将内衣、毛巾、鞋袜、帽子等进行煮沸消毒或暴晒处理。

（2）保持环境清洁，经常开窗通风，避免潮湿。

（3）注意个人卫生，勤洗澡，勤换衣物、鞋袜；不去卫生条件差的浴室、泳池。

（4）避免与患癣病宠物接触，动物患癣病也应积极治疗。

（5）向病人及家属强调坚持按疗程进行正规治疗的必要性。

三、带状疱疹病人的护理

带状疱疹（herpes zoster）是由水痘－带状疱疹病毒感染引起的病毒性皮肤病，以局限性簇集性水疱为主要特征，多伴有神经痛。

考点提示
带状疱疹的病原体是水痘－带状疱疹病毒。

【护理评估】

（一）健康史

初次感染水痘－带状疱疹病毒后，大多数病人没有症状，然后病毒可潜伏于脊髓后根或脑神经节细胞内。当机体受到某些诱因刺激导致免疫功能下降时，病毒大量增殖，使受侵犯的神经发生炎症反应，在相应神经节段支配区域出现水疱。了解病人近期是否有发热、受凉、劳累、使用免疫抑制剂等使机体抵抗力下降的因素，有无系统性红斑狼疮、恶性肿瘤等病史。

（二）身体状况

典型症状发生前可有低热、全身不适、食欲减退等前驱表现。病人可自觉患处不适、疼痛，持续数日后，患处常先出现红斑，随即出现群集的小水疱或丘疱疹，周围有红晕，沿神经走向呈带状排列，皮疹一般不超过躯干中线。本病有自限性，一般 2~4 周后自愈。神经痛是本病特征之一，可在皮疹前发生或伴随皮疹出现，部分病人在皮疹消退后，疼痛仍可持续数月或更久。免疫力严重低下者，皮疹可引起播散。

（三）辅助检查

1. 细胞学检查　皮损刮取物涂片进行细胞学检查可找到多核巨细胞和核内包涵体。

2. 病毒学检查　分离和鉴定出水痘－带状疱疹病毒可确诊该病毒感染。

（四）治疗原则

抗病毒、止痛、消炎，防止继发感染，防治并发症。

【常见护理诊断/问题】

1. 皮肤完整性受损　与皮疹或搔抓引起疱壁破损有关。

2. 急性疼痛　与病毒侵犯神经和皮肤黏膜有关。

3. 潜在并发症　感染。

【护理措施】

1. 消毒隔离　本病可引起接触传染，应采取必要的消毒隔离措施，避免交叉感染。

2. 皮损的护理　卧床休息，可取健侧卧位以避免疱疹受压，保持皮肤清洁，预防感染。疱疹未破溃时外搽炉甘石洗剂或阿昔洛韦软膏等。若疱疹破溃伴渗出，可酌情以 3% 硼酸溶液湿敷。继发感染者外用抗生素药膏。眼部受累时，应密切观察病人眼部症状和视力变化，做好眼部护理。保持眼部的清洁卫生，及时清除分泌物，遵医嘱按时使用抗病毒眼药，警惕角膜炎、全眼球炎、脑膜炎等并发症。

3. 疼痛的护理　分散病人注意力，遵医嘱予红外线、紫外线等物理治疗，可缓解疼痛、缩短病程、提高疗效。疼痛剧烈者遵医嘱使用止痛药治疗，辅以心理护理。

4. 心理护理　安慰病人，向病人宣教疾病的防治知识，指出本病有自限性，帮助病人树立信心，配合治疗。

5. 健康教育

（1）注意劳逸结合，参加体育锻炼，增强身体素质，提高机体抵抗力。

（2）讲解带状疱疹和后遗神经痛的相关知识，并做好解释工作。

四、疥疮病人的护理

疥疮（scabies）是由疥螨引起的接触传染性皮肤病。

【护理评估】

1. 健康史　疥螨寄生在表皮角质层内，白天潜伏，夜间活动。受精后的雌疥螨常于皮肤较薄部位的角质层内掘出隧道，疥螨对皮肤的机械性损伤以及其所分泌的毒素和排泄物等可引起皮肤剧烈瘙痒。传染性较强，主要通过直接与病人接触而传染，如同卧和握手等，成人也可通过性接触传染；其次也可经间接接触传染，如使用被病人污染的被服、用品等。

2. 身体状况　疥螨常侵犯皮肤薄嫩部位，如指缝、腕部、肘窝、腋窝、乳房下、大腿内侧、下腹部、外生殖器等处。病人自觉瘙痒明显，以夜间为剧。基本损害为约针头大小的丘疹、丘疱疹、小水疱等，在皮损附近可见灰白色或浅黑色线状隆起的隧道。阴囊、阴茎、龟头等处可出现绿豆大小的暗红色疥疮结节。反复搔抓可引起表皮剥脱性损害，易继发感染而发生脓疱疮、淋巴结炎等。少数病人可并发肾炎。

3. 辅助检查　显微镜检查发现疥螨或虫卵可确诊。

4. 治疗原则　主要是杀虫、止痒、消炎和防止继发感染，以外用药物治疗为主。

【常见护理诊断/问题】

1. 睡眠型态紊乱　与夜间剧烈瘙痒有关。

2. 焦虑　与疾病反复发作、具有传染性有关。

3. 潜在并发症　感染。

【护理措施】

1. 隔离消毒　及时隔离病人，凡病人用过的物品应煮沸消毒，污染的衣物、被褥要烫洗灭虫并在日光下暴晒。

2. 局部治疗的护理　指导病人正确用药，要求病人搽药前先用温水和肥皂洗澡，用药期间不洗澡、不更衣，疗程结束后方可洗澡、更衣。搽药时应从颈部至足部外搽全身皮肤，常用的外用药物有10%硫黄软膏（婴幼儿应用浓度为5%）、25%苯甲酸苄酯乳剂等，注意药物的适应证和禁忌证，合理用药。若药物引起刺激反应，应及时调整用药。

3. 健康教育

（1）注意个人卫生，未治愈前应避免与他人身体接触、不去公共泳池游泳。

（2）共同生活的家庭或集体内病人要同时治疗。

（3）指导病人及家属正确使用外用药物，注意药物不良反应。

第四节　其他皮肤病病人的护理

一、慢性单纯性苔藓病人的护理

慢性单纯性苔藓（lichenoides simplex chronicus）又称神经性皮炎，是一种以皮肤苔藓样变伴阵发性剧烈瘙痒为临床特征的慢性炎症性皮肤病。

【护理评估】

（一）健康史

病因目前尚不清楚，可能与个体因素、大脑皮层抑制和兴奋功能失调有关。此外，多种内、外因素可促发或加重病情，包括局部刺激因素（如搔抓、摩擦、日晒等）、精神因素（如紧张、焦虑、过度劳累等）、内分泌紊乱、进食辛辣刺激性食物、胃肠功能失调等。

（二）身体状况

1. 局限型慢性单纯性苔藓　中青年多见，表现为局部皮肤阵发性瘙痒，搔抓或摩擦后可出现皮疹。皮损初为成群粟粒至米粒大小的扁平丘疹，圆形或多角形，逐渐融合形成境界较清楚的苔藓样变区，呈淡红色、淡褐色或正常肤色，表面光滑或覆少量鳞屑。因反复搔抓，常伴有抓痕、血痂、色素沉着或继发感染。好发于颈项部、背部、肘部、腰骶部等部位。慢性病程，时轻时重，反复发作。

2. 泛发型慢性单纯性苔藓　多见于中老年人，皮损与局限型相似，新旧皮损同时可见，广泛分布于头部、躯干、四肢等处，皮损及周围常见抓痕、血痂，可继发感染。慢性病程，迁延难愈，易于复发。

（三）辅助检查

皮肤组织病理学检查有助于诊断。

（四）处理原则

止痒、避免各种刺激，配合药物和心理治疗。

1. 局部治疗　合理应用止痒剂、焦油类、糖皮质激素软膏剂、乳膏剂或溶液，可用泼尼松龙或曲安奈德局部封闭，皮损面积广泛者可进行药浴、光化学疗法等。根据皮损的类型和部位选择合适的外用药物治疗，眼周等特殊部位的皮损在局部用药时要谨慎。

2. 全身治疗　常用抗组胺药配合维生素 E、维生素 B、谷维素等一起口服。瘙痒剧烈影响睡眠者可加用镇静催眠药，病情顽固、皮损泛发者可进行普鲁卡因静脉封闭治疗。

【常见护理诊断/问题】

1. 焦虑　与慢性病程、反复发作有关。

2. 睡眠型态紊乱　与剧烈的瘙痒有关。

【护理措施】

参见本章第二节"接触性皮炎病人的护理"。

二、银屑病病人的护理

银屑病（psoriasis）是一种常见由免疫介导的慢性复发性炎症性皮肤病，俗称"牛皮癣"。以鳞屑性红斑、斑块为典型皮损表现。好发于青壮年，易复发，冬季高发或加重，夏季多缓解。

【护理评估】

（一）健康史

银屑病的病因尚不完全清楚。目前认为其发病可能与多因素相互作用有关，如遗传因

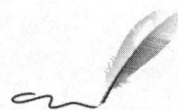

素、环境因素、免疫因素等。询问病人有无银屑病家族史。评估病人的生活和工作环境，发病前有无感染、精神紧张、外伤、手术、妊娠、分娩等诱发或加重因素。了解病人的用药史，有无使用糖皮质激素、免疫抑制剂过程中突然停药史。

（二）身体状况

银屑病可分为以下四型。

1. 寻常型银屑病　此型临床最多见，多见于青壮年。基本损害为鳞屑性红斑，初起为红色丘疹或斑丘疹，逐渐扩展并融合成边缘清楚的斑块，表面覆盖多层鳞屑，鳞屑呈银白色，刮之犹如轻刮蜡滴一样，故称蜡滴现象；刮去鳞屑后可见淡红色半透明薄膜，称薄膜现象；再剥去薄膜，由于毛细血管被刮破，则可见露珠状小出血点，称为点状出血现象（Auspitz 征）。皮损呈点滴状、钱币状、地图状，病人自觉瘙痒。皮损好发于头皮和躯干、四肢伸侧等处，对称分布或泛发。累及头皮者，鳞屑较厚，头发成束状（"束状发"征）。按病情发展可以分为进行期、静止期、消退期。

2. 脓疱型银屑病　可分为泛发性及局限性两型。

（1）泛发性脓疱型银屑病　常急性发病。多在寻常型银屑病皮肤损害的基础上并发出现成群针头至粟粒大小的黄白色无菌小脓疱，密集分布，可扩大融合形成"脓湖"。病人常伴有畏寒、高热、关节肿痛、白细胞增多等全身表现。病情可反复发作，也可因继发感染、电解质紊乱、肝肾功能损害、全身衰竭而危及生命。

（2）局限性掌跖脓疱型银屑病　皮损局限于手掌或足跖，指（趾）甲常受累。表现为红斑基础上的粟粒样大小脓疱，对称分布。1~2 周后脓疱干涸结痂并脱落，可出现小片鳞屑，鳞屑下可有新的脓疱发生。病情反复发作，长期不愈。

3. 关节病型银屑病　除有银屑病特征性皮损外，出现非对称性外周关节炎，任何关节均可受累。可表现为关节红肿、疼痛、功能障碍，严重时可有关节畸形。

4. 红皮病型银屑病　表现为原有皮损发红，迅速波及全身，全身皮肤弥漫性潮红、浸润肿胀，表面覆有大量糠麸状鳞屑，鳞屑不断脱落，皮损之间可见片状正常皮肤的"皮岛"。血清类风湿因子常为阴性。常伴发热及浅表淋巴结肿大、白细胞计数增高等全身表现，大量脱屑的病人可出现低蛋白血症。

（三）辅助检查

1. 组织病理学检查　有一定的诊断价值。

2. X 线检查　有助于诊断关节病型银屑病。

（四）处理原则

避免各种诱发或加重因素，配合心理治疗。轻者以外用药物治疗为主，重者可进行全身治疗，同时辅以物理疗法等治疗。

1. 局部用药　急性期避免日光照射，避免使用刺激性强或浓度高的药物，应根据皮损炎症情况和皮损部位选择适宜的外用药，如糖皮质激素软膏剂或乳膏剂、维 A 酸类软膏剂、维生素 D_3 衍生物制剂、角质层促成剂等。

2. 全身用药　维 A 酸类药物可用于银屑病的各种类型；免疫抑制剂可用于红皮病型、

脓疱型及关节病型银屑病，用药时注意毒副作用；短期使用糖皮质激素可酌情用于红皮病型、急性关节病型或泛发性脓疱型银屑病伴有严重全身症状者的治疗，一般情况下不主张用于寻常型银屑病；伴发感染者可应用抗生素类药物；瘙痒明显者可用抗组胺药。

3. 其他治疗　可采用中医中药治疗、物理疗法、光化学疗法等，近年来生物制剂在治疗重型银屑病中取得较好的疗效。

【常见护理诊断/问题】

1. 皮肤完整性受损　与皮疹或搔抓引起皮肤破损有关。

2. 自我形象紊乱　与皮损出现在身体暴露部位而影响外观有关。

3. 焦虑　与病程长、疾病容易复发有关。

4. 睡眠型态紊乱　与皮损瘙痒、疼痛有关。

【护理措施】

1. 一般护理　注意休息，避免过度劳累；进食低脂肪、高热量、高蛋白、高维生素饮食，戒烟酒、浓茶、咖啡，忌食辛辣刺激性食物、海鲜。

2. 皮肤护理　保持皮肤的清洁，避免搔抓和热水烫洗，选择宽松、棉质衣服，避免机械性摩擦。床铺保持平整、清洁卫生，保持室内空气流通，及时清扫皮屑。

3. 用药护理

（1）局部用药护理　在每次用药前可用温水洗去药膏和鳞屑，软化皮损。急性期避免使用刺激性强或浓度高的药物，用药应从低浓度、小面积开始。皮损较大时，可分区、分批用药，避免药物吸收过多而中毒。进行光疗时治疗当日避免日晒，全身照射者要佩戴防护眼镜、遮挡会阴部位。

（2）全身用药护理　严密观察药物的不良反应。维A酸类药物可有致畸胎、肝功能损害、骨骺早期闭合、皮肤黏膜干燥等不良反应。免疫抑制剂如甲氨蝶呤、环孢素或雷公藤多苷可引起骨髓抑制、肝功能损害等不良反应，应定期复查血、尿常规与肝功能指标，如白细胞过少应停药并遵医嘱用升白细胞药。应用糖皮质激素可引起局部和全身不良反应，长期用糖皮质激素者若突然停药会出现反跳现象，还可能诱发脓疱型或红皮病型银屑病。因此，应严格遵守医嘱，用药剂量、时间必须准确，密切观察用药情况。若出现药物不良反应要及时停药。

4. 心理护理　病人因病情反复发作，疗效欠佳，易产生焦虑、悲观、抑郁等表现。护士应与病人建立良好的护患关系，耐心、细致解释疾病的性质，介绍基本知识，消除患者的思想顾虑，树立信心，积极配合治疗与护理。

5. 健康教育

（1）协助病人寻找并去除各种诱发和加重因素，嘱病人避免相关诱发因素。

（2）指导病人正确搽药方法及注意事项，嘱病人按时用药，不滥用药物或随意增减剂量。

（3）关节病型银屑病要加强肢体关节的功能锻炼，防止关节僵硬、变形。

本章小结

皮肤是人体最大的器官，被覆于体表。皮肤由表皮、真皮和皮下组织组成。皮肤有屏障、吸收、分泌、排泄、代谢、免疫、感觉和调节体温等生理功能。皮肤病的症状包括局部症状及全身症状，瘙痒是皮肤病最常见的症状。皮损分为原发性和继发性两大类。皮肤病的治疗方法主要包括系统药物治疗、外用药物治疗、物理治疗和手术治疗等。常用外用药物的治疗原则：正确选用药物种类、剂型，向病人具体解释用法和注意事项。指导病人合理使用外用药物，做好健康宣教。

接触性皮炎的发生与原发性刺激物和接触性致敏物有关，可分为急性、亚急性、慢性接触性皮炎。急性接触性皮炎表现为接触部位境界清楚的红斑、丘疹或丘疱疹，伴瘙痒或灼痛。治疗原则为积极查找病因、脱离接触物并积极对症处理。着重做好饮食、瘙痒等的护理，注意抗组胺药等药物的不良反应。

湿疹的病因复杂，可能与多种内、外因素有关，具有明显渗出倾向，可分为急性、亚急性、慢性湿疹。治疗原则为积极查找并去除病因，避免可疑致病因素，控制症状，减少复发。主要的护理措施与接触性皮炎相似。

荨麻疹的病因复杂。急性荨麻疹起病急，出现大小、形态不一的风团，持续时间一般不超过24小时。病情严重时可伴消化道、呼吸道等全身症状，甚至发生喉头水肿、过敏性休克等。慢性荨麻疹的病程超过6周以上。此外还有特殊类型荨麻疹。进行变应原检测等以查找诱因。在护理中要严密观察病人的病情变化，做好急救准备，若病人出现休克或喉头水肿等危急情况要立即抢救。

药疹是药物不良反应中最常见的一种反应。绝大多数药物在一定条件下都可以引起药疹。常见类型有固定型药疹、麻疹型或猩红热型药疹、多形红斑型药疹、大疱性表皮松解型药疹、剥脱性皮炎型药疹等。可根据病人情况选择体内或体外试验来协助诊断。药疹的治疗首先要停用一切可疑药物。在护理中要密切观察病人的病情变化和用药后的不良反应。重型药疹病人应严密监测生命体征，及时抢救，加强护理。

脓疱疮的常见病原体是金黄色葡萄球菌或乙型溶血性链球菌，临床上常见类型有寻常型脓疱疮、大疱型脓疱疮、深部脓疱疮、葡萄球菌性烫伤样皮肤综合征等，有接触感染和自体接种的特点。治疗和护理时注意消毒隔离，做好皮损的护理，预防及早期处理并发症。

浅部真菌病的病原体是皮肤癣菌，临床上可分为头癣、体癣、股癣、手癣、足癣、甲癣等。可通过皮屑或甲屑直接镜检明确诊断，必要时可做真菌培养。治疗和护理中注意消毒隔离，避免发生交叉感染或癣病的复发。注意观察全身应用抗真菌药的不良反应，嘱病人定期复查。

带状疱疹的病原体是水痘-带状疱疹病毒，典型表现为皮肤黏膜局限性群集的小水疱或丘疱疹，沿单侧周围神经呈带状分布，常伴有明显的神经痛。若累及视神经、面神经、听神经可出现相应症状。进行病毒学检查可分离出该病毒。治疗和护理中要做好消毒隔离工作，做好皮损的护理，观察病人眼、耳症状和视力变化等，及早发现并发症。做好病人后遗神经痛的解释工作。

疥疮由疥螨引起，好发于皮肤薄嫩部位，夜间瘙痒明显，在显微镜下找到疥螨或虫卵即可确诊。该病可以经过直接接触传染、间接接触传染、性接触传染等。在护理过程中要加强消毒隔离，做好卫生宣教；指导病人正确使用外用药物，注意药物的不良反应。

慢性单纯性苔藓的病因不明，临床上可分为局限型和泛发型，治疗中要避免各种刺激，配合药物和心理治疗。

银屑病的病因不明，分为寻常型、脓疱型、关节病型及红皮病型银屑病，以寻常型最多见。寻常型银屑病有蜡滴现象、薄膜现象、点状出血现象（Auspitz 征）等，可以分为进行期、静止期和消退期。治疗原则为避免各种诱发因素，配合心理治疗。做好皮肤护理，注意维 A 酸类、糖皮质激素等治疗药物可能引起的不良反应。告知病人避免滥用或不合理应用皮质类固醇激素及免疫抑制剂。

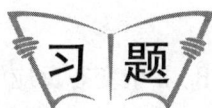

习 题

一、选择题

【A1/A2 型题】

1. 皮肤附属器不包括以下哪项

  A. 毛囊   B. 皮脂腺   C. 汗腺

  D. 立毛肌   E. 指（趾）甲

2. 诊断接触性皮炎最常做的皮肤试验是

  A. 皮肤划痕试验   B. 皮肤斑贴试验   C. 皮内敏感试验

  D. 被动转移试验   E. 食物排除试验

3. 荨麻疹的皮损特征是

  A. 风团   B. 丘疹   C. 斑疹

  D. 疱疹   E. 结节

4. 接触性皮炎最好发于

  A. 暴露部位   B. 遮盖部位   C. 臀部

  D. 接触部位   E. 颈部

5. 下列哪一项属于原发性皮损

  A. 糜烂   B. 鳞屑   C. 浸渍

  D. 萎缩   E. 丘疹

6. 急性湿疹伴大量渗出时最好选择哪种剂型

  A. 洗剂   B. 乳膏剂   C. 酊剂

  D. 溶液   E. 粉剂

7. 疥疮的主要自觉症状是

  A. 剧痒，夜间尤其明显   B. 瘙痒，日晒后加重   C. 剧痒，白天尤其明显

  D. 瘙痒，搔抓后加重   E. 明显疼痛

8. 带状疱疹是由下列哪种病毒引起的

  A. 单纯疱疹病毒   B. 水痘 - 带状疱疹病毒   C. 人乳头瘤病毒

D. 柯萨奇病毒　　　　　　　　E. 流感病毒

9. 慢性单纯性苔藓的常见皮损为

　　A. 糜烂　　　　　　B. 瘢痕　　　　　　C. 萎缩

　　D. 风团　　　　　　E. 苔藓样变

10. 对寻常型银屑病具有诊断价值的临床特征是

　　A. 同形反应　　　　B. 红斑、鳞屑　　　C. 针刺反应

　　D. 脓疱　　　　　　E. 蜡滴现象、薄膜现象和点状出血现象

11. 银屑病在临床上可分为

　　A. 急性、亚急性和慢性三型　　　　B. 寻常型、增殖型、落叶型、红斑型

　　C. 重型和轻型　　　　　　　　　　D. 寻常型、脓疱型、关节病型、红皮病型

　　E. 急性和慢性

12. 接触性皮炎属于

　　A. Ⅰ型变态反应　　B. Ⅱ型变态反应　　C. Ⅲ型变态反应

　　D. Ⅳ型变态反应　　E. 非变态反应

13. 头皮出现散在小片状鳞屑斑，病发刚长出头皮即折断，应考虑

　　A. 石棉状癣　　　　B. 黑点癣　　　　　C. 黄癣

　　D. 白癣　　　　　　E. 脓癣

14. 股癣发生的部位不包括

　　A. 腹股沟　　　　　B. 会阴　　　　　　C. 肛周

　　D. 大腿　　　　　　E. 臀部

15. 亚急性皮炎病人，皮损处有少量渗出，宜选用的外用药剂型是

　　A. 溶液　　　　　　B. 粉剂　　　　　　C. 糊剂

　　D. 酊剂　　　　　　E. 硬膏剂

16. 关于皮肤的保护措施，下列哪项错误

　　A. 勤洗澡、理发，保持皮肤清洁　　　B. 不滥用外用药和化妆品

　　C. 皮肤干燥、瘙痒时用肥皂、热水烫洗　D. 不共用衣被和其他生活用品

　　E. 避免接触刺激或致敏物

17. 常见引起脓疱疮的细菌种类是

　　A. 金黄色葡萄球菌　B. 结核杆菌　　　　C. 麻风杆菌

　　D. 破伤风梭菌　　　E. 大肠埃希菌

18. 疥疮的主要传播途径是

　　A. 血液传播　　　　B. 直接接触传播　　C. 母婴传播

　　D. 消化道传播　　　E. 虫媒传播

19. 刘某，女，40岁，双手背出现红色斑丘疹，皮肤浸润增厚，手掌皮肤干燥伴有皲裂，指甲变厚，病人自觉瘙痒剧烈，真菌检查阴性。考虑为

　　A. 手癣　　　　　　B. 慢性湿疹　　　　C. 荨麻疹

　　D. 接触性皮炎　　　E. 手-足-口病

20. 男性，25岁，皮损表现为对称分布的水肿性红斑、丘疹，虹膜现象阳性，发病1周前曾在某诊所输液。临床考虑为

    A. 麻疹型药疹   B. 猩红热型药疹   C. 多形红斑型药疹

    D. 大疱性表皮松解型药疹   E. 固定型药疹

【A3/A4 型题】

(21~23 题共用题干)

男性，35 岁，晚餐进食鱼虾后 1 小时自觉全身皮肤瘙痒，出现大小不等的红色风团，并逐渐扩大、融合成片，发生和消退均较快，伴腹痛、胸闷、呼吸困难。既往无特殊病史。

21. 该病人最可能的诊断是

    A. 急性阑尾炎   B. 湿疹   C. 胃肠炎

    D. 痢疾   E. 急性荨麻疹

22. 该病的皮损持续时间一般不超过

    A. 6 小时   B. 12 小时   C. 18 小时

    D. 24 小时   E. 48 小时

23. 应立即给予哪项治疗

    A. 皮下注射 0.1% 肾上腺素 0.5ml、吸氧   B. 肌注阿托品

    C. 3% 硼酸溶液湿敷   D. 口服抗生素

    E. 口服抗组胺药

二、思考题

张某，男，35 岁，头皮、四肢鳞屑性红斑伴关节疼痛 1 年。查体：头皮及四肢伸侧被覆有银白色鳞屑的红斑、丘疹，手、腕、足等小关节红肿、疼痛，呈梭形肿胀。X 线检查显示受累关节边缘被侵蚀，病人血沉增快，类风湿因子阴性。

请问：

1. 病人可能是什么疾病？

2. 病人目前存在的最主要护理问题是什么？

3. 护士应采取哪些护理措施？

（杨　丽）

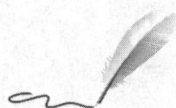

第二十七章 性传播疾病病人的护理

学习目标

1. **掌握** 梅毒、淋病、非淋菌性尿道炎、尖锐湿疣的护理评估及护理措施的内容和方法。
2. **熟悉** 梅毒、淋病、非淋菌性尿道炎、尖锐湿疣的护理诊断/问题。
3. **了解** 梅毒、淋病、非淋菌性尿道炎、尖锐湿疣的病理生理概要和护理目标。
4. 能运用相关知识对性传播疾病病人进行有效的健康教育。
5. 具有敏锐的观察能力、沟通能力以及人文关怀能力。

第一节 梅毒病人的护理

案例导入

李某，男，45岁，"感冒"后全身皮疹半个月。2个月前龟头处曾长出一黄豆大小的无痛性硬结，后破溃形成小溃疡，1个月后硬结自行消失。病人近日"感冒"后全身出现皮疹，皮损逐渐增多伴肛周瘙痒，来我院就诊。病人有不洁性交史。入院检查：T 36.7℃，躯干、四肢等部位可见铜红色丘疹，压之不褪色，红斑表面未见明显鳞屑，分布对称，肛周可见数个蚕豆大小的湿润扁平隆起疣状物，双侧腹股沟淋巴结肿大、无压痛。实验室检查：梅毒血清免疫学试验阳性。

请问：
1. 护士应如何做好护理评估工作？评估时应注意哪些沟通礼仪？
2. 病人目前存在的主要护理问题是什么？护士应采取哪些护理措施？
3. 如何给该病人进行健康教育？

梅毒（syphilis）是由梅毒螺旋体引起的一种慢性系统性性传播疾病。本病可侵犯全身各组织器官，造成多器官损害，产生多种多样的症状和体征。

【护理评估】

（一）健康史

梅毒螺旋体又称苍白螺旋体，致病能力可能与其表面的黏多糖酶有关，黏多糖酶可对富含黏多糖的组织如皮肤、眼、胎盘、脐带等造成破坏。梅毒螺旋体存在于病人的皮损、血液、精液、乳汁和唾液中。性接触和垂直传播为主要传染途径，少数通过接吻、哺乳、握手、接触被病人污染的衣物用具或医疗器械等而传染。

（二）身体状况

根据传染途径，梅毒可分为后天性（获得性）梅毒和先天性（胎传）梅毒。依据病程（2 年为界）分为早期（一、二期）梅毒和晚期（三期）梅毒。

1. 后天性梅毒

（1）一期梅毒　潜伏期 2~4 周，平均为 3 周，主要临床特征为硬下疳和硬化性淋巴结炎。初起为单个暗红色斑丘疹或丘疹，数天内形成硬结，其表面可发生坏死，形成单个边界清楚的圆形或椭圆形无痛性溃疡，触之如"软骨样"质感。溃疡直径 1~2cm，表面呈肉红色，渗出少量浆液性分泌物，内含大量梅毒螺旋体，传染性极强，多发生在外生殖器部位。未经治疗者经 3~6 周后可自然愈合。硬下疳发生后 1~2 周可出现硬化性淋巴结炎，部分病人腹股沟或患处周围淋巴结肿大、质硬，无红肿、破溃，与周围组织无粘连，一般无疼痛。

（2）二期梅毒　一期梅毒未治疗或治疗不彻底，梅毒螺旋体进入血液循环引起全身皮肤黏膜损害，也可侵犯眼、骨骼、内脏、神经系统等，病人表现轻重不一。皮肤黏膜损害主要表现为梅毒疹、扁平湿疣、梅毒性秃发及黏膜损害：①梅毒疹缺乏特异性，呈红色、紫色或铜红色，压之不褪色，多呈泛发性、对称性分布，内含大量梅毒螺旋体，传染性强。②扁平湿疣好发于肛门周围、外生殖器、会阴、腹股沟等易摩擦和潮湿的部位，由扁平丘疹扩大或融合而形成，界限清楚，表面糜烂，有少量渗液，内有大量梅毒螺旋体。③梅毒性秃发表现为虫蚀状、小片状的局限性或弥漫性脱发，与梅毒螺旋体侵犯毛囊有关。④黏膜损害主要分布于口腔、舌、咽、喉部及生殖器等部位。

（3）三期梅毒　又称晚期梅毒。可出现结节性梅毒疹、梅毒性树胶肿等皮肤黏膜损害，以树胶肿多见。梅毒性树胶肿是三期梅毒的标志，破坏性最强。此外，眼、骨骼、心血管和神经系统也可受累，甚至危及生命。该期病人一般不具有传染性。

2. 先天性梅毒　又称胎传梅毒。先天性梅毒分为早期先天性梅毒、晚期先天性梅毒和先天潜伏性梅毒。多在妊娠 4 个月后梅毒螺旋体经胎盘传染给胎儿，胎儿可发生死产、流产及早产。皮损与二期梅毒相似，无硬下疳。早期先天性梅毒病变较重，多累及骨骼和感觉器官；晚期先天性梅毒多累及角膜、骨骼和神经系统等。

3. 潜伏性梅毒　又称隐性梅毒。病人有梅毒感染史，没有临床症状或临床症状已消失，除梅毒血清免疫学反应阳性外，无任何阳性体征，脑脊液检查正常。病人体内仍存在梅毒螺旋体，机体抵抗力降低时又可产生症状。

（三）辅助检查

确诊的主要依据是梅毒血清免疫学试验，梅毒螺旋体显微镜检查适用于早期病例，脑脊液检查主要用于诊断神经梅毒。

（四）处理原则

及早发现，及时、正规、足量治疗，预防复发；减轻晚期病人症状，控制发展；性伴侣同治。首选药物为青霉素，青霉素过敏者可选择头孢曲松、四环素类或大环内酯类。

（五）心理和社会支持状况

病人常有自责感，担心被家人、朋友、同事知晓病情而被疏远、歧视，担忧治疗效果、预后等，易出现焦虑、恐惧心理。

【常见护理诊断/问题】

1. 皮肤完整性受损　与梅毒螺旋体引起皮肤、黏膜损害有关。

2. 自尊紊乱　与病灶位置、病人羞愧及自责有关。

3. 焦虑/恐惧　与对疾病预后的担心有关。

4. 潜在并发症　吉－海反应。

5. 知识缺乏　缺乏梅毒传播和防治的知识。

【护理目标】

1. 病人皮损逐渐愈合。

2. 病人恢复自尊、心理负担减轻，能积极配合治疗。

3. 病人心态平稳，焦虑和恐惧感减轻或消除。

4. 并发症得到有效预防，及时发现、及时处理。

5. 病人能够了解性病相关防治知识。

【护理措施】

1. 消毒隔离　早期梅毒传染性强，注意消毒隔离。晚期病人易并发感染和器官衰竭，应进行保护性隔离，并防止发生病理性骨折。医护人员接触病人要穿隔离衣、戴手套，严格遵守操作规程，增强自我保护意识。

2. 用药护理　治疗前询问病人有无药物过敏史，遵医嘱做好皮试，预防过敏性休克，密切观察病情，出现药物反应及时报告医生，以便及时处理。梅毒病人接受高效抗梅毒螺旋体治疗后，可发生吉－海（Jarisch－Heyxheimer，J－H）反应，多在用药后数小时发生，表现为寒战、发热、头痛、心悸、呼吸急促、皮损暂时加重等，严重时心血管梅毒病人可发生主动脉破裂。治疗前服用小剂量泼尼松可预防吉－海反应。

3. 心理护理　关心、尊重病人，多与病人沟通，鼓励病人说出自己的心理感受，保护病人隐私，取得病人信赖，使病人积极配合治疗。

4. 健康教育

（1）宣教性病的防治知识，树立正确的道德观，洁身自爱，避免婚外不洁性生活，治疗期间避免性生活。

（2）加强隔离消毒，重视家庭内隔离，禁止与儿童、婴幼儿同床就寝及同浴。

（3）加强婚前及产前梅毒筛查，及时发现梅毒病人，尽早、规范治疗，性伴侣同治。积极治疗妊娠期病人，消除先天性梅毒和减少胎儿死亡率。

（4）强调早期治疗的必要性，治疗结束后，嘱病人定期随访，一般随访3年。第一年每3个月复查1次，第二年每半年复查1次，第三年末再复查1次，如一切正常则停止复查。

【护理评价】

1. 病人皮损是否逐渐愈合。

2. 病人是否恢复自尊。

3. 病人的悲观情绪和焦虑感是否减轻或消失。

4. 病人并发症是否得到有效预防，及时发现、及时处理。

5. 病人是否获得自我护理的知识。

第二节　淋病病人的护理

淋病（gonorrhea）是淋病奈瑟菌（简称淋球菌）感染引起的泌尿生殖系统化脓性感染，也可累及眼、咽、直肠、盆腔，有时可引起全身播散。好发于青壮年，潜伏期短，传染性强。

【护理评估】

（一）健康史

淋球菌是一种革兰阴性双球菌，感染机体后，主要侵犯泌尿生殖道黏膜，产生内毒素及某种化学毒素，引起局部急性炎症。淋病病人是主要传染源。

> **考点提示**
> 淋病的致病菌是淋病奈瑟菌。

淋病主要通过性接触传染，少数可通过接触被病人污染的衣物、毛巾、被褥以及坐便器、浴盆、消毒不严格的检查器械等间接传染。新生儿可经产道感染。

（二）身体状况

潜伏期一般为 2～10 天，平均 3～5 天。潜伏期病人具有传染性。

1. 男性淋病　病人主要表现为急性尿道炎。尿道口红肿、流出稀薄黏液，可伴瘙痒、灼热及轻微刺痛，24 小时后症状加剧，尿道口排出较多的黄色脓性分泌物，可伴尿频、尿急、尿痛，炎症蔓延至后尿道时还可出现终末血尿、血精等。急性期少数病人可伴发热等全身症状。可并发前列腺炎、附睾炎、精囊炎、尿道球腺炎等。

> **考点提示**
> 男性淋病病人主要表现为尿道炎。

2. 女性淋病　约半数病人无明显症状，容易漏诊。以宫颈炎、尿道炎为主，检查可见宫颈口充血、水肿、触痛，常有分泌物增多，初为黏液性，其后转为脓性。淋菌性尿道炎病人可并发盆腔炎，包括急性子宫内膜炎、输卵管炎、盆腔脓肿、输卵管狭窄或闭塞等，可引起宫外孕、不孕症等。幼女淋菌性阴道炎多为间接途径感染，因幼女阴道上皮发育不全，较易感染，主要表现为外阴 - 阴道炎。

> **考点提示**
> 女性淋病病人以宫颈炎、尿道炎表现为主。

3. 非性器官淋病

（1）淋菌性结膜炎　多见于新生儿，主要因出生时经过患淋病母亲产道而感染，表现为眼睑肿胀，结膜充血、水肿，伴大量脓性分泌物，严重时可并发角膜溃疡、穿孔，甚至引起失明。

（2）淋菌性咽炎　主要发生于有口 - 生殖器接触者，多数病人无症状，少数病人出现急性咽炎或扁桃体炎。

（3）淋菌性肛门直肠炎　多见于男性同性恋者，女性病人分泌物污染肛周也可引起。病情轻者可有肛门瘙痒、坠胀等不适感，重者有里急后重、脓血便。

4. 播散性淋球菌感染　少见，好发于经期妇女。淋球菌通过血管、淋巴管播散到全身，引起菌血症。在四肢关节附近常出现皮损，可发生关节炎、腱鞘炎、心内膜炎、脑膜炎等。

（三）辅助检查

1. 直接涂片检查 进行尿道或宫颈分泌物涂片检查，镜下发现在多形核白细胞内有革兰阴性双球菌为阳性，具有诊断意义。女性宫颈分泌物涂片阳性率较低，必要时可行淋球菌培养。

2. 淋球菌培养 淋球菌培养是诊断淋病的重要依据，有确诊意义。

（四）处理原则

治疗应遵循及时、足量、规则应用抗生素，性伴侣同治的原则。应及早正确使用敏感抗菌药物如头孢曲松、大观霉素等进行治疗，合并衣原体或支原体等多种病原体感染时，应采取联合药物治疗方案；只有达到治愈标准，才能判断为痊愈。治疗后随访、定期复查，防止复发。

（五）心理和社会支持状况

淋病传染性较强，病情易复发，病人常有自责感，担心治疗效果等，易出现焦虑、恐惧心理。

【常见护理诊断/问题】

1. 排尿异常 与感染有关。

2. 疼痛 与受累组织器官炎症反应有关。

3. 焦虑/恐惧 与对疾病预后的担心有关。

4. 潜在并发症 失明、不育等。

5. 知识缺乏 缺乏淋病相关防治知识。

【护理目标】

1. 病人排尿异常症状好转，脓性分泌物消失。

2. 病人疼痛等不适感减轻。

3. 病人心态平稳，焦虑、恐惧感减轻或消除，能积极配合治疗。

4. 病人可能发生的并发症得到有效预防，及时发现、及时处理。

5. 病人能够了解性病相关防治知识。

【护理措施】

1. 一般护理 急性病人要严密床边隔离。性伴侣要一起接受检查、治疗，治疗期间禁止性行为。保持皮肤清洁，注意个人卫生，被病人污染的衣物、用具要及时消毒灭菌，防止交叉感染。清洁外阴，尽量减少对会阴部的刺激。注意休息，避免劳累。多饮水，忌饮酒、浓茶、咖啡及食用辛辣等刺激性饮食。注意观察病人病情变化，预防并发症。

2. 用药护理 常用药物有头孢曲松、大观霉素、阿奇霉素、环丙沙星等，妊娠期病人禁止用喹诺酮类和四环素类等药物。遵医嘱用药，做好药物皮试，注意观察药物不良反应。淋病产妇分娩后新生儿立即用1%硝酸银滴眼，可预防新生儿淋菌性结膜炎。

3. 心理护理 关心、尊重病人，保护病人隐私，耐心沟通，宣传淋病的防治知识，减轻病人思想压力，增强病人战胜疾病的信心，积极配合治疗。

4. 健康教育

（1）加强性病防治知识宣传，树立正确的道德观，杜绝婚外性行为，防止反复发病。治疗期间禁止性生活。

（2）告知病人早期诊断、早期治疗的重要性及性伴侣同治的必要性，切忌擅自改变用药剂量和疗程。

（3）做好消毒隔离，重视家庭内消毒隔离，避免家庭成员之间相互传染。

【护理评价】

1. 病人排尿异常是否得到改善。

2. 病人疼痛等不适感是否消失。

3. 病人焦虑和恐惧感是否减轻或消除。

4. 病人并发症是否得到有效预防，及时发现、及时处理。

5. 病人是否获得自我护理的知识。

第三节　非淋菌性尿道炎病人的护理

非淋菌性尿道炎（non - gonococcal urethritis，NGU）是一种泌尿生殖道急、慢性炎症。临床上有尿道炎表现，但尿道分泌物中查不到淋球菌感染。是我国目前最常见的性传播疾病。

【护理评估】

（一）健康史

最常见的病原体是沙眼衣原体，其次是生殖支原体和解脲支原体等。偶由阴道毛滴虫、单纯疱疹病毒、白色念珠菌等引起。致病机制可能与衣原体感染人体后发生变态反应和自身免疫反应有关。非淋菌性尿道炎主要通过性接触传播，新生儿可经产道感染。

（二）身体状况

潜伏期一般 1~3 周。

1. 男性非淋菌性尿道炎　表现为尿道刺痒不适、烧灼感，可有尿频、尿痛。体检可见尿道口红肿，有少量稀薄分泌物，晨起尿道口可出现"糊口"现象。部分病人为无症状感染。少部分病人合并淋球菌感染。可出现并发症，如附睾炎、前列腺炎、Reiter 综合征，还可合并虹膜炎、强直性脊柱炎等。

2. 女性非淋菌性泌尿生殖道炎　约半数病人无症状。主要有白带增多，宫颈充血、水肿或糜烂等宫颈炎的表现。合并轻微的尿道炎时，可伴尿频、轻度尿痛、排尿困难等泌尿系统症状。若治疗不及时，感染可由宫颈扩散到其他部位，引起前庭大腺炎、输卵管炎、子宫内膜炎、宫外孕等。

3. 新生儿结膜炎和肺炎　新生儿经患病母亲的产道分娩时，可受到感染而发生结膜炎或肺炎。

（三）辅助检查

1. 细菌学检查　尿道或宫颈分泌物涂片或培养，除外淋球菌感染。

2. 病原体检查

（1）衣原体　常用荧光标记的抗衣原体单克隆抗体检查、组织培养。

（2）支原体　可行血清免疫学试验、支原体培养。

（四）处理原则

早期诊断，早期治疗，及时、足量、规范用药。常选择喹诺酮类、大环内酯类等抗生素，妊娠期妇女或儿童病人可选择红霉素或阿奇霉素。

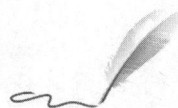

（五）心理和社会支持状况

病人常有自责感，担心被歧视，担忧治疗效果及预后，易出现焦虑、恐惧心理。

【护理诊断/问题】

1. 排尿异常 由病原体侵犯尿道所致。

2. 自尊紊乱 与病灶位置、病人羞愧及自责有关。

3. 知识缺乏 缺乏传播途径和预防治疗相关知识。

4. 潜在并发症 不育、不孕症或宫外孕。

【护理目标】

1. 病人排尿不适等症状消失。

2. 病人心态平稳，恢复自尊，积极配合治疗。

3. 病人了解性传播疾病的知识和危害。

4. 并发症能得到及早预防和治疗。

【护理措施】

1. 一般护理 参见本章第二节"淋病病人的护理"。

2. 用药护理 指导病人正确用药，用药期间要注意观察药物的效果和不良反应。患淋病母亲分娩的新生儿出生后立即用0.5%红霉素眼膏或1%四环素眼膏滴眼中对衣原体感染有一定的预防作用。

3. 心理护理 宣教疾病的防治知识、治疗方式和传播途径，减轻病人恐惧心理和心理负担，建立良好的护患信任关系，注意保护病人的隐私。

4. 健康教育 参见本章第二节"淋病病人的护理"。

【护理评价】

1. 病人排尿不适状态是否减轻或消失。

2. 病人自尊紊乱及焦虑感是否减轻或消除，是否积极配合治疗。

3. 病人并发症是否得到有效预防，及时发现、及时处理。

4. 病人是否获得性病传播途径和危害的相关知识。

第四节　尖锐湿疣病人的护理

尖锐湿疣（condyloma acuminatum，CA）是由人乳头瘤病毒（HPV）感染引起的皮肤、黏膜良性增生性病变。尖锐湿疣是我国常见的性传播疾病，潜伏期长、复发率高。

【护理评估】

（一）健康史

尖锐湿疣的病原体为人乳头瘤病毒，与尖锐湿疣相关的主要是HPV-6、HPV-11、HPV-16、HPV-18等型别。HPV为高度亲表皮性病毒，多侵犯上皮组织。尖锐湿疣主要通过性接触传播，少数通过非性接触传播。

（二）身体状况

本病潜伏期一般为1~8个月，平均3个月，多见于中青年人。好发于外生殖器、肛门附近皮肤－黏膜交界处湿润区，少数可见于生殖器以外的部位。皮损初起为单个或多个淡红色丘疹，逐渐增多变大，可相互融合成乳头状、菜花状或鸡冠状，根部多有蒂。疣体可发生糜烂、渗液，易合并出血和感染。多数病人无明显症状，仅少部分病人自觉瘙痒、灼痛以及性交不适等。少数病人疣体可增生发展为巨大尖锐湿疣，部分发生恶变。少数病人发生潜伏感染和亚临床感染。亚临床感染的病人肉眼检查看不到明显疣体，但醋酸白试验阳性。潜伏感染病人皮肤、黏膜外观正常，醋酸白试验阴性，但通过实验室检查可检测到HPV。

（三）辅助检查

常用的辅助检查包括醋酸白试验、组织病理学检查等。

知识拓展

尖锐湿疣的醋酸白试验

用棉签清除患处分泌物后，用3%~5%冰醋酸湿敷或外涂疣体及周围正常皮肤黏膜，一般2~5分钟后病灶部位变白并稍隆起，周围正常皮肤、黏膜不变色为阳性，显示肛门皮损可能需要15分钟。大多数结果可直接用肉眼观察，阴道内及很小的皮损有时需借助阴道镜或放大镜查看。醋酸白试验的原理：尖锐湿疣感染细胞产生的角蛋白与正常细胞的角蛋白不同，其与冰醋酸接触会发生凝固变白。本试验检测尖锐湿疣的敏感性高，可达85%，但特异性不高，念珠菌性外阴炎、非特异性炎症、生殖器部位外伤等可出现假阳性结果，故醋酸白试验阴性也不能完全排除HPV感染。

（四）处理原则

去除疣体，辅以抗病毒、提高免疫力药物治疗，减少或预防复发，尽可能地消除疣体周围的亚临床感染。

1. 局部治疗

（1）局部药物治疗　可选择0.5%足叶草酯毒素酊、5%咪喹莫特乳膏、80%~90%三氯醋酸等，孕妇忌用足叶草酯毒素酊、咪喹莫特乳膏。注意药物的禁忌证和不良反应。

（2）物理治疗　常用CO_2激光治疗、冷冻治疗、高频电治疗及光动力治疗、微波治疗等。采用物理疗法时，如病灶组织破坏不足则易复发，但破坏过度又会形成溃疡、瘢痕，操作时宜谨慎。

（3）手术治疗　有蒂或巨大尖锐湿疣，对药物及物理治疗疗效差或反复发作的尖锐湿疣可采取手术治疗。为预防复发，术后应配合其他疗法。

2. 全身治疗　在局部治疗的基础上根据病情需要可选用各种免疫调节剂，如干扰素、胸腺肽等。

（五）心理和社会支持状况

本病多由性接触传播，易复发，病程长。病人常有自责感，焦虑、恐惧感。

【常见护理诊断/问题】

1. 舒适度改变　与疣状皮损有关。

2. 有感染的危险　与皮肤破损有关。

3. 自尊紊乱　与病灶位置、病人羞愧及自责有关。

4. 焦虑/恐惧 与担心疾病的预后有关。

5. 知识缺乏 缺乏疾病的传播途径及发病经过、转归等相关知识。

【护理目标】

1. 病人不适感减轻或消失。

2. 感染得到有效预防，及时发现、及时处理。

3. 病人恢复正常心理状态。

4. 焦虑和恐惧感得到缓解。

5. 掌握疾病的防治和自我护理的方法。

【护理措施】

1. 消毒隔离 病人使用过的一次性器械物品及敷料应销毁，病人的卫生洁具要专用并及时清洁消毒，做好医护人员的个人防护。

2. 局部治疗的护理 指导病人正确用药，注意外用药可能出现局部刺激等不良反应，搽药时注意保护周围正常皮肤和黏膜。激光或冷冻治疗的病人要保护创面，保持创面清洁干燥，预防感染。

3. 心理护理 重视保护病人的个人隐私，关心和尊重病人，多与病人沟通，了解病人的心理承受状态，介绍尖锐湿疣的相关知识，帮助病人消除恐惧、焦虑等不良心理，积极配合治疗。

4. 健康教育

（1）加强消毒隔离，注意个人的清洁卫生，穿着宽松的棉质内衣裤，勤换洗并注意消毒，卫生洁具要专用并及时清洁消毒，以防感染他人。

（2）告知病人疾病的防治知识及治疗药物的不良反应。性伴侣同治，治疗期间避免性生活。

（3）指导病人院外用药及定期随访。

【护理评价】

1. 病人不适感是否减轻或消失。

2. 病人感染是否得到有效预防，及时发现、及时处理。

3. 病人是否恢复正常心理状态。

4. 焦虑和恐惧感是否得到缓解。

5. 病人是否获得疾病的防治和自我护理的方法。

本章小结

梅毒是由梅毒螺旋体引起的一种性传播疾病，按传染途径分为后天性梅毒和先天性梅毒，依据病程分为早期（一、二期）梅毒和晚期（三期）梅毒。确诊的主要依据是梅毒血清免疫学试验。首选药物为青霉素，梅毒病人接受高效抗梅毒螺旋体治疗后，可能发生吉-海反应。

淋病是由淋病奈瑟菌感染引起的泌尿生殖系统化脓性感染，应及早使用敏感的抗生素进行治疗。

非淋菌性尿道炎是一种泌尿生殖道急、慢性炎症，最常见的病原体是沙眼衣原体，应及早使用敏感的抗生素进行治疗。

尖锐湿疣是一种皮肤、黏膜良性增生性病变。病原体是人乳头瘤病毒（HPV），治疗原则为去除疣体、辅以抗病毒与提高免疫力药物治疗、减少或预防复发。

性传播疾病主要通过性接触传播，还可以经血液及血制品、间接接触、医源性、职业性、母婴垂直传播、其他方式传播等，护理要注意加强消毒隔离，切断各种传播途径，加强心理护理与健康宣教。

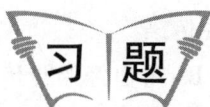

习 题

一、选择题

【A1/A2 型题】

1. 下列哪种疾病不属于性传播疾病
   A. 淋病　　　　　　　　　B. 尖锐湿疣　　　　　　　C. 扁平疣
   D. 梅毒　　　　　　　　　E. 非淋菌性尿道炎

2. 下列哪种是治疗淋病的首选药物
   A. 多西环素　　　　　　　B. 阿奇霉素　　　　　　　C. 盐酸米诺环素
   D. 头孢曲松　　　　　　　E. 氯霉素

3. 醋酸白试验是检查哪种性传播疾病的方法
   A. 淋病　　　　　　　　　B. 尖锐湿疣　　　　　　　C. 生殖器疱疹
   D. 非淋菌性尿道炎　　　　E. 梅毒

4. 一期梅毒的主要症状为
   A. 软下疳　　　　　　　　B. 硬下疳　　　　　　　　C. 扁平疣
   D. 尖锐湿疣　　　　　　　E. 大量脓性分泌物

5. 尖锐湿疣好发于
   A. 足跖部　　　　　　　　B. 甲缘处　　　　　　　　C. 头面部
   D. 双手背　　　　　　　　E. 皮肤与黏膜交界处

6. 梅毒治疗的首选药物是
   A. 螺旋霉素　　　　　　　B. 青霉素　　　　　　　　C. 四环素
   D. 庆大霉素　　　　　　　E. 氯霉素

7. 淋病的主要传播途径是经
   A. 血液传播　　　　　　　B. 虫媒传播　　　　　　　C. 消化道传播
   D. 性接触传播　　　　　　E. 呼吸道传播

8. 淋病的病原体是
   A. 淋病奈瑟菌　　　　　　B. 溶血性链球菌　　　　　C. 葡萄球菌
   D. 衣原体　　　　　　　　E. 支原体

9. 关于非淋菌性尿道炎的治疗原则，不正确的是

A. 早期诊断，早期治疗　　　　　B. 及时、足量、规则治疗

C. 不同类型采用不同的治疗方案　　D. 同时治疗性伴侣

E. 抗衣原体、支原体、真菌联合用药

10. 引起尖锐湿疣的病原体是

A. 杜克雷嗜血杆菌　　B. 人乳头瘤病毒　　C. 大肠埃希菌

D. 沙眼衣原体　　E. 单纯疱疹病毒

11. 后天性梅毒早期与晚期的分界时间是

A. 1 年　　B. 2 年　　C. 4 年以上

D. 5 年以上　　E. 根据症状出现计算

12. 先天性梅毒通过以下哪种途径传染

A. 静脉输液　　B. 母血经胎盘传入　　C. 性交

D. 托儿所交叉感染　　E. 营养不良导致免疫力低下而传染

13. 梅毒的病原体是

A. 病毒　　B. 细菌　　C. 螺旋体

D. 支原体　　E. 衣原体

14. 当前我国性传播疾病中发病率居首位的是

A. 梅毒　　B. 淋病　　C. 尖锐湿疣

D. 生殖器疱疹　　E. 非淋菌性尿道炎

15. 非淋菌性尿道炎的主要病原体是

A. 厌氧革兰阴性杆菌　　B. 阴道毛滴虫　　C. 金黄色葡萄球菌

D. 链球菌　　E. 沙眼衣原体或解脲支原体

16. 女性非淋菌性尿道炎的主要感染部位是

A. 尿道　　B. 阴道　　C. 宫颈

D. 盆腔　　E. 肛门

17. 潜伏性梅毒的主要诊断依据是

A. 只有梅毒血清免疫反应阳性而无任何阳性体征，且脑脊液检查正常

B. 暗视野显微镜找到梅毒螺旋体

C. 父母梅毒血清免疫学试验阳性

D. 脑脊液中梅毒螺旋体抗原阳性

E. 脑脊液中梅毒螺旋体抗体阳性

18. 播散型淋球菌感染最常见于

A. 月经期妇女　　B. 婴幼儿　　C. 老年患者

D. 男性同性恋患者　　E. 新生儿

19. 男性，28 岁，2 周来全身出现散在玫瑰色指甲盖大小红斑，累及躯干、四肢掌跖，无瘙痒。肛门附近有半环形排列的湿性丘疹，表面浸渍状。全身淋巴结肿大。应考虑

A. 二期梅毒　　B. 三期梅毒　　C. 多形红斑

D. 药物疹　　E. 尖锐湿疣

20. 男性，26 岁，尿频、尿痛、尿痛、排尿困难 3 天。7 天前有不洁性交史。体格检查：包皮龟头红肿，尿道口肿胀，有大量黄白色脓液自尿道口溢出。首选检查是

A. 尿常规　　　　　　　B. 尿三杯试验　　　　　C. 血常规

D. 分泌物涂片镜检　　　E. B 超

【A3/A4 型题】

(21 ~ 23 题共用题干)

女性，30 岁，阴道瘙痒、白带增多伴尿频 5 天。妇科检查见宫颈Ⅲ度糜烂，阴道充血，有大量浆液脓性分泌物；尿道口红肿，有脓性分泌物溢出。宫颈口及尿道口分泌物培养可见沙眼衣原体。

21. 该病人诊断首先考虑

A. 淋病　　　　　　　　B. 滴虫性阴道炎　　　　C. 尖锐湿疣

D. 非淋菌性泌尿生殖道炎　E. 艾滋病

22. 该病的潜伏期一般是

A. 1 ~ 2 周　　　　　　B. 1 ~ 3 周　　　　　　C. 2 ~ 3 周

D. 2 ~ 4 周　　　　　　E. 3 ~ 5 周

23. 该病的治疗首选

A. 氯霉素　　　　　　　B. 糖皮质激素　　　　　C. 多西环素

D. 干扰素　　　　　　　E. 青霉素

二、思考题

男性，27 岁，发现龟头溃疡 10 余天到医院就诊。查体：龟头可见一个 2cm 大小的浅表溃疡，表面湿润，其上有少许分泌物，触之"软骨样"质感，无疼痛。有不洁性接触史，梅毒血清免疫学检查阳性，诊断为"一期梅毒"。病人自觉焦虑，失眠。

请问：

1. 病人目前主要的护理诊断和护理问题是什么？

2. 应采取哪些护理措施？

（杨　丽）

参考答案

第二章

1. C	2. E	3. C	4. B	5. B	6. B	7. E	8. C	9. E	10. A
11. D	12. E	13. A	14. E	15. C	16. B	17. C	18. C	19. C	20. E
21. E	22. D	23. C	24. B	25. D	26. A				

第三章

1. E	2. D	3. B	4. D	5. E	6. D	7. B	8. E	9. A	10. B
11. A	12. A	13. D	14. B	15. D	16. B	17. D			

第四章

1. E	2. E	3. D	4. C	5. A	6. D	7. B	8. A	9. A	10. E
11. A	12. E	13. C	14. C	15. D	16. E	17. D	18. B	19. D	20. A

第五章

1. E	2. C	3. B	4. C	5. E	6. D	7. D	8. A	9. B	10. B
11. C	12. D	13. A	14. E	15. A	16. C				

第六章

1. B	2. E	3. D	4. B	5. B	6. E	7. B	8. D	9. E	10. A
11. C	12. B								

第七章

1. D	2. B	3. D	4. D	5. B	6. B	7. A	8. C	9. D	10. B
11. B	12. C	13. B	14. C	15. D	16. C	17. A	18. D	19. D	20. B
21. D									

第八章

1. C	2. D	3. D	4. B	5. A	6. B	7. D	8. E	9. B	10. D
11. E	12. D	13. A	14. D	15. C	16. A	17. A	18. C	19. D	20. C
21. E	22. D								

第九章

1. C	2. E	3. B	4. B	5. C	6. A	7. B	8. D	9. A	10. D
11. D	12. A	13. E	14. B	15. B	16. E	17. B	18. A	19. C	

第十章

1. D	2. C	3. B	4. E	5. E	6. D	7. C	8. A	9. D	10. D
11. D	12. A	13. E	14. B	15. C	16. B	17. E	18. B	19. A	20. E

第十一章

1. C	2. B	3. A	4. A	5. C	6. B	7. A	8. C	9. B	10. E
11. D	12. B	13. B	14. D	15. A	16. C	17. D	18. C	19. D	20. E

第十二章

1. B	2. C	3. A	4. B	5. E	6. C	7. C	8. B	9. C	10. B
11. D	12. C	13. E	14. E	15. C	16. D	17. D	18. B	19. A	20. E

第十三章

1. B	2. C	3. C	4. E	5. D	6. B	7. B	8. C	9. D	10. C
11. D	12. A	13. A	14. E						

第十四章

1. C	2. B	3. B	4. D	5. C	6. B	7. E	8. D	9. D	10. A
11. B	12. C	13. C	14. E	15. E	16. E	17. C	18. B	19. E	20. E
21. D	22. D	23. C	24. C	25. B	26. C	27. A	28. B	29. D	

第十五章

1. D	2. B	3. C	4. D	5. E	6. D	7. C	8. C	9. B	10. E
11. B	12. D	13. D	14. B	15. E	16. B	17. B	18. A	19. E	20. A
21. C	22. D	23. E	24. E	25. E	26. B	27. B	28. C	29. B	30. A

第十六章

1. E	2. C	3. A	4. C	5. D	6. D	7. E	8. C	9. D	10. D
11. E	12. A	13. C	14. C	15. D	16. E	17. E	18. D	19. C	20. B
21. E									

第十七章

1. E	2. B	3. B	4. B	5. C	6. D	7. D	8. B	9. E	10. E
11. C	12. C	13. D	14. C	15. B	16. C	17. A	18. D	19. C	20. B

第十八章

1. B	2. B	3. C	4. A	5. B	6. B	7. D	8. C	9. D	10. D
11. B	12. E	13. A	14. B	15. D	16. D	17. E	18. B	19. B	20. D
21. B	22. A	23. C	24. C	25. D	26. B	27. C	28. A		

第十九章

1. C	2. B	3. C	4. B	5. B	6. B	7. C	8. C	9. E	10. D
11. A	12. C	13. E	14. A	15. B	16. B	17. C	18. D	19. C	20. E
21. C									

第二十章

1. B	2. A	3. E	4. D	5. A	6. A	7. D	8. C	9. B	10. B
11. E	12. D	13. B	14. B	15. D	16. B	17. D	18. E	19. A	20. C
21. C									

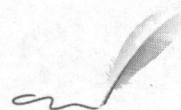

第二十一章

1. D   2. B   3. C   4. A   5. C   6. B   7. A   8. C   9. C   10. C
11. B   12. E   13. C   14. A   15. E   16. C   17. D   18. D   19. C   20. C
21. B   22. C   23. D

第二十二章

1. B   2. D   3. E   4. C   5. C   6. E   7. C   8. C   9. B   10. E
11. C   12. B   13. D   14. C   15. E   16. D   17. E   18. C   19. C   20. D

第二十三章

1. E   2. A   3. A   4. D   5. D   6. D   7. B   8. C   9. D   10. B
11. C   12. A   13. B   14. A   15. E   16. D   17. C   18. D

第二十四章

1. C   2. B   3. A   4. B   5. D   6. B   7. B   8. C   9. A   10. B
11. A   12. C   13. B   14. C   15. C   16. C   17. A   18. D   19. B   20. E
21. C   22. C   23. C   24. E   25. C

第二十五章

1. B   2. C   3. D   4. E   5. A   6. A   7. B   8. D   9. D   10. A
11. C   12. C   13. A   14. B   15. B   16. E   17. D   18. B   19. A   20. B
21. A   22. B   23. C   24. B   25. E   26. B   27. E   28. E

第二十六章

1. D   2. B   3. A   4. D   5. E   6. D   7. A   8. B   9. E   10. E
11. D   12. D   13. B   14. D   15. C   16. C   17. A   18. B   19. B   20. C
21. E   22. D   23. A

第二十七章

1. C   2. D   3. B   4. B   5. E   6. B   7. D   8. A   9. E   10. B
11. B   12. B   13. C   14. E   15. E   16. C   17. A   18. A   19. A   20. D
21. D   22. B   23. C

参考文献

[1] 曹伟新，李乐之.外科护理学.4 版.北京：人民卫生出版社，2006.

[2] 吴在德，吴肇汉.外科学.7 版.北京：人民卫生出版社，2007.

[3] 成建初，冯文超，闵三旭.外科学.武汉：华中科技大学出版社，2010.

[4] 陈月琴.外科护理学.北京：北京大学医学出版社，2009.

[5] 陈玉喜，张德.外科护理学.北京：中国医药科技出版社，2015.

[6] 陈孝平，汪建平.外科学.8 版.北京：人民卫生出版社，2013.

[7] 喻友军，刘毅.外科护理学.2 版.北京：中国医药科技出版社，2013.

[8] 梁桂仙，宫叶琴.外科护理学.北京：中国医药科技出版社，2016.

[9] 李乐之，路潜.外科护理学.6 版.北京：人民卫生出版社，2017.

[10] 李乐之，路潜.外科护理学.5 版.北京：人民卫生出版社，2014.

[11] 娜彦群，叶章群.中国泌尿外科疾病诊断治疗指南（2014）.北京：人民卫生出版社，2014.

[12] 陶磊.外科护理学.南京：江苏凤凰科学技术出版社，2014.

[13] 徐晨，谢冰.外科护理学.2 版.北京：人民卫生出版社，2017.

[14] 熊云新，叶国英.外科护理学.3 版.北京：人民卫生出版社，2017.

[15] 吴欣娟.外科护理学.6 版.北京：人民卫生出版社，2017.

[16] 张燕生，路潜.外科护理学习题集.5 版.北京：中国中医药出版社，2007.

[17] 孙玉梅，张立力.健康评估.4 版.北京：人民卫生出版社，2017.

[18] 周春美，陈焕芬.基础护理技术.北京：人民卫生出版社，2016.

[19] 娄湘红.实用骨科护理学.北京：科学出版社，2006.

[20] 刘东升.外科护理学.郑州：河南科学技术出版社，2012.

[21] 张萍，张梅英，樊海宁.外科护理学.北京：人民军医出版社，2015.

[22] 岑晓勇，叶宝霞，闫国钢.外科护理学.西安：第四军医大学出版社，2014.

[23] 刘纯艳.器官移植护理学.北京：人民卫生出版社，2008.

[24] 余晓齐，陈传波.外科护理学.郑州：郑州大学出版社，2009.

[25] 袁爱华.现代外科护理学.北京：人民军医出版社，2004.

[26] 邓辉，张蒙.急危重症护理学.北京：人民卫生出版社，2016.

[27] 郑思琳，李勇.外科护理学.北京：人民卫生出版社，2016.

[28] 张学军.皮肤病与性病学.8 版.北京：人民卫生出版社，2013.

[29] 赵辨.中国临床皮肤病学.南京：江苏凤凰科学技术出版社，2010.

[30] 周国忠.外科护理学.北京：中国医药科技出版社，2015.

[31] 吴欣娟.实用皮肤性病科护理技术.北京：科学出版社，2008.

[32] 党世民.外科护理学.2 版.北京：人民卫生出版社，2015.

[33] 中华医学会皮肤性病学分会免疫学组.湿疹诊疗指南（2011）.中华皮肤科杂志，

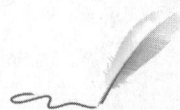

2011, 44 (1): 5 - 6.

[34] 尖锐湿疣临床诊疗与防治指南 (二). 中国艾滋病性病, 2015, 21 (3): 260 - 262.

[35] 尖锐湿疣临床诊疗与防治指南 (一). 中国艾滋病性病, 2015, 21 (2): 172 - 174.

[36] 刘允怡, 赖俊雄, 刘晓欣. 胆囊切除术技术及观念变迁给予我们的启示. 中国实用外科杂志, 2015, 35 (9): 917 - 919.

[37] 王苑, 许洪伟. 我国胆石症危险因素的 Meta 分析. 中华肝胆外科杂志, 2016, 22 (6): 386 - 390.

[38] 白雪莉, 沈艺南, 马涛, 等. 有关国际胰腺外科研究组术后胰瘘定义与分级系统 (2016) 更新解读与探讨. 中国实用外科杂志, 2017, 37 (3): 259 - 261.

[39] 周永平, 戴途, 华志元, 等. 加速康复外科在胰十二指肠切除术的临床应用. 中华肝胆外科杂志, 2017, 23 (5): 320 - 322.

[40] 中华医学会外科学分会胰腺外科学组. 急性胰腺炎诊治指南 (2014). 中华肝胆外科杂志, 2015, 21 (1): 1 - 4.

[41] 中华医学会外科学分会胰腺外科学组. 胰腺癌诊治指南 (2014). 中华肝胆外科杂志, 2014, 20 (11): 769 - 775.